RADIOLOGIA
BÁSICA

ASPECTOS FUNDAMENTAIS

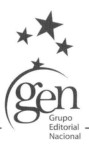

O GEN | Grupo Editorial Nacional – maior plataforma editorial brasileira no segmento científico, técnico e profissional – publica conteúdos nas áreas de ciências da saúde, exatas, humanas, jurídicas e sociais aplicadas, além de prover serviços direcionados à educação continuada e à preparação para concursos.

As editoras que integram o GEN, das mais respeitadas no mercado editorial, construíram catálogos inigualáveis, com obras decisivas para a formação acadêmica e o aperfeiçoamento de várias gerações de profissionais e estudantes, tendo se tornado sinônimo de qualidade e seriedade.

A missão do GEN e dos núcleos de conteúdo que o compõem é prover a melhor informação científica e distribuí-la de maneira flexível e conveniente, a preços justos, gerando benefícios e servindo a autores, docentes, livreiros, funcionários, colaboradores e acionistas.

Nosso comportamento ético incondicional e nossa responsabilidade social e ambiental são reforçados pela natureza educacional de nossa atividade e dão sustentabilidade ao crescimento contínuo e à rentabilidade do grupo.

RADIOLOGIA BÁSICA

ASPECTOS FUNDAMENTAIS

William Herring, MD, FACR

Vice Chairman and Residency Program Director (retired)
Einstein Healthcare Network
Philadelphia, Pennsylvania

Tradução

Maiza Ritomy Ide

Revisão Técnica

Vânia Regina Albuquerque de Alvarenga

Médica Radiologista do Instituto Estadual de Cardiologia Aloysio de Castro, RJ, do grupo DASA e do grupo Fleury.

4ª edição

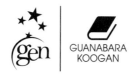

- O autor deste livro e a editora empenharam seus melhores esforços para assegurar que as informações e os procedimentos apresentados no texto estejam em acordo com os padrões aceitos à época da publicação, *e todos os dados foram atualizados pelo autor até a data do fechamento do livro.* Entretanto, tendo em conta a evolução das ciências, as atualizações legislativas, as mudanças regulamentares governamentais e o constante fluxo de novas informações sobre os temas que constam do livro, recomendamos enfaticamente que os leitores consultem sempre outras fontes fidedignas, de modo a se certificarem de que as informações contidas no texto estão corretas e de que não houve alterações nas recomendações ou na legislação regulamentadora.
- Data do fechamento do livro: 25/08/2021
- O autor e a editora se empenharam para citar adequadamente e dar o devido crédito a todos os detentores de direitos autorais de qualquer material utilizado neste livro, dispondo-se a possíveis acertos posteriores caso, inadvertida e involuntariamente, a identificação de algum deles tenha sido omitida.
- **Atendimento ao cliente: (11) 5080-0751 | faleconosco@grupogen.com.br**
- Traduzido de:
  LEARNING RADIOLOGY: RECOGNIZING THE BASICS, FOURTH EDITION
  Copyright © 2020 by Elsevier, Inc. All rights reserved.
  Previous edition copyrighted 2016, 2012 and 2007.
  This edition of *Learning Radiology: Recognizing the Basics, 4th edition*, by William Herring, is published by arrangement with Elsevier Inc.
  ISBN: 978-0-323-56729-9
  Esta edição de *Learning Radiology: Recognizing the Basics, 4ª edição*, de William Herring, é publicada por acordo com a Elsevier Inc.
- Direitos exclusivos para a língua portuguesa
  Copyright © 2021 by
  GEN | Grupo Editorial Nacional S.A.
  Publicado pelo selo Editora Guanabara Koogan Ltda.
  Travessa do Ouvidor, 11
  Rio de Janeiro – RJ – 20040-040
  www.grupogen.com.br
- Reservados todos os direitos. É proibida a duplicação ou reprodução deste volume, no todo ou em parte, em quaisquer formas ou por quaisquer meios (eletrônico, mecânico, gravação, fotocópia, distribuição pela Internet ou outros), sem permissão, por escrito, do GEN | Grupo Editorial Nacional Participações S/A.
- Capa: Bruno Gomes
- Imagens da capa: ChrisChrisW/iStock e ChooChin/iStock
- Editoração eletrônica: LE1 Studio Design

Nota

Este livro foi produzido pelo GEN | Grupo Editorial Nacional, sob sua exclusiva responsabilidade. Profissionais da área da Saúde devem fundamentar-se em sua própria experiência e em seu conhecimento para avaliar quaisquer informações, métodos, substâncias ou experimentos descritos nesta publicação antes de empregá-los. O rápido avanço nas Ciências da Saúde requer que diagnósticos e posologias de fármacos, em especial, sejam confirmados em outras fontes confiáveis. Para todos os efeitos legais, a Elsevier, os autores, os editores ou colaboradores relacionados a esta obra não podem ser responsabilizados por qualquer dano ou prejuízo causado a pessoas físicas ou jurídicas em decorrência de produtos, recomendações, instruções ou aplicações de métodos, procedimentos ou ideias contidos neste livro.

- Ficha catalográfica

CIP-BRASIL. CATALOGAÇÃO NA PUBLICAÇÃO
SINDICATO NACIONAL DOS EDITORES DE LIVROS, RJ

H485r
4. ed.

  Herring, William
  Radiologia básica : aspectos fundamentais / William Herring ; tradução Maiza Ide ; revisão técnica Vânia Regina Albuquerque de Alvarenga. - 4. ed. - Rio de Janeiro : GEN | Grupo Editorial Nacional S.A. Publicado pelo selo Editora Guanabara Koogan Ltda., 2021.
  400 p. ; 28 cm.

  Tradução de: Learning radiology : recognizing the basics
  Inclui bibliografia e índice
  ISBN 9788595158276

  1. Radiologia médica. 2. Diagnóstico por imagem. I. Ide, Maiza. II. Alvarenga, Vânia Regina Albuquerque de. III. Título.

21-72395   CDD: 616.0757
             CDU: 615.849

Camila Donis Hartmann - Bibliotecária - CRB-7/6472

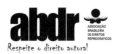

Dedicatória

Para minha esposa, Patrícia, e nossa família.

Colaboradores

Debra Copit, MD

Former Director of Women's Imaging
Einstein Healthcare Network
Philadelphia, Pennsylvania

Daniel J. Kowal, MD

Chief and Medical Director of
  Ultrasound Baystate Health
Assistant Professor
University of Massachusetts Medical
  School–Baystate
Springfield, Massachusetts

Trevor Lewis, MD

Resident in Diagnostic and
  Interventional Radiology
Beth Israel Deaconess Medical Center/
  Harvard Medical School
Boston, Massachusetts

Peter Wang, MD

Section Head of Body CT and MRI
Assistant Residency Program Director
Einstein Healthcare Network
Philadelphia, Pennsylvania

Jeffrey L. Weinstein, MD

Section of Interventional Radiology
Beth Israel Deaconess Medical Center
Program Director, Vascular and
  Interventional Radiology Fellowship
  and Residency Programs
Instructor in Radiology
Harvard Medical School
Boston, Massachusetts

Prefácio

Esta quarta edição de *Radiologia Básica* apresenta inúmeras alterações e acréscimos, ao mesmo tempo que segue sua organização original de abordar os assuntos essenciais de maneira concisa e descomplicada.

Dentre as novidades, destacam-se três capítulos inéditos. Ademais, quase todas as fotografias da obra foram reajustadas para destacar os achados, e as principais seções, reorganizadas a fim de fortalecer o ensino nas modalidades essenciais de tomografia computadorizada, ressonância magnética e ultrassonografia.

Os três novos capítulos vão expandir sua compreensão a respeito do uso crescente da ultrassonografia, bem como possibilitar que você conheça o papel das intervenções guiadas por imagem no atendimento clínico e apresentar-lhe imagens de mamografia.

Ao longo de capítulos relevantes deste livro ainda se encontram pequenos casos clínicos, que o convidam a examinar como as intervenções guiadas por imagem podem ser úteis na resolução de problemas clínicos diários. As soluções para esses desafios clínicos são retomadas em um novo capítulo sobre radiologia intervencionista.

Já o conteúdo sobre traumatismo foi reorganizado em três capítulos consecutivos, reunindo materiais relacionados para retratar, de maneira coesa, esse tópico tão importante.

Sempre acreditamos que este livro vai lhe ajudar a reconhecer rapidamente anormalidades e fazer diagnósticos que impressionarão seus preceptores e colegas e surpreenderão seus amigos e parentes. E com esta nova edição, você tem potencial para ser ainda mais extraordinário.

Prepare-se para surpreender.

Agradecimentos

Agradeço mais uma vez aos milhares de leitores que nunca conheci, mas que descobriram que um *site* chamado LearningRadiology era útil e o tornaram tão popular a ponto de gerar a primeira edição deste livro, que agora chega à quarta.

Gostaria de agradecer a Stacy White, MD, uma de minhas ex-residentes de radiologia, que fez recomendações valiosas sobre como esta edição poderia ser aprimorada e, em seguida, me ajudou a melhorá-la. A Peter Wang, MD, que contribuiu com dois capítulos sobre ultrassonografia, aumentando e expandindo o conteúdo da última edição. A Daniel Kowal, MD, que novamente fez um trabalho maravilhoso ao simplificar as complexidades da ressonância magnética no capítulo que escreveu. A Debra Copit, MD, FACR, que contribuiu com um novo e fantástico capítulo sobre mamografia. A Jeffrey Weinstein, MD, médico assistente do Beth Israel Deaconess Medical Center, que juntamente com o residente Trevor Lewis, MD, também do Beth Israel Deaconess, acrescentou um novo e importante capítulo sobre intervenções médicas guiadas por imagens.

Quero agradecer a Brooke Devenney Cakir, MD, Mindy Horrow, MD, FACR, e Huyen Tran, MD, por sua ajuda nesta edição.

Agradeço também, mais uma vez, à equipe da Elsevier: a Jim Merritt, por seu apoio de longo prazo, e a Ann Anderson, Claire Kramer e Marybeth Thiel.

Também gostaria de estender meus agradecimentos às centenas de residentes de radiologia e estudantes de medicina que, ao longo dos anos, me proporcionaram um público de alunos motivados, sem os quais um professor não teria para quem ensinar.

Por fim, quero agradecer à minha esposa maravilhosa, Pat, por me incentivar ao longo deste projeto, e à minha família.

Material Suplementar

Este livro conta com o seguinte material suplementar:

- Banco de imagens em cores
- Vídeos.

O acesso ao material suplementar é gratuito. Basta que o leitor se cadastre e faça seu *login* em nosso *site* (www.grupogen.com.br), clique no menu superior do lado direito e, após, em GEN-IO. Em seguida, clique no menu retrátil (▤) e insira o código (PIN) de acesso localizado na primeira capa interna deste livro.

O acesso ao material suplementar online fica disponível até seis meses após a edição do livro ser retirada do mercado.

Caso haja alguma mudança no sistema ou dificuldade de acesso, entre em contato conosco (gendigital@grupogen.com.br).

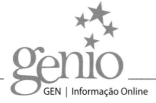

GEN-IO (GEN | Informação Online) é o ambiente virtual de aprendizagem do GEN | Grupo Editorial Nacional

Sumário dos Vídeos

Capítulo 1

Vídeo 1.1 Gantry giratório do tomógrafo
Vídeo 1.2 Broncoscopia virtual
Vídeo 1.3 Doppler colorido da artéria carótida
Vídeo 1.4 Deglutição normal capturada pela fluoroscopia
Vídeo 1.5 Fluoroscopia usada para angiografia
Vídeo 1.6 PET scan

Capítulo 3

Vídeo 3.1 Projeções de intensidade máxima dos vasos pulmonares

Capítulo 4

Vídeo 4.1 Angiografia por cateter da artéria coronária direita
Vídeo 4.2 Ressonância magnética, incidência de quatro câmaras do coração

Capítulo 12

Vídeo 12.1 Angiotomografia cardíaca tridimensional

Capítulo 18

Vídeo 18.1 Videoesofagografia, avaliação da aspiração
Vídeo 18.2 Ondas esofágicas terciárias
Vídeo 18.3 Lipoma visto na colonografia por TC
Vídeo 18.4 Hemangioma hepático

Capítulo 19

Vídeo 19.1 Doppler em cores da artéria carótida
Vídeo 19.2 Efeito Doppler (somente áudio)
Vídeo 19.3 Pedículo vascular torcido na torção testicular
Vídeo 19.4 Histerossonografia
Vídeo 19.5 Vídeo de um feto normal e viável
Vídeo 19.6 Hérnia inguinal contendo intestino e líquido que é mais proeminente durante a tosse
Vídeo 19.7 Ultrassonografia do rim com contraste mostrando uma massa renal realçada

Capítulo 20

Vídeo 20.1 Doppler em cores da carótida com forma de onda
Vídeo 20.2 Pseudoaneurisma originado da artéria braquial depois de cateterismo
Vídeo 20.3 Movimento deslizante normal da pleura
Vídeo 20.4 Ausência de movimento deslizante da pleura em razão de um pneumotórax
Vídeo 20.5 Pneumotórax
Vídeo 20.6 Derrame pericárdico
Vídeo 20.7 Pressão venosa central elevada

Capítulo 24

Vídeo 24.1 Fratura de Chance: T10

Capítulo 25

Vídeo 25.1 Fraturas de pelve e costelas

Academia de Medicina
GUANABARA KOOGAN
www.academiademedicina.com.br

Atualize-se com o melhor conteúdo da área.

Conheça a **Academia de Medicina Guanabara Koogan**, portal online, que oferece conteúdo científico exclusivo, elaborado pelo GEN | Grupo Editorial Nacional, com a colaboração de renomados médicos do Brasil.

O portal conta com material diversificado, incluindo artigos, *podcasts*, vídeos e aulas, gravadas e ao vivo (*webinar*), tudo pensado com o objetivo de contribuir para a atualização profissional de médicos nas suas respectivas áreas de atuação.

  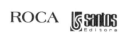

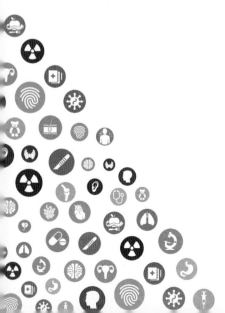

Sumário

1 Como Reconhecer – Tudo Introdução às Modalidades de Imagem 1
Muitos tons de cinza 1
Radiografia convencional (radiografia simples) 2
Cinco densidades básicas 2
Tomografia computadorizada 3
Ultrassonografia 4
Ressonância magnética 5
Fluoroscopia 5
Medicina nuclear 6
Convenções usadas neste livro 7

2 Como Reconhecer uma Radiografia de Tórax Tecnicamente Adequada 8
Avaliação da adequação técnica de uma radiografia de tórax 8
Penetração 8
Inspiração 9
Rotação 10
Ampliação 10
Angulação 11

3 Como Reconhecer a Anatomia Pulmonar Normal 14
Radiografia em PA do tórax normal 14
Radiografia em perfil de tórax normal 15
Anatomia normal do tórax na tomografia computadorizada 20

4 Como Reconhecer a Anatomia Cardíaca Normal 24
Avaliação do coração nas radiografias de tórax 24
Princípios gerais 25
Avaliação do coração na TC 25
Usos da TC cardíaca 29
Ressonância magnética do coração 32

5 Como Diferenciar Doença Pulmonar Alveolar de Intersticial 36
Como classificar a doença do parênquima pulmonar 36
Características da doença alveolar 36
Algumas causas de doenças do espaço aéreo 37
Características da doença pulmonar intersticial 39
Algumas causas da doença pulmonar intersticial 40

6 Como Reconhecer as Causas do Hemitórax Opaco 46
Atelectasia de um pulmão inteiro 46
Derrame pleural maciço 47
Pneumonia de um pulmão inteiro 48
Pós-pneumectomia 48

7 Como Reconhecer uma Atelectasia 51
O que é atelectasia? 51
Sinais da atelectasia 51

Tipos de atelectasia 54
Como a atelectasia se resolve 57

8 Como Reconhecer um Derrame Pleural 59
Anatomia e fisiologia normal do espaço pleural 59
Modalidades para detecção de derrames pleurais 59
Causas do derrame pleural 59
Tipos de derrames pleurais 59
Especificidade lateral de derrames pleurais 60
Como reconhecer as diferentes aparências dos derrames pleurais 60

9 Como Reconhecer uma Pneumonia 69
Considerações gerais 69
Características gerais da pneumonia 69
Padrões de pneumonia 70
Pneumonia lobar 70
Pneumonia segmentar (broncopneumonia) 71
Pneumonia intersticial 71
Pneumonia redonda 72
Pneumonia cavitária 72
Aspiração 72
Como localizar uma pneumonia 73
Como uma pneumonia se resolve 73

10 Como Reconhecer o Posicionamento Correto de Fios e de Tubos e Suas Potenciais Complicações: Radiologia na Terapia Intensiva 77
Tubos endotraqueais e de traqueostomia 77
Cateteres intravasculares 79
Cateteres centrais inseridos perifericamente (CCIP) 81
Cateteres de múltiplos lumens: "cateteres de quinton", cateteres de hemodiálise 82
Tubos torácicos (tubos de drenagem pleural e tubos de toracotomia) 83
Dispositivos cardíacos: marca-passo, cardioversor-desfibrilador implantável (CDI), balão intra-aórtico (BIA) 84
Tubos e fios GI: tubos nasogástricos, tubos de alimentação 86

11 Como Reconhecer Outras Doenças do Tórax 89
Massas mediastinais 89
Mediastino anterior 89
Massas mediastinais médias 92
Massas mediastinais posteriores 93
Nódulo solitário/massa no pulmão 94
Carcinoma broncogênico 97
Neoplasias metastáticas no pulmão 99
Embolia pulmonar (EP) 100

Doença pulmonar obstrutiva crônica...........................101
Bolhas, cistos e cavidades...102
Bronquiectasia..103

12 Como Reconhecer Doenças Cardíacas em Adultos.....107
Como reconhecer uma silhueta cardíaca ampliada......107
Como reconhecer doenças cardíacas comuns 109

13 Como Reconhecer Abdome e Pelve Normais:
Radiografias Convencionais..122
Como reconhecer o abdome normal: o que
procurar...122
Rotina de abdome agudo: as incidências e o que
elas mostram 125
Como reconhecer o abdome normal:
ar extraluminal 128
Como reconhecer o abdome normal:
calcificações 128
Como reconhecer o abdome normal:
organomegalia 129

14 Como Reconhecer Abdome e Pelve Normais na
Tomografia Computadorizada 133
Introdução à tomografia computadorizada
abdominal e pélvica 133
Contraste intravenoso na TC.......................................133
Contraste oral na TC..133
TC do abdome: considerações gerais 136
TC do abdome: por órgão 136

15 Como Reconhecer Obstrução Intestinal e
Íleo Paralítico 140
Padrões de gases anormais...140
Leis do intestino 140
Íleo paralítico funcional: localizado – alças sentinela ..141
Íleo paralítico funcional: íleo paralítico adinâmico
generalizado...142
Obstrução mecânica: obstrução do
intestino delgado 143
Obstrução mecânica: obstrução do intestino
grosso (OIG) 147
Vólvulo do colo intestinal..149
Pseudo-obstrução intestinal (síndrome de Ogilvie) 149

16 Como Reconhecer a Presença de Gás
Extraluminal no Abdome 151
Sinais de ar intraperitoneal livre 151
Sinais de ar extraperitoneal (ar retroperitoneal)..........155
Sinais de ar na parede do intestino..............................155
Sinais de ar no sistema biliar 157

17 Como Reconhecer Calcificações Anormais e
suas Causas 159
Padrões de calcificação..159
Localização da calcificação 164

18 Como Reconhecer Anormalidades Gastrintestinais,
Hepatobiliares e do Trato Urinário 166
Exame contrastado do trato gastrintestinal.................166
Esôfago...166
Estômago e duodeno 168
Intestinos grosso e delgado...168

Intestino grosso 170
Pâncreas 175
Anormalidades hepatobiliares......................................177
Sistema biliar 181
Trato urinário 182
Pelve 184
Bexiga 184
Adenopatia 184

19 Ultrassonografia: Seus Princípios e Usos nos
Exames de Imagem do Abdome e da Pelve 186
Peter Wang
Como funciona 186
Tipos de ultrassom 188
Efeitos adversos ou questões de segurança 188
Usos médicos da ultrassonografia...............................188
Órgãos pélvicos femininos...194
Gravidez...200
Hérnias abdominais 202
Apendicite..202
Ascite 203
Sistema musculoesquelético 204
Ultrassonografia com contraste 204

20 Ultrassonografia Vascular, Pediátrica e de
Emergência (*Point of Care*) 206
Peter Wang
Ultrassonografia vascular 206
Estenose arterial 208
Pseudoaneurisma 209
Trombose venosa profunda (TVP) 209
Pediatria...210
Ultrassonografia de emergência (*point of care*)...........213

21 Imagem por Ressonância Magnética:
Como Entender os Princípios e Reconhecer
os Fundamentos..218
Daniel J. Kowal
Como funciona a RM 218
Hardware que compõe o aparelho de RM 218
O que acontece quando começa a digitalização 219
Como identificar uma imagem ponderada
em T1 ou T2?...220
RM com contraste: considerações gerais 223
Questões de segurança da RM.....................................223
Aplicações diagnósticas da RM 225

22 Como Reconhecer Anormalidades Não Traumáticas
do Esqueleto Apendicular, Incluindo a Artrite 227
Radiografia convencional, TC e RM nos exames
de imagem óssea..227
Osso e anatomia articular normal................................228
Doenças que afetam a densidade óssea........................228
Doenças que aumentam a densidade óssea 229
Doenças que reduzem a densidade óssea.....................233
Doenças articulares: uma abordagem sobre a artrite...238

23 Como Reconhecer Anormalidades Não
Traumáticas da Coluna Vertebral...............................248
A coluna vertebral normal..248
Aparência normal da coluna vertebral na RM 250
Dor nas costas..250

24 Como Reconhecer Traumatismos nos Ossos 260
Como reconhecer uma fratura aguda 260
Como reconhecer luxações e subluxações 262
Como descrever as fraturas 262
Fraturas por avulsão 265
Fraturas de Salter-Harris: fraturas de placa
epifisária em crianças 266
Maus-tratos infantis 266
Fraturas por estresse 267
Epônimos de fratura comuns 267
Algumas fraturas ou luxações sutis 267
Consolidação da fratura 271
Traumatismo na coluna vertebral 273
Fraturas patológicas 276

25 Como Reconhecer os Achados de Imagem de
Traumatismos Torácicos 278
Traumatismo torácico 278
Traumatismo à parede torácica 278
Anormalidades pleurais: pneumotórax 279
Modalidades de imagem usadas para
diagnosticar pneumotórax 280
Anomalias do parênquima pulmonar relacionadas
a um traumatismo 283
Traumatismo da aorta 288

26 Como Reconhecer os Achados de Imagem de
Traumatismos Abdominais e Pélvicos 291
Traumatismo de abdome 291
Traumatismo pélvico 293
Lesões abdominais menos comuns 295

27 Como Reconhecer Algumas Causas Comuns de
Patologia Intracraniana 297
Anatomia normal 297
RM e encéfalo 299
Traumatismo cranioencefálico 301
Hemorragia intracraniana 302
Lesão axonal difusa 306
Pressão intracraniana aumentada 306
Acidente vascular encefálico 307
Aneurismas rompidos 310
Hidrocefalia 311
Hidrocefalia de pressão normal (NPH) 314
Atrofia cerebral 314
Tumores encefálicos 314
Outras doenças 318
Terminologia 318

28 Como Reconhecer Doenças Pediátricas 320
Doenças abordadas neste capítulo 320
Desconforto respiratório do recém-nascido 320
Doenças pulmonares da infância 322

Partes moles do pescoço 325
Corpos estranhos ingeridos 327
Outras doenças 328
Fraturas de Salter-Harris: fraturas da placa epifisária
em crianças 328
Maus-tratos infantis 330
Enterocolite necrosante 331
Atresia esofágica com/sem fístula
traqueoesofágica (FTE) 333

29 Como Usar Intervenções Guiadas por Imagem
no Diagnóstico e no Tratamento: Radiologia
Intervencionista 335
Jeffrey L. Weinstein e Trevor Lewis
Acesso arterial e arteriografia 335
Acesso venoso central: acesso venoso guiado
por imagem 336
Embolia pulmonar: trombólise 337
Embolia pulmonar: colocação de filtro de veia
cava inferior (VCI) 338
Nódulo pulmonar: biopsia guiada por imagem 339
Tumor hepático/renal/pulmonar: ablação térmica 340
Hipertensão portal: derivação portossistêmica
intra-hepática transjugular (TIPS) 341
Abscesso: aspiração percutânea de abscesso e
colocação de dreno 343
Hemorragia gastrintestinal (GI): arteriografia e
embolização 344
Uropatia obstrutiva: nefrostomia percutânea
(PCN)/nefroureterostomia (PCNU) 345
Aneurisma da aorta: reparo endovascular de
aneurisma (REVA) 347
Miomas uterinos: embolização de miomas
uterinos (EMU) 348
Acidente vascular encefálico isquêmico agudo:
trombectomia mecânica 349

30 Como Reconhecer os Achados de Exames de
Imagem da Mama 352
Debra Copit
Modalidades de imagem da mama: visão geral 352
Mamografia: de rastreamento *versus* diagnóstica 354
Achados fundamentais da mamografia 355
Ultrassonografia 358
Imagem de ressonância magnética 358
Tratamento das anormalidades mamárias 358
Considerações especiais 362

Bibliografia 367

Respostas dos Casos Clínicos do Capítulo 1 369

Índice Alfabético 371

Como Reconhecer Tudo
Introdução às Modalidades de Imagem

Este capítulo fornece uma breve introdução às principais modalidades de exame de imagem. A maioria dessas modalidades é acompanhada de um **caso clínico** utilizando essa modalidade. Não é necessário escrever para responder ao caso, e as respostas estão no fim deste livro. Se não souber a resposta, tudo bem: você vai aprender mais sobre cada uma dessas modalidades de exame de imagem, sobre como abordá-las e muito mais ao longo deste livro.

MUITOS TONS DE CINZA

- Em 1895, Willhelm Röntgen (ou Roentgen), trabalhando em uma câmara escura em Wurzburg, Alemanha, observou que uma tela pintada com material fluorescente no mesmo cômodo, mas a poucos metros de um tubo de raios catódicos que havia sido energizado e tornado à prova de luz, começou a brilhar (fluorescer). Depois de repetir o experimento, percebeu que a tela havia respondido a uma forma de energia produzida próximo dali, que foi transmitida invisivelmente pela sala. Ele chamou os novos raios de "**raios X**", usando o símbolo matemático "X" para algo desconhecido. Não demorou muito para que praticamente todo o mundo estivesse radiografando quase tudo que se possa imaginar (Figura 1.1)
- Como na atualidade, as **imagens radiográficas convencionais** (geralmente abreviadas para **raios X**) eram produzidas por uma combinação de **radiação ionizante** e **luz** incidindo sobre uma **superfície fotossensível** que, por sua vez, produz uma **imagem latente** subsequentemente **processada** para se tornar visível. Por cerca de cem anos após a descoberta dos raios X, as imagens radiográficas sobreviveram ao seu nascimento como uma explosão de radiação ionizante acomodada sobre um pedaço de **filme**
- No início, o processamento dos filmes era feito em uma câmara escura contendo bandejas com diversos produtos químicos, e os filmes eram, literalmente, pendurados para secar
  - Quando era necessária uma leitura imediata, os filmes eram interpretados enquanto as substâncias químicas ainda estavam pingando, o que deu origem ao termo **leitura molhada** para uma interpretação "de urgência"
- Os filmes eram então observados em **negatoscópios** (o posicionamento do filme era quase sempre ao contrário ou de cabeça para baixo, se tivesse sido feito como parte de um programa de televisão ou filme). Em alguns lugares, o filme ainda é o meio usado, mas seu uso é menos comum porque há **grandes desvantagens**
- É necessário grande **espaço físico** para armazenar a quantidade cada vez maior de filmes. Embora sejam finos, muitos filmes feitos em milhares de pacientes ocupam um grande espaço
- Outra desvantagem é que os filmes radiográficos podem estar apenas em **um lugar de cada vez**, e não necessariamente onde possam ser fundamentais para o atendimento de um paciente
- Por fim, surgiu a **radiografia digital**, em que o filme fotográfico foi substituído por um **cassete ou placa fotossensível** que é processado por um **leitor eletrônico** e a imagem resultante pode ser armazenada em um **formato digital**. Esse processamento eletrônico não exige mais uma câmara escura para revelar o filme ou uma grande sala para armazená-los. Inúmeras imagens podem ser armazenadas no espaço de um disco rígido em um servidor de computador. Ainda mais importante é que as imagens podem ser visualizadas por qualquer um que tenha permissão, em qualquer lugar do mundo, a qualquer hora
- As imagens são mantidas em servidores de computador, onde podem ser **arquivadas** para posteridade, **compartilhadas** e **armazenadas**. Este sistema é denominado *PACS*, do inglês *picture archiving, communications and storage* (**arquivamento, compartilhamento e armazenamento de filme**)
- Com o sistema PACS, as imagens de todas as modalidades podem ser armazenadas e recuperadas, incluindo exames

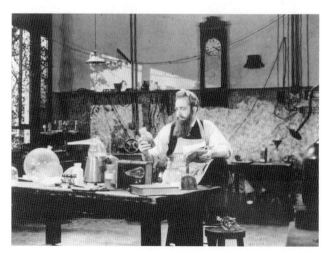

Figura 1.1 Wilhelm Roentgen descobre os raios X. Wilhelm Roentgen em seu laboratório na Alemanha nesta fotografia de 1895, ano em que (em 8 de novembro) descobriu uma nova fonte invisível de radiação eletromagnética que chamou de *raios X*. Por sua descoberta, ele recebeu o primeiro Prêmio Nobel de Física em 1901.

de radiografia convencional (RX), tomografia computadorizada, ultrassonografia, ressonância magnética, fluoroscopia e medicina nuclear
- Cada uma dessas modalidades será analisada brevemente nas seções a seguir.

RADIOGRAFIA CONVENCIONAL (RADIOGRAFIA SIMPLES)

- As imagens produzidas pelo uso de radiação ionizante (ou seja, a produção de raios X, mas sem adição de **material de contraste**, como bário ou iodo) são chamadas de *radiografias convencionais*, mais conhecidas por **radiografias simples**
- A principal vantagem das radiografias convencionais é que as imagens são relativamente mais **econômicas** de produzir e podem ser obtidas em quase **qualquer lugar** com aparelhos portáteis ou móveis. As radiografias ainda são os exames de imagem mais amplamente realizados
- As radiografias requerem uma **fonte** para produzir os raios X (o *aparelho de raios X*), um método para **gravar** a imagem (filme, cassete ou placa fotossensível) e uma forma de **processar** a imagem gravada (seja com produtos químicos, seja com um leitor digital)
- Os usos comuns da radiografia convencional incluem a onipresente radiografia de tórax, a radiografia simples de abdome e quase todas as imagens iniciais do sistema esquelético para avaliação de fraturas ou artrite. A Figura 1.2 contém o **Caso clínico 1**, relacionado com a radiografia convencional (Figura 1.2)
- As principais desvantagens da radiografia convencional são a **variação limitada de densidades** que podem ser evidenciadas e sua dependência da **radiação ionizante**.

CINCO DENSIDADES BÁSICAS

- A radiografia convencional é limitada a demonstrar cinco densidades básicas, organizadas por ordem da menos para a mais densa (Tabela 1.1):
  - **Ar**, que é o tom mais escuro possível de uma radiografia
  - **Gordura**, que é um tom de cinza mais claro que o ar
  - **Tecidos moles ou líquido** (dado que tanto um quanto outro têm aparência idêntica nas radiografias convencionais, é impossível diferenciar o músculo cardíaco do sangue dentro do coração em uma radiografia de tórax)
  - **Cálcio** (geralmente contido nos ossos)
  - **Metal**, que é o tom mais claro possível de uma radiografia
- O corpo normalmente não apresenta densidades metálicas. **Meios de contraste** radiológico e **próteses de joelhos ou quadris** são exemplos de **densidades metálicas** introduzidas artificialmente no corpo (Figura 1.3) (**Caso clínico 2**)

Tabela 1.1 Cinco densidades básicas encontradas na radiografia convencional.

Densidade	Aparência
Ar	Absorve o mínimo de raios X e tem a aparência mais preta possível na radiografia convencional
Gordura	Cinza, um pouco mais escuro (mais preto) do que os tecidos moles
Líquido ou tecidos moles	Líquidos (p. ex., sangue) e tecidos moles (p. ex., músculo) têm a mesma densidade nas radiografias convencionais
Cálcio	O material mais denso que ocorre naturalmente no corpo (p. ex., ossos) e absorve a maior parte dos raios X
Metal	Absorve todos os raios X e tem a aparência mais branca possível (p. ex., projéteis de arma de fogo, bário)

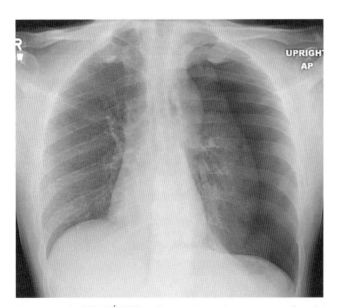

Figura 1.2 CASO CLÍNICO 1. Este paciente do sexo masculino, 24 anos, chegou ao pronto-socorro depois de sentir uma dor torácica aguda no lado esquerdo e falta de ar. Realizou-se esta radiografia de tórax convencional (raios X). Observa-se na imagem uma grande anormalidade que requer atenção imediata. Você é capaz de reconhecê-la? A resposta está no fim deste livro.

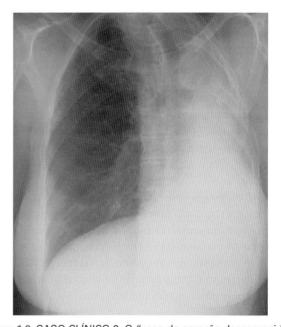

Figura 1.3 CASO CLÍNICO 2. O "caso do coração desaparecido". Esta é uma radiografia de tórax obviamente anormal de uma mulher de 43 anos que foi submetida a uma cirurgia cerca de 2 anos antes por causa de um carcinoma broncogênico. Por que não é possível ver o coração? (**Alerta de** *spoiler*: o coração não foi removido no momento da cirurgia!) A resposta pode ser encontrada no fim deste livro.

- Embora as radiografias convencionais sejam produzidas por radiação ionizante em doses relativamente baixas, a radiação tem **potencial** de produzir mutações celulares, que podem levar a muitas formas de câncer e anormalidades. Os dados de saúde pública em relação a níveis mais baixos de radiação variam de acordo com a avaliação do risco, mas sabe-se que devem ser realizados apenas os exames diagnósticos clinicamente necessários e que os exames usando raios X devem ser evitados em épocas potencialmente teratogênicas, como durante a gravidez.

TOMOGRAFIA COMPUTADORIZADA

- Os aparelhos de tomografia computadorizada (TC), introduzidos pela primeira vez na década de 1970, propiciaram um salto exponencial nos exames de imagem médica
- Com o uso de um *gantry* com um feixe giratório de raios X e múltiplos detectores em vários arranjos (que giram de modo contínuo ao redor do paciente), junto a sofisticados algoritmos de computador para processar os dados, uma grande quantidade de imagens bidimensionais em fatias (cada uma com milímetros de espessura) pode ser formatada em múltiplos planos de imagem (Vídeo 1.1)
- O **tomógrafo** é conectado a um **computador**, que processa os dados utilizando vários **algoritmos** para produzir **imagens** de qualidade diagnóstica
- Uma imagem de **TC** é composta por matriz de milhares de pequenos quadrados chamados *pixels*. Um computador atribui a cada *pixel* um *número de TC* de –1.000 a +1.000, medido em *unidades Hounsfield (HU)*. Esta nomenclatura é uma homenagem a Sir Godfrey Hounsfield, o homem ao qual se credita o desenvolvimento do primeiro tomógrafo (feito pelo qual ganhou o Prêmio Nobel de Medicina em 1979, junto com Allan Cormack)
    - O número de TC **varia de acordo com a densidade do tecido** examinado e é a **medida de quanto do feixe de raios X é absorvido** pelos tecidos em cada ponto da imagem produzida. Por convenção, **atribuiu-se ao ar um número de Hounsfield de –1.000 HU** e ao **osso**, cerca de 400 a 600 HU (no caso da **gordura**, o número é de –40 a –100; a água, 0; e os tecidos moles, de 20 a 100)
- As imagens de TC são exibidas ou visualizadas usando uma faixa de números Hounsfield pré-selecionados para melhor evidenciar os tecidos que estão sendo estudados (p. ex., de –100 a +300) e tudo que estiver dentro dessa faixa de números de TC é exibido sobre os níveis de densidade na escala de cinza disponível. Este intervalo de densidades exibidas é chamado de *janela*
- **Substâncias mais densas**, que absorvem mais raios X, têm **números elevados de TC**. Diz-se que elas apresentam *atenuação aumentada* e são exibidas como **densidades mais brancas** nas imagens de tomografia computadorizada
    - Nas radiografias convencionais, essas substâncias (como **metal** e **cálcio**) também parecem mais brancas e são consideradas *mais densas* ou *opacas*
- **Substâncias menos densas**, que absorvem menos raios X, têm **números de TC baixos**. Diz-se que elas apresentam *atenuação diminuída* e são exibidas como **densidades mais escuras** nas imagens de TC
    - Nas radiografias convencionais, essas substâncias (como **ar** e **gordura**) também parecem mais pretas e têm *densidade diminuída* (ou *maior radiolucência*)
- A tomografia computadorizada também pode ser "janelada" de maneira a otimizar a visibilidade dos diferentes tipos de patologias **depois** da obtenção. Esse benefício é denominado *pós-processamento*, característica em que a imagem digital, em geral, é avançada. O pós-processamento possibilita a manipulação adicional dos dados brutos para melhor demonstrar a anormalidade **sem a necessidade de repetir um exame** e sem expor o paciente mais uma vez (Figura 1.4)
- Por tradição, as imagens de TC eram visualizadas principalmente no plano axial. Atualmente, dada a aquisição volumétrica de dados, as imagens de TC podem ser exibidas em qualquer plano: **axial, sagital** ou **coronal**. Os dados volumétricos consistem em uma série de seções finas que podem ser **remontadas** de modo a produzir uma reconstrução tridimensional. A renderização tridimensional de superfície e de volume pode produzir imagens de TC de uma qualidade incrivelmente realista (Figura 1.5)

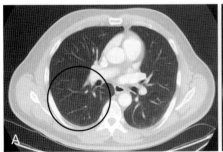
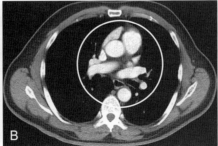
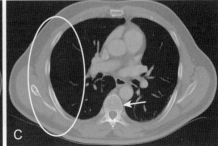

Figura 1.4 "Janelamento" do tórax. Os cortes de tomografia computadorizada do tórax são, em geral, "janelados" e exibidos em vários formatos de modo a otimizar os detalhes anatômicos. **A**. As **janelas pulmonares** são escolhidas de maneira a maximizar a capacidade de obter imagens de anormalidades do parênquima pulmonar e identificar a anatomia brônquica normal e anormal (*círculo preto*). **B**. As **janelas mediastinais** são escolhidas de modo a exibir com mais vantagem as estruturas mediastinais, hilares e pleurais (*círculo branco*). **C**. As **janelas ósseas** são usadas como uma terceira maneira de exibir os dados, visualizando as estruturas ósseas da melhor maneira possível (*seta* e *elipse brancas*). É importante reconhecer que as exibições dessas diferentes janelas são manipulações dos dados obtidos durante o **exame original** e **não** exigem que o paciente seja examinado novamente.

- Um dos principais benefícios da tomografia computadorizada em relação à radiografia convencional é a capacidade de **expandir a escala de cinza**, o que possibilita diferenciar muito mais do que as cinco densidades básicas possíveis nas radiografias convencionais (Figura 1.6) (**Caso clínico 3**)

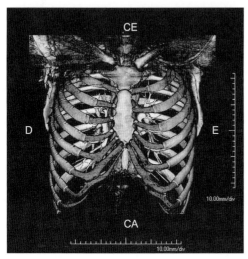

Figura 1.5 Tomografia computadorizada com reconstrução tridimensional da caixa torácica normal. Esta é uma versão em cores de uma representação tridimensional da superfície da caixa torácica possibilitada pela aquisição de múltiplas seções finas de TC através do corpo que podem, então, ser reconstruídas digitalmente para demonstrar a anatomia da superfície, como nesta ilustração. O mesmo conjunto de dados pode ser manipulado para mostrar o coração ou os pulmões (que nesta imagem foram removidos digitalmente) e não a caixa torácica. Essas representações são úteis, sobretudo para demonstrar as relações anatômicas exatas entre as estruturas, em particular para o planejamento cirúrgico. *CA*, caudal; *CE*, cefálico; *E*, esquerda; *D*, direita.

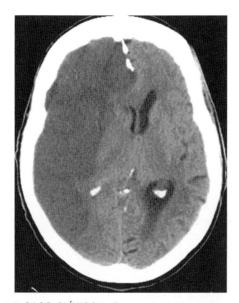

Figura 1.6 CASO CLÍNICO 3. Este paciente do sexo masculino, 67 anos, desenvolveu perda súbita da função motora do braço esquerdo e dificuldade para falar. Esta é uma imagem axial única de uma tomografia computadorizada do encéfalo. O encéfalo, nunca diretamente visível por meio de radiografias simples, atualmente é visto por causa da ampla variação de densidades visíveis pela TC. As densidades brancas no encéfalo são calcificações fisiológicas, não relacionadas com a condição do paciente. O que causou seus sintomas? A resposta está no fim deste livro.

- Por causa dos elementos cada vez mais sofisticados dos detectores e da aquisição de centenas de cortes simultaneamente, os **tomógrafos *multislice* possibilitam a obtenção rápida das imagens** (da cabeça aos pés em menos de 10 segundos). Isso possibilitou o desenvolvimento de novas aplicações para a TC, como a *colonoscopia virtual* e a *broncoscopia virtual*, a *TC cardíaca com escore de cálcio* e a *angiografia coronariana por TC* (Vídeo 1.2)
- Esses exames podem conter mil ou mais imagens, de modo que o método mais antigo de colocar cada imagem em filme para estudo em um negatoscópio é impraticável e essas imagens são quase sempre visualizadas em computadores de estações de trabalho, onde é possível estudar muitas imagens simplesmente rolando a tela
- As **tomografias computadorizadas são a base da imagem seccional** e **estão amplamente disponíveis**, embora ainda não sejam verdadeiramente portáteis. A produção de imagens de TC requer um aparelho dispendioso, um espaço dedicado à sua instalação e um computador com um sofisticado poder de processamento. De maneira semelhante à radiografia convencional, os tomógrafos **também usam radiação ionizante** (raios X) para produzir as imagens.

ULTRASSONOGRAFIA

- As sondas de ultrassonografia usam **energia acústica** acima da frequência audível por humanos para produzir imagens, em vez de usar radiação ionizante como a radiografia convencional e a tomografia computadorizada (**ver Capítulo 19**)
- Uma **sonda** ou **transdutor** de ultrassom produz o sinal ultrassônico e o registra. O sinal é processado de acordo com suas características por um computador acoplado. As imagens de ultrassom são gravadas de maneira digital e facilmente armazenadas em um sistema PACS. As imagens são exibidas como imagens estáticas ou na forma de um filme (vídeo) (Vídeo 1.3)
- Os aparelhos de ultrassom são relativamente mais **econômicos** quando comparados aos aparelhos de TC e RM. Estão **amplamente disponíveis** e são **portáteis** a ponto de serem fáceis de transportar
- Como o ultrassom não usa radiação ionizante, ele é particularmente útil para obtenção de imagens de mulheres em **idade reprodutiva** e **durante a gestação**, e para imagens de **crianças**
- O **ultrassom é bastante utilizado em exames de imagem clínicos**. Geralmente é a **primeira opção de exame** para avaliação por imagem da pelve feminina e de pacientes pediátricos, na diferenciação de lesões císticas *versus* sólidas em pacientes de todas as idades, na imagem vascular não invasiva, na imagem do feto, da placenta durante a gestação e para aspiração de líquido e biopsias guiados por imagem em tempo real (Figura 1.7) (**Caso clínico 4**)
- Outros usos comuns são na avaliação de massas mamárias císticas *versus* sólidas, nódulos tireoidianos, tendões e na avaliação do encéfalo, quadris e coluna vertebral em recém-nascidos. O ultrassom é usado em todos os lugares, desde a varredura intraoperatória no centro cirúrgico do hospital

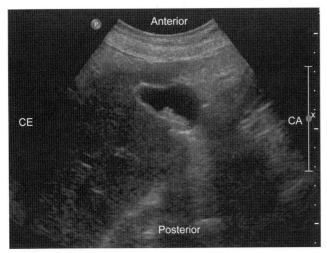

Figura 1.7 CASO CLÍNICO 4. Essa paciente de 43 anos desenvolveu dor e sensibilidade no quadrante superior direito. Você está vendo uma única imagem de um exame de ultrassom do quadrante superior direito no plano sagital (longitudinal). Este é o quadrante superior direito da paciente. O que provavelmente causou seus sintomas? A resposta está no fim deste livro. *CA*, caudal; *CE*, cefálico.

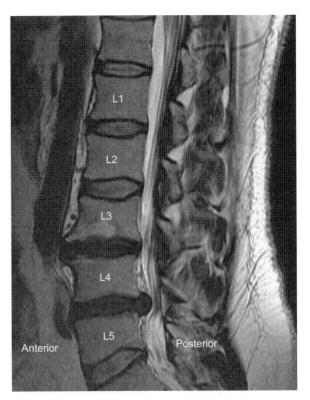

Figura 1.8 CASO CLÍNICO 5. Esta é uma imagem de ressonância magnética da parte lombar inferior da coluna vista no plano sagital. O paciente de 42 anos apresentou início súbito de dor lombar com irradiação para as pernas. Os corpos vertebrais lombares estão numerados. O que provavelmente causou seus sintomas? A resposta está no fim deste livro.

até tendas médicas em campo de batalha e em locais tão remotos como a Antártica
- A ultrassonografia geralmente é considerada **modalidade de imagem muito segura**, sem quaisquer efeitos colaterais importantes, quando usada para diagnóstico médico.

RESSONÂNCIA MAGNÉTICA

- A ressonância magnética utiliza a energia potencial armazenada nos **átomos de hidrogênio** do corpo. Os átomos são manipulados por campos magnéticos e pulsos de radiofrequência muito fortes, a fim de produzir localização e energia específica para cada tecido suficientes para possibilitar que programas de computador altamente sofisticados produzam imagens bidimensionais ou tridimensionais (**ver Capítulo 21**)
- Os aparelhos de ressonância magnética **não são tão disponíveis** quanto os aparelhos de tomografia computadorizada. Eles são **caros** e exigem que seu local de instalação seja cuidadosamente construído para que funcionem corretamente. Em geral, eles também têm um **custo operacional contínuo relativamente alto**
- No entanto, eles **não utilizam radiação ionizante** e produzem um contraste superior entre os diferentes tipos de tecidos moles quando comparado aos de tomografia computadorizada
- A RM é bastante usada em **imagens neurológicas** e é particularmente sensível no exame de **tecidos moles**, como músculos, tendões e ligamentos (Figura 1.8) (**Caso clínico 5**)
- Existem **questões de segurança** associadas aos campos magnéticos extremamente fortes de um aparelho de ressonância magnética, tanto para objetos dentro do corpo (p. ex., marca-passos cardíacos) quanto para projéteis ferromagnéticos no ambiente em que está o aparelho de ressonância magnética (p. ex., tanques de oxigênio dentro da sala

que, em razão da força do ímã, podem se tornar "mísseis" aerotransportados). Existem também danos colaterais conhecidos das ondas de radiofrequência que esses aparelhos produzem e possíveis efeitos adversos de alguns agentes de contraste utilizados na ressonância magnética.

FLUOROSCOPIA

- A fluoroscopia é a modalidade que usa **radiação ionizante** (raios X) para realizar a **visualização em tempo real** do corpo de maneira que possibilite a avaliação do movimento de partes do corpo, mudanças de posicionamento de ossos e articulações e a localização e o percurso de agentes de contraste de bário ou iodo administrados externamente por meio dos tratos gastrintestinal (GI) e geniturinário e vasos sanguíneos. As imagens podem ser visualizadas à medida que são adquiridas em telas de vídeo e capturadas como uma série de imagens estáticas ou imagens em movimento (Vídeo 1.4)
- A fluoroscopia requer uma unidade de raios X especialmente adequada para permitir o movimento controlado não apenas do tubo de raios X, mas também do sensor de imagem **e do paciente**, a fim de encontrar a projeção que melhor evidencie a parte do corpo a ser estudada. Para que isso seja feito, as mesas fluoroscópicas podem ser inclinadas, e o tubo fluoroscópico será capaz de se mover livremente para frente e para trás com o intuito de obter a imagem do paciente (Figura 1.9)

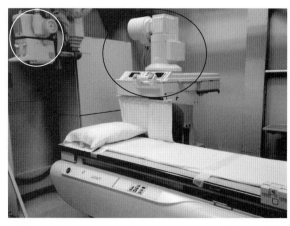

Figura 1.9 Sala de radiologia padrão equipada para realizar radiografias convencionais e fluoroscopia. O paciente deita-se sobre a mesa, que pode ser inclinada para cima ou para baixo. As imagens podem ser obtidas com o sensor no carregador fluoroscópico (*elipse preta*), que pode ser manipulado pelo operador mais ou menos livremente, de modo a acompanhar a coluna de bário. Pode-se obter imagens estáticas com o tubo de raios X panorâmico (*círculo branco*), que pode ser movido de modo a ficar acima de um cassete de raios X que estaria posicionado sob o paciente.

- As imagens *instantâneas* coletadas durante o procedimento são chamadas de *spot films* (geralmente obtidos pelo radiologista). São combinados com outras imagens obtidas por um aparelho de raios X em panorâmica em múltiplas projeções (geralmente obtidas pelo tecnólogo) durante estudos com bário de qualquer parte do trato gastrintestinal que esteja sendo avaliada, dependendo da natureza da anormalidade e da mobilidade do paciente (Figura 1.10) (**Caso clínico 6**)

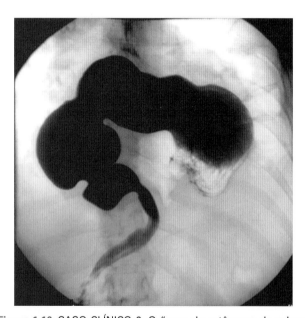

Figura 1.10 CASO CLÍNICO 6. O "caso do estômago de cabeça para baixo". A paciente é uma mulher de 71 anos que se queixou de episódios recorrentes de vômitos ao longo de vários anos. Esta é uma imagem no nível do diafragma obtida durante o curso de um exame gastrintestinal superior no qual o bário que a paciente deglutiu é mostrado em preto. A imagem está na orientação correta. O que provavelmente causou os sintomas da paciente? A resposta está no fim deste livro.

- Na **radiologia intervencionista**, o contraste iodado é injetado seletivamente em vasos sanguíneos, tubos ou outros ductos que possam ser visualizados por fluoroscopia para demonstrar a anatomia normal, a patologia ou a posição de cateteres ou outros dispositivos (Vídeo 1.5)
- As unidades de fluoroscopia podem ser **portáteis**, embora ainda sejam um tanto grandes e pesadas. Carregam consigo as mesmas advertências em relação à exposição e à radiação como qualquer modalidade que utilize **radiação ionizante**
- As doses de radiação na fluoroscopia podem ser **substancialmente maiores** do que na radiografia convencional, uma vez que a cada minuto de fluoroscopia adquire-se o equivalente a muitas imagens estáticas. Portanto, a dose é reduzida pelo uso do **menor tempo possível de fluoroscopia** para obter imagens diagnósticas.

MEDICINA NUCLEAR

- Um **isótopo radioativo** (**radioisótopo**) é uma forma instável de um elemento que emite radiação de seu núcleo à medida que se decompõe. Por fim, o produto final é um isótopo estável e não radioativo de outro elemento
- Os radioisótopos podem ser produzidos **artificialmente** (mais frequentemente por enriquecimento de nêutrons em um reator nuclear ou em um cíclotron) ou podem ocorrer **naturalmente**. Os radioisótopos de ocorrência natural incluem o **urânio** e o **tório**. A **maioria dos radioisótopos** usados na medicina são produzidos **artificialmente**
- Os **radiofármacos** são combinações de **radioisótopos** ligados a um **fármaco** que apresenta propriedades de ligação que possibilitam concentração em certos tecidos do corpo (p. ex., pulmões, tireoide ou ossos). Os radioisótopos usados na medicina nuclear clínica também são chamados de **radionuclídeos**, **radiotraçadores** ou, às vezes, simplesmente **traçadores**
- Vários órgãos do corpo têm uma afinidade ou captação específica de diferentes substâncias químicas biologicamente ativas. Por exemplo, a tireoide capta **iodo**, o encéfalo utiliza **glicose**, os ossos utilizam **fosfatos** e **partículas** de um **certo tamanho** podem ficar presas nos capilares pulmonares (Figura 1.11)
- Depois que o radiofármaco é transportado para um tecido ou órgão do corpo, geralmente por meio da corrente sanguínea, as emissões radioativas possibilitam que ele seja medido e é produzida uma imagem com um aparelho de detecção chamado *câmera gama*
- A **tomografia computadorizada de emissão de fóton único (SPECT)** é um exame de medicina nuclear realizado com uma câmera gama que adquire muitas imagens bidimensionais de **vários ângulos**, que são então reconstruídas por computador em um **conjunto de dados tridimensional** com possibilidade de manipulação, de modo a mostrar fatias finas em qualquer incidência. Para adquirir cortes em SPECT, a **câmera gama gira em torno do paciente**
- A **tomografia por emissão de pósitrons (PET** *scan***)** opera em um nível molecular de forma a produzir imagens tridimensionais que retratam os processos bioquímicos e metabólicos do corpo. É realizada com um radioisótopo produtor

CAPÍTULO 1 Como Reconhecer Tudo – Introdução às Modalidades de Imagem

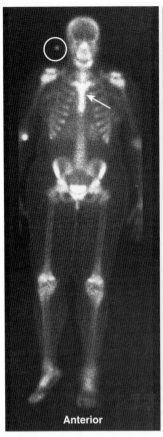
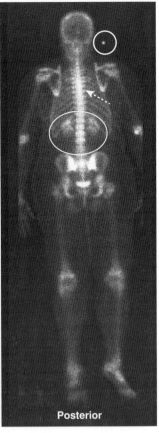

Figura 1.11 Cintilografia óssea. Frequentemente obtêm-se as incidências anterior e posterior na cintilografia óssea porque cada incidência traz diferentes estruturas para mais perto da câmera gama para obtenção de imagens ideais (p. ex., o esterno na visualização anterior [*seta branca*] e a coluna vertebral na visualização posterior [*seta branca tracejada*]). Observe que os rins normalmente são visíveis na incidência posterior (*elipse branca*). Ao contrário da convenção usada na visualização de outros exames em radiologia, o lado direito do paciente nem sempre está à sua esquerda nos exames de medicina nuclear. Em incidências posteriores, o lado direito do paciente está à sua direita. Isso pode ser confuso; portanto, certifique-se de procurar as legendas no exame. Em diversos casos, um ponto marcador branco será posicionado ao lado direito do paciente (*círculos brancos*).

de **pósitron (elétron positivo)** ligado a um alvo **farmacêutico**. A molécula-alvo mais comumente usada na PET é um análogo da glicose chamado *fluorodesoxiglicose* (**FDG**)

- A PET *scan* é mais frequentemente usada no **diagnóstico e acompanhamento do tratamento do câncer**. É constantemente usada para **localizar metástases ocultas** de um tumor conhecido ou para **detectar recidivas**. A PET oncológica representa cerca de 90% do uso clínico da PET. Alguns tumores captam mais radiotraçador do que outros e são chamados de tumores *ávidos por FDG* (Vídeo 1.6)
- Uma vez que o radiofármaco reside no paciente nesses tipos de estudos, o paciente pode ser, por um breve período, a **fonte** de exposição à radiação para outras pessoas (p. ex., tecnólogos) em estudos de medicina nuclear. Para limitar a exposição a outras pessoas, são usados os princípios de **diminuir o tempo** de proximidade com o paciente, **aumentar a distância** da fonte (ou seja, o paciente) e obter a **blindagem apropriada**
- Em comparação com exames de TC e fluoroscopia, os estudos de medicina nuclear, em geral, produzem **menor exposição do paciente à radiação**. Os tipos de aparelho que fornecem a dose mais alta em relação a outros aparelhos de medicina nuclear são os exames cardíacos e a PET *scan*.

CONVENÇÕES USADAS NESTE LIVRO

- Agora, uma palavra de nosso editor. O **negrito** é usado livremente em todo o livro para **destacar pontos importantes**. Como este livro está repleto de diversos pontos extraordinariamente importantes, **há muitos termos em negrito**
- **Armadilhas no diagnóstico**, ciladas potencialmente falso-positivas ou falso-negativas para a correta interpretação de uma imagem, são assinaladas por este ícone: [!]
- **Pontos importantes** são tão essenciais que nem sempre o **negrito** faz justiça a eles e, por isso, são assinalados por este ícone: ▶
- Os **pontos a serem lembrados** ao fim dos capítulos são assinalados por este ícone: 🏠

Pontos a serem lembrados

Atualmente, quase todas as imagens são armazenadas eletronicamente em um sistema de compartilhamento e arquivamento de imagens denominado **PACS**.

As **radiografias convencionais (radiografias simples)** são produzidas com radiação ionizante gerada por aparelhos de raios X e geralmente visualizadas em um monitor.

Esses aparelhos de raios X são relativamente **econômicos**, estão **amplamente disponíveis** e podem ser **portáteis**. As imagens são **limitadas quanto ao leque** de densidades e, portanto, ao alcance dos achados que são capazes de exibir.

Existem **cinco densidades radiográficas básicas**, organizadas da mais branca para mais preta: metal, cálcio (osso), líquido (tecidos moles), gordura e ar.

A **tomografia computadorizada** usa arranjos giratórios de fontes e detectores de raios X e processamento sofisticado por computador para aumentar a faixa de densidades visíveis e exibi-las em qualquer plano geométrico.

Os aparelhos de tomografia computadorizada **se tornaram a base da imagem seccional**. Eles são **moderadamente caros** e usam **radiação ionizante** para produzir as imagens.

A **ultrassonografia** produz imagens usando as propriedades acústicas do tecido e **não usa radiação ionizante**. Portanto, o uso é seguro em gestantes, crianças e mulheres em idade fértil. É particularmente útil na análise de tecidos moles e do fluxo sanguíneo.

Os aparelhos de ultrassom são **mais econômicos**, são **muito utilizados** e vêm sendo produzidos como aparelhos pequenos **a ponto de serem portáteis**.

A **ressonância magnética** produz imagens com base na energia derivada de átomos de hidrogênio colocados em um campo magnético muito forte e submetidos a pulsos de radiofrequência. Os dados são analisados por poderosos algoritmos de computador para produzir imagens em qualquer plano.

As unidades de ressonância magnética são **dispendiosas**, requerem a construção de uma sala para sua acomodação e **têm um alto custo operacional**. A ressonância magnética se tornou a **base da neuroimagem** e é particularmente útil no estudo de músculos, ligamentos e tendões.

A **fluoroscopia** utiliza **radiação ionizante** para produzir a visualização em tempo real do corpo. Isso possibilita a avaliação do movimento, o posicionamento e a visualização de agentes de contraste de bário ou iodo movendo-se ao longo dos tratos gastrintestinal e geniturinário e vasos sanguíneos.

A **medicina nuclear** usa radioisótopos com propriedade de "alvejar" diferentes órgãos do corpo a fim de avaliar a fisiologia e a anatomia desses órgãos. Diferentemente de outras modalidades que usam radiação ionizante, o paciente pode ser, por um breve período, a fonte de exposição à radiação nos estudos de medicina nuclear.

Como Reconhecer uma Radiografia de Tórax Tecnicamente Adequada

- Este capítulo possibilitará a avaliação da adequação técnica de uma radiografia de tórax, ajudando-o a se familiarizar com armadilhas no diagnóstico que determinados artefatos técnicos podem apresentar. Esse conhecimento é importante para que problemas técnicos não sejam confundidos com anormalidades.

AVALIAÇÃO DA ADEQUAÇÃO TÉCNICA DE UMA RADIOGRAFIA DE TÓRAX

- A avaliação de **cinco fatores técnicos** ajudará a determinar se uma radiografia de tórax está adequada para interpretação ou se algum artefato pode levá-lo ao erro (Tabela 2.1):
  - Penetração
  - Inspiração
  - Rotação
  - Ampliação
  - Angulação.

Tabela 2.1 O que define uma radiografia de tórax tecnicamente adequada?

Fator	O que deve ser observado
Penetração	A coluna vertebral através do coração
Inspiração	Pelo menos oito a nove costelas **posteriores**
Rotação	O processo espinhoso deve estar equidistante entre as extremidades mediais das clavículas
Ampliação	Radiografias em incidência anteroposterior (AP) (principalmente a radiografia de tórax portátil) ampliam ligeiramente o coração
Angulação	A clavícula normalmente tem uma forma de "S" e a extremidade medial se sobrepõe à 3ª ou 4ª costela

PENETRAÇÃO

- A menos que os raios X passem adequadamente pela parte do corpo em estudo, pode não ser possível observar tudo o que é necessário na imagem produzida
  - Para determinar se uma radiografia de tórax em PA foi penetrada de maneira adequada, **deve ser possível ver coluna torácica através da sombra do coração** (Figura 2.1).

! Armadilhas no diagnóstico

Armadilhas da subpenetração (penetração inadequada)

- Pode-se **dizer que uma radiografia em PA de tórax está subpenetrada** (muito clara) se **não for possível ver a coluna torácica através do coração**

! Armadilhas no diagnóstico

- A subpenetração pode introduzir pelo menos **dois erros** em sua interpretação
  - Primeiro, o hemidiafragma esquerdo pode não estar visível na imagem em PA porque a base do pulmão esquerdo pode parecer opaca. Esse artefato técnico pode mimetizar ou ocultar a doença verdadeira no campo pulmonar inferior esquerdo (p. ex., pneumonia no lobo inferior esquerdo ou derrame pleural esquerdo) (Figura 2.3). Para evitar esse problema, observe a **radiografia em perfil do tórax** para confirmar a presença de doença na base pulmonar esquerda (ver "Radiografia em perfil de tórax normal" no Capítulo 3)
  - Em segundo lugar, a trama pulmonar, formada em maior parte por vasos sanguíneos do pulmão, pode parecer mais proeminente do que realmente é. Pode-se pensar, erroneamente, que o paciente tem insuficiência cardíaca congestiva ou fibrose pulmonar. Para reconhecer essa armadilha, procure **outros sinais radiológicos de insuficiência cardíaca congestiva (ver Capítulo 12)**.

Armadilha da hiperpenetração

- Se o exame estiver hiperpenetrado (muito escuro), a trama pulmonar pode parecer diminuída ou ausente (Figura 2.4). Pode-se pensar, de maneira equivocada, que o paciente tem enfisema pulmonar ou pneumotórax ou, se o grau de hiperpenetração for acentuado, pode tornar um nódulo pulmonar quase invisível. Para evitar essa complicação, procure outros sinais radiográficos de enfisema pulmonar (**ver Capítulo 11**) ou pneumotórax (**ver Capítulo 25**). Pergunte ao radiologista se o exame precisa ser repetido.

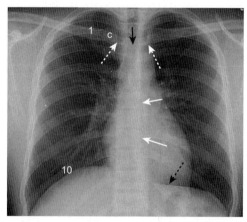

Figura 2.1 Radiografia em PA de tórax normal e tecnicamente adequada. Conforme explicado neste capítulo, o grau de **penetração** está adequado, visto que é possível visualizar a coluna vertebral (*setas brancas contínuas*) através do coração. Foi realizada uma boa **inspiração**, com quase 10 costelas posteriores visíveis. O paciente **não está rotacionado**, pois o processo espinhoso de um corpo vertebral torácico (*seta preta contínua*) está projetado a meio caminho entre as cabeças das clavículas (*setas brancas tracejadas*). Há **pouca ampliação** porque esta é uma radiografia de tórax em PA. A extremidade medial da clavícula (C) se sobrepõe à primeira costela anterior (1). Portanto, não há **angulação**. Observe que o hemidiafragma esquerdo está visível (*seta preta tracejada*), como esperado.

CAPÍTULO 2 Como Reconhecer uma Radiografia de Tórax Tecnicamente Adequada

INSPIRAÇÃO

- Uma inspiração completa garante uma imagem radiográfica reproduzível para comparação entre um estudo e outro e elimina artefatos que podem ser confundidos com doenças ou que podem obscurecê-las
  - Pode-se avaliar o **grau de inspiração** contando a quantidade de **costelas posteriores visíveis acima do diafragma** na radiografia PA de tórax
    - Para ajudar a diferenciar as costelas anteriores das posteriores, consulte o Boxe 2.1.

Pontos importantes

- Se 10 costelas posteriores forem visíveis, foi realizada uma excelente inspiração (Figura 2.2)
  - Em muitos **pacientes hospitalizados, a visualização de oito a nove costelas posteriores** geralmente indica um grau de inspiração **adequado** para uma interpretação precisa da imagem.

Boxe 2.1 Como diferenciar costelas anteriores de posteriores.

As costelas posteriores são imediatamente aparentes ao visualizar-se uma radiografia em PA de tórax.

As costelas posteriores são orientadas mais ou menos horizontalmente.

Cada par de costelas posteriores se articula com o corpo das vértebras torácicas.

As costelas anteriores são visíveis, mas são mais difíceis de ver na radiografia de tórax em PA.

As costelas anteriores são orientadas para baixo, em direção aos pés.

As costelas anteriores se articulam com o esterno ou entre si por meio de cartilagem, que não é sempre visível nas radiografias até mais tarde na vida, quando a cartilagem pode calcificar-se.

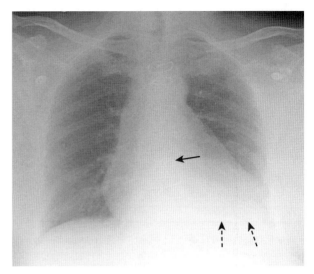

Figura 2.3 Radiografia de tórax em PA subpenetrada. A coluna vertebral (*seta preta contínua*) não é visível através da sombra cardíaca. O hemidiafragma esquerdo também não é visível (*setas pretas tracejadas*), mas o grau de subpenetração torna impossível diferenciar entre uma doença real na base do pulmão esquerdo e a não visualização do hemidiafragma esquerdo pela subpenetração. Uma radiografia em perfil do tórax ajudaria a diferenciar entre artefatos da técnica e uma doença real.

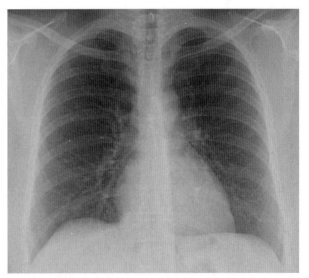

Figura 2.4 Radiografia em PA de tórax hiperpenetrada. A penetração excessiva torna a trama pulmonar difícil de visualizar, mimetizando alguns dos achados do enfisema pulmonar ou, possivelmente, sugerindo um pneumotórax. O quão radiolucentes (escuro) os pulmões aparecem em uma radiografia é uma maneira inadequada de avaliar a presença de enfisema pulmonar, em parte por causa dos artefatos introduzidos pela técnica. No enfisema pulmonar, os pulmões frequentemente estão hiperinsuflados e o diafragma achatado **(ver Capítulo 11)**. Para diagnosticar pneumotórax, deve-se visualizar uma **linha pleural branca (ver Capítulo 25)**.

⚠ Armadilhas no diagnóstico

Armadilha: inspiração insuficiente

- Um **esforço inspiratório insatisfatório comprimirá e aglomerará a trama pulmonar**, sobretudo na base dos pulmões perto do diafragma (Figura 2.5). Isso pode levar o avaliador a acreditar, inadequadamente, que o estudo mostra uma pneumonia do lobo inferior. Para evitar esse erro, observe a radiografia em perfil de tórax para confirmar a presença de pneumonia **(ver "Radiografia em perfil de tórax normal" no Capítulo 3)**.

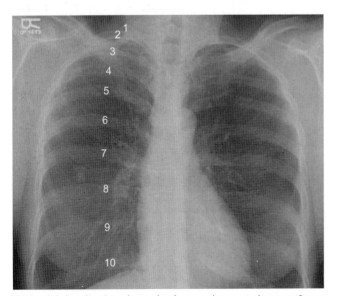

Figura 2.2 Inspiração adequada. As costelas posteriores estão numeradas nesta imagem. Dez costelas posteriores são visíveis acima do hemidiafragma direito, uma excelente inspiração. Na maioria dos pacientes hospitalizados, considera-se que foi realizada uma inspiração adequada para uma interpretação precisa da imagem se oito a nove costelas posteriores estiverem visíveis na incidência em PA. Ao contar as costelas, certifique-se de não deixar de contar a segunda costela posterior, que frequentemente se sobrepõe à primeira costela.

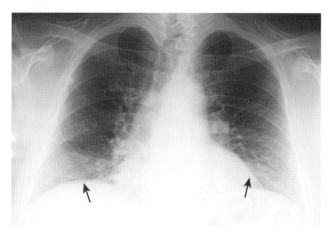

Figura 2.5 Inspiração abaixo do ideal. Apenas oito costelas posteriores são visíveis nesta radiografia em PA de tórax. Uma inspiração ruim pode "aglomerar" e, portanto, acentuar a trama pulmonar nas bases (*setas pretas*) e pode fazer o coração parecer maior do que realmente é. A trama pulmonar aglomerada pode mimetizar a aparência de uma aspiração ou pneumonia. A radiografia em perfil de tórax deve ajudar a eliminar a possibilidade, ou confirmar a presença de doença do espaço aéreo basilar que é sugerida na radiografia em PA.

ROTAÇÃO

- A maneira mais fácil de avaliar se o paciente está rotacionado para a esquerda ou para a direita é estudando a relação entre as clavículas e a coluna torácica (Figura 2.6)
- A Figura 2.7 demonstra a posição das extremidades mediais de cada clavícula em relação ao processo espinhoso do corpo vertebral torácico entre as clavículas em três radiografias de tórax. Essas relações independem de o paciente estar de frente para o tubo de raios X ou de frente para o cassete no momento da exposição.

> **! Armadilhas no diagnóstico**
>
> - A **rotação significativa** (o paciente vira o corpo para um lado ou para o outro) **pode alterar os contornos esperados do coração e dos grandes vasos, dos hilos e dos hemidiafragmas**. Uma **armadilha da rotação excessiva** é mostrada na Figura 2.8.

AMPLIAÇÃO

- A ampliação geralmente não é um problema na avaliação da anatomia pulmonar normal, contudo, dependendo da posição do paciente em relação ao cassete de imagem, a ampliação pode influenciar a avaliação do tamanho do coração

> **▷ Pontos importantes**
>
> - **Quanto mais próximo um dado objeto estiver da superfície na qual está sendo gerada a imagem, mais fiel ao seu tamanho real será o resultado.** Da mesma maneira, **quanto mais distante um objeto estiver da superfície na qual está sendo gerada a imagem, mais ampliado parecerá.**

- Na radiografia de tórax em **PA** padrão (ou seja, obtida na **incidência posteroanterior**), **o coração**, sendo uma estrutura anterior, **está mais próximo** da superfície da imagem e, portanto, **mais fiel ao seu tamanho real**. Em um estudo em PA, o feixe de raios X entra em "P" (posterior) e sai em "A" (anterior). A radiografia frontal de tórax padrão geralmente é uma exposição em PA (Figura 2.9)

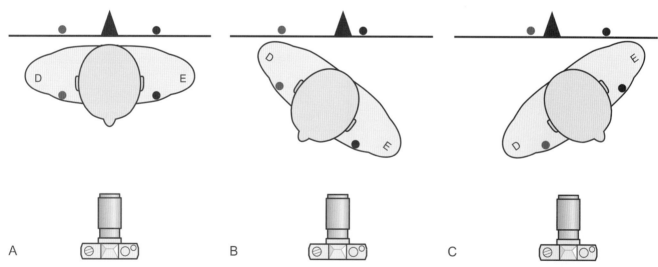

Figura 2.6 Como determinar se o paciente está rotacionado. **A**. O paciente não está rotacionado e as extremidades mediais das clavículas direita (*ponto cinza*) e esquerda (*ponto preto*) estão projetadas na radiografia (*linha preta*) equidistantes do processo espinhoso (*triângulo preto*). **B**. O paciente está rotacionado para direita. Observe como a extremidade medial da clavícula esquerda (*ponto preto*) está projetada mais perto do processo espinhoso do que a extremidade medial da clavícula direita (*ponto cinza*). **C**. Este paciente está rotacionado para esquerda. A extremidade medial da clavícula direita (*ponto cinza*) está projetada mais perto do processo espinhoso do que a extremidade medial da clavícula esquerda (*ponto preto*). O ícone da câmera (fonte de raios X) representa esta projeção como uma incidência em AP, mas as mesmas relações também seriam verdadeiras para uma incidência em PA. A Figura 2.7 mostra como isso se aplica às radiografias.

CAPÍTULO 2 Como Reconhecer uma Radiografia de Tórax Tecnicamente Adequada

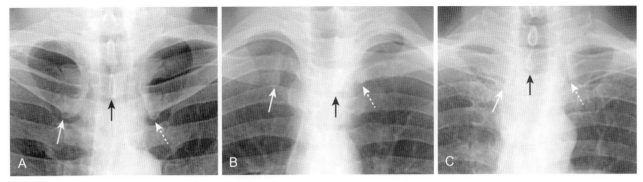

Figura 2.7 Como avaliar se há rotação. **A**. Uma visão em *close* das cabeças das clavículas mostra que elas (*seta branca contínua para a direita e seta branca tracejada para a esquerda*) estão aproximadamente equidistantes do processo espinhoso do corpo vertebral entre elas (*seta preta*). Isso indica que o paciente não estava rotacionado. **B**. Visão em *close* das cabeças das clavículas em um paciente rotacionado para a direita (lembre-se de que o exame está sendo observado como se o paciente estivesse de frente para você). O processo espinhoso (*seta preta*) se projeta muito mais próximo da cabeça da clavícula esquerda (*seta branca tracejada*) do que da cabeça da clavícula direita (*seta branca contínua*). **C**. Visão em *close* das cabeças das clavículas em um paciente rotacionado para a esquerda. O processo espinhoso (*seta preta*) está muito mais próximo da cabeça da clavícula direita (*seta branca contínua*) do que da esquerda (*seta branca tracejada*).

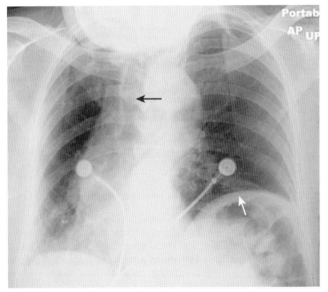

Figura 2.8 Aparência distorcida em razão da ampla rotação. Esta é uma radiografia frontal de tórax em PA de um paciente rotacionado para a direita. A rotação pode distorcer a aparência dos contornos normais do coração e do hilo. Observe como o hemidiafragma esquerdo, uma vez que está mais distante do cassete do que o hemidiafragma direito por causa da rotação, parece mais alto do que o normal (*seta branca*). O hilo também pode parecer maior do que seu tamanho real. O coração e a traqueia (*seta preta*) parecem deslocados para o hemitórax direito.

- Em uma imagem AP (ou seja, obtida na incidência anteroposterior), o coração está mais distante do cassete de imagem e, portanto, um pouco ampliado. Em um estudo em AP, o feixe de raios X entra em "A" (anterior) e sai em "P" (posterior). As radiografias de tórax portáteis à beira do leito são quase sempre em AP

- **Para determinar se o coração está aumentado em uma radiografia de tórax em AP, ver Capítulo 4.**

ANGULAÇÃO

- O feixe de raios X passa **horizontalmente (paralelo ao chão) em um exame de tórax** em posição ortostática. Nesta posição, o **plano do tórax** está **perpendicular** ao feixe de raios X
- Se o paciente estiver sentado ou em pé e o feixe de raios X estiver angulado para cima, a imagem é chamada de imagem de tórax em incidência **apicolordótica**. Se, por outro lado, o feixe de raios X estiver na horizontal, mas o paciente estiver inclinado para trás, produz o mesmo efeito apicolordótico
- **Pacientes hospitalizados**, em particular, podem não ser capazes de se sentar completamente eretos no leito, de modo que **o feixe de raios X possa entrar no tórax com a cabeça e o tórax do paciente inclinados para trás**
- Nas incidências AP apicolordóticas, as estruturas anteriores no tórax (p. ex., clavículas) são projetadas mais altas na imagem radiográfica resultante do que as estruturas posteriores no tórax, que são projetadas mais abaixo (Figura 2.10).

! Armadilhas no diagnóstico

- **Armadilha da angulação excessiva**. Pode-se reconhecer um estudo de tórax em incidência apicolordótica quando é possível observar as **clavículas projetadas nas primeiras costelas, ou acima delas, na imagem frontal**. Uma incidência apicolordótica distorce a aparência das clavículas, retificando sua aparência normal em forma de "S" (Figura 2.11). Para evitar essa armadilha, saiba como reconhecer artefatos técnicos e entender como eles podem distorcer a anatomia normal. Consulte um radiologista em relação a imagens confusas.

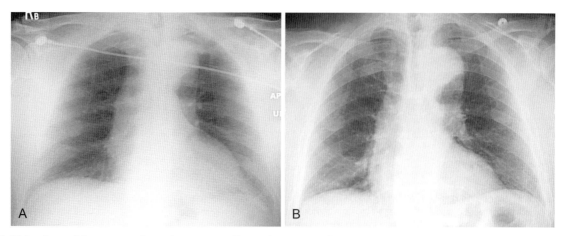

Figura 2.9 Efeito do posicionamento do paciente na ampliação do coração. **A**. A radiografia frontal de tórax feita em PA mostra o coração maior do que em **B**, sendo que o paciente de ambas as imagens é o mesmo, examinado sequencialmente. Na prática, há pouca diferença no tamanho do coração entre uma exposição AP e PA, desde que o paciente tenha inspirado da mesma maneira em ambos. Outra razão pela qual o coração parece maior em uma imagem de tórax portátil em AP do que em uma radiografia de tórax em PA padrão é que a **distância entre o tubo de raios X e o paciente é menor em uma imagem AP portátil** (cerca de 1 m) quando comparado a uma **radiografia de tórax em PA convencional** (por convenção, feita a 1,8 m). Quanto maior a distância entre a fonte de raios X e o paciente, menor será a ampliação.

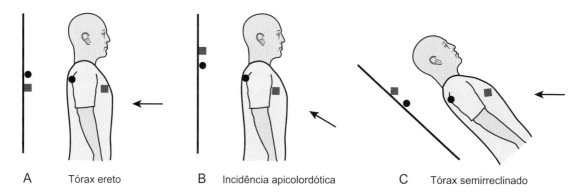

Figura 2.10 Diagrama do efeito apicolordótico. **A**. O feixe de raios X (*seta preta*) está corretamente orientado, perpendicular ao plano do cassete (*linha preta*). O *quadrado cinza* simboliza uma estrutura anterior (como as clavículas) e o *círculo preto* uma estrutura posterior (como a coluna vertebral). **B**. O feixe de raios X é inclinado para cima, que é a maneira pela qual é obtida uma incidência apicolordótica do tórax. O feixe de raios X não está mais perpendicular ao cassete, causando efeito de **projetar na radiografia as estruturas anteriores mais altas do que as estruturas posteriores**. **C**. Nesse caso, o feixe de raios X é horizontal, contudo, o paciente está inclinado para trás. Isso leva ao mesmo resultado que em **B** e é como os estudos em AP semirreclinados à beira do leito são frequentemente realizados em pacientes que não são capazes de se sentar ou ficar em pé. As estruturas anteriores em **C** são projetadas mais altas do que as estruturas posteriores.

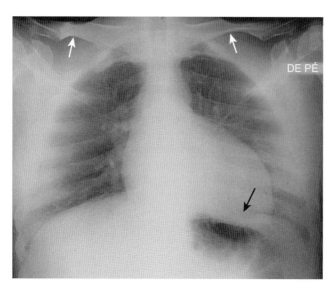

Figura 2.11 Radiografia de tórax em incidência apicolordótica. A incidência apicolordótica do tórax é frequentemente obtida inadvertidamente usando a técnica portátil em pacientes que estão semirreclinados porque estão acamados e não podem ficar em pé. Observe como as clavículas estão projetadas acima das primeiras costelas e sua forma em "S" agora está retificada (*setas brancas*). A incidência lordótica também distorce a forma do coração e produz um falso obscurecimento do hemidiafragma esquerdo (*seta preta*). A menos que os artefatos da técnica sejam compreendidos, essas observações podem ser confundidas com doenças que não existem.

Pontos a serem lembrados

Existem cinco parâmetros que definem um exame de tórax adequado e reconhecê-los é importante para diferenciar com precisão anormalidades de artefatos decorrentes da técnica. São eles: penetração, inspiração, rotação, ampliação e angulação.

- Se o tórax estiver penetrado de maneira adequada, deve-se visualizar a coluna vertebral através do coração. Exames **subpenetrados** (muito claros) escurecem a base do pulmão esquerdo e tendem a falsamente acentuar a trama pulmonar. Exames **hiperpenetrados** (muito escuros) podem mimetizar um enfisema pulmonar ou pneumotórax
- Se o paciente tiver feito uma **inspiração adequada**, deve-se ver pelo menos oito a nove costelas posteriores acima do diafragma. Esforços inspiratórios insuficientes podem mimetizar uma doença pulmonar basilar e fazer o coração parecer maior
- O processo espinhoso deve estar equidistante entre as extremidades mediais das clavículas para indicar que o paciente **não está rotacionado**. A rotação pode produzir diversas anomalias artificiais que afetam o contorno do coração e a aparência dos hilos e do diafragma
- As radiografias em incidência **anteroposterior** (principalmente radiografias de tórax portáteis) **aumentam** o coração em comparação com as radiografias de tórax **posteroanterior** padrão (geralmente feitas no departamento de radiologia)
- As incidências frontais do tórax obtidas com o paciente semiereto no leito (inclinado para trás) podem produzir imagens **apicolordóticas** que distorcem a anatomia.

3

Como Reconhecer a Anatomia Pulmonar Normal

Neste capítulo será analisada a anatomia normal dos pulmões, conforme representado por radiografias convencionais e tomografia computadorizada de tórax. Para se tornar mais confiante ao interpretar imagens do tórax, deve-se primeiro estar apto para reconhecer a anatomia normal de base para diferenciá-la do que é anormal (Boxe 3.1).

RADIOGRAFIA EM PA DO TÓRAX NORMAL

- A Figura 3.1 apresenta algumas das características anatômicas normais visíveis na radiografia em PA de tórax

Boxe 3.1 Qual "sistema" funciona melhor?

Qual é o melhor sistema para observar um exame de imagem, como uma radiografia de tórax? Que bom que você perguntou.

Algumas pessoas analisam os exames de imagem, como radiografias de tórax, de fora para dentro. Outros os analisam de dentro para fora ou de cima para baixo. Estes são alguns sistemas para lembrá-lo de examinar cada parte da imagem, além das chamativas siglas e mnemônicos.

O fato é que **não importa qual o sistema usado, desde que se repare em tudo o que a imagem apresenta**. Portanto, **use qualquer procedimento que funcione** para você, mas certifique-se de verificar por completo. "Olhar para tudo", aliás, inclui analisar **todas as incidências disponíveis de um determinado exame**, não apenas analisar tudo em *uma* incidência (logo, não esqueça da radiografia de tórax em perfil em um exame com duas incidências).

Radiologistas experientes geralmente não usam um sistema específico. Ver a mesma imagem milhões de vezes pode ser ruim para um monitor de computador, mas é ótimo para um radiologista. A imagem de uma radiografia de tórax em PA normal está sedimentada nos neurônios de um radiologista, bem como a aparência de uma sarcoidose torácica, e assim por diante. Os radiologistas usam uma impressão "**gestalt**" de um exame; eles veem com o olho da mente ao olhar para uma imagem. Se a imagem não corresponde à imagem mental dentro de segundos, só **então** estudam as imagens. Não é mágica; essa habilidade vem apenas com a experiência, então, pelo menos por enquanto, você provavelmente não está totalmente pronto para usar a abordagem "gestalt".

A parte mais importante do "sistema" escolhido para interpretar imagens é um que **possibilite aumentar seus conhecimentos a cada dia**. Se você não souber o que está procurando, pode ficar horas ou dias olhando para uma imagem ou, no caso de uma radiografia em perfil de tórax, pode ignorar uma imagem como um todo, e o resultado será o mesmo: os achados passarão despercebidos. Existe um axioma na radiologia: **só se vê aquilo que se procura e só se procura o que se conhece**. Portanto, se não souber o que procurar, nunca reconhecerá o achado, independente de qual sistema utilizar ou por quanto tempo olhar para a imagem.

Ao ler este livro, você irá adquirir os conhecimentos que lhe permitirão reconhecer o que se está vendo – o melhor sistema de todos.

- A Figura 3.2 mostra **vasos e brônquios – a trama pulmonar normal**
    - **Praticamente todas as "linhas brancas"** vistas nos pulmões em uma radiografia de tórax **são vasos sanguíneos**. Os vasos sanguíneos se ramificam de forma característica e diminuem gradualmente do centro dos hilos para a periferia do pulmão. Não é possível diferenciar com precisão artérias pulmonares de veias pulmonares em uma radiografia convencional
    - Em geral, os **brônquios são invisíveis** em uma radiografia de tórax normal porque possuem **paredes muito finas, contêm ar** e são **circundados por ar**

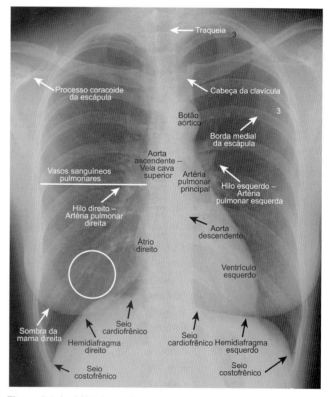

Figura 3.1 Incidência em PA com boa exposição de um tórax normal. Observe como a coluna vertebral é apenas visível através da sombra do coração. Os seios costofrênicos laterais direito e esquerdo apresentam um ângulo nítido e agudo. A **linha branca** demarca o nível aproximado da cissura horizontal do pulmão direito, que costuma ser visível na incidência frontal. O pulmão esquerdo não possui cissura horizontal. O *círculo branco* possui trama pulmonar, formada por vasos sanguíneos. Observe que o hilo esquerdo costuma ser um pouco mais alto que o direito. O **numeral branco 3** está sobre a terceira costela posterior, enquanto o **numeral preto 3** está sobre a terceira costela anterior.

- **Pleura: anatomia normal**
    - A **pleura é composta por duas camadas, a parietal externa e a visceral interna,** com o espaço pleural entre elas. A pleura visceral está aderida ao pulmão e o envolve de modo a formar as **cissuras oblíqua e horizontal do pulmão direito**
    - É natural que haja **alguns mililitros de líquido, contudo, não há ar no espaço pleural**
    - **As pleuras parietal e visceral não costumam ser visíveis** em uma radiografia de tórax convencional, exceto no ponto no qual as duas camadas da pleura visceral envolvem o pulmão para formar as cissuras. Todavia, elas **não são mais espessas do que uma linha que poderia ser desenhada com um lápis apontado.**

Vasculatura pulmonar normal

Pontos importantes

- Na **posição ortostática**, o fluxo sanguíneo para as **bases pulmonares** é maior que o fluxo para os ápices, por causa da gravidade. Sendo assim, o tamanho dos vasos **nas bases costuma ser maior** que o tamanho dos vasos nos ápices pulmonares

- Os vasos costumam a se ramificar e se estreitar do centro (dos hilos) para a periferia (próximo da parede torácica) (Figura 3.2)
- Mudanças na pressão ou no fluxo podem alterar a dinâmica normal da vasculatura pulmonar, algumas das quais estão descritas no **Capítulo 12**.

RADIOGRAFIA EM PERFIL DE TÓRAX NORMAL

- Como parte do exame de tórax padrão em duas incidências, os pacientes geralmente são submetidos a uma radiografia de tórax **frontal em posição ortostática** e outra em **incidência lateral esquerda** do tórax, também em **posição ortostática**. Uma **radiografia de tórax em perfil esquerdo** (o lado esquerdo do paciente contra o detector) é de **grande valor diagnóstico,** mas **às vezes é ignorada por iniciantes** devido à falta de familiaridade com os achados visíveis nesta incidência
- **Por que analisar a incidência em perfil do tórax?**
    - A análise pode ajudá-lo a **determinar a localização da doença** que já foi identificada na imagem frontal
    - Pode **confirmar a presença de uma doença** da qual não foi possível ter certeza com base apenas na imagem frontal, como, por exemplo, massa ou pneumonia
    - Possibilidade de **mostrar doença não visível na imagem frontal** (Figura 3.3)

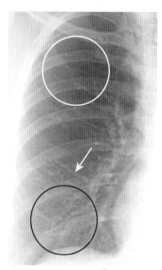

Figura 3.2 Vasculatura pulmonar normal. Observa-se na imagem o pulmão direito. Na posição ortostática, os vasos do lobo inferior (*círculo preto*) são maiores em tamanho do que os vasos do lobo superior (*círculo branco*) e todos os vasos diminuem gradualmente do centro para a periferia (*seta branca*). Alterações no fluxo ou na pressão pulmonar podem alterar essas relações.

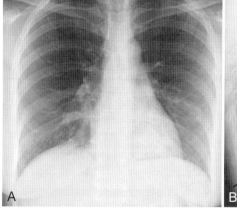 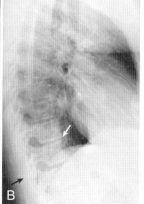

Figura 3.3 O sinal da coluna. As incidências PA (**A**) e perfil (**B**) do tórax mostram doença do espaço aéreo na imagem em perfil (**B**) do lobo inferior esquerdo, que pode não ser aparente na imagem em PA de imediato (observe atentamente em **A** e verá a pneumonia no lobo inferior esquerdo, atrás do coração). Normalmente, a parte torácica da coluna parece ficar **"mais escura"** quando vista do pescoço ao diafragma. Isso acontece porque há menos tecido denso para o feixe de raios X atravessar logo acima do diafragma do que na região da cintura escapular (ver Figura 3.4). Nesse caso, uma **pneumonia do lobo inferior esquerdo** sobreposta na parte inferior da coluna na incidência em perfil (*seta branca*) faz com que a coluna pareça **"mais clara"** (mais densa) logo acima do diafragma. Isso é chamado de **sinal da coluna**. Observe que em uma incidência em perfil posicionada de maneira adequada, as costelas posteriores direita e esquerda quase se sobrepõem (*seta preta*), um sinal de uma incidência em perfil verdadeira.

- As Figuras 3.4 e 3.5 exibem algumas das características anatômicas normais visíveis na radiografia em perfil de tórax.

Cinco áreas principais na radiografia em perfil de tórax (ver Figura. 3.4 e Tabela 3.1)
- Espaço livre retroesternal
- Região hilar
- Cissuras
- Coluna vertebral torácica
- Diafragma e seios costofrênicos posteriores.

Espaço livre retroesternal
- Há uma imagem em forma de crescente relativamente radiolucente logo atrás do esterno e anterior à sombra da aorta ascendente. **Procure esse espaço livre para "preencher" com a densidade de tecidos moles quando houver massa mediastinal anterior** presente (Figura 3.6).

Tabela 3.1 O tórax em perfil: um guia rápido do que procurar.

Região	O que deve ser observado
Espaço livre retroesternal	Imagem em crescente radiolucente entre o esterno e a aorta ascendente
Região hilar	Nenhuma massa discreta presente
Cissuras	As cissuras oblíqua e horizontal do pulmão direito devem ser finas como a ponta de um lápis, se forem visíveis
Coluna torácica	Corpos vertebrais retangulares com placas terminais paralelas; os espaços discais têm a mesma altura de cima a baixo na coluna torácica
Diafragma e seios costofrênicos posteriores	O hemidiafragma direito é ligeiramente mais alto do que o esquerdo; seios costofrênicos posteriores nítidos

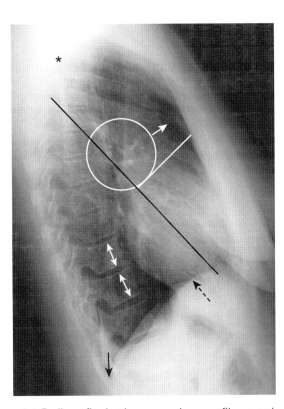

Figura 3.4 Radiografia de tórax normal em perfil esquerdo. Há um espaço livre atrás do esterno (*seta simples branca*). O hilo não produz uma sombra discreta (*círculo branco*). Os corpos vertebrais têm aproximadamente a mesma altura e suas placas terminais são paralelas entre si (*setas duplas brancas*). Os seios costofrênicos posteriores (*seta preta contínua*) são nítidos. Observe como coluna torácica parece ficar mais escura a partir da cintura escapular (*asterisco preto*) até o diafragma porque há menos tecido denso para o feixe de raios X atravessar no nível do diafragma. Com frequência, a superfície superior do hemidiafragma direito é vista de trás para frente (*seta preta tracejada*) porque não é obscurecida pelo coração, enquanto o coração toca a face anterior do hemidiafragma esquerdo e o encobre pela **silhueta**. Observe o espaço normal posterior ao coração e anterior à coluna vertebral. Essa informação será importante para a avaliação da cardiomegalia (ver Capítulo 12). A *linha preta* representa a localização aproximada da cissura oblíqua, e a *linha branca* é a localização aproximada da cissura horizontal do pulmão direito. Ambas frequentemente são visíveis na incidência em perfil.

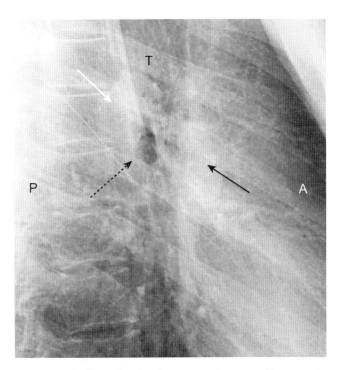

Figura 3.5 Radiografia de tórax normal em perfil esquerdo, achados adicionais. A artéria pulmonar esquerda (*seta branca*) arqueia-se sobre o brônquio principal esquerdo preenchido por ar (*seta preta tracejada*), superior e posterior à artéria pulmonar direita (*seta preta contínua*). Em geral, o tronco da artéria pulmonar direita produz uma opacidade anterior à traqueia distal (*T*), mas deve haver apenas pulmão aerado posterior e inferior à traqueia distal. *A*, anterior; *P*, posterior.

❗ Armadilhas no diagnóstico

- Cuidado para não confundir tecidos moles dos braços sobrepostos do paciente com "preenchimento" do espaço livre. Embora os pacientes sejam solicitados a manter os braços acima da cabeça para uma exposição em perfil do tórax, muitos estão fracos demais para levantar os braços. Para evitar essa armadilha, identifique o braço do paciente ao reconhecer o úmero (Figura 3.7).

CAPÍTULO 3 Como Reconhecer a Anatomia Pulmonar Normal

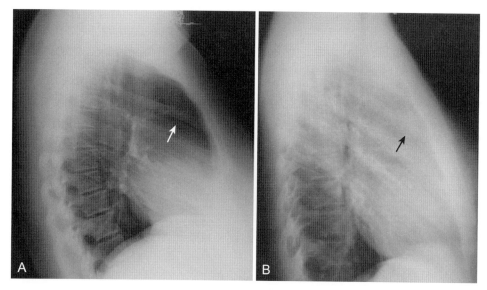

Figura 3.6 Adenopatia mediastinal anterior. **A**. Uma incidência em perfil normal mostra um espaço livre atrás do esterno (*seta branca*). **B**. A incidência em perfil esquerdo do tórax mostra uma densidade de tecidos moles que está preenchendo o espaço normal atrás do esterno (*seta preta*). A imagem representa uma linfadenopatia mediastinal anterior em um paciente com linfoma. A adenopatia provavelmente é o motivo mais frequente de obscurecimento do espaço livre retroesternal. Timoma, teratoma e aumento da tireoide subesternal também podem produzir massas mediastinais anteriores, mas não produzem exatamente essa aparência por natureza.

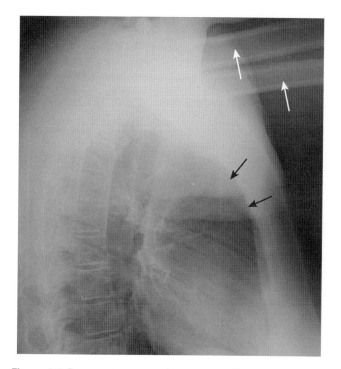

Figura 3.7 Braços obscurecendo o espaço livre retroesternal. Neste exemplo, o paciente não foi capaz de manter os braços sobre a cabeça para o exame em perfil do tórax, como os pacientes são instruídos a fazer para evitar que as sombras dos braços se sobreponham à lateral do tórax. Os úmeros são bastante visíveis (*setas brancas*), portanto, embora os tecidos moles dos braços do paciente pareçam preencher o espaço livre retroesternal (*setas pretas*), isso não deve ser confundido com uma anormalidade, como uma adenopatia mediastinal anterior.

Região hilar

- Os hilos podem ser difíceis de avaliar na incidência em PA, especialmente se ambos os hilos estiverem um pouco aumentados, pois a comparação com o lado oposto normal é impossível. Neste caso, a incidência em perfil pode ajudar. As artérias pulmonares compõem a maior parte das densidades hilares. Habitualmente, não se vê massa discreta na região hilar na incidência em perfil (ver Figura 3.5)
- Quando há massa hilar, como pode ocorrer em caso de aumento dos linfonodos hilares, o hilo produzirá uma sombra distinta, lobulada, semelhante a massa, na radiografia em perfil (Figura 3.8).

Cissuras

- Na incidência **em perfil**, a **cissura oblíqua** e a **cissura horizontal do pulmão direito podem ser visíveis** como linhas brancas finas e suaves. As cissuras separam os lobos superior e inferior à esquerda e os lobos superior, médio e inferior à direita
- As **cissuras oblíquas** possuem um curso oblíquo, aproximadamente da **altura da quinta vértebra torácica até** um ponto na superfície diafragmática da pleura, **alguns centímetros atrás do esterno**
- A **cissura horizontal do pulmão direito fica no nível da quarta costela anterior** (apenas no lado direito) e é orientada **horizontalmente** (ver Figura 3.4)
- Tanto a cissura oblíqua quanto a horizontal do pulmão direito podem ser visíveis na **incidência em perfil**, contudo, por causa do plano oblíquo da cissura oblíqua, **apenas a**

cissura horizontal do pulmão direito é quase sempre visível na **incidência em PA**
- **Quando uma cissura contém líquido ou desenvolve fibrose por um processo crônico, ela se torna mais espessa** (Figura 3.9). **O espessamento da cissura por líquido está quase sempre associado a outros sinais de líquido no tórax,** como linhas B de Kerley e derrames pleurais (ver Capítulo 12). **O espessamento da cissura por fibrose** é a causa mais provável se **não houver outros sinais de líquido no tórax.**

Coluna torácica
- Os **corpos vertebrais torácicos possuem** uma **forma aproximadamente retangular** e **cada** placa terminal do corpo vertebral é **paralela à placa terminal do corpo vertebral acima e abaixo dele. Cada espaço do disco intervertebral torna-se um pouco mais alto ou permanece o mesmo que o de cima** em toda a coluna torácica.
- A **degeneração** do disco pode levar ao estreitamento do espaço discal e ao desenvolvimento de pequenos esporões ósseos (*osteófitos*) nas margens dos corpos vertebrais
- Quando há uma **fratura por compressão**, na maioria das vezes por osteoporose, o corpo vertebral perde altura. As fraturas por compressão costumam envolver primeiro a depressão da placa terminal superior do corpo vertebral (Figura 3.10)

- **Não se esqueça de olhar para a coluna torácica ao estudar a radiografia em perfil de tórax** para obter pistas valiosas sobre distúrbios sistêmicos (**ver Capítulo 22**).

Diafragma e seios costofrênicos posteriores
- Como o **diafragma** é composto de tecidos moles (músculo) e o abdome abaixo dele contém estruturas de tecidos moles, como, por exemplo, o fígado e o baço, é comum apenas a **borda superior** do diafragma, delineando um pulmão cheio de ar, ser visível nas radiografias convencionais
- Embora o diafragma separe o tórax do abdome, geralmente não se vê o diafragma inteiro de um lado a outro nas radiografias convencionais em razão da posição do coração no centro do tórax. Portanto, radiograficamente, refere-se à **metade direita** do diafragma como o *hemidiafragma direito* e à **metade esquerda** do diafragma como o *hemidiafragma esquerdo*
- **Como distinguir o hemidiafragma direito do esquerdo na radiografia em perfil**
    - **O hemidiafragma direito quase sempre é visível em todo o seu comprimento, de anterior para posterior.** O **hemidiafragma direito é um pouco mais alto que o esquerdo,** uma relação que tende a se manter na radiografia em perfil, assim como na frontal
    - O **hemidiafragma esquerdo** é visto nitidamente posteriormente, mas **é encoberto pela silhueta do músculo**

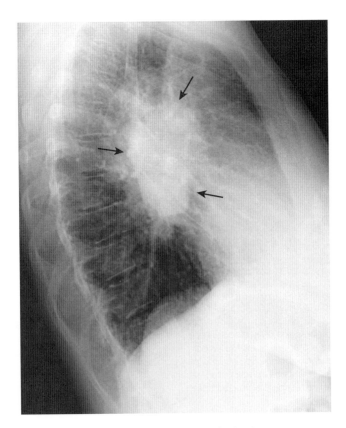

Figura 3.8 Massa hilar na radiografia em perfil. A incidência em perfil esquerdo do tórax apresenta massa discreta e lobulada na região dos hilos (*setas pretas*). Compare esta imagem com a do hilo normal na Figura 3.5. Este paciente tinha adenopatia hilar bilateral decorrente de sarcoidose, mas qualquer causa de adenopatia hilar ou tumor primário no hilo teria uma aparência semelhante.

CAPÍTULO 3 Como Reconhecer a Anatomia Pulmonar Normal

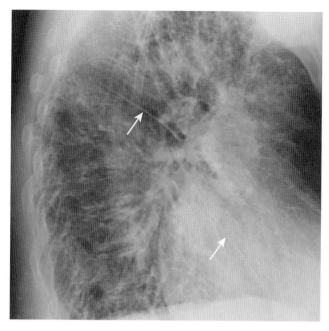

Figura 3.9 Líquido nas cissuras oblíquas. A incidência em perfil esquerdo do tórax mostra espessamento das cissuras oblíquas direita e esquerda (*setas brancas*). Esse paciente apresentava insuficiência cardíaca congestiva e esse espessamento representa **líquido** nas cissuras. As cissuras são invisíveis ou, se visíveis, são linhas brancas finas de espessura uniforme, não maiores do que uma linha feita pela ponta de um lápis apontado. O curso da cissura oblíqua geralmente vai da altura do quinto corpo vertebral torácico até um ponto no diafragma anterior, cerca de 2 cm atrás do esterno. Observe as tramas intersticiais aumentadas que são visíveis ao longo de todo o pulmão, bilateralmente, que são decorrentes do líquido no interstício pulmonar.

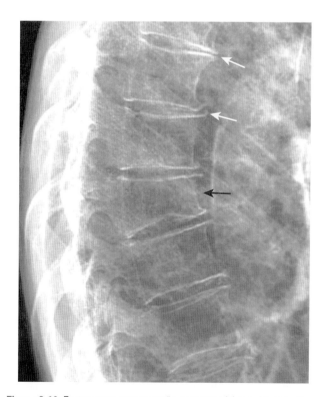

Figura 3.10 Fratura por compressão osteoporótica e doença degenerativa do disco. Não se esqueça de olhar para a coluna torácica ao estudar a radiografia em perfil de tórax para obter informações valiosas sobre uma série de doenças sistêmicas. Neste estudo, há perda de altura do oitavo corpo vertebral torácico em razão da osteoporose (*seta preta*). As fraturas por compressão costumam envolver primeiro a placa terminal superior. Observam-se pequenos osteófitos, que representam vários níveis de doença degenerativa discal (*setas brancas*).

cardíaco anteriormente (*i. e.*, a borda desaparece anteriormente) (Figura 3.11)

- **O ar no estômago ou na flexura esplênica do colo intestinal aparece imediatamente abaixo do hemidiafragma esquerdo.** O fígado fica abaixo do hemidiafragma direito e geralmente não são vistos gases intestinais entre o fígado e o hemidiafragma direito.

Seios costofrênicos posteriores

- Cada hemidiafragma produz uma cúpula arredondada que recorta a parte central da base de cada pulmão, como o fundo de uma garrafa de vinho. Esse recorte produz uma depressão ou *sulco* que circunda a base de cada pulmão e representa o ponto mais baixo do espaço pleural quando o paciente está em pé
- Em uma radiografia em PA de tórax, este sulco é mais fácil de ser visualizado na borda externa do pulmão como o *seio costofrênico lateral* (e na radiografia em perfil como o *seio costofrênico posterior* (ver Figuras 3.1 e 3.4)
- Em geral, **seios costofrênicos são bem delineados e estão em ângulo agudo**
- Os **derrames pleurais** se acumulam nos recessos profundos dos seios costofrênicos com o paciente em pé, preenchendo os ângulos nítidos. O derrame pleural é chamado de *velamento dos seios costofrênicos* (ver Capítulo 8)
- É necessário apenas cerca de **75 mℓ** de líquido (ou menos) para **velar o seio costofrênico posterior** na incidência em perfil, enquanto é preciso aproximadamente **250 a 300 mℓ** para **velar os seios costofrênicos laterais** na incidência em PA (ver Figura 3.11 e Tabela 3.1).

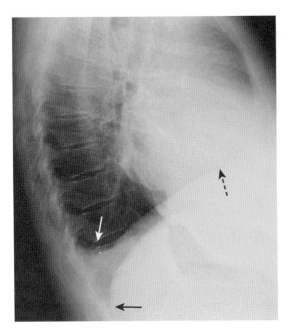

Figura 3.11 Velamento do seio costofrênico posterior por um pequeno derrame pleural. A incidência em perfil esquerdo do tórax mostra líquido velando o seio costofrênico posterior (*seta branca*). O outro seio costofrênico posterior (*seta preta contínua*) está nítido. O derrame pleural está no lado direito, pois o hemidiafragma envolvido pode ser visto anteriormente mais à frente (*seta preta tracejada*) do que o outro hemidiafragma (o esquerdo), que está encoberto pela silhueta do coração e não é visível anteriormente.

ANATOMIA NORMAL DO TÓRAX NA TOMOGRAFIA COMPUTADORIZADA

- Por convenção, as **TCs de tórax**, como a maioria dos outros exames radiológicos, **são visualizadas** com a **direita do paciente à esquerda do avaliador e a esquerda do paciente à direita do avaliador**. Se o paciente for examinado em decúbito dorsal, como ocorre na maioria das vezes, a parte **superior** da imagem fica **anterior** e a parte **inferior** da imagem, **posterior**.

> **Pontos importantes**
> - As tomografias de tórax geralmente são "janeladas" e **exibidas em** pelo menos **dois formatos** projetados para serem vistos como partes do mesmo estudo, a fim de otimizar a definição anatômica

- As ***janelas pulmonares*** são escolhidas de modo a maximizar a capacidade de obter imagens de anormalidades do **parênquima pulmonar** e identificar a **anatomia brônquica normal e anormal**. As estruturas mediastinais frequentemente aparecem como uma densidade branca homogênea nas janelas pulmonares
- As ***janelas mediastinais*** são escolhidas de modo a exibir as **estruturas mediastinais, hilares e pleurais** da melhor maneira. Os pulmões geralmente aparecem completamente pretos quando vistos com as janelas mediastinais
- As ***janelas ósseas*** também são muito usadas como uma terceira maneira de exibir os dados, demonstrando as estruturas ósseas da melhor maneira possível

- É importante destacar que as exibições dessas diferentes janelas são **manipulações dos dados** obtidos durante a **varredura original** e **não requerem que o paciente seja submetido ao exame novamente** (ver Figura 1.4).

Anatomia normal dos pulmões na tomografia computadorizada

- As TCs dos pulmões revelam uma anatomia adicional e mais detalhada do que as radiografias convencionais. Com a reconstrução computadorizada das imagens de TC de cortes finos, os pulmões podem ser visualizados em qualquer plano, embora os três mais comuns sejam o **axial (transversal), o sagital (lateral) e o coronal (frontal)** (Figura 3.12)
- Os vasos sanguíneos são visíveis em quase todo o seu curso, desde o hilo até a superfície pleural. As artérias pulmonares podem ser diferenciadas das veias pulmonares (Figura 3.13)
- Os brônquios e bronquíolos também são visíveis e, como regra, os **brônquios costumam ser menores** do que a **artéria pulmonar que os acompanha** (Figura 3.14)
- A **traqueia** geralmente possui formato oval e cerca de 2 cm de diâmetro.
- Na maioria das pessoas, há um espaço visível logo abaixo do arco da aorta, mas acima da artéria pulmonar, que é chamado de ***janela aortopulmonar***. A janela aortopulmonar é um marcador importante porque é o local favorito para o aparecimento de linfonodos aumentados. Nesse nível ou um pouco abaixo dele, a traqueia se bifurca na **carina** formando os **brônquios principais direito e esquerdo** (Figura 3.15)
- Um pouco mais abaixo estão os **brônquios principais direito e esquerdo** e o **brônquio intermediário**. O **brônquio principal direito** aparecerá como uma estrutura circular contendo ar que se tornará tubular quando o brônquio **lobar superior direito** aparecer. Não deve haver nada além de tecido pulmonar posterior ao **brônquio lobar médio**. O **brônquio principal esquerdo** aparecerá como uma estrutura circular contendo ar à esquerda (Figura 3.16).

Cissuras

- Dependendo da espessura do corte, as **cissuras** serão visíveis como **linhas brancas finas** ou como uma **faixa avascular** de até 2 cm de espessura em seu trajeto oblíquo através dos pulmões (Figura 3.17)
- A **cissura oblíqua** separa o lobo superior do lobo inferior no pulmão esquerdo e os lobos inferior e médio no pulmão direito. No pulmão direito, a cissura horizontal do pulmão direito demarca o lobo médio. O análogo do lobo médio à esquerda é a língula do pulmão esquerdo (Figura 3.18)
  - A **cissura horizontal do pulmão direito** percorre o mesmo plano horizontal que o plano de uma imagem de TC axial, de modo que a cissura horizontal do pulmão direito não costuma ser visível, exceto nos planos sagital ou coronal. Contudo, conforme ocorre com as cissuras maiores, a **localização da cissura horizontal do pulmão direito pode ser inferida por uma zona avascular** entre os lobos superior e médio direito (ver Figura 3.17 A).

CAPÍTULO 3 Como Reconhecer a Anatomia Pulmonar Normal

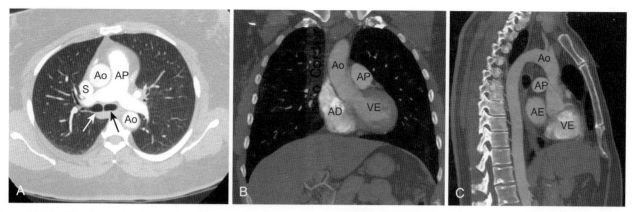

Figura 3.12 Incidências axial (**A**), coronal (**B**) e sagital (**C**) do tórax. Os três planos convencionais para imagens do tórax são mostrados acima. Lembre-se que os dados foram todos adquiridos em uma única sessão de digitalização, mas a aquisição de cortes finos possibilita a reformatação digital em qualquer plano. O brônquio principal esquerdo (*seta preta*) e o brônquio principal direito (*seta branca*) são vistos em **A**. *Ao*, aorta; *AE*, átrio esquerdo; *VE*, ventrículo esquerdo; *AP*, artéria pulmonar; *AD*, átrio direito; *S*, veia cava superior.

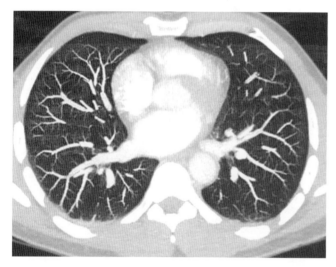

Figura 3.13 Projeção de intensidade máxima (PIM) dos vasos pulmonares. As PIMs são uma forma de apresentar determinadas estruturas de uma dada densidade, fazendo com que se destaquem preferencialmente com mais facilidade. Trata-se de manipulação pós-processamento feita por computador dos mesmos dados adquiridos no momento da digitalização original. Ela produz uma imagem que se parece com um angiograma e é usada particularmente para angiografia por TC (como na figura). Também é utilizada para localizar nódulos pulmonares (**ver também Vídeo 3.1**).

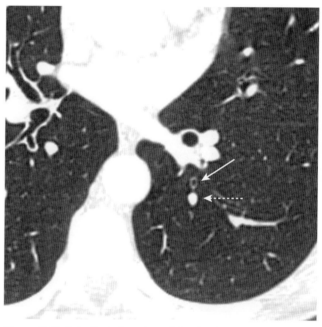

Figura 3.14 Relação brônquio-artéria. A relação normal entre o **brônquio** (*seta branca contínua*) e sua **artéria pulmonar** (*seta branca tracejada*) é que a artéria quase sempre é maior do que o brônquio. Na bronquiectasia, essa relação é invertida, com o brônquio tornando-se maior do que a artéria (***sinal do anel de sinete***) (**ver Capítulo 11**).

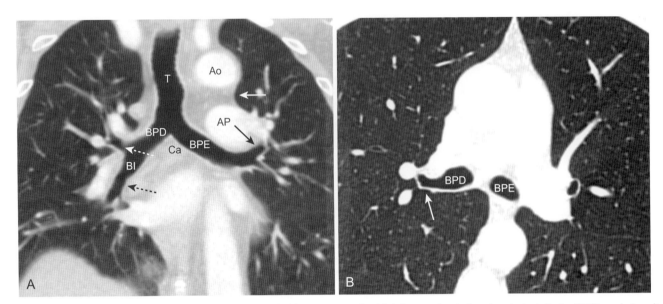

Figura 3.15 TC coronal e axial na carina. **A**. A traqueia (*T*) bifurca-se na carina (*Ca*), formando o brônquio principal direito (*BPD*) e o brônquio principal esquerdo (*BPE*). Depois da origem do brônquio lobar superior direito (*seta branca tracejada*), o brônquio intermediário (*BI*) dá origem ao brônquio lobar inferior direito (*seta preta tracejada*) e ao brônquio lobar médio (não mostrado). É possível observar o brônquio lobar superior esquerdo (*seta preta contínua*). A **"janela" aortopulmonar** (*seta branca contínua*) fica entre a aorta (*Ao*) e a artéria pulmonar (*AP*). **B**. Imediatamente distal à carina, o brônquio principal direito (*BPD*) dá origem ao brônquio lobar superior (*seta branca*). O brônquio principal esquerdo (*BPE*) também é visto neste nível.

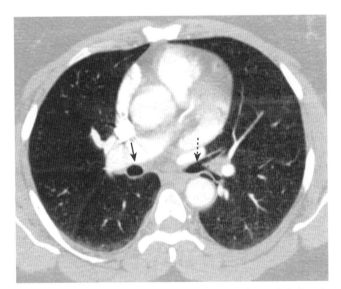

Figura 3.16 Brônquio intermediário. Distal à origem do brônquio lobar superior direito encontra-se uma pequena seção brônquica chamada brônquio intermediário (*seta preta contínua*). O brônquio lobar se divide em brônquio lobar médio e brônquio lobar inferior mais caudais a esta imagem. Normalmente não há nada além de tecido pulmonar posterior ao brônquio intermediário; a presença de tecidos moles nesta localização sugere um tumor ou adenopatia. O brônquio principal esquerdo é mostrado pela *seta preta tracejada*.

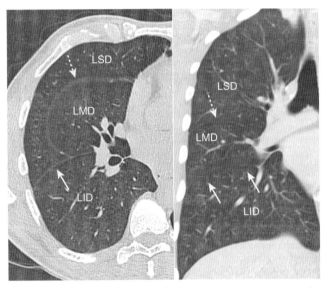

Figura 3.17 Cissuras vistas nas incidências axial e coronal reformatadas. **A**. A cissura oblíqua é vista como uma linha branca fina na incidência axial do pulmão direito (*seta branca contínua*) e a cissura horizontal do pulmão direito pode ser vista anterior à cissura oblíqua (*seta branca tracejada*). **B**. A cissura horizontal do pulmão direito é vista como uma linha branca tênue (*seta branca tracejada*), enquanto a cissura oblíqua passa obliquamente neste nível e é representada por uma zona avascular que circunda a cissura (*setas brancas contínuas*). *LID*, lobo inferior direito; *LMD*, lobo médio direito; *LSD*, lobo superior direito.

CAPÍTULO 3 Como Reconhecer a Anatomia Pulmonar Normal

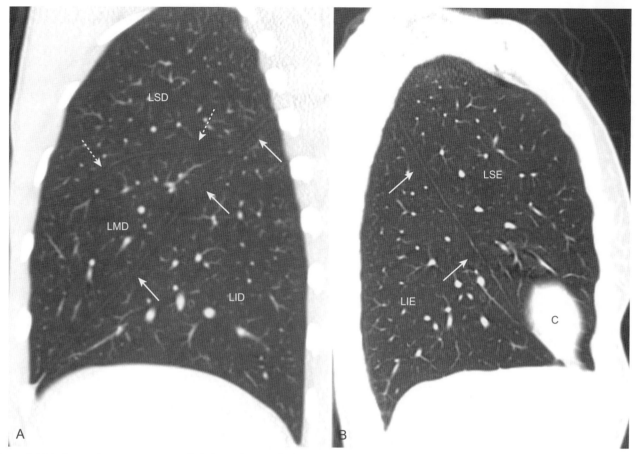

Figura 3.18 Lobos e cissuras – corte sagital dos pulmões direito (**A**) e esquerdo (**B**). **A**. A cissura oblíqua (*setas brancas contínuas*) separa o lobo inferior direito (*LID*) dos lobos superior (*LSD*) e médio direitos (*LMD*). À direita, a cissura horizontal do pulmão direito (*setas brancas tracejadas*) demarca o lobo médio, separando os lobos superior e inferior anteriormente. **B**. A cissura oblíqua é vista à esquerda (*setas brancas contínuas*). O análogo do lobo médio à esquerda é a língula do pulmão esquerdo, parte do lobo superior esquerdo. Uma parte do coração (*C*) é vista à esquerda. *LIE*, lobo inferior esquerdo; *LSE*, lobo superior esquerdo.

Pontos a serem lembrados

- O melhor "**sistema**" a ser usado para analisar cuidadosamente qualquer exame de imagem é aquele fundamentado em uma base de conhecimento sólida da aparência da **anatomia normal** e dos desvios mais comuns em relação ao padrão normal
- Praticamente toda a trama pulmonar vista nas radiografias de tórax é composta por **vasos sanguíneos pulmonares**. A maioria dos **brônquios** têm paredes muito finas para serem visíveis na radiografia convencional
- A vasculatura pulmonar normal **diminui gradualmente** do centro para a periferia e os vasos costumam ser maiores na base do que no ápice em uma radiografia de tórax em posição **ortostática**
- A **radiografia em perfil de tórax** pode fornecer informações valiosas e, quando possível, deve sempre ser analisada
- Cinco áreas principais a serem inspecionadas na imagem em perfil incluem o espaço livre retroesternal, a região hilar, as cissuras, a coluna torácica e o diafragma/seios costofrênicos posteriores
- Em geral, há um **"espaço livre" retroesternal** em uma radiografia em perfil que pode ser "preenchido" por massa mediastinal ou adenopatia, como no linfoma
- Embora as artérias pulmonares possam ser vistas nos hilos na incidência em perfil, massa discreta no hilo é anormal e deve alertar para a possibilidade de um tumor ou adenopatia
- A **cissura horizontal do pulmão direito**, não a cissura oblíqua, geralmente será visível em uma incidência em PA. Na incidência em perfil, as cissuras oblíqua e horizontal do pulmão direito podem ser vistas sem problemas. Quando visíveis, são linhas muito finas, de tamanho uniforme, com cerca de 1 a 2 mm de espessura
- A coluna torácica **deve parecer mais escura** da parte superior para a inferior da coluna, em razão da maior quantidade de tecidos moles sobreposta em um nível superior. O aumento da densidade nas bases, como ocorre na pneumonia, pode produzir o inverso desse padrão normal, que é chamado de *sinal da coluna*
- Na incidência em perfil, o **hemidiafragma esquerdo** estará encoberto anteriormente pela silhueta do coração. O **hemidiafragma direito** quase sempre é mais alto que o esquerdo e pode ser visto em sua totalidade de anterior a posterior
- Os **seios costofrênicos** são nítidos e bem delineados. Derrames pleurais e cicatrizes podem causar velamento dos seios costofrênicos
- As tomografias do tórax exibem muito mais detalhes do que as radiografias convencionais e, em razão da rápida aquisição de cortes muito finos, podem ser exibidas em qualquer plano usando o conjunto de dados original. Os planos mais usados são **o axial, o sagital e o coronal**
- Delineia-se a anatomia normal da traqueia e dos brônquios principais
- As cissuras oblíqua e horizontal do pulmão direito são visíveis na TC como **linhas brancas finas** ou **bandas avasculares**, dependendo da orientação da cissura em relação ao plano em que o estudo é realizado.

4

Como Reconhecer a Anatomia Cardíaca Normal

Será enfatizada primeiro a radiografia convencional, iniciando por uma avaliação do tamanho do coração. Em seguida, serão descritos os contornos normais e anormais do coração na radiografia em PA e, por fim, será discutida a anatomia normal do coração conforme vista na tomografia computadorizada (TC) e na ressonância magnética (RM).

AVALIAÇÃO DO CORAÇÃO NAS RADIOGRAFIAS DE TÓRAX

Como reconhecer um coração de tamanho normal

> **Pontos importantes**
>
> - Pode-se estimar o tamanho da silhueta cardíaca na radiografia de tórax em PA usando o *índice cardiotorácico*, que é a medida do **diâmetro transversal mais largo do coração** em comparação com o **diâmetro interno mais largo da caixa torácica** (desde o interior da costela direita até o interior da costela esquerda na altura do diafragma) (Figura 4.1).

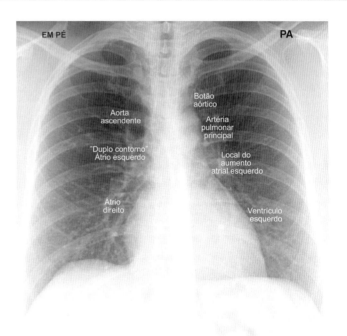

- Na maioria dos adultos normais em **inspiração máxima**, o índice cardiotorácico é **inferior a 50%**. Ou seja, o tamanho do coração geralmente é menor que a metade do diâmetro interno da caixa torácica.

Contornos cardíacos normais

- Os **contornos cardíacos normais** compreendem uma série de saliências e reentrâncias visíveis na radiografia em PA de tórax. Eles estão mostrados na Figura 4.2.

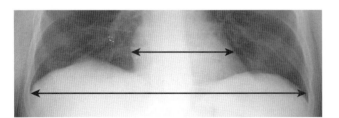

Figura 4.1 Índice cardiotorácico. Para estimar o índice cardiotorácico, o diâmetro mais largo do coração (*seta dupla superior*) é comparado ao diâmetro **interno** mais largo da caixa torácica, desde o interior da costela direita até o interior da costela esquerda (*seta dupla inferior*). O diâmetro interno mais largo do tórax costuma estar na altura do diafragma. O índice cardiotorácico deve ser inferior a 50% na maioria dos adultos normais em uma radiografia em PA padrão realizada com inspiração adequada (*i. e.*, cerca de nove costelas posteriores aparecendo).

Figura 4.2 Contornos cardíacos normais vistos na incidência em PA. No lado direito do coração, o primeiro contorno é a **aorta ascendente**. No ponto onde o contorno da aorta ascendente encontra o contorno do átrio direito geralmente há uma **pequena reentrância**, onde o átrio esquerdo pode aparecer quando está aumentado (chamado de *sinal de duplo contorno*). A borda direita do coração é formada pelo **átrio direito**. À esquerda, o primeiro contorno é o **botão aórtico**, uma estrutura radiográfica formada pelo arco da aorta encurtado sobreposto a uma porção da parte descendente da aorta proximal. O próximo contorno abaixo do botão aórtico é a **artéria pulmonar principal**, antes de se dividir em artéria pulmonar direita e esquerda. Logo abaixo do segmento principal da artéria pulmonar, é normal existir uma **pequena reentrância** onde um átrio esquerdo ou apêndice atrial esquerdo aumentados podem aparecer no lado esquerdo do coração. O último contorno do coração à esquerda é formado pelo **ventrículo esquerdo**. A aorta descendente quase desaparece sob a sombra da coluna vertebral.

> **Pontos importantes**
>
> **Principais pontos sobre os contornos cardíacos**
>
> - Em geral, a **aorta ascendente** não deve se projetar mais para a direita do que a borda direita do coração (ou seja, o átrio direito)
> - O **botão aórtico** costuma a ser menor que 35 mm (medido a partir da borda da traqueia cheia de ar) e na maioria das vezes empurra a traqueia um pouco para a direita
> - O segmento da **artéria pulmonar principal** geralmente é côncavo ou plano. Em **mulheres mais jovens**, normalmente pode ser convexo para fora

> **Pontos importantes (*continuação*)**
>
> - O **átrio esquerdo normal** não favorece a borda do coração em uma radiografia de tórax em PA com o paciente não rotacionado
> - Um **átrio esquerdo** e um apêndice atrial esquerdo **aumentados** "preenchem" e regulam a concavidade normal logo abaixo do segmento da artéria pulmonar principal e, às vezes, podem ser visíveis também no lado direito do coração
> - A porção inferior do lado esquerdo da borda cardíaca é composta pelo **ventrículo esquerdo**. Lembre-se de que o ventrículo esquerdo na verdade é um ventrículo **posterior**, e o **ventrículo direito** é um ventrículo **anterior**
> - Normalmente, a **aorta descendente** fica paralela à coluna vertebral e é pouco visível na radiografia em PA do tórax. Quando se torna **tortuosa** ou **perde a curvatura**, oscila para mais longe da coluna torácica em direção à esquerda do paciente (Figura 4.3).

PRINCÍPIOS GERAIS

- Ao interpretar as anormalidades cardíacas, não importa qual modalidade de imagem for usada, os seguintes princípios são válidos
  - Os ventrículos **respondem à obstrução** de seu fluxo passando **primeiro por hipertrofia**, em vez de dilatação. Portanto, o coração pode **não** parecer aumentado no início em caso de lesões como **estenose aórtica, coarctação da aorta, estenose pulmonar ou hipertensão sistêmica**. Quando a parede ventricular se torna mais espessa, o lúmen torna-se menor. É somente quando o músculo começa a falhar e o coração descompensa que o coração aumenta macroscopicamente nas radiografias de tórax
  - A **cardiomegalia**, conforme reconhecida nas radiografias de tórax, refere-se ao aumento da silhueta cardíaca produzida pelo **aumento ventricular**, não pelo aumento isolado dos átrios. Por exemplo, a silhueta cardíaca geralmente aparenta normalidade em tamanho quando há aumento atrial isolado, como no caso de aumento do átrio esquerdo na estenose atrioventricular esquerda em fase inicial
  - Em geral, o **aumento mais acentuado da câmara ocorrerá por sobrecarga de volume**, e não por **aumento de pressão**, de modo que as câmaras aumentadas são produzidas, na maioria das vezes, por **valvas regurgitantes** em vez de **valvas estenóticas**. Logo, o coração costuma a ser maior como resultado da regurgitação aórtica, em vez de estenose aórtica, e o átrio esquerdo geralmente será maior na regurgitação atrioventricular esquerda do que na estenose atrioventricular esquerda (Figura 4.4).

AVALIAÇÃO DO CORAÇÃO NA TC

- A **TC do coração** é feita por meio de um aparelho de TC *multislice* rápido, geralmente administrando-se contraste iodado intravenoso e com aquisição controlada por eletrocardiografia (ECG) para reduzir artefatos de movimento
- Tanto a TC cardíaca quanto a RM cardíaca utilizam a aquisição controlada por eletrocardiografia, que possibilita a obtenção de uma série de imagens prospectivamente ou retrospectivamente ao longo de vários ciclos cardíacos, analisadas em conjunto com poderosos algoritmos de computador

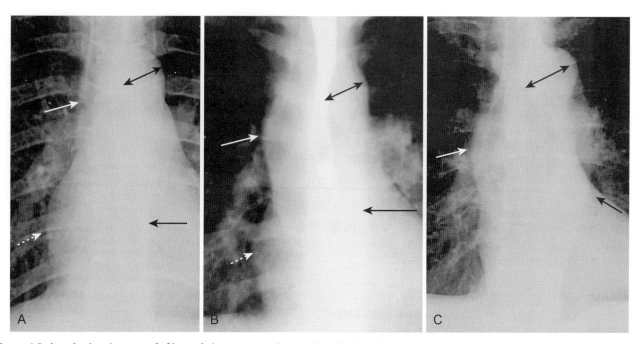

Figura 4.3 Aparências da aorta. **A. Normal.** A aorta ascendente é de baixa densidade, com uma borda quase reta (*seta branca contínua*) e não se projeta além da borda direita do coração (*seta branca tracejada*). O botão aórtico não está alargado (*seta dupla*) e aorta descendente (*seta preta contínua*) quase desaparece sob a sombra da coluna torácica. **B. Estenose aórtica.** A aorta ascendente está anormal, pois se projeta convexamente para fora (*seta branca contínua*), quase alcançando a borda direita do coração (*seta branca tracejada*). Isso é secundário à **dilatação pós-estenótica**. O botão aórtico (*seta dupla*) e a aorta descendente (*seta preta contínua*) permanecem normais. **C. Hipertensão sistêmica.** Tanto a aorta ascendente (*seta branca*) quanto a descendente (*seta preta contínua*) projetam-se muito para a direita e para a esquerda, respectivamente. O botão aórtico está aumentado (*seta dupla preta*).

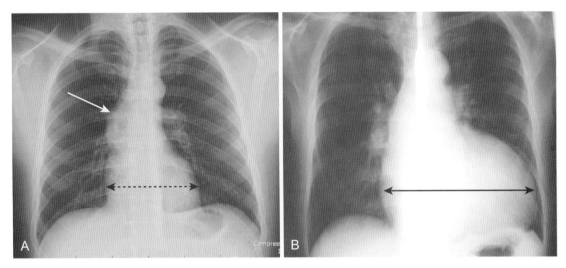

Figura 4.4 Tamanho do coração na presença de valva estenótica versus valva regurgitante. **A.** Há **dilatação pós-estenótica** da aorta ascendente (*seta branca*) por fluxo turbulento neste paciente com **estenose aórtica**. Observe que a silhueta cardíaca não está aumentada (*seta dupla preta tracejada*), embora essa lesão produza hipertrofia ventricular esquerda. **B.** Este paciente tem **regurgitação aórtica**. Observe a silhueta cardíaca aumentada (*seta dupla preta*) decorrente de um ventrículo esquerdo extremamente grande. A sobrecarga de volume causará maior aumento no tamanho da câmara do que apenas o aumento da pressão.

- A TC cardíaca pode ser usada para avaliar **artérias coronárias**, **valvas** e para procurar por **massas** cardíacas. Ao reconstruir as múltiplas fases do ciclo cardíaco, também é possível analisar o **movimento da parede** e avaliar a **fração de ejeção** e a **perfusão miocárdica**
- Os três planos padrão para visualização de imagens de TC do coração são **o axial, o sagital** e **o coronal**. As Figuras 4.5 a 4.10 mostram as principais características da anatomia normal do coração e dos grandes vasos na TC.

Anatomia normal do coração na tomografia computadorizada

- Abordam-se apenas alguns dos principais marcos anatômicos demonstráveis na TC de tórax, e todas as varreduras usadas serão *realçadas por contraste* (ou seja, nos exames mostrados, o paciente terá recebido uma injeção de contraste intravenoso para opacificar as câmaras cardíacas e os vasos sanguíneos). É altamente indicado ler o texto incluído na imagem. Quaisquer referências em relação a "direito" ou "esquerdo" significam o lado direito ou esquerdo do paciente, não do leitor
- Inicia-se no topo do tórax e progride-se caudalmente, destacando as principais estruturas visíveis em **seis níveis principais**. Essa é uma boa maneira de estudar sistematicamente todos os exames de TC do tórax.

Nível dos cinco vasos (Figura 4.5)

- Nesse nível, deve ser possível identificar **os pulmões, a traqueia** e **o esôfago**. A traqueia é preta porque contém ar; geralmente possui formato oval e cerca de 2 cm de diâmetro. O **esôfago** fica posterior e à esquerda ou à direita da traqueia. O esôfago geralmente está colapsado, mas pode conter ar deglutido
- Dependendo do nível exato da imagem, vários dos grandes vasos serão visíveis. As **estruturas venosas** tendem a ser

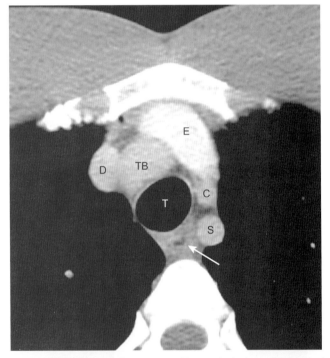

Figura 4.5 Nível dos cinco vasos. Nesse nível, deve ser possível identificar os pulmões, a **traqueia** (*T*) e o **esôfago** (*seta branca*). Dependendo do nível exato da imagem, vários dos grandes vasos serão visíveis. A **veia braquiocefálica direita** (*D*) é o vaso à direita da **traqueia** (*T*). A **veia braquiocefálica esquerda** (*E*) encontra-se imediatamente posterior ao esterno. Da direita para a esquerda do paciente, as artérias exibidas podem incluir o **tronco braquiocefálico** (*TB*), a **artéria carótida comum esquerda** (*C*) e a **artéria subclávia esquerda** (*S*).

mais **anteriores do que as arteriais**. As **veias braquiocefálicas** se encontram imediatamente posteriores ao esterno.

Nível do arco da aorta (Figura 4.6)

- Nesse nível, deve ser possível de identificar o **arco da aorta, a veia cava superior** e **a veia ázigo**

CAPÍTULO 4 Como Reconhecer a Anatomia Cardíaca Normal

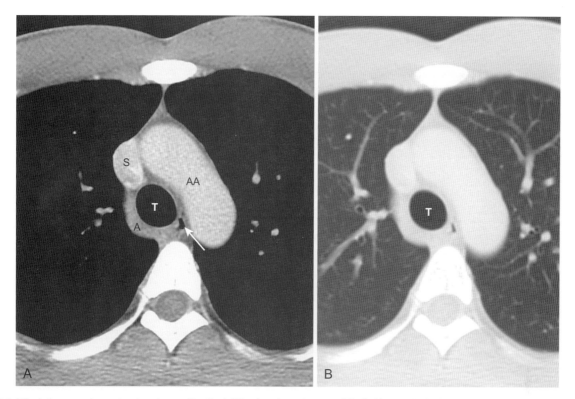

Figura 4.6 Nível do arco da aorta. J**anela mediastinal (A)** e **janela pulmonar (B)**. **A.** Nesse nível, deve ser possível identificar o **arco da aorta** (*AA*), a **veia cava superior** (*S*) e a **veia ázigo** (*A*). A *seta branca* aponta para o ar no esôfago. **B.** A mesma imagem que **A**, mas em janela para melhor visualizar a anatomia pulmonar. As janelas pulmonares são utilizadas para maximizar a capacidade de obter imagens de anormalidades do parênquima pulmonar e para identificar a anatomia brônquica normal e anormal. *T*, traqueia.

- O *arco da aorta* forma um tubo em formato de U de cabeça para baixo. Se a varredura percorrer o topo do arco, aparecerá como uma estrutura tubular em forma de vírgula, contendo aproximadamente os mesmos diâmetros anterior e posterior. À direita da traqueia estará a *veia cava superior*, para a qual drena a *veia ázigo*.

Nível da janela aortopulmonar (Figura 4.7)

- Nesse nível, deve ser possível identificar as partes ascendente e descendente da aorta, a veia cava superior e o aspecto superior da artéria pulmonar esquerda (possivelmente)

> **Pontos importantes**
>
> - Conforme se avalia a parte inferior através da abertura do arco da aorta em forma de U de cabeça para baixo, a **aorta ascendente** aparecerá como uma densidade arredondada **anterior**, enquanto a aorta descendente aparecerá como uma densidade arredondada separada posterior e à **esquerda** da coluna vertebral. A **aorta ascendente** geralmente mede **2,5 a 3,5 cm** de diâmetro e a **aorta descendente** é um pouco menor, medindo de **2 a 3 cm**.

- Na maioria das pessoas, observa-se um espaço logo abaixo do arco da aorta e logo acima da artéria pulmonar, chamado de *janela aortopulmonar*. A janela aortopulmonar é um marco importante porque é o local favorito para o aparecimento de **linfonodos aumentados**

- Nesse nível ou um pouco abaixo dele, a traqueia se bifurca na **carina** nos **brônquios principais direito e esquerdo**.

Nível da artéria pulmonar principal (Figura 4.8)

- Nesse nível (pode ser necessário mais de uma imagem para ver todas essas estruturas), deve ser possível identificar as **artérias pulmonares principais direita e esquerda,** os **brônquios principais direito e esquerdo** e o **brônquio intermediário**
- A **artéria pulmonar esquerda** é mais alta que a direita e aparece como uma continuação direta da artéria pulmonar principal. A **artéria pulmonar direita** é originada em um ângulo de 90° com a artéria pulmonar principal e cruza para o lado direito
- À **direita**, o **brônquio principal** aparecerá como uma estrutura circular contendo ar, que se tornará tubular quando o brônquio **lobar superior direito** aparecer. O **brônquio intermediário** dá origem aos brônquios lobares médio e inferior direito. Não deve haver nada além de tecido pulmonar posterior ao brônquio intermediário. À **esquerda**, o **brônquio principal** aparecerá como uma estrutura circular contendo ar.

Nível cardíaco alto (Figura 4.9)

- Nesse nível, deve ser possível identificar o **átrio esquerdo, o átrio direito, a raiz da aorta e a via de saída do ventrículo direito.**

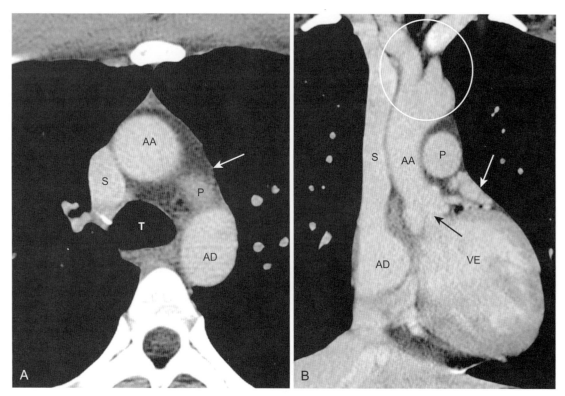

Figura 4.7 Nível da janela aortopulmonar, incidências axial (**A**) e coronal (**B**). **A.** Nesse nível, deve ser possível identificar a **traqueia** (*T*), as partes **ascendente** (*AA*) e **descendente** (*AD*) **da aorta**, a **veia cava superior** (*S*) e, possivelmente, o aspecto superior da **artéria pulmonar esquerda** (*P*). Na maioria das pessoas, há um espaço visível logo abaixo do arco da aorta e acima da artéria pulmonar, denominado *janela aortopulmonar* (*seta branca*). **B.** A tomografia computadorizada coronal reformatada possibilita visualizar também o **átrio direito** (*AD*), a **veia cava superior** (*S*), a **artéria pulmonar** (*P*), o **ventrículo esquerdo** (*VE*), a **valva da aorta** (*seta preta*), o **apêndice atrial esquerdo** (*seta branca*) e a origem dos grandes vasos (*círculo branco*).

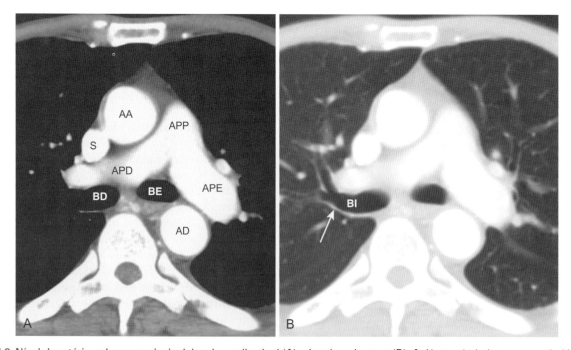

Figura 4.8 Nível da artéria pulmonar principal, janela mediastinal (**A**) e janela pulmonar (**B**). **A.** Neste nível, deve ser possível identificar as **artérias pulmonares principal** (*APP*), **direita** (*APD*) e **esquerda** (*APE*), os **brônquios principais direito** (*BD*) e **esquerdo** (*BE*) e a **veia cava superior** (*S*). A artéria pulmonar esquerda passa anterior à **aorta descendente** (*AD*). A artéria pulmonar direita passa posteriormente à **aorta ascendente** (*AA*) e cruza para o lado direito. **B.** Distal à emergência do brônquio lobar superior direito está o **brônquio intermediário** (*BI*). A parede posterior do brônquio lobar superior direito possui 2 a 3 mm de espessura, e normalmente há apenas o pulmão aerado posterior a ele (*seta branca*).

CAPÍTULO 4 Como Reconhecer a Anatomia Cardíaca Normal

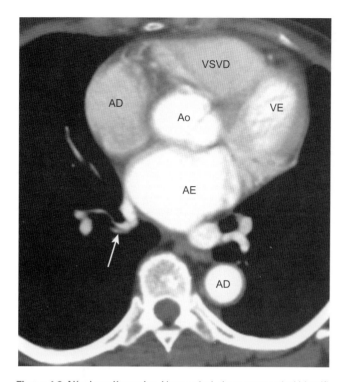

Figura 4.9 Nível cardíaco alto. Nesse nível, deve ser possível identificar o **átrio esquerdo** (*AE*), o **átrio direito** (*RA*), a **raiz da aorta** (*Ao*) e a **via de saída do ventrículo direito** (*VSVD*). O átrio esquerdo ocupa a porção posterior e central do coração. Uma ou mais **veias pulmonares** podem ser observadas entrando no átrio esquerdo (*seta branca*). O átrio direito produz a borda direita do coração e fica anterior e à direita do átrio esquerdo. *AD*, aorta torácica descendente; *VE*, ventrículo esquerdo.

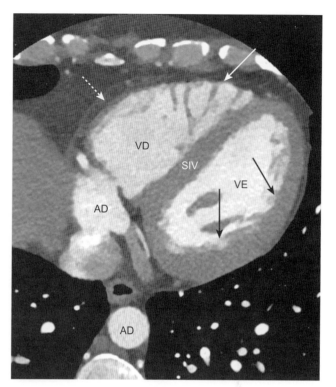

Figura 4.10 Nível cardíaco baixo. Nesse nível, deve ser possível identificar o **átrio direito** (*AD*), o **ventrículo direito** (*VD*), o **ventrículo esquerdo** (*VE*) e o **septo interventricular** (*SIV*). O ventrículo direito é **mais trabeculado** (*seta branca contínua*) e contém uma parede mais fina (*seta branca tracejada*) do que a parede do ventrículo esquerdo (*setas pretas*). *AD*, aorta torácica descendente.

> **Pontos importantes**
>
> - Uma relação anatômica importante são as localizações relativas da via de saída do ventrículo direito (e valva pulmonar) e da raiz da aorta, especialmente em lesões cardíacas congênitas. A **via de saída do ventrículo direito** encontra-se **anterior, lateral e superior** à raiz da aorta. A valva **P**ulmonar encontra-se **A**nterior, **L**ateral e **S**uperior à valva da aorta (lembre-se dessa relação usando o acrônimo "PALS").

Nível cardíaco baixo (Figura 4.10)

- Nesse nível, deve ser possível identificar o **átrio direito**, o **ventrículo direito**, o **ventrículo esquerdo** e o **septo interventricular**
- O **átrio direito** forma a borda direita do coração. O **ventrículo direito** está localizado anteriormente, logo atrás do esterno, e apresenta **maior trabeculação** do que o **ventrículo esquerdo de parede mais lisa**. O ventrículo esquerdo produz a borda esquerda do coração e é comum possuir uma parede mais espessa que a do ventrículo direito
- Com contraste intravenoso enchendo as câmaras, deve ser possível observar o **septo interventricular** entre os ventrículos direito e esquerdo
- Quando visto, o **pericárdio normal** tem cerca de **2 mm de espessura** e geralmente é delimitado por **gordura mediastinal** fora do pericárdio e **gordura epicárdica** na superfície interna.

USOS DA TC CARDÍACA

- A TC cardíaca é usada para avaliação das artérias coronárias, presença de **massas cardíacas**, anormalidades da aorta (incluindo **dissecção aórtica**) e **doenças pericárdicas**
- A TC cardíaca também possibilita realizar imagens e reconstruir tridimensionalmente as **artérias coronárias**, além de medir a quantidade de **cálcio da artéria coronária**. A administração de contraste intravenoso propicia a avaliação da permeabilidade do vaso com identificação de trombos no lúmen ou placas na parede do vaso.

Escore de cálcio

- O **escore de cálcio** é baseado na premissa de que a quantidade de cálcio detectável nas artérias coronárias está relacionada com o grau de aterosclerose coronariana, e que calcular a quantidade de cálcio pode ajudar a **prever** eventos cardíacos futuros relacionados à doença arterial coronariana, como um **infarto agudo do miocárdio**. A pontuação geralmente é feita por cálculos que combinam a **quantidade** e a **densidade** do cálcio nas artérias coronárias visualizadas na TC cardíaca sem contraste. A **ausência** de calcificação da artéria coronária carrega um **alto valor preditivo negativo** para estreitamento luminal grave. Quanto mais alto o escore de cálcio, maior o risco de um evento cardíaco futuro (Figura 4.11)

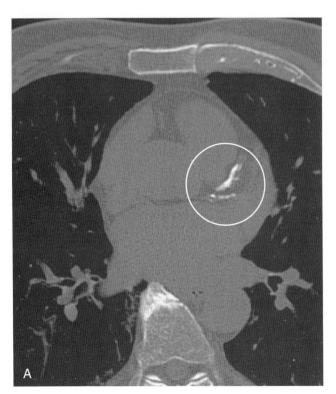
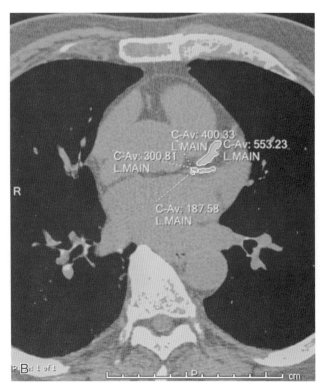

Figura 4.11 Calcificação da artéria coronária e escore de cálcio. **A.** Observa-se calcificação densa, principalmente na artéria coronária interventricular anterior esquerda (*círculo branco*). **B.** Os **escores de cálcio** são mostrados sobrepostos às áreas de calcificação. Um escore zero significa que nenhum cálcio está detectável, um fator que aponta baixa probabilidade de um evento cardíaco em breve. Quanto maior o escore de cálcio, maior o risco de eventos cardíacos adversos a longo prazo. Escores de 100 a 300 indicam risco leve a moderado de infarto agudo do miocárdio ou outros eventos cardíacos nos próximos 3 a 5 anos. Um escore maior que 300 indica maior probabilidade de doença grave e risco de infarto agudo do miocárdio, como pode ser visto nesta imagem.

- Embora o escore de cálcio seja usado principalmente para análise de risco de pacientes assintomáticos, a **angiotomografia coronariana (ATC)** é usada principalmente em pacientes com **dor torácica aguda ou crônica**. Como o escore de cálcio, uma **ATC negativa** possui um **alto valor preditivo negativo** (ou seja, um exame negativo elimina a presença de doença arterial coronariana obstrutiva com efetividade)
- Uma potencial desvantagem da TC cardíaca é a **dose de radiação** administrada ao paciente, que historicamente foi relativamente alta. Atualmente, utilizam-se vários métodos para reduzir a dose, de modo que o procedimento pode ser realizado com uma quantidade bem abaixo da dose média anual de radiação previamente utilizada.

Angiografia coronariana por TC: anatomia normal

- A angiografia coronariana por TC (ATC) é mais favorável em precisão quando comparada à angiografia coronariana invasiva (cateter), considerada o padrão de referência no estudo das artérias coronárias por muito tempo (Vídeo 4.1)
- A anatomia normal da artéria coronária possui diversas variações. Descreve-se aqui apenas a ramificação mais comum (Figura 4.12)
- As duas principais artérias coronárias são as **artérias coronárias esquerda** e **direita**

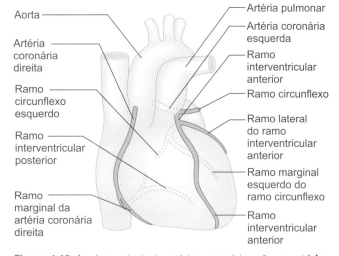

Figura 4.12 As duas principais artérias coronárias são as **artérias coronárias esquerda** e **direita**. A artéria coronária esquerda se divide quase de imediato em **ramo circunflexo** e **ramo interventricular anterior (RIA)**. O RIA, por sua vez, dá origem ao **ramo lateral** e **ramos interventriculares septais** (não mostrados). O **ramo circunflexo** contém ramos marginais. A **artéria coronária direita** segue entre o átrio direito e o ventrículo direito até a parte inferior do septo. Dá origem a um grande **ramo marginal direito** e, na maioria das pessoas, ao **ramo interventricular posterior (RIP)**. O RIP irriga a parede inferior do ventrículo esquerdo e a parte inferior do septo. (Revisada de Bruce NH, Ray R. Cardiovascular disease. Kumar P; Clark M. In: *Kumar and Clark's Clinical Medicine,* 8 ed. London: Elsevier; 2012. p. 673.)

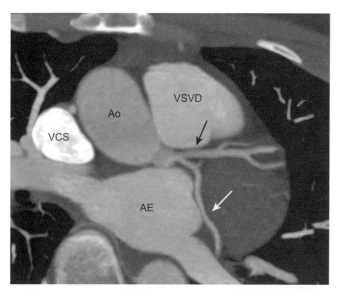

Figura 4.13 Angiotomografia coronariana, artéria coronária esquerda. A **artéria coronária esquerda (ACE)** origina-se da válvula coronariana esquerda na valva da aorta. Ela se divide quase de imediato em **ramo circunflexo** (seta branca) e **ramo interventricular anterior (RIA)** (seta preta). Ao, Aorta; AE, átrio esquerdo; VSVD, via de saída do ventrículo direito; VCS, veia cava superior.

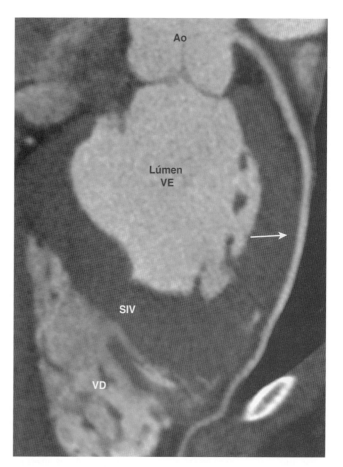

Figura 4.14 Angiotomografia coronariana, ramo interventricular anterior (RIA) da artéria coronária esquerda. O RIA (seta branca) está no **sulco interventricular anterior** e continua até o ápice do coração. Irriga a maior parte do ventrículo esquerdo e o feixe AV. Ao, Aorta; SIV, septo interventricular; Lúmen VE, lúmen do ventrículo esquerdo; VD, ventrículo direito.

- A **artéria coronária esquerda (ACE)** emerge da válvula semilunar esquerda da valva da aorta. Ela se divide quase de imediato em **ramo circunflexo** e **ramo interventricular anterior (RIA)** (Figura 4.13). O RIA, por sua vez, dá origem ao **ramo lateral** e aos **ramos interventriculares septais**. O **ramo circunflexo** apresenta **ramos marginais**
- O **ramo interventricular** passa pelo **sulco interventricular anterior** e continua até o ápice do coração (Figura 4.14). Irriga a maior parte do ventrículo esquerdo e o feixe atrioventricular (AV), regando a parte anterior do septo com **ramos interventriculares septais** e a parede anterior do ventrículo esquerdo com o **ramo lateral**
- O **ramo circunflexo** (ver Figura 4.13) fica entre o átrio esquerdo e o ventrículo esquerdo e irriga vasos **marginais obtusos** para a parede lateral do ventrículo esquerdo
- O seio aórtico direito dá origem à **artéria coronária direita (ACD)**, que segue entre o átrio direito e o ventrículo direito até a parte inferior do septo (Figura 4.15)
- Na maioria das pessoas, o primeiro ramo da ACD é o **ramo do cone arterial** que irriga a via de saída do ventrículo direito. Geralmente, um **ramo do nó sinoatrial** surge como um segundo ramo da artéria coronária direita. Os próximos ramos são **interventriculares** que irrigam a parede anterior do ventrículo direito
- O grande **ramo marginal direito** irriga a parede lateral do ventrículo direito e percorre ao longo da margem do ventrículo direito acima do diafragma. A ACD continua no sulco AV posterior e emite o ramo do nó atrioventricular (ver Figura 4.12)
- Na maioria das pessoas, o **ramo interventricular posterior (RIP)** é um **ramo da artéria coronária direita**. O RIP irriga a parede inferior do ventrículo esquerdo e a parte inferior do septo (ver Figura 4.15)
- **Dominância da artéria coronária**
  - A artéria que irriga o **ramo interventricular posterior** determina a **dominância da artéria coronária**
  - Se o **ramo interventricular posterior** for irrigado pela **artéria coronária direita**, a circulação coronária é considerada **dominante direita**
  - Se o **ramo interventricular posterior** for irrigado pelo **ramo circunflexo**, um ramo da artéria coronária esquerda, a circulação coronária é chamada de **dominante esquerda**
  - Se o **ramo interventricular posterior** for irrigado pela **artéria coronária direita e pelo ramo circunflexo**, a circulação coronária é chamada de **codominante**

> **Pontos importantes**
>
> - A **maioria** da população é **dominante direita**, cerca de 10% são dominantes esquerdos e os demais são codominantes. Um sistema de artéria coronária **esquerda dominante** está associado a um **risco aumentado de infarto agudo do miocárdio não fatal** e aumento da mortalidade geral.

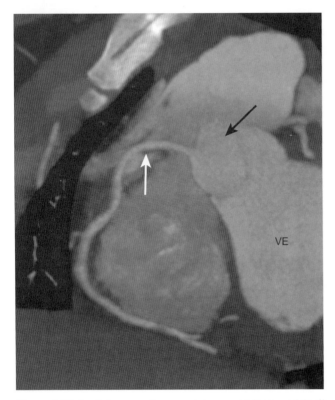

Figura 4.15 Angiotomografia coronariana, artéria coronária direita. O **seio aórtico direito** (*seta preta*) dá origem à **artéria coronária direita** (*seta branca*), que segue entre o átrio direito e o ventrículo direito até a parte inferior do septo. Na maioria das pessoas, como aqui, a ACD continua até o **ramo interventricular posterior**. *VE*, ventrículo esquerdo.

- É possível realizar uma TC de emergência que possibilita a avaliação simultânea de **doença arterial coronariana**, **dissecção aórtica** e **doença tromboembólica pulmonar**, a chamada **varredura tripla** (**exclusão tripla**) para pacientes que apresentam **dor torácica aguda**. Essas varreduras demonstraram melhorar a tomada de decisão clínica e viabilizar alta mais precoce do hospital.

RESSONÂNCIA MAGNÉTICA DO CORAÇÃO

- Pode-se usar a RM para obter imagens **anatômicas** e **funcionais** do coração com uma combinação de ECG e aquisição rápida de imagens. O movimento respiratório, que também contribuiria para desfocar a imagem, pode ser reduzido fazendo com que os pacientes prendam a respiração por curtos períodos enquanto as imagens são adquiridas (Vídeo 4.2)
- A **RM cardíaca** pode exibir cicatrizes de um infarto agudo do miocárdio, perfusão do coração, defeitos anatômicos ou massas e pode avaliar a função das valvas e câmaras cardíacas
- A RM cardíaca pode ser realizada com ou sem contraste intravenoso (**gadolínio: ver Capítulo 21**). A ressonância magnética cardíaca é particularmente útil em crianças como maneira de avaliar cardiopatias congênitas depois de outros exames (p. ex., ecocardiografia) produzirem informações inconclusivas ou conflitantes.

Anatomia normal do coração na ressonância magnética

- Um dos benefícios da RM é que as imagens podem ser exibidas em **qualquer** plano. Além dos planos axial, sagital e coronal, normalmente usam-se várias incidências adicionais na RM cardíaca que possibilitam melhor visualização do coração. Elas são chamadas de **eixo longo horizontal** (também conhecido como **incidência de quatro câmaras**), **eixo longo vertical**, **eixo curto** e **incidência de três câmaras**
- A anatomia do coração nos planos **axial, sagital e coronal** é a mesma observada na TC (Figura 4.16)
- A **incidência de eixo longo horizontal (quatro câmaras)** assemelha-se a uma incidência axial e é mais bem usada para avaliar as paredes septal e lateral do ventrículo esquerdo e o ápice, a parede livre do ventrículo direito e o tamanho das câmaras cardíacas. As valvas atrioventricular esquerda e atrioventricular direita são especialmente bem visualizadas nesta incidência (Figura 4.17)

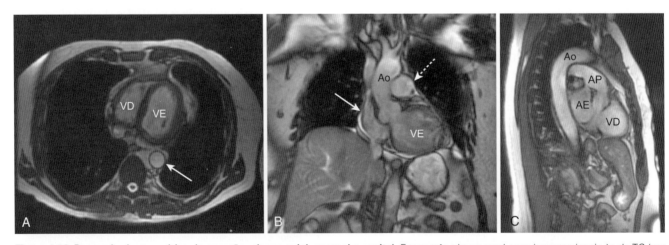

Figura 4.16 Ressonância magnética do coração, planos axial, coronal e sagital. Esses três planos produzem imagens iguais às da TC (ver **Figura 3.12**). **A.** A incidência axial neste nível mostra os **ventrículos direito** (*VD*) e **esquerdo** (*VE*) e a **aorta descendente** (*seta*). **B.** Esta imagem coronal mostra o **átrio direito** (*seta contínua*), o **ventrículo esquerdo** (*VE*), a **aorta** (*Ao*) e a **artéria pulmonar principal** (*seta tracejada*). **C.** A imagem sagital neste nível mostra o **ventrículo direito** (*VD*), a **artéria pulmonar** (*AP*), o **átrio esquerdo** (*AE*) e a **aorta** (*Ao*). Em todas essas imagens, o sangue é retratado em branco.

CAPÍTULO 4 Como Reconhecer a Anatomia Cardíaca Normal

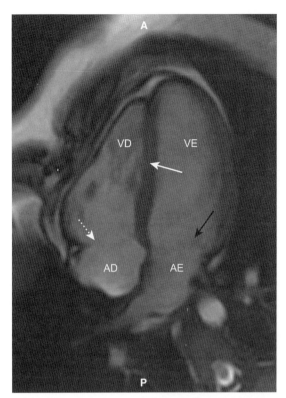

Figura 4.17 Ressonância magnética do coração, incidência de eixo longo horizontal. Esta é outra incidência padrão do coração na RM, chamada de **eixo longo horizontal** ou **incidência de quatro câmaras**. Os **ventrículos direito** (*VD*) e **esquerdo** (*VE*) são separados pelo **septo interventricular** (*seta branca contínua*). Posteriormente a cada um deles estão o **átrio direito** (*AD*) e o **átrio esquerdo** (*AE*), separados pelas regiões das **valvas atrioventricular direita** (*seta branca tracejada*) e **esquerda** (*seta preta*), respectivamente. *A*, anterior; *P*, posterior.

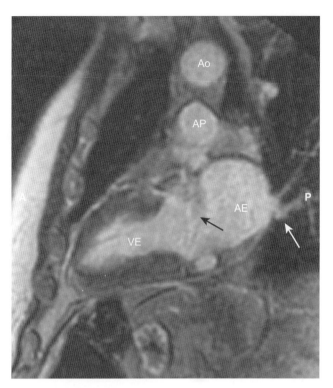

Figura 4.18 Ressonância magnética do coração, incidência de eixo longo vertical. O **eixo longo vertical** ou **incidência de duas câmaras** mostra o **ventrículo esquerdo** (*VE*) separado do **átrio esquerdo** (*AE*) mais posterior pela área da **valva atrioventricular esquerda** (*seta preta*). As **veias pulmonares** drenam para o **átrio esquerdo** (*seta branca*). A **aorta** (*Ao*) fica no topo da **artéria pulmonar** (*AP*). *A*, anterior; *P*, posterior.

- A **incidência de eixo longo vertical** assemelha-se à incidência sagital e é mais bem utilizada na avaliação das paredes anterior e inferior e do ápice do ventrículo esquerdo (Figura 4.18)
- A **incidência de eixo curto** representa os ventrículos esquerdo e direito de maneira benéfica para fazer **medições volumétricas** (Figura 4.19)
  - Como as imagens de RM do coração já são obtidas com volumes tridimensionais tanto no fim da sístole quanto no fim da diástole, o computador pode calcular a **massa ventricular, o volume diastólico final e o volume sistólico final** e, a partir deles, o **volume sistólico** e a **fração de ejeção** sem intervenção
- A **incidência de três câmaras**, que é semelhante à coronal, é particularmente útil na avaliação das valvas atrioventricular esquerda e da aorta, do tamanho do átrio esquerdo e das paredes do ventrículo esquerdo (Figura 4.20)
- Dependendo da sequência de pulso de RM usada para obter as imagens, o **sangue** pode ser representado em **preto** (geralmente usando uma sequência de pulso *spin eco*), e **mais frequentemente usado para avaliação anatômica,** ou **branco** (geralmente usando uma sequência de pulso *gradiente eco*), muito empregada para **avaliação funcional** (Figura 4.21).

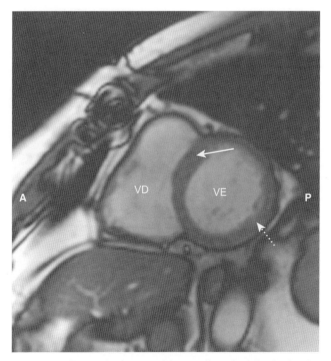

Figura 4.19 Ressonância magnética cardíaca, incidência do eixo curto. Esta é uma incidência padrão do coração na ressonância magnética, chamada **incidência de eixo curto**. O **ventrículo direito** (*VD*) encontra-se anterior ao **ventrículo esquerdo** (*VE*), **separado pelo septo interventricular** (*seta branca contínua*). Observe a parede do ventrículo esquerdo (*seta branca tracejada*), geralmente mais espessa do que a do ventrículo direito. *A*, anterior; *P*, posterior.

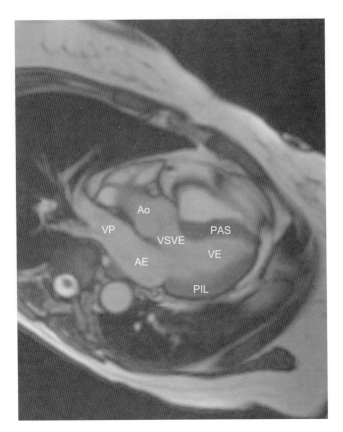

Figura 4.20 Ressonância magnética cardíaca, incidência de três câmaras. A **incidência de três câmaras** é semelhante a uma incidência coronal e mostra a **aorta** (*Ao*), a **via de saída do ventrículo esquerdo** (*VSVE*), o **ventrículo esquerdo** (*VE*), o **átrio esquerdo** (*AE*), as **veias pulmonares** (*VP*), a **parede anterosseptal** (*PAS*) e a **parede inferolateral** (*PIL*) do **ventrículo esquerdo** (que estão anormalmente espessadas neste paciente).

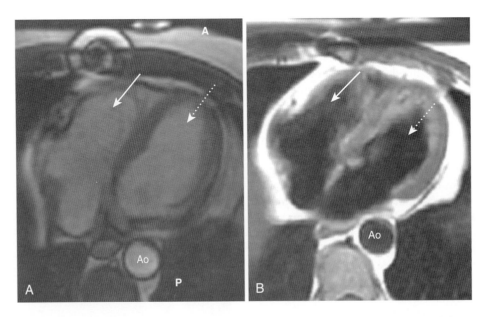

Figura 4.21 Ressonância magnética do coração, sangue claro e sangue escuro. Com diferentes algoritmos de imagem, a RM é capaz de exibir os mesmos tecidos com aparências diferentes. **A** e **B** são cortes axiais através do coração, mostrando o **ventrículo direito** (*setas brancas contínuas*), o **ventrículo esquerdo** (*setas brancas tracejadas*) e a **aorta** (*Ao*). A. A técnica de **sangue claro** é usada para avaliar a **função cardíaca**, enquanto em **B** a técnica de **sangue escuro** costuma ser é melhor para descrever a **morfologia cardíaca**. *A*, anterior; *P*, posterior.

CAPÍTULO 4 Como Reconhecer a Anatomia Cardíaca Normal

Pontos a serem lembrados

- Em adultos, é possível fazer uma avaliação rápida do tamanho do coração com o **índice cardiotorácico**, que é a razão do diâmetro transversal mais largo do coração em comparação ao diâmetro interno mais largo da caixa torácica. Em adultos normais, o índice cardiotorácico costuma ser inferior a 50%
- Os contornos normais do coração são revisados
- Os ventrículos respondem à obstrução de seu fluxo passando primeiro por hipertrofia, em vez de dilatação. Em radiografias simples, a **cardiomegalia** é produzida principalmente pelo **aumento ventricular**. O aumento mais acentuado da câmara ocorrerá por **sobrecarga de volume**, não por sobrecarga de pressão
- A anatomia normal das principais estruturas na TC é descrita em seis níveis no tórax (de cima para baixo): incidência de cinco vasos, arco da aorta, janela aortopulmonar, artéria pulmonar principal, nível cardíaco superior e nível cardíaco inferior
- A **TC cardíaca** usa um aparelho de TC *multislice* rápido, geralmente com contraste iodado intravenoso e aquisição controlada por ECG para reduzir artefatos de movimento
- A TC cardíaca é utilizada para avaliar as artérias coronárias, a presença de massas cardíacas, as anormalidades da aorta (incluindo dissecção aórtica) e as doenças pericárdicas
- Descreve-se a anatomia normal da artéria coronária. A artéria que irriga o ramo interventricular posterior determina a **dominância da artéria coronária**. A maioria da população é **dominante direita**

- Para pacientes que apresentam **dor torácica aguda**, é possível realizar uma **TC de emergência** para avaliação simultânea de doença **arterial coronariana**, **dissecção aórtica** e doença **tromboembólica pulmonar** (*exame de tripla exclusão*)
- Pode-se usar a RM para obter imagens anatômicas e funcionais do coração. A RM do coração pode mostrar cicatrizes de um infarto agudo do miocárdio; representar a perfusão do coração, defeitos anatômicos ou massas; e pode avaliar a função das valvas e câmaras cardíacas
- Descrevem-se várias incidências específicas normalmente usadas na RM do coração que possibilitam a melhor visualização desse órgão. Elas são chamadas de incidências de **eixo longo horizontal** (também conhecida como **incidência de quatro câmaras**), **eixo longo vertical, eixo curto e três câmaras**
- A **função cardíaca** geralmente é avaliada com sequências de ressonância magnética que produzem imagens de **sangue claro**. São chamadas desta maneira porque o sangue é representado com intensidade de sinal aumentada
- A **morfologia cardíaca** geralmente é avaliada com sequências de RM que produzem imagens de "**sangue escuro**". Essas imagens possibilitam a avaliação anatômica das estruturas cardíacas sem interferência do sinal branco do sangue.

5

Como Diferenciar Doença Pulmonar Alveolar de Intersticial

Nos dois capítulos anteriores, foi revisada a anatomia normal do coração e dos pulmões vista em exames de imagem. Certifique-se de voltar para esses capítulos em busca de atualização sempre que necessário. Reconhecer a diferença entre a anatomia normal e anormal é fundamental para possibilitar o diagnóstico adequado. Neste capítulo, será abordado o domínio do anormal para examinar os principais padrões de doença do parênquima pulmonar.

COMO CLASSIFICAR A DOENÇA DO PARÊNQUIMA PULMONAR

- As doenças que afetam o parênquima pulmonar **podem ser arbitrariamente divididas em duas categorias principais** baseadas, em parte, na **patologia** e, em parte, no **padrão** que costumam produzir em um exame de imagem do tórax
    - **Doença do espaço aéreo (alveolar)**
    - **Doença intersticial (infiltrativa)**
- Por que aprender a diferença?
    - Embora muitas doenças produzam anormalidades que apresentam ambos os padrões, reconhecê-los geralmente auxilia a **estreitar** as possibilidades de doença para que se possa estabelecer um **diagnóstico diferencial** razoável (Boxe 5.1).

CARACTERÍSTICAS DA DOENÇA ALVEOLAR

- A doença alveolar produz, caracteristicamente, opacidades no pulmão que podem ser descritas como **macia, como uma nuvem ou um algodão**

- As **margens da doença alveolar não são distintas**, o que significa frequente dificuldade para identificar um ponto de demarcação claro entre a doença e o pulmão normal adjacente
- Essas opacidades com aspecto de algodão também tendem a ser **confluentes**, o que significa que elas se mesclam entre si com **margens imperceptíveis**
- A doença alveolar pode estar **distribuída pelos pulmões**, como no edema pulmonar (Figura 5.1), ou pode **aparecer mais localizada,** como na pneumonia segmentar ou lobar (Figura 5.2)
- A doença alveolar pode conter **broncogramas aéreos**
    - A **visibilidade do ar nos brônquios por causa da doença alveolar circundante** é chamada de *broncograma aéreo*
    - Um broncograma aéreo quase sempre é um **sinal de doença do espaço aéreo**
        - Os brônquios **normalmente não são visíveis**, uma vez que suas paredes são **muito finas**, **contêm ar** e estão **rodeadas por ar**. Quando algo como líquidos ou tecidos moles substitui o ar que costuma estar ao redor do brônquio, o ar dentro do brônquio se torna visível em uma **série de estruturas tubulares pretas ramificadas** – isso é chamado de *broncograma aéreo* (Figura 5.3)
- O que pode preencher os espaços aéreos além de ar?
    - **Líquido**, como ocorre no edema pulmonar
    - **Sangue** (p. ex., hemorragia pulmonar)
    - **Sucos gástricos** (p. ex., aspiração)
    - **Exsudato inflamatório** (p. ex., pneumonia)
    - **Água** (p. ex., quase afogamento)

BOXE 5.1 Classificação das doenças do parênquima pulmonar.

Doenças do espaço aéreo	Linfoma
Agudas	**Doenças intersticiais**
Pneumonia	*Reticulares*
Edema pulmonar alveolar	Edema pulmonar intersticial
Hemorragia	Pneumonia intersticial
Aspiração	Esclerodermia
Quase afogamento	Sarcoidose
Crônicas	*Nodulares*
Adenocarcinoma (subtipo previamente denominado carcinoma broncoalveolar)	Carcinoma broncogênico
	Metástases
	Silicose
Proteinose de células alveolares	Tuberculose miliar
Sarcoidose	Sarcoidose

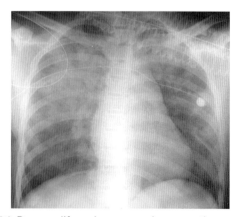

Figura 5.1 Doença difusa do espaço aéreo por edema pulmonar alveolar. É possível observar opacidades em ambos os pulmões, envolvendo principalmente os lobos superiores, que podem ser descritas como **de aspecto macio, semelhantes a uma nuvem ou algodão, e são confluentes e mal marginadas**, todos apontando para doença alveolar. Este é um exemplo típico de edema pulmonar alveolar (neste paciente, causado por superdosagem de heroína).

CAPÍTULO 5 Como Diferenciar Doença Pulmonar Alveolar de Intersticial

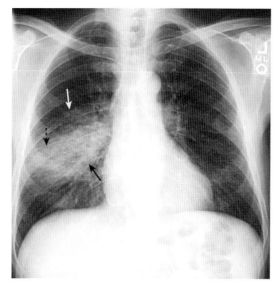

Figura 5.2 Pneumonia do lobo inferior direito. Observa-se uma área de opacificação aumentada no campo médio do pulmão direito (*seta preta contínua*) que apresenta margens indistintas (*seta branca*), característica de doença alveolar. A cissura horizontal do pulmão direito (*seta preta tracejada*) parece dividir a doença ao meio, localizando essa pneumonia no **segmento superior** do **lobo inferior direito**. A borda direita do coração e o hemidiafragma direito ainda são visíveis porque a doença não está em contato anatômico com nenhuma dessas estruturas.

> **Pontos importantes**
>
> - A doença alveolar também consegue evidenciar um *sinal da silhueta* (Figura 5.4).

- O sinal da silhueta ocorre quando dois objetos **de mesma densidade radiográfica** (p. ex., água e tecidos moles) **se tocam, o que resulta na perda da borda ou margem entre eles**. É impossível dizer onde começa um objeto e termina o outro. **O *sinal da silhueta* é valioso não apenas no tórax, mas também como um auxílio na análise de exames de imagem em todo o corpo**
- As características das doenças do espaço aéreo estão resumidas no Boxe 5.2.

ALGUMAS CAUSAS DE DOENÇAS DO ESPAÇO AÉREO

- Existem muitas causas de doença do espaço aéreo; três estão destacadas a seguir. Cada uma será descrita em maiores detalhes posteriormente
- **Pneumonia (ver também Capítulo 9)**
    - Em cerca de 90% dos casos, a pneumonia lobar ou segmentar adquirida na comunidade é causada por *Streptococcus pneumoniae* (Figura 5.5). A pneumonia costuma manifestar-se como uma doença alveolar irregular, segmentar ou lobar. As pneumonias podem conter broncogramas aéreos. O **desaparecimento** deste padrão na imagem geralmente ocorre **em menos de 10 dias** (a pneumonia pneumocócica pode desaparecer em 48 horas)

> **Boxe 5.2** Características da doença alveolar.
>
> - Produz opacidades no pulmão, que podem ser descritas como **de aspecto macio, semelhante a uma nuvem ou algodão**
> - As **margens** da doença alveolar são confusas e **indistintas**
> - As **opacidades** tendem a ser **confluentes**, fundindo-se entre si
> - Pode haver **broncogramas aéreos** ou **sinal da silhueta**.

- **Edema pulmonar alveolar (ver também Capítulo 12)**
    - O edema pulmonar alveolar agudo produz **doença alveolar peri-hilar bilateral**, às vezes descrita como detentora de uma **configuração em *asa de morcego*** ou em *asa de anjo* (Figura 5.6)
    - Geralmente é **bilateral**, mas pode ser **assimétrico**. O edema pulmonar de origem **cardíaca** é muito associado a **derrames pleurais** e líquidos que tornam as **cissuras oblíqua e horizontal do pulmão direito** espessas
    - Como o líquido do edema pulmonar preenche não apenas os espaços aéreos, mas também os brônquios em si, geralmente **não** se observam **broncogramas aéreos** no edema pulmonar alveolar. No geral, o **edema pulmonar desaparece rapidamente** depois do tratamento (< 48 horas)
- **Aspiração (ver também Capítulo 9)**
    - A aspiração tende a afetar qualquer parte do pulmão que estava em posição **mais dependente** no momento em que o paciente aspirou. Suas manifestações dependem da(s) substância(s) aspirada(s). Na maioria dos pacientes acamados, a aspiração geralmente ocorre nos **lobos inferiores** ou nas **porções posteriores dos lobos superiores**

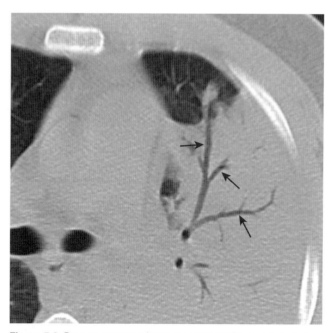

Figura 5.3 Broncogramas aéreos na tomografia computadorizada. As múltiplas estruturas pretas ramificadas (*setas pretas*) representam o ar que é visível no interior dos brônquios, visto que os espaços aéreos circundantes estão cheios de exsudato inflamatório neste paciente com pneumonia obstrutiva decorrente de um carcinoma broncogênico.

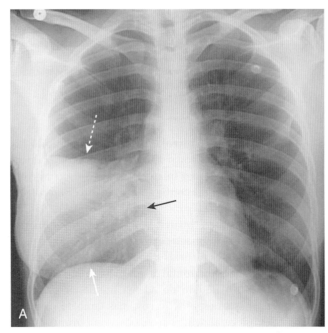
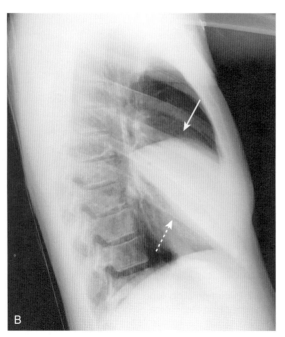

Figura 5.4 Sinal da silhueta, pneumonia do lobo médio. **A**. É possível observar uma área homogênea de densidade aumentada à direita do coração. Ela obscurece a borda direita do coração (*seta preta*). O **sinal da silhueta** estabelece que a doença está em contato com a borda direita do coração (que fica anteriormente no tórax) e que a doença tem a mesma densidade radiográfica do coração (neste caso, líquido ou tecidos moles). A doença não obscurece o hemidiafragma direito (*seta branca contínua*). Também é delimitada superiormente pela cissura horizontal do pulmão direito (*seta tracejada*), posicionando-a no **lobo médio direito**. **B**. A área da consolidação é de fato anterior, localizada no lobo médio, delimitada pela cissura oblíqua abaixo (*seta branca tracejada*) e pela cissura horizontal do pulmão direito acima (*seta branca contínua*).

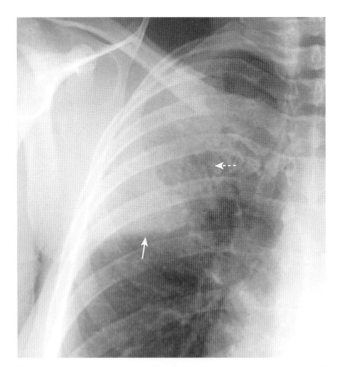

Figura 5.5 Pneumonia pneumocócica do lobo superior direito. A vista em *close* do lobo superior direito mostra doença confluente do espaço aéreo com broncogramas aéreos (*seta branca tracejada*). A margem inferior da pneumonia é demarcada de maneira mais nítida porque está em contato com a cissura horizontal do pulmão direito (*seta branca contínua*). Este paciente teve *Streptococcus pneumoniae* cultivado a partir do escarro.

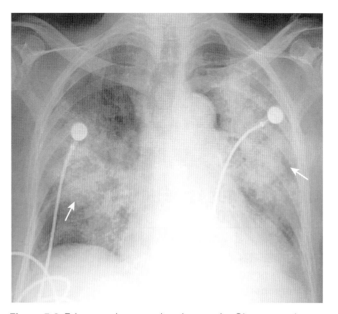

Figura 5.6 Edema pulmonar alveolar agudo. Observa-se doença com aspecto de algodão, bilateral, peri-hilar do espaço aéreo com margens indistintas, às vezes descrita como detentora de uma configuração de **asa de morcego ou de anjo** (*setas brancas*). Não se vê broncograma aéreo. O coração está dilatado. Isso representa um edema pulmonar alveolar secundário a insuficiência cardíaca congestiva.

- Em razão do curso e do calibre do brônquio principal direito, a **aspiração ocorre com mais frequência no lobo inferior direito** do que no lobo inferior esquerdo (Figura 5.7)
- A aparência radiográfica da aspiração e a rapidez na qual a doença alveolar é resolvida dependem do que é aspirado e se está infectado. **A aspiração** de suco gástrico neutro (neutralizado) ou **água geralmente desaparece** rapidamente após 24 a 48 horas, enquanto a aspiração que **infecciona** pode levar **semanas** para se resolver.

CARACTERÍSTICAS DA DOENÇA PULMONAR INTERSTICIAL

- O interstício do pulmão consiste em **tecido conjuntivo, vasos linfáticos, vasos sanguíneos e brônquios**. Estas são as estruturas que circundam e suportam o espaço aéreo
- A doença pulmonar intersticial (às vezes chamada de *doença pulmonar infiltrativa*) possui as seguintes características:

> **Pontos importantes**
>
> - A doença pulmonar intersticial produz o que pode ser considerado **"partículas" discretas de doença** que se desenvolvem na grande rede intersticial do pulmão. Essas "partículas" de doença podem ainda apresentar três padrões de manifestação (Figura 5.8).

- A **doença intersticial reticular** aparece como uma rede de linhas (Figura 5.8 A)
- A **doença intersticial nodular** aparece como uma variedade de pontos (Figura 5.8 B)
- A **doença intersticial reticulonodular** possui linhas e pontos (Figura 5.8 C)

- Essas "partículas" ou "blocos" de doença intersticial tendem a **não ser homogêneas**, separadas umas das outras por áreas visíveis de pulmão normalmente aerado
- As **margens da doença pulmonar intersticial são mais nítidas** do que as margens da doença alveolar, cujos limites tendem a ser indistintos
- A doença pulmonar intersticial **pode ser focal** (como em um nódulo pulmonar solitário) ou **estar difusamente distribuída** nos pulmões (Figura 5.9)
- **Em geral, não há broncograma aéreo**, como pode haver na doença alveolar

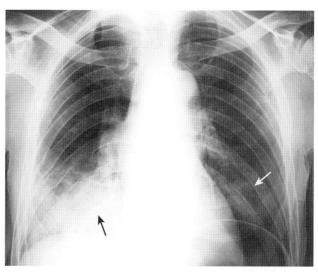

Figura 5.7 Aspiração, lobos inferiores direito e esquerdo. Uma área de opacificação no lobo inferior direito tem aspecto de algodão, é confluente e tem margens indistintas, características da doença alveolar (*seta preta*). Em menor extensão, há uma densidade semelhante no lobo inferior esquerdo (*seta branca*). A **distribuição bibasal** dessa doença deve levantar a suspeita de aspiração como etiologia. Este paciente teve um acidente vascular encefálico recente e foi demonstrada aspiração em uma videoendoscopia da deglutição.

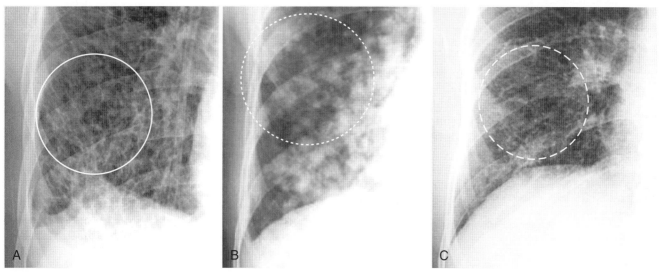

Figura 5.8 Três padrões de doença pulmonar intersticial. **A**. A doença é principalmente de natureza **reticular**, consistindo em linhas cruzadas (*círculo branco contínuo*). Este paciente tinha sarcoidose avançada. **B**. A doença é predominantemente **nodular** (*círculo branco pontilhado*). O paciente tinha carcinoma de tireoide, e esses nódulos representam inúmeros pequenos focos metastáticos nos pulmões. **C**. Doença intersticial **reticulonodular** do pulmão. A maioria das doenças intersticiais do pulmão possui uma mistura de padrão reticular (linhas) e nodular (pontos), como neste caso, que é uma vista em *close* do lobo inferior direito em outro paciente com sarcoidose (*círculo branco tracejado*).

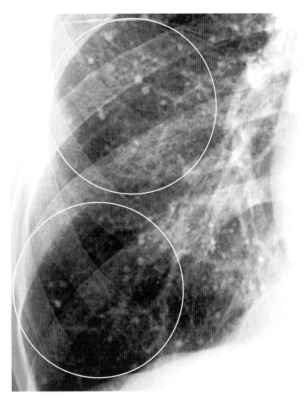

Figura 5.9 Pneumonia por varicela. Inúmeros granulomas calcificados, que ocorrem no interstício pulmonar, são vistos aqui como nódulos pequenos e discretos no pulmão direito (*círculos brancos*). Este paciente tinha histórico de pneumonia por varicela anos antes. A pneumonia por varicela cicatriza deixando vários pequenos granulomas calcificados remanescentes.

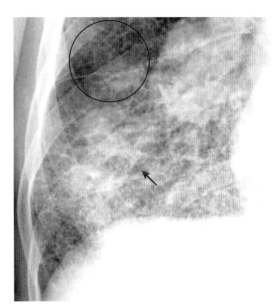

Figura 5.10 Os limites da lesão. Observe como uma parte da doença parece confluente, como uma doença alveolar, por causa da sobreposição dos tecidos do pulmão uns sobre os outros (*seta preta*). Sempre observe as margens periféricas da doença pulmonar parenquimatosa para melhor determinar a natureza dos "blocos" de anormalidade. Na periferia desta doença (*círculo preto*), ela é mais claramente vista como uma doença reticular e intersticial, não como uma doença do espaço aéreo.

> **Pontos importantes**
>
> - Lembre-se que **muitas doenças têm padrões que se sobrepõem e muitas doenças pulmonares intersticiais têm mesclas de alterações reticulares e nodulares (ou seja, doença reticulonodular).**

ALGUMAS CAUSAS DA DOENÇA PULMONAR INTERSTICIAL

- Assim como o padrão alveolar, muitas doenças produzem uma doença pulmonar intersticial. Várias delas serão discutidas brevemente a seguir. Elas são, *grosso modo*, divididas em doenças que são predominantemente **reticulares** e **nodulares**.

Doenças pulmonares intersticiais predominantemente reticulares

- **Edema pulmonar intersticial**
    - O edema pulmonar intersticial pode ocorrer por causa da **pressão** capilar aumentada (insuficiência cardíaca congestiva), aumento da **permeabilidade** capilar (reações alérgicas) ou diminuição da **absorção** de líquido (bloqueio linfangítico por doença metastática)
    - Considerado o precursor do edema alveolar, o edema pulmonar intersticial geralmente manifesta **quatro achados radiológicos principais: líquido nas cissuras (oblíqua e horizontal do pulmão direito), compressão peribrônquica (pelo líquido nas paredes dos bronquíolos), derrames pleurais e linhas B de Kerley** (Figura 5.11)
    - Em geral, os pacientes podem ter **poucos achados físicos** nos pulmões (estertores), embora a radiografia de

> **! Armadilhas no diagnóstico**
>
> - Às vezes, há tanta doença intersticial que os elementos justapostos podem se **sobrepor** e mimetizar uma doença alveolar em radiografias de tórax convencionais. A sobreposição de todo o conteúdo do pulmão nas radiografias pode fazer com que os pequenos blocos de doença intersticial pareçam **coalescentes** e mais similares a uma doença do espaço aéreo
> - **Soluções:** observe a **periferia** de tais sombras confluentes no pulmão para ajudar a determinar se são, de fato, causadas por doenças do espaço aéreo ou uma sobreposição de múltiplas densidades reticulares e nodulares (Figura 5.10)
> - Solicite uma TC do tórax para distinguir ainda melhor a doença.

- As características da doença pulmonar intersticial estão resumidas no Boxe 5.3.

> **Boxe 5.3 Características da doença pulmonar intersticial.**
>
> - A doença pulmonar intersticial possui padrões **reticulares, nodulares ou reticulonodulares** discretos
> - Os "blocos" de doenças são separados por um pulmão aerado de aparência normal
> - As margens dos "blocos" de doença intersticial geralmente são **nítidas e discretas**
> - A doença pode ser **focal** ou estar **difusamente distribuída** nos pulmões
> - Em geral, **não há broncograma aéreo**.

CAPÍTULO 5 Como Diferenciar Doença Pulmonar Alveolar de Intersticial

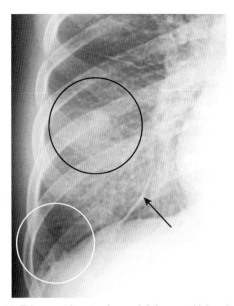

Figura 5.11 Edema pulmonar intersticial secundário a insuficiência cardíaca congestiva. Uma vista em *close* do pulmão direito mostra acentuação da trama pulmonar intersticial (*círculo preto*). A densidade nodular no centro do círculo é o mamilo sobreposto. Existem várias linhas B de Kerley (*círculo branco*) representando líquido em septos interlobulares espessados. É possível observar líquido na cissura acessória inferior (*seta preta*).

tórax demonstre considerável edema pulmonar intersticial, dado que quase todo o líquido está no interstício do pulmão, e não nos espaços aéreos
- Com tratamento apropriado, o edema pulmonar intersticial geralmente desaparece rapidamente dos exames de imagem (em menos de 48 horas)
- **Pneumonia intersticial**
  - Há diversos tipos de pneumonia intersticial, sendo o mais comum a **pneumonia intersticial comum**. Outro tipo, chamado de **pneumonia intersticial inespecífica**, é um padrão de doença que não se enquadra facilmente em nenhuma das outras categorias
  - Pneumonia intersticial usual (PIU)
    * A PIU às vezes é usada para indicar uma *fibrose intersticial idiopática*. A PIU é **mais comum em homens idosos** e está associada ao **tabagismo** e ao **refluxo gastresofágico**
    * As radiografias de tórax podem ser **normais** na PIU. A primeira manifestação nas radiografias de tórax consiste em um **padrão reticular fino, principalmente nas bases pulmonares**. O padrão então se torna mais grosseiro à medida que a doença progride e termina com um padrão que, por motivos óbvios, é chamado de **pulmão em favo de mel** (outras doenças também produzem esse padrão em favo de mel). Também pode haver **perda progressiva de volume**
    * O diagnóstico por imagem é feito por TC de tórax em que há presença de **faveolamento, opacidades reticulares subpleurais e bronquiectasias de tração**, especialmente nas bases pulmonares (Figura 5.12)
    * A **fibrose pulmonar idiopática** é considerada uma doença em estágio terminal no espectro dessas pneumonias intersticiais

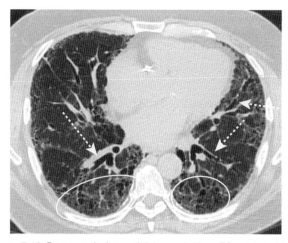

Figura 5.12 Pneumonia intersticial usual. Uma TC axial de tórax apresenta anormalidades nas bases pulmonares, em uma localização subpleural, a distribuição típica da pneumonia intersticial usual. Existem pequenos espaços císticos chamados de **favo de mel** (*elipses brancas*) com evidência de **bronquiectasia**, manifestada por paredes brônquicas espessadas (*setas brancas tracejadas*).

- Fibrose intersticial inespecífica (FII)
  * A FII é um padrão de lesão pulmonar observado em uma grande porcentagem de pacientes com **doenças do tecido conjuntivo**, como **esclerodermia**, que apresentam achados pulmonares
  * Os pacientes com padrão de fibrose intersticial inespecífica, em geral, têm um **prognóstico melhor** do que aqueles com PIU
  * O diagnóstico por imagem é feito por uma TC de tórax em que há presença de opacidades basais em "**vidro fosco**" e em que se observa **bronquiectasia de tração** em casos avançados (Figura 5.13)
- **Carcinoma linfangítico** (ver "Metástases para o pulmão" na próxima seção).

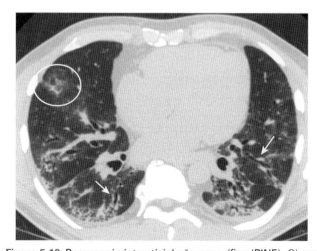

Figura 5.13 Pneumonia intersticial não específica (PINE). Observa-se uma **opacidade em vidro fosco** em uma localização subpleural à direita (*círculo branco*). Opacidades em vidro fosco são áreas anormais inespecíficas do pulmão que têm atenuação aumentada (são mais claras), nas quais a trama vascular e os brônquios em sua maioria parecem intactos. Eles podem estar associados a doenças benignas e malignas. A bronquiectasia em ambos os pulmões está nítida (*setas brancas*). Sabe-se que o paciente tinha esclerodermia.

Doenças intersticiais predominantemente nodulares

- Carcinoma broncogênico (ver Capítulo 11)
  - Os quatro principais tipos de células do carcinoma broncogênico são o **adenocarcinoma**, o **carcinoma de células escamosas** e o **carcinoma de células pequenas e grandes**
  - Os adenocarcinomas, em particular, podem se manifestar como um **nódulo pulmonar periférico solitário**
  - Na maior parte dos casos, em radiografias de tórax convencionais, os nódulos ou massas no pulmão são mais **discretos** do que a doença alveolar, visto que produzem demarcação relativamente clara entre o nódulo e o tecido pulmonar normal circundante
  - A TC pode apresentar **espiculação** ou **irregularidade** do nódulo pulmonar em si, que pode não ser aparente nas radiografias convencionais (Figura 5.14)
- Metástases para o pulmão
  - As metástases para o pulmão podem ser divididas em três categorias, dependendo do padrão de doença demonstrado no pulmão
  - As **metástases hematogênicas** chegam pela corrente sanguínea e costumam produzir dois ou mais **nódulos** nos pulmões que, quando alcançam um tamanho grande, às vezes são chamados de *metástases em bala de canhão*. Os tumores primários que classicamente produzem metástases nodulares no pulmão incluem os de **mama, colorretal, células renais, bexiga e testicular, carcinomas de cabeça e pescoço, sarcomas de tecidos moles e melanoma maligno** (Figura 5.15 A)
  - A segunda forma de disseminação do tumor é a **disseminação linfangítica**. A patogênese da disseminação linfangítica para os pulmões é um tanto controversa, mas provavelmente envolve a disseminação sanguínea para os capilares pulmonares e a invasão dos linfáticos adjacentes. Um meio alternativo de disseminação linfangítica é a obstrução dos vasos linfáticos centrais, geralmente nos hilos, com disseminação retrógrada através dos vasos linfáticos no pulmão

- Independentemente do modo de dispersão, a disseminação linfangítica para o pulmão se **assemelha ao edema pulmonar intersticial decorrente da insuficiência cardíaca congestiva**, exceto que, ao contrário da insuficiência cardíaca congestiva, tende a se **localizar em um segmento pulmonar ou envolver apenas um pulmão**
- Os achados incluem **linhas de Kerley, líquido nas cissuras e derrames pleurais** (Figura 5.15 B)

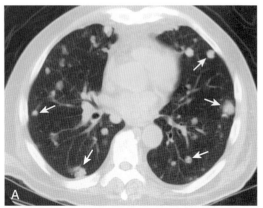
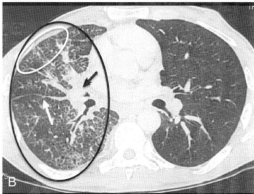
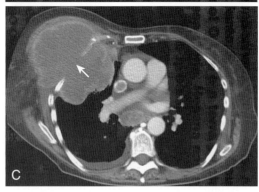

Figura 5.15 Metástases para o pulmão, tomografias computadorizadas. **A**. Múltiplos **nódulos discretos de tamanhos variados** aparecem em ambos os pulmões (*setas brancas*). O diagnóstico de exclusão é a doença metastática sempre que se encontram múltiplos nódulos nos pulmões. Neste caso, as metástases eram de um carcinoma do colo intestinal. **B**. A trama intersticial do pulmão direito é proeminente (*elipse preta*), há linhas septais espessas (*elipse branca*), líquido na cissura (*seta branca*) e linfadenopatia (*seta preta*), representando a **disseminação linfangítica de um carcinoma broncogênico**. **C**. Neste caso, o câncer de pulmão cresceu através da parede torácica (*seta branca*) e invadiu por extensão direta. A pleura geralmente serve como uma forte barreira à disseminação direta do tumor.

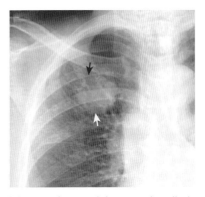

Figura 5.14 Adenocarcinoma, lobo superior direito. Observa-se massa no lobo superior direito (*seta branca*). Sua margem é ligeiramente indistinta ao longo da borda superolateral (*seta preta*). A tomografia computadorizada de tórax confirmou a presença da massa e mostrou adenopatia paratraqueal e hilar direita. A massa foi levada à biopsia e era um adenocarcinoma primário de pulmão. O adenocarcinoma do pulmão costuma manifestar-se como um nódulo periférico.

- Os tumores primários que classicamente produzem o padrão linfangítico de metástases no pulmão incluem os de **mama, pulmão, estômago, pâncreas e, raramente, o carcinoma de próstata**
- A **extensão direta** é a maneira menos comum de disseminação do tumor envolvendo os pulmões, dado que a **pleura** é surpreendentemente **resistente à disseminação da malignidade** por meio da violação direta de suas camadas. A extensão direta provavelmente produziria **massa subpleural localizada** no pulmão, frequentemente com **destruição das costelas adjacentes** (Figura 5.15 C).

Doença intersticial mista reticular e nodular (doença reticulonodular)

- Sarcoidose
    - Além da **adenopatia hilar bilateral e paratraqueal direita** característica desta doença, cerca de metade dos pacientes com sarcoidose torácica também apresentam **doença pulmonar intersticial**. A doença pulmonar intersticial é frequentemente a mistura de componentes **reticulares** e **nodulares**
    - A progressão da doença na sarcoidose tende a começar com adenopatia (**estágio I**), prosseguir para uma combinação de doença pulmonar intersticial e adenopatia (**estágio II**) e, em seguida, progredir para um estágio em que a adenopatia regride, enquanto a doença pulmonar intersticial permanece (**estágio III**)
    - A maioria dos pacientes com doença pulmonar parenquimatosa decorrente de sarcoidose terá resolução completa da doença (Figura 5.16).

Doença mista alveolar e intersticial

- Nem todas as doenças seguem a regra de produzir doença alveolar **ou** intersticial. Algumas estabelecem mistura de **ambas** ao mesmo tempo ou podem manifestar-se inicialmente como doença alveolar seguida, com o tempo, por doença intersticial. A **tuberculose** é uma dessas doenças.

Tuberculose

- Acredita-se que até um terço da população mundial tenha sido infectada pela *Mycobacterium tuberculosis* (TB). Embora a incidência de TB esteja diminuindo nos EUA, ela vem aumentando nos países em desenvolvimento. A maioria das infecções pela doença não causa sintomas, mas cerca de uma em cada 10 pessoas desenvolve tuberculose ativa.

Tuberculose pulmonar primária

- Em geral, poucos pacientes com TB primária apresentam manifestações clínicas. Os **lobos superiores** são um pouco mais afetados do que os inferiores. As manifestações clássicas incluem **pneumonia lobar** (Figura 5.17), especialmente com **adenopatia** associada, **adenopatia** unilateral **hilar ou mediastinal sem doença parenquimatosa** (mais comum em crianças) e **derrames pleurais grandes e tipicamente assintomáticos** (mais comum em adultos) (Figura 5.18). **A presença de cavitação é rara.**

Tuberculose pós-primária ("reativação da TB")

- A maioria dos casos de TB em adultos ocorre como reativação de um foco primário de infecção adquirido na infância. A infecção é limitada principalmente aos **segmentos apicais e posteriores dos lobos superiores e aos segmentos**

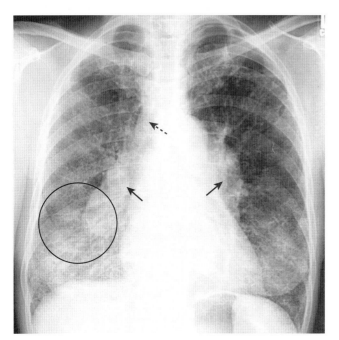

Figura 5.16 Sarcoidose. A radiografia em PA do tórax revela adenopatia hilar bilateral (*setas pretas contínuas*) e adenopatia paratraqueal direita (*seta preta tracejada*), uma distribuição clássica da adenopatia na sarcoidose. Além disso, o paciente possui doença pulmonar intersticial bilateral difusa (*círculo preto*) de natureza **reticulonodular**. Em alguns pacientes com doença nesse estágio, a adenopatia regride enquanto a doença intersticial permanece.

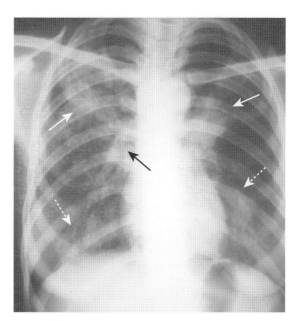

Figura 5.17 Tuberculose primária. A proeminência do hilo direito observada é causada por adenopatia (*seta preta*). A adenopatia hilar unilateral pode ser a única manifestação da infecção primária por *Mycobacterium tuberculosis*, especialmente em crianças. Quando produz pneumonia, a TB primária afeta um pouco mais os lobos superiores (*setas brancas contínuas*) do que os lobos inferiores (*setas brancas tracejadas*).

superiores dos lobos inferiores. A **necrose caseosa** e o **tubérculo** (acúmulos de macrófagos mononucleares, células gigantes de Langerhans rodeadas por linfócitos e fibroblastos) são as características patológicas da TB pós-primária
* A **cura** geralmente ocorre com **fibrose** e **retração**.

Padrões de distribuição da tuberculose pós-primária
* A **doença cavitária** do lobo superior bilateral é muito comum. A cavidade geralmente possui **paredes finas, lisas na margem interna, e não contém nível líquido** (Figura 5.19)
* Pode se manifestar como uma **pneumonia**
* A **disseminação transbrônquica** pode ocorrer de um lobo superior para o lobo inferior **oposto** ou para outro lobo em qualquer um dos pulmões (Figura 5.20)
* A **bronquiectasia** é geralmente assintomática (Figura 5.21)
* Broncoestenose por fibrose e estenose. A fibrose pode causar distorção de um brônquio e atelectasia muitos anos depois da infecção inicial, produzindo o que é chamado de **"síndrome do lobo médio"**
* Nódulos pulmonares solitários – **tuberculomas** – podem ocorrer na doença primária ou pós-primária. Essas lesões **redondas** ou **ovais** estão frequentemente associadas às sombras pequenas e discretas na vizinhança imediata da lesão, que são chamadas de lesões **satélites**
* A formação de um **derrame pleural na TB pós-primária** quase sempre significa disseminação direta da doença para a cavidade pleural e deve ser considerada um **empiema**, que impõe um **prognóstico mais grave** do que o derrame pleural da **forma primária**.

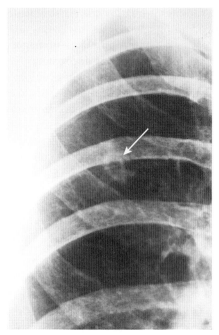

Figura 5.19 Cavidade tuberculosa pós-primária. Há uma cavidade no lobo superior de paredes finas sem nível líquido (*seta branca*). As características são compatíveis com tuberculose. Na presença de uma cavidade, a atividade é melhor excluída levando em consideração **parâmetros clínicos**. Este paciente apresentou quadro clínico de tuberculose ativa.

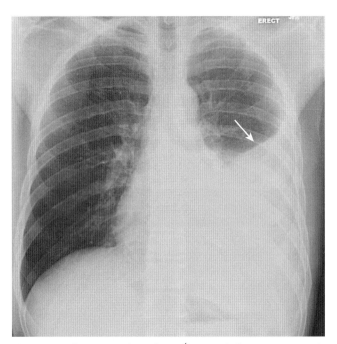

Figura 5.18 Derrame tuberculoso. É possível observar um grande derrame pleural esquerdo (*seta branca*). Derrames tuberculosos são **exsudatos** que podem ocorrer nas formas primária ou pós-primária da doença, mas são **mais comuns na forma primária**. Geralmente são **unilaterais** e têm tendência a locular (**ver Capítulo 8**). Eles podem crescer bastante, como neste caso, com o paciente ainda relativamente livre de sintomas.

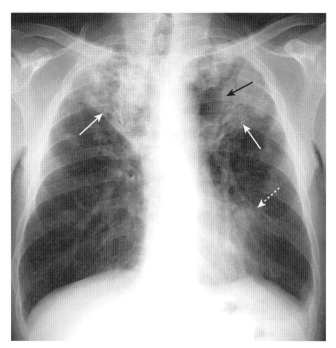

Figura 5.20 Tuberculose pós-primária com disseminação transbrônquica. Observa-se pneumonia em ambos os lobos superiores (*setas brancas contínuas*). É possível notar diversas radiolucências (cavidades) na doença alveolar em ambos os lobos superiores (especialmente, *seta preta à esquerda*). **Uma pneumonia cavitária no lobo superior é presumivelmente TB** até que se prove o contrário. Cabe destacar que há doença alveolar na língula (*seta branca tracejada*), outro achado sugestivo de TB, doença que pode se disseminar por **via transbrônquica** para o lobo inferior oposto ou para outro lobo do mesmo pulmão.

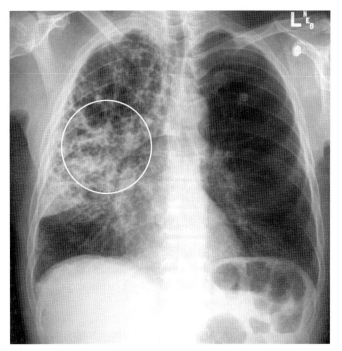

Figura 5.21 Bronquiectasia tuberculosa. A bronquiectasia secundária à tuberculose, tanto primária quanto pós-primária, é relativamente comum. Pode ocorrer como resultado de infecção endobrônquica ou fibrose adjacente (*bronquiectasia de tração*). Os segmentos apical e posterior dos lobos superiores são os locais mais comuns. Podem ser vistas várias estruturas císticas pequenas, criando uma aparência que se assemelha a um *favo de mel* (*círculo branco*).

Tuberculose miliar

- O início da tuberculose miliar é insidioso. **Febre, calafrios e sudorese noturna são comuns.** Pode levar semanas entre o momento da disseminação e o aparecimento radiográfico da doença. A TB miliar pode ocorrer como manifestação da **TB primária ou pós-primária**, embora o aparecimento clínico da TB miliar possa não acontecer por muitos anos após a infecção inicial
- Quando visíveis pela primeira vez, os nódulos miliares **medem cerca de 1 mm** e, se não forem tratados, podem crescer até 2 a 3 mm. Quando tratados, o desaparecimento radiográfico é rápido. **A TB miliar raramente, ou nunca, cicatriza com calcificações** (Figura 5.22).

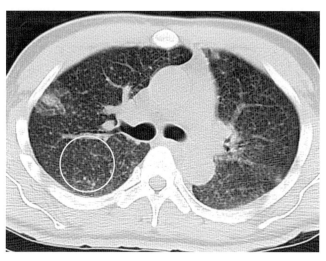

Figura 5.22 Tuberculose miliar. Observam-se múltiplos nódulos pequenos e redondos nesta TC axial do tórax em um paciente com tuberculose miliar (*círculo branco*). No início da doença, os nódulos são tão pequenos que frequentemente são difíceis de detectar nas radiografias convencionais. Quando alcançam cerca de 1 mm ou mais de tamanho, começam a se tornar visíveis. A tuberculose miliar representa a disseminação hematogênica generalizada do bacilo da tuberculose.

Pontos a serem lembrados

- A doença pulmonar parenquimatosa pode ser dividida em padrões de **espaço aéreo (alveolar)** e **intersticiais (infiltrativos)**
- Reconhecer o padrão da doença pode ajudar a chegar ao diagnóstico correto
- As características da **doença alveolar** incluem densidades com aspecto de algodão e confluentes, com margens indistintas, e que podem apresentar broncogramas aéreos
- Em geral, um **broncograma aéreo** é um sinal de doença alveolar. Ocorre quando algo diferente de ar (p. ex., exsudato inflamatório ou sangue) circunda o brônquio, possibilitando que o ar de seu interior se torne visível
- Quando dois objetos com a **mesma** densidade radiográfica estão em **contato** entre si, a borda ou margem normal entre eles desaparecerá. A perda da margem entre esses dois objetos é chamada de **sinal de silhueta**, útil em toda a radiologia para identificar a **localização** ou a **densidade radiográfica** da anormalidade em questão
- Exemplos de doenças do espaço aéreo incluem o edema pulmonar alveolar, a pneumonia e a aspiração
- As características da **doença pulmonar intersticial** incluem "partículas" ou "blocos" discretos de doença com margens distintas que ocorrem em um padrão de **linhas (reticular), pontos (nodular)** ou, muito frequentemente, uma combinação de **linhas e pontos (reticulonodular)**
- Exemplos de doença pulmonar intersticial incluem o edema pulmonar intersticial, a pneumonia intersticial, o carcinoma broncogênico, as metástases para o pulmão, a fibrose pulmonar e a sarcoidose
- A **tuberculose** é um exemplo de processo de doença que pode manifestar padrões pulmonares alveolares e intersticiais.

6

Como Reconhecer as Causas do Hemitórax Opaco

- A Sra. Smith, de 66 anos, chega ao pronto-socorro com crescente falta de ar. Esta é sua radiografia em PA de tórax (Figura 6.1). A recomendação preliminar seria realizar uma broncoscopia a fim de pesquisar **atelectasia**, uma toracocentese para investigar um grande **derrame pleural** ou um tratamento com antibióticos para uma **pneumonia** extensa?
  - Para tratá-la de maneira adequada, é necessário determinar a causa da opacificação. A resposta a essa pergunta pode ser determinada na radiografia, se o avaliador souber como abordar o problema
- As três principais causas de um hemitórax opaco (além de uma outra causa menos comum) são:
  - **Atelectasia de todo o pulmão**
  - **Um derrame pleural muito grande**
  - **Pneumonia de um pulmão inteiro**
  - E uma quarta causa:
    - Pneumectomia: remoção de um pulmão inteiro.

ATELECTASIA DE UM PULMÃO INTEIRO

- A **atelectasia de um pulmão inteiro** geralmente resulta da **obstrução completa do brônquio principal direito ou esquerdo**. Com a obstrução brônquica, o ar não consegue entrar no pulmão. O ar remanescente no pulmão é absorvido pela corrente sanguínea por meio do sistema capilar pulmonar. Isso leva à perda de volume do pulmão afetado
- Em um idoso, a atelectasia pode ser causada por uma **neoplasia obstrutiva**, como um carcinoma broncogênico. Nos mais jovens, a **asma brônquica** pode produzir **tampões mucosos** que obstruem os brônquios. Um **corpo estranho pode** ser aspirado (em crianças, o amendoim é um culpado frequente), o que também leva à obstrução brônquica. Pacientes em condição crítica também desenvolvem atelectasia por **tampões mucosos**
- Na **atelectasia obstrutiva**, embora haja perda de volume no pulmão afetado, **as pleuras visceral e parietal quase nunca se separam uma da outra**. Este é um fato importante em relação à atelectasia, e às vezes pode parecer confuso para iniciantes que tentam imaginar a **atelectasia** e o **pneumotórax** como causas de colapso de um pulmão sem entender por que a aparência radiográfica dessas duas condições é completamente diferente (Figura 6.2 e Tabela 6.1)

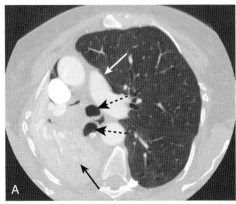

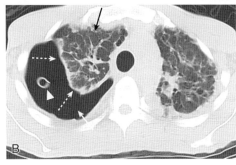

Figura 6.2 Atelectasia obstrutiva *versus* pneumotórax: duas causas diferentes de colapso pulmonar e a diferença na aparência radiográfica. **A**. Há **atelectasia** de todo o pulmão direito (*seta preta contínua*) por lesão endobrônquica obstrutiva. As **pleuras visceral e parietal permanecem em contato** entre si. Outras estruturas móveis do mediastino, como a traqueia e o brônquio principal direito (*setas pretas tracejadas*), desviam em direção à atelectasia. O pulmão esquerdo se expande e cruza a linha média (*seta branca contínua*). **B**. Este paciente possui um grande **pneumotórax** à direita. O ar (*seta branca contínua*) se interpõe entre a pleura visceral (*setas brancas tracejadas*) e a pleura parietal, fazendo com que o pulmão experimente uma atelectasia passiva (*seta preta*). Há um dreno de tórax no hemitórax direito (*ponta de seta*), que foi removido por sucção.

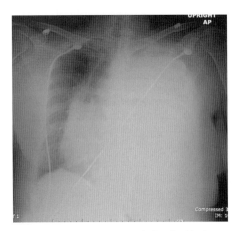

Figura 6.1 Radiografia em PA de tórax da Sra. Smith. A recomendação preliminar seria realizar uma broncoscopia a fim de pesquisar **atelectasia**, uma toracocentese para investigar um grande **derrame pleural** ou tratamento com antibióticos para uma **pneumonia** extensa? A resposta pode ser encontrada na imagem (e neste capítulo).

CAPÍTULO 6 Como Reconhecer as Causas do Hemitórax Opaco

Tabela 6.1 Pneumotórax *versus* atelectasia obstrutiva.

Característica	Pneumotórax	Atelectasia obstrutiva
Espaço pleural	O ar presente no espaço pleural **separa** a pleura visceral da parietal	As pleuras visceral e parietal **não estão separadas**
Densidade	O pneumotórax em si aparecerá "preto" (densidade do ar). O hemitórax pode parecer mais claro do que o normal	Atelectasia é a ausência de ar no pulmão. O hemitórax parecerá mais opaco ("mais branco") do que o normal
Desvio	**Não** há desvio do coração ou da traqueia **em direção** ao lado do pneumotórax	Quase **sempre** há um desvio do coração e da traqueia **em direção** ao lado da atelectasia

- Como as pleuras visceral e parietal **não se separam** na atelectasia, as estruturas móveis do tórax são "**tracionadas em direção**" ao lado da atelectasia, produzindo um *desvio* (movimento) dessas estruturas móveis do tórax em direção ao lado da opacificação
- As estruturas móveis do tórax mais visíveis são o **coração**, a **traqueia** e os **hemidiafragmas**. Na **atelectasia obstrutiva**, uma ou todas as estruturas irão **se deslocar para o lado da opacificação (para o lado da perda de volume)** (Figura 6.3)
- A Tabela 6.2 resume o movimento das estruturas móveis do tórax em pacientes com atelectasia obstrutiva.

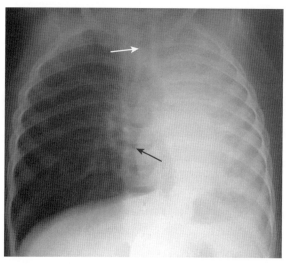

Figura 6.3 Atelectasia. A radiografia de tórax em PA apresenta opacificação de todo o hemitórax esquerdo. Há um desvio do coração para a esquerda, de modo que a borda direita não se projeta à direita da coluna vertebral. O coração se sobrepõe à coluna vertebral (*seta preta*). A traqueia (*seta branca*) desviou-se para a esquerda da linha média **em direção** ao lado da opacificação. Esses achados são característicos da perda de volume por atelectasia de todo o pulmão. A criança tinha asma brônquica. Foi realizada broncoscopia e removido um grande tampão mucoso que obstruía o brônquio principal esquerdo.

DERRAME PLEURAL MACIÇO

- Se um líquido, seja sangue, exsudato ou transudato, preencher o espaço pleural de modo a opacificar quase todo o hemitórax, o **líquido pode agir como massa** comprimindo o tecido pulmonar subjacente. Um derrame pleural comprime o pulmão abaixo dele, mas esse achado geralmente não é visível em radiografias de tórax convencionais.

> **Pontos importantes**
>
> - Quando uma quantidade suficiente de líquido pleural se acumula, o **grande derrame "empurra" as estruturas móveis**, e o coração e a traqueia **se afastam do lado da opacificação** (Figura 6.4).

- Derrames pleurais maciços costumam ser decorrentes de malignidade, na forma de um **carcinoma broncogênico** ou secundário a **metástases para a pleura** de um órgão distante. O traumatismo pode produzir um **hemotórax** e a **tuberculose** é notória por causar grandes derrames clinicamente silenciosos (ver Figura 5.18). Os derrames por **insuficiência cardíaca congestiva**, embora muito comuns, são na maioria das vezes *bilaterais* (*mas assimétricos*) e **raramente** evoluem o suficiente de modo a **ocupar um hemitórax inteiro**
- A Tabela 6.3 resume o movimento das estruturas móveis do tórax em pacientes com grande derrame pleural.

> **! Armadilhas no diagnóstico**
>
> - Às vezes, é possível existir um **equilíbrio** perfeito entre a **compressão** de um grande derrame maligno e a **perda de volume** causada por uma atelectasia obstrutiva subjacente secundária à própria malignidade
> - Em um paciente adulto com **hemitórax opaco, sem broncogramas** e **pouco ou nenhum desvio** das estruturas móveis do tórax, é importante suspeitar de **carcinoma broncogênico obstrutivo**, talvez com metástases para a pleura. Uma TC de tórax revelará as anormalidades (Figura 6.5).

Tabela 6.2 Como reconhecer um "desvio" na atelectasia/pneumectomia.

Estrutura	Posição normal	Atelectasia ou pneumectomia do lado direito	Atelectasia ou pneumectomia do lado esquerdo
Coração	Linha média	O coração se move para a direita; a borda esquerda do coração pode ficar perto do lado esquerdo da coluna vertebral	O coração se move para a esquerda; a borda direita do coração se sobrepõe à coluna vertebral
Traqueia	Linha média	Desloca-se para a direita	Desloca-se para a esquerda
Hemidiafragma	Hemidiafragma direito um pouco mais alto que o esquerdo	O hemidiafragma direito se move para cima e pode desaparecer (sinal da silhueta)	O hemidiafragma esquerdo se move para cima e pode desaparecer (sinal da silhueta)

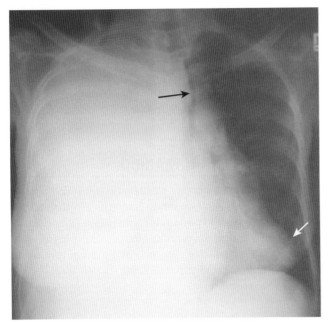

Figura 6.4 Grande derrame pleural. Há opacificação completa do hemitórax direito. A traqueia está desviada para a esquerda (*seta preta*) e o ápice do coração também está desviado para a esquerda, próximo à parede lateral do tórax (*seta branca*). Esses achados são característicos de um **grande derrame pleural** que produz um efeito de massa. Removeram-se deste paciente quase 2ℓ de líquido serossanguinolento na toracocentese. O líquido continha células malignas de um carcinoma broncogênico primário.

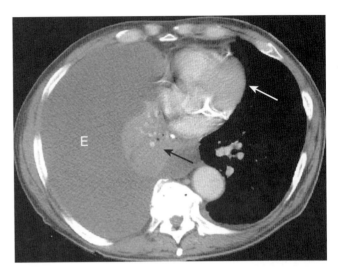

Figura 6.5 Derrame e atelectasia em equilíbrio. Há um equilíbrio entre um grande **derrame pleural** (*D*) e a **atelectasia** do pulmão direito (*seta preta*), de maneira que **não há desvio resultante significativo** das estruturas móveis em relação à linha média. O coração permanece em sua posição normal (*seta branca*). Esta combinação de achados é altamente sugestiva de malignidade broncogênica central com derrame maligno.

Tabela 6.3 Como reconhecer um "desvio" no derrame pleural.

Estrutura	Posição normal	Derrame no lado direito	Derrame no lado esquerdo
Coração	Linha média	O coração move-se à esquerda; o ápice pode estar perto da parede torácica lateral esquerda	O coração move-se à direita; a maior parte do coração se projeta à direita da coluna vertebral
Traqueia	Desloca-se em direção à linha média	Desvio à esquerda	Desvio à direita
Hemidiafragma	Hemidiafragma direito mais alto que o esquerdo	Hemidiafragma direito desaparece na radiografia de tórax (sinal da silhueta)	Hemidiafragma esquerdo desaparece na radiografia de tórax (sinal da silhueta)

PNEUMONIA DE UM PULMÃO INTEIRO

- Na pneumonia, um exsudato inflamatório preenche os espaços aéreos, e causa consolidação e opacificação do pulmão

> **Pontos importantes**
> - O hemitórax torna-se opaco porque o pulmão não contém mais ar, mas **não há tração** para o lado da pneumonia pela perda de volume, **nem compressão para o lado** da pneumonia por um grande derrame. **Não há desvio do coração nem da traqueia**

- Pode haver **broncograma aéreo** (Figura 6.6)
- A Tabela 6.4 resume o movimento das estruturas móveis do tórax em pacientes com pneumonia de todo o pulmão.

PÓS-PNEUMECTOMIA

- Pneumectomia significa a remoção de um pulmão inteiro
- Para que este procedimento seja realizado adequadamente, **a quinta ou sexta costela do lado afetado quase sempre é removida**. Na maioria dos casos, **clipes cirúrgicos metálicos serão visíveis na região do hilo** no lado pneumectomizado

Tabela 6.4 Como reconhecer um "desvio" na pneumonia.

Estrutura	Posição normal	Pneumonia no lado direito	Pneumonia no lado esquerdo
Coração	Linha média	Em geral, não há desvio do coração de sua posição normal	Em geral, não há desvio do coração de sua posição normal
Traqueia	Linha média	Linha média	Linha média
Hemidiafragma	Hemidiafragma direito mais alto que o esquerdo	Hemidiafragma direito pode desaparecer na radiografia de tórax (sinal da silhueta)	Hemidiafragma esquerdo pode desaparecer na radiografia de tórax (sinal da silhueta)

CAPÍTULO 6 Como Reconhecer as Causas do Hemitórax Opaco

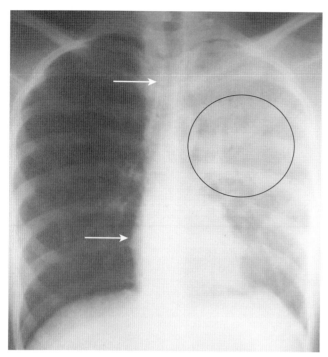

Figura 6.6 Pneumonia do lobo superior esquerdo. Há opacificação quase completa do hemitórax esquerdo, **sem desvio** do coração e um pequeno desvio da traqueia (*setas brancas*). Há broncogramas aéreos na área superior da opacificação (*círculo*). Esses achados sugerem pneumonia em vez de atelectasia ou derrame pleural. O paciente apresentava *Streptococcus pneumoniae* no escarro e melhorou rapidamente com antibióticos.

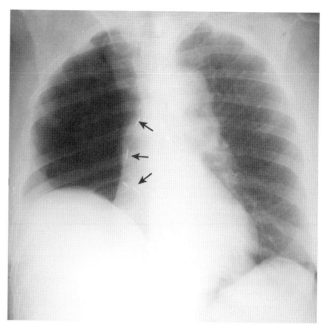

Figura 6.7 Hemitórax direito pós-pneumectomia, 1º dia de pós-operatório. Esta radiografia pós-operatória foi registrada menos de 24 horas após o paciente ter sido submetido a uma pneumectomia do lado direito por um carcinoma broncogênico. Há clipes cirúrgicos na região do hilo direito (*setas pretas*) e a quinta costela direita foi removida cirurgicamente para a realização da pneumectomia. Nas próximas semanas, o **hemitórax direito se encherá de líquido**, seguido de um desvio gradual das estruturas cardíacas e do mediastino **em direção** ao lado da pneumectomia.

- Por cerca de 24 horas após a cirurgia, há apenas ar ocupando o hemitórax do qual o pulmão foi removido (Figura 6.7)
- Ao longo das próximas 2 semanas, o hemitórax gradualmente se **enche de líquido**
- Cerca de 4 meses depois da cirurgia, o hemitórax pneumectomizado ficará **completamente opaco**
- Por fim, **forma-se um tecido fibroso no hemitórax pneumectomizado** e, na maioria dos pacientes, **todo o hemitórax fica totalmente opaco para sempre**. O coração e a traqueia desviam-se para o lado da opacificação
- O exame do tórax parece **idêntico** ao de um paciente com atelectasia de todo o pulmão. Para entender a diferença, procure a 5ª ou 6ª costela que está faltando e os clipes cirúrgicos no hilo indicando que foi realizada uma pneumectomia (Figura 6.8)
- Volte para a radiografia em PA da Sra. Smith com o hemitórax opaco, que esperou pacientemente no pronto-socorro enquanto você terminava a leitura deste capítulo
    - Agora, qual seria o procedimento com esta paciente?
    - É possível observar um desvio do coração e da traqueia afastando-se do lado da opacificação (Figura 6.9). Esse desvio é característico de um derrame pleural muito grande. Por causa da idade da paciente, 66 anos, deve-se suspeitar de malignidade subjacente
    - A Sra. Smith fez uma TC que mostrou um grande derrame e múltiplas metástases pleurais de um carcinoma broncogênico. Em seguida, foi submetida à broncoscopia e encontrou-se um carcinoma de células escamosas em seu brônquio.

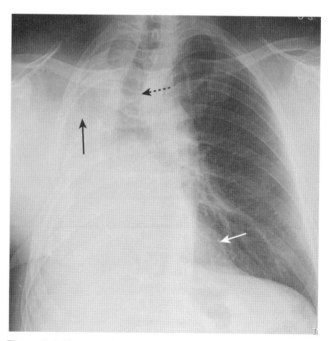

Figura 6.8 Um ano depois da pneumectomia. Há opacificação completa do hemitórax direito. A quinta costela direita (*seta preta contínua*) está ausente em razão de remoção cirúrgica. O coração (*seta branca*) e a traqueia (*seta preta tracejada*) estão desviados **para o lado da opacificação**. Esses sinais são característicos da **perda de volume**. A cirurgia foi realizada 1 ano antes por causa de um carcinoma broncogênico. O líquido que preencheu gradualmente o hemitórax direito logo após a pneumectomia provavelmente fibrosou, levando a um desvio permanente em direção ao lado pneumectomizado.

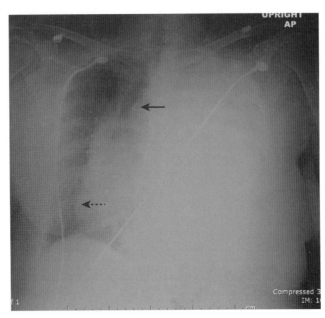

Figura 6.9 Radiografia em PA de tórax da Sra. Smith. Há opacificação de todo o hemitórax esquerdo. É possível observar também um desvio da traqueia **afastada** do lado opaco, para a direita (*seta preta contínua*), e o coração também está desviado para a direita (*seta preta tracejada*). Ambas as estruturas móveis se **afastaram** da opacificação. Esses sinais são característicos de um **derrame plural muito grande**. Em razão do tamanho e da localização unilateral à esquerda, suspeitou-se de malignidade subjacente. A toracocentese revelou células malignas de um carcinoma broncogênico do lado esquerdo.

Pontos a serem lembrados

- As possibilidades de diagnóstico para um hemitórax opaco devem incluir a atelectasia de todo o pulmão, um **derrame pleural muito grande, a pneumonia de todo o pulmão ou uma condição pós-pneumectomia**
- A traqueia, o coração e os hemidiafragmas são estruturas móveis que têm a capacidade de se mover (***desviar***) se houver algo empurrando-as ou tracionando-as
- Na **atelectasia**, há um desvio **em direção** ao lado do hemitórax opaco em razão da perda de volume no pulmão afetado
- Em um **grande derrame pleural**, há um desvio **afastando-se** da opacificação porque o grande derrame pleural pode agir como se fosse massa
- Na **pneumonia** da maior parte ou de todo o pulmão, geralmente **não há desvio**, mas pode haver broncograma aéreo
- Ocasionalmente, o desvio decorrente de um derrame maligno pode ser equilibrado pelo desvio para o lado oposto da atelectasia, causada por um carcinoma broncogênico obstrutivo subjacente, de modo que o hemitórax fica completamente opaco, mas não há desvio das estruturas em relação à linha média
- Em um paciente **pós-pneumectomia**, ao fim ocorre perda de volume no lado cujo pulmão foi removido, e as pistas para tal cirurgia podem incluir a **ausência da 5ª ou 6ª costela por remoção cirúrgica** no lado afetado ou a presença de **clipes cirúrgicos metálicos** no hilo.

Como Reconhecer uma Atelectasia

O QUE É ATELECTASIA?

- A **perda de volume de parte ou de todo o pulmão** é comum em todos os tipos de atelectasia, **geralmente levando ao aumento da densidade do pulmão envolvido**
  - O pulmão normalmente possui aparência "preta" em uma radiografia de tórax porque contém ar. Quando algo líquido ou com densidade de tecidos moles substitui o ar, ou quando o ar do pulmão é reabsorvido (como pode ocorrer na atelectasia), a aparência do pulmão se torna **mais clara (mais densa ou mais opaca)**
- Salvo indicação em contrário, as informações neste capítulo pertinentes a "atelectasia" são referentes à *atelectasia obstrutiva*. Este pode ser um bom momento para revisar a Tabela 6.1 do *Capítulo 6*, que destaca as aparências marcadamente diferentes de um grande pneumotórax *versus* atelectasia de todo o pulmão (ver Figura 6.2).

SINAIS DA ATELECTASIA

- **Desvio (deslocamento) das cissuras interlobares** (oblíquas e horizontais do pulmão direito) **em direção à** área de atelectasia

- **Aumento da densidade do pulmão afetado** (Figura 7.1)
- **Desvio (deslocamento) das estruturas móveis do tórax**. As **estruturas móveis** são aquelas capazes de se movimentar devido a mudanças no volume pulmonar. Incluem:
  - Traqueia
    - **Normalmente localizada na linha média** e centralizada nos processos espinhosos dos corpos vertebrais (também nas estruturas que ficam na linha média) em uma radiografia PA de tórax não rotacionada. Sempre há um **ligeiro desvio para a direita** de uma parte da traqueia no local do **botão aórtico que fica à esquerda**
    - Com a atelectasia, especialmente dos lobos superiores, a traqueia pode se desviar **para o lado** da perda de volume (Figura 7.2)
  - Coração
    - **Em geral, pelo menos 1 cm da borda direita do coração se projeta para a direita da coluna** em uma radiografia em PA não rotacionada
    - Na atelectasia, especialmente dos **lobos inferiores**, o coração pode deslocar-se para um lado ou outro. Quando o coração é desviado para a **esquerda**, a borda **direita** do coração se sobrepõe à coluna (Figura 7.3)

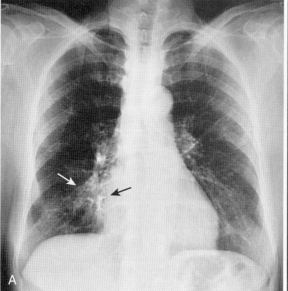 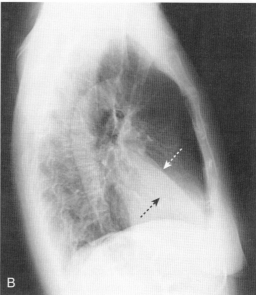

Figura 7.1 Atelectasia do lobo médio. As incidências PA (**A**) e perfil (**B**) do tórax mostram uma área de densidade aumentada (*seta branca contínua*), que encobre a borda normal do coração direito (*seta preta contínua*) com sua silhueta, indicando sua localização anterior no lobo médio. Na incidência em perfil em **B**, a cissura horizontal do pulmão direito está desviada para baixo (*seta branca tracejada*) e a cissura oblíqua está desviada um pouco para cima (*seta preta tracejada*).

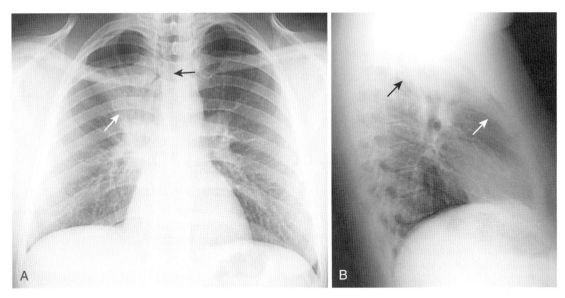

Figura 7.2 Atelectasia do lobo superior direito. Uma área em forma de leque de densidade aumentada é vista na incidência em PA em **A**, representando o lobo superior direito sem ar. A cissura horizontal do pulmão direito está desviada para cima (*seta branca*). A traqueia está desviada para a direita (*seta preta*). A incidência em perfil em **B** mostra uma densidade em formato semelhante a uma cunha, perto do ápice do pulmão. Há densidade em forma de faixa composta pelo lobo superior atelectásico (*seta preta e branca*). O paciente é uma criança com asma brônquica. A doença levou à formação de um tampão mucoso obstruindo o brônquio lobar superior direito.

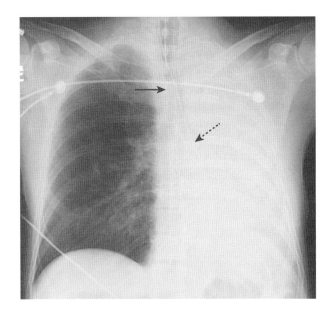

Figura 7.3 Atelectasia do pulmão esquerdo. Há opacificação completa do hemitórax esquerdo com desvio da traqueia (*seta preta contínua*) e do esôfago (marcado por um tubo nasogástrico) (*seta preta tracejada*) em direção ao lado da atelectasia. A borda direita do coração, a qual deve se projetar cerca de um centímetro à direita da coluna, foi puxada para o lado esquerdo e não está mais visível. O coração em si não é visto porque não está mais delimitado por um pulmão cheio de ar. O paciente tinha um carcinoma broncogênico obstrutivo no brônquio principal esquerdo.

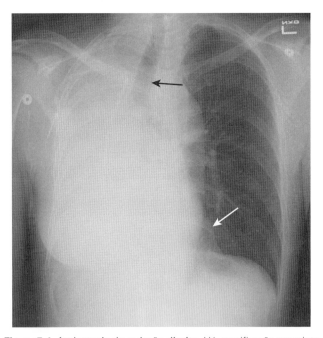

Figura 7.4 Atelectasia do pulmão direito. Há opacificação completa do hemitórax direito com desvio da traqueia (*seta preta*) para o lado da atelectasia. A borda esquerda do coração está desviada para a direita e quase se sobrepõe à coluna (*seta branca*). Esta paciente tinha metástase endobrônquica no brônquio principal direito do seu câncer de mama do lado esquerdo. Você percebeu que a mama esquerda foi removida cirurgicamente?

Quando o coração é desviado para a direita, a borda esquerda do coração se aproxima da linha média (Figura 7.4)
- **Hemidiafragma**
  * O **hemidiafragma direito é quase sempre mais alto que o esquerdo**, cerca de metade da distância entre duas costelas adjacentes. O hemidiafragma esquerdo pode ser mais alto que o direito em torno de 10% das pessoas
  * Na presença de atelectasia lobar, o hemidiafragma do lado afetado geralmente estará **tracionado para cima** (Figura 7.5)

- **Hiperinsuflação dos lobos ipsilaterais não afetados ou do pulmão contralateral**
  - Quanto maior a perda de volume e mais longa sua presença, mais o pulmão do lado **oposto** da atelectasia ou o(s) **lobo(s) não afetado(s)** do pulmão ipsilateral tentará(ão) **hiperinsuflar** para compensar a perda de volume. Esse processo pode ser especialmente perceptível na incidência em perfil por um **aumento no tamanho do espaço livre retroesternal**, e na incidência em PA pela **extensão do pulmão contralateral hiperinsuflado além da linha média** (Figura 7.6)
- Os sinais de atelectasia estão resumidos no Boxe 7.1.

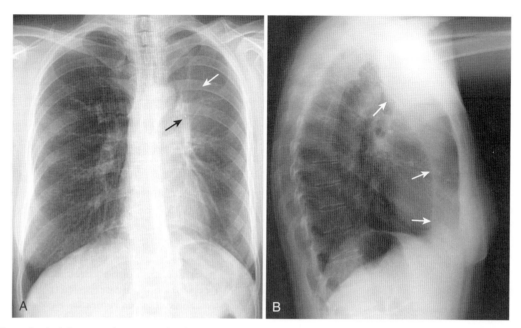

Figura 7.5 Atelectasia do lobo superior esquerdo. **A**. Na incidência em PA, é possível observar uma densidade nebulosa (*seta branca*) e massa de tecidos moles no hilo esquerdo (*seta preta*). Note como o hemidiafragma esquerdo foi tracionado para o mesmo nível que o direito. **B**. A incidência em perfil apresenta uma zona em formato de faixa de densidade aumentada (*setas brancas*) representando o lobo superior esquerdo atelectásico demarcado de maneira nítida pela cissura oblíqua, que foi tracionada anteriormente. O paciente tinha carcinoma espinocelular de brônquio superior esquerdo, que estava obstruindo o brônquio por completo.

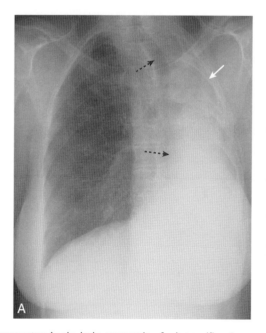
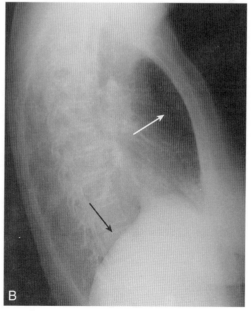

Figura 7.6 Pneumectomia do lado esquerdo. **A**. A opacificação completa do hemitórax esquerdo é mais provável ser decorrente de um fibrotórax produzido depois da remoção completa do pulmão. Há perda acentuada de volume associado ao desvio da traqueia e da silhueta cardíaca para a esquerda (*setas pretas tracejadas*). A quinta costela esquerda foi removida cirurgicamente durante a pneumectomia (*seta branca*). **B**. O pulmão direito herniou além da linha média na tentativa de "preencher" o hemitórax esquerdo, uma ação que pode ser vista pelo aumento da lucência atrás do esterno (*seta branca*). Uma vez que apenas o hemitórax direito possui um pulmão aerado remanescente, apenas o hemidiafragma direito é visível na incidência em perfil (*seta preta contínua*). O hemidiafragma esquerdo foi encoberto pelo hemitórax sem ar acima dele.

> **Boxe 7.1** Sinais da atelectasia.
> - Desvio da cissura oblíqua ou horizontal do pulmão direito[a]
> - Aumento da densidade da porção atelectásica do pulmão
> - Desvio das estruturas móveis do tórax (*i. e.*, o coração, a traqueia ou os hemidiafragmas)
> - Hiperinsuflação compensatória dos segmentos, lobos ou pulmão não afetados.
>
> [a] **Em direção** à atelectasia.

TIPOS DE ATELECTASIA

- **Atelectasia subsegmentar** (também chamada de **atelectasia discoide** ou **atelectasia em placa**) (Figura 7.7)
- A atelectasia subsegmentar produz densidades lineares de espessura variável quase sempre paralelas ao diafragma, mais comuns **nas bases pulmonares**. Não produz perda de volume suficiente para causar um desvio das estruturas móveis do tórax

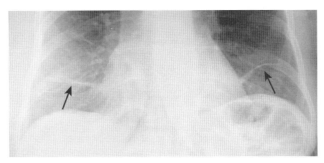

Figura 7.7 Atelectasia subsegmentar. A vista em *close* das bases pulmonares apresenta várias densidades lineares estendendo-se por todos os segmentos dos lobos inferiores, paralelas ao diafragma (*setas pretas*). Esta é uma aparição característica da atelectasia subsegmentar, às vezes também chamada de *atelectasia discoide* ou *atelectasia em placa*. O paciente estava no pós-operatório de cirurgia abdominal e não conseguia respirar profundamente. A atelectasia desapareceu alguns dias depois da cirurgia.

- Ocorre **sobretudo em pacientes que estão "imobilizados"** (ou seja, pacientes que não conseguem respirar profundamente), como **em pós-operatório** ou com **dor torácica pleurítica**
    - **A atelectasia subsegmentar não é causada por obstrução brônquica**. É mais provável que esteja relacionada com a **desativação do surfactante**, que leva ao colapso dos espaços aéreos em uma distribuição não segmentar ou não lobar

> **! Armadilhas no diagnóstico**
> - Em um exame único, sem exames prévios para comparação, a atelectasia subsegmentar e a **cicatriz linear crônica podem parecer idênticas**. A atelectasia subsegmentar **quase sempre desaparece em questão de dias** com a retomada da respiração normal e profunda, enquanto a **cicatriz permanece**.

- **Atelectasia compressiva**
    - A perda de volume devido à **compressão passiva do pulmão** pode ser causada por
        - Esforço inspiratório insatisfatório em que há atelectasia passiva nas bases do pulmão (Figura 7.8 A)
        - **Grande derrame pleural**, **grande pneumotórax** ou **lesão ocupadora de espaço** (p. ex., uma grande massa no pulmão) (Figura 7.8 B)

> **! Armadilhas no diagnóstico**
> - Quando causada por um esforço inspiratório insuficiente, a atelectasia passiva pode **mimetizar** uma doença **alveolar** nas bases. Suspeite de atelectasia compressiva se a inspiração máxima realizada pelo paciente foi suficiente para evidenciar **menos de oito costelas posteriores** na radiografia. Verifique a incidência em perfil para confirmar a presença de doença do espaço aéreo na base pulmonar.

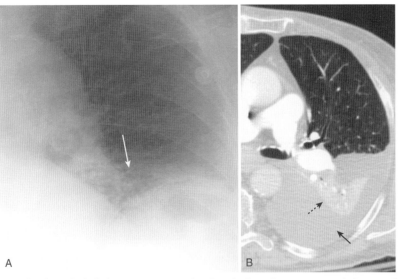

Figura 7.8 Atelectasia compressiva (passiva). A. A compressão passiva do pulmão pode ocorrer a partir de um esforço inspiratório insuficiente e se manifesta como aumento da densidade nas bases pulmonares (*seta branca*) ou secundária a um grande derrame pleural ou pneumotórax. **B.** A TC axial do tórax mostrando apenas o hemitórax esquerdo evidencia um grande derrame pleural à esquerda (*seta preta contínua*). O lobo inferior esquerdo (*seta preta tracejada*) é atelectásico, comprimido pelo líquido pleural que o circunda.

- Quando causada por um grande derrame ou pneumotórax, a perda de volume associada à atelectasia compressiva pode **equilibrar** o volume aumentado produzido por líquido (como no derrame pleural) ou ar (como no pneumotórax). Em um paciente adulto com **hemitórax opaco, sem broncograma aéreo** e com **pouco ou nenhum desvio das estruturas móveis do tórax**, é importante **suspeitar de um carcinoma broncogênico obstrutivo**, talvez com metástases para a pleura (Figura 7.9)
- **Atelectasia redonda**
  - Esse tipo de atelectasia compressiva geralmente é **observada na periferia da base pulmonar** e se desenvolve a partir de uma combinação de doença pleural prévia (p. ex., exposição ao amianto ou tuberculose) **e a formação de um derrame pleural que produz atelectasia compressiva adjacente**

> **! Armadilhas no diagnóstico**
>
> - Quando o derrame pleural retrocede, a doença pleural subjacente faz com que uma parte do **pulmão atelectásico fique "aprisionada"**. Esse processo **produz uma lesão em formato de massa** que pode ser confundida com um tumor.

- Na TC do tórax, a trama broncovascular se estende da **atelectasia redonda** de volta para o hilo de maneira característica, produzindo uma aparência semelhante a uma *cauda de cometa* (Figura 7.10)

- **Atelectasia obstrutiva** (ver Figura 7.3)
  - A atelectasia obstrutiva está associada à **reabsorção de ar dos alvéolos**, por meio do leito capilar pulmonar, **distal a uma lesão obstrutiva** da árvore brônquica
  - A velocidade na qual o ar é absorvido e o pulmão colapsa depende do teor de gás quando o brônquio é ocluído. Leva cerca de **18 a 24 horas para um pulmão inteiro colapsar** com o paciente respirando ar ambiente, mas **menos de uma hora** com o paciente inalando oxigênio próximo de 100%
  - O **segmento, lobo ou pulmão afetado colapsa** e se torna mais opaco (mais claro) porque não contém ar. O **colapso leva à perda de volume** no segmento, lobo ou pulmão afetado. Como as pleuras visceral e parietal invariavelmente permanecem em contato entre si à medida que o pulmão perde volume, há uma *tração* das **estruturas móveis do tórax em direção à área de atelectasia**
- Os tipos de atelectasia estão resumidos na Tabela 7.1.

Padrões de colapso na atelectasia lobar

- A atelectasia obstrutiva produz consistentes **padrões reconhecíveis de colapso**, dependendo da localização do segmento ou lobo atelectásico e do grau em que fatores como fluxo de ar colateral entre os lobos e pneumonia obstrutiva possibilitam que o lobo afetado colapse
- Em geral, os lobos colapsam em uma configuração **em leque**, com a **base** do triângulo em leque ancorado na superfície pleural e **a ponta do triângulo ancorado no hilo**
- Outros lobos não afetados experimentarão hiperinsuflação compensatória na tentativa de "preencher" o hemitórax afetado. Essa hiperinsuflação pode limitar a quantidade de desvio das estruturas móveis do tórax

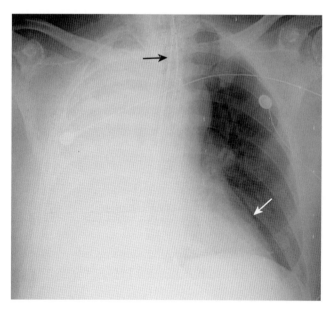

Figura 7.9 Atelectasia e derrame em equilíbrio, uma combinação alarmante. É possível observar opacificação completa do hemitórax direito. Não há broncogramas aéreos que apontem pneumonia, nem qualquer desvio da traqueia (*seta preta*) ou do coração (*seta branca*). A ausência de qualquer desvio sugere possibilidade de **atelectasia e derrame pleural** em equilíbrio, uma combinação que deve levantar suspeita de um carcinoma broncogênico central (produzindo atelectasia obstrutiva) com metástases (produzindo um grande derrame pleural).

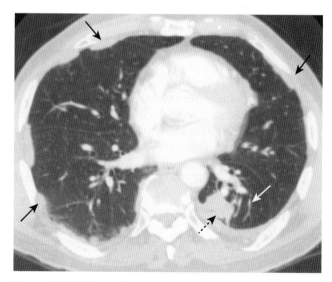

Figura 7.10 Atelectasia redonda, lobo inferior esquerdo. É possível observar uma densidade em forma de massa no lobo inferior esquerdo (*seta preta tracejada*). O paciente possui doença pleural subjacente na forma de placas pleurais por exposição ao amianto (*setas pretas contínuas*). Há trama broncovascular em formato de **cauda de cometa** emanando da "massa", estendendo-se de volta ao hilo (*seta branca*). Essa combinação de achados é característica da atelectasia redonda e não deve ser confundida com um tumor.

Tabela 7.1 Tipos de atelectasia.		
Tipo	**Associada à**	**Observações**
Atelectasia subsegmentar	Imobilização, especialmente em pacientes em pós-operatório ou com dor torácica pleurítica	Pode estar relacionada com a desativação do surfactante. Em geral, não leva à perda de volume e desaparece em dias
Atelectasia compressiva	Compressão externa passiva do pulmão por inspiração insuficiente, pneumotórax ou derrame pleural	A perda de volume da atelectasia compressiva pode equilibrar o aumento de volume do derrame ou pneumotórax resultando em nenhum desvio. A *atelectasia redonda* é um tipo de atelectasia compressiva
Atelectasia obstrutiva	Obstrução de um brônquio por malignidade ou tampão mucoso	As pleuras visceral e parietal mantêm contato entre si. As estruturas móveis do tórax são tracionadas em direção à atelectasia

> **! Armadilhas no diagnóstico**
>
> • Quanto **mais atelectásico um lobo ou segmento** (*i. e.*, quanto menor seu volume), **menos visível ele se apresenta na radiografia de tórax**. Esse fator pode levar à falsa suposição de que houve melhora quando, na verdade, a atelectasia está pior. Esse equívoco geralmente pode ser resolvido com uma análise cuidadosa do estudo para verificar o grau de desvio das cissuras interlobares ou hemidiafragmas ou com uma TC de tórax.

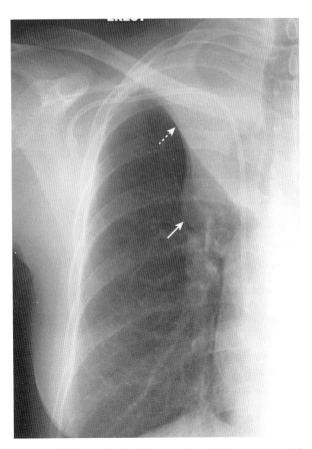

Figura 7.11 Atelectasia do lobo superior direito e massa hilar: *sinal S de Golden*. Massa de tecidos moles no hilo direito (*seta branca contínua*) causa opacificação do lobo superior direito por atelectasia. A cissura horizontal do pulmão direito está deslocada para cima em direção à área de densidade aumentada (*seta branca tracejada*), indicando perda de volume do lobo superior direito. A forma da borda curva composta pela massa e a cissura horizontal do pulmão direito elevada produzem o chamado sinal S de Golden invertido. A paciente tinha um grande carcinoma de células escamosas obstruindo o brônquio lobar superior direito.

- **Atelectasia do lobo superior direito** (ver Figura 7.2)
    - Na radiografia em PA
        + Há desvio **para cima** da cissura horizontal do pulmão direito
        + Há desvio **para a direita** da traqueia
    - Na radiografia em perfil
        + Há desvio **para cima** da **cissura horizontal do pulmão direito** e **para a frente** da **cissura oblíqua**
    - Se houver massa grande o suficiente no hilo direito produzindo atelectasia no lobo superior direito, a combinação entre a **massa hilar** e o **desvio para cima da cissura horizontal do pulmão direito** produz uma aparência característica na radiografia em PA, chamada de *sinal S de Golden* (Figura 7.11)
- **Atelectasia do lobo superior esquerdo** (ver Figura 7.5)
    - Na radiografia em PA
        + Há uma área nebulosa de densidade aumentada ao redor do hilo esquerdo
        + Há desvio **para a esquerda** da **traqueia**
        + Pode haver elevação com "**formação de tenda**" (**pico**) do **hemidiafragma esquerdo**
        + A **hiperinsuflação** compensatória do **lobo inferior** pode fazer com que o segmento superior do lobo inferior esquerdo se estenda até o ápice do tórax no lado afetado
    - Na radiografia em perfil
        + Há desvio **para frente** da **cissura oblíqua**, e o lobo superior opaco forma uma faixa de densidade aumentada que corre quase paralela ao esterno
- **Atelectasia de qualquer lobo inferior** (Figura 7.12 A e B)
    - Na radiografia em PA
        + Os lobos inferiores direito e esquerdo colapsam formando uma **densidade triangular** que se estende da ponta no hilo até a base na porção medial do hemidiafragma afetado
        + Há **elevação** do **hemidiafragma** no lado afetado
        + O coração pode se deslocar **para o lado** da perda de volume
        + Há desvio **para baixo** da **cissura oblíqua** (Figura 7.12 C)
    - Na radiografia em perfil
        + Há desvio **para baixo** e **posterior** da **cissura oblíqua** até que o lobo inferior colapsado por inteiro forme uma pequena densidade triangular no seio costofrênico posterior (Figura 7.12 B)

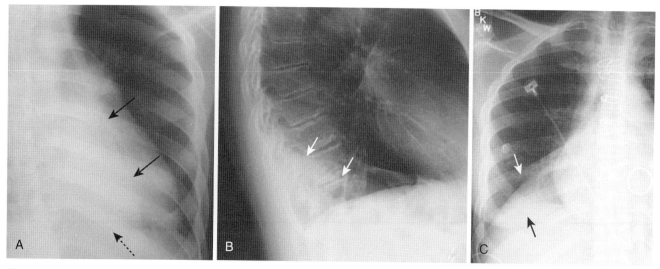

Figura 7.12 Atelectasia do lobo inferior esquerdo e lobo inferior direito. **A.** Uma área em formato de leque e de grande densidade aumentada atrás do coração é demarcada pela cissura oblíqua desviada medialmente (*setas pretas contínuas*) de maneira nítida, representando a aparência característica da atelectasia do lobo inferior esquerdo. A porção medial do hemidiafragma esquerdo foi encoberta pelo lobo sem ar acima dele (*seta preta tracejada*). **B.** Na incidência em perfil, a cissura oblíqua (*setas brancas*) está desviada posteriormente. A pequena densidade triangular no seio costofrênico posterior está na localização característica da atelectasia do lobo inferior esquerdo quando observada na lateral. **C.** Em um outro paciente, é possível observar uma densidade triangular em formato de leque no lobo inferior direito, limitada superiormente pela cissura oblíqua (*seta branca*). Observe como o lobo inferior não aerado encobre o hemidiafragma direito (*seta preta*).

> **Pontos importantes**
>
> - **No paciente em estado crítico, a atelectasia ocorre com mais frequência no lobo inferior esquerdo**
> - Sempre verifique a visibilidade do hemidiafragma esquerdo para se certificar de que seja possível visualizar toda a sua extensão através da sombra do coração, dado que a atelectasia do lobo inferior esquerdo se manifestará pelo encobrimento de todo ou parte do hemidiafragma esquerdo (ver Figura 7.12 A).

- **Atelectasia do lobo médio** (ver Figura 7.1)
    - Na radiografia em PA
        - Há densidade triangular com a base encobrindo a borda direita do coração e a ponta em direção à parede lateral do tórax
        - A cissura horizontal do pulmão direito está desviada para baixo
    - Na radiografia em perfil
        - Há densidade triangular com a base direcionada anteriormente e a ponta no hilo
        - A cissura horizontal do pulmão direito pode estar desviada inferiormente e a cissura oblíqua superiormente
- **Tubo endotraqueal muito baixo** (Figura 7.13)
    - Se a ponta de um tubo endotraqueal entrar no brônquio lobar inferior direito, apenas o lobo inferior direito será aerado e permanecerá expandido. Em pouco tempo, **todo o pulmão esquerdo** desenvolverá atelectasia, e às vezes também os lobos superior e médio direito
    - Uma vez que a ponta do tubo endotraqueal seja elevada acima da carina, a atelectasia costuma a desaparecer rapidamente
- **Atelectasia de todo o pulmão** (ver Figuras 7.3 e 7.4)
    - Na radiografia em PA
        - Há **opacificação do pulmão atelectásico** devido à perda de ar
        - O **hemidiafragma** do lado da atelectasia ficará **encoberto** pelo pulmão não aerado acima dele
        - Há **desvio** de todas as estruturas móveis do tórax **em direção** ao lado do pulmão atelectásico
    - Na radiografia em perfil
        - O **hemidiafragma ao lado da atelectasia será encoberto pelo pulmão não aerado acima dele**. Observe com atenção e verá **apenas um hemidiafragma** na imagem em incidência em perfil, em vez de dois.

COMO A ATELECTASIA SE RESOLVE

- Dependendo da rapidez na qual o segmento, o lobo ou o pulmão se tornou atelectásico, a atelectasia tem capacidade de **se resolver em horas ou perdurar por muitos dias depois da remoção da obstrução**
- A atelectasia lobar ou de pulmão total de resolução lenta pode manifestar áreas irregulares de doença alveolar cercadas por zonas crescentes de pulmão aerado até que a atelectasia desapareça completamente
- As causas mais comuns de atelectasia obstrutiva estão resumidas na Tabela 7.2.

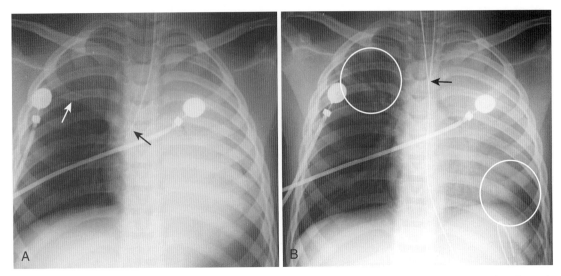

Figura 7.13 Atelectasia do lobo superior direito e pulmão esquerdo por um tubo endotraqueal. **A**. A ponta do tubo endotraqueal se estende acima da carina até o brônquio intermediário (*seta preta*), que areja apenas os lobos médio e inferior direito. O lobo superior direito e todo o pulmão esquerdo estão opacos devido à atelectasia. A cissura horizontal do pulmão direito está elevada (*seta branca*). **B**. Uma hora depois, a ponta do tubo endotraqueal foi retraída acima da carina (*seta preta*) e o lobo superior direito e uma porção do lobo inferior esquerdo estão novamente aerados (*círculos brancos*).

Tabela 7.2 Causas mais comuns de atelectasia obstrutiva.

Causa	Observações
Tumores	Inclui o carcinoma broncogênico (especialmente de células escamosas), metástases endobrônquicas e tumores carcinoides
Tampão mucoso	Especialmente em pacientes acamados, em pós-operatório, com asma brônquica ou com fibrose cística
Aspiração de corpo estranho	Principalmente amendoins e brinquedos, ou depois de uma intubação traumática
Estenose brônquica	Como em cicatrizes causadas por tuberculose

Pontos a serem lembrados

- A **perda de volume** é comum a todos os tipos de atelectasia, mas a aparência radiográfica será diferente dependendo do **tipo** de atelectasia
- Os três tipos de atelectasia mais observados são a atelectasia subsegmentar (também conhecida como **atelectasia discoide** ou **em placa**), a atelectasia compressiva ou passiva e a atelectasia obstrutiva
- A **atelectasia subsegmentar** ocorre com frequência em pacientes que não respiram profundamente (imobilização) e produz densidades lineares, geralmente nas bases pulmonares
- A **atelectasia compressiva** ocorre passivamente quando o pulmão é colapsado por uma inspiração deficiente (nas bases) ou por um grande derrame pleural ou pneumotórax adjacente. Quando a anormalidade subjacente é removida, o pulmão costuma se expandir
- A **atelectasia redonda** é um tipo de atelectasia passiva na qual o pulmão não se expande novamente quando um derrame pleural retrocede, geralmente devido à uma doença pleural preexistente. A atelectasia redonda pode mimetizar uma lesão em forma de massa nas radiografias de tórax, imitando um tumor
- A **atelectasia obstrutiva** ocorre distal a uma lesão de oclusão da árvore brônquica por causa da reabsorção do ar dos espaços aéreos distais por meio do leito capilar pulmonar
- A atelectasia obstrutiva produz **padrões** de colapso consistentes e reconhecíveis com base nas suposições de que as pleuras visceral e parietal invariavelmente permanecem em contato entre si e cada lobo pulmonar está ancorado no hilo ou próximo dele
- Os **sinais de atelectasia obstrutiva** incluem desvio das cissuras, aumento da densidade do pulmão afetado, desvio das estruturas móveis do tórax em direção à atelectasia e hiperinsuflação compensatória do pulmão ipsilateral ou contralateral não afetado
- A atelectasia costuma se resolver rapidamente se ocorrer de maneira aguda. Quanto mais crônico o processo, mais tempo será necessário para resolvê-lo

8

Como Reconhecer um Derrame Pleural

ANATOMIA E FISIOLOGIA NORMAL DO ESPAÇO PLEURAL

- **Anatomia normal**
  - A **pleura parietal reveste o interior da caixa torácica** e a **pleura visceral adere à superfície do parênquima pulmonar**, inclusive sua interface com o mediastino e o diafragma (**ver Capítulo 3**)
  - Os **envoltórios da pleura visceral formam as cissuras interlobares** – a **oblíqua** e a **horizontal** do pulmão direito à direita e somente a cissura oblíqua à esquerda. O espaço entre as pleuras visceral e parietal (*i. e.*, o **espaço pleural**) é um **espaço potencial** que normalmente contém cerca de **2 a 5 mℓ de líquido pleural**
- **Fisiologia normal**
  - Em condições normais, diversas centenas de mililitros de líquido pleural são produzidos e reabsorvidos por dia. O líquido é **produzido principalmente na pleura parietal** a partir do leito capilar pulmonar e é **reabsorvido tanto pela pleura visceral quanto pela drenagem linfática através da pleura parietal.**

MODALIDADES PARA DETECÇÃO DE DERRAMES PLEURAIS

- A **radiografia convencional** geralmente é a primeira etapa na detecção de um derrame pleural. Outras modalidades utilizadas incluem a **tomografia computadorizada (TC)** e a **ultrassonografia (US).** Ambas são sensíveis para detectar pequenos volumes de líquido. A tomografia computadorizada é melhor na avaliação da doença subjacente ao derrame e na opacificação completa do hemitórax por derrame. A ultrassonografia pode ser especialmente útil para orientar uma intervenção para remover o líquido pleural. As aparências fundamentais do derrame pleural são semelhantes, independentemente da modalidade de exame.

CAUSAS DO DERRAME PLEURAL (TABELA 8.1)

- O líquido se acumula no espaço pleural quando a taxa de **formação** excede a taxa de **eliminação** do líquido
  - A **taxa de formação** pode aumentar por
    - **Aumento da pressão hidrostática**, como na insuficiência cardíaca esquerda
    - **Diminuição da pressão coloidosmótica**, como na hipoproteinemia
    - **Aumento da permeabilidade capilar**, como pode ocorrer na ruptura tóxica da membrana capilar na pneumonia ou em reações de hipersensibilidade

Tabela 8.1 Algumas causas de derrames pleurais.

Causa	Exemplos
Excesso de formação de líquido	Insuficiência cardíaca congestiva Hipoproteinemia Derrames parapneumônicos Reações de hipersensibilidade
Diminuição da reabsorção de líquido	Bloqueio linfangítico por tumor Pressão venosa central elevada Pressão intrapleural diminuída
Transporte da cavidade peritoneal	Ascite

  - A **taxa de reabsorção** pode **diminuir** por
    - **Absorção reduzida** de líquido **pelos vasos linfáticos, seja por bloqueio linfangítico por tumor ou por aumento da pressão venosa**, que minimiza a taxa de transporte de líquido pelo ducto torácico
    - **Diminuição da pressão no espaço pleural**, como na atelectasia pulmonar decorrente de obstrução brônquica
- Os derrames pleurais também podem ser formados quando há **transporte de líquido peritoneal a partir da cavidade abdominal** através do diafragma ou via vasos linfáticos a partir de um processo subdiafragmático.

TIPOS DE DERRAMES PLEURAIS

- Os derrames pleurais são divididos em **exsudatos** ou **transudatos**, dependendo do **teor proteico** e das **concentrações de LDH (lactato desidrogenase)**
- Os **transudatos** tendem a se formar quando há **aumento da pressão hidrostática capilar ou diminuição da pressão osmótica.** As causas incluem:
  - A **insuficiência cardíaca congestiva**, sobretudo a insuficiência cardíaca esquerda, uma vez que é a causa mais comum de derrame pleural transudativo
  - **Hipoalbuminemia**
  - **Cirrose**
  - **Síndrome nefrótica**
- **Exsudatos** tendem a ser decorrentes de inflamação
  - **A causa mais comum de derrame pleural exsudativo é a malignidade**
  - Um **empiema** é um exsudato contendo pus
  - Em um **hemotórax**, o líquido possui um hematócrito superior a 50% do hematócrito sanguíneo
  - Um **quilotórax** contém triglicerídeos ou colesterol aumentados.

ESPECIFICIDADE LATERAL DE DERRAMES PLEURAIS

- Determinadas doenças costumam a produzir derrames pleurais bilaterais, contudo, algumas são frequentemente unilaterais
- Doenças que geralmente produzem **derrames bilaterais**:
  - A **insuficiência cardíaca congestiva** costuma produzir aproximadamente os mesmos volumes de líquido em ambos os hemitórax, às vezes um pouco mais no lado direito do que no esquerdo. Em caso de diferença **acentuada** no volume de líquido entre os hemitórax, suspeite de um **derrame parapneumônico** ou malignidade no lado com o maior volume de líquido
  - O **lúpus eritematoso sistêmico** normalmente produz derrames bilaterais mas, quando unilateral, geralmente ocorre no **lado esquerdo**
- Doenças que podem produzir **derrames em ambos os lados (mas geralmente são unilaterais)**:
  - **Tuberculose** e outros derrames exsudativos associados a agentes infecciosos, incluindo vírus
  - **Doença tromboembólica pulmonar**
  - **Traumatismo**
- Doenças que geralmente produzem apenas **derrames do lado esquerdo**:
  - **Pancreatite**
  - **Obstrução do duto torácico distal**
  - **Síndrome de Dressler** (Boxe 8.1, Figura 8.1)

> **Boxe 8.1** Síndrome de Dressler.
>
> - Também conhecida como *síndrome pós-pericardiotomia/pós-infarto* agudo do miocárdio
> - Geralmente ocorre de 2 a 3 semanas depois de um infarto agudo do miocárdio transmural, causando febre, dor torácica, derrame pleural esquerdo, derrame pericárdico e doença irregular do espaço aéreo na base do pulmão esquerdo
> - Associada a dor torácica e febre, geralmente responde à presença de ácido acetilsalicílico em altas doses ou esteroides.

- Doenças que geralmente produzem apenas **derrames do lado direito**:
  - **Doenças abdominais relacionadas com o fígado ou ovários.** Alguns tumores ovarianos podem estar associados a derrame pleural à direita e ascite *(síndrome de Meigs)*
  - **Artrite reumatoide**, que pode produzir um derrame que permanece inalterado por anos
  - **Obstrução do ducto torácico proximal**.

COMO RECONHECER AS DIFERENTES APARÊNCIAS DOS DERRAMES PLEURAIS

- As forças que influenciam o aparecimento do líquido pleural em uma radiografia de tórax dependem da **posição** do paciente, da força da **gravidade**, do **volume** de líquido e do grau de **retração elástica** do pulmão. As descrições a seguir, salvo indicação contrária, presumem que o paciente esteja na posição ortostática.

Derrames subpulmonares

- Acredita-se que **quase todos os derrames pleurais se acumulem primeiro em uma localização subpulmonar abaixo do pulmão**, entre a pleura parietal que reveste a superfície superior do diafragma e a pleura visceral que reveste o lobo inferior
- Caso o derrame permaneça localizado inteiramente subpulmonar, pode ser difícil detectá-lo nas radiografias convencionais, exceto por alterações de contorno que parecem ser o hemidiafragma, mas na verdade são a interface entre o líquido pleural e o pulmão
- As diferentes aparências dos derrames subpulmonares estão resumidas na Tabela 8.2.

> **Pontos importantes**
>
> - Subpulmonar não significa loculado
> - **A maior parte dos derrames subpulmonares flui livremente** conforme o paciente muda de posição.

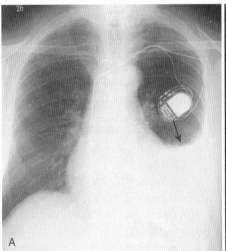
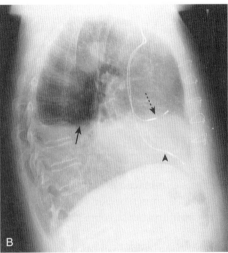

Figura 8.1 Síndrome de Dressler (síndrome pós-pericardiotomia/pós-infarto agudo do miocárdio). **A**. É possível observar um derrame pleural esquerdo (*setas pretas contínuas* em **A** e **B**). Este paciente havia sido submetido à cirurgia de revascularização do miocárdio algumas semanas antes. O paciente está com marca-passo duplo eletrodo posicionado e, na incidência em perfil (**B**), os eletrodos são visualizados na região do átrio direito (*seta preta tracejada*) e ventrículo direito (*ponta de seta*).

CAPÍTULO 8 Como Reconhecer um Derrame Pleural

Tabela 8.2 Como reconhecer um derrame subpulmonar.

Achados do lado direito (Figura 8.2)		Achados do lado esquerdo (Figura 8.3)	
PA	Perfil	PA	Perfil
O ponto mais alto do **hemidiafragma aparente**[a] está desviado mais para lateral do que o ponto mais alto de um hemidiafragma normal (que geralmente está no meio) Mais difícil de reconhecer do que derrames subpulmonares do lado esquerdo, dado que o fígado abaixo possui a mesma densidade que o líquido pleural acima dele	Posteriormente, o **hemidiafragma aparente**[a] possui um arco curvo, mas quando encontra a junção com a cissura oblíqua, assume uma borda plana que desce abruptamente para a parede torácica anterior	Aumento da distância entre a bolha do estômago e o **hemidiafragma esquerdo aparente**[a] (em condições normais, o topo da bolha do estômago deve estar a apenas de cerca de 1 cm da base do lobo inferior esquerdo aerado) O ponto mais alto do hemidiafragma aparente[a] está desviado mais para lateral do que o ponto mais alto de um hemidiafragma normal	Posteriormente, o **hemidiafragma aparente**[a] possui um arco curvo, mas ao encontrar a junção com a cissura oblíqua, assume uma borda plana que desce abruptamente até a parede torácica anterior

[a] ***Hemidiafragma aparente*** é o termo usado porque a sombra projetada é, na verdade, da interface entre o **líquido subpulmonar** e o pulmão. O **hemidiafragma real não é visível**, visto que está encoberto pelos tecidos moles no abdome abaixo dele e o líquido pleural acima dele.

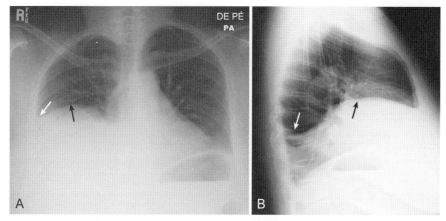

Figura 8.2 Derrame subpulmonar no lado direito. **A**. Na incidência em PA, o *hemidiafragma direito aparente* parece estar elevado (*seta preta*). A borda para a qual a *seta* aponta representa a interface entre o derrame e a base do pulmão, não o hemidiafragma que se tornou invisível pelo líquido pleural que se acumulou acima dele. Então surge o termo "hemidiafragma aparente". Há velamento do seio costofrênico direito (*seta branca*). **B**. Na incidência em perfil, há velamento do seio costofrênico posterior (*seta branca*). O hemidiafragma aparente é arredondado posteriormente, contudo, caracteristicamente, possui um contorno anterior mais plano, pois o derrame faz interface com a cissura oblíqua no lado esquerdo (*seta preta*).

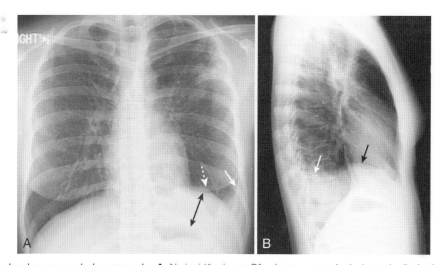

Figura 8.3 Derrame subpulmonar no lado esquerdo. **A**. Na incidência em PA, observa-se mais de 1 cm de distância entre o ar no estômago e o hemidiafragma esquerdo aparente (*seta dupla preta*). A *seta branca tracejada* representa a borda entre o pulmão aerado e o derrame. O hemidiafragma real não é visível. Há velamento do seio costofrênico (*seta branca contínua*) em ambas as incidências. **B**. Na incidência em perfil, o hemidiafragma aparente é arredondado posteriormente, mas, em seguida, achatado anteriormente à medida que o derrame faz interface com a cissura oblíqua (*seta preta*).

Velamento dos seios costofrênicos

- À medida que o derrame subpulmonar aumenta em volume, ele primeiro preenche e, assim, **vela** o **seio costofrênico posterior,** visível na incidência em perfil do tórax. Isso ocorre com aproximadamente **75 mℓ de líquido** (Figura 8.4)
- **Quando o derrame alcança um volume de cerca de 300 mℓ, vela o seio costofrênico lateral,** visível na radiografia de tórax em PA (Figura 8.5).

> **! Armadilhas no diagnóstico**
>
> - O **espessamento pleural** ocasionado pela **fibrose** também pode produzir opacificação do seio costofrênico. Uma pista útil é que a cicatriz às vezes produz uma característica **aparência de pista de esqui**, ao contrário da aparência meniscoide de um derrame pleural (Figura 8.6). Cabe destacar que o espessamento pleural não muda de localização conforme o posicionamento do paciente, como acontece na maior parte dos derrames.

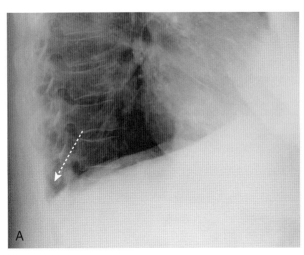
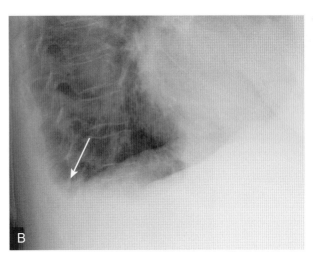

Figura 8.4 Seios costofrênicos posteriores normal e velado, incidência em perfil. Quando aproximadamente 75 mℓ de líquido se acumulam no espaço pleural, o líquido normalmente sobe de nível no tórax e vela primeiro o seio costofrênico posterior. **A**. Seio costofrênico posterior normal, em ângulo agudo (*seta tracejada*). **B**. Alguns meses depois, durante um episódio de insuficiência cardíaca congestiva, o mesmo paciente apresentou pequenos derrames pleurais bilaterais, conforme demonstrado pelo velamento dos seios costofrênicos (*seta contínua*).

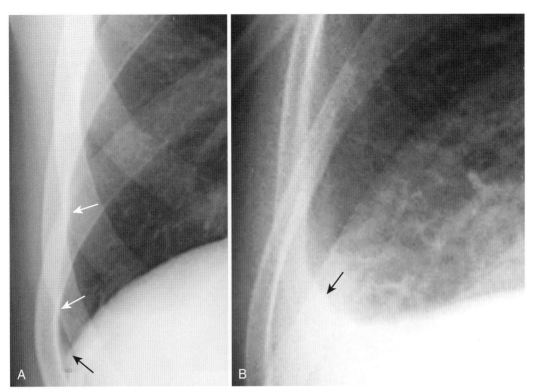

Figura 8.5 Seio costofrênico lateral direito normal e velado. **A**. O hemidiafragma geralmente forma um ângulo nítido e agudo com a parede torácica lateral na incidência em PA, produzindo o seio costofrênico lateral (*seta preta*). Observe como o pulmão aerado normalmente se estende até a margem interna de cada uma das costelas (*setas brancas*). **B**. Quando o derrame alcança um volume de cerca de 300 mℓ, o seio costofrênico lateral perde sua angulação aguda e fica **velado** (*seta preta*).

CAPÍTULO 8 Como Reconhecer um Derrame Pleural

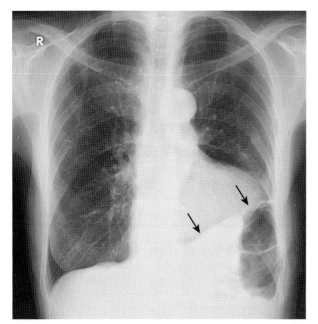

Figura 8.6 Cicatriz que produz velamento do seio costofrênico esquerdo. Cicatrizes de infecções anteriores, cirurgia ou sangue no espaço pleural às vezes produzem uma "aparência de pista de esqui" característica do velamento (*setas pretas*), divergindo da aparência parabólica de um derrame pleural. Essa cicatriz não mudará de aparência ou localização com a mudança do posicionamento do paciente, ao contrário de um derrame pleural de fluxo livre.

Sinal da parábola[1]

- Em razão da retração elástica natural dos pulmões, **o líquido pleural parece subir mais alto ao longo da margem lateral do tórax do que medialmente** na incidência em PA. Isso produz uma forma de ***parábola*** característica do derrame, mais alta nas laterais, mais baixa no meio

> **Pontos importantes**
>
> - Na incidência em perfil, o líquido assume uma forma de U, geralmente ascendendo nas partes anterior e posterior da mesma maneira (Figura 8.7). **Uma densidade torácica anormal que apresenta uma forma meniscoide é fortemente sugestiva de derrame pleural.**

- **Efeito do posicionamento do paciente na aparência do líquido pleural:**
  - Na **posição ortostática**, o líquido pleural desce até a base da cavidade torácica devido à força da gravidade. Em **decúbito dorsal**, o mesmo derrame de fluxo livre se espalha ao longo do espaço pleural **posterior** e produz uma "névoa" homogênea sobre todo o hemitórax quando visto de frente (Figura 8.8)
  - Quando o paciente está **semirreclinado**, o líquido pleural se espalha formando uma densidade de espessura variável na base do pulmão com o **ápice**, ou **parte mais fina**, do triângulo ascendendo a diferentes alturas no tórax, dependendo de o quão reclinado o paciente esteja e quanto líquido esteja presente

> **! Armadilhas no diagnóstico**
>
> - Dependendo do grau de inclinação do paciente ao realizar o exame, os campos pulmonares superiores podem parecer mais livres (mais escuros) se o paciente estiver mais ereto, uma vez que o líquido se deposita na base do tórax, ou os campos pulmonares superiores podem parecer mais densos (mais claros) à medida que o paciente se reclina mais e o derrame se **espalha posteriormente**. A mudança na aparência pode ocorrer com o **mesmo** volume de líquido pleural simplesmente redistribuído no espaço pleural devido ao posicionamento paciente. Em um cenário ideal, todas as radiografias portáteis de tórax seriam realizadas com o paciente exatamente na mesma posição.

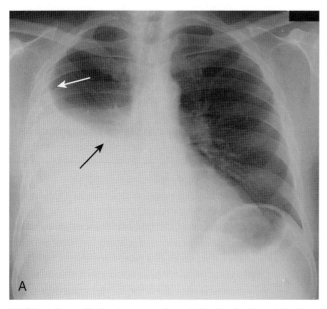
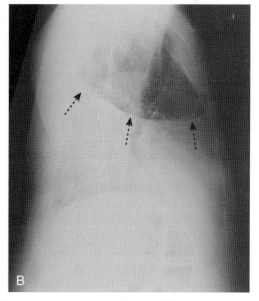

Figura 8.7 Sinal da parábola, derrame pleural direito. **A**. Na incidência em PA com o paciente em posição ortostática, um derrame costuma subir mais para a lateral (*seta branca*) do que medialmente (*seta preta*). **B**. Na incidência em perfil deste paciente, o derrame volta a apresentar um formato meniscoide, elevando-se um pouco mais alto posteriormente do que anteriormente (*setas pretas tracejadas*). A forma em U do derrame é chamada de ***sinal da parábola***.

---

[1] N.R.T.: No Brasil, é mais conhecido como "sinal da parábola", mas o termo "menisco" também é usado.

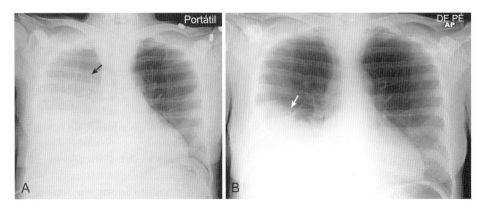

Figura 8.8 Efeito do posicionamento do paciente na aparência de um derrame pleural. **A**. Na posição reclinada, o derrame do lado direito se espalha no espaço pleural posterior e produz uma "névoa" em todo o hemitórax, cuja característica é mais densa na base e menos densa em direção ao ápice do pulmão (*seta preta*). **B**. No mesmo paciente radiografado poucos minutos depois em posição mais ereta, o líquido pleural desce para a base do espaço pleural em razão da força da gravidade (*seta branca*). A simples mudança de posição pode produzir a equivocada impressão de que o derrame diminuiu ou piorou quando, na verdade, não houve alteração no volume de líquido pleural.

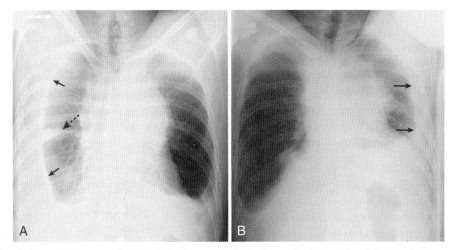

Figura 8.9 Incidências de Laurell (tórax em decúbito). **A**. Em uma **incidência em decúbito lateral direito** do tórax, o filme é exposto com o paciente deitado sobre o lado direito na mesa de exame, enquanto um feixe de raios X horizontal é direcionado posteroanteriormente (PA). Uma vez que o lado direito do paciente está em posição dependente, qualquer líquido pleural de fluxo livre se espalhará ao longo do lado direito (*setas pretas contínuas*), produzindo uma densidade em forma de faixa. Observe como o líquido flui para a cissura horizontal do pulmão direito (*seta preta tracejadas*). **B**. Em uma **incidência em decúbito lateral esquerdo** do tórax, o paciente se deita na mesa com o lado esquerdo para baixo e o líquido livre se espalha pelo lado esquerdo ao longo da parede torácica lateral esquerda (*setas pretas contínuas*). **A** e **B** são imagens do mesmo paciente, que teve um derrame pleural bilateral decorrente de linfoma.

- **Incidência em decúbito lateral do tórax**
  - Permite usar o efeito do posicionamento do paciente na localização do líquido pleural para alcançar vantagem diagnóstica, fazendo com que o paciente se deite sobre o lado que contém o derrame enquanto realiza-se uma imagem do tórax usando um feixe de raios X direcionado horizontalmente (paralelo ao chão). Se o paciente estiver deitado sobre o lado direito, é chamado de *decúbito lateral direito*. Se estiver deitado sobre o lado esquerdo, é chamado de *decúbito lateral esquerdo*
  - As incidências em decúbito podem ser usadas para:
    - **Confirmar** a presença de um derrame pleural
    - **Avaliar se o derrame pleural flui livremente** no espaço pleural ou não, **um fator importante antes de tentar drenar** o líquido pleural
    - **"Descobrir" uma parte do pulmão subjacente** ocultada pelo derrame

- Se o derrame **fluir livremente** no espaço pleural, o líquido produzirá uma **densidade aumentada em forma de faixa** característica ao longo da margem interna da caixa torácica no lado dependente do corpo (Figura 8.9)
  - Pode haver líquido pleural que **não flui livremente se houver aderências,** fator que pode impedir o fluxo do líquido (ver "Derrames loculados", mais adiante)
  - As **incidências em decúbito** do tórax **podem evidenciar derrames tão pequenos quanto de 15 a 20 mℓ**, mas as TCs do tórax suplantaram amplamente as incidências em decúbito na detecção de volumes ainda menores de líquido pleural (Figura 8.10)
- Se todo o hemitórax estiver opaco, as incidências em decúbito convencionais têm pouco valor porque o pulmão subjacente não estará tão visível na posição de decúbito quanto estava com o paciente em pé. Neste caso, a TC do tórax é o melhor meio de avaliar o pulmão subjacente.

CAPÍTULO 8 Como Reconhecer um Derrame Pleural

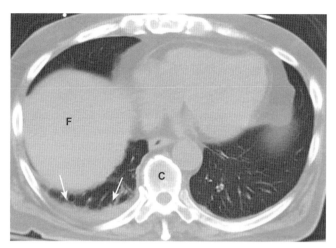

Figura 8.10 Pequeno derrame pleural observado na tomografia computadorizada. Neste caso, um pequeno derrame pleural à direita (*setas brancas*) se acumula na porção dependente do hemitórax (o paciente está em decúbito dorsal no tomógrafo). É provável que este derrame não fosse visível nas radiografias de tórax convencionais, uma vez que fosse obscurecido pelo fígado (*F*) na incidência em PA e pela coluna vertebral (*C*) na incidência em perfil.

Hemitórax opaco

- Quando o **hemitórax de um adulto possui cerca de 2 ℓ de líquido, todo o hemitórax fica opaco** (Figura 8.11)
- À medida que o líquido preenche o espaço pleural, o pulmão experimenta colapso passivo (atelectasia) (**ver Capítulo 7**)
- Nas radiografias de tórax convencionais, **grandes derrames são opacos o suficiente para cobrir e ocultar qualquer doença que esteja presente no pulmão subjacente**. A TC é a modalidade mais usada para visualizar o pulmão que se tornou impenetrável por um grande derrame (Figura 8.12)
- **Grandes derrames** podem agir como massa e **afastar o coração e a traqueia** do **lado da opacificação** (ver Figura 8.11)
- Para obter mais informações sobre o hemitórax opaco, consulte o **Capítulo 6**.

Derrames loculados

- As **aderências no espaço pleural**, causadas na maioria das vezes por infecção antiga ou hemotórax, **podem limitar a mobilidade normal de um derrame pleural**. Neste caso, o derrame permanece no mesmo local independentemente da posição do paciente. Isso produz um **derrame loculado**. O líquido com movimento restrito no espaço pleural pode afetar a estratégia de tratamento para drenagem do derrame.
- **Achados nos exames de imagem nos derrames loculados:**
  - Suspeite de derrames loculados **quando um derrame possuir forma ou localização incomum no tórax** (p. ex., o derrame contraria a gravidade permanecendo na parte não dependente do tórax quando o paciente está em pé em uma radiografia convencional ou em decúbito dorsal em uma TC de tórax) (Figura 8.13)
  - A **loculação do líquido pleural tem importância terapêutica** porque tende a ser atravessada por múltiplas aderências, fato que torna difícil a drenagem das bolsas não comunicantes de líquido com um dreno de tórax único da maneira como se faria em caso de derrames de fluxo livre
  - Para obter mais informações sobre o uso da **ultrassonografia** em derrames pleurais, consulte o Capítulo 20.

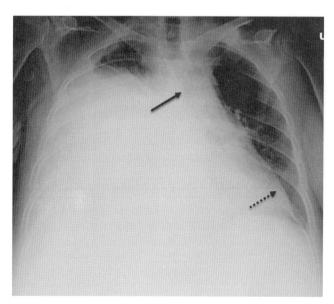

Figura 8.11 Grande derrame pleural direito. O hemitórax direito está quase completamente opaco e há um desvio das estruturas móveis do mediastino, como a traqueia (*seta preta contínua*) e o coração (*seta preta tracejada*), para longe do lado da opacificação. Isso é característico de um grande derrame pleural, que pode atuar como massa. Na maioria dos adultos, são necessários cerca de 2 ℓ de líquido para preencher quase ou todo o hemitórax. Este paciente tinha um carcinoma broncogênico do lado direito.

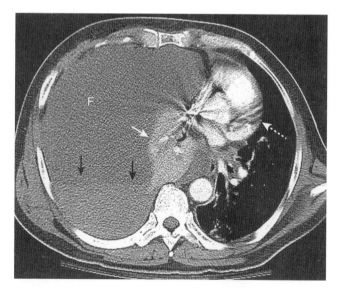

Figura 8.12 Grande hemotórax visto na tomografia computadorizada. Uma grande coleção de líquido (*L*) à direita está causando atelectasia compressiva completa do pulmão direito (*seta branca contínua*) e um desvio do coração para a direita (*seta branca tracejada*). Em uma inspeção cuidadosa, o líquido é mais denso (mais claro) na parte inferior (*setas pretas*) do que na parte superior da coleção, um nível **líquido-líquido** que levanta a suspeita de separação de hemoderivados como ocorreria em um **hemotórax**. Este paciente estava sangrando muito a partir de uma artéria intercostal lacerada.

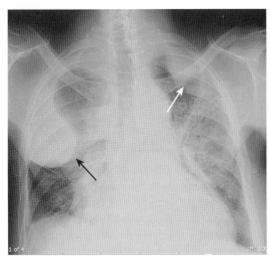

Figura 8.13 Derrames pleurais loculados. Essas coleções de líquido bilaterais (*setas branca e preta*) têm formas incomuns e aparentam desafiar a gravidade, visto que ficam aprisionadas no espaço pleural, geralmente por aderências. Suspeite de derrames loculados quando um derrame apresenta algo diferente de uma forma meniscoide ou se acumula em um local diferente da base do pulmão. Por exemplo, o derrame permanece no ápice do hemitórax, embora o paciente esteja em pé. As metástases pleurais foram responsáveis pelo líquido loculado neste paciente.

Pseudotumores cissurais

- Os *pseudotumores* (também chamados de *tumores fantasmas*) são **coleções bem delimitadas de líquido pleural** contidas entre as camadas de uma **cissura pulmonar interlobar** ou em uma localização subpleural logo abaixo da cissura.

São **transudatos**, que **quase sempre ocorrem em pacientes com insuficiência cardíaca congestiva (ICC)**
- Os achados de imagem de um pseudotumor são característicos, de maneira que não devem ser confundidos com um tumor real (daí deriva seu nome)
    - Possuem **forma lenticular**, frequentemente ocorrem na **cissura horizontal do pulmão direito (75%)** e, em geral, têm **extremidades pontiagudas em cada lado** onde se insinuam na cissura, muito semelhante ao formato de um *limão*. Eles **não costumam fluir livremente** com a posição do paciente
    - Desaparecem quando a condição subjacente (geralmente a insuficiência cardíaca congestiva) é tratada; entretanto, tendem a reaparecer no mesmo local cada vez que a insuficiência cardíaca do paciente recidiva (Figura 8.14).

Derrames laminares

- Um derrame laminar é uma forma de derrame pleural na qual o líquido assume uma **densidade fina e um formato de faixa ao longo da parede torácica lateral, especialmente próximo ao seio costofrênico**. O seio costofrênico lateral tende a manter seu ângulo nítido em caso de derrame laminar, ao contrário do velamento que ocorre no derrame pleural normal
- Derrames laminares são **quase sempre o resultado de** pressão atrial esquerda elevada, como, por exemplo, na **insuficiência cardíaca congestiva** ou secundários à **disseminação linfangítica de malignidade**. Em geral, **não fluem livremente**
- A aparência da imagem de um derrame laminar é descrita na Figura 8.15.

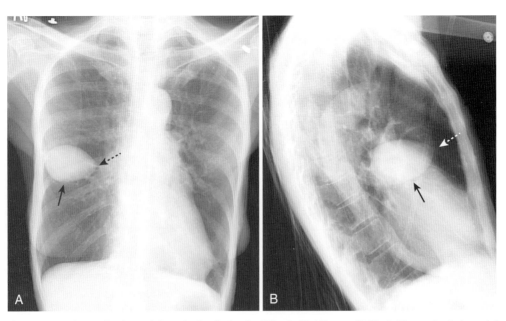

Figura 8.14 Pseudotumor na cissura horizontal do pulmão direito, incidência PA (**A**) e perfil (**B**). **A.** Uma coleção bem delimitada de líquido pleural contido entre as camadas da cissura horizontal do pulmão direito produz uma **forma lenticular** característica (*setas pretas contínuas* em **A** e **B**) que muitas vezes possui extremidades pontiagudas em cada lado onde se insinua na cissura. Deste modo, os pseudotumores assemelham-se a um *limão* nas radiografias de tórax em incidência PA (**A**) ou perfil (**B**) (*seta preta tracejada* em **A** e *seta branca tracejada* em **B**). Os pseudotumores sempre ocorrem ao longo de uma cissura que, junto com sua forma, ajuda a distingui-los de um tumor pulmonar real.

CAPÍTULO 8 Como Reconhecer um Derrame Pleural

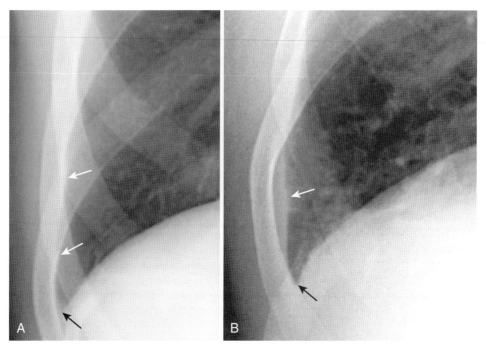

Figura 8.15 Tórax normal versus derrame pleural laminar. **A**. Imagem de um pulmão com aeração normal, que se estende até a margem interna de cada uma das costelas (*setas brancas*). O seio costofrênico está nítido (*seta preta*). **B**. Uma faixa fina de densidade aumentada (*seta branca*) se estende superiormente da base do pulmão, mas não parece causar velamento do seio costofrênico (*seta preta*). Esta é a aparência de um **derrame pleural laminar**. Este paciente estava com insuficiência cardíaca congestiva.

Hidropneumotórax

- A presença *tanto* de volumes anormais de **líquido** no espaço pleural (derrame ou hidrotórax) *quanto* de **ar** no espaço pleural (pneumotórax) é chamada de **hidropneumotórax**
- Algumas das causas mais comuns de hidropneumotórax são **traumatismo, cirurgia** ou **toracocentese recente para remover o líquido pleural,** nos quais houve entrada de ar no espaço pleural
    - A *fístula broncopleural*, uma conexão anormal e relativamente incomum entre a árvore brônquica e o espaço pleural, frequentemente causada por tumor, cirurgia ou infecção, também pode produzir ar e líquido no espaço pleural
- A aparência da imagem de um hidropneumotórax é mostrada na Figura 8.16
    - Frequentemente, é necessária uma TC para distinguir algumas apresentações de **hidropneumotórax** e um grande **abscesso pulmonar**, os quais podem possuir aparência semelhante em radiografias de tórax convencionais.

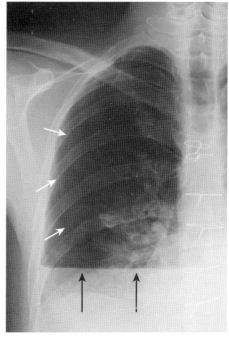

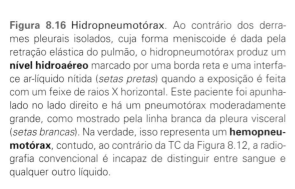

Figura 8.16 Hidropneumotórax. Ao contrário dos derrames pleurais isolados, cuja forma meniscoide é dada pela retração elástica do pulmão, o hidropneumotórax produz um **nível hidroaéreo** marcado por uma borda reta e uma interface ar-líquido nítida (*setas pretas*) quando a exposição é feita com um feixe de raios X horizontal. Este paciente foi apunhalado no lado direito e há um pneumotórax moderadamente grande, como mostrado pela linha branca da pleura visceral (*setas brancas*). Na verdade, isso representa um **hemopneumotórax**, contudo, ao contrário da TC da Figura 8.12, a radiografia convencional é incapaz de distinguir entre sangue e qualquer outro líquido.

Pontos a serem lembrados

- Os derrames pleurais se acumulam no **espaço potencial** entre as pleuras visceral e parietal e são **transudatos** ou **exsudatos**, dependendo de seu teor de proteína e concentração de LDH
- Em condições normais, há alguns mililitros de líquido no espaço pleural. São necessários cerca de **75 ml** para **velar** o **seio costofrênico posterior** (visto na incidência em perfil) e cerca de **200 a 300 ml** para **velar** o **seio costofrênico lateral** (visto na incidência em PA). Cabe destacar que aproximadamente **2** ℓ de líquido causarão opacificação de **todo o hemitórax** em um adulto
- Uma pista importante em relação à etiologia do derrame pode ser dependente do fato de o derrame ser unilateral ou bilateral, majoritariamente direito ou esquerdo
- A maioria dos derrames pleurais começa a se acumular no espaço pleural entre o hemidiafragma e a base do pulmão, chamados de **derrames subpulmonares**
- Conforme o volume de líquido aumenta, forma-se uma **parábola** na radiografia frontal de tórax em PA em pé devido às propriedades de retração elástica naturais do pulmão
- Derrames pleurais muito grandes podem agir como **massa** e produzir um desvio das estruturas móveis do mediastino (p. ex., o coração) **para longe** do lado do derrame
- Na ausência de aderências pleurais, os derrames **fluirão livremente** e mudarão de localização de acordo com a posição do paciente. No caso de aderências pleurais (geralmente ocasionadas por uma infecção antiga ou hemotórax), o líquido pode assumir uma aparência incomum ou ocorrer em locais atípicos, chamado de derrames **loculados**
- O **pseudotumor** é um tipo de derrame que ocorre nas cissuras do pulmão (sobretudo a cissura horizontal do pulmão direito) e é muitas vezes secundário à ICC. Desaparece quando a insuficiência cardíaca subjacente é tratada
- **Derrames laminares** são mais bem reconhecidos na base do pulmão, logo acima dos seios costofrênicos na incidência em PA, e ocorrem com mais frequência como resultado de uma insuficiência cardíaca congestiva ou disseminação linfangítica de malignidade
- Um **hidropneumotórax** consiste em volume aumentado de ar e líquido no espaço pleural e é reconhecível em um exame do tórax feito em posição vertical como uma interface ar-líquido, em vez da forma meniscal típica do líquido pleural isolado.

Como Reconhecer uma Pneumonia

CONSIDERAÇÕES GERAIS

- A pneumonia pode ser **definida como a consolidação do pulmão produzida por exsudato inflamatório, na maioria das vezes como resultado de um agente infeccioso**
- **Grande parte das pneumonias produz doença do espaço aéreo, seja lobar ou segmentar.** Outras pneumonias apresentam **doença intersticial** e algumas formam achados tanto no espaço aéreo quanto no interstício
- A maioria dos microrganismos que produz pneumonia se **dissemina para os pulmões por meio da árvore traqueobrônquica, seja por inalação ou aspiração** dos organismos
- Em alguns casos, os microrganismos se disseminam pela corrente sanguínea e, em raras circunstâncias, por extensão direta
- Uma vez que microrganismos diferentes podem causar imagens semelhantes nos pulmões, é **difícil identificar com segurança o organismo causador apenas pela apresentação radiográfica.** No entanto, **há alguns padrões** de doença **sugestivos** de um organismo responsável (Tabela 9.1)
- Alguns usam o termo "infiltrado" como sinônimo de pneumonia, mas muitas doenças, desde a amiloidose à fibrose pulmonar, podem *infiltrar* o pulmão.

Tabela 9.1 Padrões que podem sugerir um organismo responsável.

Padrão de doença	Organismo causador provável
Pneumonia cavitária do lobo superior com disseminação para o lobo inferior oposto	*Mycobacterium tuberculosis* (TB)
Pneumonia lobar do lobo superior com cissura interlobar saliente	*Klebsiella pneumoniae*
Pneumonia cavitária do lobo inferior	*Pseudomonas aeruginosa* ou organismos anaeróbios (*Bacteroides*)
Doença intersticial peri-hilar ou doença alveolar peri-hilar	*Pneumocystis carinii* (*jirovecii*)
Cavidade do lobo superior de parede fina	*Coccidioides* (coccidiomicose), TB
Doença alveolar com derrame	Estreptococos, estafilococos, TB
Nódulos difusos	*Histoplasma, Coccidioides, Mycobacterium tuberculosis* (histoplasmose, coccidiomicose, TB)
Sombras de tecidos moles "em dedo de luva" nos lobos superiores	*Aspergillus* (aspergilose broncopulmonar alérgica)
Nódulo pulmonar solitário	*Cryptococcus* (criptococose)
Massa esférica de tecidos moles em uma cavidade de parede fina no lobo superior	*Aspergillus* (aspergiloma)

CARACTERÍSTICAS GERAIS DA PNEUMONIA

- Dado que a **pneumonia** preenche os espaços aéreos ou tecidos intersticiais envolvidos com algum tipo de líquido ou exsudato inflamatório, as pneumonias **parecem mais densas (mais claras) do que o pulmão circundante ventilado normalmente**
- A **pneumonia pode conter broncogramas aéreos** se os brônquios não estiverem cheios de exsudato ou líquido inflamatório (ver Figura 5.3)
    - **É muito provável** que os broncogramas aéreos **sejam visíveis quando a pneumonia envolve a parte central** do pulmão ao redor do hilo. Quando estão próximos da periferia do pulmão, os brônquios geralmente são pequenos demais para serem visíveis (Figura 9.1)
    - Lembre-se de que qualquer densidade de líquido ou tecidos moles que substitua o gás normal achado nos espaços aéreos também pode produzir esse achado. Logo, o **broncograma aéreo não é específico da pneumonia** (ver Capítulo 5)

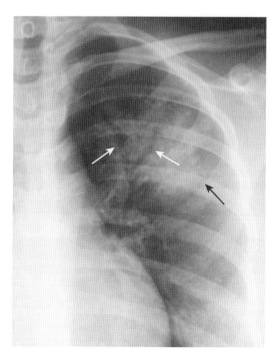

Figura 9.1 Pneumonia do lobo superior esquerdo. As estruturas pretas ramificadas que aparecem nesta pneumonia do lobo superior esquerdo (*setas brancas*) representam broncogramas aéreos típicos de serem encontrados na doença alveolar. Este paciente tinha pneumonia pneumocócica. A doença é homogênea em densidade, exceto pela presença de broncogramas aéreos. Por se tratar de uma doença alveolar, suas bordas externas estão mal delimitadas, indefiníveis e de aspecto de algodão (*seta preta*).

- A pneumonia que envolve os espaços aéreos **tem aspecto de algodão** e suas **margens são indefiníveis**
  - **Na região em que a pneumonia for restrita por uma superfície pleural**, como uma cissura interlobar ou a parede torácica, **ela ficará bem demarcada**
- A pneumonia **intersticial**, por outro lado, pode produzir uma acentuação da trama intersticial na parte afetada do pulmão ou se disseminar para as vias respiratórias adjacentes e assemelhar-se a uma doença alveolar
- Exceto pela presença de broncogramas aéreos, a **pneumonia do espaço aéreo costuma ter densidade homogênea** (Figura 9.2)
- Em alguns tipos de pneumonia (p. ex., broncopneumonia), **os brônquios, bem como os espaços aéreos, contêm exsudato inflamatório**. Este fator pode levar à **atelectasia associada à pneumonia**
- O Boxe 9.1 resume as pistas para reconhecer uma pneumonia.

PADRÕES DE PNEUMONIA

- As pneumonias podem se distribuir nos pulmões em vários padrões, chamados de *lobar, segmentar, intersticial, redondo e cavitário* (Tabela 9.2)
- Lembre-se de que esses são termos que simplesmente descrevem a distribuição da doença nos pulmões. Portanto, não são diagnósticos de pneumonia, dado que muitas outras doenças podem produzir padrões de distribuição da doença semelhantes no pulmão.

PNEUMONIA LOBAR

- A **pneumonia lobar prototípica é a pneumonia pneumocócica** causada por *Streptococcus pneumoniae* (Figura 9.3)

Tabela 9.2 Padrões de aparecimento das pneumonias.

Padrão	Características
Lobar	Consolidação homogênea do lobo afetado com broncograma aéreo
Segmentar (broncopneumonia)	Doença irregular do espaço aéreo frequentemente envolvendo vários segmentos simultâneos. Não há broncograma aéreo e pode estar associada à atelectasia
Intersticial	Doença intersticial reticular geralmente difusa pelos pulmões no início do processo de doença. Pode progredir para doença alveolar
Redondo	Pneumonia de formato esférico frequentemente observada nos lobos inferiores em crianças. Pode se assemelhar a massa
Cavitário	Produzida por inúmeros microrganismos, destacando-se o principal deles: *Mycobacterium tuberculosis*

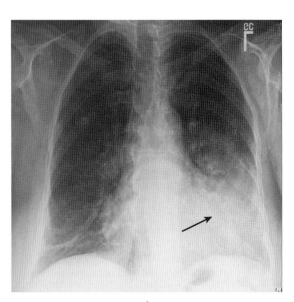

Figura 9.2 Pneumonia lingular. É possível observar doença alveolar nos segmentos da língula do lobo superior esquerdo. A doença é de densidade homogênea. Está em contato com a borda lateral esquerda do coração, que é encoberta pela densidade do líquido da língula consolidada em contato com a densidade dos tecidos moles do coração (*seta preta*). Visto que a pneumonia e o coração possuem a mesma densidade radiográfica, a borda entre eles desaparece.

Boxe 9.1 Como reconhecer uma pneumonia: principais sinais.

- Região mais **opaca** do que o pulmão normal circundante
- Na doença alveolar, as margens podem ter **aspecto de algodão** e ser **indefiníveis**, exceto quando encostam em uma superfície pleural, como as cissuras interlobares. Neste caso, a margem será nítida
- As pneumonias intersticiais causarão proeminência dos tecidos intersticiais do pulmão na área afetada. Em alguns casos, a doença pode se espalhar para os alvéolos e se assemelhar a uma doença do espaço aéreo
- A pneumonia costuma ter densidade **homogênea**
- As pneumonias lobares podem conter **broncogramas aéreos**
- As pneumonias podem estar associadas à **atelectasia** na parte afetada do pulmão.

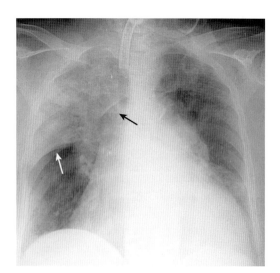

Figura 9.3 Pneumonia pneumocócica do lobo superior direito. É possível observar doença alveolar no lobo superior direito, que ocupa todo o lobo. Como os lobos são delimitados por cissuras interlobares, neste caso a cissura horizontal do pulmão direito, a margem inferior da pneumonia se encontra bem demarcada (*seta branca*). Na região em que a doença entra em contato com a aorta ascendente (*seta preta*), a borda da aorta está encoberta pela densidade do líquido da pneumonia.

- Embora seja chamada de pneumonia lobar, o paciente pode procurar atendimento antes que a doença envolva todo o lobo. Em sua modalidade mais comum, a doença preenche a maior parte ou todo lobo pulmonar.
- Visto que os lobos são delimitados por cissuras interlobares, **uma ou mais margens de uma pneumonia lobar podem estar bem definidas.** No ponto em que a doença não for delimitada por uma cissura, haverá **margem indefinível** e **irregular**
- As pneumonias lobares quase sempre produzem um *sinal da silhueta* na região em que entram em contato com o coração, a aorta ou o diafragma, e quase sempre possuem *broncogramas aéreos* caso envolvam porções centrais do pulmão.

PNEUMONIA SEGMENTAR (BRONCOPNEUMONIA)

- A **broncopneumonia** prototípica é causada por *Staphylococcus aureus*. Muitas bactérias gram-negativas, como, por exemplo, *Pseudomonas aeruginosa*, podem produzir a mesma imagem
- As broncopneumonias são disseminadas de maneira centrífuga por intermédio da árvore traqueobrônquica para **vários focos no pulmão ao mesmo tempo**. Portanto, **quase sempre envolvem vários segmentos** do pulmão simultaneamente
- Como os segmentos pulmonares não são limitados por cissuras, todas as **margens das pneumonias segmentares possuem aspecto de algodão e são indefiníveis** (Figura 9.4)
- Ao contrário da pneumonia lobar, as **broncopneumonias segmentares produzem exsudato que preenche os brônquios.** Logo, geralmente não há **broncograma aéreo** e é possível notar **perda de volume (atelectasia)** associada à broncopneumonia.

PNEUMONIA INTERSTICIAL

- Os **protótipos** da pneumonia intersticial são a **pneumonia viral** e a **pneumonia por *Mycoplasma pneumoniae*,** bem como **por *Pneumocystis*** em pacientes com síndrome da imunodeficiência adquirida (AIDS)
- As pneumonias intersticiais tendem a envolver as **paredes** das vias respiratórias e dos **septos alveolares**. Podem produzir, especialmente no início de seu curso, um **padrão reticular fino nos pulmões**
- A maior parte das **pneumonias intersticiais por fim se disseminam para os alvéolos adjacentes** e produz doença alveolar irregular ou confluente, **tornando a natureza intersticial original da pneumonia impossível de distinguir** por meio da radiografia.

> **Pontos importantes**

- **Pneumonia por *Pneumocystis carinii (jirovecii)* (PCP)**
  - A PCP é a infecção clinicamente mais reconhecida em pacientes com AIDS
  - Em geral, manifesta-se como uma **pneumonia intersticial reticular peri-hilar ou como uma doença alveolar que pode mimetizar o padrão de distribuição central do edema pulmonar** (Figura 9.5)
  - Outras apresentações, como, por exemplo, doença alveolar unilateral ou doença alveolar disseminada irregular são menos comuns
  - Na maioria dos casos, **não são observados derrames pleurais nem adenopatia hilar**
  - As infecções **oportunistas geralmente ocorrem com contagens de CD4 abaixo de 200** por milímetro cúbico de sangue.

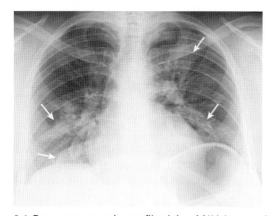

Figura 9.4 Broncopneumonia estafilocócica. Múltiplas manchas de doença alveolar com margens irregulares são vistas em ambos os pulmões (*setas brancas*). Trata-se da distribuição e aparência características da **broncopneumonia**. A pneumonia estafilocócica é mais comum em crianças, pacientes hospitalizados e adultos debilitados. Também é possível se desenvolver em jovens adultos após um surto de gripe. A pneumonia por *Staphylococcus aureus* resistente à meticilina (MRSA) pode ser particularmente difícil de tratar.

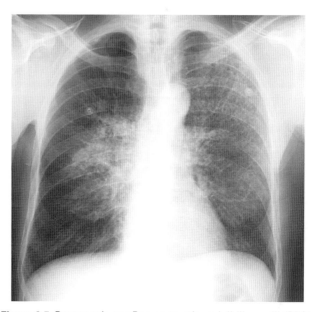

Figura 9.5 Pneumonia por Pneumocystis carinii (jirovecii) (PPC). É possível notar doença pulmonar intersticial bilateral localizada centralmente, que por sua vez é de natureza reticular. Sem a história adicional de que este paciente tinha síndrome de imunodeficiência adquirida (AIDS), a imagem poderia ser confundida com a de um edema pulmonar intersticial ou um processo fibrótico crônico, como na sarcoidose. No entanto, não há derrames pleurais, como seria esperado no edema pulmonar intersticial, e não há evidência de adenopatia hilar, como pode ocorrer na sarcoidose.

PNEUMONIA REDONDA

- Algumas pneumonias, sobretudo em crianças, podem assumir uma **forma esférica** nas radiografias de tórax. Essas **pneumonias redondas** são quase sempre **posteriores** aos pulmões, geralmente **nos lobos inferiores**
- Os agentes causadores incluem *Haemophilus influenzae*, *Streptococcus* e *Pneumococcus*
- A pneumonia redonda pode ser confundida com massa tumoral. Contudo, sintomas associados à infecção quase sempre acompanham os achados pulmonares e tumores são incomuns em crianças (Figura 9.6).

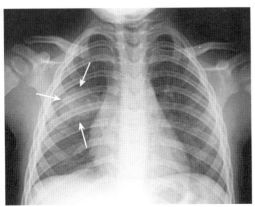

Figura 9.6 Pneumonia redonda. Há uma densidade de tecidos moles no campo pulmonar médio direito, que possui aparência arredondada (*setas brancas*). A imagem é de uma criança de 2 anos que tinha tosse e febre. A pneumonia redonda é incomum depois dos 12 anos de idade e os tumores são raros em crianças; portanto, o diagnóstico diferencial favorece a pneumonia em alguém dessa idade.

 Pontos importantes

- **A cavitação é comum na tuberculose pós-primária (TB de reativação), mas incomum na tuberculose primária**. As cavidades quase sempre estão localizadas nos lobos superiores, são **bilaterais e de paredes finas**, têm **margem interna lisa** e **nenhum nível hidroaéreo** (Figura 9.7). A **disseminação transbrônquica** (de um lobo superior para o lobo inferior oposto ou para outro lobo no mesmo pulmão) deve fazer com que se considere uma infecção por *Mycobacterium tuberculosis*.

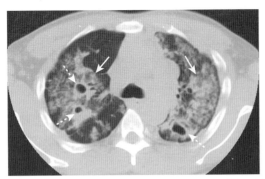

Figura 9.7 Pneumonia cavitária. Uma imagem de TC axial sem contraste dos lobos superiores apresenta doença bilateral do espaço aéreo (*setas brancas contínuas*) contendo múltiplas lucências que representam cavidades (*setas brancas tracejadas*). As cavidades não contêm níveis hidroaéreos. A pneumonia cavitária do lobo superior é presumivelmente tuberculose (TB), até prova em contrário. Este paciente teve tuberculose pós-primária (tuberculose de reativação).

PNEUMONIA CAVITÁRIA

- O organismo prototípico produtor da pneumonia cavitária é o *Mycobacterium tuberculosis*. A tuberculose (TB) é discutida no Capítulo 5
- **Outros agentes infecciosos** que produzem doença cavitária:
  - A **pneumonia estafilocócica** pode cavitar e produzir **pneumatoceles** de parede fina
  - **A pneumonia estreptocócica, a pneumonia por Klebsiella e a coccidioidomicose** também podem produzir pneumonias por cavitação.

ASPIRAÇÃO

- Há muitas causas da aspiração de material estranho para a árvore traqueobrônquica. Entre elas estão distúrbios neurológicos (acidente vascular encefálico, traumatismo cranioencefálico, entre outros), *status* mental alterado (anestesia, superdosagem de drogas, entre outros), refluxo gastresofágico e alterações pós-operatórias de cirurgias de cabeça e pescoço
- A **aspiração aguda** produzirá achados radiográficos de **doença alveolar**. A **localização**, a **rapidez** com que aparece e o grupo de pacientes **predispostos** a aspirar são pistas de sua etiologia (Figura 9.8).

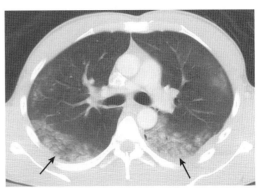

Figura 9.8 Aspiração afetando ambos os lobos inferiores. Imagem única de TC axial dos pulmões apresenta doença bilateral do espaço aéreo dos lobos inferiores (*setas pretas*) em um paciente que aspirou um material estranho. A aspiração geralmente afeta as partes mais dependentes do pulmão. Na posição ortostática, os lobos inferiores são afetados. Em decúbito dorsal, os segmentos superiores dos lobos inferiores e os segmentos posteriores dos lobos superiores são os mais envolvidos. A aspiração de água ou ácido gástrico neutralizado quase sempre desaparece de 24 a 48 h, dependendo do volume aspirado.

Pontos importantes

- **Como reconhecer os diferentes tipos de aspiração (Tabela 9.3)**
  - O curso clínico e radiológico da aspiração depende do **material** que foi aspirado
    - **Aspiração de sucos gástricos neutros ou água**:
      - Tecnicamente **não é uma pneumonia** porque não envolve um agente infeccioso. É tratada pelos pulmões como se fosse líquido de edema pulmonar e, **em geral, permanece por apenas 1 a 2 dias** antes de ser reabsorvido
    - **Aspiração que produz pneumonia decorrente de microrganismos no pulmão:**

CAPÍTULO 9 Como Reconhecer uma Pneumonia

▶▶ Pontos importantes (*continuação*)

- ◆ Embora **seja rotineiro aspirar vários microrganismos presentes na flora orofaríngea normal**, existem alguns pacientes nos quais esses microrganismos podem evoluir para pneumonia, incluindo aqueles que são imunocomprometidos, idosos, debilitados ou têm doença pulmonar subjacente
- ◆ A **pneumonia** causada por aspiração costuma ser secundária a **organismos anaeróbios**, como *Bacteroides*. Esses organismos produzem doenças do **espaço aéreo dos lobos inferiores** que **quase sempre envolvem cavitação**. Podem levar **meses para se resolver**
- ◆ **Aspiração de ácido gástrico não neutralizado (Síndrome de Mendelson):**
  - ◆ Quando grandes quantidades de ácido gástrico não neutralizado são aspiradas, **desenvolve-se uma pneumonite química**, produzindo doença alveolar do lobo dependente ou do **edema pulmonar** difuso. A doença pode aparecer de maneira rápida, poucas **horas** depois da aspiração. A remoção pode levar **dias ou mais**, e a pneumonite química costuma a se **infectar secundariamente**.

Tabela 9.3 Três padrões de aspiração aguda.

Padrão	Características
Ácido gástrico neutro ou água	Doença alveolar de aparecimento rápido e reabsorção rápida em lobo(s) dependente(s). Não é uma pneumonia
Aspirado infectado (pneumonia por aspiração)	Geralmente lobos inferiores. Quase sempre cavita e pode levar meses para ser reabsorvido
Ácido estomacal não neutralizado (pneumonite química)	Aparecimento quase imediato de doença alveolar em regiões dependentes, quase sempre é secundariamente infectado

COMO LOCALIZAR UMA PNEUMONIA

- Embora seja fato que um antibiótico se deslocará para todos os lobos pulmonares, independentemente de qual lobo efetivamente abrigue a pneumonia, determinar a localização de uma pneumonia pode fornecer pistas sobre o **organismo causador** (p. ex., se for nos lobos superiores, é possível supor tuberculose) e a presença de **patologia associada** (p. ex., se for nos lobos inferiores, é possível pensar em aspiração recorrente)
- **Nas radiografias convencionais**, é sempre **melhor localizar qualquer doença com duas incidências feitas a 90° uma da outra (*incidências ortogonais*),** como radiografias de tórax PA e perfil. Cabe destacar que a TC pode ainda localizar e caracterizar a doença, bem como demonstrar a patologia associada, como derrames pleurais ou cavidades muito pequenas para serem vistas em radiografias convencionais
- Às vezes pode haver apenas uma radiografia PA disponível, como no caso de pacientes gravemente enfermos ou debilitados que necessitam de um exame portátil à beira do leito. No entanto, quase sempre é **possível localizar a pneumonia apenas com a radiografia PA,** uma vez que é analisado quais margens da estrutura estão obscurecidas pela doença (ou seja, o sinal da silhueta) (Tabela 9.4).

Tabela 9.4 Uso do sinal da silhueta na radiografia PA de tórax.

Estrutura obscurecida	Localização da doença
Aorta ascendente	Lobo superior direito
Borda direita do coração	Lobo médio
Hemidiafragma direito	Lobo inferior direito
Aorta descendente	Lobo superior ou inferior direito
Borda cardíaca esquerda	Língula do lobo superior esquerdo
Hemidiafragma esquerdo	Lobo inferior esquerdo

- **Sinal da silhueta** (ver também Capítulo 5, seção "Características da doença alveolar")
  - ▪ Se dois objetos com a **mesma** densidade radiográfica se **tocam**, a **borda entre eles desaparece (ver Figura 9.2).** O sinal da silhueta é valioso para localizar e identificar tipos de tecido em todo o corpo, não apenas no tórax
- A Figura 9.10 consiste em um conjunto de achados característicos da pneumonia lobar, conforme visto em uma radiografia PA de tórax.

▶▶ Pontos importantes

- *Sinal da coluna* (Figura 9.9)
  - ▪ Na radiografia em perfil de tórax, a **parte torácica da coluna quase sempre parece ficar mais escura (mais preta) conforme examinada da cintura escapular até o diafragma**
    - ◆ Esse escurecimento acontece porque o feixe de raios X normalmente penetra mais tecidos (mais ossos, mais músculos) ao redor dos ombros do que logo acima do diafragma, uma vez que nessa região é necessário passar apenas pelo coração e pelos pulmões aerados
  - ▪ **Quando a doença** de tecidos moles ou densidade do líquido **envolve** a **porção posterior do lobo inferior**, mais raios X serão absorvidos pela nova densidade adicionada e **a coluna parecerá "mais branca" (mais opaca) logo acima do seio costofrênico posterior**
    - ◆ Esse processo é chamado de *sinal da coluna*, uma outra maneira de localizar doenças nos pulmões
  - ▪ A doença do lobo inferior **pode não ser aparente na incidência PA** se estiver **profunda no seio costofrênico posterior**. Logo, o *sinal da coluna* **pode indicar** a presença de uma **doença** do lobo inferior, como uma pneumonia do lobo inferior, **que poderia ser, de outro modo, invisível na incidência PA**.

COMO UMA PNEUMONIA SE RESOLVE

- A pneumonia pode se resolver em 2 a 3 dias se o organismo for sensível ao antibiótico administrado, especialmente a pneumonia pneumocócica
- **Grande parte das pneumonias geralmente se resolve internamente (*vacuoliza*),** desaparecendo gradualmente de maneira irregular ao longo de dias ou semanas (Figura 9.11)
- Se a pneumonia **não** se resolver em algumas semanas, considere a presença de uma **lesão obstrutiva** subjacente, como uma **neoplasia**, que esteja impedindo a drenagem adequada dessa parte do pulmão. Uma TC de tórax pode ajudar a evidenciar uma lesão obstrutiva.

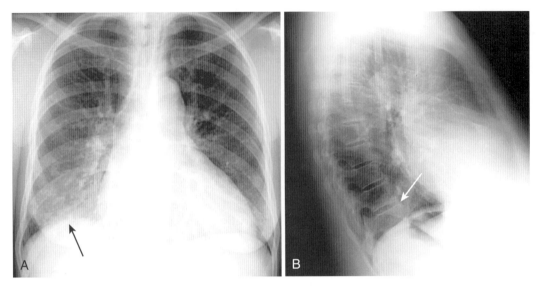

Figura 9.9 O sinal da coluna. As incidências PA e perfil do tórax mostram na incidência em perfil (**B**) a presença de doença alveolar no lobo inferior direito (*seta branca*) que pode não estar aparente na incidência PA de imediato. É possível ver uma pneumonia no lobo inferior direito em **A** (*seta preta*). Nesse caso, uma pneumonia do lobo inferior direito sobreposta na parte inferior da coluna na incidência em perfil faz com que a coluna pareça mais "branca" (mais densa) logo acima do diafragma. Isso é chamado de ***sinal da coluna*** (**ver também as Figuras 3.3 e 3.4**).

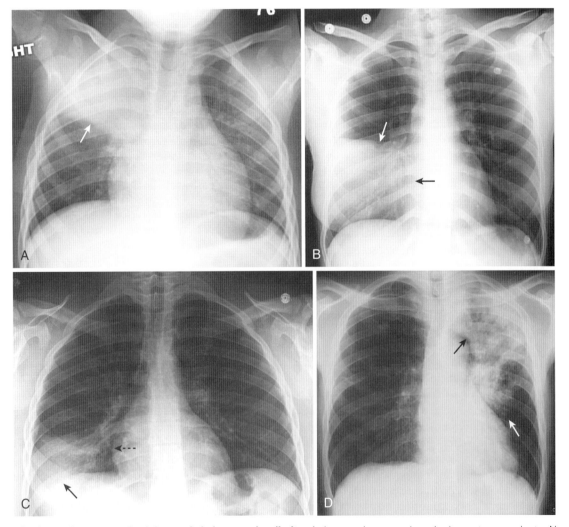

Figura 9.10 Conjunto de pneumonias lobares. **A**. **Lobo superior direito**. A doença obscurece (encobre) a aorta ascendente. No ponto em que é restrita pela cissura horizontal do pulmão direito, produz margem nítida (*seta branca*). **B**. **Lobo médio**. A doença encobre a borda direita do coração (*seta preta*). No ponto em que é restrita pela cissura horizontal do pulmão direito, produz margem nítida (*seta branca*). **C. Lobo inferior direito**. A doença encobre o hemidiafragma direito (*seta preta contínua*) e poupa a borda direita do coração (*seta preta tracejada*). **D. Lobo superior esquerdo**. A doença é mal delimitada (*seta branca*) e obscurece o botão aórtico (*seta preta*). (*continua*)

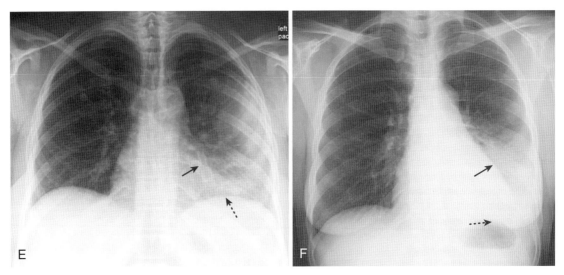

Figura 9.10 (*Continuação*) **E. Língula**. A doença encobre a borda esquerda do coração (*seta preta contínua*), mas poupa o hemidiafragma esquerdo (*seta preta tracejada*). **F. Lobo inferior esquerdo**. A doença obscurece o hemidiafragma esquerdo (*seta preta tracejada*), mas poupa a borda esquerda do coração (*seta preta contínua*).

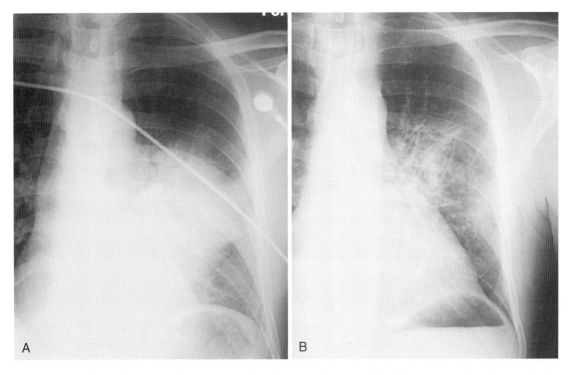

Figura 9.11 Como uma pneumonia se resolve. A pneumonia pode se resolver em vários dias se o organismo for sensível ao antibiótico administrado, especialmente a pneumonia pneumocócica. A maior parte das pneumonias, como as das radiografias do pulmão esquerdo realizadas com 4 dias de intervalo (**A** e **B**), geralmente se resolve internamente (vacuolizam), desaparecendo gradualmente de maneira irregular ao longo de dias ou semanas.

Pontos a serem lembrados

- A pneumonia é mais opaca que o pulmão normal circundante. Suas margens podem ter **aspecto de algodão** e ser **indefiníveis**, exceto no ponto em que são restritas pela margem pleural. Quase sempre é **homogênea** em densidade, pode conter **broncogramas aéreos** e pode estar associada à **atelectasia**
- Embora exista uma sobreposição considerável nos padrões de pneumonia produzidos pelos diferentes organismos, algumas apresentações são altamente sugestivas de etiologias específicas
- A **pneumonia lobar** (protótipo: pneumonia pneumocócica) costuma ser homogênea, ocupa a maior parte ou a totalidade de um lobo, possui broncogramas aéreos centralmente e produz o **sinal da silhueta**
- A **pneumonia segmentar** (protótipo: pneumonia estafilocócica) costuma ser multifocal, não possui broncogramas aéreos e pode estar associada à perda de volume, visto que os brônquios também estão cheios de exsudato inflamatório
- A **pneumonia intersticial** (protótipo: pneumonia viral ou PCP) costuma envolver as paredes das vias respiratórias e septos alveolares e pode produzir, especialmente no início de seu curso, um padrão reticular fino nos pulmões. Mais adiante pode produzir doença do espaço aéreo
- A **pneumonia redonda** (protótipo: *Haemophilus*) geralmente ocorre em **crianças** nos lobos inferiores **posteriormente** e pode se assemelhar a massa. A pista é que massas reais são incomuns em crianças
- A **pneumonia cavitária** (protótipo: tuberculose) contém cavidades lucentes produzidas por necrose pulmonar como sua marca característica. A **tuberculose pós-primária** quase sempre envolve os lobos superiores e pode se espalhar por uma via transbrônquica com possibilidade de infectar o lobo inferior oposto ou outro lobo no mesmo pulmão
- A **aspiração** ocorre na parte mais dependente do pulmão no momento da aspiração, geralmente os lobos inferiores ou os segmentos posteriores dos lobos superiores. A aspiração pode ser branda e desaparecer rapidamente, pode infeccionar e levar meses para desaparecer ou ser uma pneumonite química, que pode levar semanas para desaparecer
- A pneumonia pode ser localizada com a ajuda do **sinal da silhueta** e do **sinal da coluna**
- As pneumonias quase sempre se resolvem "rompendo-se" de maneira que contenham áreas irregulares de pulmão recém-aerado dentro dos limites da pneumonia anterior (**vacuolização**).

Como Reconhecer o Posicionamento Correto de Fios e de Tubos e Suas Potenciais Complicações: Radiologia na Terapia Intensiva

- Pacientes internados em unidades de terapia intensiva (UTI) quase sempre são monitorados com radiografias de tórax portáteis, tanto para verificar a posição de diversos dispositivos de suporte quanto para avaliar a condição cardiopulmonar
- Doenças normalmente vistas em pacientes em estado crítico são discutidas em outros capítulos (Tabela 10.1)
- Neste capítulo, serão apresentadas recomendações práticas para avaliar a inserção bem-sucedida (ou malsucedida) e a posição final de tubos, fios, cateteres e outros aparelhos de suporte usados na UTI
- Na maior parte das vezes, é realizada uma radiografia convencional **depois** da inserção ou da tentativa de inserção dos dispositivos para verificar o posicionamento e descartar complicações indesejadas
- Portanto, **para cada tubo ou dispositivo, serão abordados os seguintes pontos**
    - **Para qual finalidade** são usados
    - **Onde** devem ficar quando colocados de maneira adequada
    - **Como** podem ser posicionados incorretamente e **quais** complicações podem ser provocadas.

TUBOS ENDOTRAQUEAIS E DE TRAQUEOSTOMIA

Tubos endotraqueais (TET)

- **Para qual finalidade são usados**
    - Fornecer ventilação assistida
    - Isolar a traqueia a fim de possibilitar o controle das vias respiratórias
    - Prevenir a distensão gástrica
    - Fornecer uma via direta para aspiração
    - Administrar medicamentos

Tabela 10.1 Doenças comuns em pacientes em estado crítico.

Achado ou doença	Discutido no
Síndrome de angústia respiratória do adulto	**Capítulo 12**
Aspiração	**Capítulo 9**
Atelectasia	**Capítulo 7**
Insuficiência cardíaca congestiva (edema pulmonar)	**Capítulo 12**
Derrame pleural	**Capítulo 8**
Pneumomediastino	**Capítulo 25**
Pneumonia	**Capítulo 9**
Pneumotórax	**Capítulo 25**
Tromboembolia pulmonar	**Capítulo 11**

- **Colocação correta de um TET** (Boxe 10.1)
    - Os tubos endotraqueais quase sempre são **tubos de calibre grosso** (cerca de 1 cm) e **possuem uma linha marcadora radiopaca e sem orifícios laterais**. A **ponta geralmente possui formato diagonal**
    - Com a cabeça do paciente em posição **neutra** (ou seja, a parte inferior da mandíbula no nível de C5-C6), a **ponta do tubo endotraqueal precisa estar cerca de 3 a 5 cm da carina**. Esta é aproximadamente **a metade da distância entre as extremidades mediais das clavículas e a carina** (Figura 10.1)

Boxe 10.1 Tubos endotraqueais.
- A ponta precisa estar cerca de 3 a 5 cm acima da carina
- O manguito inflado não deve distender o lúmen da traqueia
- O posicionamento incorreto mais comum é a ponta no brônquio principal direito ou no lobo inferior direito
- Se estiver posicionado com a ponta no pescoço, é possível ocorrer danos às pregas vocais.

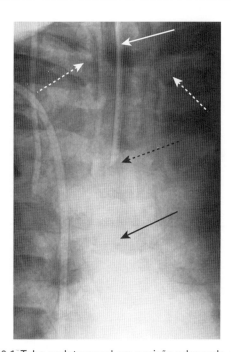

Figura 10.1 Tubo endotraqueal em posição adequada. Os tubos endotraqueais possuem uma linha marcadora radiopaca (*seta branca contínua*). A ponta tem um ângulo diagonal (*seta preta tracejada*). Em adultos, geralmente é possível observar um manguito inflável. A maior parte dos tubos endotraqueais é inserida por via oral, em vez de nasal. Com a cabeça do paciente na posição neutra, a ponta do TET deve estar aproximadamente na metade da distância entre as extremidades mediais das clavículas (*setas brancas tracejadas*) e a carina (*seta preta contínua*).

- O ideal é que o **diâmetro do tubo endotraqueal seja de metade a dois terços a largura da traqueia**. O manguito inflado (balão), caso esteja presente, pode preencher, mas não deve distender, o lúmen da traqueia (Figura 10.2).

Pontos importantes
- Como encontrar a carina em uma radiografia frontal de tórax:
  - Siga o brônquio principal **direito** ou **esquerdo** retrogradamente até encontrar o brônquio principal oposto. A carina se projeta sobre os corpos vertebrais T5, T6 ou T7 em 95% das pessoas.

- Movimento da ponta na flexão e extensão do pescoço
  - A **flexão** do pescoço pode causar uma **descida de 2 cm** da ponta do tubo. É por esse motivo que a ponta deve estar de 3 a 5 cm acima da carina
  - A **extensão** do pescoço a partir da posição neutra **pode causar 2 cm de subida** da ponta
  - Uma frase útil para lembrar a direção do movimento da ponta de um TET ao movimento da cabeça: "A ponta do **tubo endotraqueal** (TET) segue a ponta **nasal**"
- Colocação incorreta e complicações
  - O **posicionamento incorreto mais comum** resulta do ângulo mais raso e diâmetro mais amplo do **brônquio principal direito** ou do brônquio intermediário. A **ponta do tubo endotraqueal deslizará para dentro da árvore brônquica do lado direito**, preferencialmente à esquerda
    - Esse deslocamento pode causar **atelectasia** (especialmente do lobo superior direito e do pulmão esquerdo não ventilados) **(ver Figura 7.13)**
    - A intubação do brônquio principal direito também pode causar **pneumotórax hipertensivo do lado direito**
  - A **intubação esofágica** inadvertida produzirá um estômago grosseiramente dilatado
  - A ponta do tubo não deve ser posicionada na laringe ou na faringe. Pelo contrário, a ponta deve estar pelo menos 3 cm distal ao nível das pregas vocais ou **o tubo pode danificá-las ou levar à aspiração** (Figura 10.3).

Tubos de traqueostomia
- **Para qual finalidade são usados**
  - Em pacientes com obstrução das vias respiratórias no nível da laringe ou acima dela
  - Na insuficiência respiratória que requer intubação prolongada (superior a 21 dias)
  - Na obstrução das vias respiratórias durante a apneia do sono
  - Quando houver paralisia dos músculos que afete a deglutição ou a respiração
- **Colocação correta**
  - A **ponta** deve estar **aproximadamente a meio caminho entre o estoma** no qual o tubo de traqueostomia foi inserido **e a carina**. Em geral, está em torno do **nível T3** (Figura 10.4)

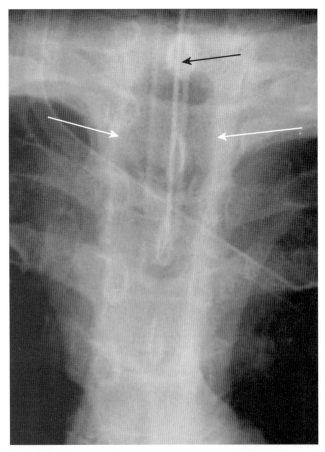

Figura 10.2 Tubo endotraqueal com o manguito hiperinflado. O balão inflado (*setas brancas*) do tubo endotraqueal (*seta preta*) é mais largo que o diâmetro da traqueia. O manguito não deve distender a traqueia. A compressão prolongada da parede traqueal por um manguito hiperinflado pode resultar em necrose da parede e estenose traqueal.

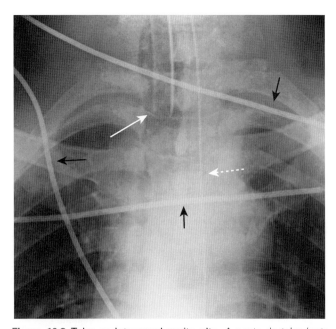

Figura 10.3 Tubo endotraqueal muito alto. A ponta do tubo (*seta branca contínua*) não deve ser colocada no interior ou perto da laringe ou faringe, uma vez que pode causar danos às estruturas se permanecer nesta posição. O posicionamento alto também pode predispor à aspiração. Este paciente também tem um tubo nasogástrico (*seta branca tracejada*) e diversos cabos do monitor cardíaco sobrepostos (*setas pretas*).

CAPÍTULO 10 Como Reconhecer o Posicionamento Correto de Fios e de Tubos...

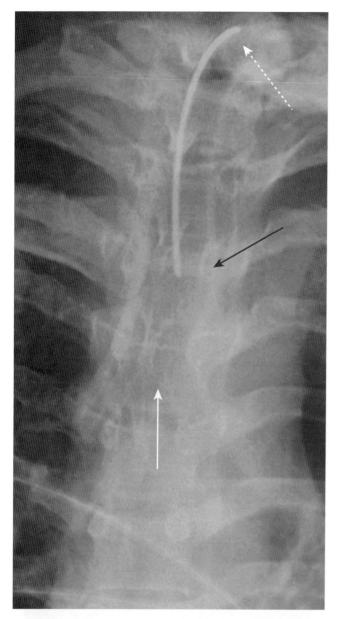

Figura 10.4 Tubo de traqueostomia na posição correta. A ponta (*seta preta*) fica aproximadamente a meio caminho entre o estoma em que o tubo de traqueostomia foi inserido (*seta branca tracejada*) e a carina (*seta branca contínua*). Costuma ser em torno do nível T3. A posição da ponta de um tubo de traqueostomia não é afetada pela flexão ou extensão do pescoço.

- Ao contrário do TET, a posição da ponta de um tubo de traqueostomia não é afetada pela flexão ou extensão da cabeça
- **A largura do tubo de traqueostomia deve ser cerca de dois terços da largura da traqueia**
- Colocação incorreta e complicações (Boxe 10.2)
    - Logo após a inserção, **procure por sinais de perfuração** inadvertida **da traqueia**, como pneumomediastino, pneumotórax ou enfisema subcutâneo
    - Se o tubo de traqueostomia estiver equipado com um **manguito**, geralmente há necessidade de inflar o manguito até um diâmetro que **preencha**, mas **não distenda, o contorno traqueal normal**

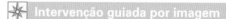

Boxe 10.2 Tubos de traqueostomia.
- A ponta deve estar a meio caminho entre o estoma de entrada e a carina
- Se for dessa maneira, o manguito geralmente não pode ser inflado a um tamanho maior que o lúmen traqueal
- As complicações a curto prazo podem incluir perfuração da traqueia
- A estenose traqueal é a complicação mais comum a longo prazo, geralmente no local do estoma de entrada.

- **Complicação a longo prazo**
    - **A estenose traqueal é a complicação tardia mais comum** de um tubo de traqueostomia. É possível ocorrer na entrada do estoma, no nível do manguito ou na ponta do tubo, porém é **mais frequente no estoma**.

Intervenção guiada por imagem

Exame de uma pessoa de 55 anos com histórico de insuficiência renal que apresentava desconforto respiratório intratável. Como um procedimento guiado por imagem pode ser benéfico nesse caso? Confira a resposta no Capítulo 29.

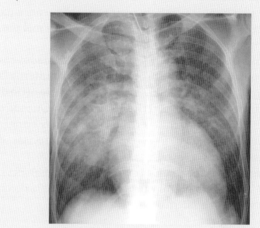

CATETERES INTRAVASCULARES

Cateteres venosos centrais (de pressão) (CVC, CVP)

- **Para qual finalidade são usados**
    - Acesso venoso para instilar agentes quimioterápicos e hiperosmolares inadequados para administração venosa periférica
    - Medir a pressão venosa central
    - Manter e monitorar o volume de sangue intravascular
- **Colocação correta** (Boxe 10.3)
    - Os **cateteres venosos centrais** têm **pequeno calibre** (3 mm) e são **opacos de maneira uniforme, sem linha radiopaca**
    - Em geral, são inseridos pela via **subclávia** ou **jugular interna**. As veias jugulares internas unem-se às veias subclávias e formam as veias braquiocefálicas que, por sua vez, drenam para a veia cava superior. A junção das veias subclávia e braquiocefálica geralmente acontece **posteriormente** às **extremidades mediais** das clavículas

> **Boxe 10.3** Cateteres venosos centrais.
> - A ponta deve estar na veia cava superior
> - Todas as curvas no cateter devem ser suaves, em vez de dobras acentuadas
> - As posições incorretas mais comuns são no **átrio direito** e na **veia jugular interna** (para cateteres inseridos via subclávia)
> - Sempre **verifique se há pneumotórax** depois de uma tentativa de inserção bem-sucedida ou malsucedida

- O trajeto de um cateter venoso central deve alcançar a extremidade **medial da clavícula antes de descer**
- O cateter precisa **descer lateralmente no lado direito da coluna vertebral** e sua **ponta deve estar na veia cava superior, na junção com o átrio direito** (Figura 10.5). A junção da veia cava superior com o átrio direito costuma ficar no nível do quinto corpo vertebral torácico ou cerca de dois corpos vertebrais **abaixo** do nível da carina
- **Todas as curvas no cateter devem ser suaves**, sem dobras acentuadas. Uma torção no cateter pode interferir em sua função e pode sinalizar a perfuração de um vaso
- **Colocação incorreta e complicações**
  - Cateteres venosos centrais, mais frequentemente aqueles colocados pela via subclávia, podem estar mal posicionados
  - Na maior parte das vezes, **estão mal posicionados** com as pontas no **átrio direito ou na veia jugular interna** (se inseridos pela veia subclávia) (Figura 10.6). **No átrio direito**, podem produzir **arritmias cardíacas**. Quando os cateteres venosos centrais estão posicionados erroneamente, conseguem fornecer **leituras imprecisas da pressão venosa central**
  - Pode ocorrer **pneumotórax** em até 5% das inserções de CVC, mais comum com a abordagem subclávia do que por via jugular interna
  - Ocasionalmente, os cateteres venosos centrais podem **perfurar a veia** e sair do vaso sanguíneo. Procure dobras ou flexões acentuadas no cateter como pista de uma possível perfuração
  - Às vezes podem ser **inseridos inadvertidamente na artéria subclávia** em vez de na veia subclávia. Suspeite de **colocação arterial** se o **retorno do sangue for pulsátil** e o curso do cateter estiver **paralelo ao arco da aorta** ou **não descer à direita da coluna** (Figura 10.7).

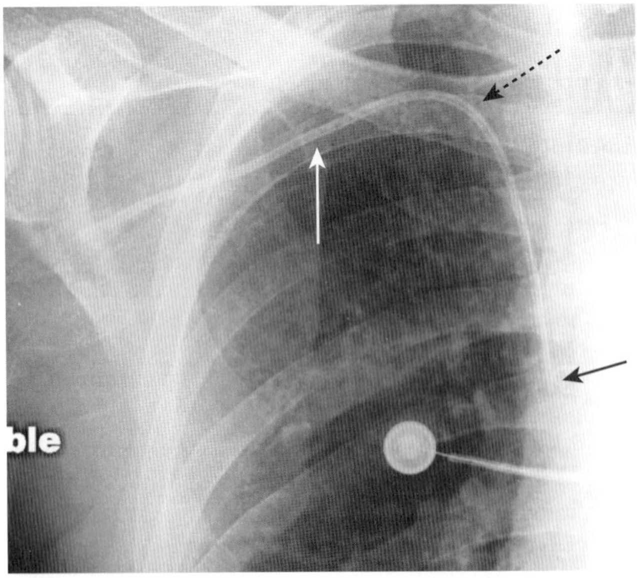

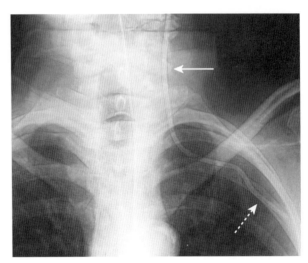

Figura 10.6 Cateter venoso central mal posicionado na veia jugular interna. Cateteres venosos centrais, especialmente aqueles colocados pela via subclávia (*seta branca tracejada*), quase sempre são mal posicionados. Na maior parte das vezes, estão erroneamente posicionados com a ponta no átrio direito ou na veia jugular interna, como neste caso (*seta branca contínua*). O cateter foi removido e reposicionado.

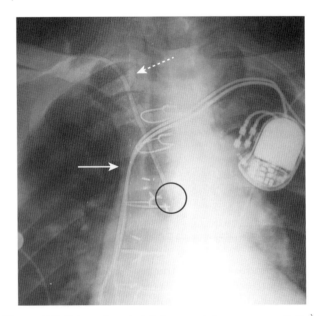

Figura 10.5 Cateter venoso central subclávio em posição correta. Um cateter venoso central está colocado à direita (*seta branca*), passando sobre a extremidade medial da clavícula (*seta preta tracejada*) antes de descer à direita da coluna vertebral com a ponta na veia cava superior (*seta preta contínua*).

Figura 10.7 Colocação arterial de um cateter venoso central. Às vezes, os cateteres centrais podem ser inadvertidamente inseridos na **artéria** subclávia em vez de na **veia** subclávia. Observe que esse cateter não alcança a extremidade medial da clavícula (*seta branca tracejada*) antes de descer. A ponta (*círculo preto*) está direcionada **sobre** a coluna, longe da localização da veia cava superior (*seta branca contínua*). Suspeite de colocação arterial se o fluxo de retorno for pulsátil ou vermelho brilhante.

CAPÍTULO 10 Como Reconhecer o Posicionamento Correto de Fios e de Tubos...

> **Pontos importantes**
>
> - **Duas ou mais tentativas de inserir um CVC:**
>   - Realiza-se uma radiografia frontal depois da colocação de um cateter venoso central. **Se a colocação inicial falhar**, é comum **realizar uma radiografia de tórax antes de tentar a inserção do outro lado** a fim de evitar a possibilidade de produzir pneumotórax bilateral.

CATETERES CENTRAIS INSERIDOS PERIFERICAMENTE (CCIP)

- **Para qual finalidade são usados**
  - Acesso venoso a longo prazo (meses)
    - Administrar medicamentos como quimioterapia ou antibióticos
    - Coleta de sangue frequente
      - Em razão do seu pequeno calibre, podem ser introduzidos através de uma veia antecubital
- **Colocação correta** (Boxe 10.4)
  - A **ponta** deve estar no **interior** da **veia cava superior**, mas pode ser colocada em uma veia axilar. Como são pequenos, podem ser difíceis de visualizar (Figura 10.8)

> **Boxe 10.4** Cateteres centrais inseridos perifericamente.
> - A ponta deve estar na veia cava superior ou na veia axilar
> - Os CCIP podem ser difíceis de visualizar devido ao seu tamanho pequeno
> - Com o tempo, pode ocorrer trombose do cateter.

- **Colocação incorreta e complicações**
  - As pontas podem **sair do lugar** com o tempo, em vez de sair logo na inserção inicial
  - Pode ocorrer **trombose** do cateter em razão do seu pequeno calibre.

Cateteres de artéria pulmonar: cateteres de Swan-Ganz

- **Para qual finalidade são usados**
  - Para monitorar a condição hemodinâmica de pacientes em estado crítico
  - Para ajudar a diferenciar o edema pulmonar cardíaco do não cardíaco
- **Colocação correta**
  - Os **cateteres Swan-Ganz** (também conhecidos como *cateteres em cunha de pressão capilar pulmonar*) têm a mesma aparência que os cateteres venosos centrais, porém são mais longos
  - Inseridos pela veia subclávia ou veia jugular interna, as pontas são inseridas na artéria pulmonar proximal direita ou proximal esquerda. A **ponta do cateter de Swan-Ganz não deve estar superior a 2 cm do hilo** (Figura 10.9)
  - Um balão na ponta do cateter é temporariamente inflado somente quando as medições de pressão são feitas e precisa ser esvaziado logo em seguida

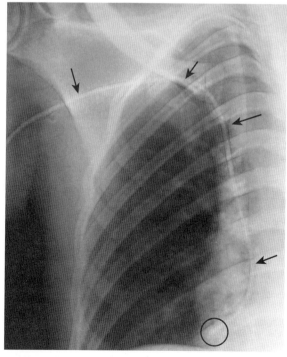

Figura 10.8 Linha do cateter central inserido perifericamente no átrio direito. Inseriu-se um CCIP (*setas pretas*) na parte inferior do braço ou superior do antebraço, que segue por meio da veia axilar até a veia cava superior (VCS) ou junção entre a VCS e o átrio direito. Nesse caso, a ponta se estende até a região do átrio direito (*círculo preto*).

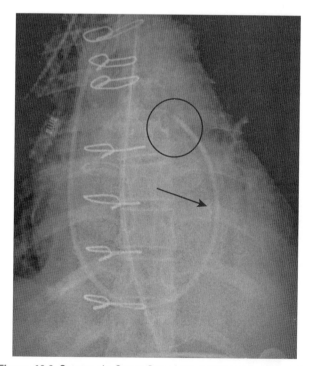

Figura 10.9 Cateter de Swan-Ganz bem-posicionado. O cateter de Swan-Ganz (*seta preta*) é um cateter multilúmen que possuir a mesma aparência de um cateter venoso central, porém sua ponta (*círculo preto*) "flutua" para fora das artérias pulmonares por meio da insuflação de um balão em sua ponta. Se a ponta estiver "em cunha" em um pequeno vaso pulmonar, é possível fazer a medição da chamada **pressão em cunha capilar pulmonar**. Na presença de uma valva atrioventricular esquerda normal, essa medida reflete a pressão do átrio esquerdo.

> **Boxe 10.5** Cateteres de artéria pulmonar (cateteres de Swan-Ganz).
> - A ponta deve estar cerca de 2 cm do hilo na artéria pulmonar direita ou esquerda
> - O balão deve ficar inflado apenas quando as medições de pressão forem realizadas
> - A ponta do cateter não deve estar no interior de uma artéria pulmonar periférica.

> **Boxe 10.6** Cateteres de múltiplos lumens.
> - A ponta deve ficar na veia cava superior ou no átrio direito. Alguns cateteres são projetados com lumens separados, de modo que uma ponta fica na veia cava superior e a outra no átrio direito
> - A **veia jugular interna direita** possui a menor incidência de coagulação, por isso é a via de acesso preferencial
> - As **complicações** incluem pneumotórax, trombose e infecção.

- Colocação incorreta e complicações (Boxe 10.5)
  - Complicações graves são raras
  - A complicação significativa mais comum é o **infarto pulmonar** por oclusão de uma artéria pulmonar pelo próprio cateter ou por êmbolos originados do cateter
  - Cateteres colocados perifericamente podem produzir uma perfuração localizada e confinada de vasos sanguíneos ou um *pseudoaneurisma*, que pode ser reconhecido por **consolidação** ou **massa** que se forma no **local da ponta do cateter** em um paciente em tratamento intensivo que também desenvolve **hemoptise**
  - **Certifique-se de que a ponta do cateter não esteja em um ramo distal de uma artéria pulmonar**, pois esse posicionamento aumenta o risco de complicações (Figura 10.10).

CATETERES DE MÚLTIPLOS LUMENS: "CATETERES DE QUINTON", CATETERES DE HEMODIÁLISE

- **Para qual finalidade são usados** (Boxe 10.6)
  - Hemodiálise
  - Portas simultâneas para administração de medicamentos e coleta de sangue
- **Colocação correta**
  - **Cateteres de múltiplos lumens para hemodiálise** possuem **grosso calibre** e são **tipicamente marcados com uma faixa central**

- Há diversas variações no *design* entre as diferentes marcas comerciais, mas todas têm pelo menos dois lumens dispostos coaxialmente dentro de um único cateter com o objetivo de **minimizar a quantidade de recirculação** que acontece entre as duas portas internas
- A **porta "arterial"** da qual o sangue é **retirado fica proximal à porta "venosa"**, por meio da qual o sangue **retorna ao paciente**, a fim de minimizar a recirculação do sangue. Alguns cateteres são projetados como dois cateteres separados de um único lúmen, com uma ponta do cateter na veia cava superior e a outra no átrio direito (Figura 10.11)
- **A via jugular interna direita é quase sempre usada para o acesso**
- Colocação incorreta e complicações
  - As **complicações imediatas** podem incluir **pneumotórax, posicionamento incorreto** ou **perfuração da ponta**
  - As **complicações a longo prazo** incluem **infecção** e **trombose** da veia que contém o cateter ou **oclusão** do cateter em si.

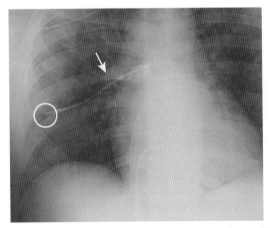

Figura 10.10 Cateter de Swan-Ganz com ponta muito periférica. A ponta deste cateter de Swan-Ganz (*círculo branco*) está localizada perto da periferia do pulmão direito, muito longe da artéria pulmonar direita (*seta branca*). A ponta de um cateter de Swan-Ganz deve ficar a 2 cm da sombra hilar. O cateter foi retirado porque a ponta neste local aumenta o risco de complicações, como infarto pulmonar ou formação de pseudoaneurisma.

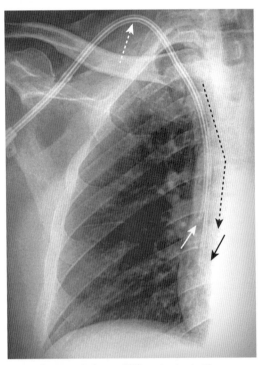

Figura 10.11 Cateter de hemodiálise de duplo lúmen na posição correta. Esses cateteres de grosso calibre com pelo menos dois lumens são tipicamente marcados com uma faixa central (*seta branca tracejada*). Como a direção do fluxo sanguíneo é indicada pela *seta preta tracejada*, para minimizar a recirculação imediata, a ponta na qual o sangue é **retirado** do paciente (*seta branca contínua*) é mais **proximal** do que a ponta na qual o sangue **retorna** ao paciente (*seta preta contínua*).

TUBOS TORÁCICOS (TUBOS DE DRENAGEM PLEURAL E TUBOS DE TORACOTOMIA)

- **Para qual finalidade são usados**
  - Remover ar ou coleções anormais de líquido do espaço pleural
- **Colocação correta** (Boxe 10.7)
  - Os tubos torácicos são **tubos de orifício largo com uma linha radiopaca** usada como marcador. A linha é **interrompida** no local de um **orifício lateral**
  - A posição ideal é **anterossuperior para evacuar um pneumotórax** e **posteroinferior para drenar um derrame**, entretanto, os tubos torácicos quase sempre funcionam bem, não importa onde estejam colocados (Figura 10.12)
  - Nenhum dos orifícios laterais deve ficar fora da parede torácica (Figura 10.13)
- **Colocação incorreta e complicações**
  - O posicionamento inadequado leva à **drenagem inadequada**, em vez de complicações graves. Inclusive posicionamentos incorretos em que o tubo seja inadvertidamente colocado na cissura oblíqua (Figura 10.14)
  - Caso o **orifício lateral se estenda para fora da parede torácica**, é possível causar um **vazamento de ar,** resultando em drenagem inadequada e enfisema subcutâneo
- **Complicações graves são raras** e incluem
  - Sangramento secundário à laceração da artéria intercostal

> **Boxe 10.7** Tubos torácicos (tubos de drenagem pleural).
>
> - Em geral, os tubos torácicos funcionam bem onde quer que sejam colocados, porém o posicionamento incorreto pode resultar em uma drenagem ineficaz
> - No derrame pleural, os tubos torácicos funcionam melhor com a ponta posicionada de maneira **posterior** e **inferior**
> - No pneumotórax, funcionam melhor com a ponta posicionada de maneira **anterior** e **superior**
> - A drenagem rápida de um grande derrame pleural ou grande pneumotórax pode produzir **edema pulmonar de reexpansão** no pulmão subjacente.

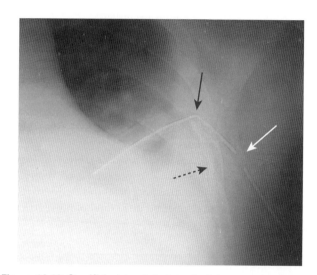

Figura 10.13 O orifício lateral do tubo torácico se estende para fora do tórax. Os tubos torácicos quase sempre têm um ou mais orifícios laterais marcados por uma interrupção na linha do marcador (*seta branca*). Nenhum dos orifícios laterais deve ficar fora da caixa torácica (*seta preta pontilhada*), como aconteceu neste paciente. É possível desenvolver um vazamento de ar, que leva à persistência do problema subjacente, neste caso, um derrame pleural. Este tubo também formou uma dobra ao entrar no tórax (*seta preta*), fator com potencial de reduz ainda mais sua eficiência de drenagem.

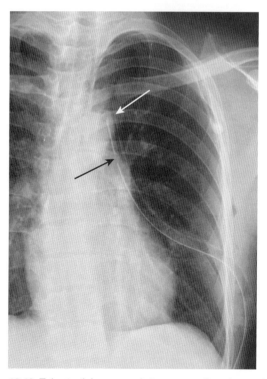

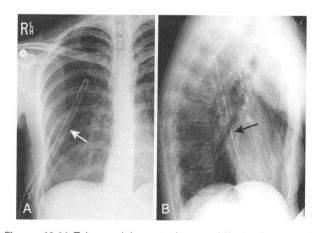

Figura 10.12 Tubo torácico na posição correta. Os tubos torácicos são tubos de grosso calibre com uma linha radiopaca usada como marcador. A linha é interrompida no local do orifício lateral (*seta preta*). A *seta branca* indica a ponta do tubo. O tubo torácico é inserido no espaço intercostal mais próximo possível da margem superior da costela, visto que os nervos intercostais e os vasos sanguíneos encontram-se na margem inferior de cada costela. Este tubo foi inserido para um pneumotórax, que foi evacuado.

Figura 10.14 Tubo torácico na cissura oblíqua. Suspeita de inserção de um dreno de tórax em uma das cissuras interlobares quando o tubo é orientado ao longo do curso da cissura. Este tubo está no interior da cissura oblíqua direita: observe a *seta branca* na incidência PA (**A**) e *seta preta* na incidência em perfil (**B**). Posições incorretas como essa podem acarretar drenagem ineficiente.

- Laceração do fígado ou do baço durante a inserção
- A **reexpansão rápida de um pulmão colapsado** em razão de um grande pneumotórax ou de um grande derrame pleural pode causar *edema pulmonar de reexpansão* unilateral (**ver Figura 12.12**).

DISPOSITIVOS CARDÍACOS: MARCA-PASSO, CARDIOVERSOR-DESFIBRILADOR IMPLANTÁVEL (CDI), BALÃO INTRA-AÓRTICO (BIA)

Marca-passos

- **Para qual finalidade são usados**
  - Anormalidades na condução cardíaca
  - Determinadas condições refratárias ao tratamento conservador (p. ex., insuficiência cardíaca congestiva)
- **Colocação correta** (Boxe 10.8)
  - Todos os **marca-passos consistem em um gerador de pulso** geralmente implantado por via subcutânea na parede torácica anterior esquerda e **pelo menos um cabo (eletrodo)** inserido por via percutânea, quase sempre via veia subclávia
  - Alguns marca-passos possuem dois eletrodos (geralmente as pontas estão no átrio direito e no ventrículo direito), enquanto outros podem ter três eletrodos (com as pontas quase sempre no átrio direito, no ventrículo direito e no seio coronário)

Boxe 10.8 Marca-passos.

- Quase sempre são colocados na parede torácica anterior esquerda. Cabe destacar que pelo menos um eletrodo deve estar no ápice do ventrículo direito
- Lembre-se de que o ventrículo direito se projeta à esquerda da coluna vertebral na incidência PA e anteriormente na incidência em perfil do tórax
- As complicações são raras, mas incluem fraturas nos fios condutores e pneumotórax
- Eletrodos posicionados ectopicamente podem resultar em falha no funcionamento correto do marca-passo

Pontos importantes

- A **ponta de um eletrodo está geralmente localizada no ápice do ventrículo direito**. Lembre-se de que **na incidência PA, o ápice do ventrículo direito encontra-se à esquerda da coluna vertebral** e na incidência em perfil **encontra-se anterior** (Figura 10.15).

- **Todos os cabos precisam ter curvas suaves**. Não deve haver dobras acentuadas nos cabos
- **Colocação incorreta e complicações**
  - **Pneumotórax** são complicações raras da inserção de marca-passos ou de cardioversores-desfibriladores implantáveis
  - A **fratura dos cabos** pode acontecer em três locais: no gerador em si, no local de acesso venoso ou na ponta do cabo. As fraturas no cabo podem ser **reconhecidas pela descontinuidade do cabo em si** (Figura 10.16)

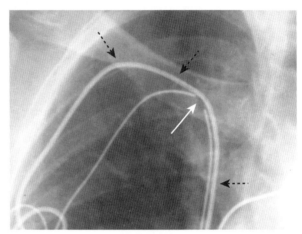

Figura 10.16 Cabo de marca-passo fraturado. Fraturas de cabos de marca-passo ou cardioversor-desfibrilador implantável podem ocorrer em qualquer um dos três locais. Nesse paciente, a fratura (*seta branca*) ocorreu no ponto de inserção na veia subclávia. O cabo fraturado foi descoberto de imediato e um segundo cabo intacto foi colocado (*setas pretas tracejadas*).

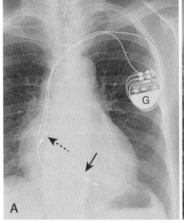 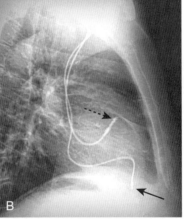

Figura 10.15 Marca-passo duplo eletrodo em posição adequada. Os marca-passos consistem em um gerador de pulso (*G*) geralmente implantado na parede torácica esquerda e um ou mais eletrodos inseridos ao longo da veia subclávia. Este paciente possui um marca-passo duplo eletrodo. Um dos eletrodos está no ápice do ventrículo direito (observe as *setas pretas contínuas* em **A** e **B**), enquanto o outro está no átrio direito (observe as *setas pretas tracejadas* em **A** e **B**). Observe que o eletrodo ventricular direito (*setas pretas contínuas*) normalmente se projeta à esquerda da linha média (**A**) e anteriormente (**B**), e o eletrodo atrial direito quase sempre se curva para cima (**A** e **B**).

- **Os eletrodos podem perfurar o coração**, produzindo tamponamento cardíaco. **Procure dobras acentuadas** nos cabos secundárias à perfuração de um vaso sanguíneo
- **Os eletrodos podem retrair o contato normal com a parede ventricular**, uma vez que o paciente *torce* ou *gira* o gerador do marca-passo sob a pele, enrolando inadvertidamente os cabos ao redor do gerador e causando a retração das pontas (*síndrome do marca-passo torcido*) (Figura 10.17) ou migração subcutânea do marca-passo
- **Os eletrodos podem ser colocados ectopicamente** (p. ex., na veia hepática).

Cardioversores-desfibriladores implantáveis
- Para qual finalidade são usados
  - Evitar morte súbita, quase sempre por taquiarritmias, como fibrilação ventricular ou taquicardia ventricular
- **Colocação correta** (Boxe 10.9)
  - Os CDIs geralmente podem ser **diferenciados dos marca-passos pelo segmento mais largo e opaco de pelo menos um dos eletrodos** (Figura 10.18). Um eletrodo costuma ser colocado na veia cava superior ou na veia braquiocefálica. Se outro eletrodo for usado, sua ponta é colocada no ápice do ventrículo direito
  - **Todas as curvaturas nos cabos precisam ser suaves, não dobras acentuadas**
- Colocação incorreta e complicações
  - Os eletrodos podem **migrar** e se desalojar
  - Os cabos podem **fraturar**.

> **Boxe 10.9** Cardioversor-desfibrilador implantável.
> - O cardioversor-desfibrilador implantável pode ser diferenciado do marca-passo pela presença de um segmento mais espesso em pelo menos um eletrodo
> - Há um (ventrículo direito), dois (átrio direito e ventrículo direito), ou três eletrodos (átrio direito, ventrículo direito e seio coronário)
> - As curvaturas nos cabos devem ser suaves, não dobras acentuadas
> - As complicações visíveis podem incluir ruptura e desalojamento do eletrodo.

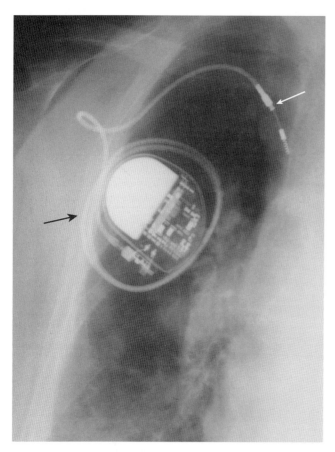

Figura 10.17 Síndrome do marca-passo torcido. Alguns pacientes inadverti-damente "giram" seu gerador de pulsos subcutâneos e, se o tecido subcutâneo permitir, podem torcer o gerador muitas vezes em seu próprio eixo, enrolando o(s) cabo(s) ao redor do dispositivo (*seta preta*). Essa ação pode retrair a ponta do eletrodo da parede interna do ventrículo direito, tornando o marca-passo inútil. Este eletrodo retraiu-se para a veia cava superior (*seta branca*). O "giro" também pode afetar um cardioversor-desfibrilador implantável ou uma porta de infusão torácica.

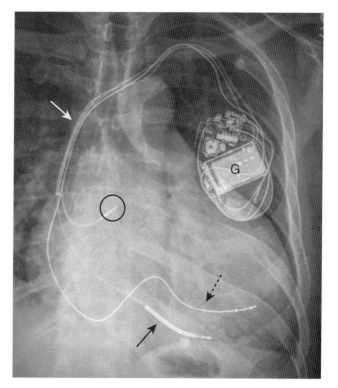

Figura 10.18 Cardioversor-desfibrilador implantável. O gerador (*G*) para um CDI é colocado no tecido subcutâneo da parede torácica anterior (área peitoral). Os cardioversores-desfibriladores implantáveis têm um segmento mais espesso que faz parte da bobina ou bobinas de desfibrilação (*setas branca e preta contínuas*). Os eletrodos são alimentados por meio da veia cava superior (*seta branca*) com as pontas no átrio direito (*círculo preto*) e no ápice do ventrículo direito (*seta preta contínua*). Este CDI possui um terceiro eletrodo que adentra o seio coronário (*seta preta tracejada*).

Balão intra-aórtico (BIA)

- **Para qual finalidade são usados**
  - Melhorar o débito cardíaco e aprimorar a perfusão das artérias coronárias após cirurgia em pacientes com choque cardiogênico ou insuficiência ventricular refratária. Colocado na aorta torácica **descendente** proximal, um longo **balão** cilíndrico é **inflado** na **diástole**, aumentando o fluxo sanguíneo para as artérias coronárias, e é **desinflado** na **sístole**, reduzindo a pós-carga cardíaca
- **Colocação correta do balão intra-aórtico** (Boxe 10.10)
  - **A ponta pode ser identificada por um pequeno marcador metálico linear** (Figura 10.19)
    - **A ponta deve ficar distal à origem da artéria subclávia esquerda** para não a obstruir
    - O **marcador** metálico **pode apontar um pouco para a direita** na região do arco da aorta
  - Quando inflado, o balão em formato de salsicha pode ser visto como uma estrutura contendo ar na aorta torácica descendente

- **Colocação incorreta e complicações**
  - Se o cateter estiver **muito proximal**, o balão inflado **pode ocluir os grandes vasos**, causando um **acidente vascular encefálico**
  - Se o balão estiver **muito distal**, a **eficácia do dispositivo diminui**
  - Raramente, podem ocorrer dissecção aórtica e perfuração arterial.

TUBOS E FIOS GI: TUBOS NASOGÁSTRICOS, TUBOS DE ALIMENTAÇÃO

Tubos nasogástricos (TNG)

- **Para qual finalidade são usados**
  - Alimentação a curto prazo
  - Amostragem gástrica e descompressão por sucção
  - Administração de medicamentos
- **Colocação correta** (Boxe 10.11)
  - Os **tubos nasogástricos (NG)** são **largos** (cerca de 1 cm), marcados por uma **linha radiopaca interrompida** em um **orifício lateral**, geralmente a **cerca de 10 cm da ponta**
  - A **ponta e quaisquer orifícios laterais** do tubo devem se **estender cerca de 10 cm no estômago além da junção esofagogástrica (EG)** para evitar a aspiração da alimentação administrada no esôfago. Se o TNG for usado apenas para aspiração, a posição do orifício lateral é menos importante (Figura 10.20)

> **Pontos importantes**
>
> - **Como reconhecer a localização da junção EG**
>   - A **junção EG** quase sempre está **localizada** próximo da **junção do hemidiafragma esquerdo** com o **lado esquerdo da parte torácica da coluna** (ver Figura 10.20 A)

- **Colocação incorreta e complicações**
  - **De todos os tubos e fios, o tubo nasogástrico é o mais comumente mal posicionado**
    - **O enovelamento do tubo NG no esôfago é o malposicionamento mais comum**
    - Pode ser **inadvertidamente inserido na traqueia** e adentrar um brônquio (Figura 10.21)
    - A **perfuração causada por um tubo NG é rara**, mas, quando ocorre, geralmente ocorre na porção cervical do esôfago

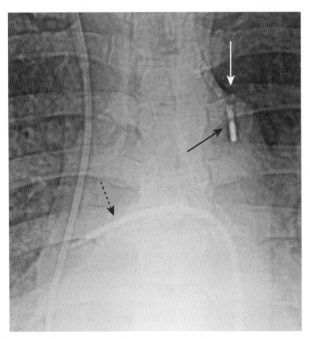

Figura 10.19 Balão intra-aórtico (BIA). Inserido pela artéria femoral, um longo balão em forma de salsicha é inflado de maneira rítmica durante o início da diástole e desinflado durante o início da sístole. A ponta pode ser identificada por um pequeno marcador metálico linear na região da aorta torácica descendente (*seta preta contínua*). A ponta deve estar distal à origem da artéria subclávia esquerda para não ocorrer obstrução. Em geral, fica cerca de 2 cm do topo do arco da aorta (*seta branca*). Um cateter de Swan-Ganz também foi colocado na artéria pulmonar direita (*seta preta tracejada*).

Boxe 10.10 Balão intra-aórtico.

- A ponta possui um marcador metálico que deve ficar distal à origem da artéria subclávia esquerda
- Quando inflado, o balão pode ser visível como uma estrutura "semelhante a salsicha" contendo ar na aorta torácica
- Cateteres colocados muito próximos podem obstruir os grandes vasos
- Cateteres colocados de maneira muito distal podem ser ineficazes.

Boxe 10.11 Tubo nasogástrico (tubo de Levin).

- A ponta de um tubo nasogástrico precisa se estender até o estômago, cerca de 10 cm além da junção esofagogástrica (EG)
- De todos os tubos, os tubos nasogástricos (NG) são os mais comumente mal posicionados. Sempre verifique o posicionamento com uma radiografia
- Quando mal posicionados, quase sempre se enovelam no esôfago
- Se inseridos na traqueia, podem se estender a um brônquio até a periferia do pulmão, mais frequentemente no lado direito.

CAPÍTULO 10 Como Reconhecer o Posicionamento Correto de Fios e de Tubos...

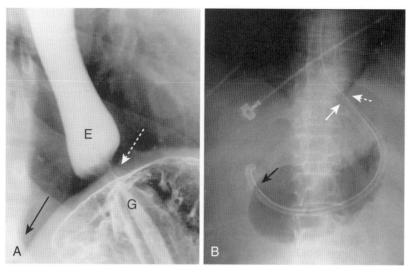

Figura 10.20 Junção esofagogástrica normal, tubo nasogástrico no estômago. **A**. Esta é uma vista em *close* do tórax inferior esquerdo de uma série gastrintestinal alta que ilustra a proximidade da junção esofagogástrica (EG) (*seta branca tracejada*) com a junção do hemidiafragma esquerdo e a coluna vertebral (*seta preta.*) *E*, esôfago; *G*, estômago. **B**. Em um paciente diferente, inseriu-se um tubo nasogástrico no estômago na junção EG (*seta branca tracejada*) perto da junção entre o hemidiafragma esquerdo e a coluna vertebral (*seta branca contínua*), que se estende ao redor da grande curvatura do estômago quase até o piloro. A interrupção na linha marcadora (*seta preta*) mostra a localização do orifício lateral, a cerca de 10 cm da ponta.

- Um tubo NG de longa permanência **pode causar refluxo gastresofágico** que, por sua vez, pode produzir **esofagite** e **estenose**
- Sempre realize uma radiografia confirmatória antes de alimentar o paciente ou de administrar qualquer medicamento pelo tubo.

Tubos de alimentação (tubos de Dobbhoff, TDH)

- **Para qual finalidade são usados**
  - Nutrição
- **Colocação correta** (Boxe 10.12)
  - A posição considerada ideal da **ponta do tubo de alimentação é pós-pilórica** (*i. e.*, no duodeno ou no jejuno), a

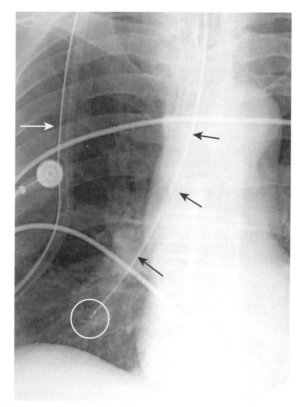

Figura 10.21 Tubo nasogástrico (NG) no brônquio lobar inferior direito. Neste paciente, o tubo nasogástrico (*setas pretas*) está na traqueia, em vez de no esôfago, e sua ponta se estende ao lobo inferior direito (*círculo branco*). Raramente, o tubo pode perfurar o pulmão e entrar no espaço pleural. Portanto, é realizada uma radiografia para confirmar o posicionamento de um tubo nasogástrico antes de usá-lo para alimentação. Uma parte do tubo NG que fica fora do paciente está sobreposta no tórax (*seta branca*), assim como vários cabos do monitor cardíaco.

fim de reduzir o risco de aspiração depois da alimentação (Figura 10.22). Entretanto, na verdade, a colocação no estômago é muito comum
- A ponta de um TDH é reconhecível por uma densidade linear, metálica e pesada, fixada na ponta

> **Boxe 10.12** Tubos de alimentação (tubos de Dobbhoff).
> - Idealmente, sua ponta deve ficar no duodeno, embora em muitos casos fique no estômago
> - A ponta é reconhecível por um marcador metálico
> - Se inserida inadvertidamente na traqueia, a ponta pode se estender até o pulmão
> - Sempre realize uma radiografia confirmatória antes de usar o tubo para alimentação.

- Você sabia que o tubo de Dobbhoff não recebeu o nome de uma pessoa chamada "Dobbhoff?" O tubo tem o nome de dois médicos, os doutores Dobbie e Hoffmeister
- **Colocação incorreta e complicações**
    - A **colocação na traqueia** em vez de no esôfago pode fazer com que a ponta entre no pulmão. Sempre realize uma radiografia confirmatória antes de alimentar o paciente (Figura 10.23)
    - A **perfuração do esôfago pelo fio-guia** é uma complicação rara
        - Depois que o fio-guia é removido, não é reinserido.

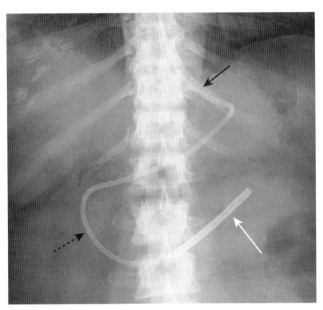

Figura 10.22 Tubo de Dobbhoff no duodeno. Posicionada corretamente, a ponta de um tubo de alimentação de Dobbhoff precisar estar no duodeno para reduzir o risco de aspiração depois da alimentação. A ponta quase sempre é reconhecida por uma extremidade metálica pesada (*seta branca*). Este tubo de Dobbhoff entra no estômago (*seta preta contínua*), percorre o contorno duodenal (*seta preta tracejada*) e termina na junção entre a quarta porção do duodeno e o jejuno, a localização do *ligamento de Treitz* (*seta branca*).

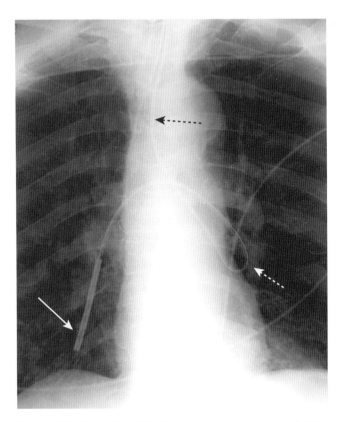

Figura 10.23 Tubo de Dobbhoff nos brônquios lobares inferiores esquerdo e direito. Nesse caso, o tubo de Dobbhoff inadvertidamente entrou na traqueia (*seta preta tracejada*) e avançou de modo que se enrolou (*seta branca tracejada*), terminando no brônquio lobar inferior direito (*seta branca contínua*). É importante realizar uma radiografia para confirmação antes de usar o tubo para alimentação.

Pontos a serem lembrados

Tubo ou fio: posição desejada

Tubo endotraqueal (TET): ponta a cerca de 3 a 5 cm da carina. Em geral, metade da distância entre as porções mediais das clavículas e a carina

Tubo de traqueostomia: ponta a meio caminho entre o estoma e a carina

Cateter venoso central (CVC): ponta na veia cava superior

Cateter central inserido perifericamente (CCIP): ponta na veia cava superior

Cateter de Swan-Ganz: ponta na artéria pulmonar direita ou esquerda proximal, dentro de 2 cm do hilo

Cateteres de duplo lúmen (Quinton): pontas na veia cava superior ou átrio direito (ou ambos), dependendo do tipo de cateter

Tubo de drenagem pleural: anterossuperior no pneumotórax; posteroinferior no derrame pleural

Marca-passo: ponta no ápice do ventrículo direito. Demais eletrodos no átrio direito ou seio coronário

Cardioversor-desfibrilador implantável (CDI): um eletrodo na veia cava superior, demais no ventrículo direito ou seio coronário

Balão intra-aórtico (BIA): ponta a cerca de 2 cm do topo do arco da aorta na aorta torácica descendente

Tubo nasogástrico (TNG) (Levin): ponta no estômago, a 10 cm da junção esofagogástrica

Tubo de alimentação (Dobbhoff) (TDH): ponta idealmente no duodeno, porém mais frequentemente no estômago

Como Reconhecer Outras Doenças do Tórax

Este capítulo mostra como reconhecer massas mediastinais, neoplasias pulmonares benignas e malignas, embolia pulmonar e doenças específicas das vias respiratórias.

- Várias anormalidades do tórax são discutidas em outros capítulos (Tabela 11.1). Porém, uma discussão completa de todas essas anormalidades vai além do escopo deste texto. Assim, começa-se aqui com as massas mediastinais e avança-se para os pulmões.

MASSAS MEDIASTINAIS

- O mediastino é uma área **cujas margens laterais são definidas pelas bordas mediais de cada pulmão**, cuja **margem anterior é formada pelo esterno e pela parede torácica anterior** e cuja **margem posterior é determinada pela coluna vertebral**, geralmente incluindo as goteiras paravertebrais
- O mediastino pode ser subdividido arbitrariamente em três compartimentos: *anterior, médio* e *posterior*, e cada um contém seu conjunto específico de doenças. O *mediastino superior*, grosso modo a área acima do plano do arco da aorta, é uma divisão geralmente combinada a um dos outros três compartimentos mencionados previamente (Figura 11.1)

> **! Armadilhas no diagnóstico**
>
> - Como esses compartimentos não têm limites anatômicos verdadeiros, **as doenças de um podem se estender a outro.** Quando uma anormalidade mediastinal se espalha ou a massa mediastinal se torna muito grande, geralmente é impossível determinar em qual compartimento se originou.

- Pode ser difícil **diferenciar massa pulmonar mediastinal de uma massa pulmonar parenquimatosa nas radiografias de tórax PA e perfil**. Dessa forma, existem algumas dicas úteis

Tabela 11.1 Anormalidades de tórax discutidas em outra parte deste livro.

Tópico	Discutido no
Atelectasia	Capítulo 7
Derrame pleural	Capítulo 8
Pneumonia	Capítulo 9
Pneumotórax, pneumomediastino e pneumopericárdio	Capítulo 25
Anormalidades cardíaca e aortotorácica	Capítulo 12
Traumatismo torácico	Capítulo 25

- Se a **massa estiver completamente circundada por tecido pulmonar nas incidências PA e perfil, ela estará no interior do pulmão**, não no mediastino
- Em geral, **a margem da massa mediastinal** é **mais nítida** do que a da massa originada no pulmão
- As massas mediastinais frequentemente se **deslocam, comprimem ou obstruem** outras estruturas mediastinais (p. ex., a traqueia ou o esôfago)
- Por fim, a tomografia computadorizada (**TC**) do tórax é **mais precisa** para determinar a localização e a natureza da massa mediastinal do que as radiografias convencionais.

MEDIASTINO ANTERIOR

- O **mediastino anterior** é o compartimento que se estende da **parte posterior do esterno** à **borda anterior do coração e dos grandes vasos**

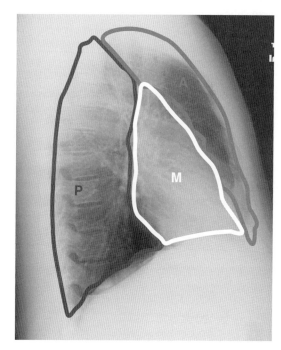

Figura 11.1 Os compartimentos mediastinais. O mediastino é arbitrariamente subdividido em três compartimentos: anterior, médio e posterior. O mediastino anterior se estende da parte posterior do esterno até a borda anterior do coração e dos grandes vasos (A). O mediastino médio se estende da borda anterior do coração e da aorta até a borda posterior do coração e as origens dos grandes vasos (M). O mediastino posterior se estende da borda posterior do coração até a borda anterior da coluna vertebral (P). O mediastino posterior inclui as goteiras paravertebrais.

- Um **diagnóstico diferencial para massas mediastinais anteriores** geralmente inclui
  - **Massas tireoidianas** subesternais
  - **Linfoma**
  - **Timoma**
  - **Teratoma**
  - Uma maneira útil de lembrar essas quatro doenças: o linfoma às vezes é chamado de "terrível linfoma" nessa lista, de modo que todas as doenças "começam" com a letra "T" (Tabela 11.2).

Massas tireoidianas

- Na **prática cotidiana, as massas mediastinais anteriores encontradas com mais frequência** são as **tireoides subesternais aumentadas**. A maioria desses tumores são **bócios multinodulares,** os quais são chamados de *bócio subesternal, tireoide subesternal ou bócio da tireoide subesternal*
- Ocasionalmente, o istmo ou o polo inferior de qualquer lobo da tireoide pode aumentar, mas se projeta **para baixo** em direção à parte superior do tórax, em vez de ir **para cima** em direção ao pescoço. Cerca de três em cada quatro massas tireoidianas se estendem anteriormente até a traqueia; as restantes (quase todas do lado direito) descem posteriormente até a traqueia
- **O bócio subesternal tem como característica deslocar a traqueia para a esquerda ou direita, logo acima do nível do arco da aorta,** uma tendência que as outras massas mediastinais anteriores não costumam demonstrar. Em geral, o **bócio subesternal não se estende abaixo do topo do arco da aorta** (Figura 11.2)

 Pontos importantes

- Portanto, **pense em uma tireoide subesternal aumentada** sempre que se deparar com **massa mediastinal anterior que desloca a traqueia.**

- Os **exames da tireoide** com radioisótopos **são a primeira escolha** para confirmar o diagnóstico de uma tireoide subesternal aumentada, pois virtualmente todos exibirão alguma captação aumentada do marcador radioativo que pode ser observada e registrada com uma câmera especial

Tabela 11.2 Massas do mediastino anterior ("quatro Ts").

Massa	O que procurar
Bócio da tireoide	A única massa mediastinal anterior que rotineiramente desvia a traqueia
Linfoma (linfadenopatia)	Massa lobulada, policíclica; frequentemente assimétrica; pode ocorrer em qualquer compartimento do mediastino
Timoma	Procure por massa bem delimitada que pode estar associada à miastenia *gravis*
Teratoma	Massa bem delimitada que pode conter gordura e cálcio visíveis na TC

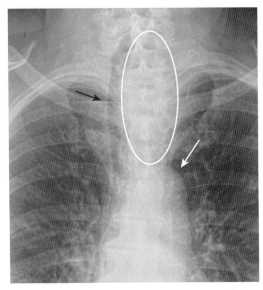

Figura 11.2 Massa tireoidiana subesternal. O lobo esquerdo da tireoide está aumentado e se projeta para baixo na parte superior do tórax (elipse branca), deslocando a traqueia para a direita (*seta preta*). Observe que a massa não se estende abaixo do topo do arco da aorta (*seta branca*). A maior parte dos pacientes com bócio tireoidiano palpável é do sexo feminino e assintomática.

- **Na TC,** as massas tireoidianas subesternais são **contíguas à glândula tireoide; frequentemente contêm calcificação;** e absorvem **avidamente o contraste intravenoso,** mas **com uma aparência manchada, e não homogênea** (Figura 11.3).

Linfoma

- A **linfadenopatia,** seja por linfoma, carcinoma metastático, sarcoidose ou tuberculose, é a causa mais comum de massa mediastinal em geral
- **A linfadenopatia mediastinal anterior é mais comum no linfoma de Hodgkin, especialmente a variedade esclerosante nodular.** O linfoma de Hodgkin é uma doença maligna dos gânglios linfáticos, mais comum em mulheres, que se manifesta com mais frequência com linfonodos aumentados e indolores no pescoço
- Ao contrário dos teratomas e timomas, que supostamente se expandem a partir de uma única célula anormal, as massas linfomatosas em geral são compostas por vários linfonodos aumentados de maneira contígua. Assim, a **linfadenopatia costuma se manifestar com uma borda lobulada ou de contorno policíclico** em razão do conglomerado de linfonodos aumentados que compõem a massa

 Pontos importantes

- Nas radiografias de tórax, essa lobulação **pode ajudar a diferenciar a linfadenopatia de outras massas mediastinais.**

- A **linfadenopatia mediastinal** no **linfoma de Hodgkin** geralmente é **bilateral e assimétrica** (Figura 11.4). Além disso, a **adenopatia hilar assimétrica** está associada à adenopatia mediastinal em muitos pacientes com linfoma de Hodgkin

CAPÍTULO 11 Como Reconhecer Outras Doenças do Tórax

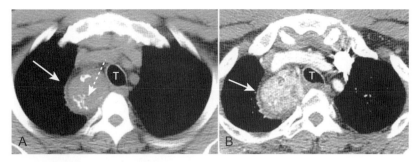

Figura 11.3 TC de um bócio subesternal da tireoide sem e com contraste. **A**. Antes da administração de contraste intravenoso, essa massa tireoidiana subesternal (*seta branca contínua*) é bem definida e contém calcificações grosseiras (*seta branca tracejada*). **B**. Depois da administração de contraste e no mesmo nível de antes, o bócio capta avidamente o contraste intravenoso, em geral com aparência manchada (*seta branca contínua*). Essa massa está deslocando a traqueia (*T*) ligeiramente para a esquerda.

- Em geral, os **linfonodos mediastinais que excedem cerca de 1 cm** em seu **eixo curto** nas TC do mediastino são **considerados aumentados**
- O linfoma produzirá **várias massas lobuladas de tecidos moles** ou uma **grande massa de tecidos moles** pela agregação de linfonodos
- A **massa geralmente tem** densidade **homogênea** na TC, mas **pode ser heterogênea** quando alcança um tamanho suficiente para experimentar **necrose** (**áreas de menor atenuação, ou seja, mais escuras**) ou **hemorragia** (**áreas de maior atenuação, ou seja, mais brancas**) (Figura 11.5)
- Alguns achados do linfoma podem **mimetizar** os da **sarcoidose**, uma vez que ambos produzem adenopatia torácica. A Tabela 11.3 contém vários pontos-chave para diferenciar as duas doenças.

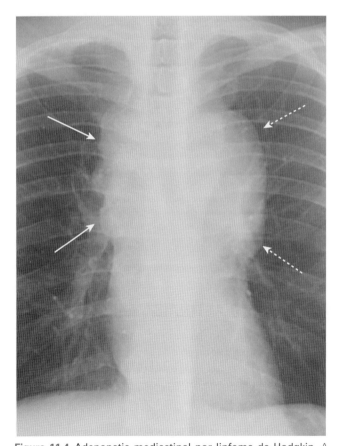

Figura 11.4 Adenopatia mediastinal por linfoma de Hodgkin. A linfadenopatia frequentemente se manifesta com uma borda lobulada ou policíclica em razão do conglomerado de linfonodos aumentados que produzem a massa (*setas brancas tracejadas* e *contínuas*). O linfoma de Hodgkin em geral está restrito aos linfonodos acima do diafragma. Dor nos linfonodos afetados depois do consumo de álcool é um sinal clássico, mas raro, da doença.

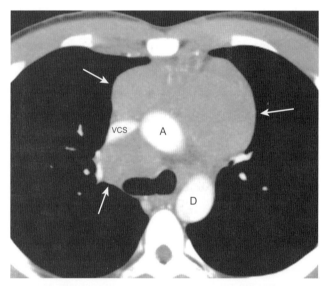

Figura 11.5 Tomografia computadorizada da adenopatia mediastinal anterior no linfoma de Hodgkin. Na TC, a linfadenopatia produzirá múltiplas massas de tecidos moles lobulados ou uma grande massa de tecidos moles pela agregação de linfonodos (*setas brancas*). A massa costuma ser de densidade homogênea, como neste caso. A veia cava superior (*VCS*) é comprimida, mas não ocluída, pelos nódulos. *A*, parte ascendente da aorta; *D*, parte descendente da aorta.

Tabela 11.3 Sarcoidose *versus* linfoma.

Sarcoidose	Linfoma
Adenopatia hilar bilateral e paratraqueal direita são combinações clássicas	É mais comum que a adenopatia mediastinal esteja associada a um aumento hilar assimétrico
Linfonodos broncopulmonares aumentados são mais periféricos	Linfonodos hilares aumentados são mais centrais
Derrame pleural em cerca de 5%	Derrame pleural mais comum, em 30%
A adenopatia mediastinal anterior é rara	A adenopatia mediastinal anterior é comum

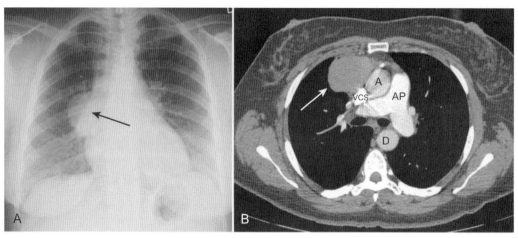

Figura 11.6 Timoma: radiografia de tórax e tomografia computadorizada. **A.** A radiografia de tórax mostra massa mediastinal anterior com margens lisas (*seta preta*). **B.** A tomografia computadorizada com contraste confirma a localização mediastinal anterior e a densidade homogênea da massa (*seta branca*). A maior parte dos timomas é benigna. O paciente apresentou miastenia *gravis* e melhorou depois da ressecção do timoma. A, aorta ascendente; D, aorta descendente; AP, artéria pulmonar principal; VCS, veia cava superior.

Massas tímicas

- **O tecido tímico normal pode ser visível na TC ao longo da vida,** embora a glândula comece a **involuir depois dos 20 anos de idade**
- Os **timomas** são neoplasias do epitélio tímico e dos linfócitos e ocorrem com mais frequência em **adultos de meia-idade,** em geral em uma idade **mais avançada,** do que naqueles com **teratomas.** A maior parte dos timomas é **benigna**

 Pontos importantes

- **Em cerca de 35% dos casos,** os timomas **estão associados à miastenia *gravis*.** Por outro lado, cerca de **15% dos pacientes com miastenia *gravis*** clínica **apresentam timoma.** A importância de identificar um timoma em pacientes com miastenia *gravis* reside no **prognóstico mais favorável** para pacientes com miastenia **depois da timectomia.**

- Nas **imagens de TC, os timomas** classicamente se manifestam como **massas lisas ou lobuladas** que surgem próximo à **junção do coração com os grandes vasos** e que, como os teratomas, **podem conter calcificações** (Figura 11.6)
- Outras lesões podem produzir aumento do timo, mas são raras e incluem cistos tímicos, hiperplasia tímica, linfoma tímico, carcinoma ou lipoma.

Teratoma

- Os teratomas são **tumores germinativos** que em geral contêm as **três camadas germinativas** (ectoderme, mesoderme e endoderme). A maior parte é benigna e ocorre mais cedo na vida do que os timomas. Geralmente **assintomáticos** e descobertos por acaso, cerca de **30% dos teratomas mediastinais são malignos** e têm um prognóstico ruim
- A variedade mais comum de teratoma é o **cístico,** que produz **massa bem delimitada** próxima à origem dos grandes vasos, a qual **contém** como característica **gordura, cartilagem e, possivelmente, osso no exame de TC** (Figura 11.7)

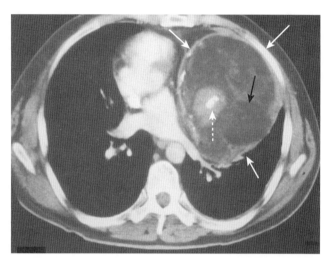

Figura 11.7 Teratoma mediastinal. A variedade mais comum de teratoma é a cística, que em geral produz massa bem delimitada próxima à origem dos grandes vasos. Na TC, eles caracteristicamente contêm gordura (*seta preta contínua*), cartilagem e, às vezes, osso (*seta branca tracejada*). Costumam ser benignos, bem encapsulados e com borda realçada, como neste caso (*setas brancas contínuas*). O tratamento é a excisão cirúrgica.

MASSAS MEDIASTINAIS MÉDIAS

- O **mediastino médio** é o compartimento que se estende da **borda anterior do coração e da aorta** até a **borda posterior do coração.** Ele **contém** o **coração,** as **origens dos grandes vasos,** a **traqueia** e os **brônquios principais** junto com os **linfonodos** (ver Figura 11.1)
- A **linfadenopatia produz a massa mais comum nesse compartimento.** Embora o linfoma de Hodgkin seja a causa mais provável de adenopatia mediastinal, outras neoplasias e várias doenças benignas podem produzir esses achados
  - Outras neoplasias que produzem linfadenopatia mediastinal incluem o **carcinoma de pequenas células do pulmão** e a **doença metastática,** como no **carcinoma de mama primário** (Figura 11.8)

CAPÍTULO 11 Como Reconhecer Outras Doenças do Tórax 93

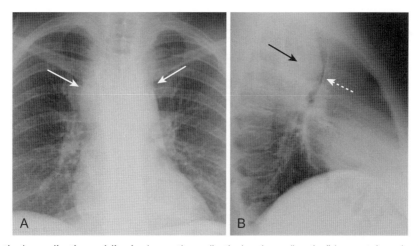

Figura 11.8 Linfadenopatia do mediastino médio. A adenopatia mediastinal pode ser "reativa" (p. ex., tuberculose), maligna (p. ex., linfoma, carcinoma de pequenas células do pulmão e doença metastática) ou mesmo ocorrer em doenças autoimunes, como o lúpus eritematoso sistêmico. Este paciente tem massa mediastinal demonstrada nas incidências PA (**A**) (*setas brancas contínuas*) e perfil (**B**) (*seta preta contínua*). A massa está empurrando a traqueia para frente na incidência em perfil (*seta branca tracejada*). Os linfonodos submetidos à biopsia neste paciente revelaram um carcinoma de pequenas células do pulmão.

- As causas benignas da linfadenopatia mediastinal incluem a **mononucleose infecciosa** e a **tuberculose**, a qual em geral produz **adenopatia mediastinal unilateral.**

MASSAS MEDIASTINAIS POSTERIORES

- O **mediastino posterior** é o compartimento que se estende da **borda posterior do coração** à **borda anterior da coluna vertebral**. Entretanto, para fins de imagem, **considera-se que se estenda para qualquer lado da coluna até as goteiras paravertebrais** (ver Figura 11.1)
- Contém a **aorta ascendente**, o **esôfago** e os **linfonodos**; é o local das massas que representam a **hematopoese extramedular**; e, mais importante, é o lar de **tumores de origem neural**.

Tumores neurogênicos

- Embora os tumores neurogênicos produzam a maior porcentagem de massas mediastinais posteriores, nenhuma dessas lesões é comum. Eles incluem entidades como **neurofibromas, schwannomas, ganglioneuromas** e **neuroblastomas**
- Os **tumores da bainha nervosa** (schwannoma) são os **mais comuns** e quase sempre são **benignos**. Costumam afetar pessoas de 20 a 50 anos de idade, mas, por apresentarem crescimento lento, podem não produzir sintomas até o fim da vida
- Neoplasias que surgem de elementos nervosos **diferentes da bainha**, como **ganglioneuromas** e **neuroblastomas**, geralmente são malignas
- Os **tumores neurogênicos** produzirão **massa de tecidos moles, em geral com margens bem definidas**, na goteira paravertebral (Figura 11.9). Tanto os tumores benignos quanto os malignos **podem causar erosão das costelas adjacentes** (Figura 11.10A). Eles podem **ampliar o forame neural**, produzindo lesões em formato de *haltere* que emergem do canal medular, mas se projetam pelo forame neural até o mediastino (Figura 11.10B)

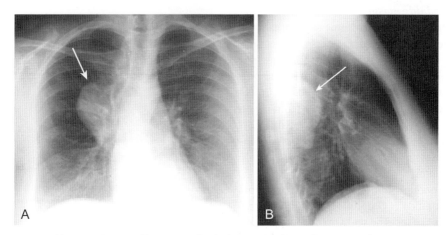

Figura 11.9 Neurofibromatose. Um grande neurofibroma mediastinal posterior (*setas brancas*) é visto na goteira paravertebral direita nas incidências PA (**A**) e perfil (**B**). Os neurofibromas podem ocorrer como um tumor isolado ou como parte da **neurofibromatose tipo 1 (NF-1)**, como ocorreu neste caso. A NF-1 é autossômica dominante e apresenta miríade de sinais e sintomas, incluindo anormalidades cutâneas, neurais e musculoesqueléticas.

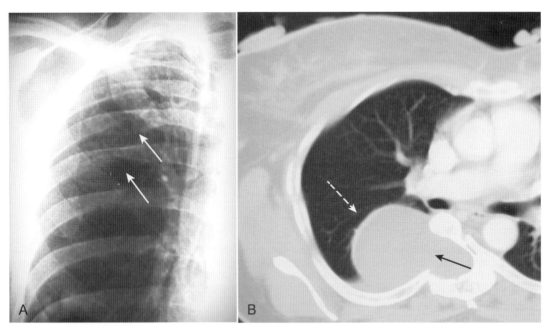

Figura 11.10 Incisura costal e um neurofibroma em forma de haltere. **A**. Os neurofibromas plexiformes podem produzir erosões ao longo das bordas inferiores das costelas (onde os nervos intercostais estão localizados) e uma incisura ou uma aparência ondulada denominada *costelas em fita* (*setas brancas contínuas*). **B**. Outro paciente apresenta um grande neurofibroma ampliando o forame neural, erodindo metade do corpo vertebral (*seta preta contínua*) e produzindo uma lesão em formato de haltere que emerge do canal medular, mas se projeta pelo forame até o mediastino (*seta branca tracejada*).

- Os **neurofibromas** ocorrem com mais frequência como um **tumor isolado**, originando-se da célula de Schwann da bainha nervosa **ou como parte de uma síndrome** chamada *neurofibromatose tipo 1 (NF1)*. Como parte desta, são componentes de uma displasia óssea neurocutânea que pode causar inúmeras anormalidades, incluindo **nódulos subcutâneos, erosão do osso adjacente (*incisura costal*), endentação** do aspecto posterior dos corpos vertebrais (Figura 11.11), **ausência** das **asas do esfenoide, pseudoartroses** e **cifoescoliose de angulação acentuada** na junção toracolombar.

NÓDULO SOLITÁRIO/MASSA NO PULMÃO

- A **diferença** entre *nódulo* e *massa* **é o seu tamanho**: em geral, um tamanho inferior a 3 cm costuma ser chamado de *nódulo* e de mais de 3 cm de *massa*
- Há muitos relatos sobre a investigação de pacientes nos quais uma densidade nodular única foi encontrada no pulmão na imagem de tórax (*i. e.*, o *nódulo pulmonar solitário [NPS]*). Estima-se que até 50% dos fumantes tenham um nódulo descoberto por TC de tórax, mas uma baixa porcentagem dos pequenos nódulos mostra algum tipo de tendência maligna (crescimento ou metástases) quando acompanhados por anos
- Na avaliação de um nódulo pulmonar solitário, a **principal pergunta** a ser respondida é: **O nódulo é benigno ou maligno?** Se houver mais chances de ser benigno, pode ser observado no acompanhamento; porém, caso haja mais chances de ser maligno, é quase certo que será tratado de modo agressivo, com intervenções que, por si sós, apresentam algum risco de morbidade e mortalidade

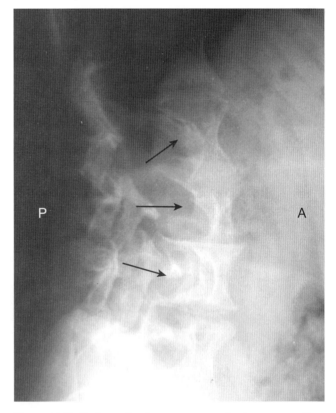

Figura 11.11 Endentação dos corpos vertebrais na neurofibromatose. Muitas anormalidades esqueléticas estão associadas à neurofibromatose, incluindo endentação dos corpos vertebrais posteriores (*setas pretas*), especialmente nas colunas torácica e lombar, conforme mostrado nesta incidência de perfil. É produzida pelos divertículos do saco tecal causados pela displasia das meninges, o que leva à erosão do osso adjacente por meio das pulsações transmitidas pelo líquido cerebrospinal. *A*, anterior; *P*, posterior.

- A resposta à pergunta do benigno *versus* maligno dependerá de muitos fatores, incluindo a disponibilidade de **exames de imagem anteriores**, que **podem ajudar muito na determinação da estabilidade ou do crescimento de uma lesão ao longo do tempo** (Figura 11.12)
- Muitos nódulos são descobertos **acidentalmente** durante uma TC do pulmão realizada por causa de uma doença não relacionada ou de uma TC de outra parte do corpo que contenha parte dos pulmões (p. ex., uma TC abdominal que inclua as bases pulmonares). Estima-se que sejam encontrados cerca de 1,5 milhão de nódulos pulmonares solitários incidentais a cada ano nos EUA, um número que vem aumentando
- Com base em sua **aparência na TC**, os pequenos nódulos foram divididos entre aqueles com aparência **sólida** e aqueles com aparência **subsólida**. Esse fator ajuda na análise clínica e radiológica de sua importância e em seu acompanhamento (Figura 11.13)
  - Os **nódulos subsólidos** são subdivididos em nódulos em **vidro fosco puro** e **nódulos parcialmente sólidos e parcialmente em vidro fosco**
  - Um **nódulo em vidro fosco** é uma área de atenuação aumentada (mais branca) na TC, na qual as tramas vascular e brônquica são **preservadas** no interior do nódulo, em vez de obliteradas pelo nódulo. Nódulos subsólidos são importantes porque, quando persistentes, podem representar um **adenocarcinoma** ou seus precursores (ver Figura 11.13)

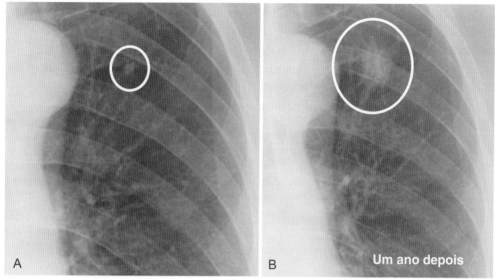

Figura 11.12 Nódulo pulmonar solitário, aumentado com o tempo. Há duas imagens aproximadas com 1 ano de diferença. **A**. Há uma pequena densidade nodular no lobo superior esquerdo (*círculo branco*). **B**. Quando a segunda imagem foi realizada para comparação 1 ano depois de **A**, o nódulo claramente aumentou em tamanho e mostra margem externa irregular; as duas constatações são sugestivas de malignidade. A biopsia da lesão evidenciou um adenocarcinoma.

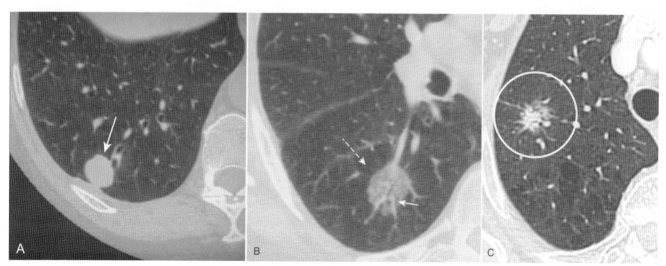

Figura 11.13 Nódulos pulmonares solitários: padrões de tomografia computadorizada. Com base em sua aparência na TC, os pequenos nódulos são divididos entre os de **aparência sólida** (**A**, *seta branca*) e os de **aparência subsólida**. Os **nódulos subsólidos** são subdivididos em **nódulos em vidro fosco puro** (**B**, *seta branca tracejada*) e aqueles **parcialmente sólidos e parcialmente em vidro fosco** (**C**, *círculo branco*). Observe que a trama vascular ainda é visível em um nódulo em vidro fosco (**B**, *seta branca contínua*). A taxa de malignidade dos nódulos subsólidos é maior do que a de nódulos sólidos; enquanto a taxa de malignidade dos nódulos parcialmente sólidos é maior do que a de nódulos em vidro fosco puro.

- Em 2017, uma sociedade internacional de radiologistas de tórax (Fleischner Society) revisou um conjunto prévio de critérios baseados em evidências que estabelecem diretrizes para o acompanhamento de **nódulos não calcificados** encontrados **incidentalmente** durante a **TC** em **adultos** com mais de 35 anos de idade. Suas recomendações são apresentadas em uma tabela **incluída no apêndice deste capítulo**

    - Em resumo, as novas diretrizes sugerem um acompanhamento menor do que o sugerido anteriormente para muitos nódulos pulmonares solitários incidentais estáveis. Aqueles que são **sólidos** e permanecem **inalterados** em TCs seriadas por **2 anos**, ou **subsólidos** e **inalterados** por um período de **5 anos**, têm grandes chances de serem benignos, **não precisando de avaliação diagnóstica adicional**.

Sinais de um nódulo pulmonar solitário benigno *versus* um maligno

- **Tamanho da lesão**. Nódulos menores que 4 mm raramente apresentam comportamento maligno. Massas **maiores que 5 cm têm 95% de chance de malignidade** (Figura 11.14)
- **Calcificação**. A presença de calcificação geralmente é determinada pela TC. **Lesões contendo padrões centrais, laminares ou difusos de calcificação são invariavelmente benignos** (Figura 11.15)

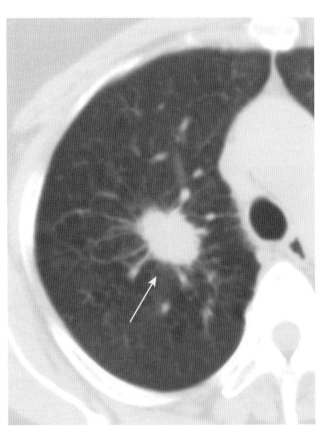

Figura 11.14 Carcinoma broncogênico do lobo superior direito. Há massa espiculada de 3,2 cm no lobo superior direito (*seta branca*). O tamanho relativamente grande e as margens irregulares dessa massa apontam para um processo maligno. A biopsia percutânea revelou tratar-se de um adenocarcinoma de pulmão.

- **Margem**. Lobulação, espiculação e aspecto "cabeludo" sugerem malignidade
- **Mudança no tamanho ao longo do tempo**. Requer um exame prévio ou confiança suficiente para aguardar um exame de acompanhamento que fornecerá uma base de comparação de tamanho ao longo do tempo
    - As **malignidades** não tendem a **aumentar de tamanho tão rapidamente a ponto de sugerirem uma etiologia inflamatória** (mudanças em semanas), **mas também não demoram a ponto de sugerirem benignidade** (nenhuma mudança em 2 anos) (ver Figura 11.12)
        - Os **carcinomas de células gigantes**, como tipo de célula, **crescem mais rápido**
        - Os **carcinomas de células escamosas** e os de **pequenas células** tendem a crescer um pouco **mais devagar**
        - Os **adenocarcinomas** crescem mais lentamente.

 Pontos importantes

- **Presença de sintomas clínicos**. Quando há sinais ou sintomas clínicos (p. ex., hemoptise, perda de peso, rouquidão), há maior chance de um nódulo pulmonar ser maligno. **Em homens com mais de 50 anos, cerca de 50%** dos nódulos pulmonares solitários removidos cirurgicamente que **apresentam sinais ou sintomas clínicos** e achados de imagem que sugerem **malignidade são malignos**.

Causas benignas de nódulos pulmonares solitários

- **Granulomas**. A tuberculose e a histoplasmose em geral produzem nódulos calcificados com menos de 1 cm de tamanho, embora os tuberculomas e os histoplasmomas possam alcançar até 4 cm
    - **Quando calcificados, são claramente benignos**. Os granulomas **tuberculosos** costumam ser **homogeneamente calcificados**. Os **histoplasmomas** podem conter uma **calcificação central** ou "**alvo**" ou ter uma **calcificação laminada**, que é diagnóstica
- A **tomografia por emissão de pósitrons (PET)** também pode ajudar a diferenciar nódulos benignos de malignos e fornecer informações sobre a localização de uma possível doença metastática. Usando um análogo da glicose (**fluorodeoxiglicose ou FDG**), o exame é baseado no metabolismo aprimorado da glicose e na absorção das células do câncer de pulmão. Normalmente, os nódulos devem ter um tamanho de mais de 1 cm para uma caracterização precisa como sendo "ávidos por FDG" (ou seja, é provável que sejam malignos)
- **Hamartomas** são tumores pulmonares localizados perifericamente, formados por **tecido pulmonar desorganizado**, cuja característica é **conter gordura e calcificação** na TC. A **calcificação clássica** de um hamartoma é chamada de *calcificação em pipoca* (Figura 11.16)
- Outras lesões benignas incomuns que podem produzir nódulos pulmonares solitários incluem nódulos reumatoides;

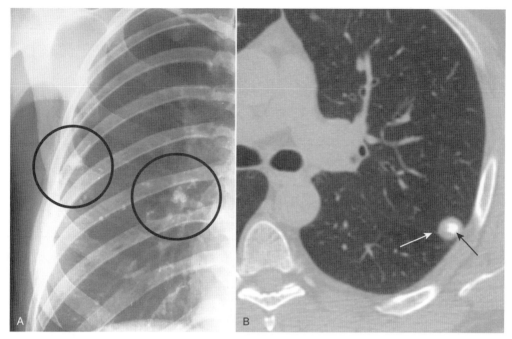

Figura 11.15 Granulomas tuberculosos calcificados e histoplasmoma. Quando um nódulo pulmonar está fortemente calcificado, quase sempre é benigno. **A**. Os granulomas tuberculosos são sequelas comuns de infecção tuberculosa prévia, em geral subclínica, e costumam ser homogeneamente calcificados (*círculos pretos*). **B**. Os histoplasmomas (*seta branca*) podem conter calcificação central ou "alvo" (*seta preta*) ou apresentar calcificação laminada, que é diagnóstica. A TC pode ser usada para diferenciar um nódulo pulmonar calcificado de um não calcificado com maior sensibilidade do que as radiografias convencionais.

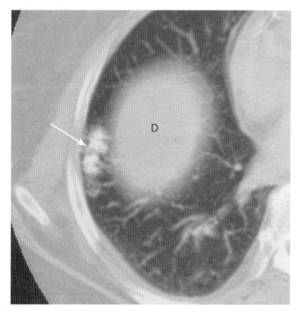

Figura 11.16 Hamartoma do pulmão. Classicamente, os hamartomas contêm gordura e calcificação na TC. A calcificação foi descrita como tendo uma aparência de **pipoca** (*seta branca*). A pequena ilha de tecidos moles no meio do pulmão direito (*D*) é a parte superior do hemidiafragma direito. Aliás, como já se está na metade deste capítulo, agora pode ser uma boa hora para um balde de pipocas de verdade como recompensa (se puder).

CARCINOMA BRONCOGÊNICO

- Nos EUA, o **câncer de pulmão é a doença maligna fatal mais comum em homens** e a **segunda mais comum em mulheres** (depois do câncer de mama)
- A **quantidade** de nódulos no pulmão pode ajudar a direcionar a investigação. O **câncer de pulmão primário** costuma se manifestar como um **nódulo solitário**, enquanto a **doença metastática** no pulmão a partir de outro órgão costuma conter **vários nódulos**
- A Tabela 11.4 resume as manifestações clássicas e as tendências de crescimento dos quatro tipos de carcinoma broncogênico por tipo de célula
- **Como reconhecer um carcinoma broncogênico**
  - Pela visualização do **tumor em si** (ou seja, um **nódulo/massa no pulmão**)
  - Pelo reconhecimento dos **efeitos da obstrução brônquica** (*i. e.*, **pneumonite** e/ou **atelectasia**)
  - Pelo reconhecimento dos resultados de sua **extensão direta ou disseminação metastática** para o pulmão, costelas ou outros órgãos.

Carcinomas broncogênicos que se manifestam como nódulo/massa no pulmão

- Na maior parte das vezes, são **adenocarcinomas**
- O nódulo/massa pode ter **margens irregulares e espiculadas** (ver Figura 11.14)
- A massa **pode cavitar**, sendo mais frequente se ela se originar de células escamosas (embora a cavitação também ocorra no adenocarcinoma), o que ocasiona a produção de uma cavidade de **parede relativamente espessa**, com **margem interna nodular e irregular** (Figura 11.17).

doenças fúngicas, como nocardiose; malformações arteriovenosas; e granulomatose com poliangiite (granulomatose de Wegener)
- A atelectasia redonda, que pode mimetizar um nódulo pulmonar solitário, é discutida no Capítulo 7.

Tabela 11.4 Carcinoma de pulmão: tipos de células.

Tipo de célula e manifestações clínicas	Representação gráfica	Tipo de célula e manifestações clínicas	Representação gráfica
Carcinoma de células escamosas • Localização majoritariamente central • Surge em brônquios segmentares ou lobares • Produz obstrução brônquica, que leva a pneumonite obstrutiva ou atelectasia • Tende a crescer de forma rápida.	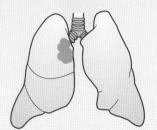	**Carcinoma de pequenas células, incluindo carcinoma "*oat cell*"** • Localização majoritariamente central • Muitos contêm grânulos neurossecretores que levam a uma associação entre o carcinoma de pequenas células e síndromes paraneoplásicas, como síndrome de Cushing e secreção inadequada de hormônio antidiurético.	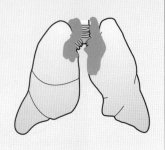
Adenocarcinoma • Localização majoritariamente periférica • Costuma ser solitário, exceto no caso do adenocarcinoma difuso, que pode se manifestar como múltiplos nódulos • Crescimento mais lento.	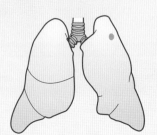	**Carcinoma de células grandes** • Diagnóstico de exclusão para lesões contendo células não pequenas e não escamosas ou adenocarcinoma • Lesões periféricas maiores • Crescimento muito rápido.	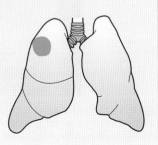

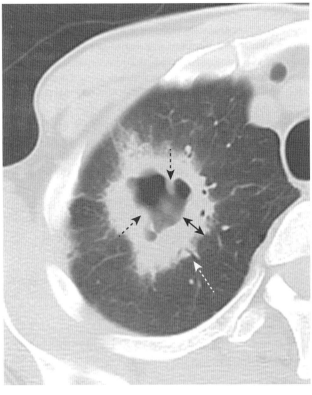

Figura 11.17 Carcinoma broncogênico cavitário. Observa-se uma grande neoplasia cavitante no lobo superior direito com parede espessa (*seta preta dupla*), margem externa espiculada (*seta branca tracejada*) e margem interna nodular (*setas pretas tracejadas*). Os cânceres de pulmão podem cavitar em razão da degeneração do tumor em si ou obstruir um brônquio, levando a uma pneumonia mais distal, que então sofre cavitação. Este era um carcinoma de células escamosas.

Intervenção guiada por imagem

Um homem de 68 anos com doença pulmonar extensa e história de tabagismo apresenta piora da tosse com hemoptise. A TC de tórax mostra um nódulo pulmonar solitário na face posterior do lobo superior esquerdo (*seta*). Nesse caso, como um procedimento guiado por imagem pode ser benéfico? Veja a resposta no Capítulo 29.

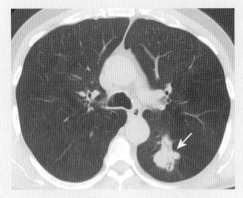

Carcinoma broncogênico que se manifesta com obstrução brônquica

• **A obstrução brônquica é causada com mais frequência por um carcinoma de células escamosas.** Lesões endobrônquicas produzem graus variados de obstrução brônquica, que podem levar a pneumonite ou atelectasia
  • Pneumonite obstrutiva e atelectasia (ver Figura 7.11)
    • É chamada de ***pneumonite*** porque o pulmão obstruído está consolidado, mas em geral não infectado (embora possa estar)

- A **atelectasia** secundária a uma lesão endobrônquica obstrutiva apresenta os desvios usuais das cissuras ou estruturas móveis do mediastino **em direção** ao lado da atelectasia (ver Capítulo 7), bem como a visualização ocasional da massa obstrutiva em si.

Carcinoma broncogênico que se manifesta com extensão direta ou lesões metastáticas

- **Destruição das costelas por extensão direta.** *Tumor de Pancoast* é o epônimo de um tumor originado do sulco superior do pulmão, frequentemente produzindo destruição de uma ou mais das três primeiras costelas do lado afetado (Boxe 11.1)
- **Adenopatia hilar.** Geralmente unilateral, no mesmo lado do tumor (Figura 11.18)
- **Adenopatia mediastinal.** Pode ser a única manifestação de um carcinoma de pequenas células, sendo o nódulo pulmonar periférico em si invisível (ver Figura 11.8)
- **Outros nódulos no pulmão.** Uma das manifestações do adenocarcinoma primário no pulmão em si pode ser a presença de vários nódulos em ambos os pulmões, o que pode mimetizar uma doença metastática
- **Derrame pleural.** Costuma apresentar carcinomatose linfangítica associada no pulmão, quando há derrame pleural
- **Metástases para os ossos.** Tendem a ser mistas, osteolíticas e osteoblásticas.

> **Boxe 11.1** Tumor de Pancoast: câncer de pulmão apical (Figura 11.19).
> - Manifesta-se como massa de tecidos moles no ápice do pulmão
> - Na maior parte das vezes, apresenta-se como um carcinoma de células escamosas ou adenocarcinoma
> - Produz com frequência destruição das costelas adjacentes
> - Pode invadir o plexo braquial ou causar síndrome de Horner no lado afetado
> - No lado direito, pode produzir obstrução da veia cava superior.

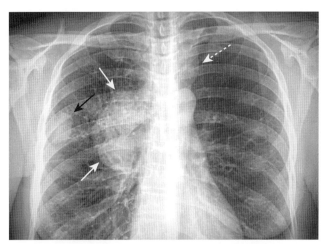

Figura 11.18 Carcinoma broncogênico com adenopatia hilar e mediastinal. Há massa pulmonar periférica (*seta preta sólida*) com evidências de adenopatia mediastinal e hilar ipsilateral (*setas brancas contínuas*) e adenopatia mediastinal contralateral (*seta branca tracejada*). A disseminação para os linfonodos mediastinais no lado oposto ao tumor tende a piorar o prognóstico do câncer de pulmão. A imagem mostra um adenocarcinoma de pulmão.

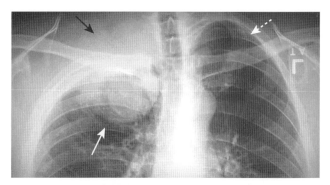

Figura 11.19 Tumor de Pancoast, lobo superior direito. Observa-se uma grande massa de tecidos moles no ápice do pulmão direito (*seta branca contínua*), a qual está associada à destruição das costelas (*seta preta*). No lado esquerdo normal, as costelas estão intactas (*seta branca tracejada*). O achado de massa de tecidos moles apical com destruição de costela associada é uma característica clássica de um tumor de Pancoast ou de sulco superior. O paciente apresentava constrição da pupila (miose), ptose e anidrose (síndrome de Horner) à direita.

NEOPLASIAS METASTÁTICAS NO PULMÃO

Nódulos múltiplos

- Na maior parte das vezes, nódulos múltiplos no pulmão são lesões metastáticas que se deslocaram pela corrente sanguínea a partir de um tumor primário distante (*disseminação hematogênica*). Esse tipo de nódulo **em geral apresenta tamanhos um pouco diferentes,** indicando uma embolização do tumor que ocorreu em momentos distintos
- **Costumam apresentar margens bem definidas,** variando em tamanho de **massas micronodulares a "balas de canhão"** (ver Figura 5.15A)
- Para efeitos práticos, é **impossível determinar o local primário** pela **aparência dos nódulos metastáticos** (ou seja, todos os nódulos metastáticos têm aparência semelhante)

> **Pontos importantes**
> - Amostras de tecido, obtidas por biopsia broncoscópica ou percutânea, são o melhor meio de determinar o órgão de origem do nódulo metastático.

- A Tabela 11.5 resume as neoplasias malignas primárias com maior probabilidade de produzir metástases no pulmão por via hematogênica.

Tabela 11.5 Neoplasias malignas primárias que costumam produzir nódulos pulmonares metastáticos.

Homens	Mulheres
Carcinoma colorretal	Câncer de mama
Carcinoma de células renais	Carcinoma colorretal
Tumores da cabeça e pescoço	Carcinoma de células renais
Carcinoma de testículo e bexiga	Carcinoma de colo do útero ou endometrial
Melanoma	Melanoma
Sarcomas	Sarcomas

Disseminação linfangítica de carcinoma (carcinomatose linfangítica)

- Na carcinomatose linfangítica, o tumor cresce e obstrui os vasos linfáticos do pulmão, produzindo um padrão que é **radiologicamente semelhante ao do edema pulmonar intersticial** na insuficiência cardíaca, **incluindo linhas B de Kerley, espessamento das cissuras e derrame pleural**

> **Pontos importantes**
>
> - Os achados **podem ser unilaterais ou envolver apenas um lobo,** um padrão que deve alertá-lo para a possibilidade de disseminação linfangítica em vez de insuficiência cardíaca congestiva, que geralmente é bilateral (Figura 11.20).

- As **neoplasias primárias que costumam produzir carcinomatose linfangítica** são aquelas que surgem no tórax ou em torno dele: **carcinoma de mama, de pulmão e de pâncreas.**

EMBOLIA PULMONAR (EP)

- Mais de **90% dos êmbolos pulmonares se desenvolvem a partir de trombos nas veias profundas da perna,** especialmente acima do nível das veias poplíteas. Eles costumam ocorrer devido a uma **complicação de cirurgia, repouso prolongado no leito ou câncer.** Por causa da circulação **dupla** dos pulmões (pulmonar e brônquica), a **maior parte dos êmbolos pulmonares não resulta em infarto**
- Embora as radiografias de tórax convencionais sejam anormais em pacientes com EP, elas costumam mostrar achados inespecíficos, como **atelectasia subsegmentar, pequenos derrames pleurais ou elevação do hemidiafragma.** Elas têm uma alta taxa de falso-negativo na detecção de EP
- **Em casos raros,** as radiografias de tórax manifestam um dos achados "clássicos" da **embolia pulmonar**, que podem incluir

- Doença alveolar periférica em forma de cunha (*corcova de Hampton*) (Figura 11.21)
- Vasculatura pulmonar ausente ou reduzida (*sinal de Westermark*)
- Uma **artéria pulmonar central proeminente** (*sinal do nó dos dedos*)

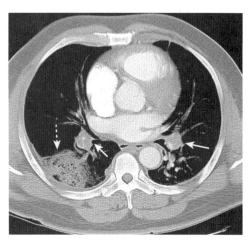

Figura 11.21 Corcova de Hampton. Observa-se uma densidade no espaço aéreo periférico em forma de cunha (*seta branca tracejada*), associada a defeitos de preenchimento nas artérias pulmonares direita e esquerda (*setas brancas contínuas*). O infarto em forma de cunha é chamado de ***corcova de Hampton***. Sem a presença de êmbolos associados, a doença alveolar periférica pode ter um diagnóstico diferencial, que inclui pneumonia, contusão pulmonar ou aspiração.

> **Pontos importantes**
>
> - Se a radiografia de tórax for normal, uma cintilografia de ventilação-perfusão (V/Q) pode ser diagnóstica. Contudo, se ela for anormal, realiza-se uma TC.

> **Intervenção guiada por imagem**
>
> Uma TC de tórax com contraste em mulher de 56 anos com dor torácica e hemoptise mostra defeitos de enchimento em ambas as artérias pulmonares *(setas)*. Nesse caso, como um procedimento guiado por imagem pode ser benéfico? Veja a resposta no Capítulo 29.

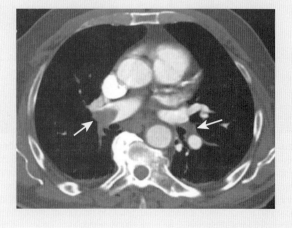

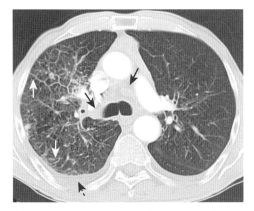

Figura 11.20 Carcinoma broncogênico com carcinomatose linfangítica. Observa-se uma extensa adenopatia hilar e mediastinal (*setas pretas contínuas*) de um carcinoma de pulmão. A trama intersticial é proeminente no pulmão direito em comparação com o esquerdo, e há septos interlobares espessados (linhas B de Kerley) (*setas brancas contínuas*) junto com um derrame pleural à direita (*seta preta tracejada*). Os adenocarcinomas são a causa mais comum de carcinomatose linfangítica. É comum encontrar células tumorais nos vasos linfáticos e no líquido pleural.

- A **angiografia pulmonar por TC (AP-TC)** é possibilitada pela **rápida aquisição de dados dos tomógrafos helicoidais** (em apneia), combinada com **cortes finos** e **injeção intravenosa em *bolus* rápido de contraste iodado,** que produz opacificação máxima das artérias pulmonares com pouco ou nenhum artefato de movimento
- Outro benefício dos estudos de AP-TC é a capacidade de adquirir imagens das veias da pelve e das pernas, obtendo imagens ligeiramente atrasadas depois da fase arterial pulmonar do estudo. Dessa maneira, um **trombo venoso profundo** pode ser detectado mesmo que a angiografia pulmonar não tenha sido diagnóstica
- A AP-TC tem uma sensibilidade **superior a 90%** e substituiu o uso de cintilografias de ventilação/perfusão (V/Q) em pacientes com **doença pulmonar obstrutiva crônica** ou com uma **radiografia de tórax positiva,** em quem uma cintilografia V/Q é conhecida por ser menos sensível
- Na AP-TC, **êmbolos pulmonares** agudos aparecem como **defeitos de enchimento parciais ou completos, localizados centralmente** no lúmen das **artérias pulmonares realçado pelo contraste** (Figura 11.22)
    - A AP-TC tem o **benefício adicional de evidenciar outras doenças**, como pneumonia, mesmo se der negativo para embolia pulmonar. Ela também faz parte do exame de diagnóstico por imagem chamado de *exclusão tripla*, com o qual é possível verificar ao mesmo tempo a existência de **doença arterial coronariana, dissecção aórtica** e **embolia pulmonar** em pacientes que apresentem dor torácica.

DOENÇA PULMONAR OBSTRUTIVA CRÔNICA

- A doença pulmonar obstrutiva crônica (DPOC) é definida como uma doença de **obstrução do fluxo de ar causada por bronquite crônica ou enfisema pulmonar**
- A **bronquite crônica** tem como sintoma **clínico tosse produtiva,** enquanto o **enfisema pulmonar** é definido **patologicamente** pelo **aumento permanente e anormal e pela destruição dos espaços aéreos distais aos bronquíolos terminais**
- O enfisema pulmonar tem três padrões patológicos
    - O **enfisema centroacinar (centrolobular)** apresenta destruição focal limitada aos bronquíolos respiratórios e às porções centrais do ácino. Está **associado ao tabagismo** e é mais grave nos **lobos superiores** (Figura 11.23A)
    - O **enfisema pan-acinar** envolve todo o alvéolo distal ao bronquíolo terminal. É mais grave nas **zonas pulmonares inferiores** e em geral se desenvolve em pacientes com deficiência de **alfa 1-antitripsina homozigótica** (Figura 11.23B)
    - O **enfisema parasseptal** envolve estruturas das vias respiratórias distais, ductos alveolares e sacos. Localizado em septos fibrosos ou na pleura, pode levar à formação de bolhas, que **podem causar pneumotórax**. Não está associado à obstrução do fluxo de ar (Figura 11.23C)
- Em radiografias convencionais, o **achado mais confiável da DPOC é a hiperinsuflação**, incluindo **retificação do diafragma**, em especial na incidência em **perfil** (Figura 11.24). Outros achados podem incluir **aumento** no **espaço livre retroesternal; hiperlucência** dos pulmões, com menos trama vascular visível do que o normal; e **proeminência das artérias pulmonares** em razão da hipertensão arterial pulmonar
- Na TC, os achados da DPOC podem incluir **áreas focais de baixa densidade,** nas quais as áreas císticas não têm paredes visíveis, exceto quando delimitadas por septos interlobares. Ela é útil na avaliação da extensão da doença enfisematosa e no planejamento de procedimentos cirúrgicos destinados a remover bolhas para reduzir o volume pulmonar.

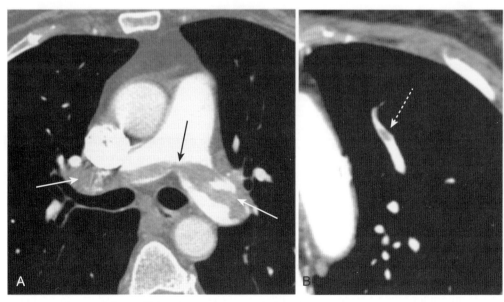

Figura 11.22 Embolia em sela e embolia periférica. **A**. Uma grande embolia pulmonar preenche quase completamente as artérias pulmonares esquerda e direita (*setas brancas e pretas contínuas*). Isso é chamado de ***êmbolo em sela,*** porque abrange várias artérias pulmonares principais. **B**. Um pequeno defeito de enchimento central é visto em uma artéria pulmonar mais periférica (*seta branca tracejada*), a qual parece estar flutuando desconectada do pulmão, visto que o plano desta imagem em particular não mostra sua conexão com a artéria pulmonar.

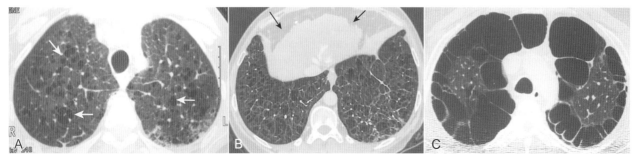

Figura 11.23 Tipos de enfisema pulmonar. **A**. O ***enfisema centroacinar*** (***centrolobular***) é o tipo mais comum e tem forte associação com o tabagismo. Apresenta destruição focal limitada aos bronquíolos respiratórios e às porções centrais do ácino (*setas brancas*), sendo mais grave nos lobos superiores. **B**. O ***enfisema panlobular (pan-acinar)*** envolve todo o alvéolo distal ao bronquíolo terminal; é mais grave nas zonas pulmonares inferiores e geralmente se desenvolve em pacientes com deficiência de alfa 1-antitripsina homozigótica, embora também possa ser observado em fumantes e idosos. Além disso, esse paciente tem visualização parcial de um fígado nodular decorrente de cirrose (*setas pretas*). **C**. O ***enfisema parasseptal*** envolve estruturas distais das vias respiratórias, ductos alveolares e sacos, e tende a ocorrer ao redor dos septos pulmonares ou nas superfícies subpleurais.

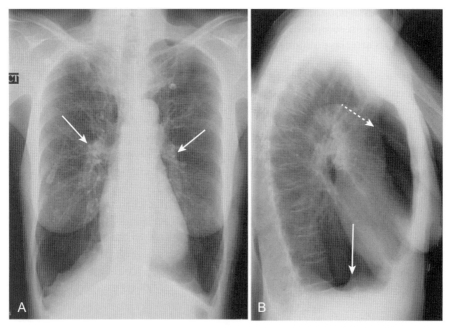

Figura 11.24 Enfisema pulmonar: radiografia convencional. Nas radiografias convencionais, os achados de imagem da doença pulmonar obstrutiva crônica apresentam hiperinsuflação, incluindo retificação do diafragma, em especial na incidência perfil (*seta branca contínua* em **B**); aumento do tamanho do espaço livre retroesternal (*seta branca tracejada*); hiperlucência dos pulmões com diminuição da trama vascular; e proeminência das artérias pulmonares, secundária à hipertensão arterial pulmonar (*setas brancas contínuas* em **A**).

BOLHAS, CISTOS E CAVIDADES

- Bolhas, cistos e cavidades são **lesões pulmonares que contêm ar** de **tamanho, localização e composição de parede diferentes**
- Essas lesões também podem conter **líquido** em vez de/além de ar
- O líquido costuma se desenvolver como resultado de **infecção, hemorragia ou necrose de liquefação**
- Quando estão **completamente preenchidas com líquido, parecerão sólidas** nas radiografias convencionais e na TC, mas em geral demonstrarão um **número de TC baixo**, o que as diferencia de um tumor sólido. Quando contêm um pouco de líquido e ar, observa-se um **nível hidroaéreo** em uma radiografia convencional (exposta com um feixe de raios X horizontal) ou na TC (Figura 11.25).

Bolhas

- As bolhas medem **mais de 1 cm** e costumam estar **associadas ao enfisema pulmonar**. Ocorrem no **parênquima pulmonar** e têm uma **parede muito fina** (< 1 mm), a qual é **apenas parcialmente visível** na radiografia convencional, mas é bem observada na TC. Nas **radiografias convencionais**, sua **presença costuma ser inferida** por escassez localizada de trama pulmonar (Figura 11.26)
- Podem **crescer preenchendo todo o hemitórax** e comprimir o pulmão de tal forma no lado afetado que ele parece desaparecer (*síndrome do pulmão desaparecido*)
- As **vesículas** são **bolhas muito pequenas** que geralmente se formam na pleura visceral, em especial no **ápice** pulmonar. Podem ser vistas na TC, mas são muito pequenas para serem vistas nas radiografias de tórax. Acredita-se que estejam associadas ao pneumotórax espontâneo.

CAPÍTULO 11 Como Reconhecer Outras Doenças do Tórax

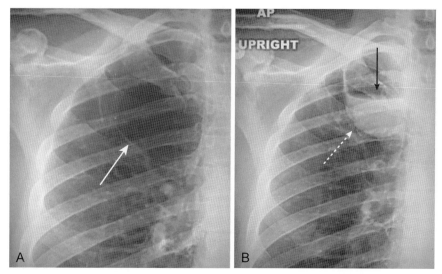

Figura 11.25 Bolha infectada. A. Nessa aproximação, observa-se pelo menos uma bolha de parede fina, mas contendo ar, no lobo superior direito (*seta branca contínua*). **B**. Várias semanas depois, a bolha (*seta branca tracejada*) passou a conter líquido e ar (*seta preta contínua*). As bolhas geralmente ocorrem no ápice pulmonar e são assintomáticas por si sós. Pacientes com bolhas infectadas tendem a parecer menos enfermos do que aqueles com abscesso pulmonar, que pode ser mimetizado por uma bolha infectada.

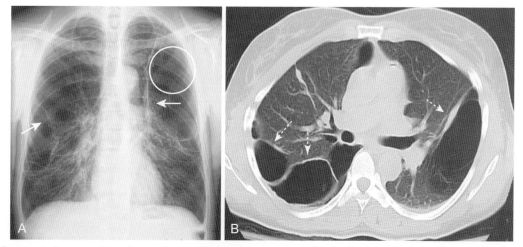

Figura 11.26 Doença bolhosa: radiografia de tórax e tomografia computadorizada. A. Observam-se múltiplas densidades curvilíneas em ambos os pulmões, representando as paredes das bolhas (*setas brancas contínuas*). Há uma escassez de trama pulmonar no lobo superior esquerdo (*círculo branco*). **B**. São evidenciadas múltiplas bolhas de paredes finas na TC (*setas brancas tracejadas*). No geral, elas não contêm vasos sanguíneos, mas pode haver septos que parecem atravessá-las. Podem aumentar lentamente de tamanho e estão associadas ao pneumotórax. Se forem grandes e comprometerem o restante do pulmão mais normal, podem ser ressecadas com cirurgia.

Cistos

- Os **cistos** pulmonares são **congênitos** ou **adquiridos** e podem ocorrer no **parênquima pulmonar** ou no **mediastino**. Têm uma parede fina que no geral é mais espessa do que a de uma bolha (< 3 mm)
  - As *pneumatoceles* representam **cistos** adquiridos de **paredes finas** que geralmente se desenvolvem depois de uma infecção pulmonar causada por organismos como *Staphylococcus* ou *Pneumocystis* (Figura 11.27).

Cavidades

- As cavidades podem **variar em tamanho,** indo de alguns milímetros a vários centímetros. Ocorrem no **parênquima pulmonar** e costumam ser **resultado de um processo** que produz necrose da porção central da lesão

- Têm a **parede mais espessa** do qualquer uma dessas lesões que contêm ar, **com parede de espessura de 3 mm a vários centímetros** (ver Figura 11.17)
- As diferenças entre as três causas mais frequentes de cavidade (carcinoma, abscesso piogênico e tuberculose) estão resumidas na Tabela 11.6.

BRONQUIECTASIA

- A bronquiectasia é definida como uma **dilatação localizada e irreversível de parte da árvore brônquica.** Embora possa estar associada a muitas outras doenças, **costuma ser causada por infecções bacterianas necrosantes**, como as por *Staphylococcus* e *Klebsiella*, afetando os lobos inferiores
- Também pode ocorrer associada a fibrose cística, discinesia ciliar primária (*síndrome de Kartagener*), aspergilose

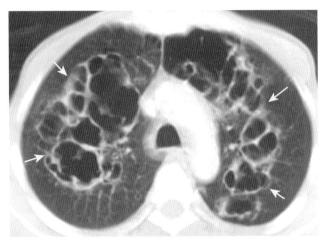

Figura 11.27 Cistos (pneumatoceles) na pneumonia por Pneumocystis (PCP). Os cistos são visíveis nas radiografias de tórax em 10% dos pacientes com PCP e com muito mais frequência nas TCs (até 1 em cada 3 pacientes). Podem ocorrer na fase aguda ou pós-infecciosa da doença, têm uma predileção pelos lobos superiores e comumente são múltiplos (*setas brancas*). Sua etiologia não é clara.

broncopulmonar alérgica e *síndrome de Swyer-James* (pulmão hiperlucente unilateral)
- Clinicamente, apresenta como principais sintomas **tosse produtiva crônica** associada à **hemoptise**
- As **radiografias convencionais** podem evidenciar achados sugestivos da doença, mas estes **no geral não são específicos**
  - Os achados incluem opacidades em linha paralela (*trilhos de bonde*) decorrentes de paredes brônquicas espessadas e dilatadas; **lesões císticas** de até 2 cm de diâmetro decorrentes de bronquiectasias císticas; e **densidades tubulares** decorrentes de brônquios cheios de líquido (Figura 11.29)
- Deve-se usar a TC para o diagnóstico de bronquiectasia
  - Nela, a lesão característica é o *sinal do anel de sinete,* no qual o brônquio, frequentemente com parede espessada, **torna-se maior do que sua artéria pulmonar associada,** o que é o oposto da relação normal entre as duas estruturas. Ele também pode mostrar falha em afilar (Figura 11.30).

Tabela 11.6 Como diferenciar as três lesões pulmonares que causam cavitação.

Lesão	Espessura da parede da cavidade	Margem interna da cavidade
Carcinoma broncogênico (Figura 11.28A)	Espessa[a]	Nodular
Tuberculose (Figura 11.28B)	Fina	Lisa
Abscesso pulmonar (Figura 11.28C)	Espessa	Lisa

[a]Espessa = mais de 5 mm; fina = menos de 5 mm.

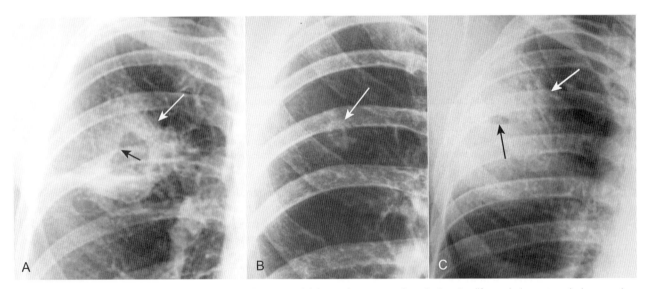

Figura 11.28 Lesões cavitárias do pulmão. Três das lesões cavitárias mais comuns do pulmão são diferenciadas entre si observando-se a espessura da parede da cavidade e o aspecto liso ou nodular de sua margem interna. **A**. O carcinoma broncogênico de células escamosas tem como característica produzir uma cavidade com parede espessa (*seta branca*) e margem interna nodular (*seta preta*). **B**. A tuberculose no geral produz uma cavidade no lobo superior de parede relativamente fina com margem interna lisa (*seta branca*). **C**. Um abscesso pulmonar estafilocócico mostra parede espessada (*seta branca*), que, nesse caso, tem uma pequena cavidade com líquido com margem interna lisa (*seta preta*).

CAPÍTULO 11 Como Reconhecer Outras Doenças do Tórax

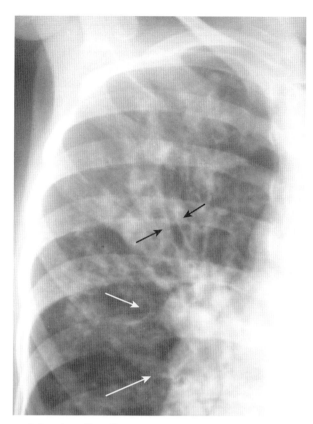

Figura 11.29 Bronquiectasia na fibrose cística. As radiografias convencionais podem evidenciar opacidades em linhas paralelas chamadas de *trilhos de bonde*, por causa das paredes espessas dos brônquios dilatados (*setas pretas*). A bronquiectasia progressiva bilateral do lobo superior em crianças sugere fibrose cística, uma doença autossômica recessiva secundária à disfunção das glândulas exócrinas. O hilo pode estar proeminente por adenopatia hilar ou hipertensão arterial pulmonar (*setas brancas*).

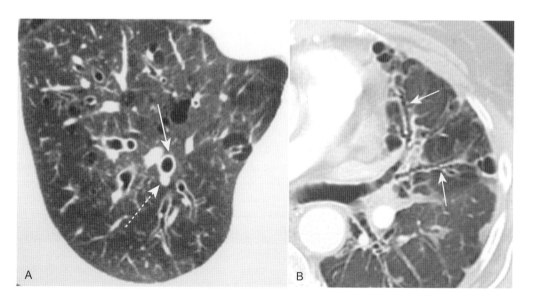

Figura 11.30 Bronquiectasia: tomografia computadorizada. A. O sinal-chave na bronquiectasia é o *sinal do anel de sinete*, em que o brônquio com parede espessa (*seta branca contínua*) se torna maior do que sua artéria pulmonar associada (*seta branca tracejada*). B. O brônquio também pode mostrar imagem de *trilhos de bonde*, paredes espessas e falha em afilar (*setas brancas contínuas*). A ausência de afilamento normal dos brônquios é um dos sinais mais sensíveis na TC. A bronquiectasia cilíndrica ou tubular, como neste caso, é o tipo menos grave dos vários tipos de bronquiectasia.

Pontos a serem lembrados

- O mediastino fica na porção central do tórax, entre os dois pulmões; é arbitrariamente dividido nos compartimentos anterior, médio e posterior
- As massas no **mediastino anterior** incluem o bócio tireoidiano subesternal, o linfoma, o timoma e o teratoma
- O **mediastino médio** abriga em especial a linfadenopatia decorrente de linfoma e a doença metastática, como o carcinoma de pequenas células do pulmão
- O **mediastino posterior** é a localização de tumores neurogênicos que se originam da bainha do nervo (majoritariamente benignos) ou de outros tecidos que não a bainha (majoritariamente malignos)
- **Nódulos pulmonares solitários (NPSs)** incidentais com tamanho inferior a 4 mm raramente são malignos; naqueles em que os achados clínicos ou de imagem sugiram malignidade, 50% dos casos acima dos 50 anos de idade são malignos. A questão-chave é determinar se um nódulo é benigno ou maligno em determinado indivíduo
- Para fazer uma avaliação da benignidade, podem ser seguidos os seguintes critérios: o **tamanho** absoluto do nódulo na descoberta; a presença de **calcificação** em seu interior; as **margens** do nódulo; e a **mudança** no tamanho do nódulo ao longo do tempo
- Desenvolveram-se critérios baseados em evidências para ajudar a determinar a frequência e o método de acompanhamento dos nódulos pulmonares solitários encontrados cada vez mais **incidentalmente** na TC, a fim de otimizar o papel de intervenções diagnósticas futuras
- Os **carcinomas broncogênicos** manifestam-se em uma dessas três maneiras: visualização do tumor em si; reconhecimento dos efeitos da obstrução brônquica, como pneumonite e/ou atelectasia; ou identificação de sua extensão direta ou disseminação metastática para o tórax ou órgãos distantes
- Os carcinomas broncogênicos que se manifestam como um nódulo/massa solitário no pulmão são, na maior parte das vezes, **adenocarcinomas**; os adenocarcinomas de pulmão às vezes podem se manifestar com vários nódulos, mimetizando uma doença metastática
- O carcinoma broncogênico que se manifesta com uma obstrução brônquica costuma ser causado pelo **carcinoma de células escamosas**, que é o tipo de célula com maior probabilidade de cavitar

- Os **carcinomas de pequenas células** são tumores peribrônquicos altamente agressivos, de localização central, tendo a maior parte já produzido metástases no momento da apresentação inicial; podem estar associados a síndromes paraneoplásicas, como secreção inadequada de hormônio antidiurético e síndrome de Cushing
- Nódulos pulmonares múltiplos são com frequência lesões **metastáticas** que se disseminaram pela corrente sanguínea a partir de um tumor primário distante (***disseminação hematogênica***); neoplasias primárias que produzem essas metástases incluem os tumores colorretal; de mama; de células renais; de cabeça e pescoço; de bexiga; carcinomas uterinos e cervicais; sarcomas de tecidos moles; e melanoma
- Na **carcinomatose linfangítica**, um tumor cresce e obstrui os vasos linfáticos do pulmão, produzindo um padrão radiologicamente semelhante ao do edema pulmonar intersticial; tumores primários que produzem metástases para o pulmão dessa maneira incluem o câncer de mama, de pulmão e de pâncreas
- A radiografia convencional tem uma alta taxa de falso-negativo na embolia pulmonar, porque a demonstração de achados "clássicos", como corcova de Hampton, sinal de Westermark e sinal do nó dos dedos, é rara
- A **angiografia pulmonar por TC** passou a ser muito usada para o diagnóstico de embolia pulmonar, produzindo imagens das artérias pulmonares com pouco ou nenhum artefato de movimento
- A **doença pulmonar obstrutiva crônica** consiste em enfisema pulmonar e bronquite crônica; dos dois, a bronquite crônica é um diagnóstico clínico, enquanto o enfisema pulmonar é definido patologicamente e tem achados que podem ser vistos em radiografias convencionais e na TC
- **Bolhas, cistos e cavidades** são lesões pulmonares com ar que diferem em tamanho, localização e composição de sua parede; são vistos na TC e podem ser visíveis em radiografias convencionais
- Embora a **bronquiectasia** possa ser observada em radiografias convencionais, a TC é mais indicada, pois mostra o **sinal do anel de sinete, os trilhos de bonde,** as lesões císticas ou as densidades tubulares.

Apêndice: Critérios da Fleischner Society para acompanhamento de nódulos pulmonares solitários incidentais não calcificados.

Nódulos solitários sólidos[a]			
Tamanho do nódulo (mm)	**< 6 mm**	**6 a 8 mm**	**> 8 mm**
Pacientes de baixo risco[b]	Nenhum acompanhamento de rotina	TC em 6 a 12 meses; em seguida, considerar TC em 18 a 24 meses	Considerar TC em 3 meses, PET/TC ou biopsia
Pacientes de alto risco[c]	TC opcional em 12 meses	TC em 6 a 12 meses; então, TC em 18 a 24 meses	Considerar TC em 3 meses, PET/TC ou biopsia
Nódulos solitários subsólidos[d]			
Tamanho do nódulo (mm)	**< 6 mm**	**≥ 6 mm**	
Vidro fosco[e]	Nenhum acompanhamento de rotina	TC em 6 a 12 meses para confirmar persistência; então, TC a cada 2 anos por 5 anos	
Parcialmente sólido	Nenhum acompanhamento de rotina	TC em 3 a 6 meses para confirmar a persistência. Se inalterado e o componente sólido permanecer em < 6 mm, deve-se realizar TC anual por 5 anos	

[a] **Nódulos sólidos** são áreas bem circunscritas < 3 cm, de atenuação aumentada (mais brancas) na TC e de aparência homogênea (ver Figura 11.13A).

[b] **Pacientes de baixo risco**: jovens; histórico de tabagismo mínimo ou nulo; nódulo com margem regular; localização do nódulo em uma área que não o lobo superior.

[c] **Pacientes de alto risco**: idade avançada; fumantes inveterados; localização no lobo superior; nódulo com margens irregulares ou espiculadas.

[d] **Nódulos subsólidos** são áreas bem circunscritas < 3 cm, de atenuação aumentada, que podem ser de aparência em **vidro fosco puro** (ver Figura 11.13B) ou parcialmente em vidro fosco e parcialmente sólidos (ver Figura 11.13C).

[e] **Nódulos em vidro fosco** são áreas bem circunscritas < 3 cm, de atenuação aumentada na TC, nas quais as tramas brônquica e vascular são preservadas, em vez de obliteradas (ver Figura 11.13B).

TC, tomografia computadorizada; *PET*, tomografia por emissão de pósitrons.

De MacMahon, H. *et al*. Guidelines for Management of Incidental Pulmonary Nodules Detected on CT Images: From the Fleischner Society 2017. *Radiology* 2017;284:228-243.

Como Reconhecer Doenças Cardíacas em Adultos

Este capítulo discutirá como avaliar o tamanho do coração e, em seguida, descreverá os contornos normais e anormais do coração na radiografia frontal. Por fim, ilustrará alguns achados de imagem em doenças cardíacas comuns.

COMO RECONHECER UMA SILHUETA CARDÍACA AMPLIADA

- A silhueta cardíaca ("sombra do coração") pode aparecer ampliada em radiografias convencionais por três razões principais (organizadas na ordem em que serão discutidas, não por frequência de ocorrência)
    - **Derrame pericárdico,** que mimetiza o aspecto de cardiomegalia em radiografias convencionais
    - Fatores **extracardíacos,** que produzem aumento cardíaco aparente
    - E, o mais importante, o aumento cardíaco verdadeiro (**cardiomegalia**).

Derrame pericárdico

- Em condições normais, há de 15 a 50 mℓ de líquido no espaço pericárdico entre as camadas pericárdicas parietal e visceral. Acúmulos anormais de líquido começam nas **porções dependentes do espaço pericárdico,** que, em decúbito dorsal, são **posteriores ao ventrículo esquerdo** (Figura 12.1A). À medida que o derrame pericárdico aumenta em volume, tende a se acumular mais **ao longo da borda direita do coração,** até preencher o espaço pericárdico e **circundar o coração** (Figura 12.1B)
- A tomografia computadorizada (TC) pode mostrar pequenos derrames pericárdicos, embora a ultrassonografia pericárdica geralmente seja o exame de imagem de primeira escolha, uma vez que as radiografias convencionais são ruins para defini-los
- Algumas de suas causas estão descritas no Boxe 12.1.

> **Boxe 12.1** Causas do derrame pericárdico.
> - Insuficiência cardíaca congestiva
> - Infecção (TB, viral)
> - Malignidade metastática (pulmão e mama, especialmente)
> - Pericardite urêmica
> - Doença vascular do colágeno (lúpus eritematoso sistêmico)
> - Traumatismo
> - Síndrome pós-pericardiotomia.

Causas extracardíacas do aumento cardíaco aparente

> **! Armadilhas no diagnóstico**
>
> - Às vezes, há uma causa **extracardíaca** para o *aspecto* de coração aumentado na radiografia convencional, o que pode fazer com que o índice cardiotorácico pareça maior que 50% (ver Figura 2.9), **enquanto o coração em si pode estar em tamanho normal.**

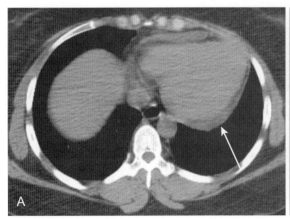 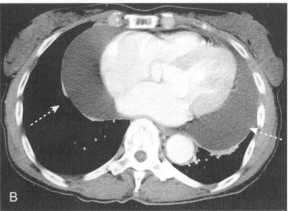

Figura 12.1 Derrames pericárdicos, pequeno e grande. **A**. Há líquido no espaço pericárdico posterior ao coração nesta TC sem contraste da parte inferior do tórax (*seta branca contínua*). **B**. Em outro paciente, depois de o contraste intravenoso opacificar o coração, um derrame pericárdico maior envolve o coração (*setas brancas tracejadas*). As radiografias convencionais de tórax podem mostrar a silhueta cardíaca aumentada, mas não são capazes de diferenciar a densidade dos tecidos moles do coração da densidade do líquido do derrame.

- As causas extracardíacas para o aumento cardíaco aparente estão descritas na Tabela 12.1. A **ampliação** do coração produzida pela incidência dos raios X, em geral em um **exame anteroposterior (AP) de tórax, portátil**, realizado em decúbito dorsal, é a causa mais comum de aspecto de coração aumentado (ver Figura 2.9).

Identificação da cardiomegalia em uma radiografia de tórax em AP

- É possível estimar o tamanho do coração em uma radiografia de tórax portátil? A resposta é "sim". Uma boa regra prática: se o coração parece aumentado em uma radiografia de tórax portátil, realizada com uma boa inspiração, ele provavelmente está aumentado (ver Tabela 12.2 e Figura 12.2).

Tabela 12.1 Causas extracardíacas do aspecto de cardiomegalia.

Causa	Motivo do aspecto aumentado
Radiografia de tórax portátil em AP em decúbito dorsal é a causa mais comum	Ampliação em razão da incidência AP
Inspiração subótima	Na expiração, o diafragma se move para cima e comprime o coração, fazendo com que este pareça maior do que estaria em uma inspiração máxima. Se houver de oito a nove costelas posteriores visíveis na radiografia de tórax em PA, a inspiração está adequada (ver Figura 2.4)
Obesidade, gravidez, ascite	Essas condições impedem uma inspiração adequada
A **deformidade em *pectus excavatum***, uma deformidade congênita do terço inferior do esterno, faz com que ele se curve para dentro e comprima o coração	O coração é comprimido entre o esterno e a coluna vertebral
Rotação	Quando ocorre, em especial, à esquerda do paciente, a rotação pode fazer o coração parecer maior (ver Figura 2.8)
Derrame pericárdico	Outras modalidades de imagem (mais comumente a ultrassonografia), uma TC ou achados eletrocardiográficos ajudarão a identificar o líquido pericárdico

AP, Anteroposterior; *TC*, tomografia computadorizada.

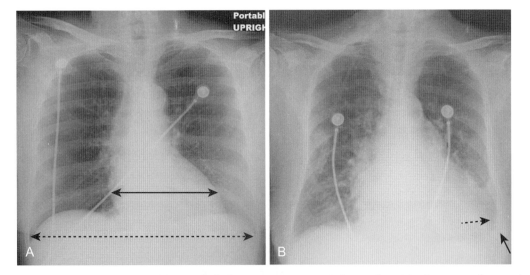

Figura 12.2 Cardiomegalia em uma radiografia portátil. **A**. Se o coração tiver um índice cardiotorácico (proporção do comprimento da *seta preta dupla contínua* em relação à *seta preta dupla tracejada*) de cerca de 50%, então não está aumentado. **B**. Por outro lado, se o coração (*seta preta tracejada*) estiver próximo ou tocando a parede lateral do tórax (*seta preta contínua*), está aumentado.

Tabela 12.2 Como reconhecer a cardiomegalia na radiografia de tórax em AP.

Aparência do coração no exame em AP	Provável tamanho "real" do coração
Limites ampliados	Tamanho normal
Significativamente ampliado	Aumentado
Tocando, ou quase tocando, a parede torácica lateral esquerda	Definitivamente aumentado

Como reconhecer a cardiomegalia na radiografia de tórax de perfil

- De modo geral, a avaliação do tamanho do coração por meio da radiografia convencional é mais bem realizada na radiografia frontal de tórax. Para avaliar a presença de aumento da silhueta cardíaca na incidência em perfil, **observe o espaço posterior ao coração e anterior à coluna no nível do diafragma.** Em uma pessoa normal, **a silhueta cardíaca**

não costuma se estender posteriormente nem se projeta sobre a coluna (Figura 12.3A)
- À medida que o **coração aumenta**, seja esse aumento causado por cardiomegalia ou derrame pericárdico, a **borda posterior do coração pode se estender ou se sobrepor à borda anterior da parte torácica da coluna,** o que pode ser útil como um sinal confirmatório de silhueta cardíaca aumentada (Figura 12.3B).

COMO RECONHECER DOENÇAS CARDÍACAS COMUNS

- Nesta seção, discutem-se várias doenças de forma mais detalhada. A maior parte delas produz anormalidades no tamanho e no contorno do coração ou dos grandes vasos. As doenças discutidas aqui são
    - Insuficiência cardíaca congestiva e edema pulmonar
        * Edema pulmonar cardiogênico *versus* não cardiogênico
    - Doença cardiovascular hipertensiva
    - Estenose da valva atrioventricular esquerda
    - Hipertensão arterial pulmonar
    - Estenose da valva da aorta
    - Cardiomiopatia
    - Aneurisma da aorta torácica e dissecção da aorta
    - Doença arterial coronariana.

Insuficiência cardíaca congestiva

- A incidência de insuficiência cardíaca congestiva (ICC) cresceu rapidamente nas últimas duas décadas, de modo que passou a ser **o diagnóstico mais comum em pacientes hospitalizados com mais de 65 anos**
- **Causas da insuficiência cardíaca congestiva**
    - Nos EUA, as **duas causas mais comuns são a doença arterial coronariana e a hipertensão arterial**
- Outras causas de ICC
    * **Cardiomiopatia**, como por alcoolismo prolongado
    * **Valvopatias**, como estenose da valva da aorta e estenose da valva atrioventricular esquerda
    * **Arritmias**
    * **Hipertireoidismo**
    * **Anemia grave**
    * *Shunts* da esquerda para a direita
- Normalmente, a **insuficiência cardíaca congestiva** se manifesta com **um de dois padrões radiográficos: edema pulmonar intersticial ou edema pulmonar alveolar**. No entanto, nem todas as características de cada padrão estão sempre presentes, e é comum haver uma sobreposição entre os dois padrões.

Edema pulmonar intersticial

> **Pontos importantes**
>
> - Os **quatro principais sinais radiográficos do edema pulmonar intersticial são:**
>   - Espessamento dos septos interlobares
>   - Espessamento peribrônquico
>   - Líquido nas cissuras
>   - Derrame pleural.

Espessamento dos septos interlobares: a linha B de Kerley

- Os septos interlobares não são detectáveis em uma radiografia de tórax normal, mas podem se tornar visíveis se acumularem líquido excessivo, geralmente a uma pressão capilar pulmonar (venosa) de cerca de **15 mmHg**. Os septos espessados são chamados de **linhas septais** ou **linhas B de Kerley** (em homenagem a Peter James Kerley, um neurologista e radiologista irlandês)

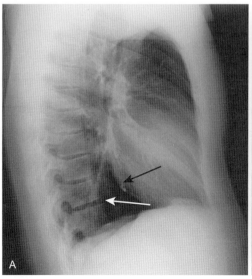
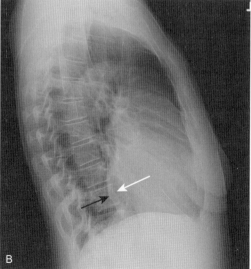

Figura 12.3 Aspecto normal e ampliado da silhueta cardíaca na incidência em perfil. **A**. Na maior parte dos pacientes normais, a borda posterior do coração (*seta preta*) não se sobrepõe à coluna torácica (*seta branca*). **B**. Neste paciente com cardiomegalia, a borda posterior do coração (*seta preta*) se sobrepõe à borda anterior da coluna torácica (*seta branca*). A incidência em perfil pode ser útil para evidenciar esse sinal confirmatório de aumento na silhueta cardíaca.

- **Como reconhecer as linhas B de Kerley**
  - As linhas B de Kerley realmente existem e são visíveis em radiografias frontais, em geral **nas bases pulmonares**, nos **seios costofrênicos ou próximo a eles**
  - São **muito curtas** (1 a 2 cm de comprimento), **muito finas** (aproximadamente 1 mm) e **horizontais**, o que significa que são **perpendiculares à superfície pleural**
  - **Costumam se estender à superfície pleural e a limitam** (Figura 12.4)
  - Depois de episódios repetidos de edema pulmonar intersticial, as **linhas septais podem fibrosar** e, portanto, **permanecer, mesmo depois de todos os outros sinais de edema pulmonar intersticial terem desaparecido**. São chamadas de **linhas B de Kerley crônicas** e podem estar presentes mesmo quando o paciente não manifesta clinicamente a insuficiência congestiva
- **Linhas A de Kerley**
  - Além das linhas "B", Kerley nomeou outras linhas encontradas na insuficiência cardíaca congestiva
  - As linhas **A de Kerley** aparecem quando o tecido conjuntivo ao redor das bainhas broncovasculares no pulmão se distende pela presença de líquido. **Elas se estendem a partir do hilo por vários centímetros,** mas **não alcançam a periferia do pulmão,** como as linhas B de Kerley (Figura 12.5)
  - Depois de começar, parece que Kerley teve problemas para parar e, então, descreveu também as linhas "C", mas há algumas dúvidas quanto à existência delas como entidades separadas.

Espessamento peribrônquico

- **Em condições normais**, no indivíduo adulto, os brônquios podem ser visualizados nas extremidades (vistos de frente) na região dos hilos, mas suas paredes em geral são muito finas e **não são visíveis** mais perifericamente no pulmão
- Quando há acúmulo de líquido no tecido intersticial ao redor e na parede de um brônquio, como na insuficiência cardíaca congestiva, a **parede brônquica se torna mais espessa e pode apresentar uma densidade em forma de anel que pode ser observada nas extremidades** das radiografias.
- Quando visto nas extremidades, o *espessamento peribrônquico* parece com múltiplas sombras pequenas em forma de anel, que lembram pequenas *rosquinhas* (Figura 12.6).

Líquido nas cissuras

- As **cissuras** oblíquas e horizontais do pulmão esquerdo **costumam ser visíveis**, mas quase nunca são mais espessas do que uma linha desenhada com a **ponta de um lápis apontado** (Figura 12.7A)
- **Pode haver acúmulo de líquido entre as duas camadas de pleura visceral que formam as cissuras ou no espaço subpleural** entre a pleura visceral e o parênquima pulmonar. Esse **líquido** distende a cissura e a torna **mais espessa, com contorno mais irregular** e, portanto, **mais visível** do que o normal (Figura 12.7B).

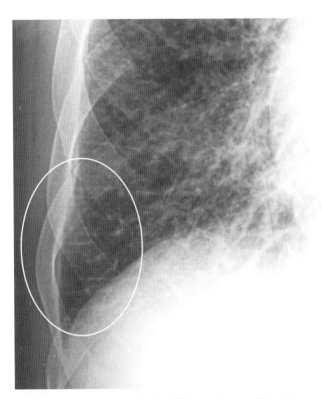

Figura 12.4 Linhas B de Kerley. Existem diversas linhas brancas horizontais finas na base do pulmão contíguas à superfície pleural (*elipse branca*). Os septos interlobares não são visíveis em uma radiografia de tórax normal.

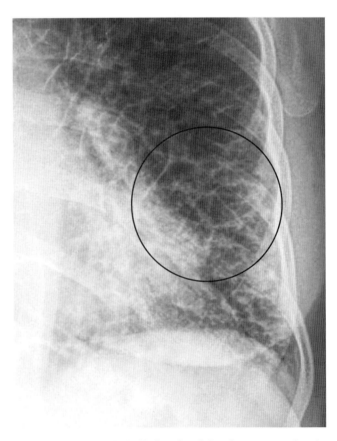

Figura 12.5 Linhas A de Kerley. São linhas brancas entrelaçadas que irradiam do hilo, mas não alcançam a parede torácica (*círculo*), sendo mais longas do que as linhas B de Kerley. Uma rede de linhas A de Kerley é produzida nos pulmões de pacientes com insuficiência cardíaca congestiva, produzindo a "proeminência da trama pulmonar intersticial" descrita nessa doença.

CAPÍTULO 12 Como Reconhecer Doenças Cardíacas em Adultos

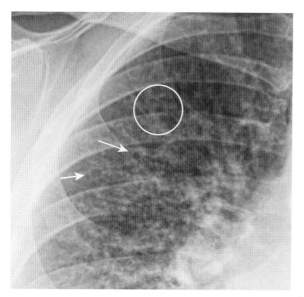

Figura 12.6 Espessamento peribrônquico. Quando há acúmulo de líquido no tecido intersticial ao redor e na parede de um brônquio, como ocorre na ICC, a parede brônquica, normalmente invisível, torna-se mais espessa e pode aparecer como densidades em forma de anel quando vistas nas extremidades (*setas brancas e círculo*). O espessamento peribrônquico pode nem sempre produzir círculos perfeitamente redondos.

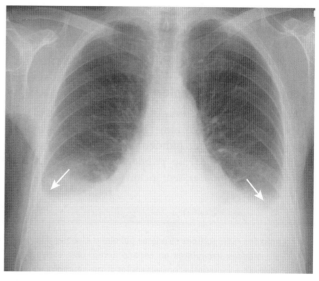

Figura 12.8 Derrame pleural na insuficiência cardíaca congestiva (ICC). Observa-se um derrame pleural bilateral (*setas brancas contínuas*). Na ICC, é comum que o derrame pleural seja ligeiramente maior à direita do que à esquerda, mas é raro haver um grande derrame pleural esquerdo isolado, um achado que pode levar à investigação de outra causa para o derrame, como malignidade ou tuberculose. Este paciente tinha insuficiência cardíaca congestiva.

Derrame pleural

- Como resultado da produção aumentada ou da absorção diminuída de líquido pleural, o líquido além dos 2 a 5 mℓ normais pode se acumular no espaço pleural, no geral a uma pressão capilar pulmonar de cerca de **20 mmHg**
- **Derrames pleurais que acompanham a insuficiência cardíaca congestiva geralmente são bilaterais**, mas podem ser assimétricos (Figura 12.8)
    - Quando **unilaterais**, são **quase sempre do lado direito**
- Às vezes, o líquido pleural se acumula na forma de um **derrame laminar**, em que o líquido assume uma **densidade fina e em forma de faixa ao longo da parede torácica lateral**, começando perto do seio costofrênico, mas muitas vezes preservando o seio propriamente dito (ver Figura 8.15)
- Para obter mais informações sobre os derrames pleurais, consultar **Capítulo 8**

> **Pontos importantes**
>
> - Em cerca de 15% das vezes, o derrame pode ser unilateral e à esquerda; porém, caso se encontre um derrame pleural esquerdo unilateral, deve-se pensar em outras causas além da ICC, como metástases, tuberculose ou embolia pulmonar.

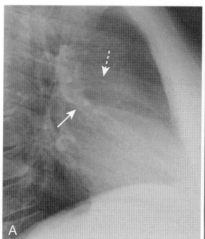
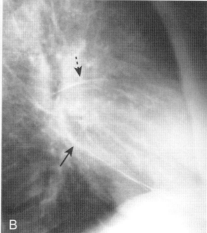

Figura 12.7 Cissuras normais e líquido nas cissuras. **A**. As cissuras oblíqua (*seta branca contínua*) e horizontal do pulmão esquerdo (*seta branca tracejada*) no geral podem ser difíceis de visualizar, visto que são linhas brancas muito finas e lisas. **B**. Quando o líquido se acumula nas cissuras oblíquas (*seta preta contínua*) e horizontais do pulmão esquerdo (*seta preta tracejada*), elas se tornam mais espessas e irregulares em sua aparência. Quando a insuficiência cardíaca do paciente desaparece, as cissuras retornam à aparência normal. No entanto, após episódios repetidos e prolongados de insuficiência, a fibrose pode resultar no espessamento permanente das cissuras.

- Todos esses achados podem ser vistos na TC, bem como em radiografias convencionais (Figura 12.9)
- Os principais achados do **edema pulmonar intersticial** estão resumidos no Boxe 12.2.

Edema pulmonar alveolar

- Quando a **pressão venosa pulmonar é bastante elevada (aproximadamente 25 mmHg), o líquido extravasa dos tecidos intersticiais do pulmão para os espaços aéreos**, resultando em um *edema pulmonar alveolar* (abreviado para *edema pulmonar*, sem incluir "alveolar")

> **Pontos importantes**
>
> - Os **achados radiográficos** do edema pulmonar alveolar são:
>   - **Densidades irregulares no espaço aéreo, com aspecto de algodão e indistintas, costumam localizar-se centralmente.** O terço externo do pulmão pode ser poupado, enquanto as zonas pulmonares inferiores são mais afetadas do que as superiores. Isso produz edema pulmonar com padrão em *asa de morcego, asa de anjo* ou *borboleta* (Figura 12.10)
>   - **Derrame pleural** e **líquido nas cissuras** costumam ser encontrados no edema pulmonar alveolar do tipo cardiogênico.

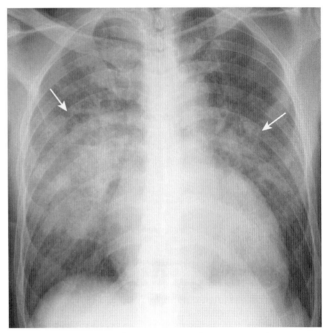

Figura 12.10 Edema pulmonar com padrão em asa de morcego. Diz-se que a doença alveolar central que poupa a periferia pulmonar tem um padrão em **asa de morcego (asas de anjo)** ou **borboleta** (*setas brancas contínuas*); embora possa não ser a manifestação mais comum do edema pulmonar, é sugestiva dessa doença, em comparação com outras doenças do espaço aéreo, como pneumonia. O padrão em asa de morcego é observado na insuficiência cardíaca de desenvolvimento rápido, como no infarto agudo do miocárdio maciço e na ruptura do músculo papilar. Este paciente teve um infarto agudo do miocárdio.

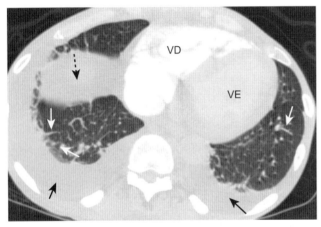

Figura 12.9 Insuficiência cardíaca congestiva: TC. Esta é uma TC axial do tórax depois de injeção intravenosa de contraste. Observe que o lado direito do coração está opacificado, mas o contraste ainda não passou uma quantidade suficiente de vezes pelos pulmões para opacificar por completo o lado esquerdo do coração. Há derrame pleural bilateral, que se espalha posteriormente, uma vez que o paciente está sendo examinado em decúbito dorsal (*setas pretas contínuas*). O líquido insinuou-se na cissura (*seta preta tracejada*). Os septos interlobares espessados (*setas brancas contínuas*) são linhas B de Kerley. *VE*, ventrículo esquerdo; *VD*, ventrículo direito.

- Os principais achados no edema pulmonar alveolar estão resumidos no Boxe 12.3
- **O que houve com a cardiomegalia e a cefalização (inversão da trama vascular pulmonar)?**
  - Embora a maior parte dos pacientes com ICC tenha coração aumentado, a maior parte dos pacientes com coração aumentado não apresenta insuficiência cardíaca congestiva. No geral, a **cardiomegalia em si não é um indicador particularmente sensível da presença ou ausência de insuficiência cardíaca congestiva**
- **A maior parte dos avaliadores iniciantes tem dificuldades para identificar** a **cefalização**, que é definida como a redistribuição do fluxo sanguíneo dos pulmões de modo que a vasculatura pulmonar do lobo superior se torne maior do que a do lobo inferior. Ela só é significativa quando se tem certeza de que o paciente estava **em pé** durante o exame do tórax. Como muitos, ou a maior parte, dos pacientes com suspeita de ICC são examinados em decúbito dorsal, o sinal não é muito confiável

> **Boxe 12.2** Quatro achados principais no edema pulmonar intersticial.
>
> - Espessamento dos septos interlobares – *linhas B de Kerley* – e líquido no tecido conjuntivo central dos pulmões – *linhas A de Kerley*
> - *Espessamento peribrônquico*: paredes brônquicas espessadas por líquido visualizadas nas extremidades
> - *Líquido nas cissuras*: opacificação e espessamento das cissuras interlobares
> - *Derrame pleural*: geralmente bilateral, mas, quando unilateral, tende a ser do lado direito.

> **Boxe 12.3** Principais achados no edema pulmonar alveolar.
>
> - Densidades do espaço aéreo em aspecto de algodão, irregulares e indistintas
> - Padrão em *asa de morcego* ou *borboleta*, em geral poupando o terço externo dos pulmões
> - Costuma haver derrame pleural quando o edema é de origem cardiogênica.

CAPÍTULO 12 Como Reconhecer Doenças Cardíacas em Adultos

- **Como resolver o edema pulmonar**
  - O edema pulmonar geralmente tem **início abrupto** e **desaparece rapidamente** – em geral em questão de poucas horas ou de alguns dias (Figura 12.11)
  - É mais comum a resolução começar na periferia e ir em direção ao centro. A resolução radiológica pode ficar aquém da melhora clínica, em especial se o paciente tiver grandes derrames pleurais, os quais podem perdurar por muito tempo depois de outros sinais radiográficos terem desaparecido.

Edema pulmonar não cardiogênico: considerações gerais

- Embora a insuficiência cardíaca congestiva seja responsável pela maior parte dos casos de edema pulmonar (*i. e., edema pulmonar cardiogênico*), existem outras **causas não cardiogênicas**
- Entre essas causas, há um diversificado grupo de doenças, que inclui
  - **Aumento da permeabilidade capilar**, o que inclui todas as várias causas da *síndrome do desconforto respiratório do adulto (SDRA)*, como
    - Sepse
    - Uremia
    - Coagulopatia intravascular disseminada
    - Inalação de fumaça
    - Quase afogamento
  - **Sobrecarga de volume**
  - **Disseminação linfangítica da malignidade**
  - Outras causas de edema pulmonar não cardiogênico podem incluir
    - **Edema pulmonar de alta altitude**
    - **Edema pulmonar neurogênico**
    - **Edema pulmonar de reexpansão (Figura 12.12)**
    - **Superdosagens de heroína ou outras drogas (p. ex., crack)**

Edema pulmonar não cardiogênico: achados de imagem

- A **síndrome do desconforto respiratório do adulto (SDRA) representa um tipo de edema pulmonar não cardiogênico**
  - A **radiografia de pacientes com SDRA se apresenta normal por 24 a 36 horas** depois do dano inicial. Em seguida, as anormalidades pulmonares tornam-se evidentes na forma de **edema pulmonar intersticial, doença alveolar irregular** ou no padrão típico de **edema pulmonar alveolar** bilateral

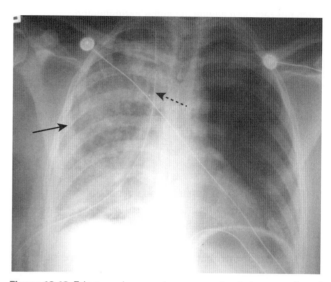

Figura 12.12 Edema pulmonar de reexpansão. A doença unilateral do espaço aéreo afeta todo o pulmão direito (*seta preta contínua*). Além disso, observa-se um dreno torácico (*seta preta tracejada*) ipsilateral. O edema pulmonar de reexpansão resulta da expansão muito rápida de um pulmão que esteve cronicamente colapsado por um pneumotórax ou um grande derrame pleural (como foi o caso deste paciente). Não se conhece sua causa exata. Outras causas de edema pulmonar unilateral podem incluir uma anormalidade no mesmo lado do edema pulmonar (p. ex., posicionamento prolongado com o lado afetado dependente) ou uma anormalidade no lado oposto (p. ex., um grande tampão pulmonar obstruindo o fluxo para o pulmão oposto).

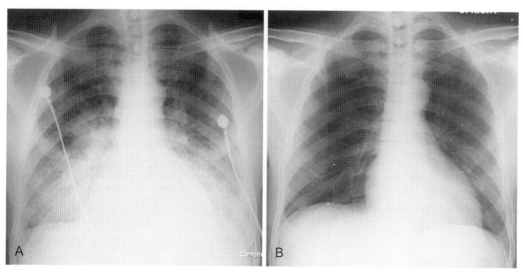

Figura 12.11 Edema pulmonar de eliminação rápida. **A**. Este paciente mostra doença alveolar peri-hilar bilateral, sugestiva de edema pulmonar. **B**. Quatro dias depois, os pulmões mostram-se desobstruídos. A síndrome do desconforto respiratório do adulto (SDRA) não tende a desaparecer tão rapidamente, nem nos casos em que há sobreposição de doenças coexistentes, como insuficiência renal ou hepática ou pneumonia.

- Clinicamente, o **paciente apresenta hipoxia grave, cianose, taquipneia e dispneia**
- No geral, os achados da SDRA se estabilizam depois de 5 a 7 dias e começam a melhorar em cerca de 2 semanas. Porém, a desobstrução completa, quando ocorre, pode levar meses
- Nos estágios mais avançados da SDRA, **pode-se desenvolver um padrão pulmonar intersticial reticular**, embora a maior parte dos pacientes que sobrevivem tenda a ter pouco comprometimento da função pulmonar.

Como diferenciar o edema pulmonar cardiogênico do não cardiogênico

Pontos importantes

- Os **padrões de edema pulmonar cardíaco (cardiogênico) e não cardíaco (não cardiogênico) se sobrepõem consideravelmente**, sendo, dessa forma, a **anamnese e o quadro clínico do paciente fundamentais** para estabelecer a causa mais provável.

- Em geral, quando comparado ao edema pulmonar cardiogênico, o **edema pulmonar não cardiogênico**
  - **Tem menor probabilidade** de apresentar **derrames pleurais** e **linhas B de Kerley**
  - Tem **maior probabilidade** de apresentar **pressão capilar pulmonar em cunha (PCPC) normal** de menos de 12 mmHg
  - **Tem maior probabilidade** de estar associado a um coração de **tamanho normal** (Figura 12.13)
  - **Tem maior probabilidade** de apresentar doença alveolar, que é mais **irregular** e **periférica** – mas isso é altamente variável
- As principais diferenças entre o edema pulmonar cardiogênico e não cardiogênico estão resumidas na Tabela 12.3.

Tabela 12.3 Edema pulmonar cardiogênico *versus* não cardiogênico.

Achados no exame de imagem	Cardiogênico	Não cardiogênico
Derrame pleural	Comum	Raro
Linhas B de Kerley	Comum	Raro
Tamanho do coração	Frequentemente aumentado	Pode ser normal
Pressão capilar pulmonar em cunha	Elevada	Normal

Doença cardiovascular hipertensiva

- A elevação crônica da pressão arterial sistêmica leva à hipertrofia ventricular esquerda em cerca de 20% dos pacientes, com frequência duas vezes maior se o paciente for obeso. Na maior parte das vezes (90%), a hipertensão é uma *hipertensão essencial* sem causa identificável. A insuficiência cardíaca, a doença arterial coronariana e as arritmias cardíacas são complicações comuns da hipertensão
- A hipertensão sistêmica pode causar hipertrofia ventricular esquerda, que ocorre à custa do lúmen; a parede se torna mais espessa enquanto o lúmen fica menor. Portanto, **o coração costuma ser normal ou ligeiramente aumentado em tamanho** no início da doença, em especial nas radiografias convencionais. Apenas quando o músculo começa a descompensar é que o coração aumenta drasticamente em tamanho (Figura 12.14)
- Sob pressão sistêmica aumentada, **a aorta** gira para fora ao redor da valva da aorta e do hiato aórtico no diafragma e **gradualmente se desenrola**, tornando-se mais proeminente em suas porções **ascendente** e **descendente** (ver Figura 4.3)
- A hipertensão sistêmica prolongada pode acabar levando à insuficiência cardíaca congestiva.

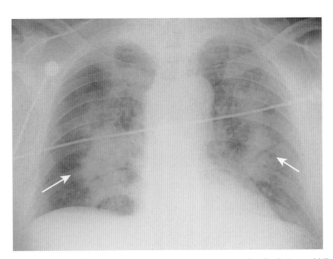

Figura 12.13 Edema pulmonar não cardiogênico. Embora essa doença alveolar tenha distribuição peri-hilar semelhante à do edema pulmonar cardiogênico (*setas brancas*), não há líquido pleural, líquido nas cissuras nem cardiomegalia. O paciente havia acabado de fazer uso inalatório de *crack*, droga que afeta principalmente os pulmões. O início do edema pulmonar costuma ocorrer com a inalação de uma grande dose, sendo o escarro preto uma característica de seu consumo, decorrente do resíduo carbonáceo que surge do processo de fabricação do produto inalado.

CAPÍTULO 12 Como Reconhecer Doenças Cardíacas em Adultos

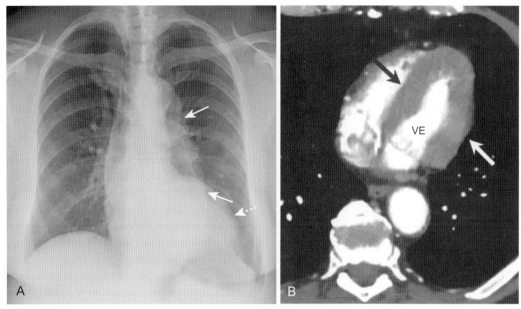

Figura 12.14 Doença cardiovascular hipertensiva. A hipertensão sistêmica pode causar cardiomiopatia hipertrófica. **A**. A aorta propriamente dita perde sua curva normal (*setas brancas contínuas*) em razão do aumento da pressão arterial sistêmica (ver também Figura 4.3). O ventrículo esquerdo (*seta branca tracejada*) parece apenas um pouco aumentado, mas uma TC com contraste na altura do coração (**B**) mostra uma hipertrofia concêntrica acentuada da parede ventricular esquerda (*seta branca e preta*) que ocorreu à custa de seu lúmen (*VE*).

Estenose da valva atrioventricular esquerda

- Em nações desenvolvidas, a incidência de estenose da valva atrioventricular esquerda por cardiopatia reumática diminuiu acentuadamente, mas ainda é observada em idosos e em indivíduos mais jovens de países em desenvolvimento. Os **sintomas mais comuns** são os da **insuficiência cardíaca esquerda**: dispneia aos esforços, ortopneia e dispneia paroxística noturna
- A estenose da valva atrioventricular esquerda causa obstrução ao fluxo sanguíneo do átrio esquerdo e tende a se tornar sintomática quando a **área valvar cai abaixo de um terço** de seu tamanho normal. À medida que a pressão atrial esquerda aumenta, o átrio esquerdo aumenta, e a pressão venosa pulmonar aumentada (*i. e., hipertensão venosa pulmonar*) é refletida retrogradamente na circulação pulmonar (Figura 12.15)
- Os vasos do lobo superior tornam-se tão grandes ou mais proeminentes que os vasos do lobo inferior (*cefalização*). A hipertensão venosa pulmonar acaba levando à insuficiência cardíaca congestiva. Com a elevação prolongada da pressão venosa pulmonar, podem ocorrer alterações físicas na vasculatura pulmonar, levando ao aumento da *resistência vascular pulmonar*, o que exige níveis cada vez maiores de pressão arterial pulmonar
- Por fim, há *hipertensão arterial pulmonar* e insuficiência cardíaca direita (Figura 12.16).

Hipertensão arterial pulmonar

- A pressão arterial pulmonar média normal é de cerca de 15 mmHg. A hipertensão arterial pulmonar pode ser **idiopática** (**primária**) ou **secundária** a outra doença, geralmente um enfisema pulmonar. A estenose da valva atrioventricular esquerda é outra causa de hipertensão arterial pulmonar secundária

- Na hipertensão pulmonar **primária**, a principal causa de morte é a **insuficiência cardíaca direita progressiva**. Já a hipertensão pulmonar secundária compartilha comorbidades com as doenças que a causam, como enfisema pulmonar, doença tromboembólica recorrente, estenose da valva atrioventricular esquerda e ICC
- A **característica de imagem da hipertensão arterial pulmonar** é a discrepância de tamanho entre a vasculatura pulmonar central (*i. e.*, as artérias pulmonares principais direita e esquerda são **grandes**) e a vasculatura pulmonar periférica. Essa discrepância é chamada de *poda vascular*
- Na TC, a **artéria pulmonar principal costuma ter aproximadamente o mesmo diâmetro da aorta ascendente,** mas, na **hipertensão arterial pulmonar,** a artéria pulmonar mede **3 cm ou mais** (Figura 12.17).

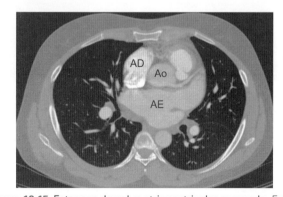

Figura 12.15 Estenose da valva atrioventricular esquerda. Esta é uma imagem de TC axial com contraste do coração. O átrio esquerdo (*AE*) está acentuadamente aumentado neste paciente em razão da obstrução do fluxo de saída do átrio esquerdo pela valva atrioventricular esquerda estenótica. Por fim, o aumento da pressão atrial esquerda é transmitido de modo retrógrado à circulação venosa pulmonar e, em seguida, à circulação arterial pulmonar. *Ao*, Aorta; *AD*, átrio direito.

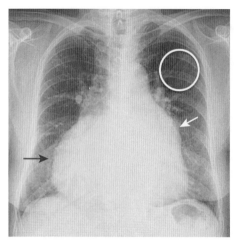

Figura 12.16 Estenose da valva atrioventricular esquerda crônica com regurgitação atrioventricular direita. O átrio esquerdo e o apêndice atrial esquerdo estão aumentados (*seta branca*). A hipertensão venosa pulmonar produziu uma redistribuição do fluxo nos pulmões (*cefalização*), de maneira que os vasos do lobo superior se tornaram mais proeminentes do que os do lobo inferior (*círculo branco*). Em razão do aumento da resistência vascular pulmonar e da subsequente hipertensão arterial pulmonar, o coração direito desenvolveu regurgitação atrioventricular direita, com aumento acentuado do átrio direito (*seta preta*).

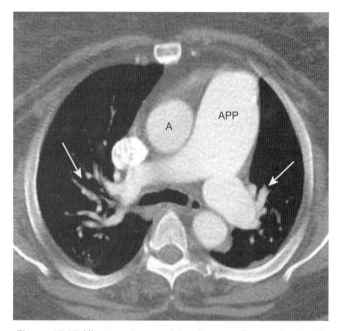

Figura 12.17 Hipertensão arterial pulmonar. Em geral, a artéria pulmonar principal (*APP*) tem aproximadamente o mesmo diâmetro da aorta ascendente (*A*). Neste paciente com hipertensão arterial pulmonar, a APP tem um diâmetro muito maior do que o da aorta. Há também uma rápida atenuação no tamanho das artérias pulmonares (*setas brancas*), chamada de **poda vascular**, outra característica da hipertensão arterial pulmonar. Este paciente tinha história de embolia pulmonar crônica.

Estenose da valva da aorta

- A clássica tríade de sintomas clínicos na estenose da valva da aorta é composta por **dor torácica**, sintomas relacionados com a **insuficiência cardíaca** e **síncope**
- A estenose da valva da aorta pode ser secundária a uma **valva da aorta bivalvar congênita**, por **degeneração de uma valva trivalvar** ou, com menor frequência, por **cardiopatia reumática**
- Como há obstrução ao fluxo do ventrículo esquerdo pela estenose da valva da aorta, e os ventrículos respondem à obstrução desenvolvendo hipertrofia de suas paredes, o coração costuma ter um tamanho normal no **início** do curso da doença
- A **parte ascendente da aorta** pode ser excepcionalmente proeminente por causa da *dilatação pós-estenótica*, característica de uma lesão significativamente estenótica em qualquer artéria principal, na qual, por causa de **correntes em redemoinho** e **fluxo turbulento**, há aumento na pressão intraluminal por vários centímetros **distalmente** a uma lesão parcialmente obstrutiva (Figura 12.18A)
- A **calcificação** da valva da aorta, que é facilmente observada na TC, demonstrou ser preditiva da maior probabilidade de estenose da valva da aorta e mortalidade por doença cardiovascular (Figura 12.18B)
- Quando o coração começa a descompensar, ele **aumenta** e pode ocorrer insuficiência cardíaca congestiva.

Cardiomiopatia

Cardiomiopatia dilatada

- A cardiomiopatia dilatada é, por definição, uma condição na qual há **aumento do volume sistólico e diastólico dos ventrículos** associado a uma **fração de ejeção diminuída (< 40%).** É o tipo **mais comum** de **cardiomiopatia** (90%)
- Pode ser **idiopática** (**primária**) ou **associada a doenças conhecidas**, como isquemia cardíaca, diabetes e alcoolismo
- A **redução da contratilidade** e a **dilatação ventricular** são **peculiaridades**; portanto, a condição em geral é caracterizada por **coração aumentado**, frequentemente associado a sinais de **insuficiência cardíaca congestiva** nos exames de imagem (Figura 12.19)
- O diagnóstico pode ser feito por ecocardiografia após uma radiografia de tórax inicial, em conjunto com os achados clínicos
- A imagem por **ressonância magnética (RM)** pode fornecer os achados mais precisos e reprodutíveis para essa doença. Usando a angiografia por cine-ressonância magnética (ARM) acoplada ao eletrocardiograma (ECG), pode-se avaliar com precisão a **fração de ejeção cardíaca** e **as dimensões do coração**
- A **ventriculografia com radionuclídeo,** usando pequenas quantidades de radioisótopo injetado por via intravenosa, também é capaz de determinar a **fração de ejeção** e pode ser útil na diferenciação entre **causas isquêmicas** e **não isquêmicas de cardiomiopatia.**

Cardiomiopatia hipertrófica

- A **cardiomiopatia hipertrófica** é uma anormalidade dividida nos tipos primário (genético) e secundário. Provoca **espessamento assimétrico** ou **concêntrico do miocárdio**, às vezes com obstrução da saída do ventrículo esquerdo, causada

CAPÍTULO 12 Como Reconhecer Doenças Cardíacas em Adultos

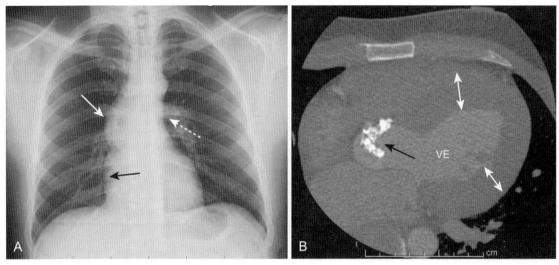

Figura 12.18 Estenose da valva da aorta. A. A dilatação pós-estenótica é isolada da aorta ascendente (*seta branca contínua*). Em seu estado normal, a aorta ascendente não deve se projetar mais para a direita do que a borda direita do coração (*seta preta*). Observe que, de maneira geral, o coração não está aumentado e a aorta descendente (*seta branca tracejada*) tem aparência normal. **B.** Esta TC axial sem contraste do coração mostra calcificação densa da valva da aorta (*seta preta*) e uma parede ventricular esquerda acentuadamente espessada (*setas duplas brancas*) pela hipertrofia. *VE*, lúmen do ventrículo esquerdo.

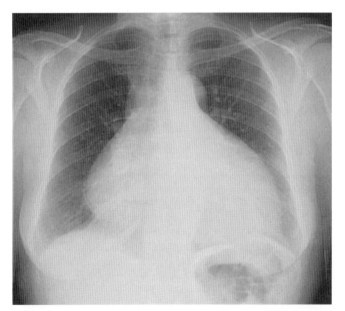

Figura 12.19 Cardiomiopatia dilatada alcoólica. As cardiomiopatias compreendem um grupo diverso de doenças que afetam o músculo cardíaco. Nesta paciente com cardiomiopatia dilatada, a silhueta cardíaca está muito aumentada, principalmente como resultado do aumento biventricular. A paciente tinha uma longa história de alcoolismo. A cardiomiopatia dilatada costuma estar associada à insuficiência cardíaca congestiva.

pelo **movimento sistólico anterior** da **válvula** anterior **da valva atrioventricular** esquerda (no tipo primário)
- O **movimento sistólico anterior (MSA)** da valva atrioventricular esquerda se refere a um **movimento paradoxal** da válvula anterior (e, às vezes, da válvula posterior) da valva atrioventricular esquerda **em direção ao trato de saída do ventrículo esquerdo** durante a sístole

- **Pode levar à morte cardíaca súbita** e tem sido apontado como a causa da morte de vários atletas de alto nível
- O tipo secundário (a manifestação mais comum da cardiomiopatia hipertrófica) é causado pela **doença cardiovascular hipertensiva**, que produz hipertrofia **concêntrica** e **difusa** do ventrículo esquerdo, geralmente não associada à obstrução do trato de saída do ventrículo esquerdo (ver Figura 12.14)
- O tipo primário pode ser diagnosticado com uma ecocardiografia ou um RM do coração acoplada ao ECG, na qual pode-se observar **hipertrofia assimétrica do septo ventricular (HSV)**.

Cardiomiopatia restritiva

- A cardiomiopatia restritiva é um **tipo raro** de cardiomiopatia caracterizada por **altas pressões de enchimento diastólico dos ventrículos**, em associação com função sistólica relativamente bem preservada. Costuma ser secundária a um **processo infiltrativo** no miocárdio. Essas doenças incluem **amiloidose, doenças autoimunes e radioterapia prévia no tórax**. Os sintomas mais comuns estão relacionados com a **insuficiência cardíaca congestiva**
- Embora clinicamente semelhantes, a principal diferença é que o **pericárdio está normal na cardiomiopatia restritiva**, ao passo que está **espessado na pericardite constritiva**. A importância da diferenciação está no fato de a pericardite constritiva, ao contrário da cardiomiopatia restritiva, ser curável por meio de cirurgia
- Na cardiomiopatia restritiva, o **coração não costuma estar dilatado**, e existem alterações pulmonares decorrentes da **insuficiência cardíaca congestiva**
- A RM é capaz de evidenciar a espessura do pericárdio. Se estiver com um tamanho normal (< 4 mm), pode-se excluir com efetividade a pericardite constritiva; e, se houver calcificação pericárdica, mais bem observada na TC, pode-se excluir a cardiomiopatia restritiva (Figura 12.20).

Aneurismas da aorta: considerações gerais

- Os aneurismas são **definidos como o alargamento de um vaso em mais de 50% de seu calibre original**. A **aterosclerose** é a **causa mais comum** de aneurisma da aorta torácica descendente. Além disso, a maior parte dos pacientes com aneurisma da aorta é hipertensa
- A maior parte dos pacientes com aneurismas é **assintomática**, sendo **estes descobertos por acaso**. Quando um aneurisma da aorta torácica descendente se expande, pode causar dor que classicamente, mas nem sempre, irradia para as costas
- Conforme medida em exames de TC ou RM, a **aorta ascendente em geral tem um diâmetro inferior a 3,5 cm**, enquanto o da **aorta descendente tem menos de 3 cm**
- Um **aneurisma** da aorta torácica costuma ser definido como um **aumento persistente maior que 4 cm**
- Em geral, **aneurismas de 5 a 6 cm apresentam risco de ruptura** e requerem intervenção cirúrgica. A **taxa de crescimento** de um aneurisma também é importante para determinar a necessidade de intervenção cirúrgica e reparo. Dessa forma, suas taxas anuais de crescimento devem ser inferiores a 1 cm ou pode-se considerar uma ressecção eletiva.

Como reconhecer um aneurisma da aorta torácica

- A **aparência** de um aneurisma da aorta torácica nas radiografias de tórax **dependerá**, em parte, **de qual porção da aorta torácica ele se origina**. Os aneurismas da **aorta ascendente** podem se estender **anteriormente e à direita**; os aneurismas do **arco da aorta** produzem **massa mediastinal média**; e os aneurismas da **aorta descendente** projetam-se **posteriormente, lateralmente e à esquerda** (Figura 12.21)
- A **TC com contraste** é a modalidade **mais usada** para diagnosticar um aneurisma da aorta torácica; a RM também é excelente para evidenciar aneurismas, mas em geral está menos disponível e é mais cara
- Os aneurismas podem ter um formato **fusiforme (longo)** ou **sacular (globular)**
- Sua anatomia será **mais facilmente delineada em exames de TC** usando material de contraste iodado injetado por via intravenosa em *bolus*, mas também podem ser visíveis em estudos sem contraste (sem realce). São realizados exames de TC com e sem contraste para avaliar todo o aneurisma e o coágulo contido nele
- É comum a **calcificação na túnica íntima**, que pode ser **separada** do **lúmen preenchido com contraste por quantidades variáveis de coágulo** (Figura 12.22).

Dissecção da aorta torácica

- Em geral, as **dissecções da aorta se originam na aorta ascendente (Stanford tipo A)** ou podem envolver apenas a **aorta descendente (Stanford tipo B)**
- Resultam de uma laceração, que possibilita que o sangue disseque a parede em vários pontos da aorta, ao longo da túnica média
- Na maior parte dos casos, os **pacientes com dissecção aórtica são hipertensos e podem ter uma condição subjacente que pode predispor à dissecção**, como degeneração cística

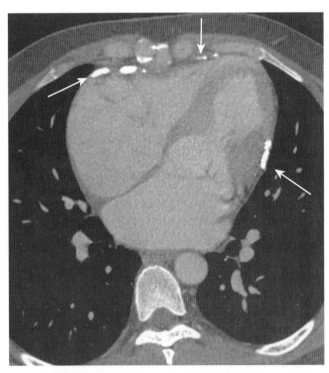

Figura 12.20 Pericardite constritiva. Há calcificação pericárdica extensa (*setas brancas*), provavelmente de etiologia pós-inflamatória neste paciente. Embora a **cardiomiopatia restritiva** e a **pericardite constritiva** possam ter achados clínicos idênticos, a presença de calcificações pericárdicas **exclui** a cardiomiopatia restritiva. Se indicada, a pericardiectomia tem potencial de cura na pericardite constritiva.

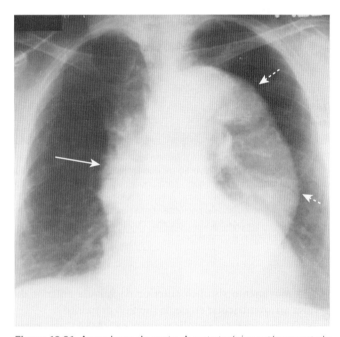

Figura 12.21 Aneurisma da aorta. A aorta torácica está aumentada neste homem de 67 anos, enquanto a aorta ascendente está anormalmente proeminente (*seta branca contínua*). A aorta torácica descendente costuma encontrar-se paralela e quase desaparece, ocultada pela coluna torácica; conforme se torna maior, afasta-se da coluna, como neste caso (*setas brancas tracejadas*).

CAPÍTULO 12 Como Reconhecer Doenças Cardíacas em Adultos

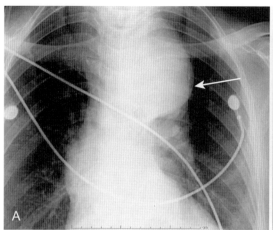
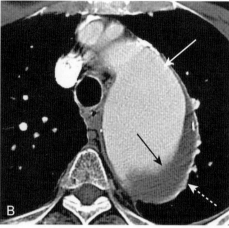

Figura 12.22 Aneurisma da aorta: radiografia convencional e TC de tórax. **A**. A imagem aproximada de uma radiografia frontal de tórax mostra uma grande massa mediastinal de tecidos moles (*seta branca contínua*). Essa densidade de tecidos moles representa um grande aneurisma da aorta descendente proximal, visto também na tomografia computadorizada (**B**). O aneurisma media 6,7 cm, o que o colocava em risco significativo de ruptura. A calcificação na parede de um aneurisma é comum (*seta branca tracejada*). O material de contraste se mistura com o sangue que flui no lúmen da aorta (*seta branca contínua*); no entanto, o sangue que flui é separado da calcificação da túnica íntima por uma quantidade considerável de trombo sem contraste aderido à parede (*seta preta*).

da média, aterosclerose, síndrome de Marfan, síndrome de Ehlers-Danlos, traumatismo, sífilis ou uso abusivo de *crack*
- Muitos pacientes relatam **início abrupto de dor torácica dilacerante ou cortante, cujo pico máximo ocorre logo no começo**
- As **radiografias convencionais** não são **significativamente sensíveis para serem confiáveis para o diagnóstico,** mas **podem apontar para ele** quando vários achados de imagem ocorrem juntos, em especial no contexto clínico adequado. Os achados são
    - "Alargamento do mediastino", que é um **meio inadequado de estabelecer o diagnóstico,** porque (1) é comumente encontrado em radiografias portáteis realizadas com o paciente em decúbito dorsal; e (2) ocorre em cerca de um em cada quatro casos de dissecção aórtica apenas
    - **Derrame pleural esquerdo** (que **frequentemente representa um transudato** causado pela irritação pleural, embora a hemorragia transitória da aorta também possa produzir um hemotórax) (Figura 12.23)
    - **Espessamento pleural apical esquerdo** por líquido ou sangue
    - **Perda da sombra normal do botão da aorta**
    - **Aumento do desvio da traqueia ou do esôfago para a direita**
- Muitos estudos mostraram que a RM e a TC com contraste são igualmente sensíveis e específicas para a dissecção aórtica, de modo que a modalidade de imagem usada dependerá, em parte, da estabilidade hemodinâmica do paciente e da disponibilidade de recursos. A ultrassonografia transesofágica também é usada para estabelecer o diagnóstico.
- Em geral, as **dissecções do tipo A (da aorta ascendente) são tratadas por meio de cirurgia,** enquanto as do **tipo B (dissecções da aorta descendente) são tratadas conservadoramente.**

> **Pontos importantes**
>
> - Tanto na **RM quanto na TC**, o **diagnóstico de uma dissecção aórtica baseia-se na identificação** do retalho da túnica íntima, que separa o lúmen **verdadeiro (original)** do **falso** (canal produzido pela dissecção) (Figura 12.24).

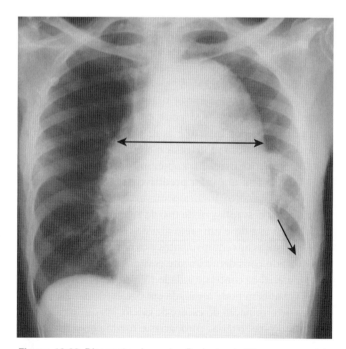

Figura 12.23 Dissecção da aorta. Paciente de 60 anos com dois sinais sugestivos de dissecção da aorta na radiografia de tórax: alargamento indiscutível do mediastino (*seta preta dupla*) e derrame pleural à esquerda (*seta preta contínua*). Ele também apresentava uma forte dor torácica. Essa combinação deve alertar para a presença de dissecção aórtica. O diagnóstico foi confirmado por um exame de TC.

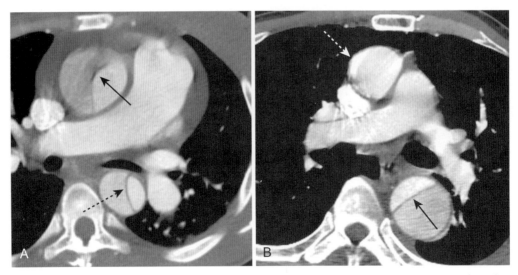

Figura 12.24 Dissecções da aorta: tipos A e B. **A**. Observa-se um retalho da túnica íntima cruzando as partes ascendente (*seta preta contínua*) e descendente (*seta preta tracejada*) da aorta. Esta é uma dissecção tipo A de Stanford, em razão do envolvimento da aorta ascendente. **B**. Em outro paciente, a aorta ascendente tem aparência normal (*seta branca tracejada*) e observa-se um retalho da íntima, evidenciado como uma linha preta que atravessa a aorta descendente (*seta preta contínua*). O retalho da íntima é a lesão característica de uma dissecção aórtica. O lúmen menor tende a ser o lúmen verdadeiro (original), enquanto o lúmen maior, o falso, é na verdade um canal produzido pelo sangue da dissecção através da média.

Doença arterial coronariana

- A doença arterial coronariana (DAC) é a **principal causa de morte em todo o mundo**
- O lúmen da artéria coronária torna-se estreito por quantidades variáveis de placa de ateroma, e o cálcio deposita-se nas camadas musculares das paredes das artérias. Então, a placa vulnerável pode se romper, e pode haver vasospasmo ou êmbolos, que produzem estenose suficiente para causar uma *isquemia* e, possivelmente, um *infarto* do músculo cardíaco (Figura 12.25)
- Para a avaliação, podem ser usados exames de RM, TC e medicina nuclear. A RM pode evidenciar a **formação de uma cicatriz pós-infarto** e avaliar a **contratilidade miocárdica** e a **função** ventricular quantitativamente
- A TC cardíaca é usada para obter imagens das artérias coronárias. Ela tem um **valor preditivo negativo muito alto**, e um teste negativo praticamente exclui a DAC. Uma das principais desvantagens no uso da angiotomografia cardíaca tem sido a dose um tanto alta de raios X fornecida, mas as mudanças nos equipamentos e os novos algoritmos estão reduzindo consideravelmente essa dose. Ela requer injeção de material de contraste iodado (Vídeo 12.1)
- A TC também pode ser usada em pacientes assintomáticos para determinação do **escore de cálcio**, em que o cálcio encontrado nas artérias coronárias é usado como **marcador** da doença arterial coronariana. A quantidade de cálcio detectada em uma TC cardíaca e calculada por computador pode ser uma ferramenta de **prognóstico** útil. Os achados na TC cardíaca são expressos como um **escore de cálcio**; assim, quanto maior o escore, mais extensas são as evidências de DAC e maior o potencial de mortalidade por um evento cardiovascular. O escore de cálcio é realizado sem contraste intravenoso (ver Figura 4.11)
- A TC também é capaz de evidenciar complicações de um infarto agudo do miocárdio, como aneurismas ventriculares e coágulos intracardíacos
- A **tomografia computadorizada de emissão de fóton único (SPECT)** é uma técnica de imagem que combina a injeção intravascular de um **isótopo radioativo** com a aquisição de imagens a partir de uma câmera gama nuclear rotativa

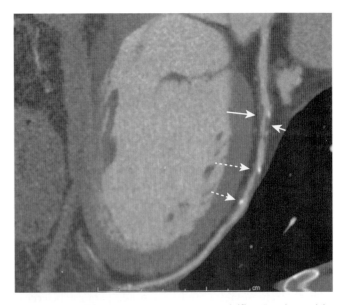

Figura 12.25 TC cardíaca: estenose e calcificação da artéria coronária. O contraste preenche o lúmen da artéria coronária descendente anterior esquerda, exceto no ponto em que a placa ateromatosa (*setas brancas contínuas*) estreita o lúmen em cerca de 70%, uma estenose significativa. A ruptura dessa placa mole, a hemorragia ou a formação de coágulo pode estreitar ainda mais ou obstruir por completo o lúmen. Há também placa calcificada (*setas brancas tracejadas*).

CAPÍTULO 12 Como Reconhecer Doenças Cardíacas em Adultos

capaz de localizar tridimensionalmente uma doença. As imagens de perfusão miocárdica em esforço e em repouso usando a SPECT podem evidenciar áreas de **isquemia**, em especial em comparação com o mesmo exame feito em repouso. Os estudos de medicina nuclear também podem estimar a função ventricular esquerda

- Para detectar estenoses da artéria coronária, a angiografia coronariana continua sendo o padrão-ouro (Vídeo 4.1).

Pontos a serem lembrados

- Em adultos, pode-se fazer uma avaliação rápida do tamanho do coração usando o *índice cardiotorácico*, que é a razão entre o diâmetro transversal mais largo do coração e o diâmetro interno mais largo da caixa torácica. Em adultos normais, o índice cardiotorácico costuma ser inferior a 50%
- **Causas extracardíacas** podem fazer com que o coração pareça aumentado, mesmo que esteja normal, incluindo exames portáteis em incidência anteroposterior (AP), fatores que inibam uma inspiração profunda, anormalidades dos ossos do tórax e presença de derrame pericárdico
- O coração parecerá ligeiramente **maior em uma incidência AP** do que em uma incidência PA do tórax, visto que o coração está mais próximo da superfície de imagem em uma exposição PA
- Na incidência em perfil, o coração não costuma se estender posteriormente para se sobrepor à coluna, a menos que esteja aumentado ou haja um derrame pericárdico
- Os dois padrões principais de insuficiência cardíaca congestiva são o edema pulmonar intersticial e o edema pulmonar alveolar
- Os quatro principais achados do **edema pulmonar intersticial** são espessamento dos septos interlobares, espessamento peribrônquico, líquido nas cissuras e derrame pleural
- Os principais achados no **edema pulmonar alveolar** são densidades do espaço aéreo em aspecto de algodão, indistintas e irregulares; padrão de doença em asa de morcego ou borboleta, que frequentemente poupa o terço externo dos pulmões; e derrame pleural, em especial no caso de edema pulmonar cardiogênico
- As causas do edema pulmonar podem ser divididas em duas categorias principais: cardiogênicas e não cardiogênicas
- O **edema pulmonar cardiogênico** tem maior probabilidade de apresentar derrame pleural e linhas B de Kerley, cardiomegalia e pressão capilar pulmonar em cunha elevada, em comparação com o edema pulmonar não cardiogênico
- As **causas não cardiogênicas de edema pulmonar** são um grupo diverso de doenças que incluem uremia, coagulopatia intravascular disseminada, inalação de fumaça, quase afogamento, sobrecarga de volume e disseminação linfangítica de malignidade
- A **síndrome do desconforto respiratório do adulto** (SDRA) pode ser considerada um subconjunto de edema pulmonar não cardiogênico, em que o quadro clínico é de hipoxia grave, cianose, taquipneia e dispneia
- A **hipertensão** essencial é uma doença comum, que pode causar insuficiência cardíaca congestiva e doença arterial coronariana, bem como cardiomiopatia hipertrófica secundária
- A **estenose da valva atrioventricular esquerda** se tornou menos comum com o tratamento com antibióticos da febre reumática, mas pode causar insuficiência cardíaca esquerda e direita por meio da elevação crônica das pressões venosas pulmonar e arterial, com aumento da resistência vascular pulmonar
- A **hipertensão arterial pulmonar** pode ser idiopática (primária) ou secundária ao enfisema pulmonar ou à doença tromboembólica recorrente. Produz *poda vascular* dos vasos pulmonares e causa suspeita quando o tronco da artéria pulmonar alcança um diâmetro de 3 cm ou mais na TC ou na RM
- A **estenose da valva da aorta** em idosos tende a ser secundária à degeneração da valva da aorta trivalvular e pode causar angina, síncope e/ou insuficiência cardíaca congestiva. A aorta ascendente pode ser proeminente em razão da *dilatação pós-estenótica*
- As **cardiomiopatias** são divididas nos tipos dilatado, hipertrófico e restritivo. A cardiomiopatia restritiva deve ser diferenciada da pericardite constritiva, com a qual compartilha achados clínicos
- Os **aneurismas da aorta** podem ser saculares, fusiformes ou podem dissecar. A maior parte das dissecções da aorta torácica começa na aorta ascendente (Stanford tipo A) e é tratada cirurgicamente
- A **doença arterial coronariana** é a principal causa de morte em todo o mundo e pode ser avaliada, juntamente com suas sequelas, por imagem a partir uma variedade de técnicas, incluindo TC, RM e SPECT.

13

Como Reconhecer Abdome e Pelve Normais: Radiografias Convencionais

- Embora os exames de imagem do abdome agora utilizem amplamente a tomografia computadorizada (TC), a ultrassonografia (US) ou a ressonância magnética (RM), muitos pacientes ainda realizam "radiografias simples" do abdome como um **primeiro passo** antes de realizarem outros exames de imagem ou como um método de **acompanhamento** de achados demonstrados por outras modalidades. Os princípios que norteiam a interpretação das radiografias convencionais também se aplicam às modalidades de TC, RM e US
- Para reconhecer achados *anormais* em radiografias convencionais do abdome, primeiro é necessário familiarizar-se com sua aparência *normal*.

COMO RECONHECER O ABDOME NORMAL: O QUE PROCURAR

> **Pontos importantes**
>
> - **Primeiro passo:** observe o **padrão geral de distribuição dos gases** (Boxe 13.1)
>   - Aqui é necessário analisar o padrão **geral**; portanto, não perca muito tempo tentando identificar cada bolha de gás intestinal que vê
> - **Segundo passo:** verifique se há **ar extraluminal**
> - **Terceiro passo:** procure por **calcificações abdominais anormais**
> - **Quarto passo:** procure por **massas de tecidos moles**.

Como reconhecer o abdome normal: padrão normal de gases intestinais

- Quase todos os gases no intestino vêm do ar deglutido, enquanto apenas uma fração vem da fermentação bacteriana dos alimentos. Para os propósitos deste capítulo, os termos "gás" e "ar" são usados alternadamente para se referirem ao conteúdo intestinal
- As alças intestinais que contêm volume suficiente de ar para preencher por completo o lúmen são consideradas *distendidas*. A *distensão* do intestino é **normal**
- As alças intestinais que são preenchidas além de seu tamanho normal são consideradas *dilatadas*. A *dilatação* do intestino é **anormal**

> **Boxe 13.1** Como reconhecer um abdome normal: o que procurar.
>
> - Padrão de distribuição dos gases
> - Gás extraluminal
> - Calcificações
> - Massas de tecidos moles.

- **Estômago**
  - Quase sempre **há ar no estômago**, a menos que:
    - O paciente tenha vomitado recentemente ou
    - Haja uma sonda nasogástrica no estômago ligada à sucção
- **Intestino delgado**
  - Em geral, há um pequeno volume de **ar em cerca de duas ou três alças de intestino delgado não dilatado** (Figura 13.1)
  - O **diâmetro normal do intestino delgado é inferior a 2,5 cm**
- **Intestino grosso**
  - **Quase sempre há ar no reto ou no colo sigmoide**, podendo haver **volumes variáveis de gás** no restante do **colo** (Figura 13.2)

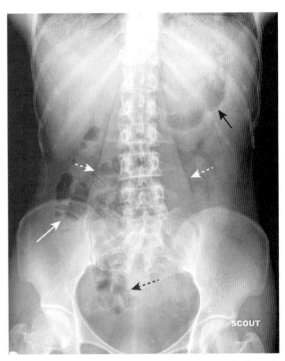

Figura 13.1 Abdome normal em decúbito dorsal. Esta é uma radiografia "panorâmica" do abdome. A incidência em decúbito dorsal dá uma ideia geral do padrão de gases intestinais, bem como possibilita pesquisar calcificações anormais e detectar organomegalia. Em geral, o ar é visto no estômago (*seta preta contínua*), em cerca de duas ou três alças do intestino delgado não dilatado (*seta branca contínua*) e no retossigmoide (*seta preta tracejada*). Dependendo da quantidade de gordura ao redor das estruturas viscerais, seus contornos podem ser parcialmente visíveis nas radiografias convencionais, como os músculos psoas nesta imagem (*setas brancas tracejadas*).

- Use esta regra para decidir se o **intestino grosso** está dilatado ou não
  - **O intestino grosso pode se distender até ter aproximadamente o mesmo calibre que tem em um exame de enema opaco**. Para se ter uma ideia de quão grande é isso, ver Figura 13.3
  - As fezes são reconhecidas pelas **múltiplas e pequenas bolhas de gás** presentes em massa de tecidos moles de aparência semissólida. Reconhecer a aparência das fezes ajudará a localizar o intestino grosso (Figura 13.4).

> **Pontos importantes**
>
> - Indivíduos que deglutem grandes volumes de ar podem desenvolver *aerofagia*, caracterizada por múltiplas alças intestinais em formato poligonal contendo ar, mas nenhuma delas dilatada (Figura 13.5).

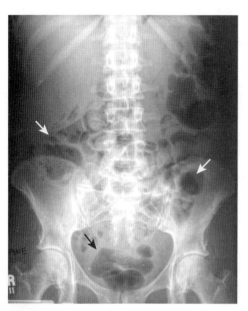

Figura 13.2 Abdome normal em decúbito ventral. Em decúbito ventral, os colos ascendente e descendente (*setas brancas contínuas*), bem como o retossigmoide, todas estruturas posteriores, são as partes mais altas do intestino grosso e, portanto, têm maior probabilidade de se encher de ar. Há ar no retossigmoide em forma de "S" (*seta preta contínua*).

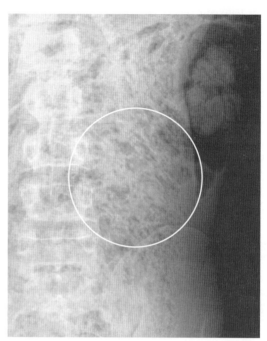

Figura 13.4 Aparência das fezes. As fezes contêm várias pequenas bolhas de gás no interior de uma densidade de tecidos moles (*círculo branco*). Elas marcam a localização do intestino grosso e podem ajudar na identificação de alças individuais do intestino em radiografias convencionais. Este paciente tinha um colo sigmoide marcadamente dilatado em razão da constipação intestinal crônica.

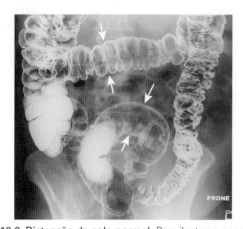

Figura 13.3 Distensão do colo normal. Para ilustrar a aparência do calibre normal do colo em uma radiografia simples, mostra-se seu diâmetro normal neste enema opaco (*setas brancas*). Além desse diâmetro, ele seria considerado dilatado. Este paciente foi submetido a um exame de **enema opaco com duplo contraste**, no qual o ar e o bário foram instilados como agentes de contraste. Essa combinação possibilita uma excelente visualização da superfície mucosa do colo.

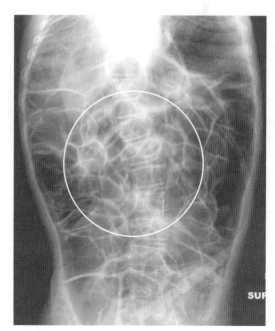

Figura 13.5 Aerofagia. Quase todos os gases intestinais vêm do ar deglutido. A ingestão de grandes volumes de ar pode produzir uma imagem chamada de *aerofagia*, caracterizada por múltiplas alças intestinais contendo ar de maneira irregular (*círculo branco*). As alças intestinais estão distendidas e sobrepostas, mas não dilatadas.

Como reconhecer o abdome normal: níveis de líquido normais

- **Estômago**
  - Quase sempre há **ar e líquido** no estômago, então **quase sempre há um nível hidroaéreo no estômago** em uma radiografia do abdome em posição vertical, em um exame feito com o paciente em decúbito ou em uma radiografia de tórax em posição vertical
    - **Para visualizar o nível hidroaéreo, o feixe de raios X deve ser direcionado horizontalmente** – paralelo ao chão
- **Intestino delgado**
  - Normalmente, observam-se **dois ou três níveis hidroaéreos** no intestino delgado em uma incidência ortostática ou em decúbito do abdome
- **Intestino grosso**
  - O intestino grosso funciona, em parte, removendo líquido, **de modo que no geral há pouco** ou **nenhum nível hidroaéreo** no colo (Figura 13.6)

> **Pontos importantes**
>
> - Pode haver muitos níveis hidroaéreos presentes no colo se o paciente tiver sido submetido recentemente a um enema ou estiver em uso de medicamentos com um forte efeito anticolinérgico e antiperistáltico.

- A distribuição normal de gases e líquidos intestinais está resumida na Tabela 13.1.

Como diferenciar o intestino grosso do intestino delgado

- **Como reconhecer o intestino grosso**
  - O **intestino grosso está posicionado perifericamente** ao redor do perímetro da cavidade abdominal, exceto no quadrante superior direito, que é ocupado pelo fígado (Figura 13.7)
  - **As pregas haustrais em geral não se estendem por completo** de uma parede à outra **através do intestino grosso**. Caso conectem uma parede com a outra, passam a ficar **mais amplamente espaçadas** do que as válvulas coniventes do intestino delgado (Figura 13.8)

Tabela 13.1 Distribuição normal de gases e líquidos no abdome.

Órgão	Normalmente contém gás	Normalmente contém níveis hidroaéreos
Estômago	Sim	Sim
Intestino delgado	Sim, 2 a 3 alças	Sim
Intestino grosso	Sim, em especial o retossigmoide	Não

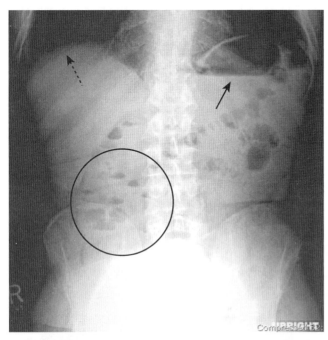

Figura 13.6 Níveis hidroaéreos normais, abdome em posição vertical. Em uma incidência ortostática do abdome, há duas coisas a serem observadas: os **níveis hidroaéreos** e o **ar livre intraperitoneal**. Em geral, há um nível hidroaéreo no estômago (*seta preta contínua*) e pode haver pequenos níveis hidroaéreos em algumas alças não dilatadas do intestino delgado (*círculo preto*), enquanto há muito pouco ou nenhum nível hidroaéreo no colo. O ar livre, quando presente, é visível logo abaixo do hemidiafragma direito (*seta preta tracejada*) e é mais fácil de reconhecer à direita do que à esquerda.

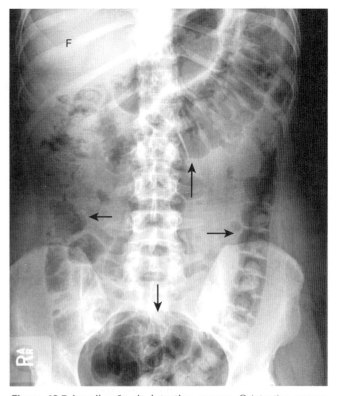

Figura 13.7 Localização do intestino grosso. O intestino grosso costuma ocupar a periferia do abdome, enquanto o intestino delgado está localizado mais centralmente. Aqui, o intestino grosso (*setas pretas*) contém volume normal de ar. O fígado (*F*) ocupa o quadrante superior direito e em geral desloca todo o intestino desta área.

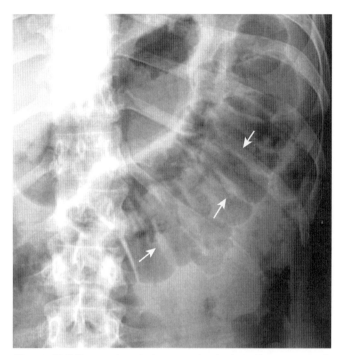

Figura 13.8 Pregas haustrais normais do intestino grosso. A maior parte das pregas haustrais do colo não atravessa todo o lúmen e, portanto, não se estende de uma parede à outra (*setas brancas*). Isso é diferente da aparência das **válvulas coniventes** do intestino delgado, que aparecem atravessando todo o lúmen. As pregas haustrais também estão mais espaçadas do que as válvulas do intestino delgado (ver Figura 13.9).

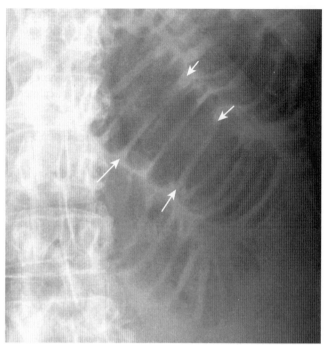

Figura 13.9 Válvulas do intestino delgado. As marcações referentes às **válvulas coniventes** geralmente atravessam toda a largura do lúmen do intestino delgado, de uma parede à outra. Além disso, as válvulas estão mais próximas umas das outras do que as pregas haustrais do intestino grosso, mesmo quando o intestino delgado está dilatado, como aqui. As *setas brancas* apontam para duas válvulas que atravessam todo o lúmen nesta imagem aproximada do intestino delgado dilatado.

- Como reconhecer o intestino delgado
  - O intestino delgado está localizado centralmente no abdome. **As marcações referentes às válvulas costumam se estender de uma parede à outra através do lúmen** do intestino delgado. As **válvulas estão muito mais próximas entre si** do que as pregas haustrais do intestino grosso (Figura 13.9)
    - O intestino delgado pode alcançar um diâmetro dilatado máximo de cerca de 5 cm. O intestino grosso pode dilatar muitas vezes esse tamanho.

ROTINA DE ABDOME AGUDO: AS INCIDÊNCIAS E O QUE ELAS MOSTRAM

- Quase todos os departamentos de radiologia dispõem de rotinas de imagens radiográficas (um protocolo) que são realizadas habitualmente em pacientes que relatam dor abdominal aguda. Essas rotinas algumas vezes são denominadas de "rotinas para obstrução", "rotinas abdominais completas", "rotinas de abdome agudo" ou algo semelhante. Para os propósitos deste livro, chamaremos esse protocolo de "**rotina de abdome agudo**"
- Rotina de abdome agudo: o que deve conter
  - Incidência em **decúbito dorsal** do abdome
    - Esta incidência quase sempre é obtida
  - Incidência em **decúbito ventral ou perfil do reto**
    - A inclusão de qualquer uma dessas incidências é a mais variável nas diferentes rotinas de abdome agudo dos hospitais
  - Incidência **ortostática ou em decúbito lateral esquerdo** (lado esquerdo para baixo)
    - Uma ou outra quase sempre é incluída
  - Tórax: incidência em pé ou em decúbito dorsal
    - A inclusão de uma radiografia de tórax depende das práticas hospitalares
- A Tabela 13.2 resume **o que procurar em cada uma das incidências** de uma rotina de abdome agudo.

Rotina de abdome agudo: incidência em decúbito dorsal ("radiografia panorâmica")

- Para que serve?
  - Aparência geral do padrão de distribuição de gases
    - A **aparência geral do padrão de distribuição de gases intestinais**, incluindo o volume de ar e líquido existente e sua localização mais provável, é **mais importante** do que identificar cada pequena bolha de ar presente na radiografia

Tabela 13.2 Rotina de abdome agudo: as incidências e o que procurar.

Incidência	Procurar por
Abdome em decúbito dorsal	Padrão geral de gases intestinais, calcificações, massas
Abdome em decúbito ventral	Gás no retossigmoide
Abdome em posição vertical	Ar livre, níveis hidroaéreos no intestino
Tórax em posição vertical	Ar livre, pneumonia, derrames pleurais

- Identificar **a presença ou a ausência de calcificações**
- Identificar a **presença de massas de tecidos moles** (ver Figura 13.1)
• **Como é obtida**
  - Os pacientes deitam-se em decúbito dorsal na mesa ou maca e o feixe de raios X é direcionado verticalmente para baixo (Figura 13.10)
• **Incidência substituta**
  - Não há outra incidência que substitua de modo efetivo a incidência em decúbito dorsal do abdome. Quase todos os pacientes, independentemente de sua condição, são capazes de tolerar o exame nessa posição.

Rotina de abdome agudo: incidência em decúbito ventral

• **Para que serve?**
  - **Identificação de gás no reto e/ou no colo sigmoide**
    ◆ Como o reto e o colo sigmoide são os **pontos mais altos do intestino grosso** quando o paciente está em decúbito ventral na mesa de raios X, o ar sobe para o retossigmoide
      ✦ A propósito, quase nenhum ar é introduzido no retossigmoide durante um exame retal de rotina
  - **Identificação de gás nos colos ascendente e descendente**
    ◆ Como essas duas partes do intestino grosso, além do retossigmoide, estão posicionadas posteriormente, o ar também se acumulará nelas quando o paciente estiver em decúbito ventral (ver Figura 13.2)
• **Como é obtida**
  - Os pacientes deitam-se em decúbito ventral na mesa ou maca e o feixe de raios X é direcionado verticalmente para baixo (Figura 13.11)
• **Incidência substituta**
  - Muitos pacientes **não conseguem ficar em decúbito ventral** por causa de sua condição física (p. ex., cirurgia recente, dor abdominal intensa)
  - Esses pacientes podem **virar de lado** e fazer o exame em **decúbito lateral esquerdo do reto,** exposto com um **feixe vertical** para substituir a radiografia em decúbito ventral (Figura 13.12). A incidência de perfil do reto geralmente demonstrará a presença ou a ausência de ar no reto e/ou no colo sigmoide (Figura 13.13).

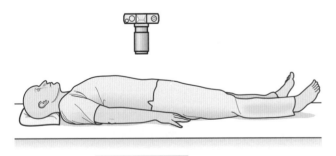

Figura 13.10 Posicionamento para a incidência em decúbito dorsal do abdome. O paciente deita-se de costas na mesa ou maca e o feixe de raios X é direcionado verticalmente para baixo. O ícone da câmera representa o tubo de raios X, que na verdade seria posicionado cerca de 1 m acima do cassete, representado pelo retângulo cinza sob a mesa.

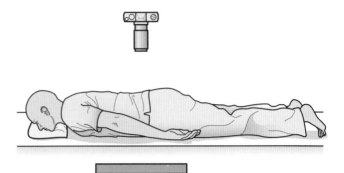

Figura 13.11 Posicionamento para a incidência em decúbito ventral do abdome. O paciente deita-se em decúbito ventral na mesa ou maca e o feixe de raios X é direcionado verticalmente para baixo. Mais uma vez, o ícone da câmera representa o tubo de raios X, posicionado cerca de 1 m acima do cassete, representado pelo retângulo cinza sob o paciente.

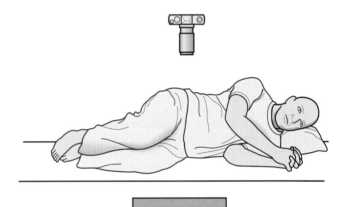

Figura 13.12 Posicionamento para a incidência em decúbito lateral do reto. Pacientes que não conseguem se deitar em decúbito ventral têm a opção de virar para o lado esquerdo e ser examinados em uma incidência de perfil do reto exposto com um feixe vertical. Isso pode substituir a incidência em decúbito ventral do abdome.

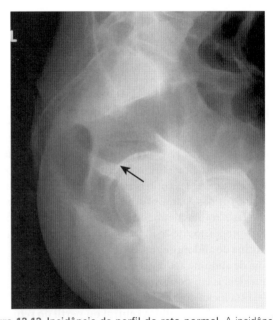

Figura 13.13 Incidência de perfil do reto normal. A incidência de perfil do reto geralmente demonstrará a presença de ar no reto e/ou no sigmoide (*seta preta*). Isso, como veremos no Capítulo 15, às vezes pode ser útil para sugerir uma obstrução mecânica do intestino.

Rotina de abdome agudo: incidência ortostática do abdome

- **Para que serve?**
  - Visualizar **ar livre na cavidade peritoneal** (ou seja, ar extraluminal)
  - Visualizar **níveis hidroaéreos no interior do lúmen intestinal** (ver Figura 13.6)
- **Como é obtida**
- O paciente fica em pé ou senta-se e a exposição é feita com o **feixe de raios X direcionado horizontalmente**, paralelo ao plano do chão (Figura 13.14)
- **Incidência substituta**
  - Muitos pacientes com sinais e sintomas de abdome agudo não toleram ficar em pé ou sentados para obter uma incidência ortostática do abdome
  - Nesses casos, a **incidência em decúbito lateral esquerdo** do abdome pode substituir a radiografia em pé. Para isso, o **paciente deita-se sobre o lado esquerdo na mesa de raios X**, a fim de que qualquer "ar livre" se distribua na parte mais alta da cavidade abdominal, no lado direito do paciente (Figura 13.15)
    - **O ar livre deve ser facilmente visível** sobre a **borda externa do fígado**, local em que não costuma haver presença de gás intestinal (Figura 13.16)
      - Se fosse obtida uma incidência em decúbito lateral direito, qualquer ar livre, se presente, subiria para o lado esquerdo do abdome, local da bolha gástrica, bem como do gás na flexura esplênica do colo, podendo qualquer um dos dois ser confundido com ar livre
    - **Para visualizar ar livre, o feixe de raios X deve ser direcionado horizontalmente**, paralelo ao chão, quando for obtida uma incidência em decúbito
- O Boxe 13.2 resume os parâmetros que devem estar presentes para visualizar níveis hidroaéreos no abdome.

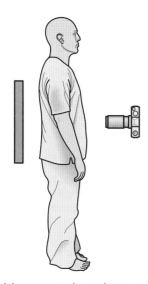

Figura 13.14 Posicionamento do paciente para uma incidência ortostática do abdome. O paciente fica em pé ou sentado ereto e o feixe de raios X é direcionado horizontalmente, paralelo ao plano do chão. O tubo de raios X representado pelo ícone da câmera é mais uma vez posicionado a cerca de 1 m do cassete, representado pelo retângulo cinza atrás do paciente.

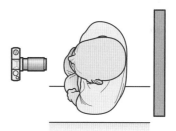

Figura 13.15 Posicionamento do paciente para uma incidência em decúbito lateral esquerdo do abdome. Pacientes que não toleram uma incidência ortostática do abdome costumam a ser examinados em uma incidência em decúbito lateral esquerdo em substituição. O paciente deita-se sobre o lado esquerdo na mesa de exame; o tubo de raios X em geral é posicionado anteriormente (ícone da câmera); e o cassete (retângulo cinza) é colocado em suas costas. O feixe de raios X é direcionado horizontalmente, paralelo ao chão, a uma distância de cerca de 1 m do paciente.

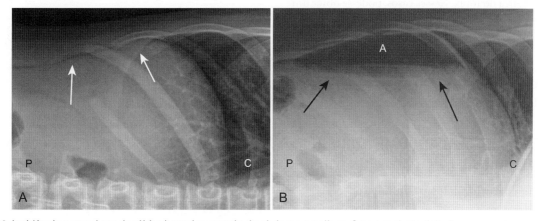

Figura 13.16 Incidência normal em decúbito lateral esquerdo do abdome e ar livre. Com o paciente deitado na mesa de exame com o lado esquerdo para baixo, é feita uma exposição com um feixe de raios X horizontal (paralelo ao chão), de maneira que qualquer "ar livre" se distribua na parte mais alta da cavidade abdominal, acima do fígado, do lado direito do paciente. **A**. Não há ar livre neste paciente (*setas brancas*). **B**. Em outro paciente com úlcera perfurada, o ar livre (*A*) é visível como um crescente espaço preto sobre a borda externa do fígado, junto com um nível hidroaéreo do líquido livre na cavidade peritoneal (*setas pretas*). *P*, Direção caudal do paciente; *C*, direção cefálica do paciente.

> **Boxe 13.2** Para ver um nível hidroaéreo em radiografias convencionais, deve-se ter...
> - Ar
> - Líquido
> - Um feixe de raios X horizontal (paralelo ao plano do chão)
> - As interfaces hidroaéreas não podem ser visualizadas em radiografias convencionais realizadas com feixe de raios X verticais (p. ex., exames em decúbito dorsal).

Rotina de abdome agudo: incidência ortostática do tórax

- **Para que serve?**
  - Visualizar **ar livre abaixo do diafragma**
  - Encontrar **pneumonia na base dos pulmões**, que pode mimetizar os sintomas de uma condição abdominal aguda
  - Encontrar **derrames pleurais**, que podem ser secundários a um processo intra-abdominal, e ajudar a identificar sua presença
    * **Pancreatite**, por exemplo, que **pode estar associada a um derrame pleural esquerdo**
    * Alguns **tumores ovarianos** podem ocasionalmente estar associados a **derrames pleurais do lado direito ou bilaterais**
    * Um abscesso abaixo do hemidiafragma direito (**abscesso subfrênico**) pode estar associado a um **derrame pleural direito**
  - Consultar Capítulo 8 para obter mais informações sobre a lateralidade dos derrames pleurais
- **Como é obtida**
  - O paciente **fica de pé ou senta-se** e é feita uma exposição do tórax por meio de um **feixe de raios X horizontal** (Figura 13.17)
- **Incidência substituta para uma radiografia ortostática de tórax**
  - Muitos pacientes com sinais e sintomas de abdome agudo não toleram ficar em pé para um exame em incidência ortostática do tórax. Nesses casos, pode-se obter uma **incidência em decúbito dorsal do tórax** com o paciente em decúbito dorsal na maca ou mesa de raios X
    * Em uma incidência em decúbito dorsal, o feixe de raios X é direcionado **verticalmente para baixo**, e o **ar livre, em especial quando em pequenos volumes, pode não ser visível**.

COMO RECONHECER O ABDOME NORMAL: AR EXTRALUMINAL

- O ar extraluminal é discutido no **Capítulo 16**.

COMO RECONHECER O ABDOME NORMAL: CALCIFICAÇÕES

- As calcificações abdominais são discutidas no **Capítulo 17**.

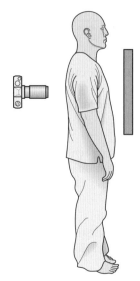

Figura 13.17 Posicionamento do paciente para uma radiografia de tórax na posição ortostática. O paciente senta-se ereto ou fica em pé com a parede torácica anterior mais próxima do cassete. O feixe de raios X passa horizontalmente. Qualquer ar livre no abdome subirá para uma posição sob o diafragma e ficará visível.

> **! Armadilhas no diagnóstico**
> - Estas duas calcificações comuns não devem ser confundidas com calcificações patológicas do abdome:
>   - **Flebólitos** são calcificações pequenas e arredondadas que representam trombos venosos calcificados que ocorrem com o aumento da idade, sendo mais comuns nas veias pélvicas de mulheres. Classicamente, têm um **centro radiolucente** que ajuda a diferenciá-los dos cálculos ureterais, com os quais os flebólitos podem ser confundidos (Figura 13.18)
>   - A **calcificação das cartilagens costais** ocorre com o avançar da idade e, embora não seja uma calcificação abdominal verdadeira, às vezes pode ser confundida com cálculos renais ou biliares, quando recobre o rim ou a região da vesícula biliar. A cartilagem calcificada tende a ter uma **aparência amorfa e tracejada** e formará um arco correspondente ao da cartilagem costal anterior à medida que faz a volta em direção à articulação com o esterno (Figura 13.19).

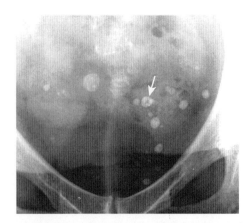

Figura 13.18 Flebólitos. Flebólitos são calcificações mais frequentemente encontradas na pelve em mulheres com o aumento da idade. Ao contrário dos cálculos ureterais, eles costumam ter um centro radiolucente (*seta branca*). Quase sempre são incidentais e não patológicos, mas podem impor desafios ao diagnóstico, visto que sua localização e sua aparência podem ser semelhantes às dos cálculos ureterais.

CAPÍTULO 13 Como Reconhecer Abdome e Pelve Normais: Radiografias Convencionais

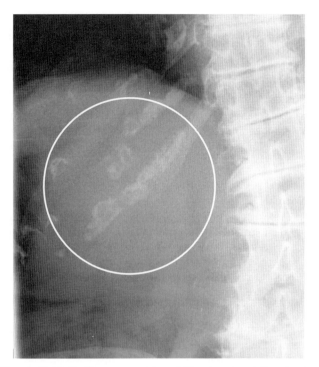

Figura 13.19 Cartilagens costais calcificadas. A calcificação das cartilagens costais (*círculo branco*) parece ser um processo fisiológico mais comum no sexo feminino, mas raro abaixo dos 35 anos. Postula-se que possa ser uma resposta a tensões impostas pela atividade muscular. Uma diferença entre homens e mulheres no padrão de calcificação da cartilagem das costelas tem sido usada por patologistas forenses para ajudar a identificar o sexo em exames pós-morte.

COMO RECONHECER O ABDOME NORMAL: ORGANOMEGALIA

- A **avaliação radiográfica convencional de estruturas de tecidos moles no abdome** (p. ex., fígado, baço, rins, vesícula biliar, bexiga ou massas de tecidos moles, como tumores ou abscessos) **é limitada**, visto que essas estruturas são **densidades de tecidos moles circundadas por outros tecidos moles ou líquidos** de densidade semelhante. Apenas uma **diferença de densidade** entre duas estruturas adjacentes **tornará seus contornos visíveis** em radiografias convencionais
- Ainda assim, as radiografias convencionais são fáceis de obter e frequentemente são o primeiro exame solicitado em um paciente com sintomas abdominais.

> **Pontos importantes**
>
> - Existem **duas maneiras fundamentais de reconhecer a presença e estimar o tamanho de massas de tecidos moles ou órgãos** em radiografias convencionais do abdome:
>   - A primeira é pela **visualização direta das bordas da estrutura**, que só pode ocorrer se ela for circundada por algo de densidade diferente de tecidos moles, como **gordura ou ar livre**
>   - A segunda é reconhecer **evidências indiretas de massas** ou órgãos viscerais aumentados, pelo **reconhecimento do deslocamento patológico de alças intestinais cheias de ar.**

Fígado

- **Normal**
  - O fígado tende a deslocar todos os gases intestinais do quadrante superior direito
  - Ocasionalmente, uma **projeção em forma de língua do lobo direito** do fígado pode se estender até a crista ilíaca, **em especial em mulheres**. Isso é chamado de *lobo de Riedel* e é considerado normal (Figura 13.20)
- **Fígado aumentado**
  - A presença de **fígado aumentado pode ser sugerida** em radiografias convencionais se houver desvio de todo o intestino do quadrante superior direito **em direção à crista ilíaca e além da linha média** (Figura 13.21). **As radiografias convencionais são ruins para estimar o tamanho do fígado**, sendo mais indicado realizar essa avaliação por meio de TC, RM ou US.

Baço

- **Normal**
  - O **baço adulto mede cerca de 12 cm de comprimento e geralmente não se projeta abaixo da 12ª costela posterior**. Como regra geral, é quase tão grande quanto o rim esquerdo
- **Baço aumentado**
  - Como um auxílio na identificação da esplenomegalia, tenha em mente que a posição normal da **bolha gástrica** (ou seja, ar no fundo gástrico) **é abaixo da parte mais alta do hemidiafragma esquerdo**, a meio caminho entre a parede abdominal e a coluna vertebral (ver Figura 13.1)
- Se o baço se projetar bem **abaixo da 12ª costela posterior** e/ou **deslocar a bolha gástrica** em direção ou além da linha média, é provável que esteja aumentado (Figura 13.22).

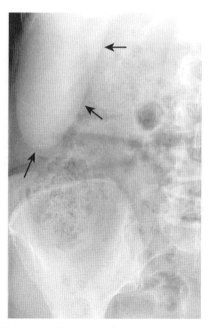

Figura 13.20 Lobo de Riedel do fígado. Uma variante anatômica normal, particularmente encontrada em mulheres, é esta projeção inferior em forma de língua do lobo direito do fígado (*setas pretas*). Pode mimetizar massa hepática palpável.

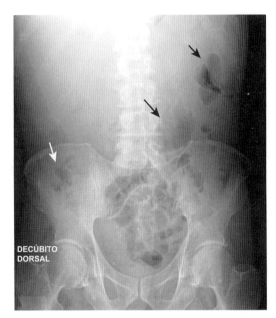

Figura 13.21 Hepatomegalia. Embora as radiografias convencionais sejam notoriamente ruins para avaliar o tamanho do fígado, às vezes ele pode ficar tão aumentado que ficará óbvio mesmo em radiografias simples. Se o fígado deslocar todas as alças intestinais do quadrante superior direito (*seta branca*) até a crista ilíaca e além da linha média (*setas pretas*), sugere-se a existência de hepatomegalia, como neste paciente com cirrose.

Rins

- **Normal**
  - Porções dos contornos dos rins podem ser visíveis em radiografias convencionais se uma quantidade adequada de gordura perirrenal estiver presente
  - O **comprimento do rim é aproximadamente a altura de quatro corpos vertebrais lombares** ou cerca de **10 a 14 cm em um adulto**

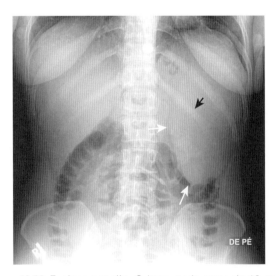

Figura 13.22 Esplenomegalia. O baço mede cerca de 12 cm de comprimento e em geral não se projeta abaixo da 12ª costela posterior. Se o baço (*setas brancas*) se projetar bem abaixo da 12ª costela posterior (*seta preta*) e/ou deslocar a bolha gástrica normalmente do lado esquerdo em direção ou além da linha média, é provável que esteja aumentado, como neste paciente com leucemia.

- O fígado desloca para baixo o rim direito, fazendo com que **este fique em geral mais baixo no abdome do que o rim esquerdo** (Figura 13.23)
- **O rim esquerdo tem aproximadamente o mesmo comprimento que o baço**
- **Rim dilatado**
  - Em geral, apenas rins muito aumentados ou massas renais muito grandes ficarão reconhecíveis em radiografias convencionais pelo desvio dos gases intestinais (Figura 13.24).

Bexiga

- **Normal**
  - A bexiga costuma ser circundada por **gordura extravesical suficiente para que pelo menos sua cúpula seja visível** na maior parte dos indivíduos. Ela aparece como o topo de uma estrutura oval com seu eixo longo paralelo ao eixo longo da pelve, com sua **base logo acima do topo da sínfise púbica**
  - Tem aproximadamente o tamanho de um pequeno melão quando distendida e o de um limão quando contraída (Figura 13.25)
- **Bexiga aumentada**
  - O aumento da bexiga costuma ser reconhecido pelo desvio do intestino para cima e para fora da pelve por massa da densidade de tecidos moles. A obstrução da saída da bexiga é muito mais comum em homens em razão do aumento da próstata, de modo que massa de tecidos moles pélvica tem maior probabilidade de ser uma bexiga dilatada em homens do que em mulheres (Figura 13.26A).

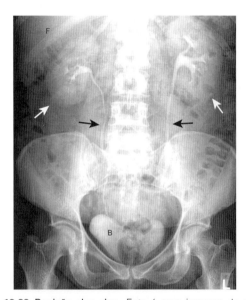

Figura 13.23 Posição dos rins. Esta é uma imagem de **urografia intravenosa** (também conhecida como **pielograma intravenoso, PIV**), em que o paciente recebe uma injeção intravenosa de contraste iodado, que é então excretado pelos rins. É possível observar os contornos dos rins (*setas brancas contínuas*), os ureteres (*setas pretas contínuas*) e a bexiga (*B*). Outras imagens dos rins, incluindo incidências oblíquas, costumavam ser obtidas para visualizar todo o contorno do rim. Os PIV foram amplamente substituídos por exames de tomografia computadorizada (TC) na forma de urografia por TC. O fígado (*F*) em geral desloca para baixo o rim direito mais inferiormente do que o rim esquerdo.

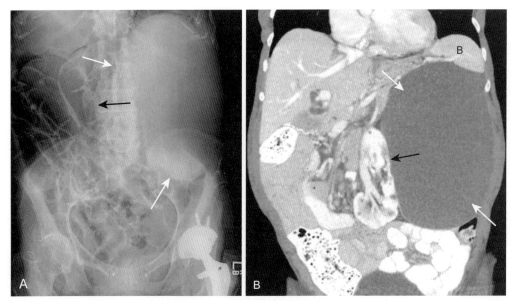

Figura 13.24 Rim aumentado. Massas de tecidos moles ou organomegalia podem ser diagnosticadas em uma radiografia convencional, tanto pela visualização da **borda da massa**, se houver gordura ou ar em torno dela, quanto pelo **desvio do intestino**. **A**. Na radiografia convencional, há massa de partes moles no quadrante superior esquerdo (*setas brancas*) que está deslocando o intestino para a direita (*seta preta*). **B**. Uma tomografia computadorizada coronal reformatada do mesmo paciente mostra um grande cisto renal (*setas brancas*) surgindo do rim esquerdo comprimido (*seta preta*), deslocando-o e deslocando o intestino adjacente. O baço (*B*) também está sendo comprimido pelo cisto.

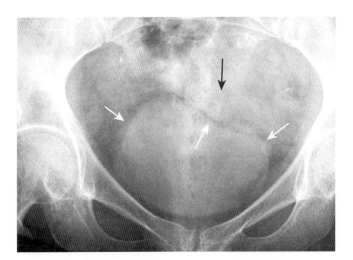

Figura 13.25 Bexiga normal. Esta imagem aproximada da pelve mostra o contorno da bexiga, o qual é visível pela gordura perivesical (*setas brancas*). Nos homens, o colo sigmoide costuma ocupar o espaço logo acima da bexiga (*seta preta*), enquanto, nas mulheres, os tecidos moles acima da bexiga podem ser o útero ou o colo sigmoide.

Útero

- **Normal**
  - O útero em geral fica no topo da cúpula da bexiga. Frequentemente, uma lucência é produzida pela gordura entre a parte superior da bexiga e a parte inferior do útero. O **útero normal mede cerca de 8 cm por 4 cm por 6 cm**
- Útero aumentado
  - A **ultrassonografia** é a melhor ferramenta para **avaliar o tamanho do útero e dos ovários**
  - **Às vezes, um útero substancialmente aumentado** pode ser visível em **radiografias convencionais** (Figura 13.26B).

Músculos psoas

- Um ou os dois músculos psoas podem ser visíveis se uma quantidade adequada de gordura extraperitoneal os envolver. A incapacidade de visualizá-los não é um indicador confiável de doença retroperitoneal (ver Figura 13.1).

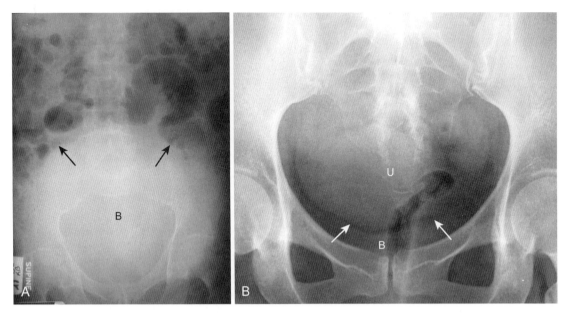

Figura 13.26 Bexiga distendida e útero aumentado. **A.** A bexiga distendida (*B*) é visualizada como massa de tecidos moles que vai da pelve para o abdome inferior, deslocando o intestino para o meio do abdome (*setas pretas*). Este paciente era um homem de 72 anos com obstrução da saída da bexiga por hipertrofia benigna da próstata. **B.** Em uma paciente diferente, o útero (*U*) está ligeiramente aumentado, sendo possível diferenciá-lo da bexiga porque há um plano de gordura (*setas brancas*) entre ele e a bexiga (*B*) abaixo dele.

Pontos a serem lembrados

- A avaliação do abdome deve se concentrar em quatro áreas principais: padrão de distribuição de gases; ar livre; massas de tecidos moles ou organomegalia; calcificações anormais
- Em geral, há presença de ar no estômago e no colo intestinal, em especial no retossigmoide, enquanto um pequeno volume de ar (duas a três alças) pode ser visto no intestino delgado
- Em geral, há um nível hidroaéreo no estômago; pode haver de dois a três níveis hidroaéreos no intestino delgado não dilatado, mas geralmente nenhum nível hidroaéreo é visível no colo
- Uma **rotina de abdome agudo** pode consistir em: abdome em decúbito dorsal; abdome em decúbito ventral (ou seu substituto, que é uma incidência em decúbito lateral do reto); abdome em posição ortostática (ou seu substituto, que é uma incidência em decúbito lateral esquerdo); e tórax em posição ortostática (ou seu substituto, que é uma incidência em decúbito dorsal de tórax)
- A **incidência em decúbito dorsal** do abdome é a incidência geral utilizada para reconhecimento do padrão de gases intestinais; ela é útil para identificar calcificações e detectar organomegalias ou massas de tecidos moles
- A **incidência em decúbito ventral** possibilita que o ar, se presente, seja visto no retossigmoide, o que é importante na identificação de obstrução mecânica do intestino
- O **exame do abdome em posição vertical** pode evidenciar níveis hidroaéreos no intestino ou ar livre intraperitoneal
- A **radiografia de tórax em posição vertical** pode evidenciar ar livre abaixo do diafragma, derrame pleural (que pode fornecer uma pista quanto à presença e à natureza da patologia intra-abdominal) ou pneumonia (que pode mimetizar uma condição aguda do abdome)
- A TC, a US e a RM essencialmente substituíram a radiografia convencional na avaliação de organomegalias ou massas de tecidos moles abdominais.

14

Como Reconhecer Abdome e Pelve Normais na Tomografia Computadorizada

INTRODUÇÃO À TOMOGRAFIA COMPUTADORIZADA ABDOMINAL E PÉLVICA

- Estima-se que sejam realizadas cerca de 80 milhões de tomografias computadorizadas (TC) de todos os tipos nos EUA por ano. Quase 10% de todas as consultas ao pronto-socorro são por dor abdominal de natureza não traumática, e muitos desses pacientes são submetidos a uma TC do abdome e da pelve para detectar ou esclarecer seus achados clínicos. Desde o advento da TC, a cirurgia exploratória se tornou rara e a necessidade de cirurgia de emergência diminuiu drasticamente

- Assim como em todos os exames de imagem, um dos princípios orientadores na TC do abdome e da pelve é maximizar as diferenças de densidade entre os tecidos para demonstrar melhor sua anatomia única. Para esse fim, os exames de TC fazem uso extensivo de agentes de **contraste intravenosos** e **orais.**

CONTRASTE INTRAVENOSO NA TC

- As TC **podem ser realizadas com e/ou sem a administração intravenosa de material de contraste iodado,** mas, **em geral, elas fornecem mais informações diagnósticas,** por estas serem mais facilmente detectáveis, **quando o contraste intravenoso pode ser usado**

- As TC feitas com **contraste intravenoso** são chamadas de **realçadas por contraste** ou apenas **contrastadas.** Em geral, o radiologista escolherá os parâmetros de exame para otimizar a TC de acordo com os problemas clínicos específicos do paciente. Por exemplo, diferentes velocidades de administração de contraste e tempo de exame possibilitarão aprimorar o diagnóstico de vasos hepáticos em relação ao parênquima hepático

- Embora possa parecer uma ótima ideia administrar contraste a todos, lembre-se de que o **contraste iodado** pode ter **efeitos adversos** e produzir **reações graves** em **indivíduos suscetíveis** (Boxe 14.1).

CONTRASTE ORAL NA TC

- Para imagens de TC abdominal e pélvica, pode-se também administrar **contraste oral** para delimitar o intestino, embora seu uso tenha diminuído conforme o aprimoramento das imagens de TC. Ele **não** costuma ser **empregado na TC de tórax,** a menos que haja uma dúvida específica a respeito do esôfago

- O contraste administrado por via oral costuma ser administrado em doses divididas ao longo do tempo para possibilitar

---

Boxe 14.1 Reações ao contraste.

- Os materiais de contraste intravenosos disponíveis hoje são soluções **não iônicas de baixa osmolaridade, com alta concentração de iodo,** que circulam pela corrente sanguínea; opacificam os tecidos e órgãos com alto fluxo sanguíneo; são absorvidos por raios X (e, portanto, aparecem "mais brancos" nas imagens); e, por fim, são excretados na urina pelos rins

- Em alguns pacientes (p. ex., aqueles com diabetes, desidratação ou mieloma múltiplo) com função renal comprometida evidenciada por creatinina acima de 1,5 mg/dℓ, o contraste iodado pode produzir um efeito nefrotóxico, resultando em **necrose tubular aguda.** Embora possa ser reversível, em uma pequena quantidade de pacientes com insuficiência renal subjacente, a disfunção renal pode piorar permanentemente. Esse efeito está relacionado com a dose do contraste

- Os agentes de contraste iodados às vezes podem produzir **efeitos colaterais leves,** incluindo sensação de calor, náuseas e vômitos e irritação no local da injeção, prurido e urticária; esses efeitos colaterais em geral não requerem tratamento. As reações idiossincráticas ocasionais do tipo alérgico também podem incluir prurido, urticária e irritação laríngea

- Pacientes asmáticos e com histórico de alergias graves ou reações anteriores ao contraste intravenoso têm maior probabilidade de reações ao contraste (mas, ainda assim, muito baixa no geral) e podem se beneficiar de esteroides, difenidramina e cimetidina, que são administrados antes e/ou depois da injeção. A alergia prévia a frutos do mar NÃO tem absolutamente nenhuma relação com as reações ao contraste iodado

- Em cerca de 0,01 a 0,04% de todos os pacientes podem ocorrer **reações graves e idiossincráticas** ao contraste, as quais incluem broncospasmo intenso, edema laríngeo, colapso circulatório e, muito raramente, morte (1 em cada 200 mil a 300 mil)

- Em pacientes com histórico de reações ao contraste intravenoso, pode-se administrar contraste oral com segurança, sem a necessidade de pré-medicação

---

que o contraste anterior chegue ao colo enquanto o contraste posterior opacifica o estômago. Ele é utilizado para muitas TC abdominais, exceto aquelas realizadas para **traumatismo, exames à procura de cálculos** e estudos direcionados a avaliar estruturas vasculares, como a **aorta**

- Pode-se usar um dos dois tipos diferentes de contraste oral. O mais utilizado é uma solução diluída de **sulfato de bário,** o mesmo agente de contraste empregado na seriografia de esôfago, estômago e duodeno e nos enemas opacos. Se houver preocupação com uma perfuração intestinal e a possibilidade de que o contraste saia do lúmen intestinal, às vezes é usado um contraste hidrossolúvel à base de iodo (p. ex., **gastrografina**). O contraste também pode ser introduzido por via retal para opacificar o colo distal mais rapidamente do que o tempo necessário para o contraste administrado por via oral alcançar o intestino grosso, ou por meio de uma sonda de Foley para opacificar rapidamente a bexiga

Radiologia Básica

- Em geral, o paciente não precisa decidir quando ou se será usado o contraste, uma vez que é tarefa do **radiologista ajustar o exame para responder à pergunta clínica feita**. Isso significa que é **sempre importante** fornecer o maior número possível de informações clínicas ao solicitar um exame
- A Tabela 14.1 resume **quando os contrastes intravenoso e oral costumam ser utilizados** para problemas específicos
- A Tabela 14.2 descreve algumas das **preparações do paciente** mais comuns para uma variedade de exames de imagem. As instruções de preparação podem variar dependendo da instituição e das necessidades individuais do paciente. Em geral, o paciente pode tomar seus medicamentos com um pequeno gole de água, mesmo quando as instruções são jejum de líquidos e alimentos antes do exame.

Tabela 14.1 Tomografia computadorizada: quando usar contraste.

Contraste IV usado	Contraste IV normalmente não usado
Tórax	
Angiografia por TC (ATC) pulmonar para embolia pulmonar	Avaliação de doenças pulmonares infiltrativas difusas usando a TCAR
Avaliação do mediastino ou do hilo à procura de massas ou adenopatia	Confirmação da presença de um nódulo suspeito encontrado em radiografias convencionais
Detecção de aneurisma ou dissecção aórtica	Detecção de pneumotórax/pneumomediastino
Avaliação de traumatismo contuso ou penetrante	Escore de cálcio para as artérias coronárias
Caracterização de doença pleural (metástases, empiema)	Alergias conhecidas ao contraste ou insuficiência renal
Densitometria por TC de massas pulmonares	
Avaliação das artérias coronárias	
Contraste IV usado	**Contraste IV normalmente não usado**
Abdome e pelve	
Avaliação da presença e/ou caracterização de massa e estadiamento ou acompanhamento de malignidades	Colonografia por TC, a menos que para estadiar uma suspeita de câncer detectada pela colonoscopia
Traumatismo	Pesquisa de cálculos ureterais
Dor abdominal (p. ex., apendicite)	
Detecção de aneurisma ou dissecção da aorta	
Quando é usado o contraste oral	
Maior parte dos casos de dor abdominal não traumática	
Doença inflamatória intestinal	
Abscesso abdominal ou pélvico	
Localização de uma perfuração intestinal, incluindo fístulas	

TCAR, Tomografia computadorizada de alta resolução; *IV*, intravenoso.

Tabela 14.2 Preparações para exames de imagem.

Exame	Antes de fazer o pedido	Antes de iniciar o exame	Depois de fazer o exame
TC			
TC da cabeça com ou sem contraste	Solicitar histórico de reação prévia ao contraste	Pode ser necessária a mensuração dos níveis séricos de creatinina antes das injeções de contraste	Nada
TC do corpo sem contraste	Nada	Não é necessário preparação	Nada
TC do corpo com contraste oral e/ou contraste IV	Solicitar histórico de reação prévia ao contraste	Pode ser necessária a mensuração dos níveis séricos de creatinina antes das injeções de contraste; o contraste oral é administrado imediatamente antes do exame	Nada
US			
Abdome superior, exame geral: aorta, vesícula biliar, veia cava inferior, fígado, pâncreas, estenose renal, retroperitoneal, baço	Nada	Jejum de bebidas e alimentos por algumas horas antes do exame	Nada
Renal ou de rim	Nada	Pode-se solicitar ao paciente que beba uma quantidade prescrita de água para distender a bexiga 1 a 2 h antes do procedimento; o paciente não deve esvaziar a bexiga	Nada

Continua

CAPÍTULO 14 Como Reconhecer Abdome e Pelve Normais na Tomografia Computadorizada

Tabela 14.2 Preparações para exames de imagem. (*continuação*)

Exame	Antes de fazer o pedido	Antes de iniciar o exame	Depois de fazer o exame
Pelve masculina ou feminina ou abdome inferior; US obstétrica/ ginecológica	Nada	Pode-se solicitar ao paciente que beba uma quantidade prescrita de água para distender a bexiga 1 a 2 h antes do procedimento; o paciente não deve esvaziar a bexiga	Nada
Transplante renal; exames vasculares e da tireoide	Nada	Não é necessário preparação	Nada
RM			
Sem contraste	Levantar histórico de trabalho com metal, retífica, soldagem ou possível metal nos olhos; o paciente pode precisar de radiografia das órbitas; solicitar histórico de uso de marca-passo, clipes de aneurisma, estimuladores neurais, DIU, maquiagem definitiva, implantes cocleares, valvas cardíacas artificiais, gravidez, fragmentos metálicos; claustrofobia	Não é necessário preparação	Nada
Com contraste	Levantar histórico de trabalho com metal, retífica, soldagem ou possível metal nos olhos; o paciente pode precisar de um raios X orbital; solicitar histórico de uso de marca-passo, clipes de aneurisma, estimuladores neurais, DIU, maquiagem definitiva; implantes cocleares, valvas cardíacas artificiais, gravidez, fragmentos metálicos; claustrofobia	Pode ser necessária a mensuração dos níveis séricos de creatinina antes das injeções de contraste ou em pacientes com insuficiência renal	Nada
Exames com bário			
Esofagograma ou videofluoroscopia da deglutição	Nada	Não é necessário preparação	Nada
Seriografia de esôfago, estômago e duodeno/seriografia do intestino delgado	Nada	Jejum de bebidas e alimentos por algumas horas antes do exame	Nada
Enema opaco; colonoscopia virtual	Nada	A preparação do intestino para limpar o colo antes do exame pode consistir em laxantes orais, supositórios, líquidos	Laxante leve, se desejado
Mamografia			
Mamografia	Nada	A paciente não deve usar desodorante, perfume, pó, pomada ou qualquer outro produto na pele do tórax, mama ou sob os braços no dia da consulta	Nada
Medicina nuclear			
Absorção e imagem da **tireoide**	Nenhum exame com contraste iodado intravenoso nas 4 a 8 semanas anteriores	Interromper medicamentos para tireoide ou alimentos com alto teor de iodo	Nada
Densitometria óssea	A paciente está grávida?	Nenhum exame com contraste ou bário 48 h antes do procedimento. Sem restrição alimentar	Nada
Cintilografia óssea	A paciente está grávida?	Sem restrição alimentar	Nada
Teste de **esforço** ergométrico e teste sob estresse farmacológico	A paciente está grávida?	Jejum de bebidas e alimentos por algumas horas antes do exame. Suspender a cafeína algumas horas antes do exame	Nada

TC DO ABDOME: CONSIDERAÇÕES GERAIS

- Radiografia convencional, ultrassonografia (US), TC e ressonância magnética (RM) são utilizadas na avaliação por imagem de anormalidades abdominais
- Cada modalidade tem vantagens e desvantagens inerentes à sua tecnologia específica. A escolha da modalidade costuma ser baseada na condição clínica do paciente (Tabela 14.3)
- Embora os avanços nas imagens de TC tenham resultado em melhores exames diagnósticos, eles podem ter uma consequência indesejada: uma **dose de radiação** potencialmente mais alta. A dose de radiação fornecida pelos exames de TC depende de muitos fatores, incluindo o tipo de equipamento, a energia dos raios X usada para produzir as imagens e o tamanho do paciente. Medidas para reduzir as doses estão sendo empregadas, incluindo o uso de configurações otimizadas de TC, redução na energia de raios X usada, limitação na repetição dos exames e garantia – por meio de uma consulta apropriada – de que os **benefícios** derivados da realização do exame **superem** quaisquer potenciais **riscos** de exposição à radiação.

> **Pontos importantes**
>
> - **A anamnese e o exame físico continuam sendo uma parte essencial da avaliação de anormalidades abdominais,** não apenas para sugerir uma etiologia, mas também para ajudar a determinar quais exames de imagem, se houver algum, fornecerão o melhor rendimento na determinação do diagnóstico correto.

TC DO ABDOME: POR ÓRGÃO

Fígado

- Por convenção, as **TC**, como a maior parte dos outros exames radiológicos, **são visualizadas** com a **direita do paciente à sua esquerda e a esquerda do paciente à sua direita.** Se o paciente for examinado em decúbito dorsal, como ocorre na maioria das vezes, a parte **superior** da imagem mostra o aspecto **anterior** e a parte **inferior** de cada imagem, o aspecto **posterior**
- O fígado recebe seu **suprimento** sanguíneo das **artérias hepáticas** e das **veias porta** e **drena** para a veia cava inferior por meio das **veias hepáticas**. O parênquima normal é suprido em 80% pela veia porta e 20% pela artéria hepática; portanto, realçará principalmente na fase venosa portal
- Para fins práticos, a **distribuição vascular do fígado define sua anatomia**, pois a anatomia vascular é o que direciona a abordagem cirúrgica das lesões hepáticas
- O fígado é dividido em **lobos direito, esquerdo e caudado** de acordo com seus vasos
    - O **lobo direito** é subdividido em **dois segmentos**: o **anterior** e o **posterior**. O **lobo esquerdo** é subdividido em **dois segmentos**: o **medial** e o **lateral**
    - Uma fissura proeminente cheia de gordura, que contém o **ligamento falciforme** e o **ligamento redondo** (que antes era a veia umbilical), separa os **segmentos medial e lateral** do **lobo esquerdo** do fígado (Figura 14.1)

Tabela 14.3 Comparação das modalidades de imagem do abdome e da pelve.

Usos	Vantagens	Desvantagens
Radiografia convencional		
Usada principalmente para triagem em casos de dor abdominal	Facilmente disponível Custo relativamente baixo Pode ser portátil Pacientes toleram bem o procedimento	Tem menor sensibilidade Usa radiação ionizante
Ultrassonografia (US)		
Modalidade de imagem primária para avaliação da vesícula biliar e da árvore biliar Triagem de aneurisma da aorta Identificação de anormalidades vasculares e fluxo vascular Detecção de ascite Modalidade de imagem primária para a pelve feminina	Facilmente disponível Custo relativamente baixo Não usa radiação ionizante Os pacientes toleram bem o procedimento Pode ser portátil (exame no local de atendimento)	Depende do operador Mais difícil de interpretar
Tomografia computadorizada		
Modalidade diagnóstica de escolha para a maior parte das anormalidades abdominais, incluindo traumatismo	Normalmente disponível Custo menor que o da RM Alta resolução espacial, possibilita reconstrução da imagem Avalia múltiplos sistemas de órgãos simultaneamente	Custo superior ao da US Usa radiação ionizante Incapacidade de usar contraste intravenoso na insuficiência renal Possibilidade de reações ao contraste O peso e a altura do paciente podem afetar o exame
Ressonância magnética (RM)		
Resolução de problemas em casos de diagnósticos difíceis Extensão de doença conhecida aos tecidos moles circundantes (estadiamento) Anatomia vascular	Alto contraste dos tecidos moles Não utiliza radiação ionizante Não utiliza contraste iodado Reconstrução de imagens em qualquer plano	Costuma ter o custo mais alto entre as modalidades de imagem Disponibilidade limitada Tempos de exame mais longos Claustrofobia; o peso e a altura do paciente podem impedir o exame Problemas de monitoramento em pacientes com doença aguda Incompatibilidade com determinados aparelhos médicos utilizados pelo paciente ou corpos estranhos

CAPÍTULO 14 Como Reconhecer Abdome e Pelve Normais na Tomografia Computadorizada

- A superfície externa do fígado normalmente é lisa. O fígado normal em geral parece homogêneo em densidade na TC, e sua atenuação deve ser sempre **mais densa ou igual à densidade do baço nos exames sem contraste**
- O fígado adulto em geral mede **15 cm ou menos nas imagens coronais em sua altura máxima.** Deve-se ter cuidado para não medir o comprimento no local de um lobo de Riedel do fígado, uma projeção inferior normal do lobo direito encontrada em especial em mulheres (**ver Figura 13.20**). A maior **medida transversal do fígado é de 20 a 26 cm**
- A superfície diafragmática do fígado é fixada por tecido conjuntivo a uma seção triangular da superfície inferior do diafragma denominada *área nua*. Isso terá importância na diferenciação entre ascite e derrame pleural (Capítulo 18) (Figura 14.2)
- Pode-se calcular o **volume do fígado** por meio da TC (bem como da US e da RM). Ele varia de acordo com o sexo e o peso do paciente e, em um adulto, é de cerca de 1.500 cm³. É possível usar as determinações do volume hepático para ressecção hepática, transplante e na avaliação da progressão de várias doenças, como doença hepática relacionada com o álcool.

Baço

- Na parte inicial dos exames com contraste, o baço pode ser não homogêneo em sua atenuação, um achado que deve desaparecer ao longo dos minutos seguintes
- O baço adulto **normal** pode ter **lobulações**, que não devem ser confundidas com lacerações. Artéria e veia esplênicas entram e saem no hilo do baço
- Tem **cerca de 12 cm de comprimento, não se projeta** substancialmente abaixo da margem da **12ª costela** e tem cerca do **mesmo tamanho do rim esquerdo.**

Pâncreas

- O pâncreas é um órgão retroperitoneal orientado obliquamente, de modo que não é possível vê-lo por completo em uma imagem axial única do abdome superior
  - A **cauda** em geral é **mais superior**, situada no hilo do baço
  - Prosseguindo, o **corpo do pâncreas** cruza a linha média e repousa anteriormente à **artéria mesentérica superior**. Sua **cabeça** está aninhada na alça duodenal (Figura 14.3). O **processo uncinado**, uma parte da cabeça, curva-se ao redor da **veia mesentérica superior**

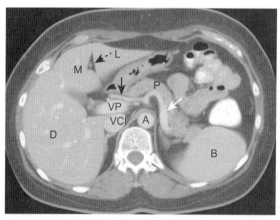

Figura 14.1 Anatomia normal do fígado. O ligamento redondo (*seta preta tracejada*) divide o lobo esquerdo do fígado em um segmento medial (*M*) e outro lateral (*L*), com o lobo direito (*D*) maior mais posterior. A veia porta (*VP*) encontra-se imediatamente posterior à artéria hepática (*seta preta contínua*). A artéria esplênica (*seta branca contínua*) segue o trajeto do pâncreas (*P*) em direção ao baço (*B*). A veia cava inferior (*VCI*) fica à direita da aorta (*A*).

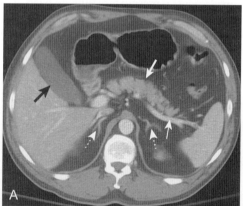

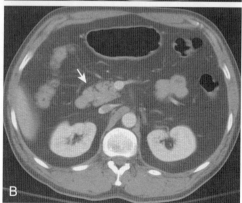

Figura 14.3 Pâncreas normal. A. Corpo do pâncreas (*seta branca espessa*) e artéria esplênica (*seta branca fina*). Além disso, é possível ver com facilidade as glândulas suprarrenais (*setas brancas tracejadas*) e a vesícula biliar (*seta preta*). **B.** Cabeça do pâncreas normal (*seta branca contínua*). Em razão da sua orientação oblíqua, não é possível ver o pâncreas todo em uma única imagem axial do abdome. A cauda é mais superior; o corpo e depois a cabeça costumam ser vistos em fatias sucessivamente mais inferiores.

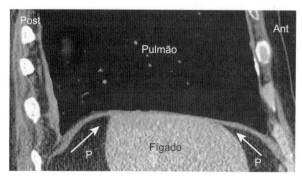

Figura 14.2 "Área nua" do fígado. A "área nua" do fígado (*setas brancas*) não tem cobertura peritoneal, mas é fixada diretamente na superfície inferior do diafragma. Assim, é impossível o líquido ascítico na cavidade peritoneal (*P*) se inserir entre o fígado e o pulmão, o que será importante para diferenciar o derrame pleural da ascite na TC (ver Capítulo 18). *Ant*, Anterior; *Post*, Posterior.

- A **veia esplênica** segue ao longo da borda posterior do pâncreas até a **veia mesentérica superior,** enquanto a **artéria esplênica** segue ao longo da borda superior, do **tronco celíaco** até o baço. O ducto pancreático principal esvazia-se no duodeno via **ducto pancreático** e, às vezes, por meio do **ducto pancreático acessório**. O ducto pancreático pode ser visível e mede de 3 a 4 mm de diâmetro
- A **cabeça** do pâncreas mede **3 cm** de dimensão máxima, o **corpo, 2,5 cm** e a **cauda, 2 cm**. A glândula tem cerca de **12 a 15 cm de comprimento**. À medida que a pessoa envelhece, a glândula pode experimentar infiltração gordurosa, dando-lhe uma aparência de "plumas".

Rins

- Os rins são órgãos retroperitoneais, circundados por quantidades variáveis de gordura e envolvidos por uma cápsula fibrosa
- São circundados pelo *espaço perirrenal,* que, por sua vez, é delimitado pelas **fáscias renais anterior e posterior**. Certas inserções fasciais, músculos e outros órgãos definem uma série de espaços que produzem padrões previsíveis de anormalidade, quando esses espaços estão cheios de líquido, pus, sangue ou ar
- Em adultos, o **rim esquerdo** é **minimamente maior** que o **direito**, tendo cada um cerca de **11 cm** de tamanho ou aproximadamente o **mesmo tamanho** do **baço**
- A **artéria renal direita** passa **posteriormente** à veia cava inferior (VCI). As **veias renais** são **anteriores às artérias renais**; a veia renal esquerda mais longa passa anteriormente à aorta antes de drenar para a VCI (Figura 14.4)

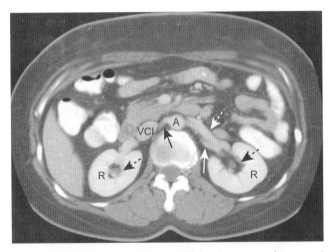

Figura 14.4 Rins normais. Os rins (*R*) localizam-se na fossa renal bilateralmente. O seio renal normal, contendo gordura, ocupa a porção central dos rins (*setas pretas tracejadas*). A artéria renal direita (*seta preta contínua*) está posterior à veia cava inferior (*VCI*). A veia renal esquerda (*seta branca tracejada*) aqui encontra-se anterior à artéria renal esquerda (*seta branca contínua*). *A,* Aorta abdominal.

- O **hilo renal** contém pelve renal e artéria e veia renais. Os polos superiores dos rins são mais posteriores do que os polos inferiores e estão inclinados medialmente em direção à coluna vertebral
- As TC dedicadas aos rins utilizam com frequência uma incidência pré-contraste dos rins, seguida por uma série de imagens obtidas em intervalos regulares depois da injeção de contraste intravenoso (**estudo multifásico**) (Figura 14.5)
- Desde que estejam funcionando de modo adequado, os **rins são a principal via** de excreção do material de **contraste iodado**. Portanto, eles devem **realçar-se** sempre que o contraste intravenoso é administrado. Com o tempo, a urina ficará mais opaca, aumentando significativamente em relação à densidade normal da água, um processo que às vezes requer a obtenção de imagens tardias do trato urinário
- Se os rins não estiverem funcionando adequadamente, o contraste é excretado por vias alternativas (p. ex., bile, intestino), um processo denominado *excreção vicária* de contraste.

Intestinos delgado e grosso

- A **opacificação** e a **distensão** do lúmen do intestino são úteis para a avaliação adequada da parede intestinal, a despeito da modalidade usada para avaliá-la. A espessura da parede pode parecer artificialmente aumentada se o intestino estiver colapsado
- O **intestino delgado** tem 2,5 cm ou menos de **diâmetro**, com **espessura de parede** em geral inferior a **3 mm**. As alças adjacentes do intestino delgado costumam estar em contato entre si, dependendo, em parte, da quantidade de gordura intraperitoneal presente
- A **parede do colo** tem **menos de 3 mm** de espessura com o colo **distendido** e **menos de 5 mm** quando **colapsado**. O **ceco** é reconhecível pela presença do íleo terminal. As posições dos segmentos transverso e sigmoide do colo são variáveis, dependendo de seu grau de redundância (Figura 14.6)

Bexiga

- A bexiga é um **órgão extraperitoneal**, sendo esse espaço contínuo com o retroperitônio. Sua **cúpula** é recoberta pela **reflexão inferior do peritônio**
- A localização da bexiga em **homens** é superior à próstata e anterior ao reto, enquanto, nas **mulheres**, é anterior à vagina e anteroinferior ao útero. Os ureteres entram no aspecto posterolateral da bexiga no trígono
- A **parede mede 5 mm ou menos com a bexiga distendida**
- A bexiga é **mais bem avaliada quando distendida** com urina ou com contraste contendo urina, mas a **parede vesical costuma ser visível**, independentemente de ter sido administrado contraste intravenoso ou não (Figura 14.7).

CAPÍTULO 14 Como Reconhecer Abdome e Pelve Normais na Tomografia Computadorizada

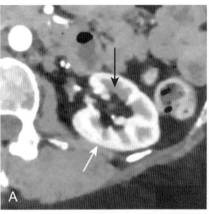 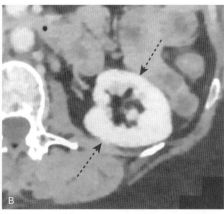 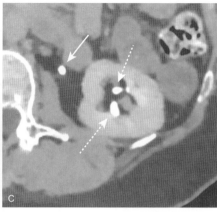

Figura 14.5 TC multifásica, rim esquerdo normal. **A.** A **fase corticomedular** ocorre cerca de 30 a 70 segundos após o início da injeção de contraste intravenoso e mostra a junção corticomedular entre o córtex externo e mais brilhante (*seta branca contínua*) e a medula interna menos densa (*seta preta contínua*). Essa fase pode fornecer informações sobre a vasculatura renal e a perfusão renal. **B.** A **fase nefrográfica** ocorre cerca de 80 a 100 segundos após a injeção e mostra opacificação homogênea do rim (*setas pretas tracejadas*). É útil na avaliação do parênquima renal, em especial quando da procura de neoplasias renais, bem como de cicatrizes e doenças inflamatórias. **C.** A **fase excretora** é obtida cerca de 5 a 10 minutos após a injeção de contraste e pode mostrar anormalidades uroteliais, como tumores, necrose papilar e estenose ureteral. O sistema coletor intrarrenal (*setas brancas tracejadas*) e o ureter (*seta branca contínua*) agora estão opacificados.

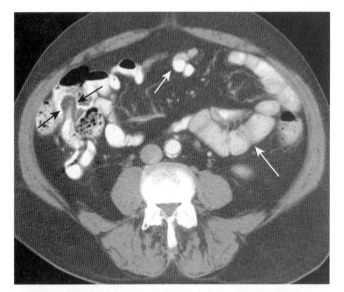

Figura 14.6 Intestino delgado normal. O contraste preenche um lúmen não dilatado (< 2,5 cm). A parede do intestino delgado é tão fina que costuma ser quase invisível (*setas brancas*). O íleo terminal pode ser reconhecido pelos "lábios", contendo gordura do óstio ileal (*setas pretas*), delineados com contraste administrado por via oral no lúmen.

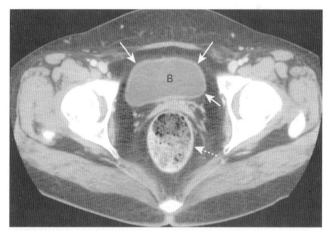

Figura 14.7 Bexiga normal. A bexiga (*B*) contém urina não opacificada nesta imagem inicial de uma TC com contraste da pelve. A parede vesical (*setas brancas contínuas*) é fina e de espessura igual em torno da circunferência da bexiga. O reto encontra-se posterior à bexiga (*seta branca tracejada*).

Pontos a serem lembrados

- Os exames de TC fazem uso extensivo de agentes de contraste intravenosos e orais para maximizar as diferenças de densidade entre as estruturas e melhor evidenciar sua anatomia
- Em geral, as TC com contraste intravenoso fornecem mais informações diagnósticas, que são mais facilmente reconhecíveis quando o contraste intravenoso pode ser usado
- Os agentes de contraste iodados podem produzir **efeitos colaterais**, como calor ou náuseas e vômitos; é raro ocorrerem **reações alérgicas** idiossincráticas, levando a sintomas mais graves e à morte
- Pode-se usar contraste oral e/ou retal para delimitar o intestino e ajudar na diferenciação entre o intestino e os linfonodos adjacentes ou as lesões patológicas contendo líquido
- Em diversos contextos clínicos, o contraste iodado e/ou oral melhora a precisão diagnóstica da TC; os exames de imagem em geral são ajustados pelo radiologista com base no problema clínico
- É essencial fornecer um **histórico apropriado** para ajudar a determinar qual, se houver, exame de imagem fornecerá o melhor rendimento na determinação do diagnóstico correto
- Avanços nas imagens de TC resultaram em melhores exames diagnósticos, mas podem levar a uma **dose de radiação mais alta**. Medidas de redução dessa dose estão sendo empregadas, incluindo o uso de configurações de TC otimizadas, redução na energia de raios X usada, limitação na repetição dos exames e garantia de que os benefícios derivados da realização do exame superem quaisquer potenciais riscos de exposição à radiação
- Descrevem-se algumas das preparações comuns a que o paciente é submetido para uma variedade de exames de imagem
- Descrevem-se os aspectos normais da TC do fígado, do baço, do pâncreas, dos rins, dos intestinos e da bexiga.

15

Como Reconhecer Obstrução Intestinal e Íleo Paralítico

- Nos Capítulos 13 e 14, discutiu-se como reconhecer o padrão normal de gases intestinais em radiografias convencionais e tomografias computadorizadas (TC). Neste capítulo, aborda-se como reconhecer e categorizar os quatro padrões anormais de gases intestinais mais comuns e suas causas. Eles parecerão os mesmos, quer sejam visualizados inicialmente por uma radiografia convencional ou por uma TC. Porém, a TC é melhor para determinar a localização, o grau e a causa de uma obstrução e para evidenciar quaisquer sinais de redução da viabilidade intestinal
- Anormalidades da função intestinal são sugeridas pela anamnese e pelos achados clínicos
- As questões-chave na avaliação do padrão de gases intestinais nos exames de imagem são
  - Existem **alças dilatadas no intestino delgado e/ou grosso?**
  - Na TC, existe um **ponto de transição?**
  - Nas radiografias convencionais, há **ar no reto ou no colo sigmoide?**

PADRÕES DE GASES ANORMAIS

- Os padrões de gases intestinais anormais podem ser divididos em duas categorias principais, cada qual subdividida em duas subcategorias (Boxe 15.1)
- O **íleo paralítico funcional** é uma das categorias principais em que se presume que **uma ou mais alças intestinais percam a capacidade de propagar as ondas peristálticas do intestino**, em geral por causa de alguma **irritação ou inflamação local,** e, portanto, causem um **tipo funcional de "obstrução"** proximal à(s) alça(s) afetada(s)
- Existem **dois tipos** de íleo paralítico funcional
  - O **íleo paralítico localizado afeta apenas uma ou duas alças do intestino** (em geral o delgado) (*também chamadas de alças sentinelas*)
  - O **íleo paralítico adinâmico generalizado** afeta **todas as alças dos intestinos grosso e delgado** e, frequentemente, o estômago

Boxe 15.1 Padrões anormais de gases intestinais.

Íleo paralítico funcional
- Íleo paralítico localizado (alças sentinela)
- Íleo paralítico adinâmico generalizado.

Obstrução mecânica
- Obstrução do intestino delgado (OID)
- Obstrução do intestino grosso (OIG).

- A **obstrução mecânica** é a outra categoria principal de padrão anormal de gases intestinais. Nela, uma **lesão física, orgânica e obstrutiva impede** a passagem do conteúdo intestinal além do ponto de bloqueio do intestino delgado ou grosso
- Existem **dois tipos** de **obstrução mecânica**
  - **Obstrução do intestino delgado** (ou pela sigla OID)
  - **Obstrução do intestino grosso** (ou pela sigla OIG).

LEIS DO INTESTINO

> **Pontos importantes**
>
> - O intestino reage a uma obstrução mecânica de maneiras mais ou menos previsíveis
> - Depois que a obstrução ocorre, o **peristaltismo continua** (exceto nas alças intestinais envolvidas em um íleo paralítico funcional) em uma tentativa de impulsionar o conteúdo intestinal ao longo do intestino
> - As alças **proximais** à **obstrução** logo se **dilatam com o ar deglutido e/ou o líquido secretado**
>   - Isso pode ocorrer algumas horas depois de uma obstrução completa do intestino delgado
> - As alças **distais** a uma **obstrução** por fim se tornam **descomprimidas ou sem ar**, à medida que seu conteúdo é evacuado
> - Na obstrução mecânica, **as alças que se tornarão mais dilatadas** serão a **alça do intestino com o maior diâmetro em repouso antes do início da obstrução** (p. ex., o **ceco** no intestino grosso) ou a **alça do intestino imediatamente proximal à obstrução**. O **ponto de transição**, o **local** da obstrução e o local em que o calibre do intestino muda de dilatado para colapsado costumam ser visíveis na TC.

- A maior parte dos pacientes com obstrução mecânica apresenta algum tipo de **dor abdominal, distensão abdominal** e **constipação intestinal**. Eles podem apresentar **vômitos no início** do curso de uma **obstrução do intestino delgado proximal** e **mais tarde** no curso da doença, em caso de **obstrução do intestino delgado distal**
- A **obstrução prolongada** com pressões intraluminais persistentemente elevadas pode causar comprometimento vascular, **necrose** e **perfuração** na alça intestinal afetada. Nesse ponto, os ruídos intestinais podem se tornar **hipoativos** ou **ausentes**
- Serão analisados em detalhes os quatro padrões anormais de gases intestinais (Tabela 15.1)
- Para cada um deles, serão examinados **fisiopatologia, causas, principais recursos de imagem** e **armadilhas no diagnóstico.**

Tabela 15.1 Padrões anormais de gases intestinais: resumo.

	Ar no reto ou no colo sigmoide	Ar no intestino delgado	Ar no intestino grosso
Normal	Sim	Sim, 1 a 2 alças	Reto e/ou colo sigmoide
Íleo paralítico localizado	Sim	2 a 3 alças distendidas	Reto e/ou colo sigmoide
Íleo paralítico generalizado	Sim	Múltiplas alças distendidas	Sim, distendido
Obstrução do intestino delgado (OID)	Não	Múltiplas alças dilatadas	Não
Obstrução do intestino grosso (OIG)	Não	Nenhum, a não ser em caso de óstio ileal incompetente	Sim, dilatado

Tabela 15.2 Causas de um íleo paralítico localizado.

Local das alças dilatadas	Causa(s)
Quadrante superior direito (QSD)	Colecistite
Quadrante superior esquerdo (QSE)	Pancreatite
Quadrante inferior direito (QID)	Apendicite
Quadrante inferior esquerdo (QIE)	Diverticulite
Abdome médio	Úlcera ou cálculo renal/ureteral

ÍLEO PARALÍTICO FUNCIONAL: LOCALIZADO – ALÇAS SENTINELA

- Fisiopatologia
  - A **irritação focal** de uma ou mais alças do intestino **ocorre, em geral, por inflamação de um órgão visceral adjacente** (p. ex., a pancreatite pode afetar as alças intestinais no quadrante superior esquerdo; a diverticulite no quadrante inferior esquerdo)
  - A(s) **alça(s) afetada(s)** quase sempre é(são) do **intestino delgado** e, como anuncia(m) a presença de uma doença subjacente, é(são) chamada(s) de *alça(s) sentinela*
  - A irritação faz com que essas alças percam sua função normal e se tornem aperistálticas, o que, por sua vez, leva à sua **dilatação**
  - Como um **íleo paralítico funcional não produz o grau de obstrução de uma obstrução mecânica**, algum gás continua passando pelo intestino desfuncionalizado além do ponto do íleo paralítico localizado
  - É comum o **ar** alcançar **o reto ou o colo sigmoide**, sendo **visível** em radiografias convencionais
- Causas do íleo paralítico localizado
  - As **alças intestinais dilatadas tendem a ocorrer** na **mesma área anatômica** do **processo inflamatório ou irritativo** do órgão abdominal adjacente, embora isso nem sempre ocorra
  - Nas radiografias convencionais, a causa exata do íleo paralítico funcional só pode ser inferida pela localização do íleo paralítico. Entretanto, na TC do abdome, sua **causa** é frequentemente visível
  - A Tabela 15.2 resume os **locais de um íleo paralítico localizado** e sua **causa mais comum**
- Principais características de imagem do íleo paralítico localizado
  - Nas radiografias convencionais, há **uma ou duas alças de intestino delgado** *persistentemente dilatadas*
    - *Persistentemente* quer dizer que essas **mesmas alças permanecem dilatadas** em **múltiplas incidências** de abdome (decúbito dorsal, decúbito ventral, abdome vertical) ou em **estudos seriados** feitos ao longo do tempo
  - *Dilatadas* significa que as alças do intestino delgado são **persistentemente maiores que 2,5 cm**. Aquelas envolvidas em um **íleo paralítico funcional não** costumam **dilatar tanto quanto** aquelas que estão **obstruídas mecanicamente**
  - É raro a alça sentinela estar no **intestino grosso**, em vez de no intestino delgado. Isso pode ocorrer em especial no **ceco**, em doenças como a apendicite
  - **Níveis hidroaéreos costumam ser** observados **nas alças sentinela**
  - É comum haver **gás no reto ou no colo sigmoide** no íleo paralítico localizado (Figura 15.1).

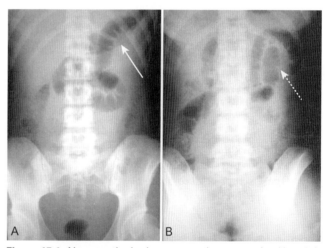

Figura 15.1 Alças sentinela decorrentes de pancreatite. Uma única alça do intestino delgado persistentemente dilatada é vista no quadrante superior esquerdo nas radiografias em decúbito dorsal (**A**) (*seta branca contínua*) e ventral (**B**) (*seta branca tracejada*) do abdome, representando uma alça sentinela ou um **íleo paralítico localizado**. Um íleo paralítico localizado é chamado de **alça sentinela**, porque em geral sinaliza a presença de um processo irritativo ou inflamatório adjacente. Este paciente tinha pancreatite aguda.

❗ Armadilhas no diagnóstico

- **Como diferenciar um íleo paralítico localizado de uma OID em fase inicial**
  - Um **íleo paralítico localizado pode se assemelhar a uma OID mecânica em fase inicial** (ou seja, em ambas as condições, pode haver algumas alças dilatadas do intestino delgado com ar no colo). *Em fase inicial* quer dizer que o **paciente apresenta os sintomas por 1 ou 2 dias**. Pacientes que apresentam sintomas obstrutivos por 1 semana ou mais em geral não demonstram mais achados de imagem de uma obstrução "em fase inicial"
  - **Solução**. Uma combinação de achados clínicos e laboratoriais e uma TC do abdome mostrando doença subjacente devem diferenciar o íleo paralítico localizado da obstrução do intestino delgado (Figura 15.2).

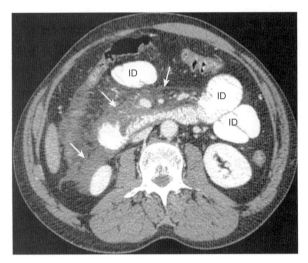

Figura 15.2 Pancreatite produzindo dilatação focal do intestino. Embora a causa de uma alça sentinela em geral só possa ser inferida a partir de radiografias convencionais, as TCs podem descrever a anormalidade subjacente que produz a irritação intestinal. Nesta TC axial com contraste oral do abdome superior, o pâncreas está inflamado, aumentado e edemaciado (*setas brancas*) e há apagamento da gordura peripancreática. A inflamação pode afetar o peristaltismo em alças adjacentes do intestino delgado (*ID*) e levar à dilatação das alças.

ÍLEO PARALÍTICO FUNCIONAL: ÍLEO PARALÍTICO ADINÂMICO GENERALIZADO

- Fisiopatologia
  - Em um íleo paralítico adinâmico generalizado, **todo o intestino é aperistáltico ou hipoperistáltico**. O ar deglutido **se dilata e o líquido preenche a maior parte das alças dos intestinos delgado e grosso**
  - **Quase sempre é decorrente de uma cirurgia abdominal ou pélvica** durante a qual o intestino é manipulado

- As **causas de um íleo paralítico adinâmico generalizado** estão resumidas na Tabela 15.3
- Principais características de imagem de um íleo paralítico adinâmico generalizado
  - Tanto o intestino grosso quanto o delgado **como um todo costumam ter ar e estar dilatados**. O estômago também pode estar dilatado
  - A ausência de peristaltismo e a produção continuada de secreções intestinais geralmente originam **muitos níveis hidroaéreos longos no intestino**
  - Como não se trata de uma obstrução mecânica, em geral há **gás no reto ou no colo sigmoide**. A TC de abdome não identifica **nenhum ponto de transição**
  - Os **ruídos intestinais frequentemente estão ausentes ou hipoativos** (Figura 15.3)
- Como diferenciar outras causas de intestino dilatado
  - Nenhum paciente chega ao pronto-socorro com queixa de íleo paralítico adinâmico generalizado, a menos que estejam no primeiro ou segundo dia de pós-operatório (cirurgia abdominal ou ginecológica) ou tenham um desequilíbrio eletrolítico grave (p. ex., hipopotassemia)
  - Muitos dos que apresentam **pseudo-obstrução intestinal** (ver o fim deste capítulo) **ou aerofagia** podem ser erroneamente diagnosticados com íleo paralítico generalizado nas radiografias de abdome.

Tabela 15.3 Causas de um íleo paralítico adinâmico generalizado.

Causa	Observações
Pós-operatório	Geralmente cirurgia abdominal
Desequilíbrio eletrolítico	Especialmente diabéticos em cetoacidose

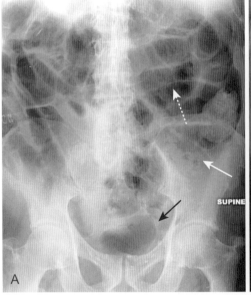 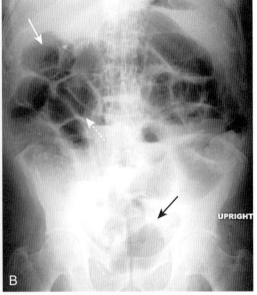

Figura 15.3 Íleo paralítico adinâmico generalizado, abdome em decúbito dorsal (**A**) e ortostatismo (**B**). Há alças dilatadas de intestino grosso (*setas brancas contínuas*) e intestino delgado (*seta branca tracejada*) com gás até o reto e dentro dele (*setas pretas contínuas*). O paciente tinha ruídos intestinais ausentes e havia sido submetido a uma cirurgia de colo intestinal no dia anterior.

OBSTRUÇÃO MECÂNICA: OBSTRUÇÃO DO INTESTINO DELGADO

- **Fisiopatologia**
  - Uma lesão, dentro ou fora do intestino delgado, obstrui seu lúmen

> **Pontos importantes**
>
> - Com o tempo, **do ponto de obstrução para trás, o intestino delgado se dilata** com o ar continuamente deglutido e com o líquido intestinal que ainda é produzido pelo estômago, pelo pâncreas, pelo sistema biliar e pelo intestino delgado
> - **O peristaltismo continua e pode aumentar** em um esforço para superar a obstrução
>   - Isso pode causar **ruídos intestinais hiperativos e agudos**
> - Com o passar do tempo, as ondas peristálticas **esvaziam o intestino delgado e o colo**, do ponto de obstrução *para frente*.

- Se a obstrução for **completa** e se tiver decorrido tempo suficiente desde o início dos sintomas, **não costuma haver ar no reto nem no colo sigmoide**
- **As causas de uma obstrução mecânica do intestino delgado** estão resumidas na Tabela 15.4
- **Principais características de imagem da obstrução mecânica do intestino delgado**
  - Nas radiografias convencionais, há várias alças de intestino delgado dilatadas (> 2,5 cm) proximais ao ponto de obstrução
    - À medida que começam a dilatar, **as alças de intestino delgado *empilham-se* umas sobre as outras,**

Tabela 15.4 Causas de uma obstrução mecânica do intestino delgado.

Causa	Observações
Aderências pós-cirúrgicas	Causa mais comum de obstrução do intestino delgado; mais frequente depois de apendicectomia, cirurgia colorretal e cirurgia pélvica; **ponto de transição** na TC do intestino delgado sem outra causa identificadora
Neoplasia	Neoplasias primárias do intestino delgado são raras; tumores secundários, como carcinomas gástrico e colônico e cânceres de ovário, podem comprometer o lúmen do intestino delgado
Hérnia	Uma hérnia inguinal pode ser visível em radiografias convencionais se alças intestinais contendo ar forem vistas sobre o forame obturado; facilmente vista na TC (ver Figura 15.4)
Cálculo biliar	Pode ser visível em radiografias convencionais ou na TC se houver ar na árvore biliar e (raramente) um cálculo biliar no QID (**ver Capítulo 16**)
Intussuscepção	A intussuscepção ileocólica é o tipo mais comum e produz OID
Doença inflamatória intestinal	O espessamento da parede intestinal pode ocorrer com comprometimento do lúmen em pacientes com doença de Crohn; é mais provável que isso ocorra no íleo terminal

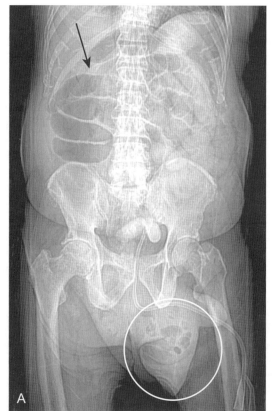

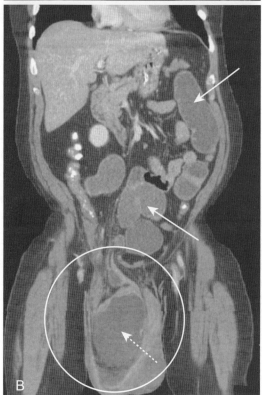

Figura 15.4 Obstrução do intestino delgado por hérnia inguinal. **A**. A imagem exploratória de uma TC do abdome revela alças de intestino delgado dilatadas (*seta preta contínua*) causadas por uma hérnia inguinal esquerda (*círculo branco*). Em condições normais, não há alças intestinais no escroto. **B**. A TC com reformatação coronal em outro paciente mostra múltiplas alças de intestino delgado dilatadas e cheias de líquido (*setas brancas contínuas*) de uma hérnia inguinal (*círculo branco*) contendo outra alça de intestino delgado dilatada (*seta branca tracejada*).

apresentando uma aparência de *escada*; em geral, começam no quadrante superior esquerdo e prosseguem para o quadrante inferior direito, dependendo de quão distal esteja a obstrução do intestino delgado (Figura 15.5)

- De modo geral, **quanto mais proximal for a obstrução do intestino delgado** (p. ex., jejuno proximal), **menor será a quantidade de alças dilatadas**; e, **quanto mais distal for a obstrução** (p. ex., no óstio ileal), **maior será a quantidade de alças de intestino delgado dilatadas**
- Nas radiografias em posição vertical ou em decúbito, em geral haverá **vários níveis hidroaéreos no intestino delgado** proximais à obstrução
- Se tiver decorrido tempo suficiente para descomprimir e esvaziar o intestino distalmente ao ponto de obstrução, **haverá pouco ou nenhum gás no colo, em especial no reto**

Pontos importantes

- Em uma obstrução mecânica do intestino delgado, sempre deve haver uma **dilatação desproporcional deste em comparação com o intestino grosso colapsado** (Figura 15.6)

Armadilhas no diagnóstico

- **Como diferenciar uma OID parcial de um íleo paralítico adinâmico funcional (localizado)**
  - Uma **obstrução mecânica do intestino delgado** *intermitente* (também conhecida como *parcial* ou *incompleta*) é aquela que **permite que um pouco de gás passe pelo ponto de obstrução,** pelo menos às vezes; isso pode levar a um quadro confuso, pois o gás pode passar ao colo muito depois de se esperar que o intestino grosso esteja desprovido desse gás. **A obstrução parcial ou incompleta do intestino delgado** ocorre **com mais frequência em pacientes** nos quais as **aderências** são a etiologia (Figura 15.7)
  - A TC com ou sem contraste oral deve ser capaz de demonstrar uma obstrução parcial do intestino delgado ou identificar a anormalidade que produz alças sentinela (Figura 15.8)

Pontos importantes

- **A TC é o exame mais sensível** para diagnosticar o local e a causa de uma obstrução mecânica do intestino delgado
  - Para obstrução intestinal, ela pode ser realizada com ou sem contraste oral, utilizando o líquido já presente no intestino como contraste. O contraste administrado por via oral (bário ou contraste iodado) pode ajudar a **identificar as alças dilatadas** do intestino e a encontrar o *ponto de transição* entre o intestino **dilatado proximal** e o intestino **colapsado distal**, mas também pode obscurecer achados importantes exibidos pelo uso de injeção intravenosa de contraste
  - O **contraste intravenoso** é usado para detectar **complicações** da obstrução intestinal, como **isquemia** e **estrangulamento**.

- Os achados da TC de uma obstrução do intestino delgado incluem
  - **Alças de intestino delgado cheias de líquido e dilatadas** (> 2,5 cm de diâmetro) proximais ao ponto de obstrução

- Identificação de um *ponto de transição*, que é onde o **calibre do intestino muda** de **dilatado para normal**, indicando o local da obstrução. Na ausência de identificação de massa ou de outra causa de obstrução no ponto de transição, é muito provável que estejam envolvidas aderências (Figura 15.9)

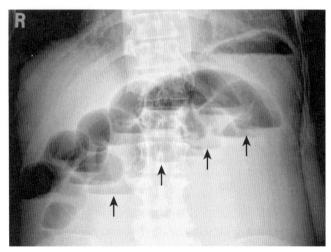

Figura 15.5 Aparência em "escada" do intestino delgado obstruído. Este sinal pode ser visto em incidências verticais do abdome de pacientes com obstrução mecânica do intestino delgado (OID). Ele é causado pelo arranjo das alças de intestino delgado dilatadas e cheias de líquido em uma configuração em degraus, seguindo as localizações do jejuno no quadrante superior esquerdo ao íleo no quadrante inferior direito (*setas pretas*). Este caso tratava-se de uma OID distal causada por um carcinoma do colo que obstruiu o óstio ileal.

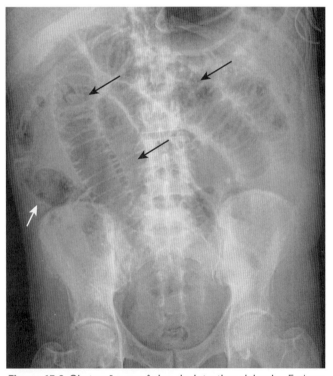

Figura 15.6 Obstrução mecânica do intestino delgado. Embora um pequeno volume de ar seja visto no colo direito (*seta branca*), o padrão geral dos gases intestinais é de dilatação desproporcional de múltiplas alças do intestino delgado (*setas pretas*), o que é consistente com uma obstrução mecânica do intestino delgado. Neste caso, a obstrução era secundária a aderências.

CAPÍTULO 15 Como Reconhecer Obstrução Intestinal e Íleo Paralítico

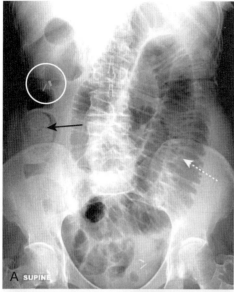

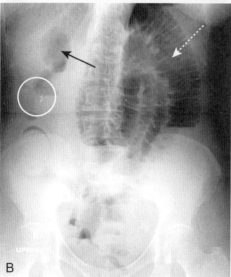

Figura 15.7 Obstrução parcial do intestino delgado, exames em decúbito dorsal (**A**) e ortostatismo (**B**). É importante observar que, embora haja ar no intestino grosso (*setas pretas contínuas*), o intestino delgado está desproporcionalmente dilatado em ambas as incidências (*setas brancas tracejadas*) em comparação com o intestino grosso, um achado sugestivo de obstrução do intestino delgado. As obstruções do intestino delgado são mais comuns em pacientes com aderências de cirurgias anteriores, indicadas neste paciente pela presença de clipes cirúrgicos (*círculos brancos*).

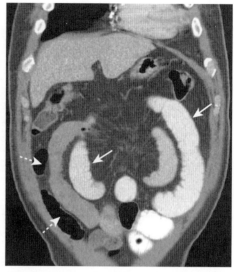

Figura 15.8 Obstrução parcial do intestino delgado. A reformatação coronal de TC com contraste oral mostra alças do intestino delgado dilatadas e com contraste (*setas brancas contínuas*). Embora seja visto ar no colo colapsado (*setas brancas tracejadas*), a dilatação desproporcional do intestino delgado identifica esse detalhe como uma obstrução do intestino delgado.

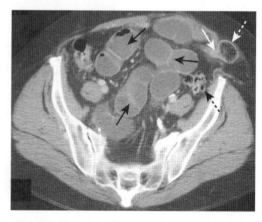

Figura 15.9 Obstrução do intestino delgado causada por uma **hérnia de Spigel**. A hérnia de Spiegel ocorre na borda lateral do músculo reto do abdome na linha semilunar. Este paciente tem um ponto de transição (*seta branca contínua*) quando o intestino delgado entra na hérnia (*seta branca tracejada*). Mais proximalmente, existem várias alças de intestino delgado dilatadas (*setas pretas contínuas*) indicando uma obstrução. O colo fica além do ponto de obstrução e está colapsado (*seta preta tracejada*).

- **Colapso do intestino delgado e/ou colo distalmente ao ponto de obstrução** (Figura 15.10)
- **Sinal de fezes no intestino delgado.** Proximalmente ao ponto de transição de uma obstrução do intestino delgado, resíduos e líquido intestinal podem se acumular, produzindo a aparência de material fecal no intestino delgado. Isso é um sinal de OID (Figura 15.11)
- A **obstrução de alça fechada** ocorre quando **dois pontos** da **mesma alça** intestinal são **obstruídos** em um **único local**. A alça fechada geralmente permanece dilatada e pode formar uma estrutura em forma de U ou C.

A maior parte das obstruções de alça fechada são causadas por aderências. No intestino delgado, uma obstrução de alça fechada acarreta maior risco de estrangulamento do intestino, enquanto no intestino grosso é chamada de ***vólvulo intestinal*** (Figura 15.12)
- **Estrangulamento.** Pode-se identificar um comprometimento vascular pelo espessamento circunferencial da parede do intestino com (frequentemente) ausência de realce normal da parede depois da administração de contraste intravenoso. Pode haver associação com edema do mesentério e ascite (Figura 15.13).

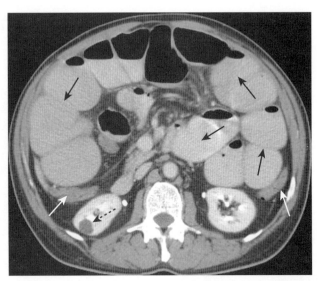

Figura 15.10 Obstrução do intestino delgado: TC com contraste oral e intravenoso. Existem várias alças de intestino delgado dilatadas e cheias de líquido e contraste (*setas pretas contínuas*) e um colo colapsado (*setas brancas* contínuas), indicando uma obstrução do intestino delgado. O realce da parede intestinal, ou a falta de realce, pode ser obscurecido pelo contraste oral, uma desvantagem de seu uso. Na imagem, há um cisto no rim direito (*seta preta tracejada*).

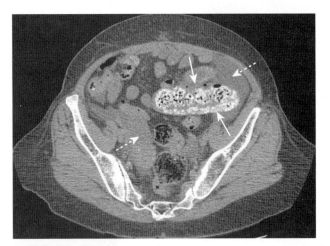

Figura 15.11 Sinal de fezes no intestino delgado. O ar está misturado com resíduos e contraste oral antigo em uma alça dilatada do intestino delgado (*setas brancas contínuas*). Existem alças dilatadas de intestino delgado com líquido proximalmente (*setas brancas tracejadas*). O paciente fez uma TC com contraste oral vários dias antes por causa de dor abdominal, mas, como os sintomas persistiram, retornou para esta TC sem contraste. Detritos intestinais e líquido podem se acumular na alça localizada proximalmente a uma obstrução do intestino delgado e apresentar este achado, que se assemelha a material fecal no colo.

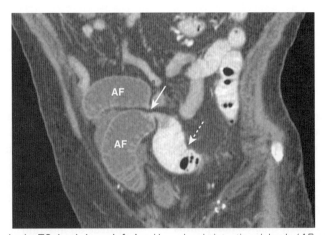

Figura 15.12 Obstrução de alça fechada, TC do abdome inferior. Uma alça do intestino delgado (*AF*) está obstruída duas vezes no mesmo ponto por uma torção (*seta branca contínua*), produzindo uma alça fechada. Nenhum contraste oral entra na alça fechada, mas ele está presente em uma alça mais proximal do intestino delgado (*seta branca tracejada*). As obstruções de alça fechada são importantes por causarem maior incidência de necrose intestinal por estrangulamento do intestino.

CAPÍTULO 15 Como Reconhecer Obstrução Intestinal e Íleo Paralítico

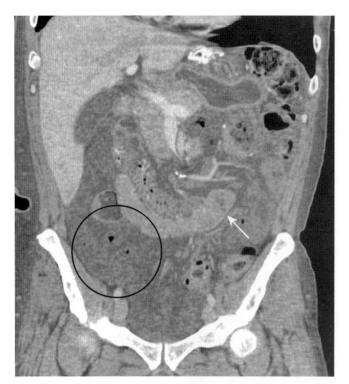

Figura 15.13 Necrose intestinal: TC com contraste. Uma alça dilatada do intestino delgado mostra realce leve, mas normal da parede (*seta branca*), nesta reformatação coronal de TC com contraste, enquanto alças dilatadas mais distais do intestino delgado não mostram realce da parede (*círculo preto*). A ausência de realce é uma indicação de comprometimento vascular das alças distais com necrose intestinal.

OBSTRUÇÃO MECÂNICA: OBSTRUÇÃO DO INTESTINO GROSSO (OIG)

- **Fisiopatologia**
  - Tanto dentro quanto fora do colo, uma lesão causa obstrução do lúmen
  - Com o tempo, do ponto de obstrução *para trás*, o **intestino grosso se dilata** e o **ceco frequentemente alcança o maior diâmetro**, mesmo que a obstrução esteja em um ponto tão distante quanto no colo sigmoide
  - Como a função normal do intestino grosso é reabsorver água, **em geral há pouco ou nenhum nível hidroaéreo** no colo obstruído
  - Com o passar do tempo, as ondas peristálticas contínuas do ponto de obstrução *em diante* esvaziam o colo **distalmente à obstrução**
  - **Em geral, pouco ou nenhum ar é observado no reto em uma obstrução mecânica do intestino grosso**
- **As causas de uma obstrução mecânica do intestino grosso** estão resumidas na Tabela 15.5
- **Principais características de imagem de uma obstrução mecânica do intestino grosso**
  - O **colo apresenta-se dilatado até o ponto de obstrução**
    - Como há uma quantidade limitada de alças de intestino grosso, elas tendem a não se sobrepor (como as alças do intestino delgado); portanto, **às vezes é**

Tabela 15.5 Causas de obstrução mecânica do intestino grosso.

Causa	Observações
Tumor (carcinoma)	Causa mais comum de OIG; a obstrução é mais comum quando envolve o colo esquerdo
Hérnia	Pode ser visível em radiografias convencionais se houver ar sobre o forame obturado
Vólvulo intestinal	Tanto o colo sigmoide (mais comumente) quanto o ceco podem torcer em seu eixo e obstruir o colo e/ou intestino delgado (Boxe 15.2)
Diverticulite	Causa rara de obstrução colônica
Intussuscepção	A intussuscepção colocólica geralmente ocorre por causa de um tumor, que atua como um ponto de início

possível identificar o local da obstrução como o último segmento do colo **contendo ar** (Figura 15.14)
- Independentemente do ponto de obstrução, o **ceco costuma ser a parte mais dilatada** do colo. **Quando o ceco alcança um diâmetro acima de 12 a 15 cm, há um risco de ruptura cecal**
- O **intestino delgado não se dilata**, a menos que o óstio ileal se torne *incompetente* (ver a seguir) (Figura 15.15)
- Por ser distal ao ponto de obstrução, **o reto costuma conter pouco ou nenhum ar**
- Como a função normal do intestino grosso é reabsorver água, **em geral nenhum (ou muito pouco) nível hidroaéreo é visto no intestino grosso**

> ⚠️ **Armadilhas no diagnóstico**
>
> - Uma obstrução do intestino grosso pode mimetizar uma obstrução do intestino delgado, se a pressão intracolônica subir o suficiente para que o **óstio ileal se abra** (o chamado óstio *incompetente*) e o **gás do intestino grosso dilatado descomprime-se retrogradamente ao intestino delgado**, parecido com o ar que escapa de um balão decorativo (Figura 15.16).

- **Em geral, não se administra contraste oral contendo bário a um paciente com suspeita de obstrução do intestino grosso,** porque a água será absorvida do bário quando o contraste alcançar o colo obstruído, aumentando a viscosidade do bário e, possivelmente, causando impactação
- **Como reconhecer uma obstrução do intestino grosso na TC**
  - Realiza-se uma TC para identificar a causa da obstrução, avaliar o ar livre intraperitoneal e identificar lesões associadas, como metástases para o fígado ou linfonodos, se a obstrução for produzida por uma neoplasia
  - O intestino grosso está **dilatado** até o **ponto de obstrução** (o **ponto de transição**) e, em seguida, de calibre **normal distalmente** à lesão obstrutiva
  - O ponto de obstrução, em geral um carcinoma, geralmente pode ser localizado na TC como **massa de tecidos moles**. Hérnias contendo intestino grosso também são fáceis de identificar na TC (Figura 15.17).

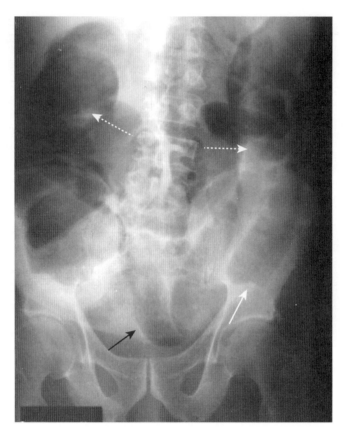

Figura 15.14 Obstrução mecânica do intestino grosso. Todo o colo está dilatado (*setas brancas tracejadas*) até um ponto de corte no colo descendente distal (*seta branca contínua*), que é o local do carcinoma obstrutivo deste paciente. Algum gás passou retrogradamente através de um óstio ileal incompetente e delineou um íleo dilatado (*seta preta contínua*). Observe que o intestino grosso está desproporcionalmente dilatado em comparação com o intestino delgado, o que é consistente com uma obstrução do intestino grosso.

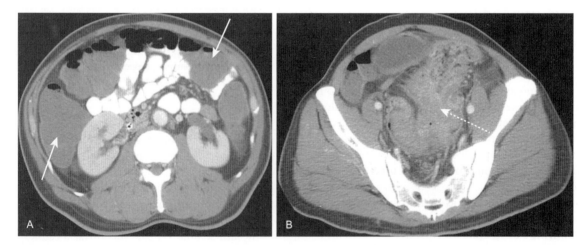

Figura 15.15 Obstrução do intestino grosso: TC. Duas imagens de TC do mesmo paciente mostram (**A**) alças do intestino grosso dilatadas e cheias de líquido (*setas brancas*). O contraste administrado por via oral ainda não havia alcançado o intestino grosso no momento deste exame, mas preenchia as alças do intestino delgado. Uma grande massa de tecidos moles no colo sigmoide (*seta branca tracejada*) representa o carcinoma obstrutivo do colo sigmoide deste paciente (**B**).

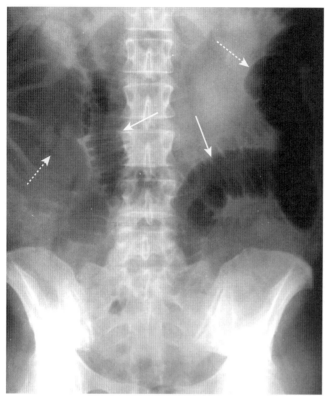

Figura 15.16 Obstrução do intestino grosso que simula uma obstrução do intestino delgado. Há alças de intestino delgado dilatadas e cheias de ar (*setas brancas contínuas*) neste paciente, que, na verdade, tinha uma obstrução mecânica do intestino grosso por um carcinoma da parte média do colo descendente. A pressão no colo foi suficiente para abrir o óstio ileal, o que permitiu que grande parte do gás do colo se descomprimisse para o intestino delgado. Os colos ascendente e descendente estão dilatados e ainda contêm ar (*setas brancas tracejadas*), um indício de que esta é realmente uma obstrução do intestino grosso distal. A TC abdominal pode determinar se é o intestino grosso ou o delgado que está obstruído.

VÓLVULO DO COLO INTESTINAL

- O vólvulo do colo intestinal é um tipo particular de obstrução do intestino grosso que produz uma imagem marcante e característica, resumida no Boxe 15.2.

Boxe 15.2 Vólvulo intestinal: uma causa de obstrução mecânica do intestino grosso.

- Tanto o ceco quanto o colo sigmoide podem se torcer, produzindo uma obstrução mecânica conhecida como **vólvulo intestinal**
- O vólvulo do sigmoide é mais comum e tende a ocorrer em homens idosos
- O sigmoide com vólvulo assume um tamanho maciço, emergindo da pelve com a parede entre as alças torcidas do sigmoide e formando uma linha que aponta do quadrante inferior esquerdo para o superior direito
- A aparência do sigmoide dilatado foi comparada a um ***grão de café*** (Figura 15.18)
- Quando há vólvulo do **ceco**, este geralmente se move além da linha média até o **quadrante superior esquerdo**, produzindo alças de intestino que formam uma linha, que, caracteristicamente, aponta do quadrante inferior direito para o superior esquerdo
- A descompressão endoscópica é o tratamento usual para um vólvulo do sigmoide. Pode-se realizar uma colectomia do sigmoide para reduzir ou prevenir o vólvulo recorrente.

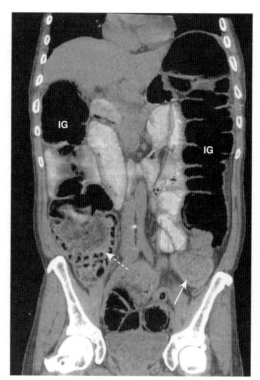

Figura 15.17 Obstrução do intestino grosso por um carcinoma do colo intestinal. Esta TC com reformatação coronal do abdome e da pelve mostra um ceco dilatado contendo fezes (*seta branca tracejada*) e um intestino grosso dilatado (*IG*) no nível do colo descendente distal, onde uma grande massa de tecidos moles é identificada (*seta branca contínua*). Essa massa foi removida cirurgicamente; era um adenocarcinoma do colo intestinal.

PSEUDO-OBSTRUÇÃO INTESTINAL (SÍNDROME DE OGILVIE)

- **A síndrome de Ogilvie (pseudo-obstrução intestinal aguda)** pode ocorrer em idosos já hospitalizados ou em repouso crônico no leito
  - Fármacos com **efeitos anticolinérgicos, como antidepressivos, fenotiazinas, agentes antiparkinsonianos e narcóticos,** podem causar ou agravar a condição
- A síndrome é caracterizada pela **perda do peristaltismo**, resultando às vezes em **dilatação maciça do colo direito ou de todo o colo, lembrando uma obstrução do intestino grosso** (Figura 15.19)
  - Ao contrário de uma obstrução mecânica, **não há evidências de lesão obstrutiva** na TC nem no enema opaco. Ao contrário de um íleo paralítico adinâmico generalizado, os **pacientes apresentam distensão abdominal mais acentuada** e os ruídos intestinais podem ser **normais ou hiperativos** em quase metade dos pacientes com síndrome de Ogilvie

> **Pontos importantes**
>
> - A radiografia do abdome em decúbito dorsal mostra **dilatação intestinal marcada, quase sempre restrita ao colo.**

- O tratamento consiste em **estimulação farmacológica das contrações do colo**, em geral com medicamentos como a neostigmina.

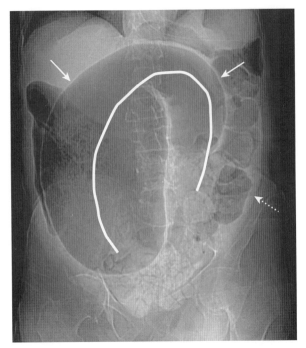

Figura 15.18 Vólvulo do sigmoide, abdome em decúbito dorsal. Um colo sigmoide maciçamente dilatado (*setas brancas contínuas*) está torcido sobre si mesmo em algum ponto da pelve, apresentando o formato de um **grão de café** (*linha branca*). Como o ponto de obstrução está no colo distal, há ar e fezes na porção mais proximal do colo (*seta branca tracejada*). O vólvulo pode produzir alças de colo sigmoide muito dilatadas.

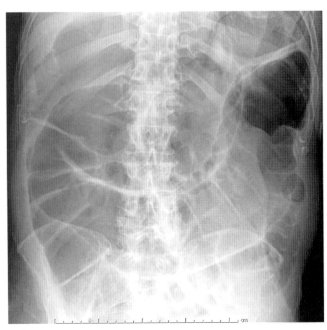

Figura 15.19 Síndrome de Ogilvie. Mais comum em pacientes idosos e acamados já gravemente enfermos, esta síndrome resulta em dilatação maciça e aguda do colo, em especial do colo direito e do ceco, sem obstrução mecânica. Pode resultar em perfuração e peritonite e tem alta mortalidade geral. O tratamento pode incluir uma sonda nasogástrica, descompressão colonoscópica ou estimulação farmacológica do intestino.

Pontos a serem lembrados

- Os padrões anormais de gases intestinais podem ser divididos em dois grupos principais: **íleo paralítico funcional** e **obstrução mecânica**
- Existem duas variedades de íleo paralítico funcional: íleo paralítico **localizado** (alças sentinela) e íleo paralítico adinâmico **generalizado**. Também há duas variedades de obstrução mecânica: **obstrução do intestino delgado (OID)** e **obstrução do intestino grosso (OIG)**
- Na **obstrução mecânica**, o intestino reage de maneiras previsíveis: as alças proximais à obstrução tornam-se dilatadas, o peristaltismo tenta impulsionar o conteúdo intestinal ao longo do intestino e as alças distais à obstrução são evacuadas por fim; a(s) alça(s) mais dilatada(s) será(ão) a alça do intestino com o maior diâmetro em repouso ou a alça do intestino imediatamente proximal à obstrução
- Os principais achados de um **íleo paralítico localizado** são duas a três alças dilatadas de intestino delgado (**alças sentinela**) com ar no retossigmoide e um processo irritativo subjacente que em geral está adjacente às alças dilatadas
- Algumas causas de **alças sentinela** incluem pancreatite (QSE), colecistite (QSD), diverticulite (QIE) e apendicite (QID), que podem ser facilmente identificadas por uma ultrassonografia ou TC
- Os principais achados em um **íleo paralítico adinâmico** generalizado são alças dilatadas de intestino grosso e delgado com gás no retossigmoide e níveis hidroaéreos longos. Pacientes em pós-operatório desenvolvem íleo paralítico adinâmico generalizado

- Os principais achados de imagem em uma **obstrução mecânica do intestino delgado** são alças de intestino delgado desproporcionalmente dilatadas e cheias de líquido, com pouco ou nenhum gás no retossigmoide. A TC é a melhor modalidade para identificar a causa e o local da obstrução ou de suas complicações
- A causa mais comum de uma OID são **aderências**; outras causas incluem hérnias, intussuscepção, íleo biliar, neoplasia e doença inflamatória intestinal, como doença de Crohn
- Uma **obstrução de alça fechada** é aquela em que dois pontos do intestino são obstruídos no mesmo local, produzindo a "alça fechada". No intestino delgado, uma obstrução de alça fechada acarreta maior risco de estrangulamento do intestino, enquanto no intestino grosso é chamada de vólvulo intestinal
- Os principais achados de imagem na **OIG mecânica** incluem dilatação do colo até o ponto da obstrução e ausência de gás no reto, sem dilatação do intestino delgado, desde que o óstio ileal permaneça competente. É comum a TC mostrar a causa da obstrução
- As causas da OIG mecânica incluem neoplasia, hérnia, diverticulite e intussuscepção
- A **síndrome de Ogilvie** é caracterizada por perda do peristaltismo, resultando às vezes em dilatação maciça de todo o colo, de forma semelhante a uma obstrução do intestino grosso, mas sem um ponto de obstrução demonstrável; às vezes, pode ser confundida com um íleo paralítico adinâmico generalizado.

Como Reconhecer a Presença de Gás Extraluminal no Abdome

- O reconhecimento de gás extraluminal é um achado importante que pode ter um efeito imediato no curso do tratamento. Em condições normais, não há ar nos espaços peritoneal ou extraperitoneal, na parede intestinal ou no sistema biliar. **O ar fora do lúmen intestinal** é denominado *ar extraluminal*. Para os propósitos deste texto, os termos "ar" e "gás" são usados alternadamente
- **Os quatro locais mais comuns de ocorrência de ar extraluminal são**
    - **Ar intraperitoneal** (**pneumoperitônio**) (frequentemente chamado de *ar livre*)
    - **Ar retroperitoneal**
    - **Ar na parede intestinal** (**pneumatose intestinal**)
    - **Ar no sistema biliar** (**pneumobilia**).

SINAIS DE AR INTRAPERITONEAL LIVRE

> **Pontos importantes**
>
> - Os **três principais sinais radiográficos de ar livre intraperitoneal** estão dispostos a seguir na ordem em que são mais vistos
>   - Ar abaixo do diafragma
>   - Visualização de ambos os lados da parede intestinal
>   - Visualização do ligamento falciforme.

Ar sob o diafragma

- O ar livre em geral sobe para a parte mais alta do abdome. Na posição ortostática, ele se revela **sob o diafragma** como uma **lucência em meia-lua** paralela à superfície inferior deste (Figura 16.1)
    - O **tamanho da meia-lua** será **aproximadamente proporcional ao volume de ar livre**. Assim, quanto menor o volume de ar livre, mais fina é a meia-lua; e, quanto maior o volume, maior a meia-lua (Figura 16.2)
- **Embora seja melhor a visualização do ar livre pela TC do abdome**, em razão da sua maior sensibilidade na detecção de volumes muito pequenos de ar livre (Figura 16.3), a maior parte das avaliações do abdome começa com radiografias convencionais, que **servem como uma importante ferramenta de triagem** em que muitos casos anteriormente insuspeitados de ar livre são descobertos

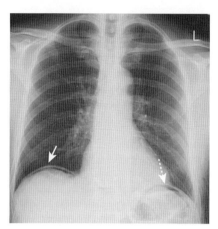

Figura 16.1 Ar livre sob o diafragma. Observam-se meias-luas finas de ar abaixo dos hemidiafragmas direito (*seta branca contínua*) e esquerdo (*seta branca tracejada*), que representam ar intraperitoneal livre. O paciente havia sido submetido a uma cirurgia abdominal havia 3 dias. O ar livre pode permanecer por até 7 dias depois da cirurgia em um adulto, mas estudos seriados devem demonstrar diminuição progressiva do volume de ar.

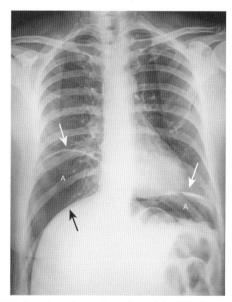

Figura 16.2 Grande volume de ar livre. A incidência ortostática do tórax mostra grande volume de ar livre (*A*) abaixo de cada hemidiafragma (*setas brancas*). O topo do fígado (*seta preta*) torna-se visível pelo ar acima dele. O paciente tinha úlcera gástrica perfurada.

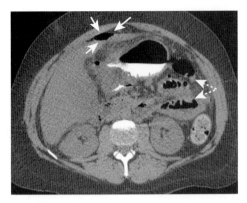

Figura 16.3 Pequeno volume de ar livre, tomografia computadorizada. A TC axial do abdome superior realizada com o paciente em decúbito dorsal mostra uma coleção muito pequena de ar livre abaixo da parede abdominal anterior (*setas brancas contínuas*). Caracteristicamente, o ar livre não tem parede intestinal circundante, como o ar no interior das alças intestinais (*setas brancas tracejadas*). Esse volume de ar livre não era visível nas radiografias convencionais.

 Pontos importantes

- Em radiografias convencionais, o **ar livre aparece melhor com o feixe de raios X direcionado paralelamente ao chão** (ou seja, um feixe horizontal) (ver Figuras 13.14 e 13.15). **Pequenos volumes de ar livre não serão visíveis nas** radiografias em que o feixe de raios X é direcionado verticalmente para baixo, como nas incidências em decúbito dorsal ou ventral.

- O ar livre é **mais fácil de reconhecer sob o hemidiafragma direito,** porque esta costuma ser a localização do fígado, que tem uma densidade de tecidos moles. No entanto, é **mais difícil reconhecê-lo sob o hemidiafragma esquerdo,** porque estruturas contendo ar, como o fundo do **estômago** e a flexura esplênica do **colo,** já residem nesse local e podem mimetizá-lo (Figura 16.4)
- Se o paciente não conseguir ficar em pé ou sentar-se ereto, uma incidência do abdome com ele deitado sobre o lado esquerdo (o que significa que o lado direito está para cima) realizada com um feixe de raios X horizontal pode mostrar o ar livre subindo acima da borda direita do fígado (**ver Figura 13.15**), o que recebe o nome de **incidência de decúbito lateral esquerdo** do abdome (Figura 16.5).

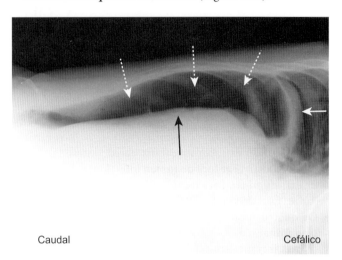

Caudal   Cefálico

Figura 16.5 Incidência em decúbito lateral esquerdo: ar livre. A imagem aproximada do quadrante superior direito em um paciente deitado sobre o lado esquerdo na posição de decúbito lateral esquerdo mostra meia-lua de ar (*setas brancas tracejadas*) acima da borda externa do fígado (*seta preta*) e abaixo do hemidiafragma direito (*seta branca contínua*). Indica-se, na imagem, a orientação cefalocaudal do paciente.

 Armadilhas no diagnóstico

- **Sinal de Chilaiditi**
  - Às vezes, pode haver colo normal interposto entre a cúpula do fígado e o hemidiafragma direito, e, a menos que seja feita uma **pesquisa cuidadosa** para determinar a **presença das pregas haustrais** características do colo, ele pode ser confundido com ar livre (Figura 16.6). Essa interposição normal do colo entre o fígado e o hemidiafragma direito é chamada de **sinal de Chilaiditi (pronuncia-se** ***kyla-ditty*****).** Em caso de dúvida, obtenha uma incidência em decúbito lateral esquerdo do abdome ou, se necessário, uma TC do abdome.

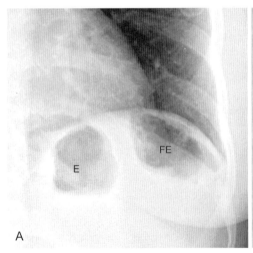
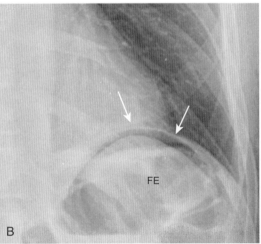

Figura 16.4 Hemidiafragma esquerdo normal (**A**) e ar livre sob o hemidiafragma (**B**). **A**. É mais difícil detectar ar livre no quadrante superior esquerdo do que no direito, em razão da presença normal de estruturas contendo ar no lado esquerdo, como o estômago (*E*) e a flexura esplênica (*FE*). **B**. Em outro paciente, há meia-lua de ar livre (*setas brancas*) abaixo do hemidiafragma esquerdo e acima da flexura esplênica (*FE*).

CAPÍTULO 16 Como Reconhecer a Presença de Gás Extraluminal no Abdome   153

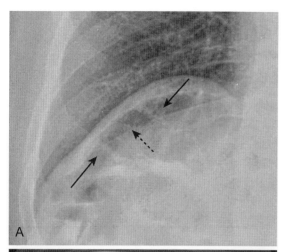

> ⚠ **Armadilhas no diagnóstico**
>
> • Quando **alças dilatadas** de intestino delgado se **sobrepõem**, podem produzir a equivocada impressão de que estão sendo vistos os dois lados da parede intestinal (Figura 16.8). Em caso de dúvida, confirme a presença de ar livre com uma radiografia em posição ortostática, em decúbito lateral esquerdo, ou com uma TC de abdome.

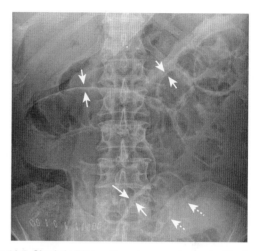

Figura 16.7 **Sinal de Rigler.** Quando um volume significativo de ar preenche a cavidade peritoneal, ambos os lados da parede intestinal serão contornados por ar, tornando as paredes intestinais visíveis como linhas distintas (setas brancas contínuas). Isso é conhecido como **sinal de Rigler** e indica a presença de um pneumoperitônio. Observe que, no caso do ar livre, a parede intestinal ainda é visível em locais em que as alças intestinais **não se sobrepõem** (setas brancas tracejadas) (ver Figura 16.8). Este paciente estava em pós-operatório imediato de cirurgia abdominal.

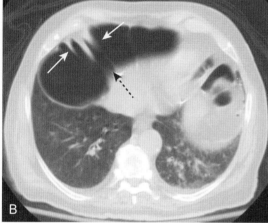

Figura 16.6 **Sinal de Chilaiditi.** Uma imagem aproximada do hemidiafragma direito em uma radiografia de tórax convencional (**A**) e uma TC axial na altura do diafragma (**B**) evidenciam ar sob o diafragma, que pode ser confundido com ar livre (setas pretas tracejadas em ambas as fotos). A avaliação cuidadosa desse ar mostra que ele contém várias pregas haustrais (setas pretas contínuas em **A** e setas brancas contínuas em **B**, que indicam que se trata de uma alça de colo interposta entre o fígado e o diafragma, em vez de ar livre.

Visualização de ambos os lados da parede intestinal

- Na radiografia de abdome **normal**, visualiza-se apenas ar no **interior** do lúmen intestinal, e **não a parede do intestino em si**. Isso ocorre porque a parede tem densidade de tecidos moles e em geral é circundada por tecidos da mesma densidade
- A introdução de **ar na cavidade peritoneal possibilita a visualização da parede do intestino em si,** porque ela passa a ficar cercada por ar tanto do lado de dentro quanto do lado de fora
- A **capacidade de ver os dois lados da parede intestinal é um sinal de ar livre intraperitoneal,** denominado **sinal de Rigler** (Figura 16.7)
- O sinal de Rigler pode ser visto em radiografias do abdome em decúbito dorsal, ortostatismo ou decúbito ventral, desde que haja um volume relativamente grande de ar livre presente.

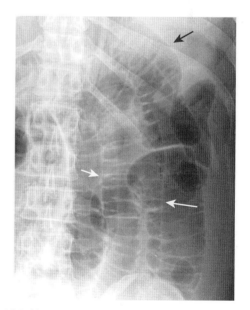

Figura 16.8 Alças sobrepostas que mimetizam o ar livre. Não deixe que alças sobrepostas de intestino delgado dilatado (setas brancas) o induzam a pensar que o que se vê são os dois lados da parede intestinal por causa do ar livre. Observe que, onde as alças não se sobrepõem, não é possível ver os dois lados da parede do intestino (seta preta), o que recebe o nome de **pseudossinal de Rigler**.

Visualização do ligamento falciforme

- O **ligamento falciforme** percorre a **borda livre do fígado anteriormente**, logo à **direita da coluna lombar superior**. Ele contém um remanescente da veia umbilical obliterada. **Não costuma ser visível**, por ser composto por tecidos moles e circundado por tecidos de densidade semelhante
- Quando um (geralmente) grande volume de ar livre está presente e o **paciente está em decúbito dorsal, o ar livre** pode subir sobre a superfície anterior do fígado, **circundando o ligamento falciforme** e **tornando-o visível**. A visualização do ligamento falciforme é chamada de **sinal do ligamento falciforme** (Figura 16.9)
- A aparência linear do ligamento falciforme, combinada com a coleção oval de ar livre que distende o abdome, foi comparada à aparência de uma bola de futebol americano, com seus cadarços, e é chamada de *sinal da bola de futebol americano* (Figura 16.10)
- A Tabela 16.1 resume os **três principais sinais de ar livre** nas radiografias convencionais.

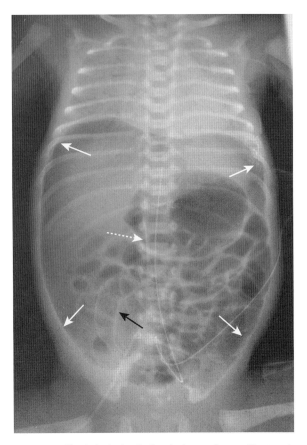

Tabela 16.1	Três sinais de ar livre.
Sinal	Observações
Ar abaixo do diafragma	Requer que o paciente esteja em posição ortostática ou decúbito lateral esquerdo, bem como o uso de um feixe de raios X horizontal, a menos que haja grande volume de ar livre
Visualização de ambos os lados da parede intestinal	Geralmente requer grande volume de ar livre; será visível em qualquer posição
Visualização do ligamento falciforme	Normalmente requer grandes volumes de ar livre; melhor visualização quando o paciente está em decúbito dorsal

Figura 16.10 Sinal da bola de futebol americano. Nesta criança com pneumoperitônio decorrente de enterocolite necrosante, grande volume de ar livre preenche e distende toda a cavidade abdominal (*setas brancas contínuas*), com a visibilidade do ligamento falciforme (*seta branca tracejada*), e ambos os lados da parede intestinal (*seta preta*). A combinação do abdome ovalado com a linha de "cadarços" formada pelo ligamento falciforme levou à sua denominação de **sinal da bola de futebol americano**. Esta criança também tinha doença da membrana hialina dos pulmões e utilizava dois cateteres umbilicais.

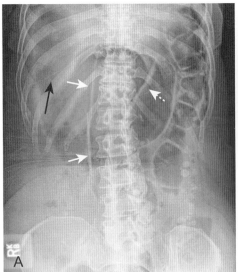
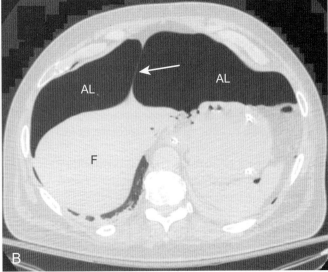

Figura 16.9 Sinal do ligamento falciforme. **A**. O ar livre intraperitoneal circunda o ligamento falciforme, normalmente invisível, na borda anterior do fígado, fazendo com que a estrutura fina de tecidos moles se torne visível (*setas brancas contínuas*) logo à direita da coluna lombar superior. Observe também que, neste paciente com um grande pneumoperitônio decorrente de uma úlcera gástrica perfurada, ambos os lados da parede do estômago são visíveis (sinal de Rigler) (*seta branca tracejada*) e há aumento da lucência em todo o quadrante superior direito (*seta preta contínua*). **B**. Na TC, o ligamento falciforme (*seta branca*) é delineado por ar livre (*AL*) em cada um de seus lados, anterior ao fígado (*F*).

Causas do ar livre intraperitoneal

- A **causa mais comum de ar livre intraperitoneal é a ruptura de uma alça do intestino com ar**, seja no estômago, no intestino delgado ou no intestino grosso

> **Pontos importantes**
>
> - A **úlcera péptica perfurada** é a causa mais comum de estômago ou duodeno perfurado e de ar livre.

- O **traumatismo**, seja acidental ou iatrogênico, também pode produzir ar livre. O **ar livre pós-traumatismo penetrante tende a implicar uma perfuração do intestino**, e não do ar livre produzido simplesmente pela penetração da parede abdominal em si
- **Vários dias depois de uma cirurgia abdominal (de 5 a 7 dias)**, quer a cirurgia tenha sido realizada no intestino ou não, **é normal ver ar livre** nos exames pós-operatórios, mas esse **volume deve diminuir a cada exame sucessivo**. Deve-se considerar a presença de uma complicação da cirurgia ou da doença original **se o ar livre persistir por mais de 1 semana** ou se o volume **aumentar** em exames sucessivos
- A **diverticulite perfurada e a apendicite perfurada** em geral produzem coleções de abscesso isoladas ao redor do local da perfuração e raramente levam a volumes significativos de ar livre
- A **perfuração de um carcinoma**, em geral do colo, é incomum, mas também pode causar a presença de ar livre.

SINAIS DE AR EXTRAPERITONEAL (AR RETROPERITONEAL)

- Ao contrário das coleções de ar livre intraperitoneal que contornam as alças do intestino e em geral se movem livremente no abdome, o **ar extraperitoneal pode ser reconhecido** por
    - **Aparência estriada linear delineando estruturas extraperitoneais**
    - **Aparência mosqueada e manchada** (espaço pararrenal anterior, especialmente)
    - **Posição relativamente fixa, movendo-se pouco** ou nada com as mudanças no posicionamento do paciente
- O ar extraperitoneal pode delinear estruturas extraperitoneais, como
    - **Músculos psoas**
    - **Rins, ureteres ou bexiga**
    - **Aorta ou veia cava inferior** (Figura 16.11)
    - Borda inferior do diafragma por acúmulo nos **tecidos subfrênicos**
- O **ar extraperitoneal pode se estender por um hiato diafragmático até o mediastino** (e produzir *pneumomediastino*) ou **pode se estender até a cavidade peritoneal** por meio de aberturas no peritônio (e produzir *pneumoperitônio*)
- A Tabela 16.2 resume os sinais de ar extraperitoneal.

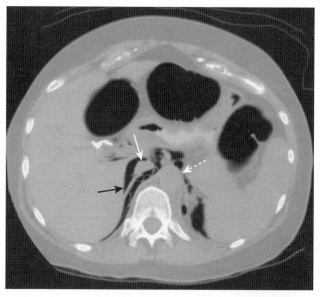

Figura 16.11 Ar extraperitoneal visto na TC. Observa-se ar no retroperitônio (*seta preta contínua*) nesta TC axial do abdome superior. O ar contorna a veia cava inferior (*seta branca contínua*) e a aorta (*seta branca tracejada*). Ao contrário do ar livre, o ar extraperitoneal é estriado, tem posição relativamente fixa e delineia as estruturas extraperitoneais.

Tabela 16.2 Sinais de ar extraperitoneal.

- Coleções lineares de ar que contornam as estruturas extraperitoneais
- Coleções de ar manchadas e mosqueadas que permanecem em uma posição fixa.

Causas de ar extraperitoneal

- O **ar extraperitoneal costuma ser o resultado de uma perfuração intestinal** secundária a
    - **Doença inflamatória** (p. ex., **apêndice rompido**) ou
    - **Doença ulcerativa** (p. ex., **doença de Crohn** do íleo ou colo)
- **Outras causas de ar extraperitoneal** incluem
    - **Traumatismo contuso ou penetrante**
    - **Manipulação iatrogênica** (p. ex., perfuração do intestino durante **sigmoidoscopia**)
    - **Corpo estranho** (p. ex., perfuração do colo ascendente extraperitoneal por um corpo estranho ingerido)
- **Infecção produtora de gás originada** em órgãos extraperitoneais (p. ex., **diverticulite perfurada**).

SINAIS DE AR NA PAREDE DO INTESTINO

- O ar na parede do intestino é denominado **pneumatose intestinal**
- O ar na parede intestinal é **mais facilmente reconhecido** nas radiografias abdominais **quando é visto de perfil**, produzindo uma **radiolucência linear (linha preta) cujo contorno é exatamente paralelo ao lúmen intestinal** (Figura 16.12)
- O **ar** na parede intestinal é **mais difícil de reconhecer quando em vista** *frontal,* mas frequentemente tem uma aparência mosqueada que se assemelha a gás misturado com material fecal (Figura 16.13)

- As pistas para ajudar a diferenciar a pneumatose do material fecal incluem
    - **Presença de gás mosqueado em uma área do abdome que provavelmente não contém colo intestinal**
    - **Ausência de mudança** na aparência do padrão mosqueado de distribuição de gases em imagens diversas em **posições diferentes**
- A Tabela 16.3 resume os sinais de ar na parede intestinal.

Tabela 16.3 Sinais de ar na parede intestinal.

Sinal	Observações
Radiolucência linear paralela ao contorno do ar no lúmen intestinal adjacente	Aparência quando vista de perfil
Aparência mosqueada que se assemelha a ar misturado com material fecal	Aparência quando em vista frontal; pode ocorrer em uma área do abdome em que não se espera a presença de colo; não muda com o tempo
Coleções de ar globulares, semelhantes a cistos, paralelas ao contorno do intestino	Condição benigna rara que afeta o colo, na maior parte das vezes o esquerdo

Causas e importância do ar na parede intestinal

- A pneumatose intestinal pode ser dividida em duas categorias principais
    - **Uma forma primária** rara chamada *pneumatose cistoide intestinal*, que costuma **afetar o colo esquerdo** e produz **coleções de ar semelhantes a cistos na submucosa ou na serosa** (Figura 16.14)
    - Uma **forma secundária mais comum** pode ocorrer em
        - **Doença pulmonar obstrutiva crônica**, presumivelmente secundária ao ar de bolhas rompidas que dissecam através do mediastino até o abdome
        - Doenças em que há **necrose da parede intestinal**, como
            - **Enterocolite necrosante** em lactentes (ver Figuras 16.12 e 16.13)
            - **Doença intestinal isquêmica** em adultos (Figura 16.15).

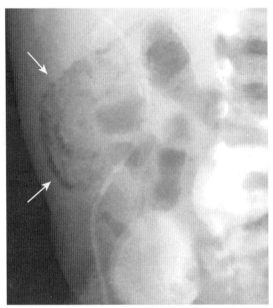

Figura 16.12 Pneumatose vista de perfil. A imagem aproximada do quadrante inferior direito de um lactente mostra uma fina lucência curvilínea que se assemelha ao lúmen do intestino adjacente (*setas brancas*), aparência característica do gás na parede intestinal quando vista em perfil. Em lactentes, a causa mais comum para esse achado é a **enterocolite necrosante**, uma doença encontrada principalmente em lactentes pré-termo, em que o íleo terminal é mais afetado (**ver Capítulo 28**). A pneumatose intestinal é patognomônica para enterocolite necrosante em lactentes.

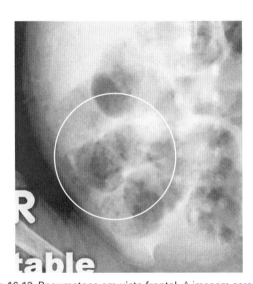

Figura 16.13 Pneumatose em vista frontal. A imagem aproximada do quadrante inferior direito em outro lactente mostra múltiplas lucências tênues e mosqueadas, que representam a aparência da pneumatose intestinal quando em vista frontal (*círculo branco*). A densidade tem a mesma aparência do ar misturado às fezes. Esta criança também tinha enterocolite necrosante.

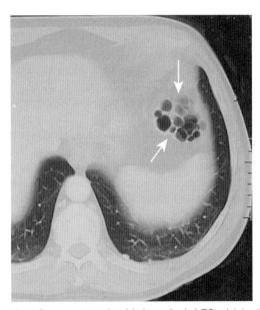

Figura 16.14 Pneumatose cistoide intestinal. A TC axial do abdome superior com janela para pulmões mostra um aglomerado de cistos com ar (*setas brancas contínuas*) associados ao colo esquerdo, característica da **pneumatose cistoide intestinal**, uma condição rara de etiologia desconhecida. Os cistos geralmente têm localização subserosa ou submucosa e o paciente costuma ser assintomático.

- **Lesões obstrutivas do intestino**, que aumentam a pressão intraluminal, como
  - **Doença de Hirschsprung ou estenose pilórica** em crianças
  - **Carcinomas obstrutivos** em adultos
- As **complicações da pneumatose intestinal** podem incluir
  - Ruptura na cavidade peritoneal levando ao ar livre intraperitoneal (**pneumoperitônio**)
  - Dissecção do ar para o sistema venoso portal (Figura 16.16).

SINAIS DE AR NO SISTEMA BILIAR

- O ar no sistema biliar se manifesta como **uma ou duas lucências ramificadas em forma de tubo no quadrante superior direito, recobrindo a porção central do fígado, em conformidade com a localização e a aparência dos ductos biliares principais** (ou seja, ducto comum, ducto cístico e/ou ductos hepáticos) (Figura 16.17)
- A Tabela 16.4 resume os sinais de **ar no sistema biliar**.

Causas de ar no sistema biliar

- O gás no sistema biliar **pode ser um achado "normal"** se o esfíncter da ampola hepatopancreática, que protege a entrada do ducto biliar comum no duodeno, estiver aberto (considerado "incompetente")
- **Esfincterotomia** prévia, como pode ser feita para possibilitar que cálculos biliares saiam do sistema ductal para o intestino
- A **cirurgia prévia,** que resulta no **reimplante do ducto biliar comum** em outra parte do intestino (ou seja, coledocoenterostomia), é frequentemente acompanhada pela presença persistente de gás no sistema ductal biliar

 Pontos importantes

- A **pneumatose intestinal associada a** doenças que produzem **necrose intestinal** geralmente é um **prognóstico mais ameaçador** do que a pneumatose associada a **lesões obstrutivas do intestino** ou a doença pulmonar obstrutiva crônica.

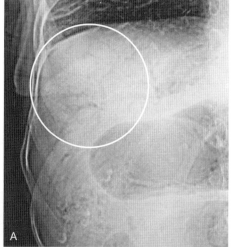
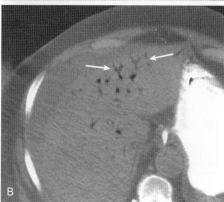

Figura 16.16 Gás venoso portal. **A**. Múltiplas pequenas estruturas negras ramificadas são visíveis na periferia do fígado (*círculo branco*). Trata-se do ar no sistema venoso portal, um achado mais associado à enterocolite necrosante em lactentes, mas que também pode ser observado em adultos, em geral na necrose intestinal. Ao contrário do ar no sistema biliar, esse ar é periférico em vez de central e apresenta diversos ramos, em vez das poucas estruturas tubulares observadas na pneumobilia. **B**. Esta imagem aproximada de TC axial do fígado mostra ar no sistema venoso portal (*setas brancas*) em um paciente com doença vascular mesentérica.

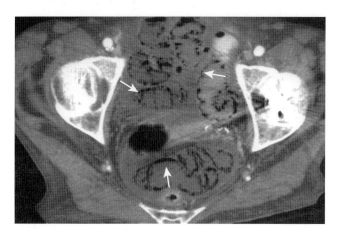

Figura 16.15 Necrose do intestino por isquemia mesentérica. A TC axial da pelve mostra múltiplas alças intestinais com coleções curvilíneas de ar em todas as suas paredes, de acordo com uma pneumatose (*setas brancas*). O paciente tinha isquemia generalizada do intestino por doença vascular mesentérica. A pneumatose resultante de necrose intestinal é um sinal ameaçador.

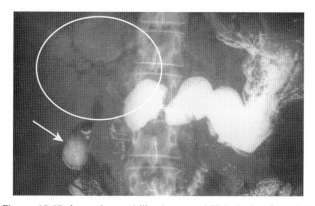

Figura 16.17 Ar na árvore biliar (pneumobilia). A vista frontal do abdome superior de uma seriografia de esôfago, estômago e duodeno mostra várias estruturas tubulares contendo ar sobre a porção central do fígado, consistentes com ar no sistema biliar (*círculo branco*). Observa-se também o bário que entrou na vesícula biliar a partir do intestino (*seta branca*). Este paciente tinha histórico de esfincterotomia por cálculos biliares, de modo que era esperado o refluxo de ar e bário para o sistema biliar.

Tabela 16.4 Sinais de ar nas vias biliares.
• Lucências ramificadas em forma de tubo no quadrante superior direito sobre o fígado
• As estruturas tubulares têm localização central e ocorrem em pequeno volume em comparação com o gás venoso portal, que tem localização periférica e preenche inúmeros vasos
• Pode-se observar ar no lúmen da vesícula biliar.

- As condições patológicas que podem produzir pneumobilia incluem **causas incomuns**, como

- **Íleo paralítico por cálculo biliar**, em que um **cálculo biliar sofre erosão através da parede da vesícula biliar** para o **duodeno** (em geral), produzindo uma **fístula entre o intestino e o sistema biliar**. O **cálculo biliar alcança o intestino delgado**, mais comumente no íleo terminal mais estreito, e produz uma obstrução mecânica (que tem sido historicamente chamada de "íleo paralítico", embora seja uma obstrução mecânica) (Figura 16.18)
- **Colangite piogênica formadora de gás**, particularmente por *Escherichia coli*.

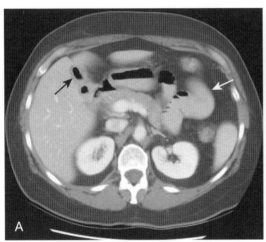 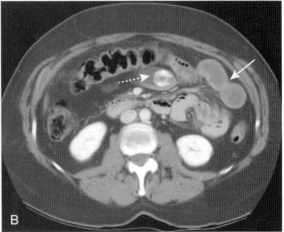

Figura 16.18 Íleo paralítico por cálculo biliar. Os três principais achados do íleo biliar estão presentes neste exame. **A**. A TC axial do abdome superior mostra **ar no lúmen da vesícula biliar** (*seta preta*) e o intestino delgado dilatado (*seta branca*), o que é consistente com uma **obstrução mecânica do intestino delgado**. **B**. Em um nível inferior, outra TC axial do abdome mostra um **grande cálculo biliar calcificado** no interior do intestino delgado (*seta branca tracejada*) e alças dilatadas proximais adicionais do intestino delgado (*seta branca contínua*).

Pontos a serem lembrados

- O gás no abdome, fora dos limites normais do intestino, é chamado de **ar extraluminal**
- Os quatro locais mais comuns de ocorrência de ar extraluminal são o ar intraperitoneal (**pneumoperitônio**, frequentemente chamado de **ar livre**); o ar retroperitoneal; o ar na parede intestinal (pneumatose); e o ar no sistema biliar (pneumobilia)
- Os três sinais principais de ar livre são ar abaixo do diafragma, visualização de ambos os lados da parede intestinal (**sinal de Rigler**) e visualização do ligamento falciforme
- As causas mais comuns de ar livre são úlcera péptica perfurada, traumatismo acidental ou iatrogênico, diverticulite perfurada e perfuração de um carcinoma, em geral do colo
- Os principais sinais de **ar extraperitoneal (retroperitoneal)** são uma aparência listrada e linear ou uma aparência mosqueada e manchada que delineia as estruturas extraperitoneais e sua posição relativamente fixa, movendo-se pouco ou nada com as alterações no posicionamento do paciente
- O ar extraperitoneal delineia as estruturas extraperitoneais, como os músculos psoas, os rins, a aorta e a veia cava inferior
- As causas do ar extraperitoneal incluem perfuração intestinal secundária à doença inflamatória ou ulcerativa; traumatismo contuso ou penetrante; manipulação iatrogênica; e ingestão de corpo estranho
- Os principais sinais de **ar na parede intestinal** incluem radiolucências lineares paralelas ao contorno do ar no lúmen intestinal adjacente, uma aparência mosqueada que se assemelha ao ar misturado com material fecal; ou, raramente, coleções de ar globulares semelhantes a cistos paralelas ao contorno do intestino
- As causas de ar na parede intestinal (**pneumatose intestinal**) incluem uma forma primária rara chamada **pneumatose cistoide intestinal**. Uma forma secundária mais comum inclui doenças em que há **necrose da parede intestinal**, como a enterocolite necrosante em lactentes; a doença isquêmica do intestino em adultos; e lesões obstrutivas do intestino que aumentam a pressão intraluminal, como a doença de Hirschsprung, em crianças, e carcinomas obstrutivos, em adultos
- A pneumatose intestinal associada a doenças que produzem necrose do intestino geralmente é um sinal prognóstico **mais ameaçador** do que a pneumatose associada a lesões obstrutivas do intestino ou doença pulmonar obstrutiva crônica
- Os sinais de **ar no sistema biliar** incluem lucências ramificadas em forma de tubo no quadrante superior direito sobre o fígado, com localização central e em pequeno volume, e gás no lúmen da vesícula biliar
- As causas da pneumobilia incluem incompetência do esfíncter da ampola hepatopancreática; esfincterotomia prévia; cirurgia prévia que resultou no reimplante do ducto biliar comum em outra parte do intestino; e íleo paralítico por cálculo biliar
- A tríade de achados no **íleo paralítico por cálculo biliar** são ar no sistema biliar, obstrução do intestino delgado e visualização do cálculo biliar propriamente dito.

17

Como Reconhecer Calcificações Anormais e Suas Causas

- As calcificações de tecidos moles se prestam a uma abordagem sistemática que reúne um grupo diverso de doenças. Embora este capítulo se concentre nas calcificações abdominais, os mesmos princípios e a mesma abordagem se aplicam à calcificação distrófica encontrada em qualquer parte do corpo
- A maior parte das calcificações de tecidos moles ocorre em tecidos já anormais, sendo chamada de *calcificação distrófica*
- A **natureza da maior parte das calcificações pode ser determinada examinando-se duas de suas características**
    - Seu **padrão de calcificação**
    - Sua **localização anatômica**
        - A TC pode facilmente identificar a localização dessas calcificações.

PADRÕES DE CALCIFICAÇÃO

Pontos importantes

- As calcificações **tendem a ocorrer em um de quatro padrões distintos**, dependendo do tipo de estrutura que calcificou
- Os padrões são
    - **Em halo**
    - **Linear ou em trilho de trem**
    - **Lamelar (ou laminar)**
    - **Em nuvem, amorfa ou em pipoca**.

Calcificação em halo

- A calcificação em halo implica uma calcificação na **parede de uma víscera oca,** que, nesse contexto, significa uma estrutura que contém líquido, gordura ou ar e é cercada por uma parede externa
- Exemplos de estruturas que manifestam calcificações em halo incluem
    - **Cistos:** a calcificação em qualquer um dos seguintes é relativamente incomum
        - **Cistos renais**
        - **Cistos esplênicos**
        - E **locais extra-abdominais** como
            - Cistos mediastinais, como cistos pericárdicos e brônquicos (Figura 17.1)
            - Cistos poplíteos
    - **Aneurismas**
        - **Aneurismas da aorta**
            - Estes às vezes podem ser reconhecidos em radiografias da coluna lombar, em especial na incidência perfil
                - A aorta abdominal **costuma** medir menos de **3 cm de diâmetro**, o que requer que as paredes opostas estejam visíveis (Figura 17.2)

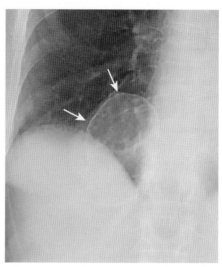

Figura 17.1 Cisto pericárdico calcificado. Uma calcificação em halo (*setas brancas*) identifica a estrutura que contém a calcificação como sendo cística ou sacular. A localização da calcificação é ideal para um cisto pericárdico, o qual quase sempre ocorre no lado direito e costuma ser assintomático, sendo descoberto quando uma radiografia de tórax é realizada por outro motivo.

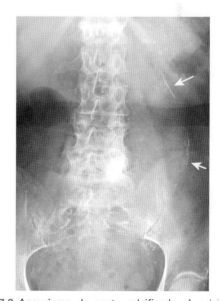

Figura 17.2 Aneurisma da aorta calcificado. A calcificação na parede da aorta abdominal é um achado comum na aterosclerose, em especial em pessoas com diabetes melito. Neste paciente, a aorta mostra uma calcificação em halo (*setas brancas*). A parede oposta também está calcificada, mas se sobrepõe à coluna vertebral, razão pela qual as calcificações aórticas geralmente são mais fáceis de serem identificadas em radiografias de abdome em incidência lateral. Quando o diâmetro da aorta abdominal excede seu diâmetro normal em mais de 50%, há um aneurisma.

- **Aneurismas da artéria esplênica** ou **artéria renal**
- E **locais extra-abdominais** como
  - Aneurismas da artéria femoral
  - Aneurismas cerebrais
- **Órgãos saculares**, como a vesícula biliar ou a bexiga
  - **Vesícula biliar em porcelana**
    - Esta entidade incomum (nomeada pelo aspecto macroscópico semelhante à porcelana da vesícula biliar), que ocorre com a **inflamação crônica** e a **estase** da vesícula biliar, está associada a **cálculos biliares** em mais de 90% dos casos. É possível que esteja associada a um aumento na incidência de carcinoma da vesícula biliar (Figura 17.3)
  - **Bexiga**
    - A calcificação da parede da bexiga é uma ocorrência incomum em doenças como a **esquistossomose**, o **câncer de bexiga** e a **tuberculose**
- A Tabela 17.1 destaca as principais observações sobre as calcificações em halo.

Calcificação linear ou em trilho de trem

- A calcificação linear ou em trilho de trem implica uma **calcificação que ocorreu nas paredes de estruturas tubulares** (Figura 17.4)
- Os exemplos incluem calcificações nas paredes de
  - **Artérias**
    - **Comum na aterosclerose,** podendo ser observada em qualquer parte do corpo
  - **Estruturas tubulares**
    - **Tubas uterinas e ductos deferentes**
      - Observados com mais frequência em diabéticos (Figura 17.5)
    - **Ureter**
      - Achado incomum observado na esquistossomose e, ainda mais raramente, na tuberculose
  - **Paredes de veias não se calcificam**
    - Nas veias, **trombos longos e lineares ou pequenos trombos focais** (estes chamados de *flebólitos*) podem calcificar-se (ver Figura 13.18)
- A Tabela 17.2 destaca as principais observações sobre as calcificações lineares ou em trilho de trem.

Calcificação lamelar ou laminar

- A calcificação lamelar (ou laminar) indica uma calcificação que se **forma ao redor de um nicho no interior de um lúmen oco,** o qual se refere a uma estrutura como a vesícula biliar ou a bexiga, que contém líquido
- Calcificações lamelares ou estratificadas em geral são chamadas de **pedras** ou **cálculos** e incluem
  - **Cálculos renais**

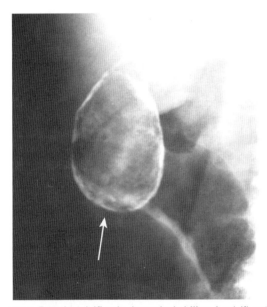

Figura 17.3 Parede calcificada da vesícula biliar. A calcificação em halo (*seta branca*) a identifica como aquela que ocorre na parede de um cisto ou órgão sacular. A calcificação está no quadrante superior direito, a localização da vesícula biliar. Trata-se de uma **vesícula biliar em porcelana**, assim chamada por causa de sua cor azulada e natureza quebradiça no momento da cirurgia.

Tabela 17.1 Calcificações em halo.	
Órgão de origem	**Observações**
Cisto renal	Calcificações espessas e irregulares, embora raras, podem indicar a presença de carcinoma de células renais
Cistos esplênicos	Podem ser manifestação de cisto hidático, traumatismo antigo ou infecção prévia
Aneurismas de aorta	Ocorrem com mais frequência em diabéticos com aterosclerose avançada
Vesícula biliar	Associados a estase crônica; chamada de *vesícula biliar em porcelana* por sua aparência macroscópica; possível incidência ligeiramente maior de carcinoma da vesícula biliar

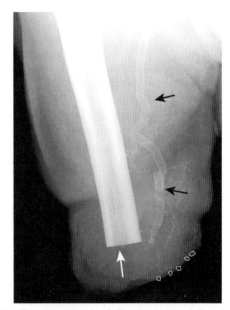

Figura 17.4 Parede arterial calcificada. Uma calcificação linear ou em trilho de trem na coxa (*setas pretas*) indica uma calcificação que ocorreu nas paredes de estruturas tubulares. Neste local, trata-se de uma calcificação da artéria femoral. Essa calcificação ocorre na parede de artérias, não de veias, e em geral é secundária à aterosclerose, sendo frequentemente associada ao diabetes, ou em pacientes com doença renal crônica. Este paciente experimentou uma das complicações do diabetes e foi submetido à amputação acima do joelho (*seta branca*) da perna gangrenada.

CAPÍTULO 17 Como Reconhecer Calcificações Anormais e Suas Causas

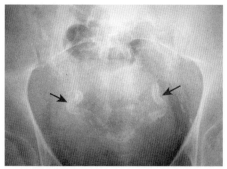

Figura 17.5 Calcificação do ducto deferente. Este paciente do sexo masculino apresenta duas calcificações em trilho de trem (*setas pretas*), localizadas simetricamente em cada lado da bexiga, que terminam na uretra. O tipo de calcificação identifica a ocorrência na parede de uma estrutura tubular. Já a localização a identifica como uma calcificação nas paredes dos ductos deferentes, que costuma ocorrer com mais frequência e mais precocemente em diabéticos do que como um processo degenerativo natural.

Tabela 17.2 Calcificações lineares ou em trilho de trem.

Órgão de origem	Observações
Paredes de pequenas artérias	Principalmente observadas na aterosclerose acelerada pelo diabetes e pela doença renal
Tubas uterinas ou ductos deferentes	Geralmente aceleradas pelo diabetes
Ureteres	Ocorrência incomum descrita na esquistossomose e, raramente, na tuberculose

> **Pontos importantes**
>
> - A **calcificação em camadas concêntricas** começa com um nicho central em torno do qual camadas alternadas de material calcificado e não calcificado se formam em razão do movimento prolongado do cálculo no interior da víscera oca (Figura 17.6).

- A TC deve ser o exame escolhido para detectar cálculos renais e ureterais
- As radiografias convencionais têm sensibilidade de cerca de 50 a 60% apenas para exibir cálculos renais, apesar de aproximadamente 90% dos cálculos renais conterem cálcio (Figura 17.7)
- **Cálculos biliares**
    - A **ultrassonografia** é o exame de escolha para a detecção de cálculos biliares
    - Cerca de 10 a 15% dos cálculos biliares apenas contêm calcificação suficiente para serem visíveis em radiografias convencionais (Figura 17.8)
- **Cálculos vesicais**
    - Os cálculos vesicais em geral se desenvolvem secundariamente à **obstrução crônica da saída da bexiga**; são muito suscetíveis ao desenvolvimento de laminação (Figura 17.9)
- A Tabela 17.3 destaca as principais observações em relação às calcificações laminares ou lamelares.

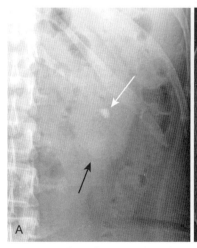

Figura 17.6 Cálculo biliar com calcificação lamelar. Observa-se uma calcificação lamelar no quadrante superior direito (*seta preta*). As bandas alternadas de cálcio e material menos denso identificam-no como um cálculo que se formou em uma víscera nessa região. A localização anatômica o coloca na região da vesícula biliar. A ultrassonografia é a modalidade de imagem mais precisa para detectar cálculos biliares.

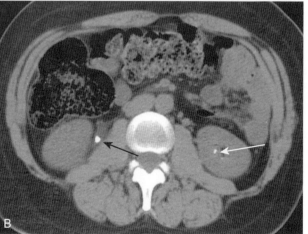

Figura 17.7 Cálculo renal: radiografia convencional e tomografia computadorizada axial. A. Uma calcificação (*seta branca*) recobre a sombra do rim esquerdo (*seta preta*). Embora seja muito pequena para determinar se há laminação, sua localização sugere um cálculo renal. **B.** Em um paciente diferente, uma imagem de TC axial sem contraste chamada de "pesquisa de cálculo" revela uma grande calcificação no ureter proximal direito (*seta preta*) e várias calcificações menores no sistema coletor intrarrenal esquerdo (*seta branca*). Por causa de sua maior sensibilidade, a pesquisa de cálculo feita via TC sem contraste intravenoso substituiu a radiografia convencional na identificação de cálculos renais e ureterais.

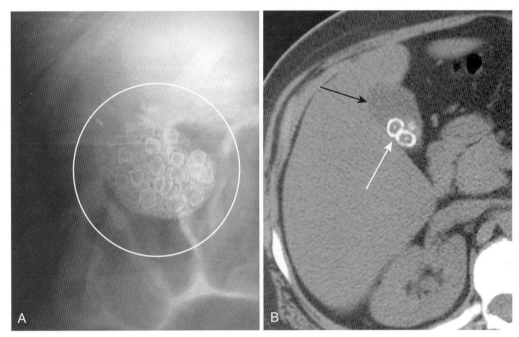

Figura 17.8 Cálculos biliares: radiografias convencionais e tomografia computadorizada axial. **A**. Calcificações lamelares múltiplas (*círculo branco*) apresentam bordas entrelaçadas, sugerindo que todas se formaram em uma víscera oca, próximas umas das outras. São chamadas de *cálculos facetados* por suas formas características. **B**. Em um paciente diferente, uma imagem aproximada de TC axial sem contraste do quadrante superior direito mostra vários cálculos biliares (*seta branca*), dois dos quais têm claramente um nicho central rodeado por anéis concêntricos laminados de material calcificado e não calcificado. A vesícula biliar (*seta preta*) contém gorduras biliares e é menos densa do que o fígado adjacente.

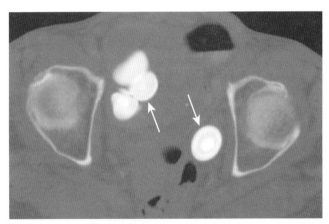

Figura 17.9 Cálculos vesicais. Observam-se calcificações lamelares (*setas brancas*) nesta TC axial na altura da pelve e em janela para melhor evidenciar as laminações, as quais indicam que essas calcificações se formaram no interior de uma víscera oca. A localização anatômica desses cálculos os coloca na bexiga.

Calcificação em nuvem, amorfa ou em pipoca

- A calcificação em nuvem, amorfa ou em pipoca é uma calcificação que se **formou no interior de um órgão sólido ou tumor,** e os exemplos incluem
  - **Corpo do pâncreas**
    - Patognomônica para pancreatite crônica (Figura 17.10)
  - **Leiomiomas do útero**
    - Miomas uterinos ou leiomiomas muito comumente se degeneram e calcificam com o tempo (Figura 17.11)

> **! Armadilhas no diagnóstico**
>
> Às vezes, o **crescimento de um tumor sólido excede a capacidade de seu próprio suprimento sanguíneo. Com isso, o centro do tumor sofre necrose e** deixa apenas uma "casca externa" viável. A calcificação subsequente será mais **em halo do que amorfa**. Os miomas uterinos são especialmente propensos a ter essa aparência (Figura 17.12).

- **Linfonodos**
  - Podem calcificar-se em qualquer parte do corpo, principalmente em decorrência de infecção granulomatosa prévia, como tuberculose antiga (**ver Figura 11.15A**)
- **Rins**
  - A **nefrocalcinose medular** é uma calcificação macroscópica depositada nas pirâmides da medula renal, sendo em geral secundária a um distúrbio metabólico, como o hiperparatireoidismo (Figura 17.13)

Tabela 17.3 Calcificações laminares ou lamelares.

Órgão de origem	Observações
Rins	A maior parte dos cálculos renais calcificados é composta por cristais de oxalato de cálcio; principalmente decorrentes de estase e infecção
Vesícula biliar	A maior parte dos cálculos biliares calcificados é composta por bilirrubinato de cálcio; decorrentes de infecção crônica e estase
Bexiga	A maior parte dos cálculos vesicais contém cristais de urato; mais frequentemente decorrentes de obstrução da saída

CAPÍTULO 17 Como Reconhecer Calcificações Anormais e Suas Causas

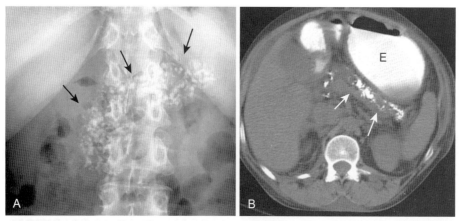

Figura 17.10 Pancreatite cálcica crônica: radiografia convencional e tomografia computadorizada axial. **A**. Uma imagem aproximada do abdome superior em uma radiografia convencional mostra calcificações amorfas (*setas pretas*), sugerindo calcificação em um órgão sólido ou tumor. A distribuição anatômica da calcificação corresponde à localização do pâncreas. **B**. Em outro paciente, uma imagem sem contraste do abdome superior mostra calcificações distribuídas ao longo do corpo e da cauda do pâncreas (*setas brancas*). Existe contraste oral no estômago (*E*). Essas calcificações são patognomônicas da pancreatite crônica, uma doença irreversível que ocorre principalmente em razão do alcoolismo e que leva à atrofia da glândula e ao diabetes.

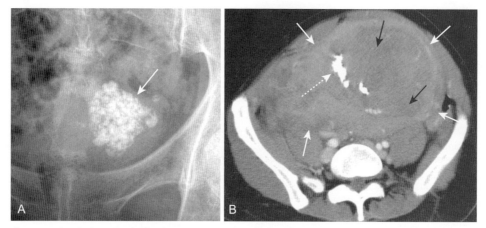

Figura 17.11 Leiomioma uterino (mioma) calcificado em radiografia convencional e tomografia computadorizada. **A**. Há uma calcificação amorfa ou "em pipoca" (*seta branca*) na pelve desta mulher de 48 anos. O tipo de calcificação sugere a formação em um órgão sólido ou tumor. Esta é a localização anatômica e a aparência clássica dos leiomiomas uterinos (miomas) calcificados. **B**. A TC em outra paciente mostra grandes miomas uterinos (*setas brancas contínuas*), com porções necrosadas (*setas pretas contínuas*) e calcificadas (*seta branca tracejada*). Deve-se escolher a ultrassonografia para o diagnóstico de miomas uterinos.

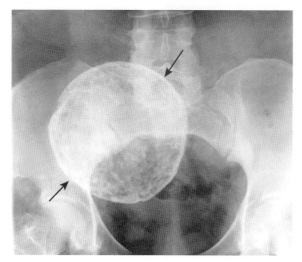

Figura 17.12 Halo calcificado no leiomioma uterino. Esta é uma calcificação em halo (*setas pretas*) na pelve de uma paciente do sexo feminino, de modo que seria apropriado considerar que essa calcificação se formou na parede de uma víscera oca ou uma estrutura sacular, como um cisto. Na verdade, esse é um padrão característico de calcificação na parede externa de um leiomioma uterino (mioma) degenerado. Trata-se de uma calcificação em halo, mas a estrutura em que ela se formou originalmente era sólida. As lesões císticas do ovário podem produzir uma aparência semelhante, e a ultrassonografia da pelve seria o ideal para identificar o órgão de origem.

- **Adenocarcinomas produtores de mucina** do estômago, ovário e colo podem calcificar-se tanto nas células tumorais primárias quanto em depósitos metastáticos (Figura 17.14)

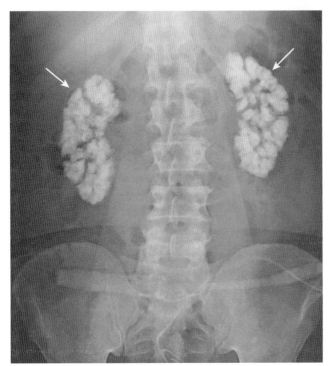

Figura 17.13 Nefrocalcinose medular (nefropatia hipercalcêmica). Observam-se calcificações em nuvem bilateralmente (*setas brancas*), sugerindo que se formaram no interior de um órgão sólido ou tumor. Elas estão de acordo com as localizações anatômicas dos sistemas coletores renais. Este caso envolve uma nefrocalcinose medular, uma condição associada à hipercalcemia. Este paciente apresentava hiperparatireoidismo primário, a causa mais comum de nefrocalcinose em adultos.

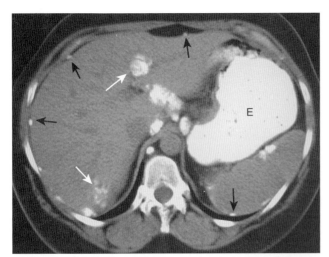

Figura 17.14 Metástases ovarianas calcificadas. A TC axial sem contraste do abdome superior mostra múltiplas calcificações amorfas, algumas no interior do fígado (*setas brancas*) e outras perfurando a superfície peritoneal do abdome (*setas pretas*). Esta paciente tinha um adenocarcinoma de ovário produtor de mucina com metástase para o peritônio e o fígado. Tumores produtores de mucina do estômago e colo também podem produzir metástases calcificadas, mas a neoplasia ovariana seria a causa mais comum de metástase para o peritônio. Há contraste oral no estômago (*E*).

- E, fora do abdome, em estruturas como
  - **Meningiomas** (ver Figura 27.29)
- A Tabela 17.4 destaca as principais observações sobre calcificações amorfas, em nuvem ou em pipoca
- A Tabela 17.5 resume os principais achados dos quatro padrões de calcificação anormal.

> **Pontos importantes**
>
> - Independentemente da causa, a presença de calcificação indica um processo subagudo ou crônico.

LOCALIZAÇÃO DA CALCIFICAÇÃO

- Identificar o **padrão** de calcificação ajuda a identificar seu tipo
- Identificar a **localização** anatômica da calcificação ajuda a identificar seu **órgão ou tecido de origem**
  - Combinar o **tipo** de calcificação com sua **localização anatômica** deve identificar a **causa** da maior parte das calcificações patológicas
- A Tabela 17.6 resume alguns dos possíveis locais de calcificação no abdome.

Tabela 17.4 Calcificações amorfas, em nuvem ou em pipoca.

Órgão de origem	Observações
Pâncreas	Pancreatite crônica, frequentemente secundária ao alcoolismo
Miomas uterinos (leiomiomas)	Os miomas em degeneração calcificam-se
Tumores produtores de mucina	Tumores produtores de mucina do ovário, estômago ou colo podem calcificar-se, assim como suas metástases
Meningiomas	O tumor cerebral extra-axial benigno de pacientes idosos calcifica-se em cerca de 20% dos casos

Tabela 17.5 Como identificar os quatro tipos de calcificação anormal.

Tipo de calcificação	Significado	Exemplos
Em halo	Formada na parede de vísceras ocas	Cistos, aneurismas, parede da vesícula biliar
Linear ou em trilho de trem	Formada nas paredes de estruturas tubulares	Ureteres, artérias
Lamelar ou laminar	Formada nos cálculos	Cálculos renais, de vesícula biliar e vesicais
Amorfa, em nuvem, em pipoca	Formada em um órgão sólido ou tumor	Miomas uterinos; alguns tumores produtores de mucina

CAPÍTULO 17 Como Reconhecer Calcificações Anormais e Suas Causas

Tabela 17.6 Localização.

Quadrante anatômico no abdome	Padrão de calcificação	Possível órgão de origem	Causa
QSD	Em halo	Parede da vesícula biliar	Infecção crônica
	Em trilho de trem	Artéria hepática	Aterosclerose
	Laminar	Vesícula biliar	Cálculos biliares
	Amorfa	Cabeça do pâncreas	Pancreatite crônica
QSE	Em halo	Cistos esplênicos	Infecção amebiana
	Em trilho de trem	Artéria esplênica	Aterosclerose
	Laminar	Rim	Cálculo renal
	Amorfa	Cauda do pâncreas	Pancreatite crônica
QID	Em halo	Artéria ilíaca	Aneurisma da artéria ilíaca
	Em trilho de trem	Artéria ilíaca	Aterosclerose
	Laminar	Apêndice	Apendicólito
	Amorfa	Útero	Miomas
QIE	Em halo	Artéria ilíaca	Aneurisma da artéria ilíaca
	Em trilho de trem	Artéria ilíaca	Aterosclerose
	Laminar		
	Amorfa	Útero ou ovários	Tumor ovariano

QIE, quadrante inferior esquerdo; QSE, quadrante superior esquerdo; QID, quadrante inferior direito; QSD, quadrante superior direito.

Pontos a serem lembrados

- As calcificações de tecidos moles podem ser caracterizadas pelo padrão de sua calcificação e pela sua localização anatômica
- Existem quatro padrões distintos: (1) em halo; (2) linear ou em trilho; (3) lamelar (ou laminar); e (4) em nuvem, amorfa ou em pipoca
- As **calcificações em halo** indicam uma calcificação que ocorreu na parede de uma víscera oca (i. e., uma estrutura sacular contendo líquido)
- Exemplos de calcificações em halo incluem as paredes de cistos, aneurismas ou órgãos saculares, como a vesícula biliar
- **Calcificações lineares ou em trilho de trem** indicam calcificações que ocorreram nas paredes de estruturas tubulares
- Exemplos de calcificações em trilho de trem incluem as paredes de artérias e estruturas tubulares, como ureteres, tubas uterinas e ductos deferentes
- **Calcificações lamelares (ou laminares)** indicam calcificações que se formam em torno de um nicho no interior de um lúmen oco (geralmente contendo líquido)
- Exemplos de calcificações lamelares incluem cálculos renais, cálculos biliares e cálculos vesicais
- A **calcificação em nuvem, amorfa ou em pipoca** é aquela que se formou no interior de um órgão sólido ou tumor
- Exemplos de calcificações amorfas ou em pipoca incluem pancreatite, leiomiomas do útero, doença inflamatória antiga nos linfonodos e adenocarcinomas produtores de mucina
- Combinar o tipo de calcificação com sua localização anatômica deve identificar a causa da maior parte das calcificações patológicas. A TC irá mostrar facilmente sua localização anatômica.

18

Como Reconhecer Anormalidades Gastrintestinais, Hepatobiliares e do Trato Urinário

- Neste capítulo, aprende-se a reconhecer algumas das anormalidades mais comuns do abdome. Também serão discutidas anormalidades hepáticas específicas. O Capítulo 19, que aborda a ultrassonografia, descreve algumas das anormalidades biliares e pélvicas mais comuns.

EXAME CONTRASTADO DO TRATO GASTRINTESTINAL

- A TC, a ultrassonografia e a RM essencialmente substituíram a radiografia convencional e, em muitos casos, os exames com bário na avaliação do trato gastrintestinal (GI) e dos órgãos abdominais viscerais.

ESÔFAGO

- O exame do esôfago com contraste único e/ou duplo é realizado com o paciente ingerindo bário líquido, isoladamente (**contraste único**) ou acompanhado de um agente produtor de gases que forneça o "ar" no **exame de duplo contraste**. Como as técnicas de contraste simples e duplo têm seus próprios pontos fortes, muitos esofagogramas são realizados com **ambas** as técnicas: é o chamado **exame bifásico**
- A **videoesofagografia (análise da deglutição por vídeo)** é um exame do **mecanismo de deglutição**, em geral realizado com fluoroscopia e capturado com frequência de maneira dinâmica digitalmente, em vídeo ou em filme. Este é o exame de escolha para diagnosticar e documentar a **broncoaspiração**, na qual as substâncias ingeridas passam para a traqueia abaixo do nível das pregas vocais (Figura 18.1) (Vídeo 18.1)
- A **observação fluoroscópica** do esôfago também pode **revelar anormalidades na motilidade esofágica.** Por exemplo, as **ondas terciárias** são uma anormalidade comum, mas inespecífica, da motilidade esofágica, representando contrações desordenadas e não propulsivas do esôfago. Elas podem ser observadas fluoroscopicamente e capturadas em *spot films* (radiografias localizadas) (Vídeo 18.2).

Carcinoma esofágico

- O carcinoma esofágico continua tendo um **prognóstico muito ruim**, pois mais de **50% dos pacientes já apresentam metástases na apresentação inicial**. A **falta de uma serosa esofágica** e o **rico suprimento de vasos linfáticos** auxiliam em sua expansão e disseminação. O uso prolongado de álcool e tabaco está associado a maior risco de aparecimento desse tipo de câncer
- As neoplasias esofágicas são **carcinomas de células escamosas** ou **adenocarcinomas**, estando os últimos **aumentados em prevalência**. Os **adenocarcinomas** surgem no epitélio esofágico que sofreu metaplasia, passando de **epitélio escamoso a epitélio colunar (esôfago de Barrett)**, um processo no qual o **refluxo gastresofágico (RGE) desempenha um papel importante**
- Os esofagogramas **costumam ser o exame inicial** em pacientes com sintomas como disfagia e sugerem esse diagnóstico
- Os carcinomas esofágicos podem **aparecer de uma ou de várias formas** (Figura 18.2). Na maior parte das vezes, eles se manifestam como mistura de vários desses padrões.

Hérnia de hiato e refluxo gastresofágico (RGE)

- As hérnias de hiato são divididas nos **tipos por deslizamento** (quase todas), em que a **junção esofagogástrica fica acima do diafragma**, ou **paraesofágico (1%)**, em que **uma parte do estômago hernia por meio do hiato esofágico, mas a junção esofagogástrica permanece abaixo do diafragma**. Em geral, a incidência de hérnia de hiato aumenta com a idade

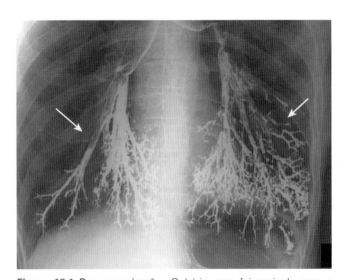

Figura 18.1 Broncoaspiração. O bário, que foi aspirado para a traqueia no início de uma seriografia de esôfago, estômago e duodeno, delineia a árvore brônquica nos lobos inferiores (*setas brancas*). Ele é inerte e não causou nenhum sintoma adicional que o paciente já não apresentasse ao aspirar suas próprias secreções. Demorou, mas quase todo o bário foi reabsorvido, restando apenas uma pequena quantidade.

CAPÍTULO 18 Como Reconhecer Anormalidades Gastrintestinais, Hepatobiliares e do Trato Urinário

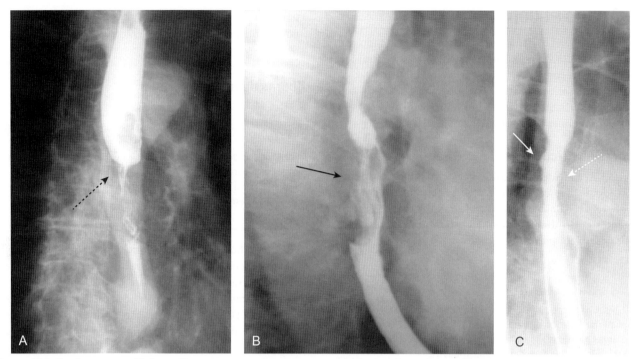

Figura 18.2 Carcinomas esofágicos. Observam-se esofagogramas com bário de três pacientes diferentes, que apresentam carcinomas esofágicos de aparências distintas. **A.** Há uma lesão **anular constritora** no meio do esôfago (*seta preta tracejada*). O tumor circunda o lúmen normal e, neste caso, obstrui o mesmo quase completamente. **B. Massa polipoide** surge da parede lateral direita do esôfago e desloca o bário em torno dela (*seta preta contínua*). **C.** Este carcinoma parece mais superficial, tornando o contorno da parede **irregular** e **rígido** (*seta branca tracejada*). Ele contém uma pequena **ulceração** (*seta branca contínua*). Observe que, ao longo deste capítulo, o bário pode ser mostrado em branco ou preto.

- **A maior parte das hérnias de hiato é assintomática**, mas há uma associação entre a presença de algumas hérnias de hiato e o **refluxo gastresofágico** clinicamente significativo
    - O refluxo gastresofágico também ocorre em pacientes sem hérnia de hiato visível, em geral em razão de alguma disfunção do esfíncter esofágico inferior que costuma atuar evitando que o ácido gástrico reflua repetidamente para o esôfago
- O **refluxo gastresofágico pode ficar evidente durante a fluoroscopia,** quando o bário se move retrogradamente do estômago para o esôfago; contudo, o refluxo é intermitente, de modo que pode não ocorrer durante o curso do exame. Essa ausência de refluxo durante o exame **não exclui refluxo,** enquanto a presença de refluxo também **não indica necessariamente que o paciente tenha as complicações do RGE** (*i. e.,* esofagite, estenose e esôfago de Barrett).

> **Pontos importantes**
>
> - **Os achados radiológicos da hérnia de hiato incluem:**
>   - **Uma área bulbosa** do esôfago distal contendo contraste oral no nível do diafragma, com **falha do esôfago em estreita**r em múltiplas imagens **ao atravessar o hiato esofágico do diafragma**
>   - **Extensão de múltiplas pregas gástricas acima do diafragma**
>   - Às vezes, a visualização de um defeito de enchimento circunferencial fino no esôfago distal, denominado **anel de Schatzki** (Figura 18.3).

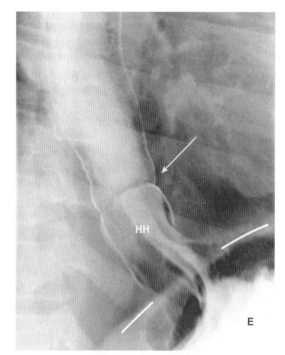

Figura 18.3 Hérnia de hiato. O estômago (*E*) se estende acima do nível do diafragma (*linha branca*) como uma hérnia de hiato (*HH*). As pregas gástricas são vistas irradiando do estômago para a hérnia. Observe que o esôfago não se estreita como costuma acontecer ao passar pelo hiato esofágico. Um **anel de Schatzki** (*seta branca contínua*) marca a posição da junção esofagogástrica, com sua aparência acima do diafragma indicando automaticamente a presença de uma hérnia de hiato por deslizamento.

ESTÔMAGO E DUODENO

- Na atualidade, o lúmen do estômago é mais estudado com endoscopia alta, e a espessura da parede e as estruturas fora do estômago com TC do abdome com contraste oral. No entanto, as seriografias bifásicas do esôfago, estômago e duodeno permanecem sendo um exame sensível, de baixo custo, prontamente disponível e não invasivo.

Úlceras gástricas

- Nos EUA, a incidência de **úlcera gástrica está diminuindo**. Em adultos, a infecção por *H. pylori* é responsável por quase três em cada quatro casos de úlcera gástrica, enquanto os **agentes anti-inflamatórios não esteroides** são responsáveis pela maior parte dos restantes.

 Pontos importantes

- A maior parte das úlceras ocorre na **curvatura menor** ou na **parede posterior** na região do **corpo ou antro**. Cerca de **95% de todas as úlceras gástricas são benignas**, enquanto os outros **5% representarão ulcerações de neoplasias gástricas** (Figura 18.4).

Carcinoma gástrico

- Houve um **declínio** drástico **na incidência de carcinoma gástrico nos EUA. A mortalidade, no entanto, permanece bastante alta**, pois os carcinomas gástricos não costumam ser diagnosticados até que tenham se disseminado. A maior parte destes (na verdade, são adenocarcinomas) **ocorre no terço distal do estômago**, ao longo da **curvatura menor**
- A seriografia de esôfago, estômago e duodeno de duplo contraste e a TC do abdome podem evidenciar carcinomas gástricos. A TC é usada para determinar a extensão do tumor e o grau de disseminação
- Os carcinomas gástricos podem ser **polipoides, infiltrantes** (*i. e.*, **linite plástica**) **ou ulcerativos** (Figura 18.5)
- Outras lesões de massa podem se assemelhar ao carcinoma gástrico, incluindo **leiomiomas**, uma lesão benigna da parede que caracteristicamente ulcera, e o **linfoma**, que pode produzir pregas difusamente espessadas ou múltiplas massas no estômago.

Úlceras duodenais

 Pontos importantes

- As úlceras duodenais são de duas a três vezes mais comuns do que as úlceras gástricas. Em sua maioria, ocorrem na **ampola duodenal**, com a maior parte na **parede anterior** desta. Elas são **predominantemente causadas pela infecção por** *H. pylori* (85 a 95%)

- A seriografia de esôfago, estômago e duodeno de duplo contraste tem uma sensibilidade que excede 90% na detecção de úlceras duodenais (Figura 18.6)
- As **complicações** das úlceras duodenais, mais bem demonstradas pela TC, incluem **obstrução**, **perfuração** (na cavidade peritoneal), **penetração** (p. ex., no pâncreas) ou **hemorragia** (Figura 18.7).

INTESTINOS GROSSO E DELGADO

Considerações gerais

- São necessárias opacificação e distensão do lúmen intestinal para uma avaliação adequada do intestino, independentemente da modalidade usada
- Portanto, **costuma-se utilizar contraste oral**, frequentemente administrado em doses divididas ao longo do tempo para possibilitar que o contraste inicial alcance o colo enquanto o contraste posterior opacifica o estômago **na maior parte das TC de abdome**. As exceções podem incluir os estudos realizados para **traumatismo, estudos de pesquisa de cálculos** e estudos especificamente direcionados à avaliação de estruturas vasculares, como a **aorta**. O contraste oral usado em exames de TC é uma solução diluída contendo bário ou contraste iodado.

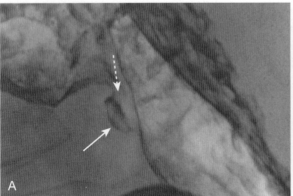
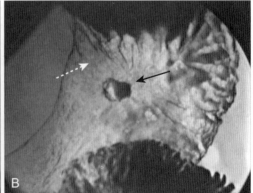

Figura 18.4 Úlcera gástrica benigna da curvatura menor. Observe que o bário é representado em preto nestas imagens. **A**. Na incidência em perfil, observa-se uma grande coleção de bário, que se projeta além do contorno esperado para o corpo do estômago ao longo da curvatura menor, representando uma úlcera gástrica (*seta branca contínua*). Um amontoado de tecido edematoso, denominado **colar de úlcera**, envolve a úlcera (*seta branca tracejada*). **B**. Na incidência AP, observam-se múltiplas pregas gástricas (*seta branca tracejada*), que irradiam para a margem da úlcera, bem como uma coleção central (*seta preta*), que representa a úlcera em si. Neste caso, a úlcera gástrica era benigna.

CAPÍTULO 18 Como Reconhecer Anormalidades Gastrintestinais, Hepatobiliares e do Trato Urinário

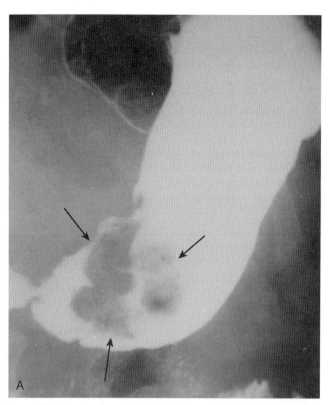
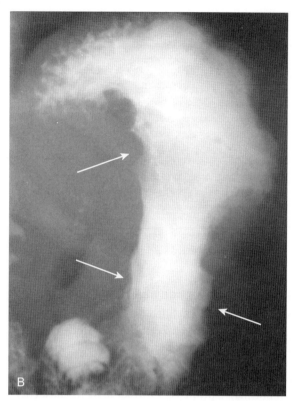

Figura 18.5 Carcinoma gástrico. A. Um grande defeito de enchimento polipoide e ulceroso no antro do estômago desloca o bário em torno dele (*setas pretas contínuas*). Tratava-se de um adenocarcinoma do estômago. **B.** Todo o corpo do estômago apresenta ausência de distensibilidade, perdendo a motilidade que todas as partes do trato gastrintestinal costumam apresentar quando preenchidas por bário e/ou por volume suficiente de ar. Em vez disso, as paredes do estômago são côncavas (*setas brancas*) e **rígidas**, um sinal de malignidade. Esta é a aparência típica da **linite plástica**, causada por um adenocarcinoma infiltrante do estômago.

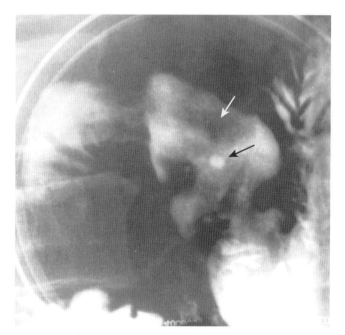

Figura 18.6 Úlcera duodenal aguda. Há uma coleção de bário (*seta preta*) na parede anterior da ampola duodenal, que se mostra **persistente** em uma série de outras imagens, circundada por uma **zona de edema** (*seta branca*) que desloca o bário ao redor da base da úlcera. Essa coleção é característica de uma úlcera duodenal aguda. Quando as úlceras duodenais cicatrizam, é provável ocorrerem cicatrizes que deformam o contorno triangular normal da ampola.

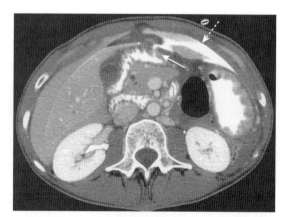

Figura 18.7 Úlcera duodenal perfurada. A TC axial do abdome superior feita com contraste oral e intravenoso mostra um trato de contraste oral extraluminal (*seta branca contínua*) com origem no duodeno para a cavidade peritoneal (*seta branca tracejada*). O paciente apresentava úlcera duodenal perfurada reparada cirurgicamente.

> **! Armadilhas no diagnóstico**
>
> - **Alças intestinais colapsadas ou não opacificadas podem induzir a erros diagnósticos** relacionados com a incapacidade de **visualizar** e **diferenciar** achados reais de artefatos ou de caracterizar com precisão a anormalidade, mesmo se reconhecida. Na TC do abdome e da pelve, alças intestinais não opacificadas podem mimetizar massas ou adenopatia, sendo difícil avaliar a espessura da parede se o intestino não estiver distendido.

Pontos importantes

- **Vários achados importantes** são comuns às diferentes partes do intestino e essenciais para o diagnóstico de anormalidades intestinais pela TC. Todos são demonstrados na Figura 18.8. Eles incluem
  - **Espessamento da parede intestinal** (Figura 18.8A)
  - **Edema ou hemorragia da submucosa**. A infiltração da submucosa produz graus variados de **sinal do dedo de luva**, recortes nodulares no lúmen intestinal representando áreas focais de infiltração submucosa por edema, hemorragia, células inflamatórias, tumor (linfoma) ou amiloidose (Figura 18.8B)
  - **Infiltração turva ou em cordão da gordura circundante**. A extensão da reação inflamatória fora do intestino para a gordura adjacente é um achado sentinela que aponta para uma doença associada (Figura 18.8C)
  - A **presença extraluminal de contraste ou ar** indica uma perfuração intestinal (ver Figura 18.8C).

 Pontos importantes

- Os achados de imagem na doença de Crohn incluem
  - **Estreitamento, irregularidade e ulceração do íleo terminal**, frequentemente com dilatação do intestino delgado proximal
  - **Separação das alças do intestino** em razão da infiltração gordurosa do mesentério ao redor do íleo, fazendo com que as alças afetadas se separem das alças circunvizinhas de intestino delgado (chamadas de **alça sentinela**)
  - **Sinal do cordão**, o estreitamento do íleo terminal em uma abertura em forma de fenda por espasmo e fibrose
  - **Fístulas**, em especial entre o íleo e o colo, mas também para pele, vagina e bexiga (Figura 18.9)

Intestino delgado: doença de Crohn

- A doença de Crohn é uma **inflamação granulomatosa crônica recorrente do intestino delgado e do colo** que resulta em ulceração, obstrução e formação de fístula. Ela **tipicamente envolve o íleo e o colo direito**; manifesta-se em **áreas intercaladas** (intestino anormal interposto com intestino normal); é **propensa à formação de fístulas;** e tem uma **propensão à recorrência** após a ressecção cirúrgica e a reanastomose em qualquer alça do intestino que se torne o novo íleo terminal
- Pode ser visualizada com **exames com contraste do trânsito intestinal** ou TC de abdome e pelve.

INTESTINO GROSSO

- A superfície intraluminal do colo costuma ser avaliada via colonoscopia óptica ou colonografia por TC e/ou exame de enema opaco com duplo contraste, enquanto as estruturas fora do colo são avaliadas com TC de abdome e pelve com contraste oral ou retal.

Diverticulose

- Os **divertículos do colo**, como a maior parte dos divertículos do trato gastrintestinal, representam uma herniação da mucosa e da submucosa por meio de um defeito na túnica muscular (**falsos divertículos**)

 Pontos importantes

- Os divertículos ocorrem com mais frequência com o aumento da idade e podem ser causados, pelo menos em parte, por um aumento na pressão intraluminal e pelo enfraquecimento da parede do colo. **Em geral são múltiplos (diverticulose),** quase sempre **assintomáticos** (aproximadamente 90% das vezes), **mas podem inflamar ou sangrar. A diverticulose é a causa mais comum de hemorragia digestiva baixa maciça.** Quando sangram, os divertículos do **lado direito** parecem sangrar mais do que os do lado esquerdo.

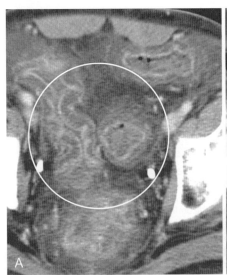
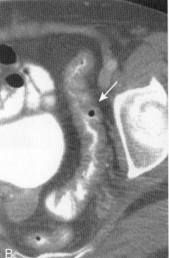
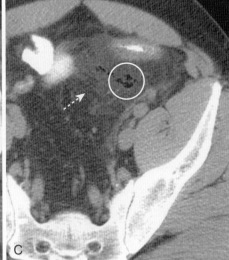

Figura 18.8 Principais achados na TC do trato gastrintestinal. Estes achados são aplicáveis a qualquer parte do intestino e fundamentais para o diagnóstico de anormalidades intestinais na TC. **A**. Há **espessamento e realce** da parede do intestino (*círculo branco*). Quando distendida, como no caso dessas alças do intestino grosso, a parede do intestino costuma ser muito fina, não maior do que 3 mm. A **parede** do intestino delgado também **não é mais espessa do que 3 mm**. **B**. A **infiltração da submucosa** está produzindo irregularidades na parede (*seta branca*). Neste caso de colite isquêmica, provavelmente representa edema com um pouco de hemorragia. **C**. Há **infiltração da gordura circundante** (*seta branca tracejada*), um achado sentinela que no geral indica uma inflamação adjacente. Também há **ar extraluminal** (*círculo branco*), um sinal de perfuração intestinal.

CAPÍTULO 18 Como Reconhecer Anormalidades Gastrintestinais, Hepatobiliares e do Trato Urinário

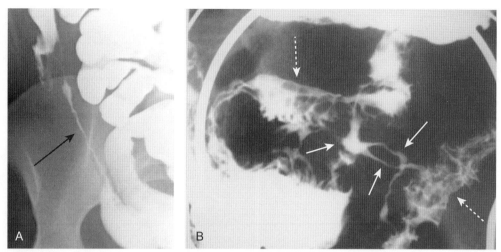

Figura 18.9 Doença de Crohn. **A**. O íleo terminal (*seta preta*) é significativamente estreito (**sinal do cordão**) e fica separado de outras alças do intestino delgado (**alça sentinela**). **B**. Uma imagem aproximada do quadrante inferior direito de um exame com contraste do trânsito intestinal em outro paciente mostra diversas estrias de bário (*setas brancas contínuas*), representando várias fístulas entéricas conectando duas alças anormais adjacentes de intestino delgado (*setas brancas tracejadas*). A formação de fístulas é uma complicação comum dessa doença.

- Ocorrem com mais frequência no colo sigmoide e são prontamente **identificados no enema opaco ou na TC como pequenas pontas ou bolsas de contornos lisos presas ao colo contendo ar e/ou contraste** (Figura 18.10).

Diverticulite

- Os divertículos podem **inflamar** e **perfurar (diverticulite)**, na maior parte das vezes secundariamente a irritação e/ou obstrução mecânica. **A TC é a modalidade de escolha** para o **diagnóstico de diverticulite**, pois ela permite a visualização dos tecidos moles pericolônicos, o que é impossível em um enema opaco ou em uma endoscopia óptica.

> **Pontos importantes**
>
> - Os achados tomográficos na diverticulite começam com a **presença de divertículos** e incluem
>   - **Espessamento** da parede colônica adjacente (> 4 mm)
>   - **Inflamação pericolônica**: áreas nebulosas de atenuação aumentada e/ou densidades lineares e amorfas estriadas e desorganizadas na gordura pericolônica
>   - **Formação de abscesso**: várias bolhas de ar pequenas ou bolsas de líquido contidas em tecidos moles pericolônicos, de densidade que lembra massa
>   - **Perfuração do colo**: ar ou contraste extraluminal, seja ao redor do local da perfuração ou, menos provavelmente, livre na cavidade peritoneal (Figura 18.11).

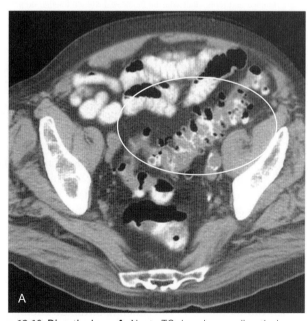
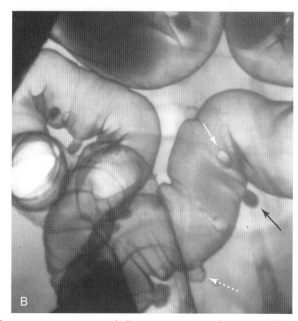

Figura 18.10 Diverticulose. **A**. Nesta TC da pelve, os divertículos contêm ar e aparecem como bolsas pequenas, geralmente arredondadas, em especial na região do colo sigmoide (*elipse branca*). **B**. Observam-se múltiplos divertículos no colo sigmoide nesse enema opaco com contraste e ar. Alguns divertículos estão preenchidos com bário (*seta preta contínua*), enquanto outros contêm ar delineado pelo bário (*seta branca tracejada*). No ponto em que um divertículo contendo ar é visto de frente, ele produz uma densidade circular (*seta branca contínua*) que pode mimetizar a aparência de um pólipo.

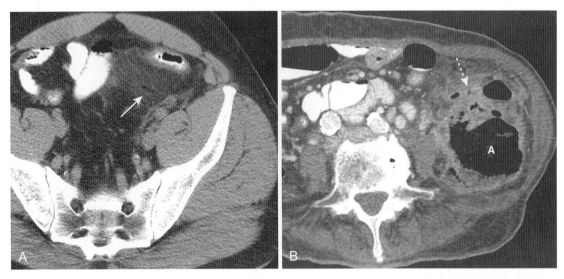

Figura 18.11 Diverticulite: TC. **A**. A **infiltração** da gordura pericolônica é evidenciada por um aumento nebuloso na atenuação (*seta branca*) da gordura normal. A infiltração focal de gordura é uma característica comum da doença inflamatória. **B**. Há uma grande **cavidade de abscesso** (*A*) no quadrante inferior esquerdo nesta imagem aproximada de uma TC de abdome inferior. Existem pequenas bolhas adjacentes de **gás extraluminal** e infiltração da gordura normal (*seta branca tracejada*). Esses achados são secundários a uma perfuração confinada com formação de abscesso por diverticulite.

Pólipos colônicos

- A **incidência de pólipos aumenta com a idade e a de malignidade com o tamanho** do pólipo. Pacientes com **síndromes de polipose**, casos em que múltiplos pólipos adenomatosos estão presentes, têm um risco muito maior de desenvolver uma neoplasia do colo

 Pontos importantes

- A maior parte dos pólipos do colo é **hiperplásica**, que **não tem potencial maligno**. Os **pólipos adenomatosos** apresentam um **baixo potencial** de malignidade, havendo um **aumento com o tamanho do pólipo**; assim, aqueles maiores que **1,5 cm** têm cerca de **10% de chances de serem malignos**. Portanto, a detecção precoce e a remoção dos pólipos adenomatosos diminuirão as chances de transformação maligna.

- Os pólipos do colo podem ser visualizados por meio de exames de enema opaco, colonografia por TC ou colonoscopia óptica
- A **colonografia por TC** é uma técnica realizada com os aparelhos mais modernos de TC e RM, bem como pelos complexos algoritmos computadorizados, que possibilitam a reconstrução tridimensional da aparência interna do lúmen intestinal, incluindo a técnica *time-of-flight* (movimento), sem o uso de um endoscópio. Ela também possibilita a visualização de outras estruturas abdominais localizadas fora do colo (Figura 18.12A); (Vídeo 18.3)
- Os pólipos podem ser **sésseis** (fixam-se diretamente na parede) ou **pediculados** (fixam-se na parede por meio de um pedículo) (Figura 18.12B)
- Às vezes, um pólipo pode atuar como o **ponto inicial** para uma **intussuscepção**, na qual ele se arrasta e prolapsa uma parte do intestino para o lúmen do intestino imediatamente antes dele. O intestino proximal à intussuscepção costuma estar obstruído e, portanto, dilatado. A intussuscepção pode produzir uma aparência característica de **mola em espiral** nos exames de imagem (Figura 18.13).

Carcinoma de colo

 Pontos importantes

- O câncer de colo é o **mais comum do trato gastrintestinal**. A maior parte ocorre na região **retossigmoide** e leva anos para se desenvolver. Os **fatores de risco** incluem pólipos adenomatosos, colite ulcerosa, doença de Crohn, síndromes de polipose, histórico familiar de pólipos colônicos ou câncer de colo e radioterapia pélvica prévia.

- Os **achados de imagem** do carcinoma de colo incluem
  - A presença de um **grande defeito de enchimento polipoide persistente**
  - A **constrição anular** do lúmen do colo, produzindo uma **lesão em *mordida de maçã*** (Figura 18.14)
  - **Perfuração franca ou microperfuração** manifestada por infiltração da gordura pericolônica com densidades estriadas ou nebulosas de atenuação aumentada, com ou sem a presença de ar extraluminal
- **Outros achados** do carcinoma de colo podem incluir **obstrução do intestino grosso (ver Figura 15.15)** e **metástases**, especialmente para o fígado e os pulmões.

Colite

- A colite é a **inflamação do intestino grosso**, havendo **diversas causas** para seu aparecimento, incluindo etiologias infecciosas, ulcerativas e granulomatosas, isquêmicas, induzidas por radiação e associadas a antibióticos. Como muitas formas de colite parecem radiologicamente semelhantes, o **histórico clínico é de suma importância**.

CAPÍTULO 18 Como Reconhecer Anormalidades Gastrintestinais, Hepatobiliares e do Trato Urinário

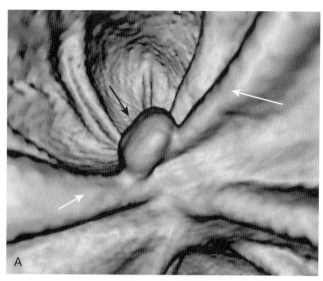
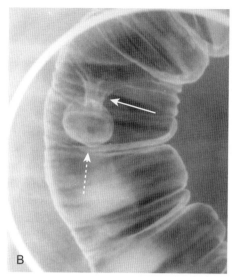

Figura 18.12 Pólipos colônicos. **A**. A **colonografia por TC** usa a TC do abdome para reconstruir tridimensionalmente a aparência do **interior** do lúmen intestinal sem o uso de um endoscópio. Observa-se um pólipo no colo descendente (*seta preta*), visto como massa distinta, enquanto as pregas haustrais normais (*setas brancas*) são estruturas em forma de cristas presentes em todo o intestino grosso. **B**. Exemplo de um **enema opaco com contraste de ar** em outro paciente com um defeito de enchimento no colo sigmoide, delineado pelo bário (*seta branca tracejada*). Nesse paciente, o pólipo estava preso à parede do colo por uma **haste** ou **pedículo** (*seta branca contínua*). Os pólipos em uma haste são chamados de **pólipos pediculados**.

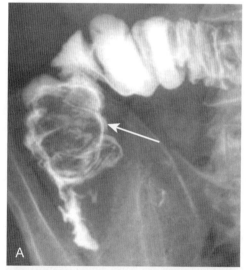
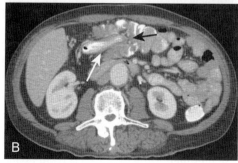
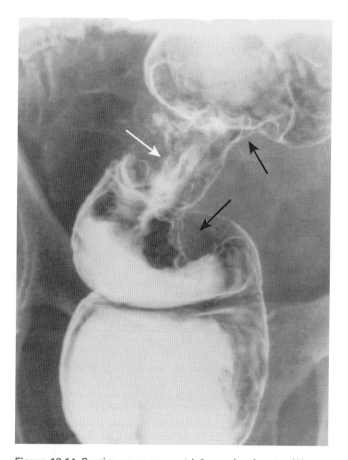

Figura 18.13 Intussuscepção, enema opaco e tomografia computadorizada. **A**. Quando uma alça do intestino prolapsa dentro da alça imediatamente distal a ela, a obstrução resultante produz uma aparência de **mola em espiral** no exame de enema opaco, quando duas alças do intestino são sobrepostas uma à outra (*seta branca*). **B**. Esta TC de outro paciente com intussuscepção mostra uma alça de intestino grosso (*seta branca*) prolapsada na alça distal a ele (*seta preta*), produzindo um defeito de enchimento e obstruindo o lúmen.

Figura 18.14 Carcinoma com constrição anular do reto. Há uma lesão característica em **mordida de maçã** do reto, causada pelo crescimento circunferencial de um carcinoma de colo. As margens da lesão (*setas pretas*) demonstram a chamada **borda saliente**, em que o tecido tumoral se projeta e pende para o lúmen normal, típico desse tipo de lesão. A "mordida" da "maçã" (*seta branca*) é composta por tecido tumoral; toda a mucosa colônica normal foi substituída. A identificação de tal lesão é patognomônica para carcinoma.

> **Pontos importantes**
> - **Os achados de colite na TC** incluem
>   - **Espessamento** segmentar **da parede intestinal**
>   - **Estreitamento** irregular **do lúmen intestinal** em razão do edema (*i. e., sinal do dedo de luva* [Figura 18.15])
>   - **Infiltração** da gordura circundante.

Apendicite

- EM termos fisiopatológicos, o desenvolvimento de apendicite é precedido por **obstrução** do **lúmen do apêndice**. A TC e a US agora são as modalidades de escolha para seu diagnóstico. Também pode ser visualizada com uma RM
- O **apendicólito** é uma concreção cálcica encontrada no apêndice de cerca de 15% das pessoas. Será visível, em especial na TC, como uma calcificação no lúmen apendicular. A combinação de **dor abdominal** com a **presença de um apendicólito** está associada à **apendicite em cerca de 90% das vezes** e indica maior probabilidade de **perfuração**
- O uso da ultrassonografia na apendicite será discutido no Capítulo 19
- O **apêndice** deste livro (que não deve ser removido cirurgicamente) lista os **exames de primeira escolha** para **muitos contextos clínicos diferentes** relacionados à **dor abdominal**.

Hemorragia digestiva baixa

- A **diverticulose** é uma das principais causas de hemorragia digestiva baixa (HDB), que é definida como o sangramento que se origina entre o óstio ileal e o reto. Outras causas

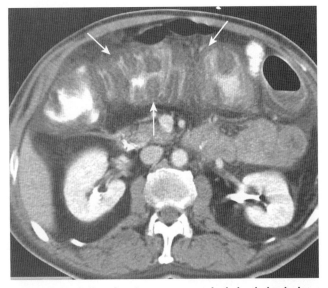

Figura 18.15 Colite. O colo mostra um **sinal do dedo de luva**, recortes nodulares no lúmen (*setas brancas*) e um padrão geral, que é chamado de **sinal do acordeão**. Este paciente tinha colite por *Clostridium difficile*, antes chamada de colite pseudomembranosa, agora conhecida por ser causada quase exclusivamente por toxinas produzidas por *C. difficile*. Costuma ocorrer após o tratamento com antibióticos. O diagnóstico pode ser feito clinicamente por meio da visualização de uma pseudomembrana na endoscopia. O sinal do acordeão representa o contraste que ficou preso entre as pregas aumentadas, indicando a presença de edema ou inflamação acentuada, mas isso não é específico da colite por *C. difficile*.

> **Pontos importantes**
> - **Os principais achados tomográficos da apendicite aguda** são
>   - Identificação de um **apêndice dilatado** (> 6 mm) que **não se enche** com contraste oral
>   - **Inflamação periapendicular**, que é evidenciada por densidades de alta atenuação lineares desorganizadas e estriadas na gordura circundante (Figura 18.16A)
>   - **Maior realce pelo contraste da parede do apêndice** em razão da inflamação
>   - **Perfuração** em até 30% dos casos, sendo **reconhecida por pequenos volumes de ar extraluminal periapendicular** ou por **um abscesso periapendicular**. Como a obstrução do lúmen apendicular é um pré-requisito para a apendicite, a presença de grande volume de ar livre intraperitoneal deve apontar para **outro diagnóstico** (Figura 18.16B).

Intervenção guiada por imagem

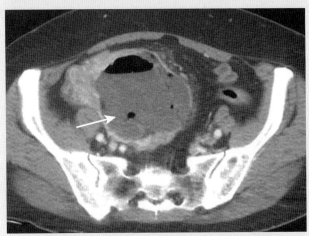

Trata-se de mulher de 34 anos com uma forte dor no quadrante inferior direito, diagnosticada como uma apendicite perfurada com formação de abscesso (*seta*). Como um procedimento guiado por imagem pode ser benéfico nesse caso? Veja a resposta no Capítulo 29.

incluem angiodisplasias, doença inflamatória intestinal e neoplasias.
- Na hemorragia digestiva baixa aguda (franca), existem várias abordagens diagnósticas. **Colonoscopia, angiografia por cateter e angiotomografia (ATC)** são os exames diagnósticos mais empregados para a avaliação da HDB aguda. Pode-se realizar também uma cintilografia para detecção de hemorragia
- Tanto a **colonoscopia** quanto a **angiografia por cateter** têm o benefício adicional de possibilitar o **tratamento** da causa do sangramento, bem como identificar seu local de origem. A colonoscopia é utilizada como modalidade inicial em pacientes **hemodinamicamente estáveis** (com preparo intestinal adequado), enquanto a angiografia é útil para aqueles que estejam **hemodinamicamente instáveis** e apresentem hemorragia digestiva baixa maciça
- A **angiotomografia** requer determinada velocidade de sangramento arterial ativo (pelo menos 0,5 mℓ/min) para mostrar de fato o **extravasamento de contraste para o lúmen intestinal** e identificar o local de sangramento.

CAPÍTULO 18 Como Reconhecer Anormalidades Gastrintestinais, Hepatobiliares e do Trato Urinário

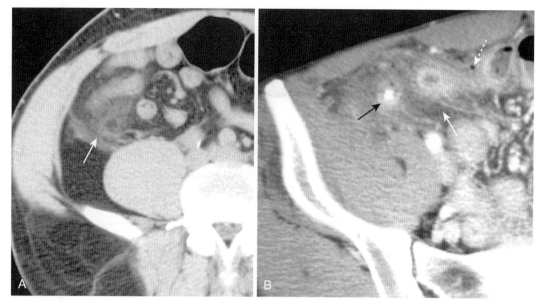

Figura 18.16 Apendicite: TC. A. Há infiltração da gordura periapendicular no quadrante inferior direito, manifestada por um aumento na atenuação da gordura mesentérica (*seta branca*). A infiltração focal de gordura é uma característica comum das doenças inflamatórias, auxiliando em sua localização. **B**. Neste outro paciente, observa-se uma pequena calcificação contida no lúmen do apêndice (*seta preta*), ou **apendicólito**. Há infiltração inflamatória da gordura circundante, produzindo alta atenuação (*seta branca contínua*). Um volume muito pequeno de ar está presente fora do lúmen apendicular, proveniente de uma perfuração confinada (*seta branca tracejada*).

É menos invasiva do que a colonoscopia ou a angiografia por cateter; está **prontamente disponível;** e pode evidenciar lesões no **intestino delgado**, o que a colonoscopia não é capaz de fazer (Figura 18.17)
- A **cintilografia para detecção de hemorragia** é uma ferramenta diagnóstica sensível para hemorragia gastrintestinal, mas apresenta uma especificidade relativamente baixa em razão de sua resolução limitada em comparação com a endoscopia ou a angiografia.

PÂNCREAS

Pancreatite

- As duas **causas mais comuns de pancreatite** são **etilismo** e **cálculos biliares**. A inflamação do tecido pancreático que leva à ruptura dos ductos e ao derramamento de sucos pancreáticos ocorre prontamente, em parte em razão da ausência de uma cápsula ao redor do pâncreas

> **Pontos importantes**
>
> - A pancreatite é um **diagnóstico clínico**, e a TC serve para documentar uma **causa** (p. ex., cálculos biliares) ou uma **complicação** (p. ex., formação de pseudocisto).

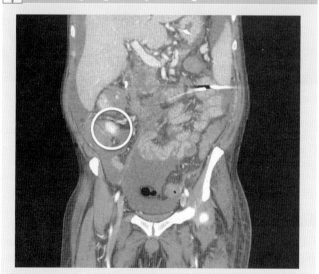

Intervenção guiada por imagem

Um homem de 36 anos chegou ao pronto-socorro expelindo sangue vermelho vivo pelo reto. A angiotomografia do abdome e da pelve mostrou extravasamento focal ativo de contraste no íleo terminal (*círculo branco*). Como um procedimento guiado por imagem pode ser benéfico nesse caso? Veja a resposta no Capítulo 29.

- **Como reconhecer a pancreatite aguda na TC**
    - **Aumento** de todo o pâncreas ou de parte dele (suas medidas normais **são 3 cm para a cabeça, 2,5 cm para o corpo e 2 cm para a cauda**)
    - **Listras peripancreáticas** ou **coleções de líquido** (Figura 18.18)
    - Lesões de **baixa atenuação** no pâncreas causadas por **necrose** podem representar áreas inviáveis do pâncreas e indicar um prognóstico pior. Geralmente se desenvolvem no **início** do curso da doença e requerem a administração de contraste intravenoso para a visualização
    - **Formação de pseudocisto**. O tecido fibroso pode encapsular uma coleção isolada de sucos pancreáticos liberados do pâncreas inflamado. A **parede de um pseudocisto costuma ser visível pela TC** e **pode ser realçada pelo contraste** (Figura 18.19).

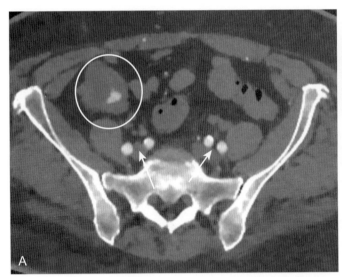
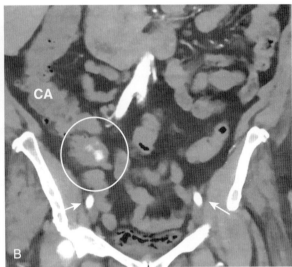

Figura 18.17 Angiotomografia na hemorragia digestiva baixa. O sangramento gastrintestinal ativo é diagnosticado pela demonstração de extravasamento de contraste injetado por via intravenosa no lúmen intestinal. **A.** A imagem axial da pelve após a administração de contraste intravenoso, mas não oral, mostra uma coleção amorfa de contraste no lúmen do ceco (*círculo branco*), representando sangue extravasado. **B.** A reconstrução coronal no mesmo paciente mostra várias coleções de contraste intraluminal no ceco (*círculo branco*). As *setas brancas* em ambas as imagens identificam artérias ilíacas opacificadas. O paciente estava sangrando devido a malformação vascular do ceco. *CA*, colo ascendente.

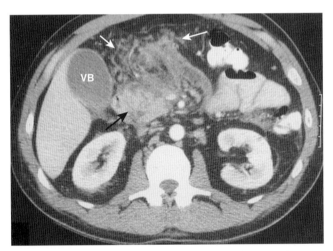

Figura 18.18 Pancreatite aguda. O pâncreas está acentuadamente aumentado e tem aparência irregular (*seta preta*). Há extensa infiltração da gordura peripancreática (*setas brancas*). Dor abdominal intensa, em geral com irradiação para as costas, é um sintoma quase universal da pancreatite aguda. Este paciente tinha amilase e lipase acentuadamente elevadas. VB, vesícula biliar.

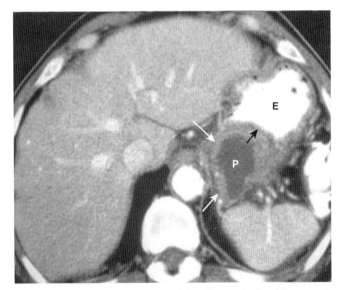

Figura 18.19 Pseudocisto pancreático. O pseudocisto (*P*) pancreático é um acúmulo de líquido, geralmente rico em enzimas pancreáticas, fora do pâncreas e envolvido por uma parede de tecido fibroso e de granulação, podendo ser realçada pelo contraste (*setas brancas*). O cisto está endentando uma alça do tubo digestivo adjacente, neste caso a parede posterior do estômago (*E*). O tipo de endentação em uma alça do tubo digestivo por massa extrínseca, qualquer que seja sua origem, é chamado de sinal do travesseiro (*seta preta*).

Pancreatite crônica

• A pancreatite crônica é uma doença contínua e irreversível do pâncreas, mais frequentemente secundária ao **uso abusivo de álcool**. Causa **fibrose, atrofia da glândula, dilatação ductal** e, muitas vezes, **diabetes**.

Pontos importantes

• As **características marcantes** da doença são **calcificações múltiplas e amorfas** que se formam nos **ductos dilatados** da glândula atrofiada (ver Figura 17.10).

Adenocarcinoma pancreático

• Os fatores de risco para o adenocarcinoma pancreático incluem **alcoolismo, tabagismo, pancreatite crônica** e **diabetes**. Ele tem um **prognóstico muito ruim**: a maior parte dos tumores é irressecável e incurável quando do diagnóstico. **Na maior parte das vezes** (75%), o tumor está localizado na **cabeça** do pâncreas; cerca de 10% ocorrem no corpo; e 5% na cauda. Cerca de metade dos pacientes apresenta **icterícia** e, muitas vezes, **há dor associada**

CAPÍTULO 18 Como Reconhecer Anormalidades Gastrintestinais, Hepatobiliares e do Trato Urinário

- A ultrassonografia é o exame de escolha na investigação inicial do paciente com icterícia (ver Capítulo 19).

> **Pontos importantes**
>
> - **Como reconhecer um adenocarcinoma pancreático na TC:**
>   - **Massa pancreática focal**, no geral **hipodensa** em relação ao restante da glândula (Figura 18.20)
>   - **Dilatação ductal**, costuma envolver **tanto** os **ductos pancreáticos quanto os biliares**. O **ducto pancreático** normal mede **menos de 4 mm** na cabeça e afunila até a cauda; o **ducto comum** deve ter menos de **7 mm** de diâmetro
>   - Outros achados no carcinoma pancreático incluem a disseminação para órgãos contíguos, linfonodos aumentados e/ou ascite.

ANORMALIDADES HEPATOBILIARES

Fígado: considerações gerais

- A avaliação por TC das **massas hepáticas** em geral é feita com uma **sequência** de varreduras realizadas **antes e duas vezes depois da** injeção **de contraste** intravenoso, a chamada **varredura tripla**. A combinação de imagens ajuda a delimitar e caracterizar melhor as massas hepáticas (Figura 18.21)
- A **RM** é cada vez mais utilizada como a modalidade de escolha na avaliação da doença hepática focal e difusa. Muitas vezes, é capaz de caracterizar definitivamente as lesões hepáticas descritas como indeterminadas na TC, como cistos; neoplasias hepáticas benignas, como hemangioma e hiperplasia nodular focal; carcinoma hepatocelular e doença metastática. É **muito útil na avaliação de lesões pequenas** (≤ **10 mm**) em comparação com a TC
- Para imagens de RM de rotina do fígado, normalmente administra-se um agente de contraste intravenoso denominado **gadolínio**, e realizam-se várias imagens pós-gadolínio. O gadolínio será discutido no Capítulo 21.

Infiltração gordurosa

- O termo **doença hepática gordurosa não alcoólica** se refere a um espectro de doenças do fígado que variam de **esteatose hepática** (infiltração gordurosa do fígado) a **esteato-hepatite não alcoólica (NASH)** e **cirrose**

> **Pontos importantes**
>
> - A **infiltração gordurosa do fígado** (esteatose hepática) é uma anormalidade **muito comum**, havendo acúmulo de gordura nos hepatócitos em doenças como obesidade, diabetes, hepatite ou cirrose. A maior parte dos pacientes com fígado gorduroso é **assintomática**. A **infiltração gordurosa** pode ser **difusa** ou **focal**, e as lesões focais podem ser **solitárias** ou **múltiplas**.

- Em geral, nas TC sem contraste, o fígado é sempre mais denso ou de densidade igual à do baço. Com a **infiltração de gordura no fígado, o baço fica mais denso que o fígado sem contraste intravenoso** (Figura 18.22)

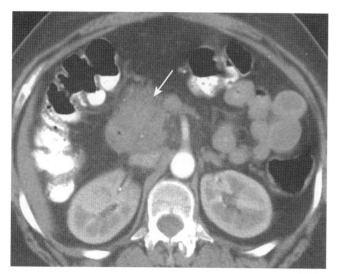

Figura 18.20 Adenocarcinoma pancreático. A cabeça do pâncreas está aumentada por massa (seta branca). Em geral, a cabeça do pâncreas deve ter aproximadamente o mesmo tamanho que a largura do corpo vertebral lombar mais próximo a ela. Os sintomas dos adenocarcinomas pancreáticos costumam ser vagos; os achados laboratoriais são inespecíficos; e os adenocarcinomas pancreáticos são difíceis de visualizar, em especial em pacientes com alterações concomitantes da pancreatite crônica.

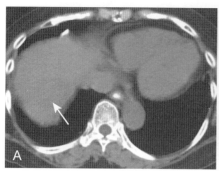
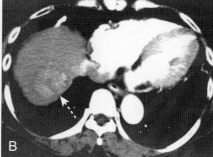
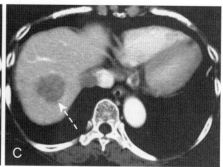

Figura 18.21 Tomografia computadorizada de fase tripla do fígado: carcinoma hepatocelular. A avaliação das massas hepáticas costuma ser feita com uma combinação de exames, incluindo um exame **sem contraste** (**A**), seguido por dois exames pós-contraste: um obtido rapidamente (**B**), chamado de **fase hepático-arterial**, e outro cerca de um minuto depois (**C**), chamado de **fase porto-venosa**. Este caso mostra os achados típicos de um carcinoma hepatocelular focal. A maior parte é de baixa densidade (hipodenso) ou da mesma densidade que o fígado normal (isodenso) **sem contraste** (seta branca em **A**); **realça** na fase arterial com contraste intravenoso (hipodenso) (seta tracejada em **B**); e depois retorna para hipodenso ou isodenso na fase venosa (seta tracejada em **C**).

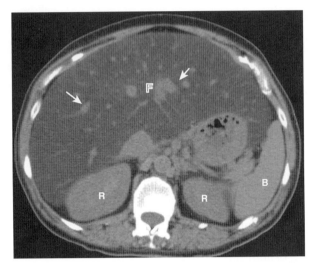

Figura 18.22 Fígado gorduroso difuso: TC sem contraste. Neste paciente com infiltração gordurosa difusa em um fígado aumentado (F), o baço (B) é mais denso que o fígado, sendo o inverso do normal em um exame sem contraste. Nesse caso, o grau de infiltração gordurosa é tal que os vasos se destacam no fígado gorduroso (setas brancas contínuas). R, rins.

- Na infiltração de gordura difusa, o **fígado costuma estar ligeiramente aumentado**. Os **vasos sanguíneos se destacam proeminentemente**, mas em geral **não estão obstruídos nem desviados**
- A **RM é a modalidade mais precisa na avaliação de um fígado gorduroso**, usando um fenômeno chamado de *imagem de deslocamento químico* para detectar a presença de lipídios microscópicos intracelulares neste. O deslocamento químico está relacionado com a maneira com que lipídios e prótons da água se comportam no campo magnético (Figura 18.23).

Cirrose

- A cirrose é uma doença crônica irreversível do fígado que apresenta destruição de células hepáticas normais e fibrose difusa que parece ser a via final comum de muitas anormalidades, incluindo **hepatites B e C, alcoolismo, infiltração gordurosa não alcoólica do fígado** e doenças diversas, como **hemocromatose** e **doença de Wilson**. Suas complicações incluem **hipertensão portal, ascite, disfunção renal, carcinoma hepatocelular, insuficiência hepática** e **morte**.

> **Pontos importantes**
>
> - **Como reconhecer a cirrose hepática na TC**
>   - No **início** da doença, o fígado pode mostrar **infiltração gordurosa difusa**. À medida que a doença progride, os **contornos** do fígado **tornam-se lobulados**. O **volume do fígado** diminui, com o **lobo direito** se tornando **menor**, enquanto o lobo caudado e o **lobo esquerdo se tornam desproporcionalmente maiores**, sobretudo na cirrose alcoólica (Figura 18.24A)
>   - O parênquima hepático apresenta uma aparência **mosqueada não uniforme** depois do realce pelo contraste intravenoso, devido a uma mistura de nódulos em regeneração, infiltração gordurosa focal e fibrose
>   - Pode haver o desenvolvimento de **hipertensão portal**, que pode resultar em **vasos dilatados** em torno do estômago, do hilo esplênico e do esôfago, representando **varizes**
>   - Isso pode resultar em **esplenomegalia** (Figura 18.24)
>   - Pode haver **ascite**. Às vezes, pode ser difícil diferenciar entre ascite e derrame pleural nos exames de TC (Boxe 18.1).

> **! Armadilhas no diagnóstico**
>
> - A infiltração gordurosa **focal** pode produzir uma aparência que **mimetiza um tumor**. A infiltração de gordura geralmente **não produz um efeito de massa** e tem a capacidade de **aparecer e desaparecer** em questão de semanas, bem diferente das massas tumorais.

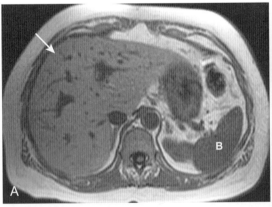
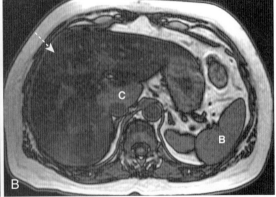

Figura 18.23 Fígado gorduroso: ressonância magnética. Usando um fenômeno chamado de **imagem de deslocamento químico** para detectar a presença de lipídios intracelulares em um fígado gorduroso, a RM fornece a identificação mais precisa de um fígado gorduroso. **A**. O fígado (*seta branca*) aparece normal, mais claro que o baço (B). **B**. Isto é chamado de **imagem de fase oposta** e mostra perda acentuada de sinal (queda de sinal) em todo o fígado (*seta branca tracejada*), indicando um fígado gorduroso. A maior parte do fígado agora está mais escura que o baço (B), exceto o lobo caudado (C), que está normal.

Intervenção guiada por imagem

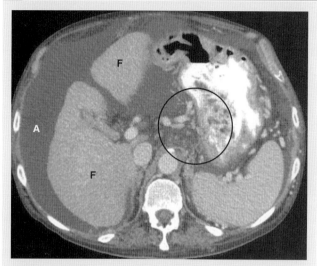

Mulher de 48 anos com cirrose, ascite refratária e histórico de sangramento por varizes. Há sequelas de hipertensão portal, demonstradas por ascite de grande volume (*A*), fígado nodular e heterogêneo em atenuação (*F*) e presença de varizes gástricas (*círculo*). Como um procedimento guiado por imagem pode ser benéfico nesse caso? Veja a resposta no Capítulo 29.

Lesões hepáticas ocupadoras de espaço

- Um dos principais objetivos dos exames de imagem, independentemente da parte do corpo, é diferenciar com precisão os processos benignos e malignos com técnicas que não coloquem os pacientes em perigo ou os sujeitem a dores desnecessárias. Esse também é o objetivo central na avaliação de massas hepáticas
- Os exames de TC são melhores para evidenciar massas hepáticas quando realizados **tanto com quanto sem contraste**, pois, isoladamente, podem não revelar massa **isodensa** (*i. e.*, uma que parece idêntica em atenuação ao tecido normal circundante), ocultando, portanto, a sua presença
- **A RM é útil na caracterização das massas hepáticas**, em especial lesões pequenas de 10 mm ou menos.

Metástases

 Pontos importantes

- As metástases são as **massas hepáticas malignas mais comuns**. Embora sejam **múltiplas na maioria dos casos**, também representam a **causa mais comum** de massa maligna **solitária** no fígado.

- **A maior parte das metástases hepáticas se origina no trato gastrintestinal**, em particular no **colo**, e quase todas chegam ao fígado pela corrente sanguínea. Outros locais primários de disseminação metastática para o fígado incluem o estômago, o pâncreas, o esôfago, o pulmão, a mama e o melanoma
- Como reconhecer metástases hepáticas na TC e na RM
  - As metástases costumam ser **massas múltiplas de baixa atenuação** (Figura 18.26). **Metástases maiores** podem apresentar áreas de necrose que podem ser reconhecidas como áreas mosqueadas de baixa atenuação no interior da massa. Os **carcinomas produtores de mucina**, como os que podem se originar no estômago, no colo ou no ovário, podem **calcificar** tanto no tumor primário quanto nas metástases (ver Figura 17.14)

Boxe 18.1 Como diferenciar entre ascite e derrame pleural.

- Os pacientes podem ter uma combinação de ascite e derrame pleural por vários motivos, incluindo cirrose, tumores ovarianos, doença metastática, hipoproteinemia e insuficiência cardíaca congestiva
- Pode ser difícil diferenciar entre líquido ascítico e líquido pleural na base do pulmão em exames de TC axial, **porque ambos podem aparecer posteriormente ao fígado**
- O **líquido ascítico** aparecerá **anterior ao hemidiafragma** no plano axial. O **derrame pleural** estará localizado **posterior ao hemidiafragma** (Figura 18.25A)
- O líquido ascítico **não se espalha para a área "nua" do fígado posteriormente**, na qual não há revestimento peritoneal (ver Figura 14.2)
- Portanto, **o líquido que aparece posteriormente à área nua do fígado tem localização pleural** (Figura 18.25B).

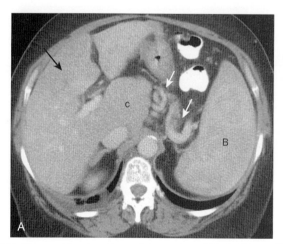 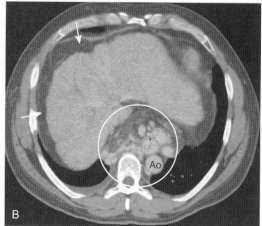

Figura 18.24 Cirrose, hipertensão portal e varizes: TC. **A**. O baço (*B*) está aumentado pela hipertensão portal secundária à cirrose. Há um aumento característico do lobo caudado (*C*) em relação ao lobo direito do fígado (*seta preta*). Observam-se várias veias dilatadas com contraste (varizes) ao redor do estômago e do hilo esplênico (*setas brancas*). **B**. Este paciente tem uma aparência nodular e contraída típica do fígado cirrótico (*setas brancas*), junto com várias varizes periesofágicas realçadas pelo contraste (*círculo branco*). Ao, aorta descendente.

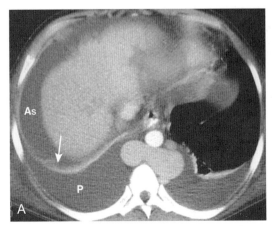
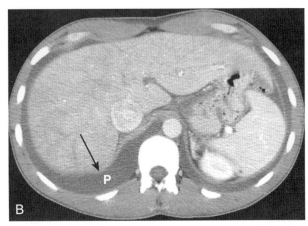

Figura 18.25 Como diferenciar entre derrame pleural e ascite. A. Os pacientes podem ter uma combinação de ascite e derrame pleural por vários motivos, sendo a cirrose um deles. O líquido ascítico (As) aparecerá anterior ao hemidiafragma (seta branca) no plano axial. O derrame pleural (P) estará localizado posteriormente ao hemidiafragma. **B.** A ascite nunca circundará por completo a cúpula do fígado por causa da "área nua" (seta preta), não coberta pelo peritônio (ver Figura 14.2). O líquido posterior à área nua deve estar no espaço pleural (P).

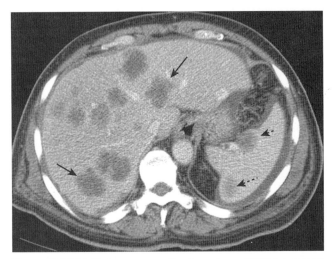

Figura 18.26 Metástases para o fígado e o baço. Múltiplas massas de baixa atenuação preenchem o fígado (setas pretas) nesta TC com contraste. Existem também lesões metastáticas de baixa atenuação no baço (setas pretas tracejadas). Este paciente tinha um adenocarcinoma primário do colo.

- A **RM** é tão **sensível** quanto a TC na detecção de metástases hepáticas, mas costuma ser usada para **solucionar problemas**. Em geral, é mais cara do que a TC, além de poder apresentar mais artefatos de movimento do que esta.

Carcinoma hepatocelular (hepatoma)

- O carcinoma hepatocelular é a **neoplasia primária mais comum** do fígado, surgindo, em sua grande parte, em fígados com anormalidades preexistentes, como **cirrose** e/ou **hepatite. A maior parte é solitária**, mas até uma em cada cinco pode ser múltipla, mimetizando metástases. A **invasão vascular é comum**, principalmente do sistema porta.

Hemangiomas cavernosos

- Os hemangiomas cavernosos são os **tumores hepáticos primários mais comuns** e **estão em segundo lugar entre os**

> **Pontos importantes**
>
> - **Como reconhecer o carcinoma hepatocelular na TC e na RM**
>   - Os carcinomas hepatocelulares (CHC) podem ser **solitários** (Figura 18.21), **massas múltiplas** ou **difusamente infiltrantes**
>   - Na TC, a maior parte dos CHC é de **baixa densidade (hipodensos)** ou da mesma densidade do fígado **normal (isodenso) sem contraste; realçam** na **fase arterial** com contraste intravenoso (**hiperdenso**) e, em seguida, retornam a **hipodensos** ou **isodensos** na **fase venosa** (Figura 18.27)
>   - Áreas de baixa atenuação por **necrose** são comuns. Pode haver **calcificação** com relativa frequência
>   - A **RM** pode evidenciar certas características bastante específicas do **carcinoma hepatocelular**, bem como detectar metástases intra-hepáticas e invasão venosa. Ao contrário das lesões benignas, como os hemangiomas do fígado, que tendem a reter contraste de gadolínio administrado por via intravenosa, os carcinomas hepatocelulares **apresentam washout** do material de contraste.

> **Intervenção guiada por imagem**
>
>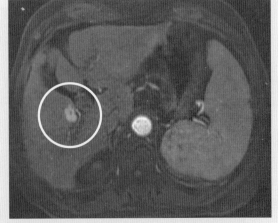
>
> Esta imagem é de uma RM de um homem de 62 anos com massa no fígado (círculo branco). A massa foi biopsiada e revelou se tratar de um carcinoma hepatocelular. Como um procedimento guiado por imagem pode ser benéfico nesse caso? Veja a resposta no Capítulo 29.

CAPÍTULO 18 Como Reconhecer Anormalidades Gastrintestinais, Hepatobiliares e do Trato Urinário

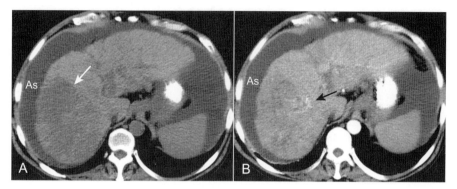

Figura 18.27 Carcinoma hepatocelular difuso do fígado: TC. Os três principais padrões de aparência do carcinoma hepatocelular são **massa solitária** (ver Figura 18.21), **nódulos múltiplos** e **infiltração difusa** em um segmento ou lobo (como neste caso) ou em todo o fígado. **A**. Uma lesão típica de baixa atenuação é vista no lobo direito do fígado no exame sem contraste (*seta branca*). **B**. A fase arterial mostra realce irregular (*seta preta*), indicando a probabilidade de necrose tumoral nas áreas de baixa atenuação. Há ascite (*As*). O volume total do fígado está diminuído e o contorno é lobulado pela cirrose subjacente.

tumores que mais frequentemente produzem metástases na forma de massas hepáticas localizadas. São mais comuns em **mulheres**, em geral são **solitários** e quase sempre são **assintomáticos**. São estruturas complexas constituídas por múltiplos canais vasculares amplos, revestidos por uma camada única de células endoteliais.

> **Pontos importantes**
>
> - **Como reconhecer hemangiomas cavernosos de fígado na TC e na RM**
>   - Os **hemangiomas cavernosos** têm uma aparência característica nas TC trifásicas, sem contraste e com contraste do fígado (Figura 18.28)
>   - A **RM costuma ser a modalidade preferida** na avaliação de hemangiomas, por ser **mais sensível** do que a cintilografia com hemácias marcadas e mais específica do que a TC multifásica
>   - De modo similar ao encontrado na TC, na **RM os hemangiomas** em geral apresentam um **realce nodular característico da periferia para dentro** depois da injeção de contraste intravenoso. O contraste tende a ser retido no interior dos múltiplos espaços vasculares dos hemangiomas, de maneira que costumam parecer mais claros do que o restante do fígado em varreduras tardias (10 min) (Figura 18.29); (Vídeo 18.4).

Cistos hepáticos

- Ver Figura 18.30.

SISTEMA BILIAR

Colangiopancreatografia por ressonância magnética

- A colangiopancreatografia por ressonância magnética (CPRM) é uma maneira **não invasiva** de obter imagens da árvore biliar **sem a necessidade de injeção de contraste**. Ela usa sequências de imagens de RM que tornam as estruturas cheias de líquido, como os ductos biliares, os ductos pancreáticos e a vesícula biliar, extremamente claras, enquanto todo o restante fica mais escuro. As imagens são feitas durante uma pausa única na respiração (Figura 18.31)
- A CPRM é excelente para representar **estenoses biliares ou ductais, dilatação ductal, cálculos nos ductos biliares (coledocolitíase), cálculos biliares, adenomiomatose da vesícula biliar, cistos de colédoco e pâncreas bífido**
- Se houver suspeita de que a neoplasia (p. ex., adenocarcinoma pancreático ou colangiocarcinoma) seja a causa da dilatação ductal pancreático-biliar, então podem ser obtidas

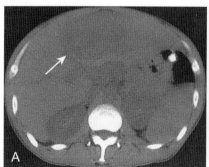 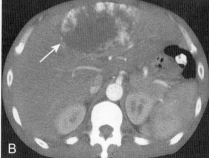 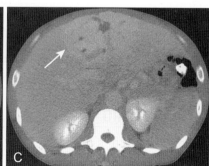

Figura 18.28 Hemangioma cavernoso do fígado: TC trifásica. **A**. Os hemangiomas cavernosos (*setas brancas* em todas as imagens) em geral são lesões **hipodensas** nos exames sem contraste. **B**. Eles caracteristicamente **realçam da periferia** para o centro depois da injeção de contraste intravenoso durante a **fase arterial** e, por fim, tornam-se isodensos. **C**. O contraste, então, tende a ficar retido no interior dos múltiplos espaços vasculares da lesão, de modo que parecem **mais densos** do que o restante do fígado em **varreduras tardias**.

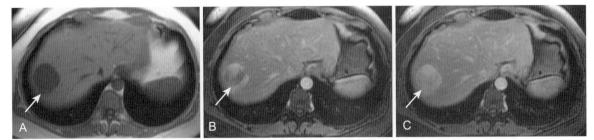

Figura 18.29 Hemangioma cavernoso do fígado: ressonância magnética. A. Esta imagem (uma imagem axial ponderada em T1) mostra massa escura bem circunscrita, levemente lobular, no lobo hepático direito (*seta branca* em todas as imagens). **B.** Imagens subsequentes depois da administração de contraste intravenoso (gadolínio) mostram realce da periferia para o centro, até que, por fim, toda a massa apresenta um realce homogêneo em uma imagem tardia de 10 min (**C**). A combinação desse padrão de realce com as características de sinal da lesão possibilita um diagnóstico inequívoco de hemangioma.

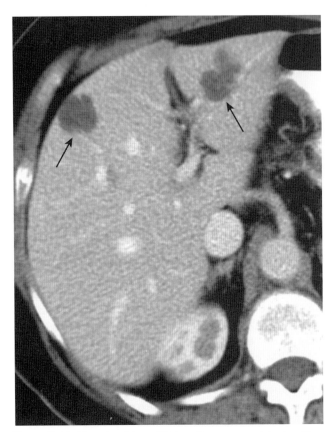

Figura 18.30 Cistos hepáticos: TC. Acredita-se que os cistos hepáticos sejam de origem **congênita**, sendo facilmente identificados como lesões de **baixa atenuação (densidade de líquido)**, de margens bem definidas, em comparação com o restante do fígado, na TC com e sem contraste. A RM é muito melhor do que a TC para caracterizar os cistos. Costumam ser **solitários** e de densidade **homogênea** (*setas pretas*).

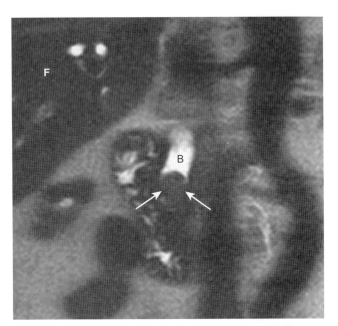

Figura 18.31 Coledocolitíase e dilatação dos ductos biliares na colangiopancreatografia por ressonância magnética (CPRM). Esta é uma imagem coronal aproximada do quadrante superior direito nas imagens de RM. Há um grande cálculo biliar obstrutivo (*setas brancas*) no ducto biliar comum distal (*B*), este último dilatado até 13 mm. Em razão do sinal característico da bile, pode-se fazer uma CPRM **sem** a necessidade de injeção de contraste. *F*, fígado.

sequências de pulso adicionais depois da administração de contraste de gadolínio. A administração de contraste possibilita melhor detecção de neoplasias.

TRATO URINÁRIO

Rins: considerações gerais

- Os rins são órgãos retroperitoneais, circundados por quantidades variáveis de gordura e encerrados por uma cápsula fibrosa. Desde que estejam funcionando adequadamente, **são a via** pela qual os **agentes de contraste iodado** injetados por via intravenosa (**e contraste à base de gadolínio para RM) são excretados do corpo.** Após a injeção de agentes de contraste iodados, os rins serão **realçados.**

Lesões ocupadoras de espaço

Cistos renais

- Cistos renais simples são um achado **muito comum** na TC e na ultrassonografia (US) do abdome; eles ocorrem em mais da metade da população com mais de 55 anos de idade

> **Pontos importantes**
>
> - Os cistos simples são estruturas **benignas, cheias de líquido**, frequentemente **múltiplas** e **bilaterais**. Na TC, tendem a exibir **margens nítidas** no ponto em que encontram o parênquima renal normal. Têm medidas de densidade (números de Hounsfield) iguais à **densidade da água** (–10 a +20). Além disso, **não realçam com contraste** (Figura 18.32A).

CAPÍTULO 18 Como Reconhecer Anormalidades Gastrintestinais, Hepatobiliares e do Trato Urinário

- Nos **exames de US,** os cistos simples são massas **sem eco** (anecoicas) com **forte reforço acústico posterior** do sinal de ultrassonografia; eles têm **bordas nítidas** no ponto em que se encontram com o parênquima renal e um **formato redondo ou oval.** O espessamento da parede ou os ecos internos densos levantam a suspeita de uma lesão maligna (Figura 18.32B).

Carcinoma de células renais (hipernefroma)

- O carcinoma de células renais é a **neoplasia renal primária mais comum** em **adultos.** Massas contínuas nos rins de adultos em geral são carcinomas de células renais. Eles têm uma tendência a se **estender às veias renais e à veia cava inferior** e a produzir metástases via corrente sanguínea, formando **nódulos no pulmão.** Quando produzem metástases para os ossos, são **puramente líticas** e frequentemente expansíveis
- A ultrassonografia é usada na caracterização das massas renais, em especial na avaliação de sua natureza cística ou contínua e no envolvimento do sistema coletor ou dos vasos circundantes
- Na **ultrassonografia,** os carcinomas de células renais menores **em geral são hiperecoicos**; à medida que a lesão aumenta em tamanho e sofre necrose, pode ser hipoecoica. Sua parede, entretanto, deveria ser mais espessa e irregular do que a de um cisto simples (Figura 18.33B)
- O papel principal da **RM dos rins** é avaliar **pequenas massas** menores que 1,5 cm ou qualquer massa renal cuja malignidade tenha sido classificada como **indeterminada** na TC ou na US.

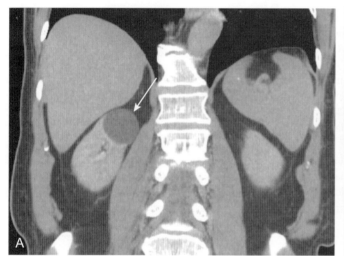
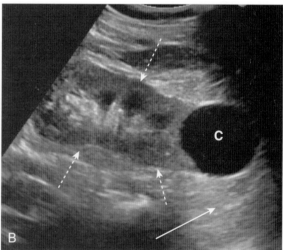

Figura 18.32 Cistos renais: urotomografia e ultrassonografia. **A**. Esta imagem coronal de uma urotomografia mostra massa de baixa atenuação (*seta branca*) no polo superior do rim direito, que é homogênea em densidade e nitidamente marginalizada do restante do rim. Esses achados são característicos de um cisto simples. **B**. Neste outro paciente, uma ultrassonografia sagital do rim (*setas brancas tracejadas*) mostra massa anecoica (*C*) com forte reforço acústico posterior (*seta branca contínua*), características consistentes com um cisto simples do polo inferior.

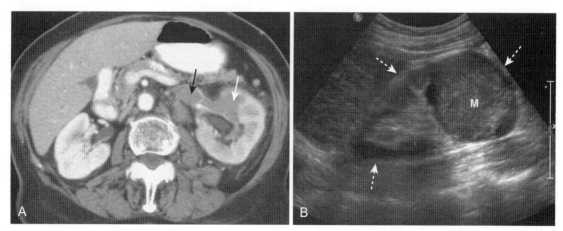

Figura 18.33 Carcinomas de células renais: tomografia computadorizada e ultrassonografia. **A**. Existe massa de baixa densidade envolvendo a porção anterior do rim esquerdo (*seta branca*). O tumor se estende diretamente à veia renal esquerda (*seta preta*), uma característica dos carcinomas de células renais. **B**. Neste outro paciente com carcinoma de células renais, a ultrassonografia sagital mostra massa ecogênica (*M*) ocupando a porção média do rim (*setas brancas tracejadas*). Compare a ausência de ecos internos do cisto renal (ver Figura 18.32B) com a ecodensidade desse carcinoma de células renais.

> **Pontos importantes**
>
> - **Como reconhecer o carcinoma de células renais na TC:**
>   - Uma TC dedicada a procurar por carcinoma de células renais em geral consiste em imagens obtidas antes e depois da administração de contraste intravenoso
>   - Variando de **completamente contínuo** a **completamente cístico**, os carcinomas de células renais **em geral são lesões contínuas que podem conter áreas necróticas de baixa atenuação**. Embora os carcinomas de células renais **realcem com o contraste intravenoso**, ainda tendem a permanecer com **densidade mais baixa do que a do rim normal circundante**
>   - A **invasão da veia renal** ocorre em até um em cada três casos e pode produzir defeitos de enchimento no lúmen das veias renais (ver Figura 18.33A).

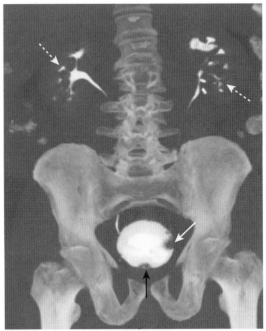

Figura 18.34 Carcinoma de células transicionais da bexiga: urotomografia. Há um defeito de enchimento na parede lateral esquerda da bexiga cheia de contraste (*seta branca contínua*), que representa um tumor vesical. O defeito na base da bexiga (*seta preta*) é causado pela próstata. Os sistemas calicinais (*setas brancas tracejadas*) estão normais.

PELVE

Considerações gerais

- A ultrassonografia é o exame de primeira linha na avaliação de suspeitas de anormalidades na pelve feminina (ver Capítulo 19)
- A **RM** tem assumido um papel cada vez mais importante na definição da anatomia do útero e dos ovários e no esclarecimento de dúvidas em pacientes nos quais os achados da US sejam confusos. Também é usada no estadiamento e no planejamento cirúrgico
- A RM pode ser muito útil na avaliação de cistos dermoides ovarianos, endometriose e hidrossalpinges (tubas uterinas cheias de líquido) e para determinar se uma lesão cística ovariana é simples (benigna) ou contém um componente contínuo (frequentemente maligno) (ver Figura 21.5).

BEXIGA

Tumores vesicais

- A maior parte dos tumores malignos da bexiga é **de células transicionais,** podendo ocorrer simultaneamente do uroepitélio em qualquer lugar da bexiga ao ureter e ao rim. O **tumor primário** aparece como um **espessamento focal da parede da bexiga** e/ou produz um **defeito de enchimento na bexiga cheia de contraste** (Figura 18.34).

ADENOPATIA

Linfoma

- O linfoma pode envolver qualquer parte do trato gastrintestinal ou geniturinário. O linfoma torácico quase sempre é causado pela doença de Hodgkin, enquanto o **estômago é o local extranodal mais comum do linfoma não Hodgkin gastrintestinal**
- O **envolvimento extranodal** e a **disseminação não contígua** para outros órgãos ou nódulos são características do linfoma não Hodgkin
- Além do linfoma, outras neoplasias podem produzir adenopatia abdominal e/ou pélvica, e até mesmo doenças benignas, como a sarcoidose, podem produzir adenopatia abdominal.

> **Pontos importantes**
>
> - **Como reconhecer os achados do linfoma abdominal na TC:**
>   - **Múltiplos linfonodos aumentados.** Os linfonodos pélvicos são considerados patologicamente aumentados se excederem 1 cm em sua menor dimensão
>   - **Massas conglomeradas de linfonodos coalescidos.** Massas tumorais volumosas que podem envolver e obstruir os vasos
>   - A linfadenopatia costuma **deslocar a aorta e/ou a veia cava anteriormente** (Figura 18.35).

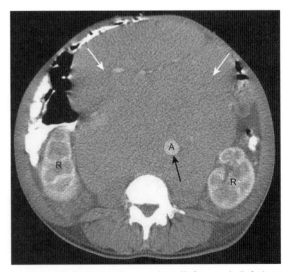

Figura 18.35 Linfadenopatia maciça: linfoma. A linfadenopatia abdominal maciça ocupa a maior parte do abdome (*setas brancas*) e desloca os rins (*R*) lateralmente e a aorta (*A*) anteriormente (*seta preta*), afastando-a de sua localização normal próximo à coluna vertebral. Este paciente tinha linfoma não Hodgkin.

CAPÍTULO 18 Como Reconhecer Anormalidades Gastrintestinais, Hepatobiliares e do Trato Urinário

Pontos a serem lembrados

- A TC, a US e a RM essencialmente substituíram a radiografia convencional e, em muitos casos, os exames com bário na avaliação do trato gastrintestinal
- O **carcinoma esofágico** tem um prognóstico ruim, com incidência crescente de adenocarcinomas se formando no esôfago de Barrett, uma condição na qual o refluxo gastresofágico desempenha um papel importante na estimulação da metaplasia do epitélio escamoso em colunar
- Os carcinomas esofágicos aparecem em uma ou mais formas, incluindo lesão anular constritora, massa polipoide e lesão do tipo infiltrante superficial
- As **hérnias de hiato** são uma anormalidade comum que pode estar associada ao RGE, embora este possa ocorrer mesmo na ausência de uma hérnia demonstrável; em geral são do tipo **por deslizamento**, em que a junção esofagogástrica fica acima do diafragma
- Os achados radiológicos da **úlcera gástrica** incluem uma coleção persistente de bário que se estende para fora do lúmen além dos contornos normais do estômago, geralmente ao longo da curvatura menor ou da parede posterior na região do corpo ou antro; pode ter pregas radiais que se estendem até sua margem e margem circundante de edema
- O principal achado no **carcinoma gástrico** é massa que se projeta para o lúmen e produz um defeito de enchimento, deslocando o bário; pode estar associado à rigidez da parede e à não distensibilidade do lúmen, bem como à ulceração irregular ou ao espessamento das pregas gástricas (> 1 cm), especialmente localizados em uma área do estômago
- Os achados radiológicos das **úlceras duodenais** incluem uma coleção persistente de contraste, vista com frequência em incidência frontal com espasmo e edema circundantes. Sua cura produz cicatrizes e deformidade da ampola duodenal
- De modo ideal, qualquer avaliação por imagem do intestino deve ser realizada com o intestino distendido por ar ou contraste, pois alças intestinais colapsadas e não opacificadas podem induzir a erros diagnósticos pela presença de artefatos
- Os principais achados anormais da doença intestinal na TC são **espessamento** da parede intestinal, **edema ou hemorragia submucosa**, **infiltração** da gordura e **ar** ou contraste **extraluminal**
- A **doença de Crohn** é uma inflamação crônica, recorrente e granulomatosa do intestino delgado e do colo, geralmente envolvendo o íleo terminal; resulta em ulceração, obstrução e formação de fístula; pode ter áreas intercaladas e tem tendência à recorrência após a remoção cirúrgica de um segmento envolvido
- A **diverticulose** colônica aumenta em incidência com o aumento da idade; na maior parte das vezes, envolve o colo sigmoide e quase sempre é assintomática, embora possa causar diverticulite ou sangramento gastrintestinal maciço, em especial de divertículos do lado direito
- A TC é o exame de escolha para a avaliação por imagem da **diverticulite**; os achados incluem inflamação pericolônica, espessamento da parede colônica adjacente (> 4 mm), formação de abscesso e/ou perfuração confinada do colo
- A maior parte dos **pólipos colônicos** é hiperplásica e não tem potencial maligno; pólipos adenomatosos têm um potencial maligno relacionado, em parte, com o seu tamanho. Os pólipos do colo podem ser visualizados com exames de enema opaco, colonografia por TC ou colonoscopia óptica
- Os sinais nos exames de imagem dos pólipos do colo incluem um defeito de enchimento persistente no colo, com ou sem hilo
- Os achados de imagem do **carcinoma de colo** são um defeito de enchimento persistente, polipoide ou constritor anular do colo; pode haver perfuração franca ou microperfuração ou obstrução do intestino grosso e metástases, em especial para o fígado e os pulmões
- A **colite** de qualquer etiologia pode causar espessamento da parede intestinal, estreitamento do lúmen e infiltração da gordura circundante

- A TC ou a US são os exames de escolha no diagnóstico de **apendicite**. Os achados incluem um apêndice dilatado (> 6 mm) que não se enche com contraste oral, inflamação periapendicular, aumento do realce da parede do apêndice com contraste intravenoso e, às vezes, identificação de um apendicólito (fecálito)
- A **hemorragia digestiva baixa** é frequentemente causada pela diverticulose. Pode-se realizar uma angiotomografia, pesquisa de sangramento com hemácias marcadas, angiografia por cateter e colonoscopia para visualizar o local do sangramento, sendo os dois últimos capazes também de tratar a causa
- As duas causas mais comuns de **pancreatite** são os cálculos biliares e o alcoolismo; é um diagnóstico clínico, e a TC serve para documentar uma causa ou uma complicação da doença. Os achados da TC incluem aumento do pâncreas, listras peripancreáticas, necrose pancreática e formação de pseudocistos
- O **adenocarcinoma pancreático** tem prognóstico muito desfavorável; ocorre com mais frequência na cabeça do pâncreas e em geral se manifesta como massa hipodensa focal que pode estar associada à dilatação dos ductos pancreáticos e/ou biliares
- A **infiltração de gordura** no fígado é muito comum e pode produzir áreas focais ou difusas de atenuação diminuída que, caracteristicamente, não deslocam nem obstruem os vasos hepáticos; o fígado parece menos denso que o baço nas TC sem contraste
- Em seus estágios tardios, a **cirrose** produz um fígado pequeno (em especial o lobo direito) com contorno lobulado, parênquima de aparência não homogênea, lobos esquerdo e caudado proeminentes, esplenomegalia, varizes e ascite
- A avaliação das massas hepáticas costuma ser feita com uma **TC trifásica**, que inclui uma varredura pré-contraste e duas varreduras pós-contraste, uma na fase hepático-arterial e outra na fase porto-venosa
- As **metástases** são as massas hepáticas malignas mais comuns e se originam principalmente no trato gastrintestinal; aparecem como massas múltiplas de baixa densidade que podem necrosar à medida que se tornam maiores
- O **carcinoma hepatocelular** é a neoplasia hepática primária mais comum; essas lesões em geral são solitárias e realçam com contraste intravenoso na TC
- Os **hemangiomas cavernosos** em geral são solitários, mais comuns em mulheres e normalmente não produzem sintomas; eles têm um padrão característico de realce "de fora para dentro" e retêm o contraste por mais tempo do que o restante do fígado
- A **CPRM** é maneira não invasiva de obter imagens da árvore biliar sem a necessidade de injeção de material de contraste; pode ser usada para evidenciar estenoses biliares, cálculos biliares e anomalias congênitas
- Os **cistos renais** são um achado muito comum; em geral são múltiplos e bilaterais, não realçam e costumam ter margens nítidas no ponto em que encontram o parênquima renal normal. Na US, os cistos simples são massas anecoicas bem definidas
- O **carcinoma de células renais**, a neoplasia renal primária mais comum, mostra uma propensão a estender-se à veia renal e a produzir metástases no pulmão e nos ossos; na TC, em geral é massa contínua que realça com contraste intravenoso, mas permanece menos densa que o rim normal. Na US, frequentemente são massas ecogênicas
- A **US** é o exame de imagem de primeira escolha na avaliação da **pelve feminina**
- A **adenopatia abdominal e/ou pélvica** pode ser causada por linfoma, outras doenças malignas ou doenças benignas, como a sarcoidose; é possível observar na TC múltiplos linfonodos aumentados ou massas conglomeradas de linfonodos.

19

Ultrassonografia: Seus Princípios e Usos nos Exames de Imagem do Abdome e da Pelve

Peter Wang, MD

- A **ultrassonografia (US)** é uma ferramenta de diagnóstico por imagem que faz uso de **sondas (transdutores)** que podem produzir uma frequência acústica centenas de vezes maior do que os humanos podem ouvir. Ela usa essa energia acústica para localizar e caracterizar os tecidos humanos.

COMO FUNCIONA

- A ultrassonografia é realizada colocando-se o transdutor em uma superfície do corpo e varrendo-se para frente e para trás, enquanto as imagens em tempo real são exibidas em um monitor. O contato adequado entre o transdutor e a superfície corporal é essencial para a obtenção de uma boa imagem ultrassonográfica. Portanto, aplica-se um **gel de contato** para produzir o melhor contato, eliminando as lacunas de ar
- A superfície corporal digitalizada pode ser **externa, como** na ultrassonografia **transabdominal**, ou **interna**, como na ultrassonografia **transvaginal, transretal, transesofágica** e **endovascular**

> **Pontos importantes**
>
> - A produção de uma imagem ultrassonográfica (*ultrassonografia*) depende de três componentes principais: a produção de **ondas sonoras de alta frequência**, a recepção de uma **onda refletida** ou **eco**, e a conversão desse eco na **imagem** real.

- A onda sonora é produzida pela **sonda** ou pelo **transdutor**, que envia rajadas extremamente curtas de energia acústica em uma determinada frequência
- Como acontece com todas as ondas sonoras, os pulsos produzidos pelo transdutor viajam em velocidades diferentes, dependendo da **densidade** do meio pelo qual estão passando
- No ponto em que alcança uma **interface** entre tecidos de **densidades diferentes**, parte da onda sonora será **transmitida para frente**, enquanto parte será **refletida de volta** para o transdutor (Figura 19.1)
- A quantidade de som transmitida *versus* a quantidade de som refletida depende da propriedade dos tecidos que compõem a interface, sendo chamada de *impedância acústica*. **Pequenas diferenças** na impedância acústica resultarão **em maior transmissão do som,** enquanto **grandes diferenças** resultarão em **maior reflexão do som**
    - Por exemplo, se o pulso encontra um cálculo biliar, a impedância acústica é **alta** e a maior parte da energia acústica é **refletida** de volta. Se o tecido encontrado for extremamente denso, como o osso, grande parte da energia é refletida, não havendo uma quantidade suficiente de ondas sonoras transmitidas para delimitar tecidos mais profundos que o osso (ver Figura 19.1A)
    - Se um pulso que atravessa os tecidos moles encontra líquido, a impedância acústica (diferença nas densidades) é relativamente **baixa** e a maior parte da energia acústica é **transmitida** (ver Figura 19.1C)
- À medida que as ondas sonoras atravessam o tecido e são absorvidas por ele, sua intensidade diminui e são convertidas em calor
- Quando o eco refletido chega de volta ao transdutor (uma questão de microssegundos), ele é convertido de **som** em **pulsos elétricos**, que são enviados para o próprio aparelho
- Usando um computador acoplado, o aparelho determina **quanto tempo** levou para o eco ser recebido, a **frequência** do eco refletido e a **magnitude (amplitude)** do sinal
- Com essas informações, o computador pode produzir uma imagem ultrassonográfica da parte do corpo digitalizada e

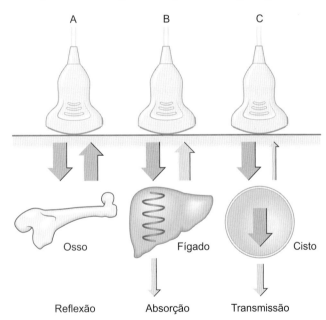

Figura 19.1 Diagrama de três "transdutores" na "superfície da pele". A quantidade de som transmitida ou refletida depende da impedância acústica dos tecidos. **A**. Grandes diferenças na impedância acústica são encontradas no osso e resultam na **reflexão** predominante do som, com pouca ou nenhuma transmissão. **B**. À medida que o som passa pelos tecidos, como o fígado, sua intensidade diminui, pois parte dele é **absorvida** e transformada em calor, enquanto parte pode ser transmitida. **C**. Pequenas diferenças na impedância acústica, como as encontradas em um cisto cheio de líquido, resultam na **transmissão** predominante do som.

exibi-la na tela. As imagens podem então ser capturadas como imagens **estáticas únicas** ou **gravadas** como um **filme**, que é composto por um conjunto de imagens que podem ser reproduzidas como um vídeo.

Ecogenicidade

- A **ecogenicidade (claro ou escuro)** de um tecido na US é determinada pela quantidade de ondas sonoras que o tecido transmite ou reflete

> **Pontos importantes**
> - Um tecido que **reflete mais** ecos aparece **mais claro ou mais branco** na ultrassonografia, sendo chamado de **ecogênico (hiperecoico)**
> - Um tecido que **transmite mais** ecos (resultando em menos ecos refletidos de volta para o transdutor) aparece **mais escuro** na imagem, sendo chamado de **sonolucente (hipoecoico)**
> - Um tecido que essencialmente transmite **todos** os ecos é representado em **preto** na ultrassonografia, sendo chamado de **anecoico**
> - Quando uma estrutura muito densa, como um cálculo biliar ou osso, reflete tantos ecos a ponto de quase nenhuma onda sonora ser transmitida, o tecido mais profundo a essa estrutura é exibido como hipoecoico; esse fenômeno é chamado de **sombra acústica posterior**
> - Quando uma estrutura transmite mais ecos do que os tecidos circundantes, como um cisto no fígado, as ondas sonoras mais profundas a essa estrutura (em comparação com as estruturas circundantes) são descritas como hiperecoicas; esse fenômeno é chamado de **realce acústico posterior**.

- As aparências típicas dos diferentes tipos de tecidos e estruturas mais encontrados são descritas na Tabela 19.1.

Planos das imagens

- As imagens podem ser produzidas em qualquer plano do corpo, ajustando a direção do transdutor. Por convenção, usam-se dois planos de imagem comuns
    - O **plano sagital ou longitudinal** é obtido ao longo do **eixo longo** do corpo ou da parte do corpo que está sendo examinada e é **visualizado** com **a cabeça do paciente voltada para a esquerda e os pés voltados para a direita**. A **parte superior da imagem** é **mais superficial ou mais próxima do transdutor**, enquanto a **parte inferior** é **mais profunda e mais distante da sonda** (Figura 19.2A)
    - O **plano transversal** é obtido **perpendicularmente ao longo eixo** do corpo ou da parte do corpo que está sendo digitalizada e costuma ser visualizado com o lado direito do paciente à sua esquerda e o lado esquerdo à sua direita (Figura 19.2B).

Frequência e resolução

- A **frequência das ondas sonoras** usada em qualquer exame de US desempenha um papel fundamental na **resolução** das imagens ultrassonográficas
    - **Frequências mais altas** resultam em imagens com **resolução mais alta** e **mais detalhes**. No entanto, quanto maior a frequência, menor é a distância de penetração. Portanto, embora frequências mais altas forneçam mais

Tabela 19.1 Aparência de tecidos comumente encontrados na ultrassonografia.

Tecido	Aparência	Exemplos
Líquido	Hipoecoico ou anecoico, dependendo se o líquido é **simples** ou **complexo** (contendo detritos, pus ou sangue); pode ter **reforço acústico posterior**	Cistos, abscessos, vesícula biliar, bexiga, líquido cerebrospinal, sangue nos vasos
Cálcio	Hiperecoico; pode ter **sombra acústica posterior**	Cálculos biliares, cálculos renais, ossos, calcificações em tecidos
Ar	Focos hiperecoicos; pode causar **sombra acústica posterior**	Infecções formadoras de gás (abscessos, gangrena de Fournier, endometrite), ar intraperitoneal, enterocolite necrosante, gás venoso portal, pneumobilia

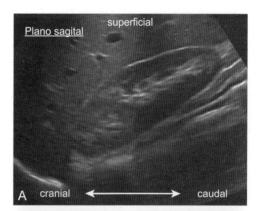

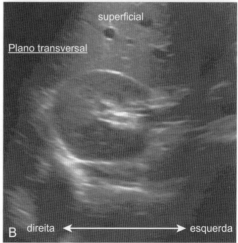

Figura 19.2 Imagens ultrassonográficas sagitais e transversais do rim direito. **A**. O plano sagital está em toda a extensão do eixo longo do corpo ou da parte do corpo que está sendo digitalizada e é visualizado com a cabeça do paciente à esquerda e os pés à direita. **B**. O plano transversal é perpendicular ao plano sagital e em geral é visualizado com o lado direito do paciente à esquerda da imagem e o lado esquerdo à direita, assim como a maior parte das imagens radiológicas. Em ambos os planos, a parte **superior** da imagem é mais **superficial** e mais próxima da sonda do transdutor, enquanto a parte **inferior** é mais **profunda** e mais distante da sonda. Nos próximos dois capítulos, muitas figuras terão uma ou mais das seguintes abreviações para ajudar na orientação: *Ant*, anterior; *P* (ou *F*), pé (*foot*) do paciente; *C*, cabeça do paciente; *E*, esquerda; *Post*, posterior; *D*, direita.

detalhes, elas não são capazes de mostrar tecidos mais profundos, por causa da sua penetração mais curta

- Os transdutores de US são projetados para produzir frequências inerentemente diferentes de ondas sonoras, em geral rotuladas na sonda. A escolha do transdutor adequado ao tipo de estudo é importante a fim de fornecer o maior número possível de **detalhes** e, ao mesmo tempo, **penetração** suficiente para alcançar o tecido desejado
- Em geral, os transdutores de frequência mais alta são apropriados para estruturas superficiais ou para aquelas que requeiram detalhes finos, enquanto os de frequência mais baixa são apropriados para estruturas profundas
- São usados vários tipos de US em exames de imagem clínicos, como os descritos na Tabela 19.2.

TIPOS DE ULTRASSOM

Doppler

- Há muitos exemplos comuns do **efeito Doppler** ilustrados pelo apito de um trem ou pela sirene do carro de polícia. Em geral, o efeito indica que o som **muda de frequência** conforme o objeto que produz o som se **aproxima** ou se **afasta** de sua orelha
- A ultrassonografia usa o efeito Doppler para determinar se um objeto, em geral o sangue, está **se aproximando** ou **se afastando** do transdutor e a que velocidade ele está se movendo. Funciona assim
  - O transdutor envia um sinal de **frequência conhecida**; a frequência do eco que retorna é **comparada** com a frequência do sinal original
  - Se o eco de retorno tiver uma **frequência mais baixa** do que a original, o objeto está **se afastando** do transdutor. Por outro lado, se tiver uma **frequência mais alta** do que a original, o objeto está se **movendo em direção** ao transdutor.

> ### ▶▶ Pontos importantes
>
> - A **direção do fluxo** é representada pelas cores vermelho e azul. Por convenção, o **vermelho indica o fluxo indo em direção** ao transdutor e o **azul indica o fluxo afastando-se** do transdutor.

EFEITOS ADVERSOS OU QUESTÕES DE SEGURANÇA

- Os procedimentos de US são **bem tolerados**. Os exames podem ser realizados com relativa rapidez e à beira do leito, se necessário, e, na maior parte das vezes, não exigem preparação do paciente senão a abstinência de alimentos antes dos exames do abdome
- A curto prazo, o ultrassom tem o potencial de causar uma **pequena elevação no calor** na área que está sendo examinada, embora os níveis utilizados nos exames diagnósticos não sejam suficientes para que isso ocorra
- **Nenhum efeito colateral a longo prazo** foi cientificamente demonstrado a partir do uso médico do ultrassom em humanos. No entanto, como todos os procedimentos médicos, deve ser usado apenas quando necessário. A Food and Drug Administration dos EUA alerta contra o uso da US durante a gravidez para produzir "fotos ou vídeos de lembrança"
- As **vantagens da US** em relação à TC e à angiografia convencional incluem o **não uso de radiação ionizante, o não uso de contraste iodado intravenoso e a portabilidade** (Tabela 19.3).

USOS MÉDICOS DA ULTRASSONOGRAFIA

- Serão examinadas várias anormalidades comuns nas quais a US desempenha um papel essencial nos métodos de imagem.

Sistema biliar

- A US é a **primeira opção de exame** em caso de anormalidades do sistema biliar. O primeiro exame de imagem realizado no paciente que apresenta a queixa relativamente comum de dor abdominal no quadrante superior direito em geral é uma US. A TC pode ser útil em casos envolvendo anatomia difícil ou incomum, para detectar massas ou determinar a extensão de uma doença já diagnosticada, mas a **TC é menos sensível que a US na detecção de cálculos biliares.**

Tabela 19.2 Tipos de ultrassom.	
Modo A	Simples; picos ao longo de uma linha representam a amplitude do sinal em uma certa profundidade; usado principalmente em oftalmologia
Modo B	Modo mais usado no diagnóstico por imagem; cada eco é descrito como um ponto, sendo um **sonograma** composto por milhares desses pontos; pode representar o movimento em tempo real
Modo M	Usado para mostrar estruturas em movimento, como o fluxo sanguíneo ou o movimento das valvas cardíacas
Doppler	Usa o efeito Doppler para avaliar o fluxo sanguíneo; usado para US vascular. Dispositivos **Doppler pulsados** emitem rajadas curtas de energia que possibilitam uma localização precisa da fonte de eco
Ultrassonografia duplex	Usada em estudos vasculares; refere-se ao uso simultâneo de uma escala de cinza (ou Doppler em cores) para visualizar a estrutura e o fluxo no interior de um vaso; o Doppler espectral (forma de onda) é usado para quantificar o fluxo (Vídeo 19.1)

Tabela 19.3 Vantagens e desvantagens da ultrassonografia.	
Vantagens	**Desvantagens**
Não utiliza radiação ionizante	Dificuldade de penetração através do osso
Não tem efeitos colaterais a longo prazo	
Imagens em "tempo real"	Estruturas preenchidas com gás reduzem sua utilidade
Produz pouco ou nenhum desconforto para o paciente	Pode ser difícil penetrar pacientes obesos
Aparelho pequeno, portátil, barato e onipresente	Depende das habilidades do operador do aparelho

Anatomia normal da vesícula biliar: ultrassonografia

- A **vesícula biliar** é uma bolsa elíptica que fica entre os lobos direito e esquerdo do fígado, na fissura interlobar. Embora as distintas camadas de sua parede tenham diferentes propriedades ecogênicas, em geral consiste em um **lúmen sonolucente cheio de líquido**, cercado por uma **parede ecogênica**. No paciente em jejum, tem cerca de **4 × 10 cm de tamanho** e a **parede não costuma ter mais de 3 mm de espessura** (Figura 19.3).

Cálculos biliares e colecistite aguda

- Estima-se que a **colelitíase** afete mais de 20 milhões de pessoas nos EUA. Em quase todos os casos, ela começa com um **cálculo biliar impactado no colo da vesícula biliar ou no ducto cístico**. A presença de cálculos biliares não significa, por si só, que a origem da dor do paciente seja a vesícula biliar, pois cálculos biliares assintomáticos são comuns. A colecistite também pode ocorrer, embora seja menos comum, na ausência de cálculos (**colecistite alitiásica**)
- Em razão da força da gravidade, **os cálculos biliares em geral caem para a parte mais dependente da vesícula biliar**, o que será influenciado pela posição do paciente no momento do exame. Isso ajuda a diferenciar cálculos biliares de pólipos ou tumores, que podem estar fixados em uma superfície não dependente. Os cálculos biliares são caracteristicamente **ecogênicos** e produzem **sombra acústica posterior** (Figura 19.4)
- Pode-se encontrar **lama biliar** no lúmen da vesícula biliar, consistindo em uma agregação que pode conter cristais de colesterol, bilirrubina e glicoproteínas. Frequentemente está associada à estase biliar. Embora possa ser ecogênica, **não produz sombra acústica** como os cálculos biliares (Figura 19.5). Ela forma camadas ao longo da parede dependente da vesícula biliar ou pode aparecer como "massa" móvel arredondada, que é chamada de *lama tumefata*

> **Pontos importantes**
>
> - Como reconhecer a colecistite aguda na US
>   - **Espessamento da parede da vesícula biliar** (> 3 mm) (Figura 19.6A)
>   - **Líquido pericolecístico** (líquido ao redor da vesícula biliar) (Figura 19.6B)
>   - **Sinal de Murphy ultrassonográfico positivo** (ou seja, dor provocada pela compressão da vesícula biliar com a sonda de US).

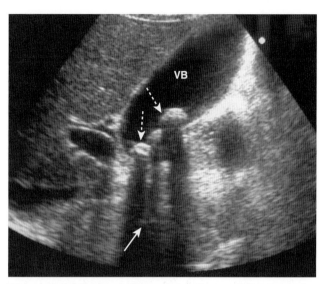

Figura 19.4 Cálculos biliares e sombra acústica posterior. Observam-se vários cálculos ecogênicos (*setas tracejadas*) na vesícula biliar (*VB*). Os cálculos biliares refletem a maior parte das ondas sonoras de volta para o transdutor. A escassez de ondas sonoras penetrando nos cálculos resulta em uma **sombra acústica posterior** (*seta branca contínua*), que é útil no diagnóstico de cálculos biliares.

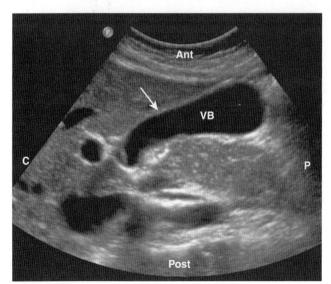

Figura 19.3 Vesícula biliar normal, incidência sagital. No geral, a vesícula biliar (*VB*) é sonolucente e preenchida com bile. Sua parede tem tamanho > 3 mm e é ligeiramente ecogênica (*seta branca*). *Ant*, anterior; *P*, pés; *C*, cabeça; *Post*, posterior.

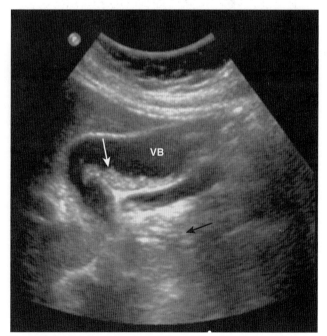

Figura 19.5 Lama na vesícula biliar. A lama (*seta branca*) na vesícula biliar (*VB*) está associada à estase biliar. Embora possa ser ecogênica, **não** produz sombra acústica como os cálculos biliares (a **ausência** de sombra é indicada pela **seta preta**).

- Se houver cálculos biliares (ver Figura 19.4) além dessas características, pode-se fazer o diagnóstico de **colecistite litiásica aguda**. Na presença de cálculos biliares e espessamento da parede da vesícula biliar, a US tem valor preditivo positivo para colecistite aguda de até 94%
- Se essas características existirem na ausência de cálculos biliares, o paciente pode ter **colecistite alitiásica**, que tende a ocorrer em pacientes em estado crítico
- Exames com radionuclídeos (**cintilografias com ácido hepatoiminodiacético [HIDA]**) também são usados no diagnóstico de colecistite aguda
    - O ácido hepatoiminodiacético, que é fisiologicamente absorvido pelo fígado e excretado no sistema biliar, é sinalado com um marcador radioativo (**tecnécio-99m**) e injetado por via intravenosa. O HIDA marcado pode então ser fotografado com uma câmera especial para demonstrar sua captação fisiológica normal pelo fígado e subsequente excreção nos ductos biliares, vesícula biliar e intestino delgado
    - Em pacientes com **obstrução do ducto cístico**, o marcador **não aparecerá** na **vesícula biliar**; já em pacientes com **obstrução do ducto biliar comum**, o marcador **não aparecerá** no **intestino delgado**. Esses achados são tipicamente causados por um cálculo obstrutivo (Figura 19.7).

Anatomia normal do ducto biliar: ultrassonografia

- **A US desempenha um papel fundamental na avaliação dos ductos biliares intra-hepáticos e extra-hepáticos e do ducto pancreático.** Os vasos biliares intra-hepáticos drenam para os ductos hepáticos esquerdo e direito, que se unem para formar o ducto hepático comum (DHC). O ducto biliar comum (DBC) começa no ponto em que o ducto cístico da vesícula biliar se une ao DHC. Ele drena para a segunda porção do duodeno, dentro ou adjacente à cabeça do pâncreas, por meio da ampola hepatopancreática

- **O DBC encontra-se anterior à veia porta e lateral à artéria hepática e porta *hepatis*** (Figura 19.8A)
- O DHC e o DBC proximal podem ser visualizados em quase todos os exames de US do quadrante superior direito.

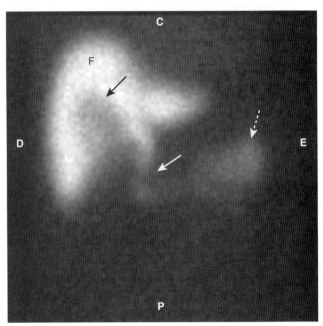

Figura 19.7 Cintigrafia com ácido hepatoiminodiacético (HIDA) na obstrução do ducto cístico. O HIDA, um isótopo radioativo marcado, concentra-se no fígado (*F*) e é então excretado nas vias biliares. Nesta imagem tardia, o ducto biliar comum (*seta branca contínua*) e o intestino delgado (*seta branca tracejada*) se enchem normalmente porque o ducto biliar comum está pérvio. Contudo, o ducto cístico e a vesícula biliar não se enchem, porque o ducto cístico está obstruído, neste caso, por um cálculo. Há uma área livre de traços (fotopênica) na fossa da vesícula biliar, porque o nuclídeo não é capaz de preencher o lúmen da vesícula biliar, como faria normalmente se o ducto cístico estivesse pérvio (*seta preta contínua*).

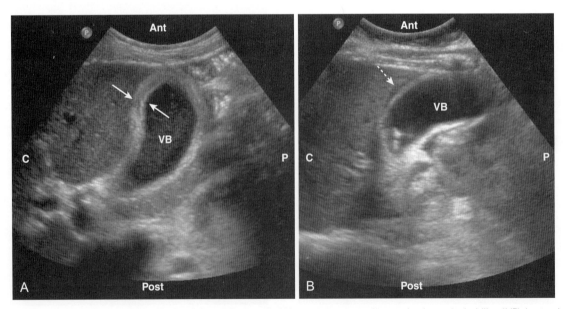

Figura 19.6 Colecistite aguda, cortes sagitais, dois pacientes. **A**. Há espessamento da parede da vesícula biliar (*VB*) (*setas brancas*). A parede costuma medir 3 mm ou menos; porém, esta está acentuadamente espessada, com 6 mm. **B**. Uma meia-lua sem eco (*seta branca tracejada*) circunda a parede da vesícula biliar (*VB*) espessada, representando líquido pericolecístico. O paciente tinha **sinal de Murphy ultrassonográfico positivo**.

CAPÍTULO 19 Ultrassonografia: Seus Princípios e Usos nos Exames de Imagem do Abdome e da Pelve

O **DHC não** mede **mais do que 4 mm** (de uma parede interna à outra) de diâmetro, enquanto o **DBC não** mede **mais de 6 mm** de diâmetro (Figura 19.8B). O **ducto pancreático** mede **menos de 2 mm**

- Normalmente, os **ductos biliares intra-hepáticos não** são **visíveis** na US. No entanto, com o tempo, podem dilatar em caso de obstrução prolongada do DBC. Quando dilatados, aparecem como estruturas sonolucentes tubulares adicionais adjacentes às veias porta, que resultam em uma aparência de "**trilho de bonde**" (Figura 19.9)
- As **causas da obstrução do ducto biliar** incluem cálculos biliares, carcinoma pancreático, estenoses, colangite esclerosante, colangiocarcinoma e doença metastática.

Trato urinário

Anatomia normal do rim: ultrassonografia

- Os rins costumam medir de **9 a 12 cm de comprimento, 4 a 5 cm de largura e 3 a 4 cm de espessura**. O **seio renal** é a sede da pelve renal e um dos principais ramos de artéria e veia renais. Como o seio renal contém gordura, normalmente aparece **claro, ecogênico**. Os **cálices** em geral não são visíveis. As **pirâmides** são **hipoecoicas**. O **parênquima renal** tem **ecogenicidade uniformemente baixa**, a qual costuma ser menor do que a do **fígado e do baço adjacentes** (Figura 19.10)
- As massas renais são discutidas no **Capítulo 18**.

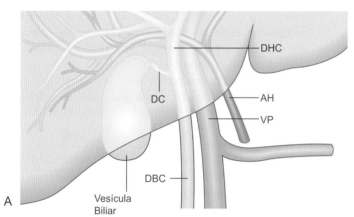 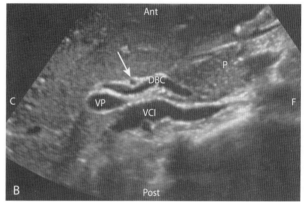

Figura 19.8 Ducto biliar comum normal, veia porta e artéria hepática: ilustração e corte sagital. **A**. A ilustração mostra as relações normais de algumas das estruturas na porta *hepatis*. **B**. Um corte sagital do quadrante superior direito mostra o **ducto biliar comum** (*DBC*), que mede 3 mm (normal < 6 mm). A *seta branca* aponta para a **artéria hepática** (*AH*), vista na extremidade. A **veia porta** (*VP*) está posterior ao ducto comum e a **veia cava inferior** (*VCI*) é vista posterior à veia porta. O pâncreas (*P*) está anterior ao DBC. DC, ducto comum; DHC, ducto hepático comum; F, pés (*feet*).

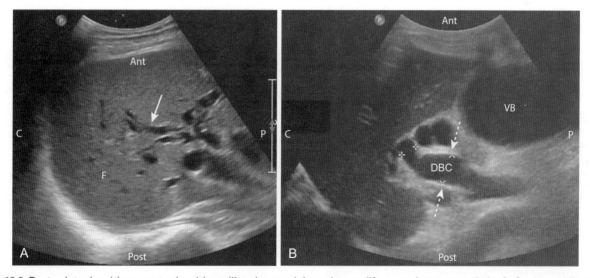

Figura 19.9 Ductos intra-hepáticos e extra-hepáticos dilatados em dois pacientes diferentes: imagens sagitais. **A**. Os ductos biliares intra-hepáticos no geral não são visíveis pela US. Neste caso, eles estão dilatados (*seta branca*) em razão da obstrução por um carcinoma pancreático (não mostrado). **B**. O DBC está dilatado em 15 mm (*setas brancas tracejadas*), e a vesícula biliar (**VB**) está distendida por um cálculo obstrutivo (não mostrado). *DBC*, ducto biliar comum; *F*, fígado.

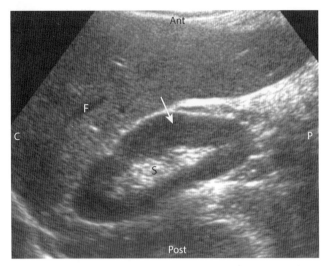

Figura 19.10 Rim direito normal: longitudinal. O seio renal (S) é a sede da pelve renal e dos principais ramos de artéria e veia renais. Como contém gordura, normalmente aparece claro, ecogênico. A pelve renal normal não é visível no seio renal. O parênquima renal (*seta branca*) tem ecogenicidade uniformemente baixa e costuma ser **menos ecogênico do que o fígado (F) ou o baço adjacentes**.

Hidronefrose

- A **hidronefrose** é definida como a **dilatação da pelve e dos cálices renais**. A dilatação da pelve renal em si é chamada de **pielectasia**, e a dilatação calicinal isolada é chamada de **caliectasia**
- Em pacientes com **cólica renal**, a US é usada principalmente para avaliar a **presença de hidronefrose**. Como os ureteres podem ser difíceis de visualizar na US, a **"procura por cálculos"** em geral é feita com uma TC (ver Figura 17.7)
- No entanto, nas mãos de um ultrassonografista experiente, até mesmo cálculos no ureter podem ser encontrados, eliminando o gasto adicional e a radiação associada a uma TC.

▶ Pontos importantes

- A aparência típica da uropatia obstrutiva é um **sistema calicinal dilatado**. O seio renal ecogênico contém uma **pelve renal dilatada, cheia de líquido e, portanto, anecoica**
- O **ureter** pode estar **dilatado** até o nível do cálculo obstrutivo
- A hidronefrose grave pode distorcer a aparência do rim (Figura 19.11).

Doença renal

- A **doença renal** se refere a uma série de doenças que afetam principalmente o **parênquima renal**, como a glomerulonefrite, doenças que causam síndrome nefrótica e o envolvimento renal em doenças vasculares do colágeno
- Nos estágios iniciais da doença renal, os rins podem parecer normais na US. Porém, à medida que a doença avança, o **parênquima renal se torna mais ecogênico (mais claro) do que o fígado e o baço,** o inverso do padrão de eco normal. No entanto, essas alterações em geral não são capazes de diferenciar entre as inúmeras causas de doença renal clínica. Assim, pode-se realizar uma biopsia com orientação ultrassonográfica para determinar a etiologia da doença (Figura 19.12)
- O **tamanho do rim** pode ser um indicador da cronicidade da doença; quando associados à ecotextura anormal do parênquima renal, **rins de tamanho menor do que o normal indicam doença mais crônica.**

Bexiga

- Por ser uma estrutura cheia de líquido, a bexiga pode ser bem visualizada na US. Pode-se usar a US de uma bexiga distendida por líquido para avaliar a espessura de sua parede e a presença de **tumores, cálculos e divertículos**. Pode-se estimar também o **volume residual pós-miccional na**

✳ Intervenção guiada por imagem

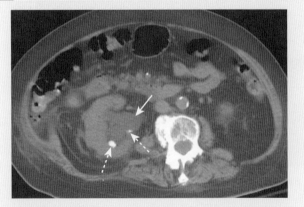

Esta mulher de 75 anos apresentou-se com dor no flanco e hematúria com hidronefrose obstrutiva (*seta contínua*), cuja TC sem contraste também mostra cálculos renais (*setas tracejadas*). Como um procedimento guiado por imagem pode ser benéfico nesse caso? Veja a resposta no Capítulo 29.

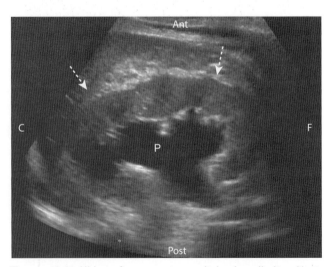

Figura 19.11 Hidronefrose: corte sagital, rim direito. Neste paciente com hidronefrose, o seio renal contém uma pelve renal (*P*) marcadamente dilatada, cheia de líquido e anecoica. O parênquima renal permanece normal em tamanho e ecogenicidade (*setas brancas tracejadas*). O paciente tinha um cálculo obstrutivo na junção ureteropélvica F, pés (*feet*).

bexiga, o que é útil na avaliação da **incontinência urinária, da obstrução da saída da bexiga e em pacientes com bexiga neurogênica** (Figura 19.13)
- Uma bexiga cheia de líquido também é usada como **janela acústica** para evitar a degradação da imagem causada pelo intestino cheio de ar, a fim de avaliar a próstata em homens e as estruturas pélvicas em mulheres.

Ultrassonografia escrotal

- O diagnóstico diferencial da **dor escrotal aguda** inclui epididimite, orquite, torção testicular, traumatismo testicular e herniação do conteúdo abdominal para dentro do escroto. É necessária uma intervenção imediata em casos de torção e traumatismo testicular para salvar o testículo afetado
- A **torção testicular,** comum em adolescentes, é um diagnóstico especialmente importante, porque a **distorção oportuna é curativa,** enquanto uma torção que passe despercebida pode resultar na perda do testículo. A **US com Doppler em cores** (que pode revelar o fluxo sanguíneo escrotal) é usada na avaliação da suspeita de torção; em geral, **não há fluxo no testículo torcido** (Figura 19.14). Adjacente ao testículo, a identificação de um pedículo vascular torcido (que tem uma aparência de redemoinho) (*sinal do redemoinho*) confirma o diagnóstico (Vídeo 19.3).

Aneurismas da aorta abdominal

- Um **aneurisma** é definido como uma dilatação localizada de uma artéria que está **50% ou mais acima de seu tamanho normal.** A maior parte dos aneurismas aórticos ocorre na aorta abdominal, **inferior à origem das artérias renais, e frequentemente se estende a uma ou ambas as artérias ilíacas comuns**
- A maior parte dos aneurismas da aorta tem formato **fusiforme** ou produz dilatação uniforme de todo o vaso

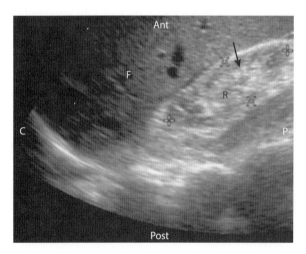

Figura 19.12 Doença renal crônica: corte sagital. O rim direito (*R*) é pequeno, medindo 6 × 3 cm (marcas do cursor). O parênquima renal (*seta preta*) é mais ecogênico (mais brilhante) do que o fígado adjacente (*F*), o inverso do padrão de eco normal. Este paciente tinha glomerulonefrite crônica pelo diabetes de longa data.

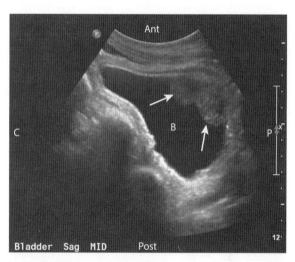

Figura 19.13 Tumor de bexiga. Esta é uma imagem de US sagital da bexiga (*B*) que mostra uma grande massa polipoide surgindo da parede anterior da bexiga (*setas brancas*). É improvável que um cálculo na bexiga pare na superfície não dependente do órgão. Na biopsia, descobriu-se que era um carcinoma de células transicionais, que compreende 90% dos tumores de bexiga.

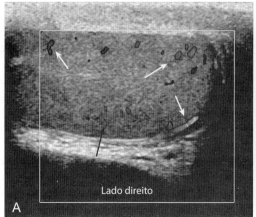 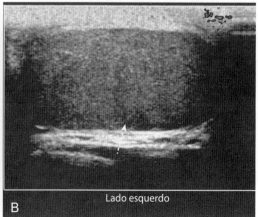

Figura 19.14 US escrotal: torção do testículo esquerdo. Foram realizadas imagens com Doppler em cores de ambos os testículos. **A**. O testículo direito (*seta preta*) mostra um fluxo sanguíneo normal (*setas brancas*). **B**. O testículo esquerdo torcido está aumentado e não mostra fluxo sanguíneo, uma vez que os vasos que o conduzem ao testículo estão obstruídos pela torção (*seta tracejada*). (Esta figura encontra-se em cores no GEN-IO, nosso ambiente virtual de aprendizagem.)

Pontos importantes

- A **aorta abdominal**, em geral, não mede mais de **3 cm de diâmetro** (de uma parede externa à outra).

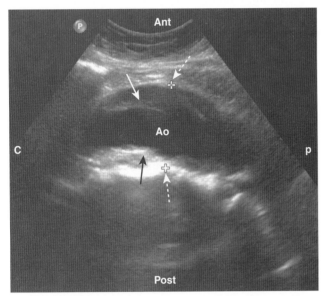

Figura 19.15 Aneurisma da aorta abdominal: corte sagital. Esta dilatação fusiforme da aorta abdominal (*Ao*) mede 4,9 cm entre as marcas (*setas brancas tracejadas*). Há um trombo hipoecoico no aneurisma (*setas pretas e brancas contínuas*). Em aneurismas de 4 a 5 cm de diâmetro, o risco de ruptura aumenta para quase 25%.

Intervenção guiada por imagem

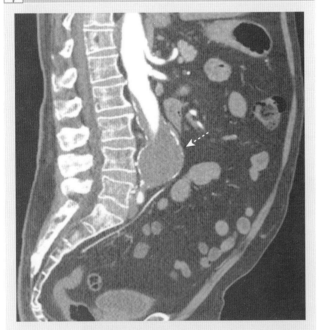

Esta imagem é de uma angiotomografia sagital com contraste do abdome e da pelve em um homem de 80 anos com massa abdominal pulsátil (*seta tracejada*) de 6 cm. Como um procedimento guiado por imagem pode ser benéfico nesse caso? Veja a resposta no Capítulo 29

- O **tamanho** de um aneurisma está diretamente relacionado com o seu **risco de ruptura**. Em aneurismas com **menos de 4 cm** de diâmetro, há **menos de 10% de chances** de ruptura; já aneurismas de **4 a 5 cm** de diâmetro apresentam **risco de ruptura de quase 25%**
- **Como reconhecer um aneurisma da aorta abdominal**
    - A US é o **exame de triagem de escolha** quando há **massa abdominal pulsátil assintomática**
    - O **sangue em movimento** no interior do lúmen da aorta aparecerá **anecoico**; o **trombo** na parede do aneurisma terá aparência **ecogênica** (Figura 19.15)
- A TC sem contraste tem a vantagem de mostrar o tamanho absoluto do aneurisma, mas é necessário contraste intravenoso para delimitar a extensão do trombo mural e a presença de dissecção.

ÓRGÃOS PÉLVICOS FEMININOS

- A US é o exame de imagem de escolha na avaliação de massas pélvicas ou dor pélvica em pacientes do sexo feminino. **Leiomiomas** restritos ao miométrio são os tumores mais comuns do útero. Os **carcinomas endometriais** geralmente estão restritos ao útero no momento da descoberta. A massa mais comum no ovário é um **cisto funcional**. Em geral, as **massas uterinas** são **contínuas** e as **ovarianas** são **císticas**.

Anatomia uterina normal: ultrassonografia

- O útero é formado por uma espessa camada muscular (**miométrio**) e uma superfície mucosa (**endométrio**), sendo dividido em **corpo** (com um **corno** que recebe as **tubas uterinas**) e **colo**. Anterior ao útero está o espaço peritoneal denominado **fundo de saco anterior**. O **fundo de saco posterior** também é chamado de **recesso retouterino**
- A posição do útero no corpo é descrita por sua *versão* (*i. e.*, o ângulo do colo do útero em relação à vagina) e *flexão* (*i. e.*, o ângulo do corpo do útero em relação ao colo do útero). Essas relações são mostradas na Figura 19.16. **Em geral, o útero é antevertido e antefletido**
- Quando adulto, o útero tem **formato de pera**, com dimensões máximas de aproximadamente **8 cm de comprimento, 5 cm de largura e 4 cm na dimensão anteroposterior**. Seu tamanho normal aumenta com a multiparidade; com o envelhecimento, ele diminui de tamanho (Figura 19.17)
- A **cavidade endometrial normal** mantém uma condição colabada, formando uma **faixa ou linha ecogênica fina** entre as superfícies opostas do endométrio. Por convenção, a espessura endometrial é medida incluindo ambas as paredes em um corte sagital do meio do útero. A aparência do endométrio e dos ovários varia, dependendo da fase do ciclo menstrual
- As **tubas uterinas** normais mantêm-se colabadas e geralmente não são visíveis na US
- O exame **transabdominal** (através da parede abdominal) padrão do útero é feito com a **bexiga cheia**, pois, assim, ela fornece uma **janela acústica** para o útero, empurrando as alças intestinais para cima, para fora da pelve, e ajudando a delinear a bexiga em si
- Os exames **transvaginais** são feitos com sondas de maior frequência e, portanto, fornecem imagens com melhor

resolução. Eles são feitos com a **bexiga vazia**. Os exames transabdominais e transvaginais são considerados técnicas complementares entre si
- A **histerossonografia** é um procedimento no qual instila-se solução salina na cavidade endometrial enquanto são obtidas imagens de US transvaginal. A solução salina distende a cavidade endometrial normalmente colabada e separa as paredes endometriais para possibilitar o delineamento de **pólipos endometriais, miomas submucosos e aderências** (Vídeo 19.4).

Leiomiomas uterinos (miomas)

- Os **leiomiomas** são **tumores benignos do músculo liso** do útero que ocorrem em até 50% das mulheres com mais de 30 anos, sendo em sua maioria assintomáticas. Quando ocorrem, os sintomas são geralmente resultantes do tamanho do mioma. Podem incluir dor, infertilidade, menorragia e sintomas urinários e intestinais
- **A US pélvica é o exame de imagem de escolha na avaliação de miomas uterinos.** A ressonância magnética (RM) pode ser usada para avaliar casos complicados ou no planejamento cirúrgico
- **Como reconhecer leiomiomas uterinos na US**

> **Pontos importantes**
>
> - São **massas contínuas heterogeneamente hipoecogênicas**, o que significa que podem exibir áreas de ecogenicidade variável (claras ou escuras) (Figura 19.18)
> - Os miomas podem experimentar **degeneração** e **calcificar**. Essas calcificações podem refletir uma quantidade de som suficiente para produzir uma **sombra acústica**. A degeneração também pode se manifestar como componentes císticos ou gordurosos.

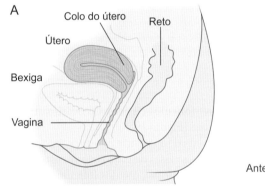 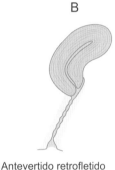 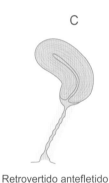 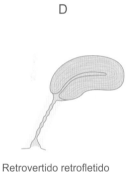

Figura 19.16 Variações normais na posição do útero. A posição do útero no corpo é descrita por sua **versão** (i. e., o ângulo do colo do útero em relação à **vagina**) e **flexão** (i. e., o ângulo do **corpo uterino** em relação ao **colo do útero**). A anteversão (**A** e **B**) ocorre quando o colo do útero está inclinado anteriormente em relação à vagina. Já a anteflexão (**A** e **C**) ocorre quando o corpo uterino está inclinado anteriormente em relação ao colo do útero. Na retroversão (**C** e **D**) e na retroflexão (**B** e **D**), o colo e o corpo do útero estão angulados posteriormente em relação à vagina e ao colo do útero, respectivamente. **Em geral, o útero está antevertido e anteflexionado,** como em **A**.

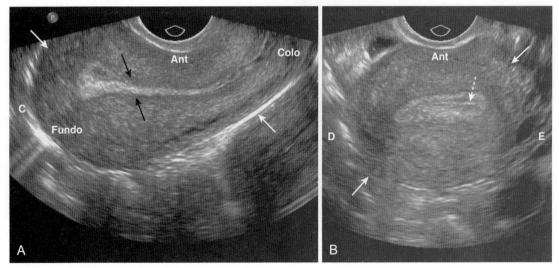

Figura 19.17 Útero normal: longitudinal (**A**) e transversal (**B**). **A**. O útero é mostrado no plano longitudinal (*setas brancas contínuas*). O endométrio reveste a cavidade uterina e deve ser medido em um corte longitudinal, como este (*setas pretas*). **B**. No plano transversal, o útero tem uma aparência arredondada (*setas brancas contínuas*). A cavidade uterina colapsada está no centro e é visualizada como uma linha ecogênica fina (*seta branca tracejada*).

- **Como reconhecer leiomiomas uterinos na TC**
  - Os miomas em geral aparecem como **massas uterinas de partes moles arredondadas e lobuladas**. Podem conter **calcificações amorfas ou em pipoca**, indicando degeneração, ou podem experimentar necrose central, que se manifesta como áreas de baixa atenuação (ver Figura 17.11)
  - Embora os miomas possam ser visualizados na TC, sua extensão pode ser mais difícil de avaliar na TC do que na US ou na RM, pois têm uma densidade semelhante à do miométrio e do endométrio uterino normal
- A **localização** dos miomas é importante para auxiliar no planejamento do tratamento (cirúrgico ou intervencionista). Eles podem ser caracterizados como **submucosos** (que implicam sangramentos e infertilidade), **miometriais** (mais comuns) ou **subserosos**. Quando miomas subserosos se fixam ao útero por um pedúnculo de tecido, são caracterizados como **pediculados**.

Adenomiose

- A **adenomiose** se refere ao **tecido endometrial ectópico no interior do miométrio**. É mais comum em mulheres de 35 a 50 anos de idade, podendo ser a causa de **dismenorreias** e **menorragias**. Pode estar associada a tecido endometrial ectópico **fora** do útero (*i. e.*, **endometriose**). Os sintomas tendem a diminuir depois da menopausa
- Os achados da adenomiose são mostrados na Figura 19.19.

Anatomia/fisiologia ovariana normal: ultrassonografia

- A US é o **exame de imagem de escolha** para avaliar os **ovários**
- Em **mulheres na pré-menopausa**, os ovários medem aproximadamente **2 × 3 × 4 cm** (com um volume de 5 a 15 mℓ),

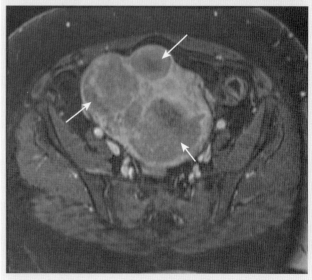

Esta imagem é de uma RM pós-contraste da pelve em mulher de 44 anos com dor e menorragia. As *setas* apontam para grandes miomas uterinos. Como um procedimento guiado por imagem pode ser benéfico nesse caso? Veja a resposta no Capítulo 29.

sendo comum haver **folículos císticos**. Os ovários atrofiam depois da menopausa (Figura 19.20)

- O ovário normal muda de aparência não apenas com a idade, mas também com as fases de cada ciclo menstrual. Sob estimulação hormonal normal, um dos **folículos** contendo o óvulo torna-se **dominante** e alcança um tamanho de cerca de 2,5 cm no momento da ovulação (Figura 19.21).

Cistos ovarianos

- A **maior parte** dos cistos ovarianos em **mulheres na pré-menopausa** são cistos funcionais, que incluem **cistos**

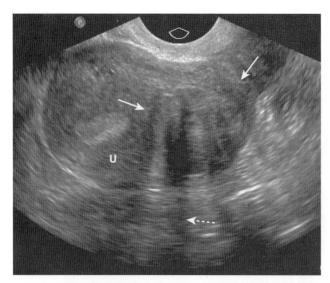

Figura 19.18 Leiomioma do útero: corte sagital. Observa-se massa heterogeneamente hipoecoica (*setas brancas contínuas*) no útero (*U*). Os leiomiomas uterinos podem exibir algumas áreas com muitos ecos e outras com poucos. Eles frequentemente absorvem uma quantidade de som suficiente para produzir uma sombra acústica (*seta branca tracejada*).

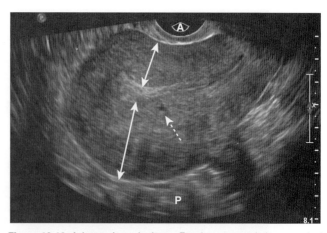

Figura 19.19 Adenomiose do útero. Esta imagem sagital transvaginal do útero mostra alguns achados ultrassonográficos da adenomiose, incluindo um miométrio acentuadamente espessado (*setas duplas brancas*) e um cisto miometrial (*seta branca tracejada*). Outros achados da adenomiose incluem formato uterino globular, ecotextura miometrial heterogênea e espessamento assimétrico da parede uterina (mais comum da parede posterior). *A*, anterior; *P*, posterior.

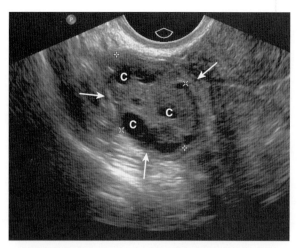

Figura 19.20 Ovário direito normal, corte sagital. Em mulheres na pré-menopausa, o ovário mede aproximadamente 2 × 3 × 4 cm (*setas brancas*) e costuma conter pequenos folículos císticos (*C*), conforme mostrado aqui.

- A **síndrome do ovário policístico** é uma anormalidade endócrina que possibilita que vários folículos ovarianos (> 25/ovário) se desenvolvam em estágios variados de crescimento hormonal e atresia. Quando associada à **oligomenorreia**, ao **hirsutismo** e à **obesidade**, a constelação é chamada de **síndrome de Stein-Leventhal** (Figura 19.24)
- **Lesões císticas não funcionais** do ovário incluem **cistos dermoides** e **endometriomas**. Um diagnóstico específico em geral pode ser feito com a US
  - Os **cistos dermoides** são **teratomas maduros**, compostos de células das três camadas germinativas, que são capazes de produzir cabelos, ossos, dentes e gordura no cisto. São mais encontrados em **mulheres em idade reprodutiva**, são **bilaterais** em até 25% dos casos e podem servir como um ponto de partida para a **torção ovariana** (Figura 19.25)

foliculares e **cistos de corpo-lúteo**. Esses cistos ocorrem como resultado de estímulos hormonais associados à ovulação e geralmente involuem em um ou dois ciclos menstruais

- Um **cisto folicular** se forma quando um folículo não dominante se enche de líquido e não se rompe
- Um **corpo-lúteo** se forma depois que um óvulo é expurgado de um folículo ovariano dominante. Se o corpo-lúteo se encher de líquido, torna-se um **cisto de corpo-lúteo**

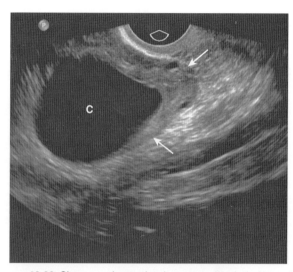

Figura 19.22 Cisto ovariano simples: corte sagital. No ovário esquerdo (*setas brancas*), há uma estrutura anecoica bem definida, de paredes finas, que representa um cisto ovariano simples (*C*). Os cistos ovarianos podem conter material ecogênico se ocorrer hemorragia no cisto.

> **Pontos importantes**
>
> - **Cistos funcionais** são estruturas **anecoicas caracteristicamente bem definidas, de paredes finas**, com **líquido interno de ecogenicidade homogênea** (Figura 19.22). Esses cistos são **fisiológicos** e **não requerem acompanhamento** ou outros exames de imagem em pacientes assintomáticas. Às vezes, um cisto funcional pode conter sangue, o que aparecerá como ecos reticulares rendados (Figura 19.23).

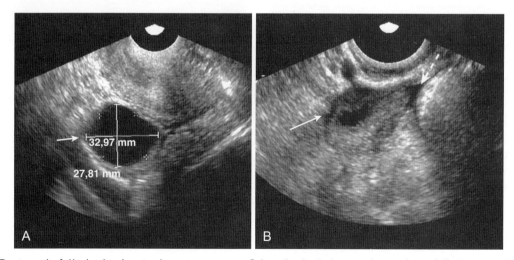

Figura 19.21 Ruptura do folículo dominante durante o exame. Sob estimulação hormonal normal, um folículo contendo óvulo torna-se dominante e alcança um tamanho de cerca de 2,5 cm no momento da ovulação. **A**. O folículo dominante tem 3,3 × 2,8 cm no início do exame (*seta branca*). **B**. Poucos minutos depois, durante o exame, o folículo se rompe (ocorre a ovulação) e diminui drasticamente de tamanho (*seta branca contínua*). Um pequeno volume fisiológico de líquido livre aparece na cavidade peritoneal (*seta branca tracejada*).

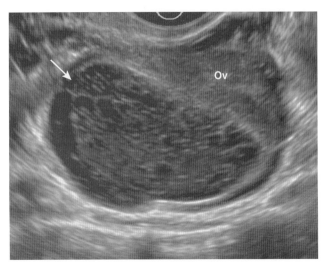

Figura 19.23 Cisto ovariano hemorrágico. A imagem sagital de US do ovário esquerdo (*Ov*) mostra massa cística contendo ecos reticulares rendados (*seta branca*), consistentes com um cisto hemorrágico.

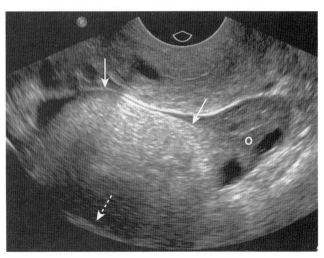

Figura 19.25 Cisto dermoide ovariano. Observa-se uma grande massa ecogênica contínua (*setas brancas contínuas*) no ovário direito (*O*), com sombra acústica (*seta branca tracejada*). Os cistos dermoides, também chamados de teratomas, são quase sempre benignos.

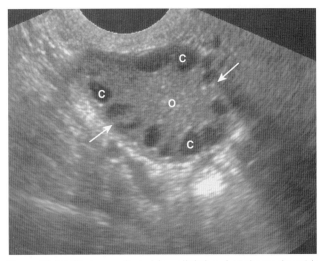

Figura 19.24 Síndrome do ovário policístico. A síndrome do ovário policístico é uma anormalidade endócrina que possibilita que vários folículos ovarianos se desenvolvam em estágios variados de crescimento hormonal e atresia. Este ovário está aumentado (*setas brancas*) e contém vários cistos periféricos, estando alguns marcados com (*C*). Quando associada à oligomenorreia, ao hirsutismo e à obesidade, é chamada de **síndrome de Stein-Leventhal**.

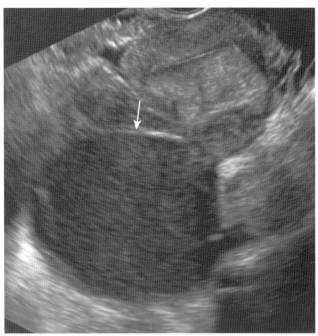

Figura 19.26 Endometrioma. A imagem de US transversal do ovário direito mostra massa cística com ecos difusos de baixo nível, produzindo uma aparência de "**tempestade de neve**" típica de um endometrioma (*seta branca*).

- **Endometriomas**, parte da doença chamada de **endometriose**, são lesões císticas ovarianas, às vezes chamadas de "**cistos de chocolate**" por serem preenchidas com sangue vermelho-amarronzado. Costumam ser bilaterais. Podem se tornar grandes e multiloculares (Figura 19.26).

Tumores ovarianos

- **A maior parte dos tumores ovarianos é cística**; eles surgem do **epitélio superficial** que recobre o ovário e incluem **tumores serosos ou mucinosos**. A **maior parte** dos tumores serosos (**cistoadenomas serosos**) e uma enorme quantidade de tumores mucinosos (**cistoadenomas mucinosos**) são **benignas**. Os tumores malignos são chamados de **adenocarcinomas serosos ou mucinosos**. O estadiamento do câncer de ovário é mais bem realizado com uma **TC ou RM**.

 Pontos importantes

- Em contraste com os cistos ovarianos benignos, as características dos **cistos ovarianos malignos** incluem **paredes espessas e irregulares; septações espessas e irregulares; fluxo vascular interno; e projeções papilares contínuas nos tumores** (Figura 19.27).

CAPÍTULO 19 Ultrassonografia: Seus Princípios e Usos nos Exames de Imagem do Abdome e da Pelve

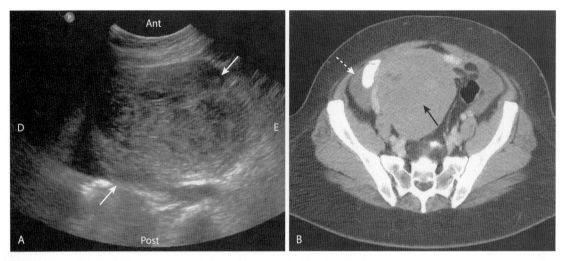

Figura 19.27 Tumor ovariano: ultrassonografia e tomografia computadorizada. **A**. Uma varredura transversal do anexo direito mostra uma grande massa ovariana contínua (*setas brancas contínuas*). **B**. A TC da mesma paciente mostra essa grande massa heterogênea originando-se dos anexos direitos (*seta preta contínua*). Observa-se uma pequena quantidade de ascite (*seta branca tracejada*). Esta paciente apresentava fibroma de ovário, tumor algumas vezes associado à ascite e ao derrame pleural (**síndrome de Meig**).

Torção ovariana

- Assim como a torção de testículo, a **torção ovariana é uma emergência cirúrgica** e seu diagnóstico e tratamento oportunos são essenciais para evitar a perda do ovário. As manifestações clínicas típicas incluem o **início agudo de uma dor anexial excruciante**
- Ao contrário da torção testicular, o **diagnóstico de torção ovariana** depende muito da **aparência morfológica do ovário**. O ovário torcido aparecerá **assimetricamente aumentado** e pode ter **ecogenicidade estromal aumentada** (Figura 19.28).

Doença inflamatória pélvica

- Doença inflamatória pélvica (DIP) é um termo usado para descrever um grupo de **infecções que afetam o útero, as tubas uterinas e os ovários**. A maior parte dos casos de DIP **começa** como uma **endometrite transitória** e **evolui** para uma infecção das tubas e dos ovários. As pacientes podem apresentar **dor, secreção vaginal, sensibilidade anexial, febre e contagem de leucócitos elevada**. As complicações incluem infertilidade, dor crônica ou gravidez ectópica.

> **Pontos importantes**
>
> - **Como reconhecer a DIP na US**
>   - Os **ovários estão aumentados**, com **múltiplos cistos** e inflamação periovariana
>   - As tubas uterinas podem estar **cheias de líquido e dilatadas (piossalpinge)** (Figura 19.29A)
>   - Pode haver **fusão entre a tuba uterina dilatada e o ovário (complexo tubo-ovariano)** (Figura 19.29B)
>   - Pode haver **massa multiloculada** com septações (**abscesso tubo-ovariano**).
>   - Pode-se usar a TC em casos de DIP complicada ou em pacientes cujo histórico não sugira o diagnóstico.

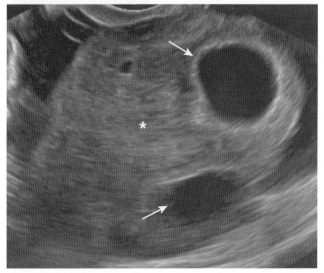

Figura 19.28 Torção ovariana. Imagem sagital de US de um ovário direito acentuadamente aumentado, contendo vários cistos (*setas brancas*) e um estroma central ecogênico (*asterisco*). No contexto de dor pélvica direita intensa, esses achados são diagnósticos de torção ovariana, mesmo se o fluxo de Doppler em cores e espectral ainda puder ser demonstrado no ovário.

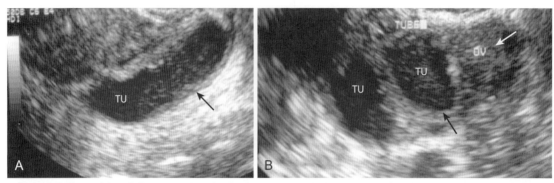

Figura 19.29 Doença inflamatória pélvica, cortes longitudinal e transversal: ultrassonografia. **A.** Há uma tuba uterina (*TU*) dilatada e cheia de líquido, contendo pus e debris (*seta preta contínua*), representando uma piossalpinge. **B.** Por causa da inflamação progressiva, há fusão da tuba uterina dilatada e tortuosa (*seta preta contínua*) com o ovário adjacente (*seta branca contínua*), produzindo um **complexo tubo-ovariano**.

GRAVIDEZ

- A US oferece um meio **seguro e confiável** de visualizar o feto no útero, sendo possível utilizá-la várias vezes durante o curso da gestação, se necessário. A vasta maioria das gestantes da América do Norte e da Europa Ocidental realiza pelo menos uma avaliação ultrassonográfica em algum momento durante a gestação
- Mesmo antes da gravidez, pode-se usar a US para determinar o momento da ovulação, a fim de auxiliar no processo de fertilização bem-sucedida
- Os usos da US durante a gestação estão descritos no Boxe 19.1
- Os objetivos da ultrassonografia durante a gestação podem ser diferentes, dependendo do momento do exame
    - Durante o **primeiro trimestre da gestação**, os objetivos são excluir uma gravidez ectópica, estimar a idade gestacional e determinar a viabilidade e o número de embriões
    - Durante o **segundo e terceiro trimestres da gestação**, as metas podem incluir estimar o volume de líquido amniótico, detectar anomalias fetais, determinar o posicionamento placentário e fetal ou orientar exames invasivos, a fim de determinar a probabilidade de viabilidade fetal em caso de nascimento pré-termo (Vídeo 19.5)
- Serão analisados três usos importantes da US durante a gestação.

Gravidez ectópica

- A maior parte das gestações ectópicas tem **localização tubária** e ocorre próximo à **extremidade fimbriada (ovariana)**. Os achados clínicos clássicos de **dor, sangramento vaginal anormal e massa anexial palpável** ocorrem em apenas cerca de metade dos casos. A incidência de gestações ectópicas está aumentando, provavelmente em razão do aumento dos fatores de risco; contudo, a taxa de mortalidade está diminuindo, em parte em razão do diagnóstico precoce pela US
- Usando o exame transvaginal, a US **é melhor para identificar a presença** de uma **gravidez intrauterina,** mas é menos eficaz para visualizar a gravidez ectópica real em si

> **Pontos importantes**
>
> - Se um **saco gestacional** (um dos primeiros achados ultrassonográficos na gravidez, aparecendo por volta de 4 a 5 semanas de idade gestacional), uma **vesícula vitelina** (a primeira estrutura normalmente vista no saco gestacional) ou um **embrião** for identificado **na cavidade uterina**, uma gravidez ectópica é efetivamente **excluída**. Em geral, realizam-se exames endovaginais para localizar o saco gestacional (Figura 19.30)
>   - Gestações intrauterinas e extrauterinas simultâneas, também chamadas de **gestações heterotópicas**, são **extremamente raras**, exceto em mulheres que realizaram tratamento de fertilidade. Portanto, a **identificação de uma gravidez intrauterina efetivamente exclui uma gravidez ectópica.**

Boxe 19.1 Usos da ultrassonografia durante a gravidez.

- Presença fetal e idade gestacional
- Anormalidades fetais e viabilidade
- Presença de gestações múltiplas
- Localização da placenta
- Volume de líquido amniótico
- Atraso no crescimento intrauterino
- Ajudar a guiar exames invasivos, como a amniocentese, a biopsia vilocorial e transfusões intrauterinas.

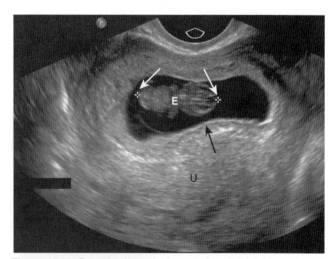

Figura 19.30 Gravidez intrauterina em fase inicial. Uma gravidez intrauterina de um embrião único vivo (*setas brancas*), está contida no saco gestacional (*seta preta contínua*) dentro do útero (*U*). Com a medida chamada de comprimento cabeça-nádega (entre as *setas brancas*), estimou-se que o embrião tinha 9 semanas de idade. A idade gestacional ultrassonográfica começa no **primeiro dia** do **último ciclo menstrual normal**, porque, para a maior parte das mulheres, esta é uma data mais exata do que a data da ovulação.

- Por outro lado, a demonstração de um **embrião vivo fora do útero é diagnóstica de gravidez ectópica.** No entanto, essa não é uma ocorrência comum na maior parte das gestações ectópicas (Figura 19.31)

> **Pontos importantes**
>
> - Na maior parte das vezes, a localização ectópica é diagnosticada por uma combinação de achados que incluem a **ausência de uma gravidez intrauterina identificável,** frequentemente com **massa extrauterina, extraovariana contínua ou cística**.

- O **hormônio gonadotrofina coriônica humana sérica (β-HCG)** é produzido pelo tecido placentário logo depois da implantação de um óvulo fertilizado no útero. Combinado com a US, o nível de β-HCG pode ser útil na distinção entre uma gravidez intrauterina, uma gravidez ectópica e um aborto em fase inicial (Figura 19.32)
- Presume-se que haja uma gravidez ectópica quando há **grandes volumes de líquido (sangue) livre no interior da cavidade abdominal. Pequenos volumes** de líquido livre podem ocorrer por outras causas, como aborto espontâneo, ruptura de cistos ovarianos e ovulação normal
- Gestações ectópicas são **tratadas cirurgicamente** (em geral via cirurgia laparoscópica) ou **clinicamente** com um abortivo, como metotrexato. Algumas se resolvem de modo espontâneo.

Anormalidades fetais

- A US é muito usada para monitorar **crescimento** e **desenvolvimento fetal** normais
- Ela é capaz de reconhecer certas anomalias fetais intrauterinas conhecidas por serem universalmente fatais depois do nascimento, como **anencefalia** (Figura 19.33) ou **ectopia cardíaca** completa. A interpretação precisa das US por alguém treinado e experiente em US obstétrica é importante para detectar essas anomalias
- A Tabela 19.4 mostra algumas das muitas anomalias fetais que podem ser diagnosticadas pela US intrauterina

- Na detecção de anomalias fetais, a US desempenha um papel importante no manejo obstétrico da gravidez. Conforme são disponibilizados marcadores mais confiáveis de anormalidades cromossômicas, que podem ser avaliados rapidamente sem longos períodos de espera, o papel da US pode aumentar.

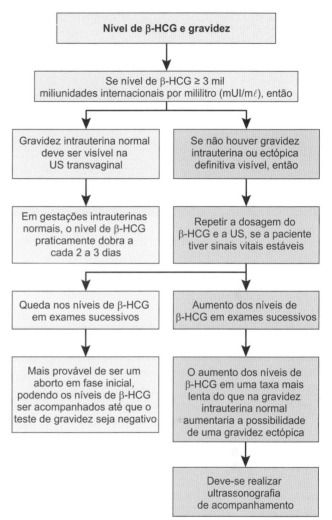

Figura 19.32 Hormônio gonadotrofina coriônica humana (b-HCG) e gravidez.

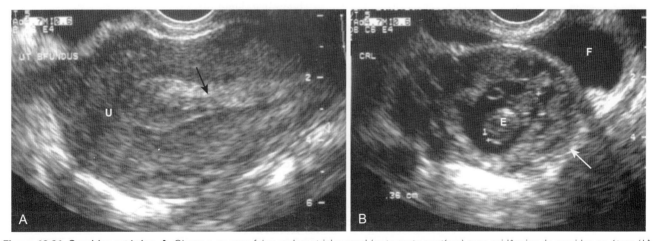

Figura 19.31 Gravidez ectópica. **A**. Observa-se uma faixa endometrial normal (*seta preta contínua*) sem evidências de gravidez no útero (*U*). **B**. Na mesma paciente, observa-se massa anexial (*seta branca contínua*) contendo um embrião (*E*). Há líquido no fundo de saco (F). A demonstração de um embrião fora do útero é diagnóstica de gravidez ectópica.

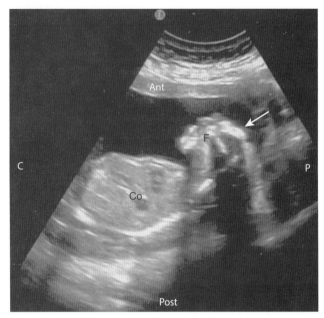

Figura 19.33 Anencefalia: corte sagital. Há uma gravidez intrauterina única de um embrião vivo. O corpo (*Co*) e a face (*F*) estão presentes, mas o crânio e todo o cérebro e cerebelo estão ausentes (*seta branca*). A anencefalia envolve uma falha no fechamento do tubo neural durante as terceira e quarta semanas de desenvolvimento. Quase sempre leva a morte fetal, natimorto ou morte neonatal.

Tabela 19.4 Anormalidades intrauterinas diagnosticáveis pela ultrassonografia.

Sistema de órgãos	Anormalidades
Sistema nervoso central	Hidrocefalia, anomalias do prosencéfalo, agenesia do corpo caloso, infecções intrauterinas, cistos, mielomeningocele e anencefalia (Figura 19.32)
Anormalidades esqueléticas	Nanismo, displasias esqueléticas, acondroplasia, osteogênese imperfeita, displasia torácica asfixiante e anomalias de membros
Anormalidades digestórias	Atresia de esôfago e fístula traqueoesofágica, atresia duodenal, obstrução dos intestinos delgado e grosso, defeitos da parede abdominal, hérnia diafragmática congênita e cisto de colédoco
Anormalidades do trato geniturinário	Agenesia renal, obstrução congênita da junção ureteropélvica e da junção ureterovesical, obstrução da saída da bexiga, rim multicístico displásico e doença renal policística
Anormalidades cardíacas	Síndrome de hipoplasia do coração esquerdo, atresia tricúspide, defeitos do coxim endocárdico, anomalia de Ebstein, tetralogia de Fallot, transposição dos grandes vasos, coarctação da aorta e arritmias cardíacas

Gravidez molar

- A **gravidez molar** é a mais comum de um grupo de distúrbios da **placenta**, que também inclui a **mola invasiva** e o **coriocarcinoma**. Patologicamente, as gestações molares apresentam degeneração **cística (em forma de uva ou hidatiforme) das vilosidades coriônicas** e proliferação do trofoblasto placentário

> **Pontos importantes**
>
> - A gravidez molar é sugerida pelo tamanho do útero, que é **desproporcionalmente grande** para a idade gestacional; pelos níveis de β-HCG, que **excedem 100 mil mUI/mℓ** (nas gestações normais os níveis são inferiores a 60 mil mUI/mℓ); pelos **vômitos; pelo sangramento vaginal; e pela toxemia.**

- Os achados ultrassonográficos da gravidez molar são mostrados na Figura 19.34
- O tratamento é o **esvaziamento uterino**. Cerca de 20% daquelas com gravidez molar completa podem abrigar tecido trofoblástico persistente, devendo ser realizado acompanhamento com exames sucessivos dos níveis de HCG.

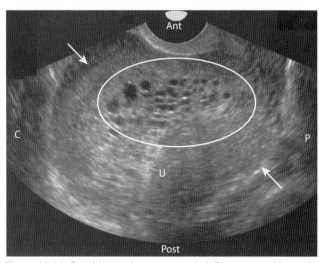

Figura 19.34 Gravidez molar: corte sagital. Em uma gravidez molar completa, como nesta paciente, não há feto. Os achados de US típicos incluem inúmeros espaços císticos de tamanho uniforme que representam vilosidades hidrópicas (*elipse branca*) e útero aumentado (*U*) cheio de tecido ecogênico que torna o endométrio mais espesso (*setas brancas*). Os ovários também podem estar aumentados e cheios de cistos (não mostrados).

HÉRNIAS ABDOMINAIS

- Uma hérnia abdominal é uma protrusão de tecido, em geral do intestino, por meio de um defeito ou orifício na parede abdominal (Figura 19.35)
- A avaliação por US das hérnias inguinais é realizada inicialmente com o paciente em decúbito dorsal. Na US em tempo real, o paciente realiza a **manobra de Valsalva**, que aumenta a pressão intra-abdominal e pode desencadear uma hérnia que não costuma estar presente em repouso (Vídeo 19.6)
  - Se uma hérnia não for detectada em decúbito dorsal, deve-se colocar o paciente **em pé** enquanto realiza a manobra de Valsalva, a fim de aumentar ainda mais a pressão intra-abdominal e melhorar a evidenciação da hérnia. A capacidade da US de avaliar a região inguinal em imagens em tempo real, em decúbito dorsal ou em pé oferece uma vantagem em relação às outras modalidades de imagem.

APENDICITE

- O apêndice é um tubo de terminação cega que se origina do ceco. Seu **diâmetro normal** é **inferior a 6 mm**. Quando vi-

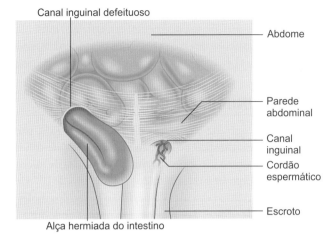

Figura 19.35 Representação gráfica de uma hérnia inguinal direita. A localização mais comum de uma hérnia da parede abdominal é na região inguinal. O tecido herniado pode conter uma combinação de gordura, intestino (como mostrado aqui) e/ou órgãos viscerais. O defeito na parede abdominal pode pinçar o intestino herniado, causando obstrução intestinal, ou comprimir os vasos sanguíneos que o irrigam, causando isquemia intestinal (estrangulamento).

sível, o apêndice normal se **comprimirá** quando aplicada pressão com o transdutor
- A **fisiopatologia** da apendicite aguda começa com a obstrução do lúmen apendicular, seguida por distensão progressiva do apêndice obstruído, até que ocorra a perfuração e se forme um abscesso periapendicular

> **Pontos importantes**
>
> - Na **apendicite aguda**, o apêndice anormal pode ser reconhecido na US como um tubo aperistáltico com terminação cega e diâmetro de **6 mm ou mais**. O apêndice inflamado **não pode ser comprimido** (usando a técnica chamada de **compressão gradativa**). Também pode ser sensível à palpação com a sonda. Em cerca de um terço dos casos de apendicite, há presença de um **fecálito** (Figura 19.36).

- Os achados tomográficos da apendicite são discutidos no **Capítulo 18**
- Além da apendicite e das hérnias da parede abdominal, a US pode ser usada para visualizar outras anormalidades gastrintestinais, como espessamentos da parede intestinal, massas e intussuscepção
- A US endoscópica possibilita uma caracterização adicional da parede intestinal e ajuda na orientação para biopsias.

ASCITE

- Normalmente, a cavidade peritoneal contém apenas alguns mililitros de líquido, mas quando há acúmulo excessivo de líquido recebe o nome de **ascite**. Quando uma grande quantidade de ascite está presente, é facilmente identificada nos quatro quadrantes do abdome na US
- No entanto, quantidades menores só podem ser detectadas no local em que esse líquido costuma se acumular. O **quadrante superior direito** entre o fígado e o diafragma é um dos primeiros locais em que a ascite se acumula, porque o líquido sobe pela goteira paracólica direita para o espaço subfrênico direito na posição reclinada
- Outros locais comuns para a detecção de líquido ascítico são a **escavação retouterina** (**fundo de saco de Douglas**) nas mulheres e a **bolsa retovesical** nos homens, que são os locais mais dependentes da cavidade peritoneal
    - O líquido ascítico do tipo **transudato** é majoritariamente **sonolucente ou anecoico**. Coleções de líquidos do tipo **exsudato** ou que contêm hemorragia ou pus **podem conter ecos** (Figura 19.37)
- A US é frequentemente usada para identificar a maior bolsa de líquido e, então, fornece orientação de imagem para a remoção segura do líquido por **paracentese**.

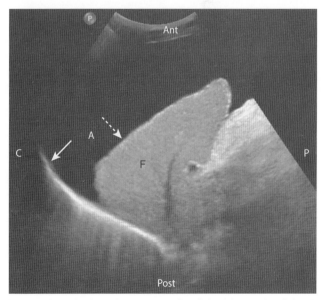

Figura 19.37 Ascite: ultrassonografia. O líquido ascítico flui pela goteira paracólica direita para o espaço subfrênico direito; dessa forma, costuma ser mais fácil detectar a ascite (A) por US no quadrante superior direito entre o fígado (F) e o diafragma (seta branca contínua). O fígado está contraído e tem margem nodular (seta branca tracejada), ambas características da cirrose. Se o líquido for um transudato, como no caso da ascite causada pela cirrose, será anecoico. Os exsudatos produzirão ecos internos.

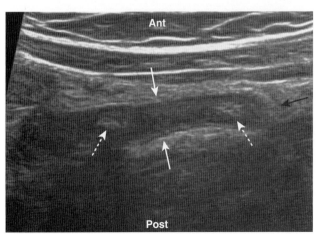

Figura 19.36 Apendicite aguda: incidência longitudinal. Há uma estrutura tubular (setas brancas contínuas) cega (seta preta contínua) com parede espessa e lúmen distendido representando um apêndice inflamado e distendido. Duas estruturas ecogênicas com sombra acústica posterior estão restritas ao apêndice, consistentes com **apendicólitos** (setas brancas tracejadas).

SISTEMA MUSCULOESQUELÉTICO

- Embora o sistema musculoesquelético seja tipicamente avaliado com uma RM, a US está sendo cada vez mais usada para essa avaliação
- A US tem as vantagens de **imagem em tempo real, menor custo** e **ausência de contraindicações** associadas ao forte campo magnético usado na RM
- As **imagens de US em tempo real** possibilitam que uma estrutura seja avaliada em **diferentes posições**, incluindo a posição que provoca a dor do paciente. Por exemplo, a subluxação do tendão pode ocorrer apenas em certas posições, e rupturas sutis de tendões ou ligamentos só podem ser vistas quando eles estão alongados em certas posições

> **Pontos importantes**
>
> - A **tendinopatia** pode ser diagnosticada pela US quando o tendão aparece espessado ou quando há líquido ao seu redor (Figura 19.38). Uma **ruptura tendínea** aparece como **líquido** no tendão ou **descontinuidade** das fibras do tendão.

- A US também é útil **emergencialmente** (*point of care*) para identificar **corpos estranhos** em tecidos moles superficiais. Lascas de madeira, que podem não ser visíveis em radiografias convencionais, podem ser **ecogênicas** na US e prontamente visíveis. Outros materiais, como metal, vidro e plástico, também podem aparecer como estruturas ecogênicas e ser visíveis na US (Figura 19.39)

- A US musculoesquelética também pode ser usada para avaliar derrames articulares, ligamentos superficiais, músculos e pequenas articulações nas mãos e nos pés. Ademais, pode ser usada para orientar punções terapêuticas e diagnósticas.

ULTRASSONOGRAFIA COM CONTRASTE

- A US com contraste é cada vez mais usada nos EUA para auxiliar no diagnóstico de uma ampla variedade de condições. Ela envolve o uso de um **agente de contraste de microbolhas** com *softwares* especializados em imagens de US para demonstrar o **fluxo vascular e a perfusão de tecidos moles**
- O padrão de realce das massas em órgãos abdominais, como fígado e rins, pode ser avaliado na US com contraste (Vídeo 19.7). A presença ou ausência de realce, bem como o padrão de realce em si, auxilia no diagnóstico, principalmente de tumores de partes moles
- O agente de contraste de microbolhas é seguro, sem nefrotoxicidade ou risco de fibrose sistêmica nefrogênica, que podem ocorrer quando são usados agentes de contraste na TC e na RM, respectivamente.

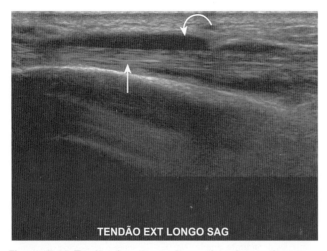

Figura 19.38 Tendão do extensor longo do polegar: ultrassonografia sagital. O tendão normal aparece como uma faixa de estriações ecogênicas (*seta reta*). Há líquido anecoico (*seta curva*) em torno desse tendão, o que é consistente com tenossinovite.

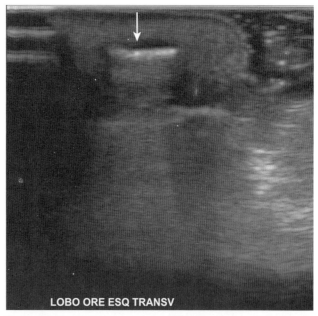

Figura 19.39 Corpo estranho no lóbulo da orelha. Este paciente queixava-se de edema e vermelhidão no lóbulo da orelha esquerda. Então, uma imagem de US do lóbulo mostrou uma estrutura ecogênica linear (*seta branca*) correspondente ao revestimento plástico de um brinco acidentalmente puxado para dentro do trato do lóbulo da orelha. (Cortesia Ryan K. Cunningham, MD.)

CAPÍTULO 19 Ultrassonografia: Seus Princípios e Usos nos Exames de Imagem do Abdome e da Pelve

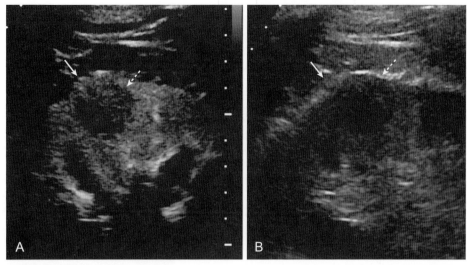

Figura 19.40 Ultrassonografia com contraste. (A em cores e **B** em tons de cinza). Essa massa realçada no rim é consistente com um carcinoma de células renais. A massa (*setas contínuas*) é predominantemente hipoecoica, mas mostra realce representado como ecos mais claros (*setas tracejadas*). O realce é mais proeminente quando visualizado em tempo real (Vídeo 9.7). (Cortesia Shuchi K. Rodgers, MD.) (Esta figura encontra-se em cores no GEN-IO, nosso ambiente virtual de aprendizagem.)

Pontos a serem lembrados

- A produção de uma imagem ultrassonográfica (**sonograma**) depende de três componentes principais: a produção de uma onda sonora de alta frequência, a recepção de uma onda refletida ou eco, e a conversão desse eco em uma imagem
- **Ecogênico (hiperecoico)** é um termo ultrassonográfico usado para descrever o tecido que reflete muitos ecos e aparece claro ou branco na ultrassonografia. **Hipoecoico ou anecoico** são termos ultrassonográficos usados para descrever o tecido que reflete poucos ou nenhum eco e aparece escuro ou preto na ultrassonografia
- O **efeito Doppler** é usado na US para determinar e exibir a direção e a velocidade de um objeto em movimento, em geral sangue
- Não há efeito colateral a longo prazo conhecido e cientificamente demonstrado causado pelo uso clínico do ultrassom em humanos
- Os **cálculos biliares** são caracteristicamente ecogênicos e produzem uma **sombra acústica,** visto que refletem a maior parte das ondas sonoras
- **Lama biliar** também pode ser observada na vesícula biliar. Embora também possa parecer ecogênica, não produz sombra acústica como os cálculos biliares
- A **uropatia obstrutiva** costuma aparecer como um sistema calicinal dilatado, sendo descrita como um sistema coletor hipoecoico, dilatado e cheio de líquido na US
- Na **doença renal**, o parênquima renal se torna mais ecogênico do que o fígado e o baço, o que é o inverso do padrão de eco normal
- A **torção escrotal** é uma emergência médica e aparece como ausência de fluxo sanguíneo na imagem com Doppler em cores do testículo torcido
- A US é o exame de escolha para rastrear **aneurismas da aorta abdominal** quando massa abdominal pulsátil e assintomática é palpada
- **Leiomiomas (miomas),** os tumores mais comuns do útero, aparecem como massas contínuas heterogeneamente hipoecoicas. A **adenomiose** se refere ao tecido endometrial ectópico no miométrio e se manifesta como pequenos espaços císticos no miométrio de um útero globular e aumentado
- A massa ovariana mais comum é um **cisto funcional**, que aparece como uma estrutura anecoica de parede fina na US. O cisto pode ser ecogênico se contiver hemorragia

- Os **cistos ovarianos não funcionais** incluem cistos dermoides e endometriomas
- Os **tumores ovarianos** geralmente surgem do epitélio superficial e são serosos ou mucinosos
- **Doença inflamatória pélvica (DIP)** é um termo usado para descrever um grupo de doenças infecciosas que afetam o útero, as tubas uterinas e os ovários, com a maior parte começando como uma endometrite transitória
- A US é um meio seguro e confiável de visualizar o feto no útero e pode ser realizada repetidas vezes durante a gestação, se necessário
- A maior parte das **gestações ectópicas** tem localização tubária e pode ser efetivamente excluída, se houver gravidez intrauterina, ou incluída, se for demonstrada gravidez extrauterina
- A **gravidez molar** é sugerida pelo tamanho do útero, que é desproporcionalmente grande para a idade gestacional, e por níveis bem elevados de β-HCG, acima de 100 mil mUI/mℓ
- Uma **hérnia abdominal** consiste em uma protrusão de tecido através de um defeito na parede abdominal. Pode ser diagnosticada na US com a visualização do conteúdo intra-abdominal (geralmente gordura e/ou intestino) herniado através da parede abdominal. Melhora-se a detecção se a pressão intra-abdominal for aumentada, como ao pedir ao paciente que fique em pé e realize a manobra de Valsalva
- O apêndice é um tubo aperistáltico com terminação cega que pode inflamar na **apendicite aguda**. Na US, ele aparece espessado (diâmetro > 6 mm) e não compressível na apendicite aguda. O quadrante inferior direito do paciente pode estar dolorido quando palpado com a sonda de US
- A US pode ser usada para avaliar tendões, ligamentos e músculos superficiais e para determinar a presença de derrames articulares. Corpos estranhos superficiais também podem ser detectados pela US como estruturas ecogênicas, mesmo quando não visualizados em radiografias
- A **US com contraste** é cada vez mais usada nos EUA e envolve a injeção de um agente de contraste de microbolhas para determinar o fluxo vascular e a perfusão do tecido.

20

Ultrassonografia Vascular, Pediátrica e de Emergência (*Point of Care*)

Peter Wang, MD

Neste capítulo, discutem-se algumas aplicações adicionais da ultrassonografia, incluindo a ultrassonografia vascular, aplicações pediátricas da ultrassonografia e a ultrassonografia de emergência (*point of care*).

ULTRASSONOGRAFIA VASCULAR

- A **ultrassonografia vascular** usa a **ultrassonografia em modo B (escala de cinza)** e a **ultrassonografia com Doppler** – uma combinação chamada de **ultrassonografia duplex** – para exibir a morfologia dos vasos enquanto registra a **direção do fluxo** e a **velocidade do sangue em movimento** nesses vasos
- A ultrassonografia duplex garante que as medições de direção e fluxo sejam feitas no local anatômico exato de interesse (Vídeo 20.1)
- Os dois tipos mais comuns de ultrassonografia com Doppler são o **Doppler em cores** e o **Doppler espectral**
    - A imagem em cores do fluxo pode fornecer informações específicas, mas limitadas, de uma região relativamente grande, enquanto o Doppler espectral fornece informações mais precisas de uma região menor. Os dois modos são complementares

> **Pontos importantes**
>
> - A **ultrassonografia com Doppler sobrepõe** cores em uma imagem em escala de cinza para indicar a presença e a direção do sangue em movimento. Por convenção, **vermelho** indica o **movimento em direção ao transdutor** e **azul indica o movimento afastando-se do transdutor** (Figura 20.1).

- A **ultrassonografia com Doppler espectral** é exibida como uma **forma de onda**, que é uma representação gráfica da **velocidade do fluxo** medida **ao longo do tempo** em determinada **área de foco**. É representada ao longo dos **eixos x (tempo)** e **y (velocidade)**. Por convenção, o **fluxo em direção** ao transdutor é exibido **acima da linha de base** e o **fluxo afastando-se do transdutor** é exibido **abaixo da linha de base** (Figura 20.2)
    - Existem diferentes formas de onda do Doppler espectral arterial, dependendo da **resistência** ao fluxo sanguíneo no leito vascular que a artéria fornece (Figuras 20.3 e 20.4). As formas de onda venosas também podem variar, dependendo de sua proximidade com o coração, a função cardíaca e a fase da respiração (ver Figura 20.2)

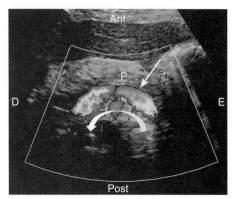

Figura 20.1 Imagem de Doppler em cores. Por convenção, o Doppler em cores descreve o fluxo em direção ao transdutor como vermelho e o fluxo afastando-se do transdutor como azul. Esta é uma imagem da **veia esplênica** (*seta reta*) posterior ao pâncreas (P). Mostra-se a direção normal do fluxo na veia esplênica (*seta curva*). Quando a imagem foi adquirida previamente na linha média, a veia esplênica tinha sangue fluindo anteriormente em direção ao transdutor à esquerda (sua direita) e posteriormente afastando-se do transdutor à direita (sua esquerda). Portanto, o Doppler em cores mostra o fluxo em vermelho (em direção ao transdutor) e em azul (afastando-se do transdutor) no mesmo vaso. Ao longo deste capítulo, muitas figuras terão uma ou mais das seguintes abreviaturas para ajudar na orientação: *Ant*, anterior; *P*, pés do paciente; *C*, cabeça do paciente; *D*, direita; *E*, esquerda; *Post*, posterior. (Esta figura encontra-se em cores no GEN-IO, nosso ambiente virtual de aprendizagem.)

- Se um sinal de ultrassom for refletido de um **objeto estacionário**, o sinal de retorno teoricamente deve manter a **mesma frequência** com que foi transmitido. Porém, com base nos princípios do Doppler, a frequência de um sinal refletido de **objetos em movimento**, como células sanguíneas, **mudará** na proporção da **velocidade** do alvo
- Com essas informações, pode-se **examinar se vasos** estão **estreitados** ou **obstruídos**, pois uma **estenose arterial** leva a um **aumento na velocidade do sangue** na área de estreitamento. Ao avançar gradualmente a sonda Doppler ao longo do trajeto de um vaso sanguíneo, é possível identificar uma lesão estenótica e sua localização
- Isso é análogo à velocidade da água fluindo pela extremidade aberta de uma mangueira de jardim. Quando a abertura da mangueira é estreitada, a velocidade da água corrente deve aumentar para que o mesmo volume de água flua através do lúmen menor (Figura 20.5)
- Em razão das alterações no fluxo sanguíneo, anormalidades nas formas de onda espectrais também podem sugerir estreitamento ou oclusão em uma parte do vaso mais **proximal** ou **distal** à área que está sendo examinada.

CAPÍTULO 20 Ultrassonografia Vascular, Pediátrica e de Emergência (*Point of Care*)

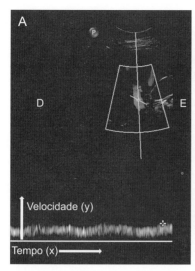
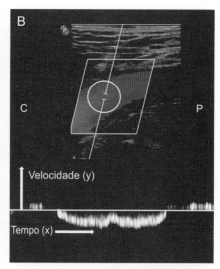

Figura 20.2 Imagens de Doppler espectral e em cores normais. **A**. Esta é uma imagem da veia porta, e, nela, o fluxo em direção ao transdutor é representado em vermelho. **B**. Esta é a veia femoral comum, e, nela, o fluxo afastando-se do transdutor é mostrado em azul. As formas de onda do Doppler espectral estão localizadas abaixo das porções coloridas das imagens de US e são desenhadas em uma escala de velocidade-tempo; o eixo x representa o tempo e o eixo y representa a velocidade. A forma de onda da veia porta em **A** está **acima** da linha de base (*a linha branca horizontal fina*), indicando o fluxo sanguíneo **em direção** ao transdutor. Já a forma de onda na veia femoral comum em **B** está **abaixo** da linha de base, indicando o fluxo sanguíneo **afastando-se** do transdutor. (Esta figura encontra-se em cores no GEN-IO, nosso ambiente virtual de aprendizagem.)

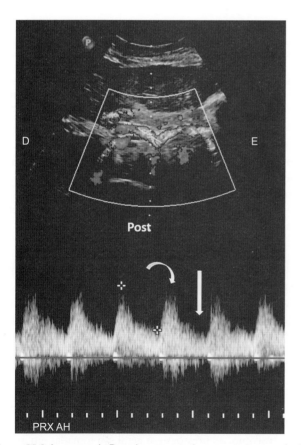

Figura 20.3 Imagens de Doppler espectral e em cores normais da artéria hepática. Órgãos terminais, como o fígado, requerem fluxo sanguíneo **contínuo** e, portanto, têm um leito vascular com **baixa resistência** ao fluxo sanguíneo de sua artéria irrigadora. Dessa forma, o fluxo na artéria hepática normalmente é **sempre em direção** ao fígado (neste caso, em vermelho e acima da linha de base) durante a sístole (*seta curva*) e a diástole (*seta reta*). PRX, índice de reatividade pressórica; AH, artéria hepática. (Esta figura encontra-se em cores no GEN-IO, nosso ambiente virtual de aprendizagem.)

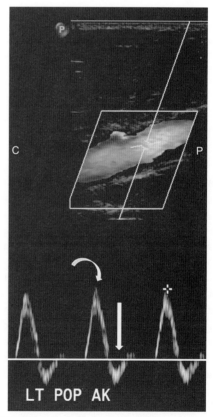

Figura 20.4 Imagens de Doppler espectral e em cores normais da artéria poplítea. Uma extremidade em repouso em geral não requer fluxo sanguíneo contínuo e tem um leito vascular com **alta resistência** ao fluxo de sua artéria periférica irrigadora. Portanto, o fluxo na artéria poplítea (que irriga a panturrilha e o pé) normalmente é interrompido. O fluxo se dá **em direção** ao pé (acima da linha de base) durante as **altas pressões da sístole** (*seta curva*) e pode **parar ou reverter** (abaixo da linha de base) durante as **baixas pressões da diástole** (*seta reta*). *LT POP AK*, artéria poplítea esquerda acima do joelho. (Esta figura encontra-se em cores no GEN-IO, nosso ambiente virtual de aprendizagem.)

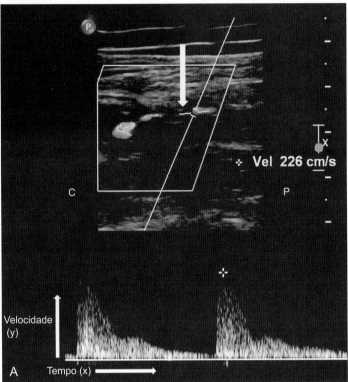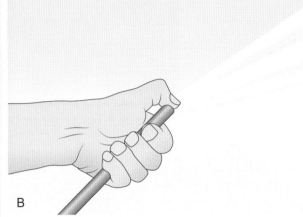

Figura 20.5 Imagem de Doppler espectral e em cores de uma artéria femoral superficial estreitada. **A**. O estreitamento significativo da artéria femoral superficial (*seta*) resulta em velocidades acentuadamente elevadas (representadas no eixo y) na imagem de Doppler espectral, da mesma forma como a água flui mais rápido quando a abertura de uma mangueira de jardim é estreitada (**B**), pois o mesmo volume de água deve passar por uma abertura menor. Além disso, a forma de onda arterial em uma estenose pode mudar para **monofásica**, que são formas de onda que permanecem em um mesmo lado da linha de base do Doppler espectral e têm uma aparência semelhante às formas de onda nas artérias que irrigam órgãos terminais (ver Figura 20.3). (Esta figura encontra-se em cores no GEN-IO, nosso ambiente virtual de aprendizagem.)

ESTENOSE ARTERIAL

Artérias carótidas

- A **US das carótidas** tornou-se o exame de escolha para a avaliação não invasiva da **doença aterosclerótica extracraniana**. Ela também é usada para avaliar sopros, como triagem pré-operatória antes de outras cirurgias vasculares de grande porte, e a patência do vaso depois de uma endarterectomia
- Quando há **estenose superior a 50%** do lúmen da artéria carótida, a **velocidade** do fluxo torna-se **elevada**. A estenose significativa altera a forma de onda Doppler em pontos **proximais** a ela, **no local** em que ocorre e em pontos **distais** a ela
- A US também é usada para avaliar a **espessura da parede do vaso** (ela fica mais espessa com a aterosclerose) e a **presença e a natureza de placas.**

Artérias periféricas

- A doença arterial periférica ocorre quando **placas ateroscleróticas** são depositadas nas artérias que irrigam extremidades. O estreitamento ou a oclusão significativa das artérias periféricas geralmente ocorre nos **membros inferiores** e pode resultar em **claudicação** (*i. e.*, dor nas pernas devido a esforços) ou dor em repouso
    - Os **fatores de risco** incluem tabagismo, diabetes, hipertensão arterial, hiperlipidemia, sexo masculino e etnia negra

- As artérias periféricas nas extremidades em geral têm a chamada **forma de onda de alta resistência,** porque, **em repouso,** o leito vascular nos músculos que elas irrigam fica contraído (ver Figura 20.4)
- O **estreitamento significativo de uma artéria periférica** causará **elevação na velocidade** do sangue em fluxo

> **Pontos importantes**
>
> - O **rastreamento** à procura de doença arterial periférica costuma envolver o cálculo do **índice tornozelo-braquial (ITB)**, que é a **razão** entre a pressão arterial sistólica no **tornozelo** e a pressão arterial sistólica no **braço** (artéria braquial).
>
> $$ITB = \frac{\text{Pressão arterial sistólica no tornozelo}}{\text{Pressão arterial sistólica no braço}}$$

- A pressão arterial é medida **detectando-se o fluxo arterial** com uma **sonda Doppler** na artéria, em vez de com um estetoscópio. As pressões em geral são tomadas em **ambos os braços** e nas artérias tibial posterior e dorsal do pé em **cada perna**. Inflam-se os manguitos de pressão além do ponto em que o fluxo e os sons Doppler **cessam** e, em seguida, esvaziam-se lentamente os manguitos até que o fluxo e os sons Doppler **retornem**
- **Em geral, a pressão arterial sistólica no tornozelo deve ser igual à do braço,** resultando em um ITB de 1. À medida que a pressão arterial no tornozelo cai em razão da doença

vascular periférica nas pernas e uma vez que as pressões no tornozelo são o numerador para o ITB, haverá **diminuição** no valor deste. Um **ITB de 0,5 ou menos** costuma indicar **doença arterial grave**.

PSEUDOANEURISMA

- Uma das complicações depois de um procedimento vascular invasivo, como um cateterismo cardíaco, é o desenvolvimento de um *pseudoaneurisma*, mais frequente no **local de entrada do cateter**, que geralmente é na **virilha**, na artéria femoral comum, ou no **braço**, na artéria braquial
- Um **pseudoaneurisma** se forma quando há **ruptura ou lesão da parede arterial**, mas o sangue que vaza pelo defeito **permanece confinado** por uma fina camada externa intacta da própria parede da artéria ou pelos tecidos perivasculares circundantes. Como a parede ou o tecido perivascular que contém o pseudoaneurisma é fina, há um **alto risco adicional de ruptura e extravasamento**. Isso é diferente do que ocorre em um **aneurisma verdadeiro**, em que as paredes arteriais estão intactas, mas o calibre da artéria está dilatado de forma anormal
- A ultrassonografia também é usada para o **tratamento de pseudoaneurismas** com a aplicação de **compressão direta com a sonda de ultrassonografia** para ocluir a bolsa aneurismática, especialmente se ela for pequena. Ademais, pode ser usada para guiar a injeção de trombina, resultando em trombose ou oclusão do pseudoaneurisma.

TROMBOSE VENOSA PROFUNDA (TVP)

- A ultrassonografia é o **exame de escolha** quando há suspeita de **trombose venosa profunda** em membros superiores ou inferiores. Os **sintomas locais** podem incluir dor, sensibilidade e calor na área afetada, embora a maior parte dos pacientes com TVP seja assintomática. A complicação mais grave da TVP é a **embolia pulmonar**
- O exame ultrassonográfico mais produtivo para a TVP na perna é aquele realizado no **paciente sintomático** que manifesta sintomas locais **acima do joelho**. A ultrassonografia tem uma sensibilidade muito menor em pacientes assintomáticos
- A avaliação ultrassonográfica para trombose venosa profunda das pernas e dos braços envolve utilizar o transdutor para **comprimir** sistematicamente as veias profundas durante a varredura da perna ao longo de **certos marcos anatômicos, incluindo** a veia femoral comum, a veia femoral profunda proximal, a veia safena magna, a veia femoral, a veia poplítea e as veias tibial posterior e fibular.

Pontos importantes

- Na ultrassonografia, um pseudoaneurisma aparece como uma **bolsa hipoecoica** originando-se de uma artéria (Vídeo 20.2). Pode ocorrer de ele estar conectado à artéria por um gargalo fino ou haste. **O sangue que flui para dentro e para fora de um pseudoaneurisma** resulta em uma **aparência distinta** nas imagens de Doppler em cores e espectral (Figura 20.6).

Pontos importantes

- Estruturas venosas **normais** têm **paredes elásticas** e se comprimem e **colabam fácil e completamente** quando se aplica pressão pelo transdutor. As veias **contendo trombo não colabam totalmente**. O trombo ecogênico em si pode ser visualizado em imagens em escala de cinza. A ultrassonografia duplex pode ser usada para determinar a presença ou a ausência de fluxo na veia (Figura 20.7).

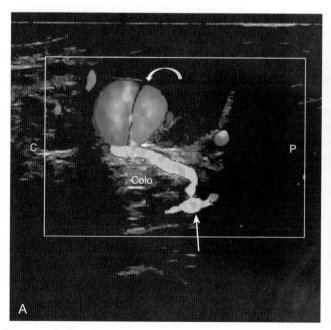
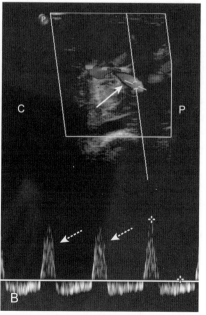

Figura 20.6 Imagens de Doppler em cores e espectral de um pseudoaneurisma. **A**. Esta imagem de Doppler em cores mostra um pseudoaneurisma (*seta curva*) originando-se da artéria femoral comum (*seta reta*), a partir de um colo fino. Em razão do fluxo de entrada e saída do pseudoaneurisma, é exibido um padrão típico de fluxo Doppler nas cores vermelha e azul, semelhante a um símbolo *yin-yang*. **B**. O uso do Doppler espectral no colo do pseudoaneurisma (*seta contínua*) mostra um fluxo para dentro e para fora do pseudoaneurisma como um fluxo acima (*setas brancas tracejadas*) e abaixo da linha de base. Ele desenvolveu-se a partir da artéria femoral comum depois de um cateterismo cardíaco. (Esta figura encontra-se em cores no GEN-IO, nosso ambiente virtual de aprendizagem.)

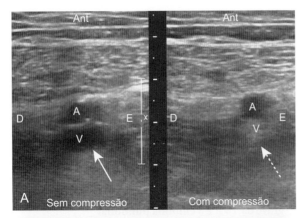
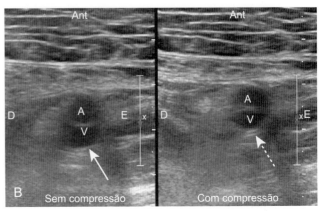
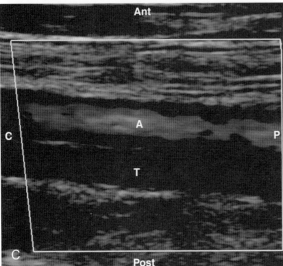

Figura 20.7 Veias femorais normais e trombosadas. **A**. Quando é aplicada compressão pelo transdutor de ultrassonografia, a veia femoral normal (V), por causa de suas paredes elásticas, colaba de seu estado pré-compressão (seta contínua) a seu estado pós-compressão (seta tracejada). Já artéria femoral adjacente (A) não colaba com a pressão, porque suas paredes são mais rígidas. **B**. Neste outro paciente, o trombo na veia femoral (V) impede o colabamento normal entre os estados pré-compressão (seta contínua) e pós-compressão (seta tracejada). **C**. Esta imagem com Doppler em cores da veia femoral trombosada mostra trombo hipoecoico (T) e ausência de fluxo colorido na veia. A artéria adjacente (A) está patente e preenchida com fluxo em cores no Doppler. (Esta figura encontra-se em cores no GEN-IO, nosso ambiente virtual de aprendizagem.)

PEDIATRIA

- A **não utilização de radiação ionizante** pela ultrassonografia é bastante importante em pacientes pediátricos, uma vez que pacientes mais jovens e em desenvolvimento são mais suscetíveis aos efeitos da radiação e têm um tempo de vida relativamente mais longo para desenvolver complicações potenciais. Além disso, a constituição corporal mais baixa de uma criança possibilita uma melhor penetração do sinal de ultrassonografia e o uso de transdutores de frequência mais alta para fornecer imagens com maior resolução
- Muitos usos da ultrassonografia são específicos à faixa etária pediátrica, vários dos quais são discutidos a seguir.

Hemorragia da matriz germinativa

- Uma **janela ultrassonográfica** descreve um caminho para o sinal de ultrassonografia passar que seja relativamente livre de ossos ou gás, ambos os quais degradariam a imagem ultrassonográfica. O conteúdo intracraniano do neonato é bem acessível pela US por causa das janelas ultrassonográficas fornecidas pelas **fontanelas abertas**
- É possível avaliar muitas das estruturas nos espaços supratentorial e infratentorial, incluindo o parênquima cerebral e os espaços extra-axiais. No recém-nascido, um desses usos é para a avaliação da hemorragia intracraniana
- A **hemorragia intracraniana neonatal** pode causar morbidade e mortalidade significativas, em especial em **lactentes** pré-termo. Essas **hemorragias são mais comuns na matriz germinativa**, que fica presente apenas temporariamente antes de 34 semanas de gestação. Ocorrem no **sulco caudotalâmico** rico em vasos, que fica na região subependimária entre o núcleo caudado e o tálamo (Figura 20.8A)
- As hemorragias da matriz germinativa são divididas em quatro graus, em geral por imagens de US, sendo a mortalidade predita maior conforme o grau aumenta. Lesões na matriz germinativa têm consequências substanciais na mortalidade e na morbidade.

> **Pontos importantes**
>
> - A hemorragia aparece como uma área de **material ecogênico** no sulco caudotalâmico que pode se expandir para o ventrículo e o parênquima cerebral (Figura 20.8B).

Displasia congênita de quadril (DDQ)

- A displasia congênita de quadril é um distúrbio comum em recém-nascidos que pode resultar em **luxação ou subluxação do quadril**. É mais comum em meninas, em filhos primogênitos, em caso de apresentação pélvica e em crianças cujos pais tiveram DDQ. O quadril esquerdo também costuma ser mais afetado
- Os achados do exame físico que sugerem DDQ incluem **testes de Ortolani e Barlow positivos**

CAPÍTULO 20 Ultrassonografia Vascular, Pediátrica e de Emergência (*Point of Care*)

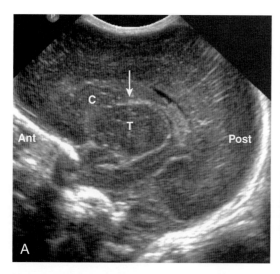
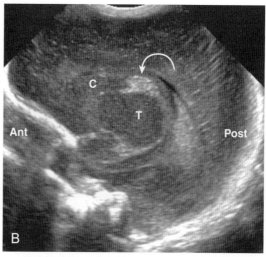

Figura 20.8 Hemorragia da matriz germinativa. Imagens sagitais de US do encéfalo mostram os sulcos caudotalâmicos direito e esquerdo. **A.** O sulco caudotalâmico direito normal é descrito como uma linha reta ecogênica fina (*seta*) entre o tálamo (*T*) e o núcleo caudado (*C*). **B.** No outro lado do encéfalo, o material globular ecogênico (*seta curva*) localizado no sulco caudotalâmico representa hemorragia da matriz germinativa.

- No **teste de Ortolani**, o quadril é **rodado lateralmente e abduzido**. Temos um diagnóstico positivo quando, durante o teste, um "clique" ou "estalido" é sentido ou ouvido em razão da **redução** de um quadril luxado ou subluxado
- No **teste de Barlow**, o quadril é **flexionado, rodado medialmente e aduzido** com pressão posterior na cabeça femoral. Um teste positivo ocorre quando um "clique" ou "estalido" é sentido no **quadril luxando**

• Em lactentes com alto risco de DDQ ou com achados anormais no exame físico, deve-se avaliar a morfologia do acetábulo com uma US entre 4 e 6 semanas de idade, enquanto a epífise da cabeça do fêmur ainda é cartilaginosa. A **morfologia anormal do acetábulo** ou a **luxação franca** da cabeça femoral indica DDQ (Figura 20.9). A manobra de Barlow também pode ser realizada sob ultrassonografia em tempo real para elicitar qualquer subluxação ou luxação do quadril

- **Assim que a epífise se ossifica**, o que ocorre por volta dos 3 ou 4 meses de idade, **são necessárias radiografias** para avaliação, porque a ultrassonografia não é capaz de penetrar no osso ossificado para avaliar o acetábulo.

Enterocolite necrosante (ECN)

• A **enterocolite necrosante** costuma afetar mais **lactentes pré-termo** nas primeiras semanas de vida. Pode ser uma condição gastrintestinal potencialmente fatal em neonatos. Postulou-se que a fisiopatologia envolve o colapso da mucosa intestinal, a translocação de bactérias intestinais e uma resposta inflamatória que pode levar à **dissecção de gás na parede intestinal** e no **sistema venoso porta**. Casos graves de ECN podem resultar em perfuração intestinal e ar livre intraperitoneal (**ver Capítulo 28**)

• Embora as **radiografias de abdome convencionais** sejam o **exame de escolha** para o diagnóstico de ECN, a ultrassonografia pode ser complementar.

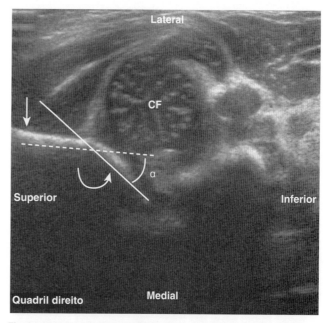

Figura 20.9 Displasia congênita de quadril. Imagem de ultrassonografia coronal do quadril direito em um recém-nascido com apresentação pélvica. A cabeça femoral (*CF*) normalmente fica no acetábulo. A morfologia anormal do acetábulo pode ser representada pelo **ângulo alfa**, que é formado pelo córtex do ílio (*linha tracejada apontada pela seta reta*) e pelo teto do acetábulo (*linha contínua apontada pela seta curva*). O ângulo alfa normalmente é maior que 60° entre 4 e 6 semanas de idade e maior que 55° em um recém-nascido. Este ângulo mede menos. Ângulos alfa **menores** indicam uma **forma rasa do acetábulo**, que é consistente com a displasia congênita de quadril e maior risco de subluxação ou luxação da cabeça do fêmur.

> **Pontos importantes**
>
> • A ultrassonografia pode mostrar a **dissecção de ar na parede intestinal** (gás intramural ou pneumatose intestinal) (Figura 20.10), **gás livre intraperitoneal**, **espessamento da parede intestinal** e **gás venoso portal** (Figura 20.11). Pequenos volumes de gás, difíceis de detectar nas radiografias, podem ser facilmente vistos na ultrassonografia.

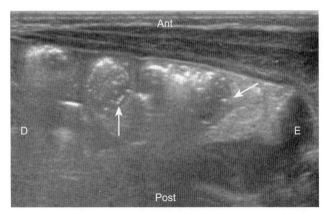

Figura 20.10 Pneumatose intestinal. Esta imagem de ultrassonografia do quadrante superior esquerdo de um recém-nascido mostra múltiplos focos ecogênicos não dependentes (*setas*) na parede intestinal, consistentes com pneumatose intestinal. Os focos ecogênicos representam gás.

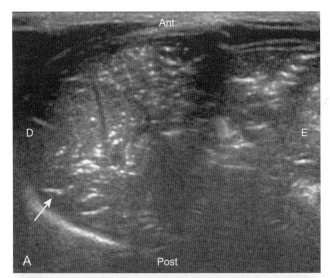

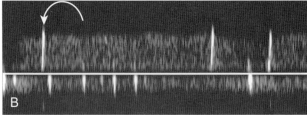

Figura 20.11 Gás venoso portal. A. Esta ultrassonografia transversal do fígado mostra múltiplos focos ecogênicos lineares e ramificados (*seta reta*) que se estendem para a periferia do fígado, o que é consistente com gás venoso portal. **B.** O exame com Doppler espectral da veia porta principal no mesmo paciente mostra pequenos picos característicos (*seta curva*) ao longo da forma de onda espectral, decorrentes das pequenas bolhas de ar que passam intermitentemente no sangue que flui ao longo da veia porta.

Intussuscepção

- A intussuscepção ocorre quando um segmento do intestino **se estende para dentro** do lúmen de uma alça intestinal adjacente, causando **obstrução intestinal** (Figura 20.12). Em crianças, costuma ocorrer entre **6 meses e 2 anos** de idade, é mais frequentemente **ileocólica** (*i. e.*, o íleo se estende até o colo) e, na maior parte das vezes, é de origem **idiopática**

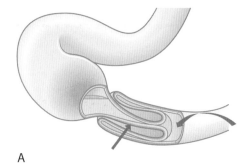

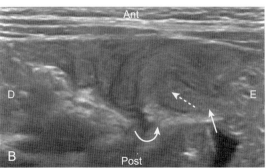

Figura 20.12 Intussuscepção. A. A intussuscepção ocorre quando uma alça de intestino se encaixa em uma alça adjacente. A alça intestinal que se encaixa é chamada de ***intussuscepto*** (*seta cinza reta*). A alça intestinal que recebe o segmento telescópico é chamada de ***intussuscipiente*** (*seta cinza curva*). **B.** Esta imagem ultrassonográfica do abdome esquerdo mostra uma intussuscepção do intestino delgado, incluindo o intussuscepto (*seta branca reta*) e o intussuscipiente (*seta branca curva*). A intussuscepção ocorreu na direção da *seta branca tracejada*.

 Pontos importantes

- Em uma imagem de ultrassonografia transversal, a intussuscepção pode exibir uma aparência de **alvo ou *donut***, como resultado das múltiplas camadas hipoecoicas e hiperecoicas alternadas de paredes intestinais, com imagens firmemente adjacentes umas às outras. No plano longitudinal, ela pode ter uma **aparência de intestino dentro do intestino** e, às vezes, exibir um sinal de **pseudorrim** (Figura 20.13).

- Clinicamente, é caracterizada por vômitos, dor abdominal intermitente e cólicas, e passagem de sangue pelo reto, embora essa tríade clássica ocorra em apenas cerca de um terço dos pacientes.

Estenose pilórica hipertrófica (EPH)

- A estenose pilórica hipertrófica ocorre quando há hipertrofia (espessamento) da musculatura pilórica gástrica que resulta em **obstrução da saída do estômago**. Costuma se manifestar entre **4 e 6 semanas de idade**, com **vômitos não biliosos** que, com o tempo, tornam-se mais **frequentes** e **em jato**. O piloro aumentado, denominado *oliva*, pode ser palpável no quadrante superior direito ou epigástrio em cerca de 60 a 80% dos lactentes.

Pontos importantes

- A ultrassonografia é o exame de imagem de escolha. Nela, a **musculatura pilórica que está espessada além de 3 mm** ou um **canal pilórico maior que 15 mm** são considerados anormais e indicativos de estenose pilórica hipertrófica (Figura 20.14).

CAPÍTULO 20 Ultrassonografia Vascular, Pediátrica e de Emergência (*Point of Care*)

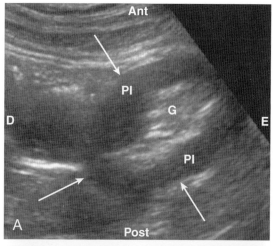

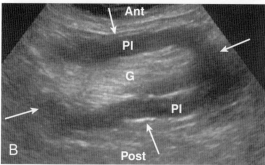

Figura 20.13 Intussuscepção, imagens transversal e sagital. **A.** Nesta imagem transversal, a intussuscepção tem uma aparência de **alvo** ou **donut** (*setas brancas contínuas*), com a gordura mesentérica ecogênica (*G*) do intussuscepto no centro circundada pela parede intestinal hipoecoica (*PI*) do intussuscipiente. **B.** Nesta imagem sagital, o anel de parede intestinal hipoecoica (*PI*) é visto envolvendo parcialmente a gordura mesentérica hiperecogênica (*G*), produzindo o chamado sinal do pseudorrim (*setas brancas contínuas*), em razão da sua semelhança com a imagem sagital de um rim normal (ver Figura 19.10).

ULTRASSONOGRAFIA DE EMERGÊNCIA (*POINT OF CARE*)

- A US está sendo cada vez mais usada **emergencialmente** ou à **beira do leito** para ajudar no diagnóstico e para **direcionar o manejo e o tratamento**. A ultrassonografia de emergência (às vezes abreviada como POCUS, do inglês, *point-of-care ultrasound*) é um exame altamente focado que determina com rapidez a presença ou a ausência de uma condição patológica específica. No entanto, embora muito útil, **não substitui a avaliação ultrassonográfica detalhada de rotina**. Achados incidentais detectados durante a US de emergência em geral requerem uma US detalhada de acompanhamento para determinar sua etiologia.

Avaliação ultrassonográfica focada no paciente com traumatismo (FAST)

- O **exame FAST** (do inglês, *focused assessment with sonography in trauma*) faz parte do protocolo *Advanced Trauma Life Support* e é realizado simultaneamente com outras medidas de reanimação no paciente com traumatismo
- Seu objetivo principal é identificar **sangramentos intraperitoneais**, pois a presença de **hemoperitônio** em um **paciente** hemodinamicamente **instável** costuma levar à **laparotomia de emergência**
- Ele substituiu a lavagem peritoneal diagnóstica usada anteriormente, mas a TC ainda permanece muito mais sensível para detectar lesões abdominais e torácicas.

> **Pontos importantes**
>
> - Um exame FAST típico envolve a **pesquisa de sangue ou líquido no pericárdio e no peritônio**. A pesquisa do peritônio concentra-se na área entre o fígado e o rim direito e na pelve posterior (entre o reto e a bexiga nos homens e entre o reto e o útero nas mulheres), pois estas são as **porções mais dependentes da cavidade abdominopélvica** quando o paciente está em decúbito dorsal (Figura 20.15).

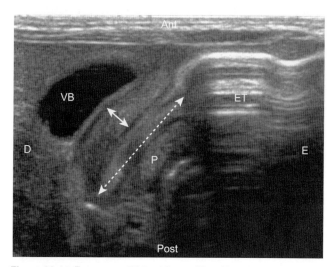

Figura 20.14 Estenose pilórica hipertrófica. Esta é uma ultrassonografia sagital do piloro (*P*) em um lactente de 2 meses com vômito em jato. O estômago (*ET*) e a vesícula biliar (*VB*) também aparecem na imagem. O piloro tem parede espessada (*seta dupla branca contínua*) e canal alongado (*seta dupla branca tracejada*), consistente com estenose pilórica hipertrófica.

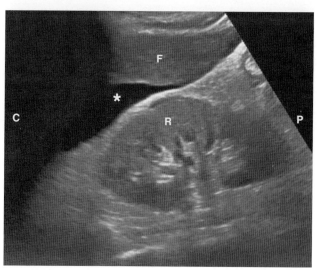

Figura 20.15 Ascite. Esta é uma imagem sagital do quadrante superior direito, incluindo o fígado (*F*) e o rim direito (*R*). Há líquido anecoico (*asterisco*) entre o fígado e o rim (recesso hepatorrenal), representando uma ascite.

Derrame pleural

- O derrame pleural consiste no **acúmulo de líquido entre as pleuras visceral e parietal (ver Capítulo 8)**. Embora em geral sejam utilizadas radiografias e TC para avaliar a presença de derrames pleurais, a US pode detectar **pequenos volumes de líquido pleural** e é cada vez mais usada emergencialmente
- A ultrassonografia também pode ajudar a determinar se uma opacidade radiográfica é decorrente de **líquido pleural** e/ou de uma **doença pulmonar parenquimatosa**. Além disso, pode ser usada para **toracocentese guiada por imagem**, em especial se o volume de líquido for pequeno ou se o líquido estiver loculado.

Pontos importantes

- Um derrame simples será **anecoico** na ultrassonografia, sendo representado como uma coleção de líquido acima do diafragma. O diafragma aparece como uma estrutura curvilínea altamente ecogênica contígua ao fígado (Figura 20.16). A presença de **ecos no interior de um derrame** sugere um **derrame exsudativo**, que pode conter pus ou sangue.

Pneumotórax

- A ultrassonografia se tornou modalidade útil e confiável no diagnóstico do pneumotórax. No paciente com traumatismo, ela demonstrou ser **mais sensível do que as radiografias** para o diagnóstico de **pequenos pneumotórax**. No paciente em terapia intensiva, a US é bastante útil porque um pneumotórax pequeno pode ser difícil ou impossível de visualizar radiograficamente no paciente em decúbito dorsal (**ver Capítulo 25**)
- No **paciente em decúbito dorsal**, o ar de um pneumotórax **sobe para a parte superior** do tórax, localizada anteriormente entre o **segundo e o quarto espaços intercostais**, próximo à **linha hemiclavicular**
- Normalmente, a **pleura aparece como uma linha ecogênica** profunda e entre as costelas (Figura 20.17). Durante a ultrassonografia em tempo real, as pleuras parietal e visceral podem ser vistas **deslizando** uma sobre a outra, conforme o paciente respira (Vídeo 20.3).

Pontos importantes

- Quando um paciente tem **pneumotórax**, o ar na cavidade pleural separa as pleuras parietal e visceral, o que **impede o movimento de deslizamento** e resulta em uma **linha pleural ecogênica estacionária** na ultrassonografia (Vídeos 20.4 e 20.5).

Derrame pericárdico

- A US é uma ferramenta útil para o diagnóstico à beira do leito de derrames pericárdicos e tamponamento cardíaco

Pontos importantes

- Os **derrames pericárdicos** aparecerão como coleções de **líquido anecoico** ao redor do coração (Figura 20.18; Vídeo 20.6). A presença de ecos no interior do líquido sugeriria um **hemopericárdio**.

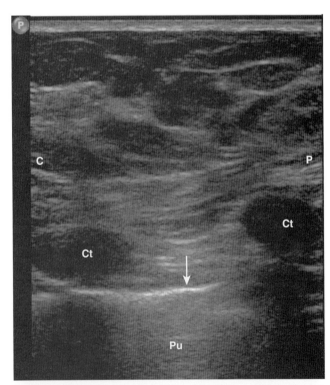

Figura 20.17 Pneumotórax. Esta é uma imagem sagital de ultrassonografia em escala de cinza do tórax. A pleura é representada por uma linha altamente ecogênica (*seta branca*) entre as costelas (*Ct*) e o pulmão (*Pu*). O **Vídeo 20.3** exibe o **movimento deslizante normal** da linha pleural durante a respiração. Já o **Vídeo 20.4** mostra a **ausência** do movimento de deslizamento da linha pleural em caso de pneumotórax.

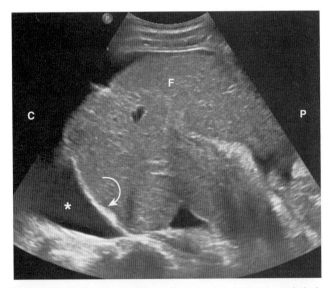

Figura 20.16 Derrame pleural. Esta é uma imagem sagital de ultrassonografia em escala de cinza do quadrante superior direito, incluindo o fígado (*F*). A estrutura curvilínea altamente ecogênica contígua ao fígado é o diafragma (*seta branca curva*). O líquido pleural é descrito como o líquido anecoico acima do diafragma (*asterisco*).

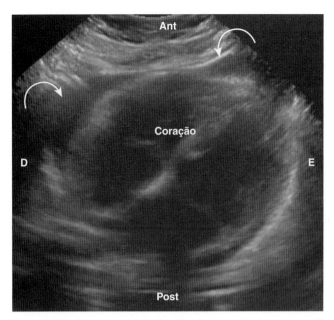

Figura 20.18 Derrame pericárdico. Esta imagem de ultrassonografia em escala de cinza mostra um líquido hipoecoico (*entre setas curvas*) ao redor do coração decorrente de um derrame pericárdico. Se for feito o diagnóstico de tamponamento cardíaco, a drenagem de emergência do líquido pericárdico por pericardiocentese ou a cirurgia é o curso usual de tratamento.

- O **tamponamento cardíaco** ocorre quando um derrame pericárdico impede o sangue de encher o **átrio direito** e o **ventrículo direito** durante a **diástole**. Pode ser causado por até 50 mℓ de líquido. A ultrassonografia em tempo real é útil na detecção de tamponamento, demonstrando o **colapso completo do átrio ou ventrículo direito** ou um **achatamento ou uma concavidade do átrio direito ou da parede ventricular** durante a diástole.

Função cardíaca

- Pode-se avaliar rapidamente a função cardíaca com a US de emergência, o que pode ser valioso em pacientes com traumatismo e em terapia intensiva
- A ultrassonografia à beira do leito é capaz de identificar pacientes com baixo débito cardíaco, possibilitando a estimativa da **fração de ejeção do ventrículo esquerdo**. Essa medida é a porcentagem de sangue bombeado para fora do ventrículo esquerdo durante a sístole. Em geral, a **fração de ejeção é superior a 50%**
- Pode-se estimar de forma subjetiva a fração de ejeção por **avaliação visual** durante a ultrassonografia em tempo real, com base na **mudança no tamanho do** ventrículo esquerdo entre o fim da diástole e o fim da sístole. Haverá função ventricular esquerda gravemente diminuída quando houver **menos de 30% de diferença** entre o tamanho do ventrículo esquerdo durante o fim da diástole e o fim da sístole
    - Outros métodos para determinar a fração de ejeção envolvem o uso de *softwares* adicionais no aparelho de ultrassonografia, que são capazes de calcular o tamanho do ventrículo esquerdo durante o fim da diástole e o fim da sístole

- Pode-se também avaliar a **deformação do coração direito (ventrículo direito)** com a US de emergência. Trata-se da presença de disfunção ventricular direita **sem** cardiomiopatia subjacente como causa. Pode ocorrer em caso de embolia pulmonar, hipertensão pulmonar ou doença pulmonar obstrutiva crônica
    - Normalmente, o **ventrículo direito** é **menor** do que o **esquerdo**. O aumento do ventrículo direito para o **mesmo tamanho ou um tamanho maior** do que o ventrículo esquerdo é **anormal** e indica deformação do coração direito.

Pressão venosa central

- A pressão venosa central se refere à **pressão sanguínea na veia cava intratorácica** e pode ser avaliada por uma US à beira do leito
- Múltiplas etiologias podem causar **pressão venosa central elevada**, incluindo insuficiência cardíaca, hipervolemia, embolia pulmonar maciça, tamponamento cardíaco, pneumotórax hipertensivo, grandes derrames pleurais e a própria ventilação mecânica. A **diminuição da pressão venosa central** pode ocorrer em caso de hipovolemia e choque
- Como a veia cava é um vaso de parede fina, normalmente **se expande e se contrai com a respiração**
    - Durante a **inspiração**, a veia cava **diminui** de tamanho porque a **pressão intratorácica negativa** possibilita que mais sangue seja drenado dela para o átrio direito. Por outro lado, **aumenta** de tamanho durante a **expiração** à medida que o fluxo sanguíneo para fora da veia cava diminui com a **pressão intratorácica positiva**
    - Em geral, a veia cava inferior (VCI) mede cerca de 2 cm de diâmetro durante o ciclo respiratório (em um paciente fora da ventilação mecânica). Um diâmetro de VCI maior do que 2 cm ao longo do ciclo respiratório e um colapso inferior a 50% no fim da inspiração sugerem pressão venosa central **elevada** (Figura 20.19; Vídeo

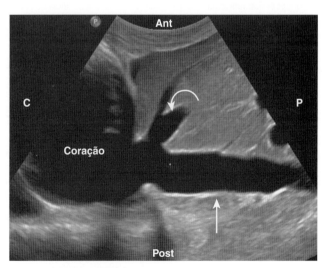

Figura 20.19 Elevação da pressão venosa central. Esta é uma imagem de US em escala de cinza sagital da veia cava inferior (*seta branca reta*), do coração e das veias hepáticas (*seta branca curva*) obtida no fim da inspiração em um paciente com insuficiência cardíaca congestiva. Nele, a veia cava inferior media 2,5 cm no fim da inspiração, o que é consistente com pressão venosa central elevada.

20.7). Um diâmetro de VCI menor que 2 cm ao longo do ciclo respiratório e um colapso superior a 50% no fim da expiração sugerem pressão venosa central **diminuída**.

Ultrassonografia ocular

- As emergências oftalmológicas são responsáveis por aproximadamente 3% das consultas ao pronto-socorro. Como o olho é uma estrutura superficial e cheia de líquido, pode-se usar a US de emergência para avaliar suas estruturas internas, em especial se a **pálpebra estiver fechada pelo inchaço**, impedindo a visualização direta com um oftalmoscópio
- As indicações comuns para a realização de uma US ocular incluem **traumatismo ocular, diminuição súbita ou perda da visão, dor ocular e suspeita de corpo estranho**
- Pode-se examinar o olho fechado delicadamente com um transdutor linear de alta frequência, fornecendo imagens ultrassonográficas de alta resolução
- Estruturas normais que podem ser visualizadas durante a US ocular incluem **a córnea, a câmara anterior, a íris e o corpo ciliar, o cristalino, a câmara postrema, a retina e o nervo óptico** (Figura 20.20)
- As condições patológicas na órbita que podem ser diagnosticadas com a US ocular de emergência incluem a perfuração do bulbo, o descolamento da retina, o deslocamento do cristalino, a hemorragia vítrea, o corpo estranho intraocular e o hematoma retrobulbar

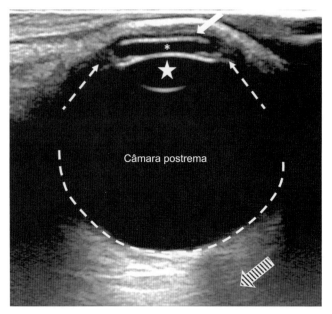

Figura 20.20 Ultrassonografia do olho normal. A **córnea** (seta branca) é representada como uma linha ecogênica fina logo abaixo da pálpebra. A **câmara anterior** (asterisco) é um espaço anecoico cheio de líquido posterior à córnea. O **cristalino** (estrela) é uma estrutura anecoica ovoide entre a íris ecogênica e o corpo ciliar (setas brancas tracejadas). A **câmara postrema** é o grande espaço anecoico cheio de líquido posterior ao cristalino. A **retina** (linha tracejada curva) está localizada ao longo da periferia da câmara postrema e não pode ser diferenciada das camadas corioidais na US. O **nervo óptico** (seta espessa hachurada) está localizado posteriormente ao bulbo do olho.

Pontos a serem lembrados

- A **US vascular** usa a US em escala de cinza e o Doppler para exibir simultaneamente a aparência morfológica dos vasos e a direção e a velocidade do fluxo sanguíneo
- O **estreitamento arterial** significativo costuma causar elevação na velocidade do fluxo sanguíneo. A US é usada para avaliar estenoses da artéria carótida e doença vascular periférica, em especial nos membros inferiores
- Um **pseudoaneurisma** é formado quando há ruptura ou lesão na parede arterial, mas o sangue que vaza pela ruptura é confinado por uma fina camada externa intacta da parede arterial ou pelos tecidos perivasculares circundantes. Apresenta um alto risco de ruptura e sangramento adicional
- A avaliação ultrassonográfica da **trombose venosa profunda** é baseada no princípio de que as veias têm paredes finas e elásticas, que são facilmente compressíveis pela sonda de US. Porém, o trombo em uma veia impede que ela seja facilmente comprimida. O próprio trombo ecogênico também pode ser visto nas imagens de US em escala de cinza
- Destacam-se vários usos da US específicos do paciente pediátrico, incluindo a hemorragia da matriz germinativa, a displasia congênita de quadril, a enterocolite necrosante, a estenose pilórica hipertrófica e a intussuscepção
- A **matriz germinativa** apresenta uma rica rede de vasos microscópicos que estão em risco de sangramento no lactente pré-termo. As hemorragias da matriz germinativa aparecem como um material ecogênico no sulco caudotalâmico e podem se estender ao ventrículo e ao parênquima cerebral, com morbidade e mortalidade crescentes
- Pode-se avaliar a **displasia congênita de quadril** na US entre 4 e 6 semanas de idade, período durante o qual a epífise da cabeça do fêmur é cartilaginosa. Assim que a epífise ossifica, são necessárias radiografias para avaliar a morfologia acetabular e a localização da cabeça femoral
- A **enterocolite necrosante** é uma condição gastrintestinal potencialmente fatal em neonatos que pode resultar em perfuração intestinal. A US pode ser complementar às radiografias no diagnóstico de enterocolite necrosante e tem a capacidade de evidenciar pneumatose intestinal, ar livre intraperitoneal, gás venoso portal e espessamento da parede intestinal
- A **intussuscepção** costuma ocorrer entre 6 meses e 2 anos de idade e é mais frequentemente ileocólica e idiopática. A ultrassonografia pode evidenciar uma aparência de intestino dentro do intestino (pseudorrim) ou uma aparência de alvo ou donut
- A **estenose pilórica hipertrófica** resulta em obstrução da saída gástrica, causando vômito em jato não bilioso. A US pode mostrar musculatura pilórica anormalmente espessada e canal pilórico alongado
- A **US de emergência** é uma intervenção altamente focada capaz de determinar com rapidez a presença ou a ausência de uma condição patológica específica, facilitando o tratamento ou, com frequência, sugerindo exames mais aprofundados para avaliação
- A **avaliação ultrassonográfica focada no paciente com traumatismo (FAST)** é usada no paciente com traumatismo para detectar sangramento intraperitoneal, em especial naqueles hemodinamicamente instáveis e incapazes de serem submetidos a exames mais sensíveis de TC ou US detalhada
- A US é capaz de detectar pequenos volumes de **líquido pleural** e pode ser usada para guiar uma toracocentese
- No paciente em decúbito dorsal, o **pneumotórax** alcança a parte mais superior do tórax. Normalmente, as pleuras parietal e visceral podem ser vistas deslizando uma sobre a outra na US em tempo real, mas um pneumotórax impede que esse movimento de deslizamento ocorra
- **Derrames pericárdicos** são fáceis de visualizar na US como um líquido hipoecoico ou anecoico ao redor do coração. O **tamponamento cardíaco** ocorre quando o líquido pericárdico impede o enchimento adequado do átrio direito e do ventrículo direito

(continua)

CAPÍTULO 20 Ultrassonografia Vascular, Pediátrica e de Emergência (*Point of Care*)

🏠 Pontos a serem lembrados (*continuação*)

- A função cardíaca, incluindo uma estimativa da **fração de ejeção do ventrículo esquerdo**, pode ser avaliada à beira do leito na US. Normalmente, a fração de ejeção é superior a 50%
- Uma **pressão venosa central** elevada ou diminuída é representada na US pelo calibre da veia cava inferior durante a inspiração e a expiração. A veia cava inferior normal, em geral, mede cerca de 2 cm de diâmetro ao longo do ciclo respiratório

- Por ser uma estrutura superficial cheia de líquido, o **olho** é prontamente avaliado pela ultrassonografia, em especial se a pálpebra estiver fechada e inchada, impedindo a visualização direta. Pode-se usar a US ocular de emergência para diagnosticar perfuração do bulbo, descolamento de retina, deslocamento do cristalino, hemorragia vítrea, corpos estranhos e hematoma retrobulbar.

21

Imagem por Ressonância Magnética: Como Entender os Princípios e Reconhecer os Fundamentos

Daniel J. Kowal, MD

COMO FUNCIONA A RM

- Como a imagem por ressonância magnética (RM) usa a composição **molecular** dos tecidos, em especial a água, é particularmente sensível para detectar **anormalidades nos tecidos moles** em muito mais detalhes do que a tomografia computadorizada, embora as duas modalidades de imagem sejam complementares. A RM não produz radiação ionizante, o que é uma vantagem em comparação com a TC, mas os exames de RM demoram mais para serem realizados e são mais caros do que as tomografias
- A RM usa um **campo magnético muito forte** para manipular a atividade eletromagnética dos núcleos atômicos de maneira que libera energia na forma de **sinais de radiofrequência**, que são registrados pelas bobinas receptoras do aparelho e depois processados por computador para formar uma imagem
    - Os **aparelhos de RM clínica** utilizam as propriedades dos **núcleos de hidrogênio** (que contêm um próton) em razão da sua abundância no corpo humano
- Cada próton tem uma **carga elétrica positiva** e, como os prótons também têm um *spin*, essa carga está em **constante movimento**. É importante lembrar que uma **carga elétrica em movimento** também é uma **corrente elétrica**, e, como uma corrente elétrica induz a um **campo magnético**, cada próton tem seu próprio pequeno campo magnético (denominado **momento magnético**)
- Quando um paciente entra em um aparelho de RM, todos os miniprótons magnéticos se alinham com o campo magnético externo mais forte do ímã de RM. A maior parte desses prótons ficará **paralela ao campo**, enquanto outros ficarão **antiparalelos** ao campo, mas todos eles se alinharão ao campo magnético externo da RM
- Os prótons não gostam de ficar parados, então **giram** (*i. e.*, rodam como um pião) ao longo das linhas do campo magnético da RM (Figura 21.1)
- Voltaremos a abordar esses pequenos prótons oscilantes em um momento (magnético).

HARDWARE QUE COMPÕE O APARELHO DE RM

Ímã principal

- O ímã principal em um aparelho de RM geralmente é um *ímã supercondutor*
- Os ímãs supercondutores contêm uma bobina condutora que é resfriada a **temperaturas supercondutoras** (4 K ou −269°C) para transportar a corrente. Em temperaturas tão baixas (próximas ao zero absoluto), a **resistência ao fluxo de eletricidade no condutor é praticamente nula**

> **Pontos importantes**
>
> - Portanto, uma corrente elétrica enviada uma vez por meio desse material condutor ultrafrio **fluirá continuamente** e criará um **campo magnético permanente. O ímã em um aparelho de RM está sempre "ligado".**

- A maior parte dos aparelhos de hoje tem uma **intensidade de campo magnético** entre 0,5 e 3 teslas (T). Aparelhos de RM abertos, aqueles que não circundam completamente o

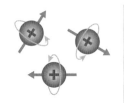

Etapa 1 Prótons aleatoriamente orientados, sem campo magnético externo

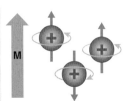

Etapa 2 Todos os prótons ficam alinhados paralelamente ao campo magnético externo (M) do ímã ao longo do plano longitudinal

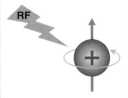

Etapa 3 O pulso de RF é aplicado aos prótons alinhados

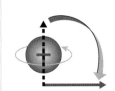

Etapa 4 Os prótons ficam excitados pelo pulso de RF e saltam do plano longitudinal (*seta tracejada*) para o plano transversal (*seta contínua*)

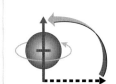

Etapa 5 O pulso de RF termina e os prótons voltam ao plano longitudinal (*seta contínua*) = relaxamento T1, com decaimento da magnetização transversal (*seta tracejada*) = relaxamento T2

Figura 21.1 Um trabalho relaxante. Essa ilustração explica as várias etapas da excitação e do relaxamento dos prótons do hidrogênio na produção dos tempos de relaxamento T1 e T2.

paciente no tubo de varredura, têm **intensidades de campo mais baixas, de 0,1 a 1,0 T, o que costuma resultar em qualidade inferior de imagem.** Para comparação, o campo magnético da Terra é de apenas cerca de **50 microteslas.**

Bobinas

- As **bobinas** no interior do ímã constituem uma parte importante do aparelho de RM. Elas são responsáveis por **transmitir** os **pulsos de radiofrequência (RF) (bobinas transmissoras)** que excitam os prótons ou por **receber** o sinal (ou **eco**) emitido por esses prótons excitados (**bobinas receptoras**) (Figura 21.2)
- Estão sujeitas a fortes correntes elétricas dentro de um forte campo magnético, que produz o som repetitivo de "batida" durante o exame de RM.

Computador

- Um computador dedicado ao aparelho de ressonância magnética processa os sinais de radiofrequência obtidos pelas bobinas receptoras e os converte em imagem.

O QUE ACONTECE QUANDO COMEÇA A DIGITALIZAÇÃO

- Quando o paciente é colocado no ímã do aparelho, as **bobinas do transmissor** enviam um pulso eletromagnético curto (medido em milissegundos) chamado de **pulso de radiofrequência (RF).** É importante lembrar que os prótons em rotação no paciente já estão **alinhados** com o campo magnético externo do ímã
- Esse pulso de radiofrequência é enviado em determinada frequência que muda a orientação dos prótons
- Quando o **pulso de RF é desligado**, os prótons deslocados **relaxam e se realinham** com o campo magnético principal. A **energia** subsequentemente **liberada na forma de sinais de radiofrequência (o eco)** é **detectada** pelas **bobinas receptoras**

> **Pontos importantes**
>
> - O tempo que leva para a **recuperação** e a **decaída** ocorrerem e o **eco** ser produzido é **chamado de *T1* e *T2*.**

- **O relaxamento T1 (ou recuperação)** é o tempo que leva para o tecido se recuperar ao seu **estado longitudinal** (paralelo ao campo magnético) (*i. e.*, o período antes de o pulso de RF ser administrado (ver Figura 21.1))
- **O relaxamento T2 (ou decaída)** é o tempo que leva para o tecido recuperar sua **orientação transversal** (perpendicular ao campo magnético) antes de o pulso de RF ser administrado
- **Em resumo**, assim que o pulso de RF para, o relaxamento começa e os núcleos giratórios liberam energia, que é subsequentemente detectada pela bobina receptora e, por fim, usada para produzir uma imagem.

Sequências de pulso

- As **sequências de pulso** consistem em um conjunto de **parâmetros de imagem** determinados previamente por protocolos para **doenças e partes do corpo específicas** e, em seguida, pré-selecionados pelo técnico de RM no computador. Um **protocolo de imagem** específico (p. ex., um protocolo de rotina para RM do encéfalo) **consiste em uma série de múltiplas sequências de pulso** que determinam a maneira como os diferentes tecidos aparecerão. Ela pode durar entre 20 segundos e 15 minutos

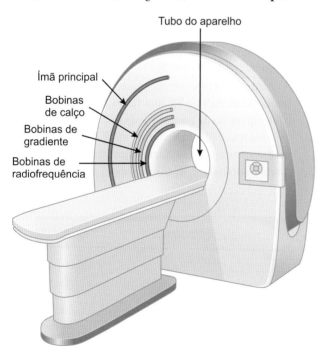

Figura 21.2 Representação esquemática do aparelho de RM. O **ímã principal** produz um campo magnético intenso e estável ao redor do paciente. As **bobinas de calço** ajudam a tornar o campo magnético mais homogêneo. As **bobinas de gradiente** têm menor resistência do que o campo magnético principal e produzem um campo variável ajustado às diferentes partes do corpo. As **bobinas de radiofrequência** direcionam o pulso à área a ser examinada, sendo ajustadas às diferentes partes do corpo. O **tubo do aparelho** é o tubo horizontal no qual o paciente repousa. Os ímãs reais encontram-se dentro da caixa do *gantry*.

> **Pontos importantes**
>
> - As **duas principais sequências de pulso são *spin eco* (SE) e gradiente eco (GRE, *gradient recalled echo*).** As sequências de *spin eco* têm uma relação sinal-ruído mais alta, mas as sequências de gradiente eco são mais rápidas, preferidas para técnicas de imagem rápida. **Todas as sequências de pulso usadas no exame de RM são baseadas nessas duas sequências de pulso.**

- **TR e TE**
  - Esses parâmetros, que são definidos pelo operador de RM no console antes da digitalização, determinam como a imagem é **"ponderada"**
  - **TR** é o **tempo de repetição entre dois pulsos de RF** e influencia a quantidade de **ponderação em T1**

- As sequências de pulso que apresentam um **TR curto** (ou seja, um curto período entre os pulsos de RF) criarão a chamada **imagem ponderada em T1**
- **TE**, que é o **tempo de eco entre um pulso e seu eco resultante**, influencia a quantidade de **ponderação em T2**
  - As sequências de pulso que apresentam um **TE longo** (ou seja, um longo período entre o pulso de RF e o eco) criarão a chamada imagem **ponderada em T2**.

COMO IDENTIFICAR UMA IMAGEM PONDERADA EM T1 OU T2?

- Tecidos diferentes têm valores distintos de T1 (recuperação) e T2 (decaída). É por isso que a gordura, o músculo e o osso, por exemplo, aparecerão de maneira desigual não apenas entre si, mas também nas distintas sequências de pulso
- Os **tecidos** com **T1 curto** terão aparência **clara**
- Os **tecidos** com **T2 longo** terão aparência **clara**
- O **claro** se traduz em **mais branco** ou em **intensidade de sinal aumentada** nos exames de RM. O **escuro** se traduz em **mais preto** ou em **intensidade de sinal diminuída** na RM
- Determinados tecidos e estruturas costumam ser **claros nas imagens ponderadas em T1**

> **Pontos importantes**
>
> - Um ponto crucial é que a **água** será **escura** nas **imagens ponderadas em T1** e **clara** nas **imagens ponderadas em T2**. A água é escura em T1 e clara em T2
>   - Uma maneira "**clara**" de lembrar que a água é clara em T2 é que o número "2" está tanto em H_2O **(água)** quanto em **ponderada em T2**
>   - Por isso, ao analisar qualquer imagem de RM, primeiramente deve-se tentar encontrar algo que se sabe que é líquido (água), como o líquido cerebrospinal (LCS) nos ventrículos e no canal medular ou a urina na bexiga
>   - Se o líquido for **escuro**, então provavelmente trata-se de uma **imagem ponderada em T1** (Figura 21.3A)
>   - Se ele for **claro**, então provavelmente trata-se de uma **imagem ponderada em T2** (Figura 21.3B).

- **Gordura**: gordura subcutânea e intra-abdominal, gordura no interior da medula óssea amarela, tumores contendo gordura (ver Figura 21.3A)
- **Hemorragia**: embora varie dependendo da **idade** da hemorragia (Figuras 21.4)
- **Líquido proteináceo**: líquido proteico em cistos renais ou hepáticos, neoplasias císticas
  - No entanto, um cisto simples contendo água aparecerá escuro em T1 (e claro em T2), pois a água aparece escura em T1 (Figura 21.5)
- **Melanina** (p. ex., melanoma) (Figura 21.6)
- Gadolínio e outras substâncias paramagnéticas (manganês, cobre)
- Determinados tecidos e estruturas são tipicamente **claros nas imagens ponderadas em T2**
  - **Gordura**: gordura subcutânea e intra-abdominal, gordura no interior da medula óssea amarela, tumores contendo gordura (ver Figura 21.3B)
  - **Água, edema** (Figuras 21.7 e 21.8), **inflamação, infecção, cistos** (ver Figura 21.5)
  - **Hemorragia**: embora isso varie dependendo da **idade** da hemorragia (ver Figura 21.4)
- É importante observar que **tanto a gordura quanto a hemorragia podem aparecer claras em T1 e em T2**
- **Supressão**
  - Um recurso útil da RM é a capacidade de **cancelar** ou **suprimir** seletivamente o sinal de certos tecidos, fazendo com que o tecido pareça **escuro** na imagem, enquanto torna outras estruturas e patologias mais evidentes
  - Um tecido corporal que **em geral é suprimido** é a **gordura**
  - A **gordura** normalmente aparece clara nas imagens ponderadas em T1 e T2, mas **ficará escura nas imagens com supressão de gordura** (Figura 21.9)
  - Esse recurso é útil ao tentar identificar lesões contendo gordura, como **cistos dermoides ovarianos, mielolipomas adrenais** e **lipossarcomas** (Figura 21.10), os

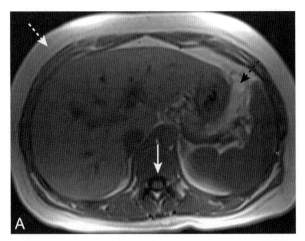
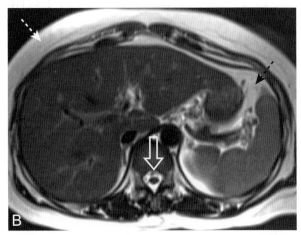

Figura 21.3 Imagens axiais normais do abdome ponderadas em T1 e em T2. Como o líquido cerebrospinal é semelhante à água, ele aparece escuro na imagem ponderada em T1 (**A**) (*seta branca contínua*) e claro na imagem ponderada em T2 (B) (*seta branca vazada*). A gordura subcutânea (*setas brancas tracejadas*) e a gordura intra-abdominal (*setas pretas tracejadas*) são claras nas imagens ponderadas em T1 e em T2.

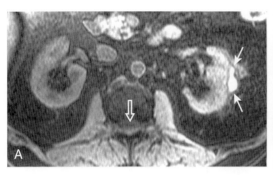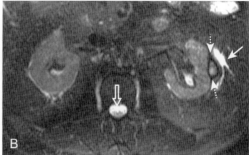

Figura 21.4 Hematoma subcapsular do rim. A. Esta imagem axial ponderada em T1 com supressão de gordura mostra um hematoma subcapsular claro (*setas brancas contínuas*) envolvendo o rim esquerdo lateralmente. Pode-se dizer que esta é uma imagem ponderada em T1, porque o líquido cerebrospinal (LCS) no canal medular aparece escuro (*seta branca vazada*). **B**. Esta imagem axial ponderada em T2 com supressão de gordura mostra outra vez um hematoma subcapsular esquerdo ligeiramente claro, mas também com uma borda escura de hemossiderina (*setas brancas tracejadas*), indicando sangue mais antigo ao redor. Há um pequeno volume de líquido perinéfrico adjacente à esquerda (*seta branca contínua*). O sinal claro do LCS ajuda a reconhecer esta imagem como sendo ponderada em T2 (*seta branca vazada*).

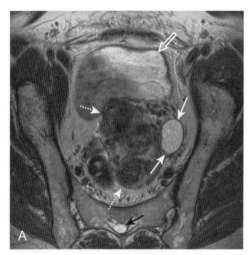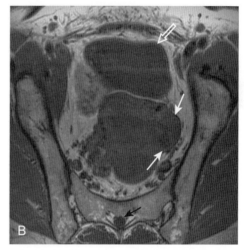

Figura 21.5 Cisto simples no ovário esquerdo. A. Esta imagem axial ponderada em T2 mostra uma lesão ovoide homogeneamente clara no ovário esquerdo (*setas brancas contínuas*) adjacente ao útero miomatoso (*setas brancas tracejadas*). Aqui a urina na bexiga (*seta branca vazada*) e o LCS no canal medular (*seta preta contínua*) são claros, o que ajuda a identificar esta imagem como sendo ponderada em T2. **B**. Esta imagem axial ponderada em T1 mostra uma lesão ovariana esquerda em escuro (*setas brancas contínuas*) e, portanto, consistente com líquido simples. A urina na bexiga (*seta branca vazada*) e o LCS no canal medular (*seta preta contínua*) também aparecem escuros.

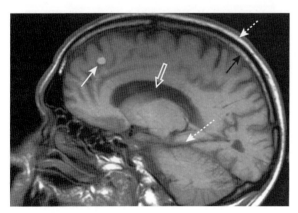

Figura 21.6 Melanoma metastático. Esta imagem sagital ponderada em T1 do encéfalo mostra massa clara (*seta branca contínua*) no lobo frontal representando um melanoma metastático. Aqui tanto a medula óssea amarela no interior do crânio (*seta preta contínua*) quanto a gordura subcutânea sobrejacente (*seta branca tracejada*) são claras. Pode-se dizer que esta é uma imagem ponderada em T1, porque o LCS nos ventrículos laterais aparece escuro (*seta branca vazada*).

quais parecerão mudar de **claros,** nas imagens **sem supressão de gordura,** para **escuros,** nas **imagens com supressão de gordura**
- A supressão de gordura **também** é **essencial** para a avaliação dos tecidos d**epois da administração de contraste de gadolínio**
- Muitas outras sequências de pulso, além das imagens ponderadas em T1 e T2, costumam compreender um protocolo de exame de RM específico, como *imagens ponderadas por difusão (DWI), imagens ponderadas por densidade de prótons* e uma sopa de letrinhas inteira de acrônimos cativantes, como **ADC, STIR, FLAIR, TOF etc.**
- A **RM funcional (RMf)** correlaciona os requisitos de **fluxo sanguíneo** do encéfalo com mudanças na **atividade neural** e os traduz em diferenças no sinal de RM. Ela está sendo cada vez mais usada para mapear a atividade neural no encéfalo, embora continue sendo mais comum em pesquisas, em oposição à prática clínica.

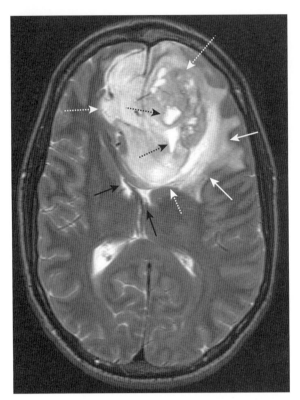

Figura 21.7 Glioblastoma multiforme com edema circundante. Esta imagem axial ponderada em T2 mostra um edema do tipo vasogênico claro (*setas brancas contínuas*) em torno de uma grande massa lobulada do lobo frontal (*setas brancas tracejadas*), representando um glioblastoma multiforme, um tumor cerebral agressivo. Observam-se algumas áreas claras de degeneração cística (*setas pretas tracejadas*) no interior dessa massa. Os cornos frontais dos ventrículos laterais estão comprimidos (*setas pretas contínuas*).

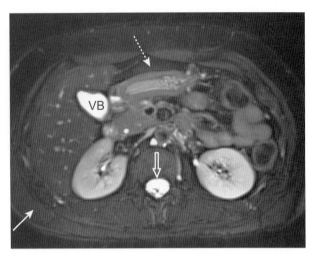

Figura 21.9 Imagem axial normal do abdome com supressão de gordura, ponderada em T2. Pode-se dizer que esta é uma imagem ponderada em T2 porque o líquido cerebrospinal no canal medular aparece claro (*seta branca vazada*). Aqui a bile na vesícula biliar (*VB*) também é clara. É uma imagem com supressão de gordura porque a gordura subcutânea (*seta branca contínua*) e a intra-abdominal (*seta branca tracejada*) aparecem escuras. A gordura normalmente é clara em uma imagem ponderada em T2 sem supressão de gordura.

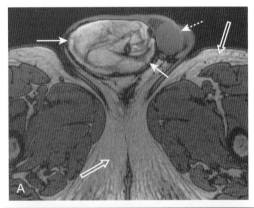

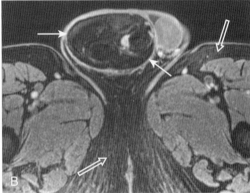

Figura 21.10 Gordura em um lipossarcoma do cordão espermático direito. A. Esta imagem axial ponderada em T1 do escroto mostra massa escrotal direita heterogênea clara (*setas brancas contínuas*). O testículo esquerdo está normal (*seta branca tracejada*) e o testículo direito não é visualizado. A gordura subcutânea normalmente aparece clara (*setas brancas vazadas*). **B.** Esta imagem axial ponderada em T1, com supressão de gordura e realce com gadolínio, mostra que o sinal claro na massa escrotal direita agora está escuro, consistente com gordura (*setas brancas contínuas*). A gordura subcutânea também aparece escura na imagem com supressão de gordura (*setas brancas vazadas*). Este caso envolvia uma doença maligna rara do cordão espermático, derivada das células adiposas.

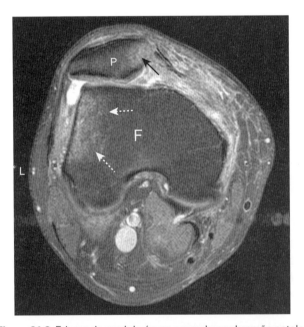

Figura 21.8 Edema de medula óssea causado por luxação patelar lateral transitória. Esta imagem axial com densidade de prótons, saturada em gordura (uma sequência do tipo T2), mostra um edema de medula óssea claro envolvendo o côndilo femoral (*F*) lateral (*L*) (*setas brancas tracejadas*) e o aspecto medial da patela (*P*) (*seta preta contínua*). Esse edema se deve à luxação lateral recente da patela, com contusão da patela ao chocar-se com o fêmur.

RM COM CONTRASTE: CONSIDERAÇÕES GERAIS

> **Pontos importantes**
>
> - O **gadolínio** é o agente de contraste intravenoso mais usado em exames clínicos de RM
>   - Ele é um **íon raro de metal pesado da terra** que é quelado em diferentes compostos para formar agentes de contraste de RM. Quando quelado em um ácido conhecido como DOTA, forma o *gadoterato de meglumina*, também conhecido como *Dotarem*, agente de contraste de estrutura macrocíclica comumente usado.

- O gadolínio é **usado da mesma maneira que o contraste iodado na TC.** Pode ser injetado por via intravascular ou intra-articular
- Depois da injeção intravenosa, ele entra no acúmulo de sangue, realça o parênquima do órgão e é **excretado pelos rins** por filtração glomerular
  - Outros tipos especiais de agentes de contraste à base de gadolínio têm um componente de excreção biliar
- **O efeito do gadolínio é encurtar os tempos de relaxamento T1 dos núcleos de hidrogênio (e, em menor grau, também encurtar T2). O encurtamento de T1 causará um sinal mais claro nas imagens ponderadas em T1** do que nas mesmas imagens sem gadolínio, e é por essa razão que as **imagens obtidas depois da administração de gadolínio geralmente são ponderadas em T1,** para aproveitar esse efeito

- A gordura aparece clara em T1 mesmo antes da administração de gadolínio. Para aumentar a detecção do realce do contraste na gordura, as imagens pré e pós-contraste são tipicamente com supressão de gordura (ou seja, escurecidas) para potencializar o efeito do gadolínio (Figura 21.11).

> **Pontos importantes**
>
> - As estruturas que se tornam **claras nas imagens pós-gadolínio são tipicamente vasculares** (p. ex., tumores) (Figura 21.12) **ou** tecidos **inflamados**, sendo descritas como **realçadas**.

QUESTÕES DE SEGURANÇA DA RM

Claustrofobia

- Em comparação com as tomografias, o tubo do aparelho de RM é um espaço mais estreito e confinado do que o *gantry* da tomografia. Além disso, os exames de RM têm um tempo de duração mais longo. Portanto, pode acontecer de os pacientes experimentarem claustrofobia extrema nos pequenos tubos do aparelho de RM, o que **os impede de iniciar ou concluir** o exame. Em contextos clínicos apropriados, o pré-tratamento com sedativos pode ajudar
- Como alternativa, o paciente também pode ser examinado em um **ímã aberto**, que não é tão confinante. A desvantagem, no entanto, é que os ímãs abertos, em geral, têm intensidades de campo magnético mais fracas e resolução espacial mais baixa.

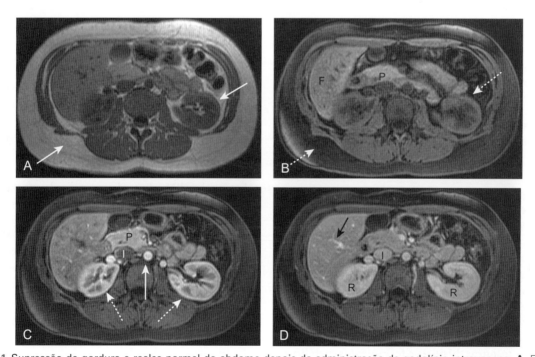

Figura 21.11 Supressão de gordura e realce normal do abdome depois da administração de gadolínio intravenoso. **A**. Esta imagem ponderada em T1 de um abdome normal mostra gordura subcutânea e intra-abdominal normal (*setas brancas contínuas*). **B**. Esta imagem ponderada em T1 com **supressão de gordura** mostra que o sinal da gordura foi suprimido (*setas brancas tracejadas*) e agora está escuro. Os órgãos intra-abdominais, como o pâncreas (*P*) e o fígado (*F*), agora parecem mais claros em relação à gordura suprimida adjacente. **C**. Esta imagem ponderada em T1 **com supressão de gordura em fase inicial pós-administração de gadolínio** mostra o realce normal da aorta (*seta branca contínua*), que realça mais cedo do que a veia cava inferior (*I*). Os rins mostram realce normal da fase corticomedular (*setas brancas tracejadas*), e o pâncreas (*P*) realça ao máximo durante essa fase. **D**. Esta imagem ponderada em T1 **com supressão de gordura em fase tardia pós-administração de gadolínio** mostra que as veias hepáticas (*seta preta contínua*) e a veia cava inferior (*I*) agora estão bem realçadas. Os rins (*R*) agora mostram realce homogêneo normal, a fase ideal para detectar massas renais.

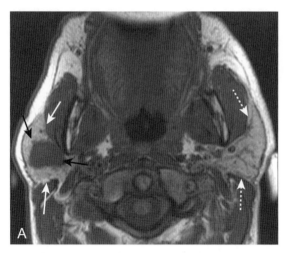 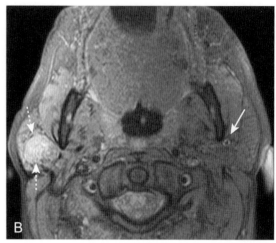

Figura 21.12 Adenoma pleomórfico da parótida direita. **A**. Esta imagem axial ponderada em T1 do pescoço mostra massa oval escura com contorno levemente lobular (*setas pretas contínuas*), localizada no interior da glândula parótida direita (*setas brancas contínuas*). A glândula parótida esquerda não apresenta nada notável (*setas brancas tracejadas*). **B**. A imagem axial ponderada em T1, com supressão de gordura e realce pós-gadolínio, mostra que a massa da parótida direita é muito clara em razão do intenso realce (*setas brancas tracejadas*). A ressecção cirúrgica dessa massa revelou um adenoma pleomórfico, o tumor benigno mais comum da glândula parótida. Uma pista de que esta imagem é realçada por gadolínio é a presença de estruturas vasculares claras e realçadas, como a veia retromandibular esquerda (*seta branca contínua*).

Objetos ferromagnéticos

- Qualquer objeto ferromagnético no interior do paciente **pode ser movido** pelo campo magnético do aparelho de RM e, potencialmente, danificar os tecidos adjacentes. Eles também podem **aquecer-se e causar queimaduras** nos tecidos circundantes

> **Pontos importantes**
>
> - **Objetos ferromagnéticos inseridos em um local onde o movimento do objeto pode ser prejudicial ao paciente representam uma contraindicação absoluta à RM.** Esses objetos incluem itens inseridos clinicamente, como clipes de reparo de aneurisma cerebral, clipes vasculares e grampos cirúrgicos. A boa notícia é que muitos grampos e clipes vasculares agora são fabricados para serem compatíveis com a ressonância magnética.

- Alguns **corpos estranhos, como projéteis de arma de fogo, estilhaços e metal nos olhos** (que às vezes podem ser encontrados em metalúrgicos), também podem ser ferromagnéticos
    - Pacientes com histórico de possíveis corpos estranhos metálicos nos olhos devem ser submetidos a radiografias orbitais convencionais antes de serem submetidos a uma RM. Se houver presença de metal, deve-se usar um meio alternativo de imagem
- Objetos ferromagnéticos **fora** do paciente, como **tanques de oxigênio, tesouras, bisturis e ferramentas metálicas**, também representam um risco, pois **podem ser transportados pelo ar ao entrarem** no campo magnético. Por esse motivo, são estritamente proibidos na sala de exame de RM
- A Tabela 21.1 mostra a terminologia atual aplicada para identificar a segurança dos dispositivos e se eles podem entrar em um ambiente de RM.

Tabela 21.1 Esse dispositivo é compatível com a ressonância magnética?

Rótulo do dispositivo	Significado
RM seguro	O item não apresenta riscos conhecidos em nenhum ambiente de ressonância magnética (p. ex., tubo de plástico)
RM condicional	O item é seguro, sob condições predeterminadas, em alguns ambientes de ressonância magnética (p. ex., até uma certa intensidade de campo, como 3 T)
RM inseguro	Item conhecido por apresentar riscos em todos os ambientes de RM (p. ex., uma tesoura)

Fonte: American Society for Testing and Materials (ASTM) International, Designation: F2503-05. Standard Practice for Marking Medical Devices and Other Items for Safety in the Magnetic Resonance Environment. ASTM International, West Conshohocken, PA, 2005.

Aparelhos mecânicos ou elétricos

- Em geral, a RM não pode ser realizada em pacientes com **marca-passos, implantes para alívio da dor, bombas de insulina, outras bombas implantáveis de infusão de medicamentos ou implantes cocleares**. Uma exceção é um tipo mais recente de marca-passo aprovado pela FDA, que é especificamente projetado para ser submetido com segurança à RM.

Gestantes

- Embora não haja riscos biológicos conhecidos associados à RM em adultos, os efeitos da RM no feto ainda não são definitivamente conhecidos
- No entanto, os dados atuais não fornecem evidências de efeitos nocivos definitivos no feto em desenvolvimento usando a RM com uma força de campo de 1,5 T. Portanto, o American College of Radiology afirma que pacientes grávidas **podem** ser submetidas a exames de RM em qualquer estágio da gestação, se for decidido que a relação risco-benefício para a mãe pesa a favor da realização do exame (Figura 21.13)

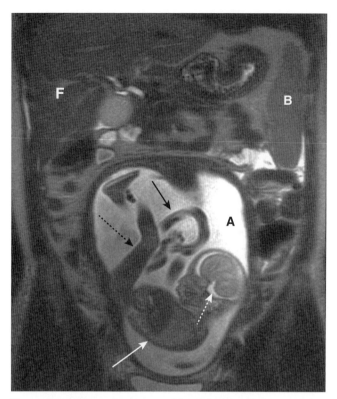

Figura 21.13 Ressonância magnética na gestação. Esta imagem coronal ponderada em T2 mostra uma gravidez intrauterina. O fígado (F) e o baço (B) maternos são parcialmente registrados. O líquido amniótico claro (A) e o líquido cerebrospinal fetal (seta branca tracejada) nos ajudam a reconhecer esta imagem como sendo ponderada em T2. O corpo (seta branca contínua) e a perna (seta preta tracejada) fetais podem ser vistos de forma clara. O cordão umbilical (seta preta contínua) é visualizado parcialmente.

- **O gadolínio não é recomendado para pacientes grávidas**, pois atravessa a placenta, é subsequentemente excretado pelos rins fetais e tem efeitos desconhecidos sobre o feto.

Fibrose nefrogênica sistêmica

- Em pacientes com insuficiência renal, o gadolínio está associado a uma doença rara, dolorosa, debilitante e às vezes fatal chamada **fibrose sistêmica nefrogênica (FNS)**
- A FNS produz fibrose de pele, olhos, articulações e órgãos internos, sendo semelhante à esclerodermia
- Pacientes com **doença renal crônica em estágio terminal ou grave**, em especial aqueles em diálise, são considerados de **maior risco**
    - No entanto, as diretrizes mais recentes indicam que os agentes de contraste à base de gadolínio, agora mais comumente usados, apresentam riscos insignificantes de FNS, se houver algum. Dessa forma, eles podem até ser administrados a pacientes com doença renal em estágio terminal em diálise
- Foi descoberto que o gadolínio pode se depositar no tecido cerebral, particularmente em pacientes que receberam várias doses de agentes de contraste à base de gadolínio. A importância desse depósito está sendo investigada, mas até agora nenhum risco à saúde ou neurotoxicidade conhecida foi associado a esse fenômeno.

APLICAÇÕES DIAGNÓSTICAS DA RM

- Alguns dos muitos usos clínicos da RM estão descritos na Tabela 21.2. Além disso, são indicados os capítulos em que algumas dessas doenças são discutidas em mais detalhes.

Tabela 21.2 Aplicações diagnósticas da ressonância magnética.

Sistema	Órgão	Doenças
Musculoesquelético	Avaliar medula óssea, meniscos, tendões, músculos	Lacerações meniscais; lesões ligamentares e tendíneas; contusões
	Ossos	Fraturas ocultas ou por estresse
	Osteomielite	Alto valor preditivo negativo, se normal
	Coluna vertebral (ver Capítulo 23)	Doença discal e infiltração da medula; diferenciar cicatrizes de cirurgias prévias de doenças novas; avaliação da medula espinal
Neurológico	Encéfalo (ver Capítulo 27)	Ideal para estudar o encéfalo, especialmente a fossa posterior; tumor, infarto; esclerose múltipla
	Nervos periféricos	Pinçamento; lesão
Gastrintestinal	Fígado (ver Capítulo 18)	Caracterizar lesões hepáticas; detectar lesões pequenas; cistos, hemangiomas; carcinoma hepatocelular; hiperplasia nodular focal; hemocromatose; infiltração gordurosa
	Sistema biliar (ver Capítulo 18)	Colangiopancreatografia por ressonância magnética para dilatação ductal, coledocolitíase, estenoses
	Intestinos delgado e grosso	Enterografia por RM; apendicite em gestantes
Endócrino/reprodutivo	Glândulas adrenais	Adenomas; hemorragia adrenal
	Pelve feminina	Anatomia do útero e dos ovários; leiomiomas; adenomiose; cistos dermoides ovarianos; endometriose; hidrossalpinge
	Pelve masculina	Estadiamento de carcinomas do reto, da bexiga e da próstata
Geniturinário	Rins	Massas renais; cistos versus massas

Pontos a serem lembrados

- A RM usa um campo magnético muito forte para influenciar a atividade eletromagnética dos núcleos de hidrogênio, também chamados de prótons
- Cada **próton** tem uma carga e apresenta um *spin*. O movimento constante dos prótons gera um pequeno campo magnético, que faz com que o próton se comporte como um mini-ímã. Quando os prótons são colocados no campo magnético muito mais poderoso do aparelho de RM, todos eles se alinham com esse campo magnético externo
- Um **pulso de radiofrequência (RF),** emitido por uma bobina transmissora, desloca os prótons de seu alinhamento original com o campo magnético externo do aparelho
- Quando o pulso de RF é desligado, os prótons deslocados **relaxam e se realinham** com o campo magnético principal, produzindo um sinal de radiofrequência (o eco) enquanto o fazem. As bobinas receptoras recebem esse sinal (ou eco) emitido pelos prótons excitados, e um computador reconstrói as informações do eco para gerar uma imagem
- O ímã principal em um aparelho de ressonância magnética em geral é um **ímã supercondutor**, que é resfriado a temperaturas extremamente baixas para transportar a corrente elétrica continuamente
- As **sequências de pulso** consistem em um conjunto de parâmetros de imagem que determinam a aparência de um determinado tecido. As duas principais sequências de pulso nas quais todas as sequências de pulso de RM são baseadas são chamadas de *spin eco* **(SE)** e **gradiente eco (GRE)**
- **T1 e T2** são constantes de tempo: T1 é chamado de tempo de relaxamento **longitudinal** e T2 é chamado de tempo de relaxamento **transversal**
- **TR** é o tempo de repetição entre dois pulsos de RF. Um TR curto cria uma imagem ponderada em T1
- **TE** é o tempo de eco entre um pulso e seu eco resultante. Um TE longo cria uma imagem ponderada em T2
- Nas imagens ponderadas em T1, a gordura, a hemorragia, o líquido proteico, a melanina e o gadolínio são tipicamente **claros (brancos)**
- Nas imagens ponderadas em T2, a gordura, a água, o edema, a inflamação, a infecção, os cistos e a hemorragia costumam ser **claros**
- Em resumo, **a gordura é clara em T1 e em T2. Já a água é escura em T1 e clara em T2**
- A **supressão** é um recurso da ressonância magnética que cancela ou elimina o sinal de certos tecidos, sendo usada com mais frequência para a gordura. Embora normalmente clara em T1, a gordura ficará escura nas imagens ponderadas em T1 com supressão de gordura. A supressão de gordura é muito útil para a caracterização do tecido depois da administração de gadolínio
- O **gadolínio** é o agente de contraste intravenoso mais comumente usado na RM clínica, cujo efeito é **encurtar o tempo de relaxamento T1** dos núcleos de hidrogênio, produzindo um **sinal mais claro**. Estruturas vasculares, como tumores e áreas de inflamação, realçam depois da administração de gadolínio e se tornam mais evidentes
- **Objetos ferromagnéticos** devem ser mantidos fora da sala de exame de RM, pois podem ser transportados pelo ar quando expostos ao campo magnético. Pacientes que possam ter corpos estranhos metálicos em seus olhos devem primeiro fazer radiografias orbitais convencionais para determinar se há presença de metal
- Na **gravidez**, é preferível realizar a ressonância magnética no segundo e terceiro trimestres de gestação, sendo o uso de gadolínio contraindicado
- A **fibrose nefrogênica sistêmica** é uma doença fibrótica debilitante que pode ocorrer em pacientes com insuficiência renal que recebem gadolínio intravenoso. Portanto, o gadolínio costuma ser evitado em pacientes com doença renal grave.

Como Reconhecer Anormalidades Não Traumáticas do Esqueleto Apendicular, Incluindo a Artrite

RADIOGRAFIA CONVENCIONAL, TC E RM NOS EXAMES DE IMAGEM ÓSSEA

- A maior parte dos **exames dos ossos começa com radiografias convencionais** realizadas em pelo menos **duas incidências, expostas em um ângulo de 90° entre si** (chamadas de **incidências ortogonais**) para localizar melhor as anormalidades e visualizar o máximo possível do osso (Figura 22.1)
- Ainda assim, as radiografias convencionais não são capazes de visualizar toda a circunferência de um osso tubular nem sensíveis para evidenciar anormalidades musculoesqueléticas em tecidos moles, exceto edemas significativos
    - É importante lembrar que, embora o córtex envolva todo o osso, nas radiografias convencionais ele é mais bem visto quando de perfil (i. e., quando o feixe de raios X passa tangencialmente ao osso)
- A TC e a RM são capazes de mostrar toda a circunferência e a matriz interna do osso, incluindo, especialmente com a RM, os **tecidos moles circundantes** não visíveis nas radiografias convencionais. Isso é possível com a reformatação realizada por computador e pela melhor capacidade de exibir diferenças mais sutis nas densidades dos tecidos (Figura 22.2)
- A **RM** é um excelente meio para estudar os componentes da medula, um fato que a torna muito útil no exame de **patologias medulares**. Enquanto o córtex é a parte do osso de mais fácil visualização em radiografias convencionais, o **osso cortical tem uma intensidade de sinal muito baixa nas** sequências **convencionais de RM** (Figura 22.3).

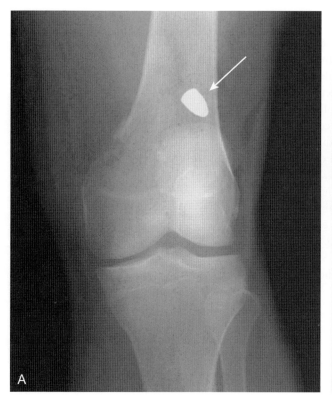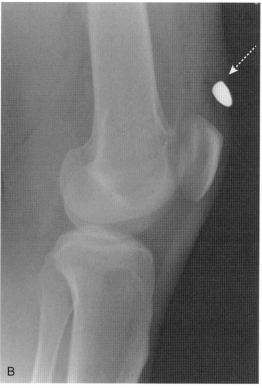

Figura 22.1 A importância das incidências ortogonais. **A**. Nesta incidência AP do joelho, um projétil (seta branca contínua) parece estar alojado no fêmur distal. **B**. Porém, a incidência de perfil mostra que o projétil, na verdade, está nos tecidos moles suprapatelares (seta tracejada), não no fêmur. As incidências convencionais do osso requerem duas imagens a cerca de 90° uma da outra para ajudar a localizar um achado.

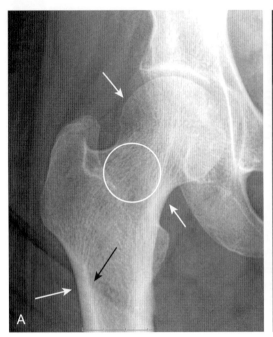 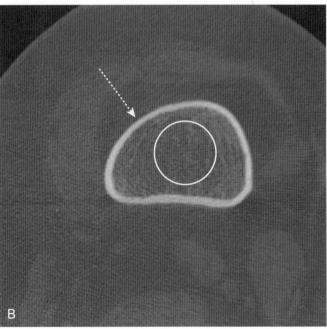

Figura 22.2 Aparência normal do osso. **A.** Esta é uma radiografia anteroposterior do quadril. Quando visto tangencialmente, o córtex parece uma linha branca e lisa, variando em espessura nas diferentes partes do osso (*setas brancas*). A **cavidade medular** encontra-se no interior da **concha cortical** e contém uma rede entrelaçada de trabéculas (*círculo branco*). A **junção corticomedular** é a interface entre a margem interna do córtex e a cavidade medular (*seta preta contínua*). **B.** Uma TC axial da diáfise femoral mostra toda a circunferência de 360 graus do córtex (*seta branca tracejada*) ao redor da cavidade medular menos densa contendo trabéculas ósseas e gordura (*círculo branco*). Esta imagem foi otimizada para exibir o osso, sendo esse o motivo de os músculos e a gordura subcutânea estarem menos aparentes.

OSSO E ANATOMIA ARTICULAR NORMAL

- Nas radiografias convencionais, os ossos longos são visualizados como tendo um **córtex** denso de **osso compacto** envolvendo por completo uma **cavidade medular** menos densa com **osso esponjoso** organizado em **trabéculas**, separadas principalmente por vasos sanguíneos, células hematopoéticas e gordura. A haste do osso é a **diáfise**, coberta em cada extremidade pelas **epífises**. O ponto em que a diáfise e a epífise se unem (*i. e.*, a **metáfise**) é o local da **placa de crescimento epifisária** em crianças
- As proporções de osso cortical *versus* trabecular variam nos diferentes locais do esqueleto e até mesmo em locais distintos no mesmo osso (*i. e.*, o **córtex é naturalmente mais espesso em alguns locais do que em outros**) (ver Figura 22.2A)
- A Figura 22.4 contém um diagrama de uma articulação sinovial típica e compara as estruturas visualizadas em radiografias convencionais e na RM.

DOENÇAS QUE AFETAM A DENSIDADE ÓSSEA

O efeito da fisiologia óssea na anatomia óssea

- Os ossos refletem o estado metabólico geral do indivíduo. Sua composição requer **matriz colágena contendo proteínas (osteoide)** sobre a qual o **mineral ósseo**, principalmente o **fosfato de cálcio**, é transformado em cartilagem e osso
- Os ossos estão continuamente passando por processos de remodelação, que incluem **reabsorção de osso velho ou doente pelos osteoclastos e formação de osso novo pelos osteoblastos**. Os osteoblastos são responsáveis pela produção da matriz óssea, enquanto os osteoclastos reabsorvem tanto a matriz quanto o mineral

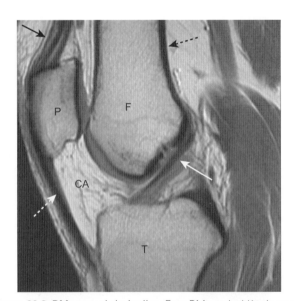

Figura 22.3 RM normal do joelho. Esta RM em incidência sagital do joelho mostra uma vista aprimorada da matriz interna do osso e dos tecidos moles circundantes. Há medula gordurosa no fêmur distal (*F*), na tíbia proximal (*T*) e na patela (*P*). É possível visualizar o quadríceps femoral (*seta preta contínua*) e o tendão patelar (*seta branca tracejada*). O ligamento cruzado anterior (*seta branca contínua*) também é visível. Existe um alto sinal de gordura no coxim adiposo infrapatelar (*CA*). Observe como o córtex do osso tem um sinal muito fraco, aparecendo escuro (*seta preta tracejada*).

CAPÍTULO 22 Como Reconhecer Anormalidades Não Traumáticas do Esqueleto Apendicular...

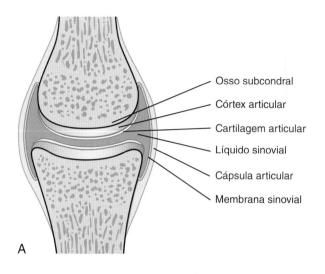
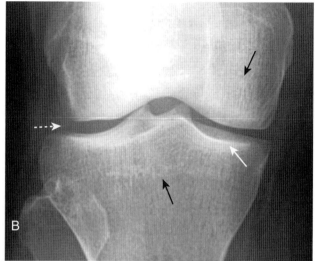
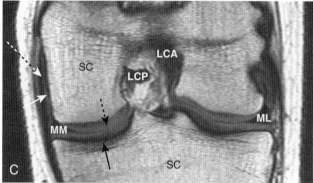

Figura 22.4 Diagrama, radiografia e imagem de ressonância magnética de uma articulação verdadeira. **A**. A representação de uma articulação sinovial mostra o **córtex articular**, que corresponde à linha branca fina no interior da **cápsula articular**, que em geral é recoberta por **cartilagem articular** hialina. O osso imediatamente abaixo do córtex articular é chamado de **osso subcondral**. No interior da cápsula articular, estão a **membrana sinovial** e o **líquido sinovial**. **B**. Nas radiografias convencionais, o córtex articular (*seta branca contínua*) e o osso subcondral (*setas pretas contínuas*) são visíveis, mas a cartilagem sinovial e o líquido sinovial, não (*seta branca tracejada*). **C**. Esta imagem coronal de RM ponderada em T1 do joelho mostra os meniscos medial (*MM*) e lateral (*ML*); os ligamentos cruzados anterior (*LCA*) e posterior (*LCP*); a cartilagem articular (*seta preta tracejada*); a cápsula articular (*seta branca tracejada*); o líquido sinovial (*seta branca contínua*); e a medula no osso subcondral (*SC*). O córtex do osso (*seta preta contínua*) produz pouco sinal e aparece escuro.

- Tanto a atividade osteoclástica quanto a osteoblástica dependem da presença de um **suprimento sanguíneo viável** para levar essas células ao osso
- Os ossos também **respondem a forças mecânicas**. Por exemplo, as contrações de músculos e tendões, o processo de descarga de peso, o uso constante ou o desuso prolongado ajudam a formar e/ou manter a forma e a definir o teor de cada osso
- Nesta seção, dividem-se de modo arbitrário as anormalidades da **densidade óssea** em duas categorias principais, com base principalmente em sua aparência nas radiografias convencionais: aquelas que produzem um padrão de densidade óssea **aumentada** ou **diminuída** (Tabela 22.1).

Tabela 22.1 Alterações na densidade óssea.

Densidade	Extensão	Exemplos utilizados neste capítulo
Densidade aumentada	Difusa	Metástases osteoblásticas difusas
	Focal	Metástases osteoblásticas localizadas Necrose avascular dos ossos Doença de Paget
Densidade diminuída	Difusa	Osteoporose Hiperparatireoidismo
	Focal	Metástases osteolíticas localizadas Mieloma múltiplo Osteomielite

DOENÇAS QUE AUMENTAM A DENSIDADE ÓSSEA

Como reconhecer um aumento na densidade óssea

- Nas radiografias convencionais e na TC, há uma **brancura difusa (esclerose)** em todos ou na maior parte dos ossos, além de perda da distinção entre a **junção corticomedular normal** em razão da densidade anormalmente aumentada da cavidade medular em relação ao córtex (Figura 22.5)
- Exemplos de doenças que causam aumento na densidade óssea incluem a doença metastática, a necrose avascular do osso e a doença de Paget.

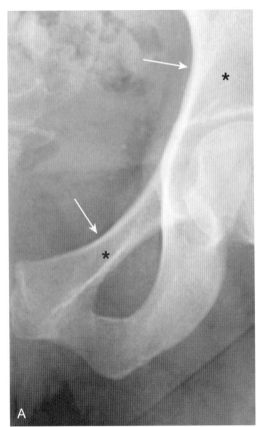 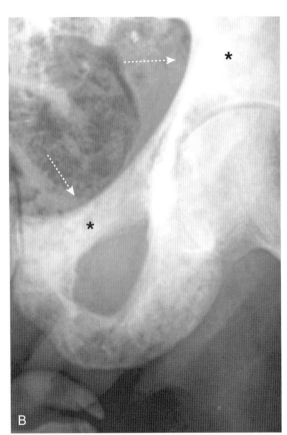

Figura 22.5 Junção corticomedular: normal e anormal. **A.** O córtex em geral se projeta como uma linha branca lisa de espessura variável na periferia do osso nas radiografias convencionais (*setas brancas contínuas*), distinguível da cavidade medular menos densa (*asteriscos*). **B.** Doenças que causam um aumento generalizado na densidade óssea "preenchem" a cavidade medular (*asteriscos*) e a tornam tão densa quanto o córtex (*setas brancas tracejadas*), o que oblitera a interface corticomedular observada em ossos normais. Este paciente tinha um carcinoma de próstata metastático osteoblástico difuso.

Doença metastática osteoblástica

- A doença metastática difusa disseminada pelo sangue a partir de um **carcinoma de próstata** é o **protótipo para um aumento difuso na densidade óssea**. A doença metastática osteoblástica, como a originada da próstata, também pode produzir **áreas focais** de densidade óssea aumentada. Essas lesões osteoblásticas são vistas com **mais frequência** nas **vértebras**, nas **costelas**, na **pelve**, no **úmero** e nos **fêmures** (Figura 22.6). A atividade osteoblástica ocorre além do controle das restrições fisiológicas normais

- **Lesões escleróticas focais** podem afetar o **córtex**, a cavidade medular ou ambos. Aquelas que afetam o córtex geralmente produzem **formação de osso novo periosteal** *(reação periosteal)*, o que leva a uma aparência de **espessamento do córtex**. Já aquelas que afetam a **cavidade medular** resultarão em **lesões escleróticas amorfas pontuais**, circundadas pela cavidade medular normal (Figura 22.7)

- A doença metastática óssea é encontrada em uma **porcentagem significativa de pacientes necropsiados com carcinoma de próstata**. Metástases ósseas **múltiplas** por um carcinoma da próstata ocorrem em **frequência muito maior** do que as **lesões ósseas solitárias**, as quais serão discutidas posteriormente neste capítulo (Boxe 22.1).

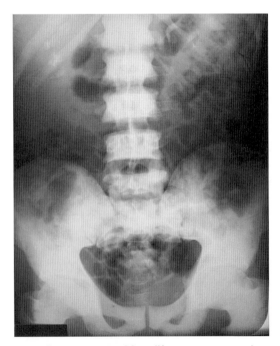

Figura 22.6 Doença metastática difusa por um carcinoma da próstata. Os ossos são difusamente escleróticos em razão da atividade osteoblástica. Não é possível ver as trabéculas normais nem a junção entre a cavidade medular e o córtex. Compare essa imagem com a da doença de Paget da pelve (ver Figura 22.13).

CAPÍTULO 22 Como Reconhecer Anormalidades Não Traumáticas do Esqueleto Apendicular...

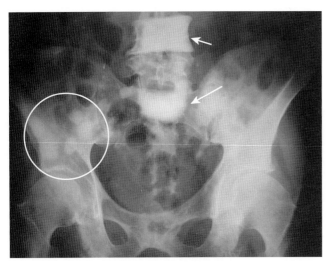

Figura 22.7 Metástases escleróticas focais de um carcinoma de mama. Observam-se lesões escleróticas nos corpos vertebrais de L4 e S1 (*setas brancas*). Há também múltiplas lesões escleróticas no ílio direito (*círculo branco*) e espalhadas por toda a pelve. O carcinoma de mama metastático pode ser tanto osteolítico quanto osteoblástico.

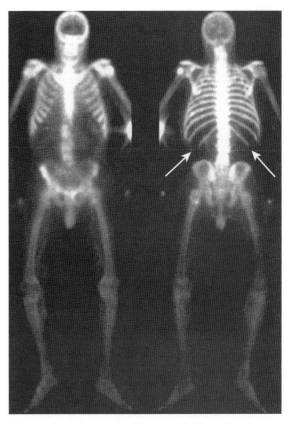

Figura 22.8 Doença metastática na cintilografia óssea com radionuclídeos. As incidências anteroposterior e posteroanterior do esqueleto axial e apendicular mostram captação do radiomarcador ósseo distribuída por todo o esqueleto. Esta é uma imagem da chamada ***superscan***, produzida pela doença metastática osteoblástica envolvendo todos os ossos, que leva a uma captação muito elevada por todo o esqueleto e a muito pouca excreção renal do radiomarcador (*setas brancas* apontam para a **ausência** de excreção pelos rins, uma característica de uma *superscan*).

Boxe 22.1 Doença óssea metastática.

- As **metástases** ósseas são muito mais comuns do que os tumores ósseos primários
- As metástases para o osso caem em duas categorias principais: aquelas que estimulam a produção de osso novo são chamadas de **osteoblásticas,** enquanto as que destroem o osso são chamadas de **osteolíticas**. Algumas metástases incluem lesões em que há **tanto** alterações osteoblásticas quanto osteolíticas
- As lesões ósseas metastáticas de qualquer origem são muito incomuns distalmente ao cotovelo ou ao joelho; quando presentes nesses locais, costumam ser disseminadas e causadas por câncer de pulmão ou de mama

Pontos importantes

- No momento, a **cintilografia óssea com radionuclídeos é o exame de escolha para detectar metástases esqueléticas**, independentemente do local primário suspeitado (Boxe 22.2). Nas metástases ósseas difusas, pode-se observar a chamada ***superscan*** na cintilografia óssea com radionuclídeos, a qual mostra alta captação do radiomarcador por todo o esqueleto, com excreção renal mínima ou ausente do radiomarcador (Figura 22.8).

Necrose avascular do osso

- A **necrose avascular (NAV)** do osso (também chamada de **necrose isquêmica, necrose asséptica, osteonecrose**) resulta da morte celular e, por fim, leva ao colapso do osso afetado. Em geral, envolve os ossos que têm um **suprimento sanguíneo colateral relativamente ruim** (p. ex., escafoide no punho, cabeça do fêmur) e tende a afetar os elementos hematopoéticos da medula mais cedo, de modo que a **RM é a modalidade mais sensível para detectar a NAV**
- Existem inúmeras causas da necrose avascular, e algumas delas são mostradas na Tabela 22.2

Boxe 22.2 Como encontrar metástases ósseas: cintilografia óssea.

- A cintilografia óssea com radionuclídeos exige a administração intravenosa de uma quantidade mínima de **tecnécio 99m MDP**, um marcador radioativo que se fixa à superfície do osso
- O tecnécio 99m é o **radionuclídeo** usado para marcar o metilenodifosfonato (MDP), a porção que **direciona** o marcador ao osso
- A absorção do radionuclídeo pelo osso depende, em parte, do suprimento sanguíneo do osso e da taxa de renovação óssea: processos com renovação óssea extremamente alta ou extremamente baixa podem produzir exames falso-negativos
- As **lesões osteoblásticas** quase sempre mostram atividade (captação de radiomarcador) aumentada. Mesmo as **metástases osteolíticas** geralmente mostram captação aumentada em razão do reparo que ocorre na maior parte dos processos osteolíticos, mas não em todos
- A cintilografia óssea é muito **menos sensível** na detecção de **mielomas múltiplos**; portanto, os levantamentos radiográficos convencionais do esqueleto são o exame de escolha inicial na busca por lesões do mieloma
- As cintilografias ósseas são **altamente sensíveis, mas não muito específicas**. Assim, um exame positivo quase sempre requer outro procedimento de imagem (radiografias convencionais, tomografia computadorizada ou ressonância magnética) para descartar causas não malignas de uma cintilografia óssea positiva (p. ex., fraturas ou osteomielite).

- Nas radiografias convencionais, o osso desvascularizado torna-se **mais denso** e, portanto, parece mais esclerótico do que o restante do osso. Isso ocorre especialmente na **cabeça do fêmur** (Figura 22.9) e na **cabeça do úmero** (Figura 22.10)
- Na **RM**, geralmente há **diminuição do sinal alto normal** produzido pela medula gordurosa (Figura 22.11)

- Nas radiografias convencionais, **infartos de medula óssea antigos** são reconhecidos como depósitos densos e amorfos de osso no interior das cavidades medulares dos ossos longos, sendo delimitados com frequência por uma membrana esclerótica fina (Figura 22.12).

Tabela 22.2 Algumas causas da necrose avascular do osso.

Localização	Exemplo de doença
Intravascular	Doença falciforme
	Policitemia vera
Vascular	Vasculite (lúpus e induzida por radiação)
Extravascular	Traumatismo (fraturas)
Idiopática	Esteroides exógenos e doença de Cushing
	Doença de Legg-Calvé-Perthes

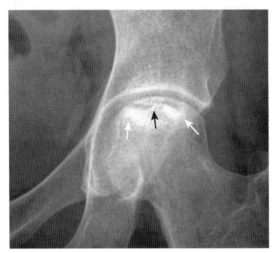

Figura 22.9 Necrose avascular da cabeça do fêmur esquerdo em um paciente em uso prolongado de esteroides por lúpus eritematoso sistêmico. Esta imagem ampliada da cabeça do fêmur esquerdo mostra uma zona de esclerose aumentada na face superior da cabeça do fêmur (*setas brancas*), um achado característico da necrose avascular da cabeça do fêmur. A radiolucência linear subcortical (*seta preta*) representa as fraturas subcondrais vistas nessa doença, chamadas de **sinal do crescente**. Observe que a doença é restrita à cabeça do fêmur e não envolve o espaço articular nem o acetábulo (*i. e.*, não é uma artrite).

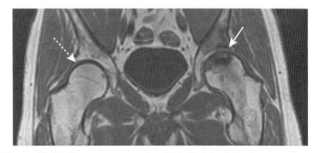

Figura 22.11 Necrose avascular: RM. Esta incidência coronal ponderada em T1 de ambos os quadris mostra o alto sinal normal da medula gordurosa no fêmur direito (*seta branca tracejada*), mas um sinal diminuído na cabeça do fêmur esquerdo estendendo-se até o osso subcondral da articulação do quadril esquerdo (*seta branca contínua*). O espaço articular está preservado. A RM é o método mais sensível para detectar a necrose avascular do quadril.

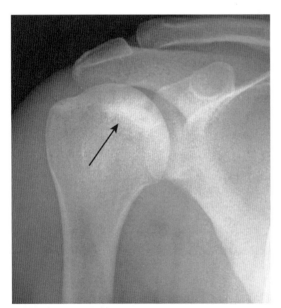

Figura 22.10 Necrose avascular da cabeça do úmero. Há aumento da densidade no topo da cabeça do úmero (*seta preta*) neste paciente com doença falciforme. Como a capa branca no osso parecia se assemelhar à neve no topo de uma montanha, esse sinal de necrose avascular foi chamado de sinal da **cobertura de neve**. A necrose avascular na doença falciforme em geral não se manifesta até a idade jovem adulta, e, com a maior sensibilidade da RM, descobriu-se que é mais prevalente do que se pensava originalmente quando se consideravam apenas os resultados de radiografias simples.

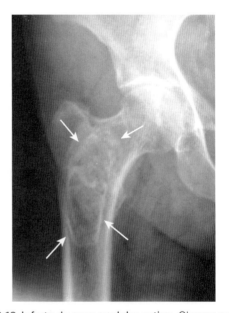

Figura 22.12 Infarto de osso medular antigo. Observa-se uma calcificação amorfa na cavidade medular do fêmur proximal (*setas brancas*). Em geral, o diagnóstico diferencial para essa calcificação intramedular inclui infarto ósseo ou encondroma. Porém, no caso, a membrana esclerótica característica que envolve esta lesão sugere que é mais provável tratar-se de um infarto ósseo antigo. Este paciente estava usando esteroides a longo prazo para asma brônquica.

Doença de Paget

- A doença de Paget é uma **doença óssea crônica** e ocorre com mais frequência em homens idosos. Atualmente, acredita-se que seja causada por uma infecção paramixoviral crônica. É **caracterizada por graus variados de reabsorção óssea aumentada e formação óssea ampliada**, com a última predominando nos casos vistos nas formas mais progressivas da doença
- O resultado é quase sempre um **osso mais denso**, mas **mecanicamente inferior** ao osso normal, apesar de sua densidade, sendo, portanto, **suscetível a fraturas patológicas** ou deformidades ósseas por amolecimento, como o **arqueamento**. A bacia é a **mais frequentemente envolvida**, seguida pela **coluna lombar**, pela **coluna torácica**, pelo **fêmur proximal** e pelo **crânio**.

> **Pontos importantes**
>
> - A doença de Paget geralmente é diagnosticada com uma radiografia convencional, sendo **suas características de imagem**
>   - **Espessamento do córtex**
>   - **Engrossamento e espessamento do padrão trabecular** (Figura 22.13)
>   - **Aumento do tamanho do osso envolvido**. Com mudanças na moda, a história "clássica" da doença de Paget perdeu o sentido, uma vez que homens com essa doença usavam um chapéu maior à medida que o crânio aumentava de tamanho.

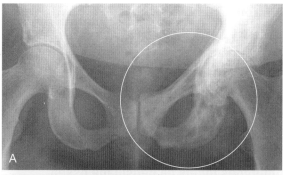

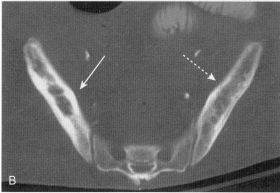

Figura 22.13 Doença de Paget da pelve: dois pacientes. **A**. Esta incidência AP da pelve mostra **aumento na densidade óssea** da hemipelve esquerda, **acentuação** e engrossamento das **trabéculas** e **espessamento** do córtex (*círculo branco*), características da doença óssea de Paget. Compare a hemipelve esquerda com a hemipelve direita normal. **B**. Esta TC axial da pelve de outro paciente com doença de Paget mostra espessamento do córtex e acentuação das trabéculas no ílio direito (*seta branca contínua*). Compare-o com o lado esquerdo normal (*seta branca tracejada*).

DOENÇAS QUE REDUZEM A DENSIDADE ÓSSEA

Como reconhecer a diminuição na densidade óssea

- À medida que os ossos diminuem em densidade radiográfica, pode haver **perda difusa da rede normal de trabéculas ósseas na cavidade medular,** em razão do número reduzido e do adelgaçamento de muitas das estruturas trabeculares menores
- Pode haver **acentuação do córtex**, situação em que o córtex, embora mais fino do que o normal, **destaca-se de maneira mais notável** por causa da densidade mais baixa da cavidade medular (Figura 22.14)
- **Compressão dos corpos vertebrais** (ver Capítulo 23)
- **Fraturas patológicas** no quadril, na pelve ou nos corpos vertebrais (ver Capítulo 24)
- Exemplos de doenças que causam diminuição difusa na densidade óssea incluem a osteoporose e o hiperparatireoidismo.

Osteoporose

- A **osteoporose** é definida como um distúrbio esquelético **sistêmico caracterizado por baixa densidade mineral óssea** (DMO) e geralmente dividido em **perda óssea pós-menopausa e relacionada com a idade**
  - A **osteoporose pós-menopausa** é caracterizada por **reabsorção óssea aumentada** em razão da atividade osteoclástica. A **perda óssea relacionada com a idade** começa por volta dos 45 a 55 anos e é caracterizada por **perda na massa óssea total**
- Fatores adicionais que **aumentam o risco de osteoporose** incluem a administração de esteroides exógenos, a doença de Cushing, a deficiência de estrogênio, a quantidade inadequada de atividade física e o etilismo
- A osteoporose **predispõe a fraturas patológicas** no colo do fêmur, fraturas por compressão dos corpos vertebrais e fraturas do rádio distal (fraturas de Colles)
- As **radiografias convencionais** são pouco **sensíveis em detectar a osteoporose,** sendo necessária uma perda de **50% na massa óssea** antes que elas possam reconhecê-la. Os achados nas radiografias convencionais incluem **diminuição geral na densidade óssea, adelgaçamento do córtex e diminuição na quantidade de trabéculas visíveis na cavidade medular** (ver Figura 22.14B)
- Atualmente, a **absorciometria de duplo feixe de raios X (DEXA –** *Dual-energy X-ray Absorptiometry* **– densitometria óssea)** é o método mais preciso e mais recomendado para medições da densidade mineral óssea
  - As DEXA são obtidas usando uma fonte filtrada de raios X que produz duas energias distintas, as quais são absorvidas de formas diferentes pelos ossos e pelos tecidos moles, respectivamente. Isso possibilita um cálculo mais preciso da densidade óssea, subtraindo o erro introduzido por quantidades variáveis de tecidos moles sobrepostos. A dose de raios X é muito baixa. Em geral, mede-se a densidade óssea na coluna vertebral ou no quadril.

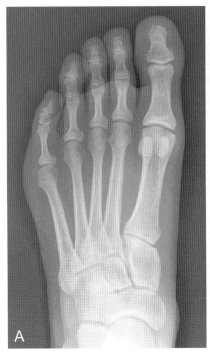
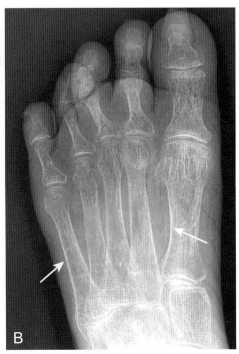

Figura 22.14 Pé normal e osteoporótico. **A**. Esta é uma incidência AP normal do pé para contrastar com a imagem **B** do mesmo paciente algumas semanas depois, após um período de imobilização prolongada. **B**. Há diminuição geral da densidade do osso e adelgaçamento dos córtices (*setas brancas*), secundários à osteoporose por desuso. As radiografias convencionais estão sujeitas a variações técnicas que podem mimetizar uma osteoporose, mesmo em um indivíduo saudável.

Hiperparatireoidismo

- O **hiperparatireoidismo** é uma condição causada pela secreção excessiva de **paratormônio (PTH)** pelas glândulas paratireoides, o qual exerce seus efeitos sobre os ossos, os rins e o trato gastrintestinal. Seu **efeito nos ossos é aumentar a reabsorção**, estimulando a atividade osteoclástica. O cálcio é removido do osso e depositado na corrente sanguínea
- Existem **três tipos** de hiperparatireoidismo, listados na Tabela 22.3
- O **diagnóstico de hiperparatireoidismo é baseado em achados clínicos e laboratoriais**, mas há vários achados da doença nas radiografias convencionais, bem como outros exames de imagem utilizados para auxiliar na cirurgia das glândulas, se indicado. Os exames de imagem das glândulas paratireoides em si podem incluir ultrassonografias, cintilografias e exames de RM.

> **Pontos importantes**
>
> - Alguns dos **achados do hiperparatireoidismo nas radiografias convencionais** incluem
>   - **Diminuição** geral **da densidade óssea**
>   - **Reabsorção óssea subperiosteal**, especialmente no aspecto radial das falanges médias dos dedos indicador e médio (Figura 22.15)
>   - **Erosão das clavículas distais** (Figura 22.16)
>   - **Lesões líticas bem circunscritas** nos ossos longos, chamadas de **tumores marrons** (Figura 22.17).

Diminuições focais na densidade óssea

- Exemplos de doenças que causam **diminuição focal** na densidade óssea incluem a doença metastática osteolítica, o mieloma múltiplo e a osteomielite.

Doença metastática osteolítica

- A **doença metastática osteolítica** pode produzir destruição focal do osso (ver Boxe 22.1). Essas lesões são produzidas com mais frequência por **infiltração focal do osso por células diferentes de osteócitos**
- A **cavidade medular quase sempre está envolvida**, a partir da qual a doença pode erodir e destruir também o córtex. Quando apenas a cavidade medular está envolvida, deve haver uma redução de quase 50% na massa para que a lesão seja reconhecível nas **radiografias convencionais** em incidência frontal
- A RM, por outro lado, é **excelente** para demonstrar o estado da cavidade medular, sendo, portanto, muito mais sensível à presença de doença metastática do que a radiografia convencional (Figura 22.18)

Tabela 22.3 Tipos de hiperparatireoidismo.

Tipo	Observações
Primário	Em geral, é causado por um adenoma único na maior parte dos pacientes (80 a 90%) e quase sempre resulta em hipercalcemia
Secundário	Resulta da hiperplasia das glândulas secundária a desequilíbrios nos níveis de cálcio e fósforo, vistos principalmente em casos de doença renal crônica
Terciário	Ocorre em pacientes com hiperparatireoidismo secundário de longa data, nos quais é desenvolvida a hipersecreção autônoma do hormônio da paratireoide, que leva à hipercalcemia

CAPÍTULO 22 Como Reconhecer Anormalidades Não Traumáticas do Esqueleto Apendicular...

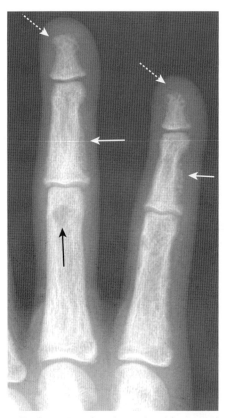

Figura 22.15 Reabsorção subperiosteal no hiperparatireoidismo. A reabsorção óssea subperiosteal característica é mais bem observada no aspecto radial das falanges médias dos dedos indicador e médio (*setas brancas contínuas*). Aqui, o córtex parece felpudo e irregular, em comparação com os córtices dos lados opostos dos mesmos ossos, que são bem definidos. Este paciente também apresenta dois outros achados do hiperparatireoidismo: um pequeno tumor marrom (*seta preta*) e reabsorção das falanges terminais (acro-osteólise) (*setas brancas tracejadas*).

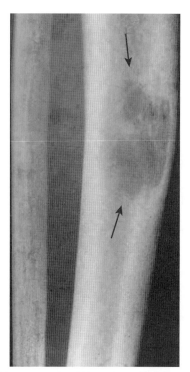

Figura 22.17 Tumor marrom. Há uma lesão lítica geográfica na diáfise média da tíbia (*setas pretas*). Os tumores marrons (também chamados de **osteoclastomas**) são lesões benignas que representam a reabsorção osteoclástica de uma área localizada de (em geral) osso cortical e sua substituição por tecido fibroso e sangue. Seu alto teor de hemossiderina lhes confere uma coloração marrom característica. Essas lesões ósseas podem mimetizar metástases osteolíticas ou um mieloma múltiplo, de modo que a história clínica de hiperparatireoidismo é fundamental. Elas podem ser vistas tanto no hiperparatireoidismo primário quanto no secundário.

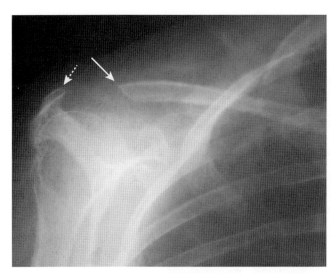

Figura 22.16 Erosão da clavícula distal no hiperparatireoidismo. Outro local relativamente comum de reabsorção óssea no hiperparatireoidismo é a extremidade distal da clavícula. Aqui, a clavícula distal (*seta branca contínua*), que deveria se articular com o acrômio (*seta branca tracejada*), foi reabsorvida, aumentando a distância entre ela e o acrômio. Outros locais de reabsorção óssea no hiperparatireoidismo podem incluir a lâmina dura dos dentes e os aspectos mediais da tíbia, do úmero e do fêmur.

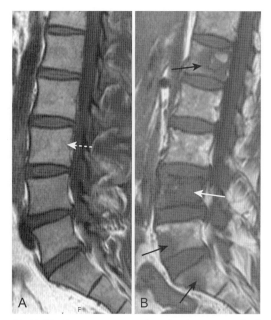

Figura 22.18 Metástases para a coluna lombar: ressonância magnética. A. Há sinal normal nos corpos vertebrais lombares nesta incidência sagital ponderada em T1 da coluna lombar (*seta branca tracejada*). **B.** Nesta outra paciente, com carcinoma de mama primário, múltiplos depósitos metastáticos estão substituindo a medula normal da coluna lombossacra (*setas pretas*). O corpo de L4 foi completamente substituído pelo tumor (*seta branca contínua*).

- Em **alguns casos, apenas o córtex está envolvido**. As metástases corticais podem ser mais fáceis de visualizar em radiografias convencionais por ser necessária menos destruição cortical para que se tornem aparentes, em especial se as lesões forem vistas tangencialmente
- As causas mais comuns de metástases ósseas osteoblásticas e osteolíticas estão listadas na Tabela 22.4.

Tabela 22.4 Causas de metástases ósseas osteoblásticas e osteolíticas.

Osteoblásticas	Osteolíticas
Carcinoma de próstata (mais comum em homens idosos)	Câncer de pulmão (lesão osteolítica mais comum em pacientes do sexo masculino)
O carcinoma de mama costuma ser osteolítico, mas pode ser osteoblástico, especialmente se tratado	Câncer de mama (lesão osteolítica mais comum em pacientes do sexo feminino)
Linfoma	Carcinoma de células renais
Tumores carcinoides (raros)	Carcinoma de tireoide

Pontos importantes

- Nas radiografias convencionais, os a**chados clássicos das metástases osteolíticas** incluem:
    - **Lesões ósseas translúcidas de formato irregular**, que podem ser únicas ou múltiplas
        - Essas lesões líticas são frequentemente caracterizadas como pertencentes a um (às vezes mais) de três padrões: **geográfico, mosqueado ou permeativo**, em ordem decrescente de tamanho da lesão mais discreta visível (Figura 22.19)
    - As metástases osteolíticas em geral **provocam pouca ou nenhuma formação óssea reativa** ao seu redor. Elas podem ser **expansivas** e em **bolhas de sabão** (*i. e.*, conter septações ósseas), em especial no carcinoma de rim e de tireoide (Figura 22.20)
    - Na coluna vertebral, podem preferencialmente **destruir os pedículos**, em razão de seu suprimento sanguíneo (o **sinal do pedículo**). Isso pode ajudar a diferenciar as metástases do mieloma múltiplo (ver adiante), que tende a poupar o pedículo no início da doença (Figura 22.21).

Mieloma

- O **mieloma**, a malignidade óssea primária mais comum em adultos, pode ocorrer de **maneira solitária**, frequentemente vista como uma lesão expansiva em bolha de sabão na coluna ou na pelve (chamada de **plasmocitoma solitário**), ou de maneira **disseminada**, com múltiplas lesões líticas em **saca-bocado** em todo o esqueleto apendicular axial e proximal
- Classicamente, as **radiografias convencionais são mais sensíveis na detecção de lesões do mieloma múltiplo do que as cintilografias ósseas com radionuclídeos**, que tendem a subestimar a quantidade e a extensão das lesões em razão da ausência de formação óssea reativa.

Pontos importantes

- Achados do mieloma múltiplo nas radiografias convencionais:
    - A manifestação inicial mais comum é a **osteoporose difusa e geralmente grave**
    - Os **plasmocitomas** aparecem como **lesões septadas expansíveis, associadas com frequência a massas de tecidos moles** (Figura 22.22)
    - Mais tarde, em sua forma disseminada, há presença de **múltiplas lesões líticas pequenas, acentuadamente circunscritas** (descritas como **lesões líticas em saca-bocado**), mais ou menos do mesmo tamanho, em geral sem nenhuma reação esclerótica associada ao seu redor (Figura 22.23).

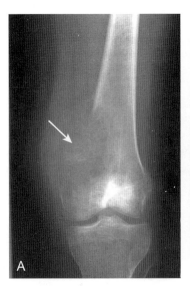
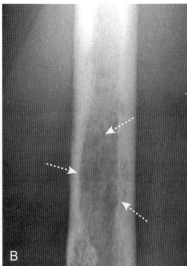
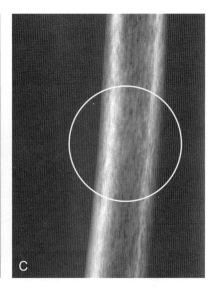

Figura 22.19 Três padrões de lesões ósseas líticas. **A**. Observa-se uma lesão óssea solitária, chamada de lesão **geográfica**, com uma zona de transição gradual entre ela e o osso normal circundante, juntamente com destruição completa do córtex (*seta branca*). **B**. Esta é uma imagem aproximada do fêmur de outro paciente que mostra várias lesões líticas mal definidas (*setas brancas tracejadas*), com margens indistintas, implicando malignidade mais agressiva. Essa aparência é chamada de **padrão em roído de traça**. **C**. Outra imagem aproximada do fêmur em um paciente diferente mostra inúmeros pequenos orifícios irregulares no osso (*círculo branco*), chamados de **padrão permeativo**. As lesões permeativas são chamadas de **lesões de células redondas** em razão do formato das células que as produzem. Essas doenças incluem o sarcoma de Ewing, o mieloma e a leucemia.

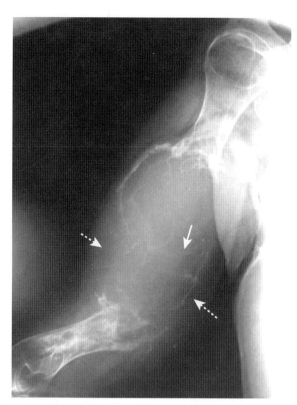

Figura 22.20 Metástase de carcinoma expansivo de células renais. Esta imagem mostra metástase osteolítica muito **agressiva** e **expansiva** no úmero por um carcinoma primário de células renais. Observe que o córtex foi destruído em várias áreas (setas brancas tracejadas) e que a lesão tem uma aparência característica de **bolhas de sabão**, produzida por septos finos (seta branca contínua). O carcinoma de tireoide e um plasmocitoma solitário também poderiam produzir esses achados.

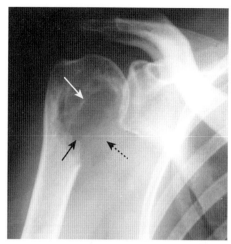

Figura 22.22 Plasmocitoma solitário: ombro. Esta grande lesão lítica no úmero proximal (seta preta contínua), que destruiu o córtex (seta preta tracejada), contém várias septações (seta branca contínua). Os plasmocitomas solitários podem ser um precursor da forma mais disseminada de mieloma múltiplo. Os carcinomas de células renais e de tireoide também podem produzir esse quadro (ver Figura 22.20).

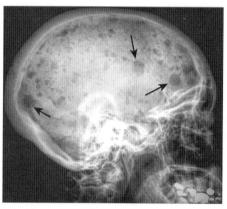

Figura 22.23 Mieloma múltiplo. Observam-se inúmeras lesões líticas (setas pretas) nesta incidência lateral do crânio. Elas são pequenas, de tamanho uniforme, e têm bordas bem delimitadas, os chamados defeitos líticos em **saca-bocado** característicos do mieloma múltiplo. As metástases para o crânio podem produzir uma imagem semelhante, mas tendem a ser em menor número e não tão definidas.

Osteomielite

- A **osteomielite** se refere à **destruição focal do osso**, na maior parte das vezes por um **agente infeccioso** disseminado pelo sangue, dos quais o mais comum é o *Staphylococcus aureus*
- **Em crianças**, a lesão osteolítica **tende a ocorrer na metáfise óssea**, por causa de seu rico suprimento sanguíneo

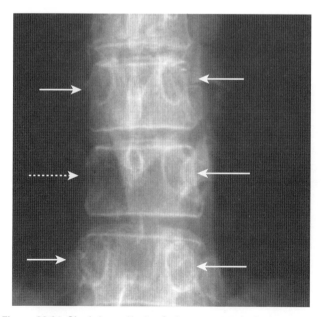

Figura 22.21 Sinal do pedículo. Cada corpo vertebral costuma ter dois pedículos ovais, um de cada lado, visíveis na radiografia AP da coluna vertebral (setas brancas contínuas). O pedículo direito de T10 (seta branca tracejada) está ausente porque foi destruído pelo tumor, e isso é chamado de **sinal do pedículo**. A maior parte das lesões metastáticas na coluna também envolve o corpo vertebral.

> **Pontos importantes**
>
> - Achados da osteomielite aguda nas radiografias convencionais:
>   - **Destruição focal do osso cortical** (Figura 22.24)
>   - **Formação periosteal de osso novo**
>   - Alterações inflamatórias que acompanham a infecção podem produzir **edema dos tecidos moles** e **osteoporose focal** pela hiperemia.

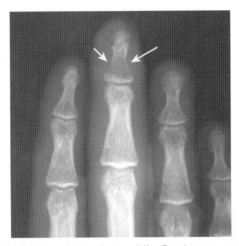

Figura 22.24 Osteomielite: dedo médio. Esta imagem ampliada da mão mostra uma lesão lítica na falange distal do dedo médio, com destruição de uma parte do córtex (*setas brancas contínuas*). Os tecidos moles do dedo estavam edemaciados e o paciente tinha histórico de lesão penetrante no dedo de semanas antes.

- Em **adultos**, a **infecção** tende a **envolver o espaço articular com mais frequência** do que em **crianças**, produzindo não apenas osteomielite, mas também **artrite séptica**
- Como as **radiografias convencionais podem levar até dez dias para exibir os primeiros achados de osteomielite**, acabam sendo usadas outras modalidades de imagem para o diagnóstico precoce, como RM e cintilografias
- Diferentes cintilografias ósseas com radionuclídeos são capazes de evidenciar uma osteomielite, sendo a mais específica atualmente a **cintilografia com leucócitos marcados**. Nesse exame, uma amostra de leucócitos do paciente é removida, marcada com um isótopo radioativo (em geral índio) e injetada de volta no paciente, o qual então é examinado com uma câmera específica para exames nucleares para detectar um local de captação anormalmente aumentada de marcador radioativo.

DOENÇAS ARTICULARES: UMA ABORDAGEM SOBRE A ARTRITE

- Os exames de imagem desempenham um papel fundamental no diagnóstico e no tratamento da artrite, sendo o método pelo qual muitas artrites são diagnosticadas pela primeira vez. Outras artrites são inicialmente diagnosticadas segundo parâmetros clínicos e laboratoriais, sendo os exames de imagem usados para documentar a gravidade, a extensão e o curso da doença (Tabela 22.5)
- As **radiografias convencionais continuam sendo a primeira opção de exame** na avaliação da presença de artrite. Elas demonstrarão anormalidades do **córtex articular** e do **osso subcondral** e fornecerão evidências tardias indiretas da integridade da cartilagem articular. A RM é o método mais sensível para visualizar diretamente os tecidos moles dentro e ao redor de uma articulação.

Classificação da artrite

- A **artrite é uma doença que afeta uma articulação e em geral os ossos de cada lado dessa articulação**, sendo quase sempre acompanhada de **estreitamento do espaço articular** (Figura 22.25)
- As artrites são divididas em **três categorias principais** (Tabela 22.6)

Tabela 22.5 Artrite: como é feito o diagnóstico?

Diagnóstico clínico	Diagnóstico radiológico
Artrite séptica (piogênica)	Osteoartrite
Artrite psoriática	Artrite reumatoide em fase inicial
Gota	Doença por depósito de pirofosfato de cálcio
Hemofilia	Espondilite anquilosante
	Séptica (TB)
	Articulação de Charcot (neuropática) – tardia

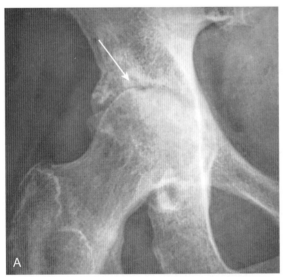 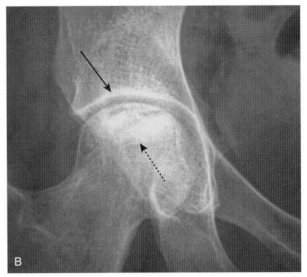

Figura 22.25 Artrite ou não? **A**. Há estreitamento da articulação do quadril e tanto a cabeça femoral quanto o acetábulo estão anormais (*seta branca*). Isso atende aos critérios para artrite e representa uma osteoartrite de quadril. **B**. Há esclerose da cabeça do fêmur (*seta preta tracejada*), mas o espaço articular permanece normal, assim como o acetábulo (*seta preta contínua*). Trata-se de necrose avascular da cabeça do fêmur, e não de artrite.

CAPÍTULO 22 Como Reconhecer Anormalidades Não Traumáticas do Esqueleto Apendicular... 239

Tabela 22.6 Classificação das artrites.

Categoria	Características	Tipos	Observações
Artrite hipertrófica	Formação óssea Osteófitos	Osteoartrite primária	Mais comum; estresse mecânico; costuma atingir com mais frequência mãos, quadris e joelhos
		Osteoartrite secundária	Doença articular degenerativa (DAD) secundária a traumatismo prévio ou necrose avascular
		Artropatia de Charcot	Fragmentação; destruição articular; esclerose; na maior parte das vezes, secundária a diabetes
Artrite erosiva	Erosões	DPFC	Condrocalcinose; DAD em locais incomuns
		Reumatoide	Articulações do carpo, metacarpofalângicas, interfalângicas proximais das mãos; osteoporose; edema de tecidos moles
		Gota	Erosões justarticulares com bordas salientes; latência longa; articulação metatarsofalângica do hálux; sem osteoporose
		Psoriática	Erosões justarticulares das articulações interfalângicas distais das mãos; deformidade em forma de lápis; entesófitos
		Hemofilia	Remodelação por hemartrose e hiperemia; mesmas mudanças no joelho em pacientes do sexo feminino (pense em artrite reumatoide juvenil)
		Espondilite anquilosante	Antígeno HLA-B27 positivo; articulações sacroilíacas bilaterais; sindesmófitos
		Espondiloartropatias soronegativas	Fator reumatoide negativo; antígeno HLA-B27 positivo; articulações sacroilíacas; sindesmófitos; artrite reativa; psoríase
Artrite infecciosa	Osteopenia e edema de tecidos moles; destruição precoce e marcada da maior parte ou de todo o córtex articular	Tuberculose piogênica	Destruição precoce do córtex articular; osteoporose; destruição gradual e tardia do córtex articular; osteoporose acentuada

DPFC, deposição de pirofosfato de cálcio.

- A **artrite hipertrófica** é caracterizada, em geral, pela **formação óssea** no local da(s) articulação(ões) envolvida(s). Essa formação óssea pode ocorrer nos limites do osso original (**esclerose subcondral**) ou projetar-se do osso original (**osteófito**) (Figura 22.26A)
- A **artrite erosiva** indica inflamação subjacente e é caracterizada por lesões líticas minúsculas, marginais e de formato irregular nas superfícies articulares ou ao redor delas, chamadas de **erosões** (Figura 22.26B)
- A **artrite infecciosa** é caracterizada por edema articular, osteopenia e **destruição de segmentos longos e contíguos do córtex articular** (Figura 22.26C)
- Dentro de cada uma dessas três categorias principais, examinaremos alguns dos tipos mais comuns de artrite que também apresentam achados de imagem característicos.

Artrite hipertrófica

- A **artrite hipertrófica** é caracterizada pela formação de osso, seja **esclerose subcondral** ou **osteófitos**
- As artrites **hipertróficas** são classificadas na Tabela 22.6.

Osteoartrite primária

- A osteoartrite primária, também conhecida como **artrite degenerativa primária** ou **doença articular degenerativa (DAD)**, é a **forma mais comum de artrite**, afetando mais de 20 milhões de norte-americanos. Resulta da **degeneração intrínseca** da **cartilagem articular**, decorrente principalmente do estresse mecânico do **desgaste** e da **laceração excessivos** nas articulações que recebem descarga de peso
- Envolve principalmente os **quadris**, os **joelhos** e as **mãos**. Sua prevalência aumenta com o avanço da idade

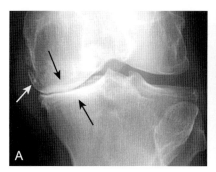
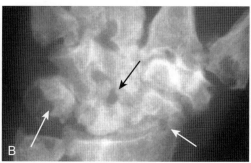
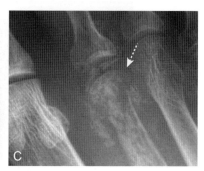

Figura 22.26 Características de imagem das três principais categorias de artrite. **A**. A **artrite hipertrófica** apresenta esclerose subcondral (*setas pretas*) e produção de osteófitos marginais (*seta branca*). **B**. A **artrite erosiva (inflamatória)** apresenta erosões marginais líticas características (*setas brancas e pretas*). **C**. A **artrite infecciosa** apresenta destruição do córtex articular (*seta branca tracejada*).

Pontos importantes

- Os achados de imagem da **osteoartrite primária** incluem (Figura 22.27):
    - **Formação de osteófitos marginais.** Duas características da **artrite hipertrófica** são a transformação de excrescências cartilaginosas no osso e a metaplasia das células sinoviais de revestimento, que levam à produção dessas **protuberâncias ósseas em uma articulação ou próximo a ela**
    - **Esclerose subcondral.** Trata-se de uma reação do osso aos esforços mecânicos a que ele é submetido quando sua cartilagem de proteção foi destruída
    - **Cistos subcondrais.** Como resultado do impacto crônico, da necrose do osso e/ou da imposição de líquido sinovial dentro do osso subcondral, formam-se cistos de tamanhos variados no osso subcondral
    - **Estreitamento do espaço articular.** Visto em todos os tipos de artrite.

- **Quais articulações estão envolvidas?**
    - Na osteoartrite, a destruição do amortecedor cartilaginoso entre os ossos opostos de uma articulação leva ao estreitamento do espaço articular, mais frequentemente no lado da articulação que recebe a **descarga de peso** (*i. e.*, **quadril [superior e lateral] e joelho [medial]**) (Figura 22.28)
    - Na maior parte dos pacientes com osteoartrite das articulações interfalângicas das mãos, a primeira articulação carpometacarpal (**base do polegar**) também é afetada (Figura 22.29A). Também é comum que a osteoartrite afete as **articulações interfalângicas distais**, especialmente em mulheres idosas (Figura 22.29B).

Osteoartrite secundária (artrite degenerativa secundária)

- A osteoartrite secundária é uma forma de artrite degenerativa das articulações sinoviais que ocorre por causa de uma condição subjacente predisponente, **na maior parte das vezes um traumatismo**, que danifica ou causa danos à cartilagem articular.

Pontos importantes

- Os achados radiográficos da **osteoartrite secundária** são os mesmos que os do tipo primário, com várias pistas especiais que ajudam a sugerir uma osteoartrite secundária
    - **Ocorre em uma idade atípica** para a osteoartrite primária (p. ex., em um indivíduo de 30 anos) (Boxe 22.3)
    - Tem uma **aparência atípica para a osteoartrite primária** (p. ex., a osteoartrite primária costuma ser bilateral e muitas vezes simétrica; alterações osteoartríticas graves no quadril de um indivíduo cujo quadril oposto parece perfeitamente normal devem alertar para a possibilidade de osteoartrite secundária)
    - Pode **aparecer em um local incomum** para a osteoartrite primária (p. ex., a articulação do cotovelo) (Figura 22.30)
- **Por fim, qualquer artrite que afete a cartilagem articular, não importando sua causa, pode levar às alterações da osteoartrite secundária.**

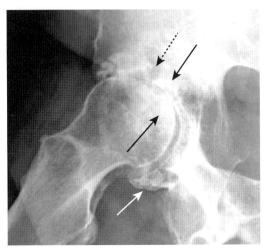

Figura 22.27 Osteoartrite. As características da osteoartrite são demonstradas no quadril direito deste paciente. Há formação de osteófitos marginais (*seta branca contínua*), esclerose subcondral (*setas pretas contínuas*) e formação de cisto subcondral (*seta preta tracejada*).

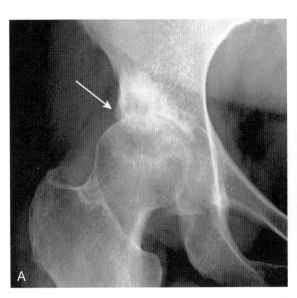
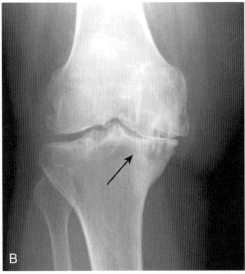

Figura 22.28 Osteoartrite do quadril (**A**) e do joelho (**B**). **A.** No quadril, a superfície superior e lateral (*seta branca*) é o aspecto que recebe descarga de peso, sendo o mais afetado pela osteoartrite. **B.** Já no joelho, o compartimento medial é o que recebe a maior descarga de peso, sendo o mais afetado (*seta preta*).

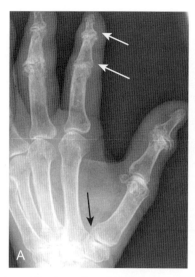 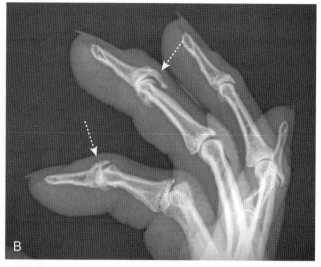

Figura 22.29 Osteoartrite das mãos. **A**. Existem osteófitos nas articulações interfalângicas distais e proximais e os espaços interarticulares estão estreitados (*setas brancas contínuas*). Também há esclerose subcondral na articulação carpometacarpal do polegar (*seta preta*). **B**. Nesta outra paciente, uma mulher de 87 anos com dor articular, observam-se grandes osteófitos nas articulações interfalângicas distais dos dedos (*setas brancas tracejadas*).

> **Boxe 22.3** Algumas causas da osteoartrite secundária.
> - Traumatismo
> - Infecção
> - Necrose avascular
> - Doença por depósito de pirofosfato de cálcio
> - Artrite reumatoide.

- Pode apresentar alterações bilateralmente simétricas, como os osteófitos da osteoartrite primária, mas com **inflamação acentuada (inchaço e sensibilidade)** e **erosões** nas articulações afetadas
  - As erosões costumar estar localizadas centralmente na articulação e, combinadas com pequenos osteófitos associados à doença, podem produzir a chamada *deformidade em asa de gaivota* (Figura 22.31)
  - A osteoartrite erosiva ocorre mais comumente nas articulações interfalângicas proximais e distais dos dedos, primeira articulação carpometacarpal e articulação interfalângica do polegar
  - **Pode ocorrer anquilose óssea**, um achado raro na osteoartrite primária.

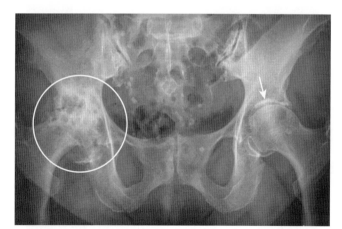

Figura 22.30 Osteoartrite secundária: quadril direito. Há uma discrepância marcante na aparência dos quadris, com osteoartrite avançada e fusão da articulação do quadril direito (*círculo branco*), mas com um quadril esquerdo normal (*seta branca*). Muitas vezes, a gravidade dos achados na artrite secundária deixa poucas pistas quanto à causa inicial desencadeadora. Este paciente teve um traumatismo de quadril à direita quando criança.

Osteoartrite erosiva

- A osteoartrite erosiva é um **tipo de osteoartrite primária** caracterizada por **inflamação mais grave** e pelo desenvolvimento de **alterações articulares erosivas**. Ocorre com mais frequência em **mulheres na perimenopausa**

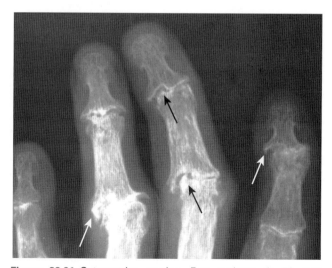

Figura 22.31 Osteoartrite erosiva. Esta paciente de 56 anos apresentava edema acentuado, vermelhidão e sensibilidade nas articulações interfalângicas proximal e distal. Há uma combinação de erosões e osteófitos (*setas brancas e pretas*) que produzem um padrão denominado **deformidade em asa de gaivota**, consistente com osteoartrite erosiva.

Artropatia de Charcot (articulação neuropática)

- A artropatia de Charcot se desenvolve a partir de um **distúrbio na sensibilidade** que leva a **múltiplas microfraturas**, bem como a um desequilíbrio autonômico que leva à hiperemia, à **reabsorção óssea** e à **fragmentação do osso**.
- Mesmo que a articulação careça de *feedback* sensitivo, quase três quartos dos pacientes com uma articulação de Charcot **se queixam de algum grau de dor,** embora essa dor geralmente seja muito menor do que a esperada para o presente grau de destruição da articulação
- **O edema dos tecidos moles é uma característica proeminente**
- A **causa mais comum** de uma articulação de Charcot na atualidade é o **diabetes**, encontrando-se sua maior parte nos **membros inferiores**, em especial nos **pés** e nos **tornozelos**
- Causas das articulações de Charcot, por localização
    - **Ombros:** siringe, tumor medular e sífilis
    - **Quadris:** sífilis terciária, diabetes
    - **Tornozelos e pés:** diabetes (comum) e sífilis (rara).

> **Pontos importantes**
>
> - **Achados radiográficos da artropatia de Charcot**
>   - Como uma artrite hipertrófica, uma articulação de Charcot demonstrará **esclerose subcondral extensa**
>   - Entretanto, seus **achados característicos** são
>   - **Fragmentação** dos ossos ao redor da articulação, produzindo múltiplas pequenas densidades ósseas no interior da cápsula articular. Às vezes, **muitos fragmentos, se não todos, podem ser reabsorvidos** e deixam de ser visíveis (Figura 22.32)
>   - Eventual **destruição da articulação**. A neuropatia de Charcot é responsável por alguns dos exemplos **mais drásticos de destruição articular total por qualquer tipo de artrite** (Figura 22.33)
>   - A articulação de Charcot compartilha achados com a osteomielite, e as duas podem mimetizar uma à outra, ambas produzindo **destruição óssea e reação periosteal (pela consolidação da fratura).** A cintilografia óssea com leucócitos marcados pode ajudar a diferenciá-las.

Doença por deposição de pirofosfato de cálcio (artropatia por pirofosfato)

- A doença por deposição de pirofosfato de cálcio (DDPC) é uma artropatia resultante da deposição de cristais de **pirofosfato de cálcio di-hidratado** nas articulações e em torno delas, **principalmente na cartilagem hialina e na fibrocartilagem.** É bastante comum **na fibrocartilagem triangular do punho** e nos **meniscos do joelho**
- A terminologia associada à descrição dessa doença pode ser confusa
    - A **condrocalcinose** se refere apenas à **calcificação da cartilagem articular ou à fibrocartilagem** e é vista em cerca de 50% dos adultos com mais de 85 anos de idade, a maior parte dos quais é **assintomática**. Pode ocorrer em outras doenças além da DDPC, como o hiperparatireoidismo ou a hemocromatose (Figura 22.34)
    - A **pseudogota** é uma **síndrome clínica** que consiste em **artropatia aguda monoarticular** caracterizada por

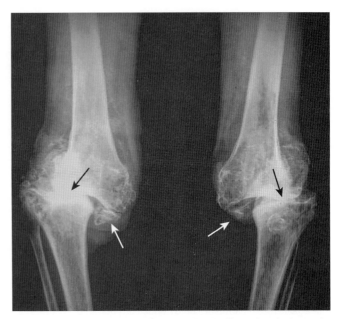

Figura 22.32 Artropatia de Charcot dos joelhos. A articulação de Charcot é uma forma de artrite hipertrófica, e seus achados característicos são a fragmentação dos ossos ao redor da articulação (*setas brancas*), bem como a destruição acentuada do espaço articular (*setas pretas*). Na atualidade, a causa mais comum de uma articulação de Charcot do joelho é o diabetes.

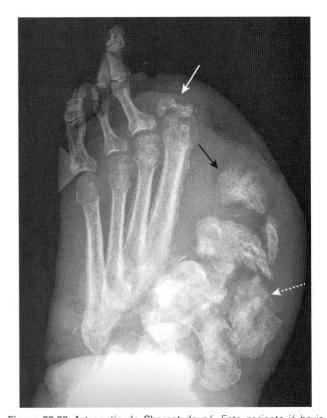

Figura 22.33 Artropatia de Charcot do pé. Este paciente já havia sido submetido a uma amputação das falanges do segundo dedo do pé (*seta branca contínua*) por gangrena diabética, mas a destruição e a fragmentação acentuada da porção remanescente do hálux (*seta preta contínua*) e dos ossos do tarso (*seta branca tracejada*) são manifestações da neuropatia de Charcot. No início, um pé de Charcot pode manifestar apenas alterações inflamatórias e ser radiograficamente normal. Por fim, a deformidade característica dessa condição é o colapso do meio do pé, chamada de pé de **cadeira de balanço**.

CAPÍTULO 22 Como Reconhecer Anormalidades Não Traumáticas do Esqueleto Apendicular... 243

eritema, dor e edema da articulação afetada (mais comumente o joelho), a partir da qual cristais de **pirofosfato de cálcio di-hidratado** podem ser aspirados
- A **artropatia por pirofosfato** é um diagnóstico radiológico e o tipo mais comum de DDPC.

> **Pontos importantes**
>
> - A **artropatia por pirofosfato** pode ser indistinguível da osteoartrite secundária, mas difere dela em vários aspectos importantes:
>   - A DDPC pode envolver de modo desproporcional articulações **geralmente não afetadas pela osteoartrite**, como o **espaço articular femoropatelar do joelho**, a **articulação radiocarpal**, as articulações **metacarpofalângicas das mãos** e as articulações do **punho**
>   - **Em geral, há condrocalcinose** na artropatia por pirofosfato, mas ela não é necessária para o diagnóstico
>   - Os **cistos subcondrais** são **mais comuns, maiores, mais numerosos** e mais disseminados do que na osteoartrite primária
>   - As **excrescências ósseas em forma de gancho** ao longo do segundo e do terceiro metacarpais são um achado comum nesse tipo de DDPC (Figura 22.35A)
>   - **No punho**, achados característicos da DDPC incluem a **calcificação da fibrocartilagem triangular**, o estreitamento da articulação radiocarpal, a separação entre o escafoide e o semilunar de mais de 3 mm (**dissociação escafossemilunar**) e o colapso da fileira distal do carpo em direção ao rádio (**colapso escafossemilunar avançado**) (Figura 22.35B).

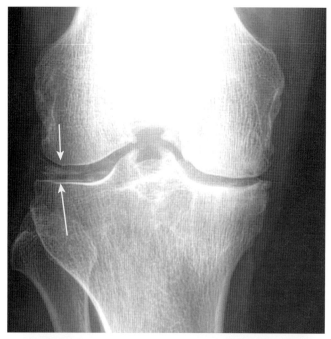

Figura 22.34 Condrocalcinose. A calcificação da cartilagem articular (*setas brancas*) é comum na idade avançada e pode estar presente sem sintomas. Se este mesmo paciente apresentasse sinais e sintomas inflamatórios, além de cristais de pirofosfato de cálcio di-hidratado na articulação, isso seria chamado de **pseudogota**. As alterações da artropatia por pirofosfato são mostradas na Figura 22.35.

Artrite erosiva

- A **artrite erosiva** compreende uma grande quantidade de artrites, estando todas associadas a um certo grau de **inflamação** e **proliferação sinovial** (**formação de** *pannus*), que participam na produção de **lesões líticas na articulação ou próximo a ela**, chamadas de **erosões**, em especial nas pequenas articulações das mãos e dos pés
- O *pannus* atua como massa formada pelo crescimento e pela ampliação do tecido sinovial, que leva a **erosões marginais** da **cartilagem articular e do osso subjacente**

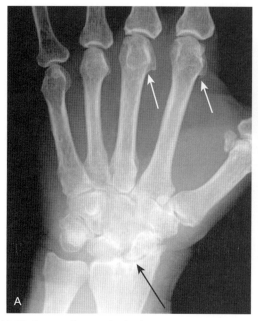
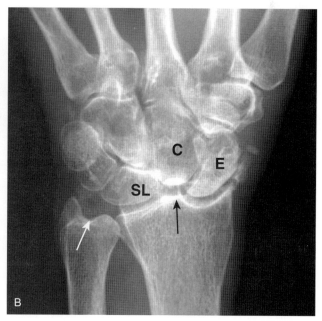

Figura 22.35 Artropatia por pirofosfato. A. As excrescências ósseas em forma de gancho ao longo das cabeças do segundo e do terceiro metacarpais são um achado comum da artropatia por pirofosfato (*setas brancas*). A articulação radiocarpal está estreitada (*seta preta*). **B.** No punho, os achados característicos incluem calcificação da fibrocartilagem triangular (*seta branca*), separação entre o escafoide (*E*) e o semilunar (*SL*) (**dissociação escafossemilunar**) e colapso do capitato (*C*) em direção ao rádio (*seta preta*), denominado colapso escafossemilunar avançado (**CESA**).

- O Boxe 22.4 lista algumas das muitas causas de artrite erosiva. Serão analisadas as quatro mais comuns, que estão em **negrito** no boxe.

Artrite reumatoide (AR)

- A artrite reumatoide é **mais comum em mulheres** e frequentemente envolve as **articulações proximais de mãos e punhos**. Costuma ser **bilateral** e **simétrica**
- As radiografias convencionais continuam sendo o exame de imagem de primeira escolha na AR

> **BOXE 22.4** Algumas causas da artrite erosiva.
> - **Artrite reumatoide**
> - **Gota**
> - **Artrite psoriática**
> - **Espondilite anquilosante (coluna vertebral)**
> - Variantes reumatoides
> - Artrite reativa
> - Sarcoidose
> - Hemofilia.

> **Pontos importantes**
>
> - As **primeiras** alterações radiográficas são o **inchaço dos tecidos moles** das articulações afetadas e a osteoporose, que tende a ser mais grave em ambos os lados do espaço articular (**osteoporose periarticular ou desmineralização periarticular**).

- **Na mão**, as **erosões tendem a envolver as articulações proximais**: as articulações carpometacarpais, metacarpofalângicas e interfalângicas proximais (Figura 22.36)
    - **Achados tardios nas mãos** incluem deformidades como o **desvio ulnar dos dedos nas articulações metacarpofalângicas (MCF)**, a **subluxação das articulações MCF** e a frouxidão ligamentar, levando a deformidades dos dedos (deformidades em **pescoço de cisne** e em **botoeira**)
- No **punho**, são observadas com frequência erosões dos **ossos do carpo, processo estiloide da ulna e estreitamento do espaço articular radiocarpal**
- Em outras partes do corpo, as **grandes articulações em geral não apresentam erosões**, mas pode haver **estreitamento uniforme importante do espaço articular, com pouca ou nenhuma esclerose subcondral** (Figura 22.37)

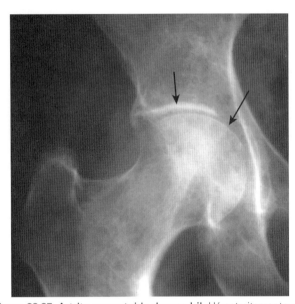

Figura 22.37 Artrite reumatoide do quadril. Há estreitamento uniforme e importante da articulação do quadril, com pouca ou nenhuma esclerose subcondral (*setas pretas*). Não há erosões. Se esta fosse uma osteoartrite primária, seria esperado encontrar muito mais escleroses subcondrais e a produção de osteófitos para esse grau de estreitamento do espaço articular.

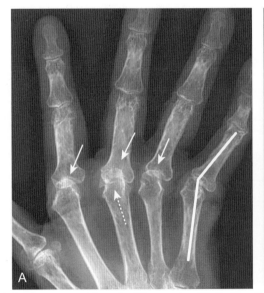
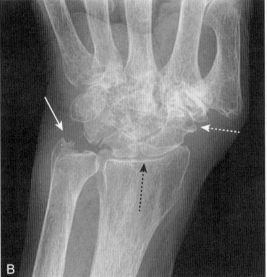

Figura 22.36 Artrite reumatoide, mão (**A**) e punho (**B**). **A**. As articulações carpometacarpais (não mostradas), metacarpofalângicas (MCF) (*setas brancas contínuas*) e interfalângicas proximais tendem a ser as mais envolvidas da mão. Também há evidências de desvio ulnar dos dedos nas articulações MCF (*linha branca*) e subluxação das articulações MCF (*seta branca tracejada*). **B**. No punho de outro paciente com AR, observam-se erosões dos ossos do carpo (*seta branca tracejada*), estiloide ulnar (*seta branca contínua*) e estreitamento do espaço articular radiocarpal (*seta preta tracejada*).

- Na coluna vertebral, a AR tende a envolver a **coluna cervical**, produzindo **frouxidão ligamentar**, que pode levar à subluxação anterior de C1 sobre C2 (**subluxação atlantoaxial**). Se grave, a subluxação atlantoaxial pode produzir compressão medular (Figura 22.38)
    - **A AR também pode causar estreitamento, esclerose e eventual fusão das articulações facetárias na coluna cervical.**

Gota

- A artrite gotosa representa as **alterações inflamatórias provocadas pela deposição de cristais de urato de cálcio** na articulação. Caracteristicamente, há um **período de latência bastante longo (de 5 a 7 anos)** entre o início dos sintomas e a visualização de alterações ósseas, de modo que acaba sendo **um diagnóstico clínico, e não radiológico** (Tabela 22.5)
- A gota tende a ser **monoarticular** em seu início e **assimétrica mais tarde** em seu curso
- É **mais comum no sexo masculino** e, na **maior parte das vezes, afeta a articulação metatarsofalângica do hálux** logo no início dos sintomas.

> **Pontos importantes**
>
> - **Achados de imagem da gota**
>   - Como uma artrite erosiva, a marca característica da gota é a **erosão justarticular com margens nítidas, que tende a ter uma borda esclerótica**. A aparência de bordas salientes das erosões gotosas tem sido chamada de *mordidas de rato*
>   - O **estreitamento do espaço articular pode ser um achado tardio** na doença e, **caracteristicamente, há pouca ou nenhuma osteoporose periarticular** (Figura 22.39)
>   - Os **tofos**, coleções de cristais de urato nos tecidos moles, são um achado tardio na gota e, quando presentes, **raramente calcificam**
>   - **A bursite do olécrano é comum** (Figura 22.40)

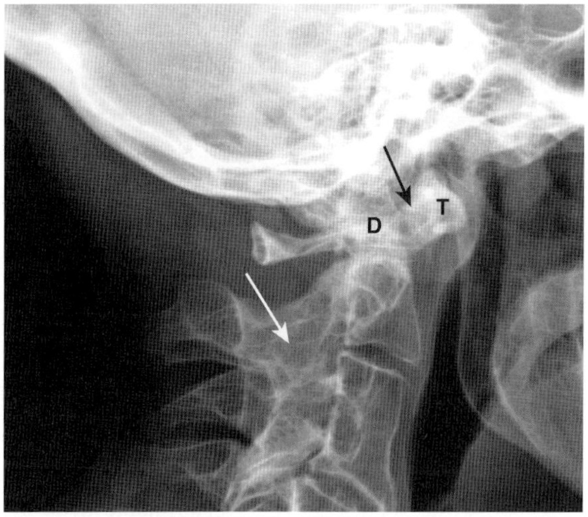

Artrite psoriática

- A **maior parte dos pacientes** com artrite psoriática **também tem alterações psoriáticas na pele e nas unhas** durante muitos anos, embora em alguns as manifestações articulares possam ser a manifestação inicial da doença. Cerca de 25% dos pacientes com psoríase de longa data desenvolvem artrite psoriática. A doença **normalmente é poliarticular**
- Em geral, envolve as **pequenas articulações das mãos, em especial as articulações interfalângicas distais (IFD)**

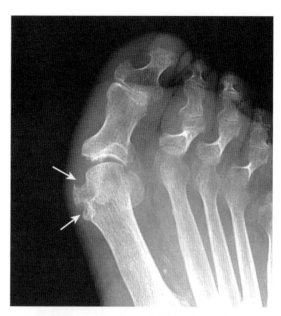

Figura 22.39 Gota. A gota, uma artrite erosiva, apresenta erosões justapostas bem delimitadas que podem ter uma borda esclerótica (chamada de **mordidas de rato**) (*setas brancas*). Como esperado, o espaço da articulação metatarsofalângica não está particularmente estreitado, tampouco há osteoporose periarticular.

Figura 22.38 Artrite reumatoide (AR) da coluna cervical. A distância entre a borda anterior do dente do áxis (*D*) e a borda posterior do tubérculo anterior de C1 (*T*) é chamada de **espaço pré-dente do áxis** e, normalmente, não mede mais do que 3 mm. O espaço pré-dente do áxis deste paciente mede 8 mm (*seta preta*) em razão da frouxidão dos ligamentos atlantoaxiais, levando à **subluxação atlantoaxial**. A AR também pode causar fusão das articulações da coluna cervical (*seta branca*).

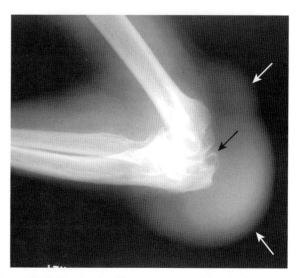

Figura 22.40 Bursite do olécrano na gota. A bursite do olécrano é manifestação relativamente comum da gota (grande massa de tecidos moles ao redor do cotovelo apontada por *setas brancas*), e sua presença por si só deve alertar para a possibilidade de gota subjacente. Este paciente também apresenta erosões adjacentes à articulação do cotovelo (*seta preta*).

Pontos importantes

- As características típicas de imagem na artrite psoriática incluem
  - **Erosões justarticulares**, especialmente das **articulações IFD** das mãos
  - **Proliferação óssea nos locais das inserções de tendões (entesófitos)**
  - **Reação periosteal ao longo da diáfise do osso (raro)**
  - **Reabsorção das falanges terminais** ou das articulações IFD com "telescopagem" de uma falange sobre a outra (**deformidade do tipo lápis na xícara [*pencil in cup*]**) (Figura 22.41)
  - **Ausência de osteoporose**

- Nas **articulações sacroilíacas**, a psoríase pode produzir **sacroileíte bilateral, mas assimétrica. As articulações sacroilíacas em geral não se fundem completamente como na espondilite anquilosante** (ver Capítulo 23).

Artrite infecciosa

- A **artrite infecciosa** costuma ocorrer como resultado da **disseminação hematogênica da membrana sinovial a partir de uma fonte infectada em outras partes do corpo**, como uma infecção de ferida ou **a partir de extensão contígua e direta de uma osteomielite** adjacente à articulação

- Em geral, é subdividida em **artrite piogênica (séptica)**, decorrente principalmente de organismos estafilocócicos e gonocócicos, e em **artrite não piogênica,** cuja causa principal é a infecção por *Mycobacterium tuberculosis*
- Os **fatores de risco** incluem o uso de fármacos intravenosos, esteroides injetados ou administrados por via oral, próteses articulares e traumatismo articular recente, incluindo cirurgia articular
- **Em crianças e em adultos,** o **joelho é frequentemente afetado; em crianças,** o **quadril é** outro local **comum** de infecção. As mãos podem ser infectadas por mordidas humanas, enquanto os pés, pelo diabetes
- Embora as **radiografias convencionais** sejam o primeiro exame realizado, são **relativamente insensíveis** aos primeiros sinais da doença, exceto o edema dos tecidos moles e a osteopenia
- Se houver forte suspeita de artrite séptica, a aspiração da articulação em geral confirmará o diagnóstico

Pontos importantes

- A **principal característica da artrite infecciosa**, especialmente da forma piogênica, **é a destruição da cartilagem articular e de segmentos longos e contíguos de córtex articular adjacente** pelas enzimas proteolíticas liberadas pela sinóvia inflamada
  - Essa **destruição**, ao contrário de outras artrites, **costuma ser muito rápida**
  - A artrite infecciosa tende a ser **monoarticular** e está associada ao **inchaço dos tecidos moles** e à **osteopenia** pela hiperemia da inflamação (Figura 22.42).

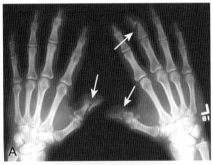

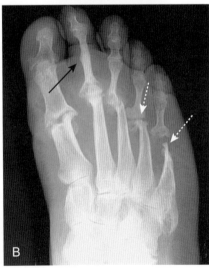

Figura 22.41 Artrite psoriática, mão (**A**) e pé (**B**). **A**. As articulações interfalângicas distais (IFD) (*setas brancas*) estão estreitadas e erosadas, levando à telescopagem de uma falange sobre a outra (**deformidade em lápis na xícara**). **B**. No pé de outro paciente com psoríase, há anquilose (fusão) do segundo dedo (*seta preta contínua*) e mais deformidades em lápis na xícara (*setas brancas tracejadas*).

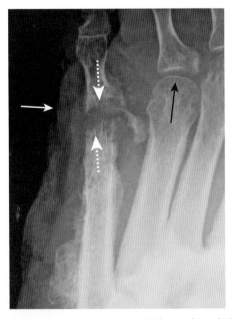

Figura 22.42 Artrite séptica e osteomielite: quinto dedo do pé. Este paciente tem artrite séptica (a articulação metatarsofalângica está destruída) que se estendeu ao osso adjacente na forma de osteomielite e destruiu ambos os lados do espaço articular (*setas brancas tracejadas*). Observe a linha fina e branca **normal** que representa o córtex articular da cabeça do quarto metatarso (*seta preta*), em oposição à destruição do córtex articular no dedo do pé afetado. Uma grande úlcera de tecidos moles recobre o aspecto lateral do pé esquerdo (*seta branca contínua*). Este paciente tinha diabetes.

CAPÍTULO 22 Como Reconhecer Anormalidades Não Traumáticas do Esqueleto Apendicular...

- Em razão de sua sensibilidade, a RM é agora amplamente usada no diagnóstico de articulações sépticas. **O realce da sinóvia** e a **presença de derrame articular** têm a melhor correlação com o diagnóstico clínico de articulação séptica
- A **artrite infecciosa não piogênica** é causada com mais frequência por *M. tuberculosis*, que se **dissemina via corrente sanguínea a partir do pulmão**
    - Ao contrário da artrite piogênica, a **artrite tuberculosa** tem um **curso indolente e prolongado**, resultando em

perda gradual do espaço articular e **destruição tardia do córtex articular**
- A artrite infecciosa não piogênica **geralmente é monoarticular. A osteoporose grave é um achado comum**. Em crianças, a coluna vertebral costuma ser a mais afetada; em adultos, o joelho
- A cura com fibrose e anquilose óssea ocorre tanto na artrite infecciosa piogênica quanto na não piogênica.

Pontos a serem lembrados

- Os ossos longos consistem em um **córtex** de osso compacto ao redor de uma **cavidade medular** contendo osso esponjoso organizado na forma de trabéculas, separadas por vasos sanguíneos, células hematopoéticas e gordura
- A radiografia convencional se baseia em duas incidências realizadas a 90° uma da outra para ajudar a localizar os achados (**incidências ortogonais**)
- Nas radiografias convencionais, o córtex é mais bem visualizado tangencialmente. Na TC, todo o córtex é visualizado. A ressonância magnética é bastante sensível na avaliação da medula. Tanto a TC quanto a ressonância magnética são superiores às radiografias convencionais na avaliação de tecidos moles
- O osso está sob contínua mudança em razão de uma combinação de forças bioquímicas e mecânicas
- As anormalidades na densidade óssea podem ser divididas de modo arbitrário entre aquelas que **aumentam a densidade** e aquelas que **diminuem a densidade**, seja **focal** ou **difusamente**
- As **metástases osteoblásticas**, em especial as de carcinomas de próstata e de mama, podem produzir aumentos focais ou generalizados na densidade óssea
- A **cintilografia óssea com radionuclídeos** é a modalidade de escolha no rastreamento de metástases esqueléticas. A ressonância magnética é usada principalmente para resolver questões específicas relacionadas com a composição e a extensão de uma lesão
- Outras doenças que podem aumentar a densidade óssea incluem a necrose avascular do osso e a doença de Paget
- A **necrose avascular** do osso em geral envolve ossos com suprimento sanguíneo colateral ruim, como a cabeça do fêmur, e é mais prontamente detectada pela RM
- As características da **doença de Paget** incluem espessamento do córtex, acentuação do padrão trabecular e alargamento e aumento na densidade do osso afetado
- Exemplos de doenças que podem causar uma **diminuição generalizada na densidade óssea** incluem a osteoporose e o hiperparatireoidismo
- A **osteoporose** é caracterizada por baixa densidade mineral óssea e ocorre com mais frequência na pós-menopausa ou na idade avançada. Predispõe a fraturas patológicas
- O **hiperparatireoidismo** é causado pela secreção excessiva de paratormônio, que leva ao aumento na estimulação da atividade osteoclástica. Seu diagnóstico é baseado em achados clínicos e laboratoriais
- As **metástases osteolíticas**, especialmente por câncer de pulmão, de rim, de tireoide e de mama, podem produzir áreas focais de densidade óssea diminuída, assim como plasmocitomas solitários. Os **plasmocitomas** são considerados precursores do mieloma múltiplo, o tumor ósseo primário mais comum
- A **osteomielite** costuma ser causada por *Staphylococcus aureus* e mais comumente se espalha para um espaço articular adjacente em adultos do que em crianças

- A **artrite** é uma doença articular que invariavelmente leva ao estreitamento do espaço articular e a alterações nos ossos de ambos os lados da articulação
- As artrites podem ser divididas, *grosso modo*, nas categorias hipertrófica, erosiva (inflamatória) e infecciosa
- A **artrite hipertrófica** apresenta esclerose subcondral, produção de osteófitos marginais e formação de cisto subcondral
- A **osteoartrite primária**, a forma mais comum de artrite, é um tipo de artrite hipertrófica. Costuma ocorrer nas superfícies que recebem descarga de peso do quadril e do joelho, bem como nas articulações interfalângicas distais dos dedos
- Outras artrites hipertróficas incluem a osteoartrite erosiva, as articulações de Charcot e a DPFC. A **osteoartrite secundária** pode ocorrer por traumatismo prévio ou necrose avascular, ou ser sobreposta a outra artrite subjacente
- A **osteoartrite erosiva** tem achados semelhantes aos da osteoartrite primária, mas tende a apresentar mais alterações inflamatórias. As erosões em geral estão localizadas no centro da articulação
- As **articulações de Charcot ou neuropáticas** apresentam fragmentação, esclerose e edema de tecidos moles. Na atualidade, o diabetes é a causa mais frequente de uma articulação de Charcot
- A **artropatia por pirofosfato** ocorre com a deposição de cristais de pirofosfato de cálcio (condrocalcinose). Pode produzir cistos subcondrais grandes e múltiplos, estreitamento do espaço articular patelofemoral, "ganchos" metacarpais e migração proximal da fileira distal do carpo
- A **artrite erosiva (ou inflamatória)**, que está associada à inflamação e à proliferação sinovial (formação de *pannus*), produz lesões líticas chamadas de **erosões**, na articulação ou próximo a ela
- A artrite reumatoide, a gota e a psoríase são três exemplos de artrite erosiva; o local de envolvimento é útil na diferenciação entre as causas desse tipo de artrite
- A **artrite reumatoide** afeta os ossos do carpo e as articulações proximais da mão; pode alargar o espaço pré-dente do áxis na parte cervical da coluna e levar à fusão dos elementos posteriores da coluna cervical
- A **gota** afeta com mais frequência a articulação metatarsofalângica do hálux, com erosões justarticulares e pouca ou nenhuma osteoporose. Os tofos, que são manifestações tardias da doença, geralmente não se calcificam
- A **artrite psoriática** costuma ocorrer em pacientes com alterações cutâneas conhecidas de psoríase; afeta as articulações distais, em especial as mãos; e produz erosões características que se assemelham a um lápis em uma xícara
- A **artrite infecciosa** apresenta edema dos tecidos moles e osteopenia; no caso da artrite piogênica, causa destruição relativamente precoce e marcada da maior parte ou de todo o córtex articular. É causada em especial por organismos estafilocócicos e gonocócicos.

23

Como Reconhecer Anormalidades Não Traumáticas da Coluna Vertebral

- A **ressonância magnética (RM)**, com sua melhor capacidade de diferenciar tecidos moles, é o **exame de escolha** para a maior parte das doenças da coluna vertebral. Isso se dá por sua capacidade de visualizar e detectar anormalidades nos **tecidos moles**, como medula óssea, medula espinal e discos intervertebrais; sua capacidade de exibir imagens em **qualquer plano**; e pela **não exposição à radiação**
- Contudo, ela tem suas limitações. O exame **permanece sendo relativamente caro** e sua **disponibilidade não é tão difundida** como a tomografia computadorizada ou as radiografias convencionais; **pacientes com marca-passos** e determinados materiais ferromagnéticos internos (p. ex., certos clipes de aneurisma) **não podem ser submetidos** à RM; o procedimento **leva mais tempo** para ser concluído; e alguns pacientes podem não ser capazes de tolerar a **claustrofobia** que experimentam em alguns dos aparelhos de RM de alto campo (**ver Capítulo 21**).

A COLUNA VERTEBRAL NORMAL (FIGURA 23.1)

Corpo vertebral

- Quase todas as vértebras têm um **corpo** composto de osso esponjoso interno e medula, além de **elementos posteriores** feitos de osso compacto e denso consistindo em pedículos, lâminas, facetas, processos transversos e um processo espinhoso (Figura 23.2A)
- Do nível **C3 ao L5**, os corpos vertebrais têm **formato mais ou menos retangular** e altura anterior aproximadamente igual à altura posterior
- Os platôs **terminais de corpos vertebrais contíguos** são aproximadamente **paralelos** entre si
- As **facetas articulares** dos **processos articulares superiores e inferiores** são revestidas por cartilagem; essas articulações facetárias são **articulações sinoviais verdadeiras**
- Na incidência frontal, cada corpo vertebral apresenta **dois pedículos ovoides** visíveis em cada lado do corpo vertebral. Os pedículos de L5 costumam ser de difícil visualização, mesmo em indivíduos normais, por causa da lordose da coluna lombar (Figura 23.2B)
- Nas radiografias convencionais da **coluna lombar** realizadas em incidência oblíqua, as estruturas anatômicas normalmente se sobrepõem de modo a produzir uma sombra que se assemelha à extremidade anterior de um Scottish terrier, o chamado sinal do **cão escocês** (Figura 23.3).

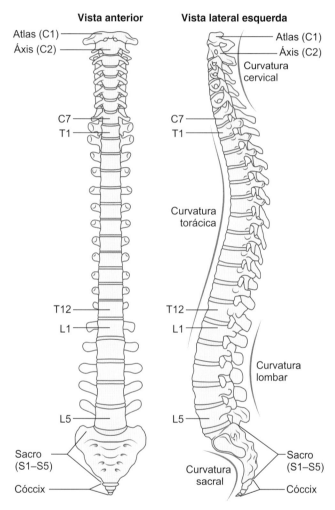

Figura 23.1 Coluna vertebral normal. Esta ilustração mostra toda a coluna vertebral, que consiste em sete vértebras cervicais, 12 vértebras torácicas – todas normalmente com costelas –, cinco vértebras lombares e cinco vértebras sacrais fundidas. A curvatura das partes cervical e lombar da coluna é chamada de lordótica, enquanto a curvatura da parte torácica da coluna é chamada de cifótica. (Fonte: Netter.)

Discos intervertebrais

- Os discos intervertebrais têm um **núcleo pulposo** gelatinoso central rodeado por um **anel fibroso** externo composto por fibras cartilaginosas internas e externas (**fibras de Sharpey**). O núcleo pulposo está localizado próximo à face posterior do disco (Figura 23.4).

CAPÍTULO 23 Como Reconhecer Anormalidades Não Traumáticas da Coluna Vertebral

Pontos importantes

- A **altura relativa do espaço discal varia entre as diferentes partes da coluna vertebral.**
  - Na **coluna cervical**, os espaços discais são aproximadamente **iguais** entre si em altura
  - Na **coluna torácica**, eles em geral são ligeiramente **reduzidos** em tamanho **em relação à coluna cervical**, mas **iguais** entre si em altura
  - Na **coluna lombar**, os espaços discais **aumentam progressivamente** em altura em cada interespaço sucessivo, **exceto entre L5 e S1**, que podem ser iguais ou um pouco menores em altura do que entre L4 e L5 nas radiografias convencionais.

Ligamentos espinais

- Vários ligamentos cruzam a coluna vertebral (Tabela 23.1) (ver Figura 23.4).

Medula espinal e nervos espinais

- A medula espinal se estende do bulbo ao nível L1-L2 e termina formando o **cone medular**. A **cauda equina** se estende para baixo a partir desse ponto como uma coleção de raízes nervosas, com cada raiz emergindo **abaixo** de seu corpo vertebral respectivamente numerado
- Cada um dos **forames neurais** pareados da coluna vertebral contém um **nervo espinal, vasos sanguíneos** e **gordura**
- Os **nervos espinais** são nomeados e numerados de **acordo com o local em que emergem** do canal medular. De **C1-C7**, os nervos saem **acima** de suas respectivas vértebras; o nervo **C8** sai **entre a sétima vértebra cervical e a primeira vértebra torácica**; e os **nervos restantes saem abaixo** de suas vértebras respectivamente numeradas.

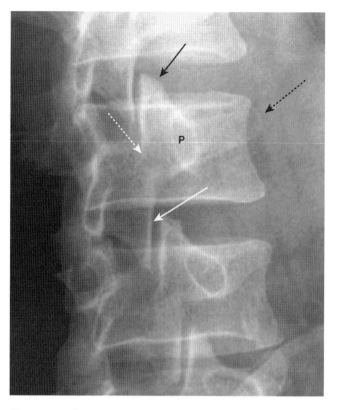

Figura 23.3 Cão escocês normal. Esta é uma incidência oblíqua posterior esquerda da coluna lombar (a paciente girou cerca de meio caminho em direção à sua própria esquerda). O **cão escocês** é composto do seguinte: a **orelha** (seta preta contínua) é a faceta articular superior; a **perna** (seta branca contínua) é a faceta articular inferior; o **focinho** (seta preta tracejada) é o processo transverso; o **olho** (P) é o pedículo; e o **pescoço** (seta branca tracejada) é a parte interarticular. Todas essas estruturas são pareadas: um conjunto idêntico deve ser visível no lado direito do paciente.

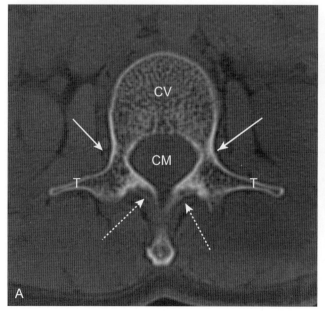

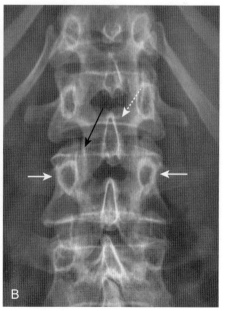

Figura 23.2 Coluna vertebral normal: tomografia computadorizada axial (**A**) e radiografia AP convencional (**B**). **A**. Nesta TC de um corpo vertebral "típico", observam-se o corpo vertebral (CV), pedículos (setas brancas contínuas), lâminas (setas brancas tracejadas), processos transversos (T), o canal medular (CM) e o processo espinhoso. **B**. Cada corpo vertebral tem dois pedículos, que se projetam como pequenas elipses em cada lado do corpo vertebral (setas brancas contínuas). O processo espinhoso (seta branca tracejada) pode ser visualizado ligeiramente acima do corpo ao qual está ligado. A articulação facetária é vista aqui de frente (seta preta contínua).

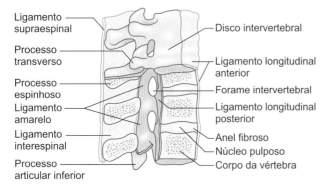

Figura 23.4 Coluna vertebral e tecidos moles normais. Esta ilustração em seção transversa parcial da coluna vertebral mostra as estruturas ósseas e ligamentares normais.

APARÊNCIA NORMAL DA COLUNA VERTEBRAL NA RM

> **Pontos importantes**
>
> - Nas imagens sagitais **ponderadas em T1** de RM da coluna vertebral, os **corpos vertebrais**, que contêm medula óssea, normalmente terão **alta intensidade de sinal (clara)**; os **discos** terão **intensidade de sinal mais baixa**; e o **líquido cerebrospinal (LCS)**, no saco tecal, terá **baixa intensidade de sinal** (escura) (Figura 23.5A)
> - Nas **imagens ponderadas em T2** convencionais, o **corpo vertebral** terá uma intensidade de **sinal** um pouco **menor** que a dos discos, enquanto o **LCS terá aparência clara** (o inverso de T1) (Figura 23.5B)
> - O osso cortical é **escuro** (tem baixa intensidade de sinal) em todas as sequências.

Tabela 23.1 Ligamentos da coluna vertebral.	
Ligamento	**Conexão com**
Ligamento longitudinal anterior	Superfícies anteriores dos corpos vertebrais
Ligamento longitudinal posterior	Superfícies posteriores dos corpos vertebrais
Ligamento amarelo	Lâminas de corpos vertebrais adjacentes; encontra-se na porção posterior do canal medular
Ligamento interespinal	Entre processos espinhosos
Ligamento supraespinal	Pontas dos processos espinhosos

DOR NAS COSTAS

- Estima-se que **quase 80% de todos os norte-americanos terão algum episódio de dor nas costas** ao longo da vida. As causas dessa dor são inúmeras, e, em muitos casos, as inter-relações anatômicas e fisiológicas que a produzem ainda não são conhecidas
- Algumas causas da dor nas costas são
    - **Herniação de um disco intervertebral**
    - **Degeneração de um disco intervertebral**
    - **Artrite envolvendo as articulações sinoviais da coluna vertebral**

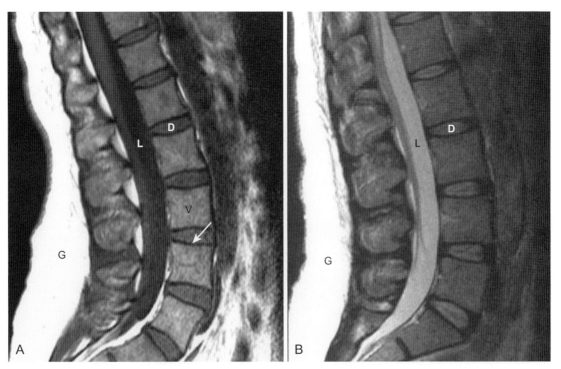

Figura 23.5 Ressonância magnética normal da coluna lombar: imagens ponderadas em T1 e T2. **A**. Esta imagem sagital ponderada em T1 mostra a aparência escura normal do disco (D) em relação ao corpo vertebral (V). O líquido cerebrospinal (L) no canal medular é escuro, e a gordura subcutânea das costas (G) é clara. O osso cortical tem baixo sinal (seta branca). **B**. Esta imagem sagital ponderada em T2 mostra a aparência normal do disco (D), que é de intensidade ligeiramente maior (mais clara) que a dos corpos vertebrais. O LCS (L) no canal vertebral agora aparece claro, e a gordura subcutânea (G) das costas permanece clara.

- **Hiperostose esquelética idiopática difusa**
- **Fraturas por compressão**, geralmente por osteoporose
- **Estenose medular**
- **Malignidade envolvendo a coluna vertebral**
- **Infecção da coluna vertebral**
- **Espondilite anquilosante**
- Traumatismo raquimedular
- Tensão muscular e ligamentar

• Neste capítulo, discute-se tudo isso, exceto os estiramentos musculares e ligamentares. O traumatismo raquimedular é abordado no **Capítulo 24.**

Hérnia de disco

- Apenas cerca de 2% dos pacientes com dor lombar aguda apresentam hérnia de disco. Na **região lombar da coluna,** a hérnia de disco pode causar **dor nas costas** e **isquiática,** enquanto a herniação de um **disco cervical** pode produzir **radiculopatia** e **mielopatia. A RM é o exame de escolha para avaliar hérnias de disco**
- Na **coluna cervical,** as hérnias de disco ocorrem com mais frequência em **C4-C5, C5-C6** e **C6-C7** (Figura 23.6)
- Em comparação com as partes cervical e lombar da coluna, **os discos torácicos são muito estáveis,** em parte porque são protegidos pela caixa torácica que os circunda

> **Pontos importantes**
>
> • A maior parte das **hérnias de disco ocorre nos** discos dos três níveis lombares inferiores, **L3-L4, L4-L5 (mais comum)** e **L5-S1.** Mais de 60% das hérnias de disco ocorrem **posterolateralmente**; a localização da hérnia determina suas manifestações clínicas, dependendo de quais raízes nervosas são comprimidas.

- A **degeneração** das fibras anulares externas do disco ou o **traumatismo** pode levar a uma interrupção nessas fibras e permitir que o material do disco se torne **protuberante,** o que pode ou não estar associado a dores nas costas
- Quando as fibras anulares se rompem, o **núcleo pulposo** pode **herniar** (em geral posterolateralmente) **através de uma área enfraquecida do ligamento longitudinal posterior**
- O material herniado pode **protrair,** mas permanecer em contato com o disco-mãe de onde se originou, ou pode ser completamente **extrudado** para o canal vertebral
- Os sintomas são causados pela **compressão** aguda da **raiz nervosa**
- As hérnias de disco podem ser visualizadas na **TC** e na **RM.** A TC mostra o material discal comprimindo as raízes nervosas ou o saco tecal. Já na RM, o material do disco herniado geralmente é uma **protrusão focal e assimétrica de material discal hipointenso,** que se estende além dos limites do anel fibroso (Figura 23.7)
- A **síndrome dolorosa pós-laminectomia** (também chamada de **síndrome da dor da falha da cirurgia de coluna**) é uma dor persistente nas costas ou nas pernas depois de uma cirurgia na coluna. A partir de alguns estudos, estima-se que ocorra em 40% dos pacientes no pós-operatório. Os exames de RM com gadolínio da coluna vertebral são úteis para diferenciar a **hérnia de disco** persistente ou recorrente da **formação de cicatriz** como sendo a causa da dor.

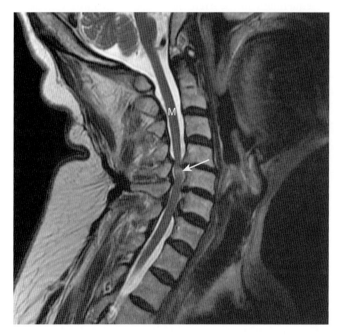

Figura 23.6 Hérnia de disco: ressonância magnética. A medula espinal aparece escura (M) em relação ao sinal de alta intensidade (mais branco) ao seu redor, que é o LCS no canal vertebral. Uma hérnia de disco (*seta branca contínua*) se estende posteriormente a partir do espaço do disco C4-C5 e comprime a medula.

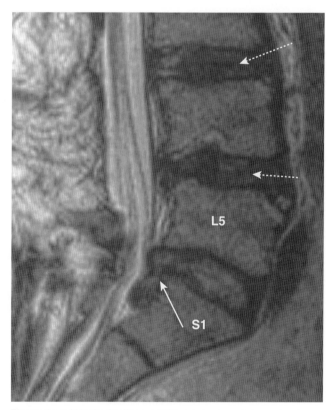

Figura 23.7 Hérnia de disco: L5-S1. Imagem sagital ponderada em T2 da parte lombar inferior da coluna mostrando material discal (*seta branca contínua*) além dos limites do espaço de disco intervertebral L5-S1, que representa uma hérnia de disco estendendo-se inferiormente. Observe que a degeneração e a dessecação dos outros discos os fizeram ficar mais escuros do que o normal nesta imagem ponderada em T2 (*setas brancas tracejadas*).

Doença degenerativa discal (DDD)

- Com o avançar da idade, o núcleo pulposo normalmente gelatinoso fica desidratado e degenera, o que aos poucos leva à **perda progressiva da altura do espaço do disco intervertebral**. Às vezes, a dessecação do disco leva à **liberação de nitrogênio** dos tecidos ao seu redor, resultando no aparecimento de **densidade de ar no espaço discal**, chamado de **fenômeno do vácuo intradiscal**. O vácuo intradiscal representa um **sinal tardio de disco degenerado** (Figura 23.8)
- **Doença degenerativa discal na ressonância magnética**
    - A diminuição do teor de água do núcleo pulposo resulta em intensidade de sinal mais baixa do disco nas imagens ponderadas em T2 (ver Figura 23.7)
- **Doença degenerativa discal nas radiografias convencionais**
    - Há **estreitamento do espaço discal** e alterações nos corpos vertebrais em si
    - Os **platôs terminais** dos corpos vertebrais contíguos tornam-se **ebúrneos ou escleróticos. Pequenos osteófitos** são produzidos nas margens dos corpos vertebrais em cada espaço discal (ver Figura 23.8)
    - Ao mesmo tempo, costuma haver degeneração do anel fibroso externo, o que leva à produção de **osteófitos marginais** nos platôs terminais **maiores** do que aqueles vistos na degeneração do material nuclear

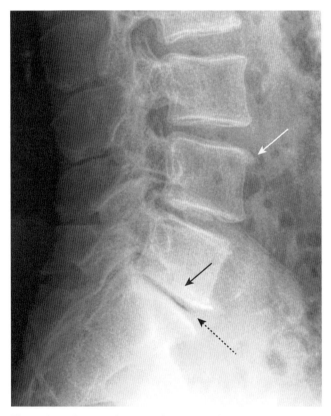

Figura 23.8 Doença degenerativa discal. Os platôs terminais de corpos vertebrais contíguos tornaram-se escleróticos (*seta preta contínua*); pequenos osteófitos são produzidos nas margens dos corpos vertebrais (*seta branca contínua*); e há dessecação do disco com **fenômeno do vácuo intradiscal** (gás no espaço discal), que é reconhecível pela presença de densidade de ar no local do disco em L5-S1 (*seta preta tracejada*).

- Deve-se observar que os osteófitos são um achado **extremamente comum**, cuja prevalência é maior com o avançar da idade; além disso, a maior parte dos pacientes com osteófitos na coluna vertebral é **assintomática**.

Osteoartrite das articulações facetárias

- As **articulações facetárias** (também conhecidas como **articulações apofisárias**) são **articulações verdadeiras** que contêm cartilagem, revestimento sinovial e líquido sinovial. Assim sendo, estão sujeitas ao desenvolvimento de **osteoartrite**, de modo semelhante às articulações verdadeiras do esqueleto apendicular
- Alguns autores consideram as pequenas estruturas semelhantes a articulações nas bordas laterais de C3 a T1, chamadas de **articulações uncovertebrais** (ou **fendas de Luschka**), como articulações verdadeiras, embora outros não considerem
    - De qualquer maneira, as articulações uncovertebrais são locais frequentes de formação de osteófitos. Os **osteófitos** nas **articulações uncovertebrais** estão frequentemente associados à **doença degenerativa discal** e a **osteófitos nas articulações facetárias**

> **Pontos importantes**
>
> - Na **coluna cervical, os osteófitos que se desenvolvem** nas **articulações uncovertebrais** podem produzir **protuberâncias ósseas** em direção ao **forame neural** normalmente de formato oval, que são visualizadas em radiografias convencionais realizadas em incidência oblíqua (Figura 23.9A).

- Em geral, há uma **complexa relação entre a doença degenerativa discal e a artrite facetária,** de modo que as duas frequentemente ocorrem juntas. Os osteófitos formados pela osteoartrite das articulações também podem invadir o forame neural e produzir dor radicular
- Na **coluna lombar**, a osteoartrite facetária pode causar **estreitamento e esclerose das articulações facetárias**, mais bem observados em incidências oblíquas da coluna (Figura 23.9B). A artrite facetária é mais fácil de visualizar nas TC do que nas radiografias convencionais, enquanto a compressão real do nervo é mais fácil de visualizar na RM da coluna.

Hiperostose esquelética idiopática difusa (HEID)

- A HEID é um distúrbio comum caracterizado por excrescências ósseas ou de cálcio nos locais das inserções ligamentares. As excrescências são chamadas de **entesófitos** e as condições em que se formam (das quais a HEID representa apenas uma) são chamadas de **entesopatias**
- A HEID em geral afeta **homens** com mais de **50 anos**; pode ocorrer em qualquer parte da coluna, mas, **na maioria das vezes**, afeta a **parte torácica inferior e/ou cervical inferior da coluna**
- É comum os pacientes com HEID se queixarem de rigidez nas costas, mas podem **não sentir dor** ou ter uma **dor leve nas costas**
- As **radiografias convencionais** da coluna são **suficientes** para fazer o diagnóstico de HEID

CAPÍTULO 23 Como Reconhecer Anormalidades Não Traumáticas da Coluna Vertebral

Pontos importantes

- A HEID se manifesta por **calcificação/ossificação espessa, em ponte ou flutuante** dos **ligamentos longitudinais anteriores** ou, às vezes, **posteriores**
- Essa ossificação é visualizada ao longo dos aspectos anterior ou anterolateral de pelo menos **quatro corpos vertebrais adjacentes**. Ao contrário da doença degenerativa discal, os **espaços discais** e (em geral) as **articulações facetárias** são **preservados**. A ossificação flutuante vista na HEID é **ligeiramente separada do corpo vertebral** (Figura 23.10A).

- Ao contrário da espondilite anquilosante, que pode se assemelhar radiograficamente à HEID na coluna, **as articulações sacroilíacas são normais na HEID**
- A **ossificação do ligamento longitudinal posterior (OLLP),** que geralmente está presente na HEID, é mais bem visualizada na TC e na RM do que nas radiografias convencionais. Pode causar compressão da medula espinal, em especial na coluna cervical, em razão do estreitamento do canal medular (Figura 23.10B).

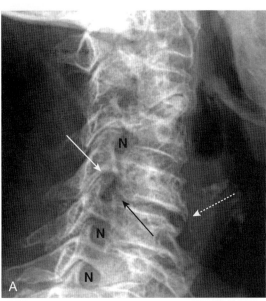
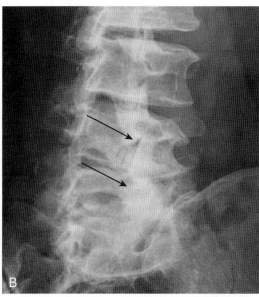

Figura 23.9 Osteófitos uncovertebrais e artrite facetária. **A**. Na coluna cervical, osteófitos podem se desenvolver nas articulações uncovertebrais (*seta preta contínua*), produzindo protrusões ósseas no forame neural (*N*), cujo formato costuma ser oval na radiografia em incidência oblíqua. Osteófitos nas articulações uncovertebrais estão frequentemente associados tanto à doença degenerativa discal (*seta branca tracejada*) quanto aos osteófitos das articulações facetárias (*seta branca contínua*). **B**. Há esclerose e formação de osteófitos envolvendo as articulações facetárias inferiores da coluna lombar (*setas pretas contínuas*).

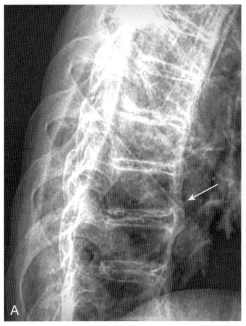
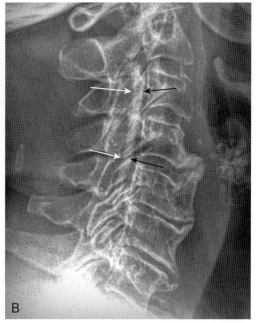

Figura 23.10 Hiperostose esquelética idiopática difusa (HEID) e ossificação do ligamento longitudinal posterior (OLLP). **A**. A HEID se manifesta com calcificação/ossificação espessa, em ponte ou fluida dos ligamentos longitudinais anteriores (*seta branca*). Esta ossificação é visualizada ao longo dos aspectos anteriores ou anterolaterais de pelo menos quatro corpos vertebrais contíguos. **B**. A OLLP (*setas brancas e pretas*) pode estar associada à HEID e contribuir para a estenose medular.

Fraturas por compressão da coluna vertebral

- As fraturas vertebrais por compressão são **comuns**, afetam **mais as mulheres do que os homens** e em geral ocorrem secundariamente à **osteoporose**. Podem ser **assintomáticas** ou produzir **dor** na região mediotorácica ou lombar superior da coluna, que tende a desaparecer em 4 ou 6 semanas. Às vezes, são notadas pela primeira vez por causa do aumento da **cifose** ou da **perda da altura total do corpo**
- **As radiografias convencionais da coluna costumam ser o exame de primeira escolha.** A RM pode ser utilizada para diferenciar as fraturas por compressão **osteoporóticas** das fraturas por compressão causadas por **malignidades**. Tanto a RM quanto as cintilografias podem ajudar a estabelecer a **idade** de uma anormalidade por compressão, o que pode ser impossível utilizando apenas radiografias convencionais
- **Em geral, não há déficit neurológico** associado a uma fratura por compressão osteoporótica, pois a fratura envolve a parte anterior do corpo vertebral, longe da medula espinal.

Pontos importantes

- As **fraturas por compressão osteoporóticas** em geral envolvem os **aspectos anterior e superior** do corpo vertebral, **poupando o aspecto posterior do corpo**. Isso causará uma diferença na altura entre os aspectos **anterior e posterior** do mesmo corpo vertebral **em mais de 3 mm**. Alternativamente, o corpo vertebral comprimido costuma ser mais de 20% mais curto do que o corpo acima ou abaixo dele
  - Esse padrão de compressão produz uma **deformidade em forma de cunha** que leva à acentuação da cifose normal da coluna torácica (a chamada **corcova de viúva**) e aumenta a **lordose** da coluna lombar (Figura 23.11).

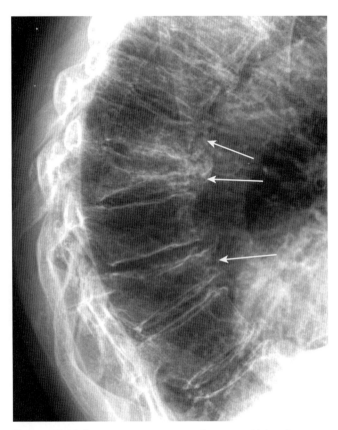

Figura 23.11 Fraturas por compressão secundárias à osteoporose. Os aspectos anterior e superior do corpo vertebral são os envolvidos com mais frequência (*setas brancas*), poupando o aspecto posterior. A perda progressiva da altura total do corpo é um achado comum nas fraturas por compressão em idosos.

Estenose medular

- A estenose medular refere-se ao **estreitamento do canal medular** ou do forame neural secundário a **anormalidades ósseas ou de tecidos moles**, seja de maneira **adquirida ou congênita**. Etiologias adquiridas, como as decorrentes de **alterações degenerativas**, são mais comuns do que as causas congênitas
- As **anormalidades de tecidos moles** que podem causar **estenose medular** incluem a hipertrofia do ligamento amarelo, o(s) disco(s) saliente(s) e a OLLP
- As **anormalidades ósseas** que podem causar **estenose medular** incluem um canal medular estreito congênito, osteófitos, osteoartrite facetária ou espondilolistese. Um canal medular no limite inferior de normalidade pode se tornar estenótico quando qualquer um desses processos se sobrepõe, estreitando-o ainda mais

Pontos importantes

- A estenose medular é **mais comum nas áreas cervical e lombar da coluna** e pode causar dor radicular, mielopatia ou, na região lombar, claudicação neurogênica. A **claudicação neurogênica** é caracterizada por dor intermitente e parestesias que irradiam pela perna, agravadas ao ficar em pé ou ao caminhar e aliviadas ao flexionar a coluna ao se deitar em decúbito dorsal ou agachar.

- **Em geral, realizam-se primeiro radiografias convencionais** na avaliação da estenose medular. Contudo, a **RM é o exame de escolha**, porque as dimensões ósseas por si sós não levam em conta os tecidos moles que podem produzir estenose
- Os achados **radiográficos convencionais** podem incluir um **diâmetro anteroposterior do canal medular de 10 mm ou menos**, artrite da articulação facetária e espondilolistese.
- A **TC** fornece um método excelente para demonstrar anormalidades ósseas, mas a **RM é a modalidade de imagem de escolha para detectar a estenose medular lombar** (Figura 23.12).

Malignidade envolvendo a coluna vertebral

Pontos importantes

- As **metástases** ósseas são 25 vezes mais comuns do que os tumores ósseos **primários** e costumam ocorrer onde há **medula vermelha**. Cerca de 80% das lesões ósseas metastáticas ocorrem no **esqueleto axial** (*i. e.*, coluna, pelve, crânio e costelas), porque, com o envelhecimento normal, é onde há medula vermelha.

- Em razão do **rico suprimento sanguíneo** da porção posterior dos corpos vertebrais, **depósitos metastáticos hematogênicos nessa parte da coluna são comuns**, especialmente por carcinomas de **pulmão** e de **mama**

- Na coluna, as metástases podem causar **fraturas por compressão**. Além disso, tendem a **destruir o corpo vertebral**, incluindo especialmente o aspecto posterior e os pedículos. Isso é diferente do ocorrido nas **fraturas por compressão osteoporóticas**, nas quais o **corpo vertebral posterior e os pedículos permanecem intactos** (ver Figura 23.11)
- Conforme discutido no **Capítulo 22, a doença metastática** pode ser principalmente produtora de ossos (*i. e.*, **osteoblástica**) ou destruidora de ossos (*i. e.*, **osteolítica**). As metástases que contêm processos osteolíticos e osteoblásticos ocorrendo ao mesmo tempo são chamadas de **lesões metastáticas mistas**
- O exemplo prototípico de uma doença maligna primária que produz **metástases osteoblásticas** no sexo masculino é o **câncer de próstata;** no sexo feminino, é o **câncer de mama**. As causas mais comuns de doenças malignas primárias que produzem lesões metastáticas **osteolíticas** são os cânceres de **pulmão** e de **mama**. Os carcinomas de **tireoide** e de **rim** podem produzir lesões **osteolíticas**, que também são expansíveis (ver Figura 22.20)
- A coluna vertebral também é um local frequente de **mieloma múltiplo**, a malignidade óssea primária mais comum. Ele é conhecido por sua tendência a produzir **lesões quase totalmente líticas**. Uma de suas características é a osteoporose, de modo que o mieloma pode estar associado à **osteoporose vertebral difusa** e a **múltiplas fraturas por compressão** (Figura 23.13).

> **Pontos importantes**
>
> - O atual **exame de rastreamento de escolha** para a detecção de metástases na coluna vertebral é a **cintilografia óssea com tecnécio-99m (Tc-99m)**. É mais comum que o tecnécio seja ligado ao **difosfonato de metileno (MDP)**, que transporta o Tc-99m ao osso. A cintilografia óssea é relativamente barata, amplamente disponível e rastreia o corpo todo. No entanto, embora as cintilografias ósseas sejam **muito sensíveis** à presença de depósitos metastáticos, **não são muito específicas**. Em muitos casos, é necessário um exame

> **Pontos importantes** *(continuação)*
>
> confirmatório, em geral uma radiografia convencional, para excluir outras causas de captação anormal de radiofármaco, como fraturas, infecção e artrite (Figura 23.14).

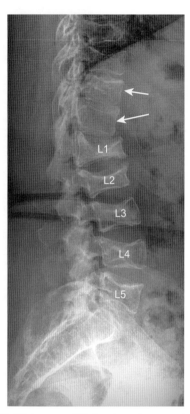

Figura 23.13 Mieloma múltiplo da coluna vertebral. Existem múltiplas fraturas por compressão dos corpos vertebrais (L1-L5) decorrentes da osteoporose (*setas brancas*) produzida pelo mieloma múltiplo. Observe como os aspectos posteriores dos corpos vertebrais permanecem essencialmente normais em altura nas fraturas osteoporóticas, enquanto os aspectos central e anterior colapsam.

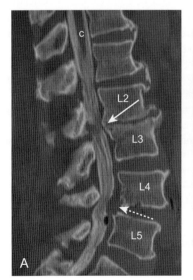
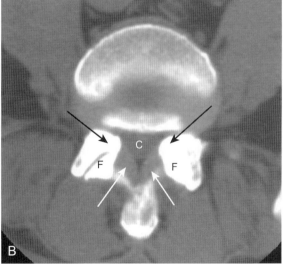

Figura 23.12 Estenose medular: tomografia computadorizada. **A**. No nível L2-L3, há osteófitos (*seta branca contínua*) estreitando o canal medular (*C*). Um disco protuberante (*seta branca tracejada*) em L4-L5 reduz o tamanho do canal medular nesse nível. **B**. O canal medular (*C*) é estreitado pelo espessamento dos ligamentos amarelos (*setas brancas*) e pelo crescimento ósseo (*setas pretas*) decorrente da osteoartrite das articulações facetárias (*F*).

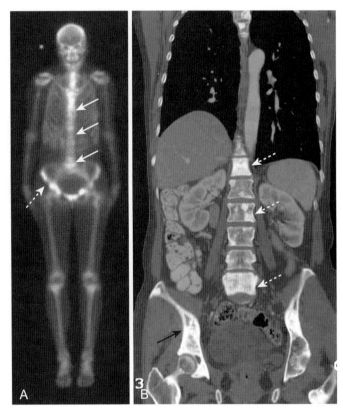

Figura 23.14 Metástases, cintilografia óssea com radionuclídeo e tomografia computadorizada. **A.** Esta cintilografia óssea com difosfonato de metileno marcado com tecnécio-99m (MDP) mostra captação anormal do marcador em várias áreas, incluindo a coluna vertebral (*setas brancas contínuas*) e a pelve (*seta branca tracejada*). Em razão da natureza inespecífica das cintilografias ósseas positivas, realiza-se também um exame confirmatório, geralmente uma radiografia convencional. Neste caso, a paciente foi submetida a uma TC e a imagem coronal reformatada (**B**) mostra inúmeras lesões osteoblásticas na coluna (*setas brancas tracejadas*) e na pelve (*seta preta contínua*), correspondentes às lesões vistas na cintilografia óssea. Esta paciente tinha um carcinoma de mama.

RM na doença metastática da coluna vertebral

- A RM pode detectar alterações metastáticas na coluna vertebral **ainda mais precocemente do que a cintilografia**. Além disso, estão sendo descritas técnicas que podem possibilitar um **rastreamento rápido de todo o corpo**, de modo semelhante ao que é feito com a cintilografia óssea

> **Pontos importantes**
>
> - Na infiltração neoplásica da medula óssea, há **diminuição** no sinal normalmente elevado da vértebra nas **imagens ponderadas em T1** e, no geral, **alta intensidade de sinal nas imagens ponderadas em T2** (Figura 23.15).

- Ao contrário das fraturas por compressão osteoporóticas, que tendem a poupar os aspectos posteriores dos corpos vertebrais enquanto as porções central e anterior colapsam, as **metástases espinais afetarão** com mais frequência **o corpo todo,** incluindo a porção posterior.

Discite/osteomielite da coluna vertebral

- A **infecção do disco (discite)** quase sempre está associada à **osteomielite** das **vértebras** adjacentes e quase sempre se dissemina por **via hematogênica** a partir de uma infecção em outro órgão (p. ex., trato urinário ou tecidos moles).

A **coluna lombar** é a mais comumente envolvida. O *Staphylococcus aureus* é o patógeno encontrado com mais frequência. Os sintomas apresentados incluem **dor nas costas** e **sensibilidade**

- Em razão do suprimento sanguíneo, as crianças têm maior probabilidade de começar com discite, que então se espalha para as vértebras adjacentes; já os adultos desenvolvem com mais frequência uma osteomielite vertebral que se espalha para o disco

> **Pontos importantes**
>
> - Deve-se considerar uma **discite/osteomielite** sempre que houver anormalidades no espaço discal (**estreitamento, irregularidade**) e **destruição dos platôs terminais dos corpos vertebrais adjacentes.** Os achados nas radiografias convencionais podem levar semanas ou meses para se manifestarem. A TC é mais sensível e pode detectar doenças extraespinais, como um abscesso. A RM é o exame mais sensível (Figura 23.16).

- O tratamento é feito com antibióticos, às vezes aliado à cirurgia.

Espondilite anquilosante

- A espondilite anquilosante é uma artrite crônica e progressiva, caracterizada por **inflamação** e eventual **fusão das**

CAPÍTULO 23 Como Reconhecer Anormalidades Não Traumáticas da Coluna Vertebral

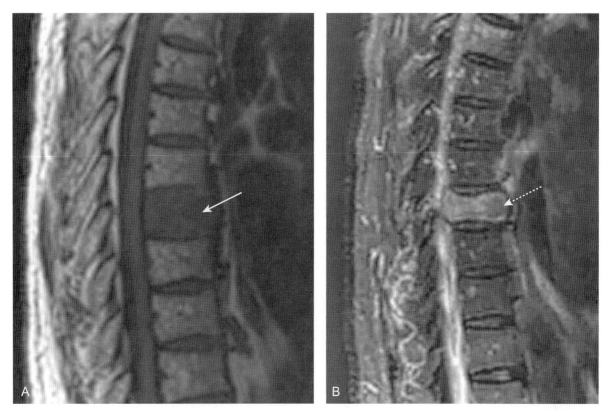

Figura 23.15 Metástases para a coluna vertebral: ressonância magnética. A. Esta imagem sagital ponderada em T1 da coluna torácica mostra substituição da medula no corpo vertebral de T8 (seta branca contínua). O sinal é diminuído em comparação com os corpos vertebrais normais acima e abaixo dele. B. A imagem sagital ponderada em T2 mostra um sinal anormalmente alto no corpo vertebral comprimido (seta branca tracejada). A paciente tinha um carcinoma de mama primário.

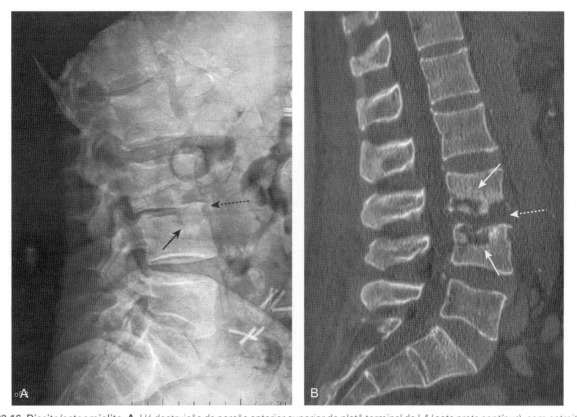

Figura 23.16 Discite/osteomielite. A. Há destruição da porção anterior superior do platô terminal de L4 (seta preta contínua), com estreitamento do espaço discal em L4-L5 (seta preta tracejada). B. Esta TC sagital de outro paciente mostra estreitamento do espaço discal em L4-L5 (seta branca tracejada) com destruição de grandes porções dos platôs terminais dos dois corpos vertebrais adjacentes (setas brancas contínuas), uma combinação de achados altamente sugestivos de discite com osteomielite.

articulações sacroilíacas, juntamente com as articulações facetárias e o envolvimento dos tecidos moles paravertebrais
- Mais **comum em jovens do sexo masculino**, a doença caracteristicamente **ascende pela coluna, começando nas articulações sacroilíacas** e seguindo para as partes lombar, torácica e, por fim, cervical da coluna
- Quase todos os pacientes com espondilite anquilosante testam **positivo** para o **antígeno leucocitário humano B27 (HLA-B27)**, em oposição a apenas cerca de 5 a 10% da população geral
- As radiografias convencionais das áreas afetadas são o exame usual realizado para o diagnóstico e o acompanhamento de pacientes com espondilite anquilosante
- Como a HEID, a espondilite anquilosante é uma **entesopatia**. Há inflamação, com subsequentes **calcificação** e **ossificação** nas **enteses** e ao redor delas, nos **locais de inserção de tendões, ligamentos** e **cápsulas articulares**

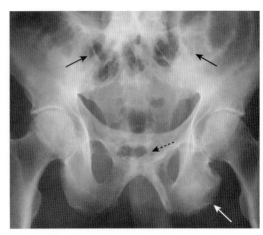

Figura 23.17 Espondilite anquilosante. Observa-se um supercrescimento ósseo na tuberosidade isquiática, no ponto de inserção dos músculos posteriores da coxa (*seta branca contínua*). A sacroileíte bilateralmente simétrica por fim leva à fusão ou à anquilose das articulações sacroilíacas, até que desapareçam por completo como articulações (*setas pretas contínuas*). A sínfise púbica também está anquilosada (*seta preta tracejada*).

 Pontos importantes

- A **sacroileíte** é a principal característica da espondilite anquilosante. Geralmente é **bilateralmente simétrica** e, **por fim, leva à fusão ou à anquilose óssea** dessas articulações até que elas apareçam como uma linha branca fina (em vez de um espaço articular) ou desapareçam por completo (Figura 23.17)

- Na coluna vertebral, há **ossificação das fibras externas do anel fibroso**, produzindo **finas pontes ósseas** que unem os cantos de uma vértebra a outra, chamados de **sindesmófitos**. A produção progressiva de sindesmófitos conectando corpos vertebrais adjacentes leva a uma aparência de **coluna em bambu** (Figura 23.18).

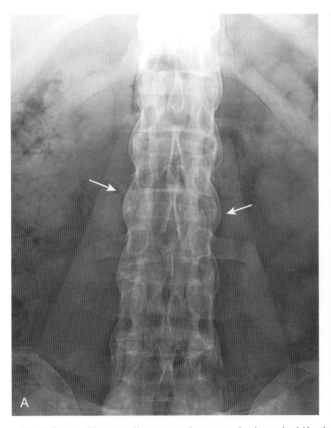
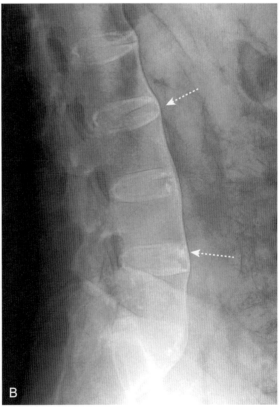

Figura 23.18 Espondilite anquilosante: coluna vertebral nas incidências AP (A) e perfil (B). Ocorrem sindesmófitos confluentes (*setas brancas contínuas* em **A** e *setas brancas tracejadas* em **B**). A ossificação progressiva conectando corpos vertebrais adjacentes produz essa aparência de **coluna em bambu** vista aqui, que é característica da espondilite anquilosante.

CAPÍTULO 23 Como Reconhecer Anormalidades Não Traumáticas da Coluna Vertebral

Pontos a serem lembrados

- Radiografias convencionais, tomografia computadorizada e ressonância magnética são usadas para avaliar a coluna vertebral. Contudo, a ressonância magnética é o exame de escolha para a maior parte das doenças da coluna vertebral por causa de sua melhor capacidade de exibir tecidos moles
- Descrevem-se as características normais dos corpos vertebrais, dos discos intervertebrais, da medula espinal, dos nervos espinais e dos ligamentos espinais
- Algumas das **causas mais comuns de dor nas costas** são a tensão muscular e ligamentar, a herniação de um disco intervertebral, a degeneração de um disco intervertebral, a artrite envolvendo as articulações sinoviais da coluna, a hiperostose esquelética idiopática difusa e a estenose medular
- A maior parte das **hérnias de disco** ocorre posterolateralmente na parte cervical inferior ou lombar inferior da coluna e é mais bem avaliada com uma RM
- A **síndrome pós-laminectomia** consiste em dor persistente nas costas ou nas pernas depois de uma cirurgia da coluna. A RM com gadolínio pode ser muito útil em sua detecção
- Com o aumento da idade, o núcleo pulposo fica desidratado e degenera, levando às alterações da **doença degenerativa discal**, como perda progressiva da altura do espaço discal, produção de osteófitos marginais, esclerose dos platôs terminais dos corpos vertebrais e, ocasionalmente, surgimento de um vácuo intradiscal
- As articulações facetárias são articulações verdadeiras que, portanto, estão sujeitas a alterações da osteoartrite; a **osteoartrite facetária**, frequentemente associada à doença degenerativa discal, pode causar dor radicular
- A **hiperostose esquelética idiopática difusa** se manifesta com calcificação/ossificação espessa, em ponte ou confluente dos ligamentos longitudinais anteriores, geralmente ocorrendo em homens com mais de 50 anos. Os espaços discais e as articulações facetárias são preservados com mais frequência
- As **fraturas por compressão** da coluna, que são com frequência secundárias à osteoporose, são mais comuns em mulheres. Elas podem ser vistas em radiografias convencionais e, como costumam envolver desproporcionalmente a parte anterior do corpo, podem produzir hipercifose na coluna torácica
- A **estenose medular** consiste em um estreitamento do canal medular ou do forame neural secundário a anormalidades nos tecidos moles ou ossos, seja de maneira adquirida (mais comum) ou congênita; é mais frequente nas regiões cervical e lombar da coluna
- **Lesões metastáticas na coluna** ocorrem principalmente na parte posterior do corpo vertebral, rico em sangue, incluindo os pedículos. Metástases pulmonares (mistas), mamárias (mistas) e de próstata (osteoblásticas) são as mais comuns
- O **mieloma múltiplo** costuma envolver também a coluna vertebral, com osteoporose grave que pode produzir fraturas por compressão ou destruição lítica do corpo vertebral
- A **espondilite anquilosante** é uma artrite crônica e progressiva, caracterizada pela fusão simétrica das articulações SI e pelo envolvimento ascendente da coluna, produzindo, por fim, uma aparência de coluna em bambu.

24

Como Reconhecer Traumatismos nos Ossos

COMO RECONHECER UMA FRATURA AGUDA

- Parece que todo mundo fica fascinado com uma radiografia de um osso fraturado. As fraturas são as favoritas entre aqueles que estão aprendendo radiologia, talvez por serem comuns e aparentemente simples. Neste capítulo, explica-se como reconhecer uma fratura, descrevê-la, nomeá-la e evitar que passe despercebida
- Uma fratura é descrita como uma **interrupção na continuidade de todo ou de parte da cortical de um osso**
  - Se a **cortical** for **totalmente rompida**, a fratura é chamada de **completa**
  - Se apenas uma **parte da cortical** estiver fraturada, é chamada de **incompleta**. As fraturas incompletas tendem a ocorrer em ossos que são "mais moles" do que o normal, como em crianças ou em adultos com doenças que amolecem os ossos, como a doença de Paget (ver Capítulo 22)
  - Exemplos de fraturas **incompletas** em crianças são a **fratura em galho verde**, que envolve apenas uma parte, mas não toda a cortical, e a **fratura em tórus (fratura compactada)**, que representa a compressão da cortical (Figura 24.1).

  Pontos importantes

- **Características radiológicas das fraturas agudas** (Boxe 24.1)
  - Quando vistas no plano correto, as **linhas de fratura tendem a ser "mais escuras" (mais radiolucentes)** do que as outras linhas de ocorrência natural nos ossos, como os **canais nutrícios** (Figura 24.2A)
  - Pode haver uma **descontinuidade abrupta da cortical**, às vezes associada à **angulação aguda** do contorno normalmente regular do osso (Figura 24.2B)
  - As linhas de fratura tendem a ser **mais retas** em seu curso, embora **mais agudas em sua angulação** do que qualquer linha de ocorrência natural (como as **placas epifisárias**) (Figura 24.3)
  - As **bordas** de uma fratura tendem a ser **irregulares** e **acidentadas**.

Boxe 24.1 Características de uma fratura aguda.

- Interrupção abrupta na totalidade ou em parte da cortical
- Alterações agudas no contorno regular de um osso normal
- As linhas de fratura são escuras e lineares
- No ponto em que as linhas de fratura mudam seu curso, tendem a ter angulação aguda
- Os fragmentos de fratura têm uma cortical acidentada e não regular

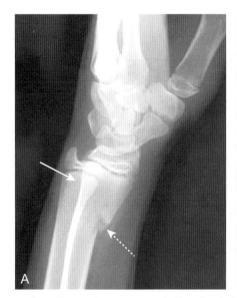 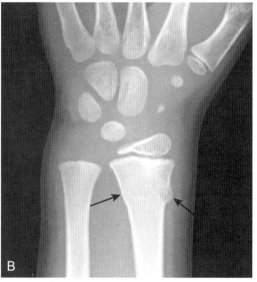

Figura 24.1 Fraturas em galho verde e compactada (em tórus). **A**. Há uma fratura em galho verde (*seta branca tracejada*) envolvendo apenas uma parte, e não toda a cortical (*seta branca contínua*). **B**. A fratura compactada é caracterizada pelo abaulamento do córtex do osso (*setas pretas*).

CAPÍTULO 24 Como Reconhecer Traumatismos nos Ossos

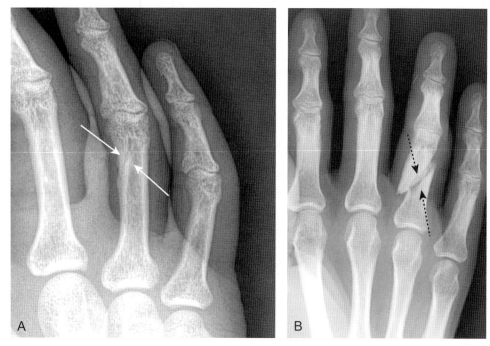

Figura 24.2 Canal nutrício versus fratura. **A**. Este é um canal nutrício normal (*setas brancas*). Observe como ele tem margem esclerótica (mais branca) e está restrito à cortical. **B**. Esta é uma fratura verdadeira (*setas pretas tracejadas*) vista em outro paciente. As linhas de fratura são mais escuras e atravessam tanto a cortical quanto a cavidade medular. As bordas de uma fratura tendem a ser acidentadas e irregulares.

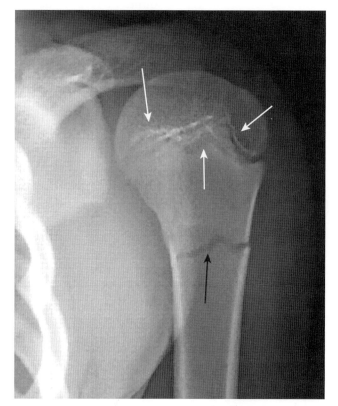

Figura 24.3 Fratura versus placa epifisária. As linhas de fratura (*seta preta*) tendem a ser mais retas em seu curso e mais agudas em sua angulação do que quaisquer linhas de ocorrência natural, como a placa epifisária no úmero proximal (*setas brancas*). Como o topo da metáfise umeral apresenta colinas e vales irregulares, a placa epifisária tem um curso ondulado que possibilita vê-la nas margens anterior e posterior da cabeça do úmero, levando à ilusão de que há mais de uma placa epifisária.

> **! Armadilhas no diagnóstico**
>
> - **Ossos sesamoides, ossículos acessórios e fraturas não consolidadas** (Tabela 24.1)
>   - **Ossos sesamoides** são ossos que normalmente se formam em um tendão quando ele passa sobre uma articulação. A **patela** é o maior e mais famoso osso sesamoide
>   - Os **ossículos acessórios** são centros de ossificação epifisários ou apofisários acessórios que não se fundem com o osso original
>   - **Fragmentos de fratura antigas não consolidadas** às vezes podem mimetizar fraturas agudas (Figura 24.4A)
>   - Ao contrário das fraturas, esses ossos pequenos são **corticados** (*i. e.*, há uma linha branca circundando completamente o fragmento ósseo) e suas bordas em geral são **regulares**
>   - No caso de ossos **sesamoides** e **ossículos acessórios**, eles costumam ser **bilateralmente simétricos**, de modo que um exame do membro oposto em geral mostrará o mesmo osso no mesmo local. Eles também **ocorrem em locais anatomicamente previsíveis**
>   - Quase sempre há sesamoides presentes no polegar, no aspecto posterolateral do joelho (**fabela**) e no hálux (Figura 24.4B)
>   - Ossículos acessórios são mais comuns no pé (Figura 24.4C)

Tabela 24.1 Como diferenciar fraturas, ossículos e ossos sesamoides.

Característica	Fratura aguda	Ossos sesamoides e ossículos acessórios[a]
Interrupção abrupta da cortical	Sim	Não
Bilateralmente simétrico	Quase nunca	Quase sempre
"Linha de fratura"	Acidentada e irregular	Regular
O fragmento ósseo tem uma cortical circundando-o completamente	Não	Sim

[a]Fraturas antigas não consolidadas não serão bilateralmente simétricas.

COMO RECONHECER LUXAÇÕES E SUBLUXAÇÕES

- Em uma **luxação**, os ossos que originalmente formavam os dois componentes de uma articulação não estão mais em aposição um ao outro. As luxações só podem ocorrer em articulações (Figura 24.5A)
- Em uma **subluxação**, os ossos que originalmente formavam os dois componentes de uma articulação estão em **contato parcial** um com o outro. As subluxações também ocorrem apenas em articulações (Figura 24.5B)
- Algumas características das luxações comuns de ombro e quadril são mostradas na Tabela 24.2.

COMO DESCREVER AS FRATURAS

- Existe um léxico comum usado na descrição de fraturas para facilitar uma descrição reproduzível e para garantir uma comunicação confiável e precisa
- **As fraturas geralmente são descritas usando quatro parâmetros principais** (Tabela 24.3):
  - A **quantidade de fragmentos**
  - A **direção da linha de fratura**
  - A **relação dos fragmentos** entre si
  - Se a fratura se comunica **com o meio externo**.

Como descrever as fraturas – pela quantidade de fragmentos da fratura

- Se a fratura produzir **dois fragmentos**, é chamada de **fratura simples**
- Se produzir **mais de dois** fragmentos, é chamada de **fratura cominutiva**. Algumas fraturas cominutivas têm nomes especiais

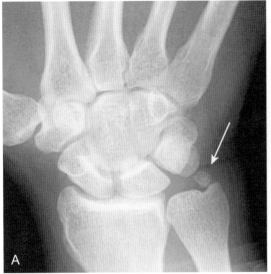
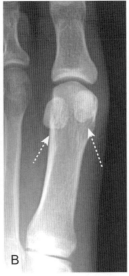
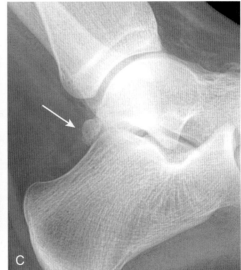

Figura 24.4 Armadilhas no diagnóstico de fraturas. **A**. **Fragmentos** antigos de **fratura não consolidada** (*seta branca*). **B**. **Ossos sesamoides** (ossos que se formam em um tendão no ponto em que ele passa sobre uma articulação) (*setas brancas tracejadas*). **C**. **Ossículos acessórios** (centros de ossificação epifisários ou apofisários acessórios que não se fundem com o osso de origem), como este **osso trígono** (*seta branca*), às vezes podem mimetizar fraturas agudas.

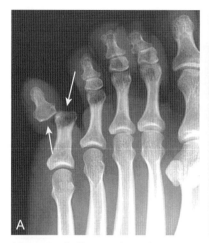
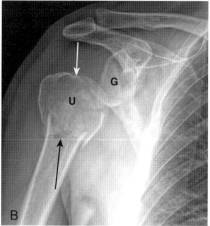

Figura 24.5 Luxação e subluxação. **A.** Em uma **luxação**, os ossos que originalmente formavam os dois componentes da articulação interfalângica não estão mais em aposição um ao outro (*setas brancas*). A falange terminal do dedo mínimo do pé está desviada lateralmente. **B.** Em uma **subluxação**, os ossos que originalmente formavam os dois componentes de uma articulação estão em contato parcial um com o outro. A cabeça do úmero (U) está subluxada inferiormente (*seta branca*) na cavidade glenoidal (G) por causa de um grande hematoma na articulação secundário a uma fratura do colo cirúrgico do úmero (*seta preta*). O hematoma em si não é visível pela radiografia convencional.

Tabela 24.2 Luxações de ombro e quadril.

Ombro	Quadril
Anterior, subcoracoide mais comum	Posterior e superior mais comuns
Causada por uma combinação de abdução, rotação lateral e extensão	Frequentemente causada pelo impacto do painel do carro contra o joelho, transmitindo a força para o quadril
Associada a fraturas da cabeça do úmero (**deformidade de Hill-Sachs**) e da cavidade glenoidal (**fratura de Bankart**)	Associada a fraturas da borda posterior do acetábulo

Tabela 24.3 Como descrever as fraturas.

Parâmetro	Termos usados
Quantidade de fragmentos da fratura	Simples ou cominutiva
Direção da linha de fratura	Transversal, oblíqua (diagonal), em espiral
Relação de um fragmento com o outro	Luxação, angulação, encurtamento e rotação
Aberto para o meio (**externo**)	Fechada ou aberta (exposta)

- Uma **fratura segmentar** é uma fratura cominutiva na qual uma porção da diáfise forma um fragmento isolado (Figura 24.6A)
- Um **fragmento em borboleta** é uma fratura cominutiva em que o fragmento central tem um formato triangular (Figura 24.6B).

Como descrever as fraturas – pela direção da linha de fratura (Tabela 24.4)

- Em uma **fratura transversal**, a linha de fratura é perpendicular ao eixo longo do osso. As fraturas transversais são causadas por uma força direcionada **perpendicularmente à diáfise do osso** (Figura 24.7A)
- Em uma **fratura diagonal** ou **oblíqua**, a linha de fratura tem orientação diagonal em relação ao eixo longo do osso.

Fraturas diagonais ou oblíquas são causadas por uma força geralmente aplicada na **mesma direção do eixo longo** do osso afetado (Figura 24.7B)
- Na **fratura em espiral**, uma força de torção ou torque produz uma fratura como aquelas que podem ser causadas ao pisar em um buraco durante uma corrida. As fraturas em espiral em geral são **instáveis** e frequentemente associadas a lesões de tecidos moles, como **lacerações** em **ligamentos** ou **tendões** (Figura 24.7C).

Como descrever as fraturas – pela relação entre os fragmentos de fratura

> **Pontos importantes**
>
> - Por convenção, as anormalidades na posição dos fragmentos ósseos decorrentes de fraturas descrevem a **relação alterada do fragmento distal em relação ao fragmento proximal da fratura**. Essas descrições são baseadas na posição esperada para o fragmento distal se o osso não estivesse fraturado.

- Existem quatro parâmetros principais mais comumente usados para **descrever a relação entre os fragmentos de fratura**. Algumas fraturas apresentam mais de uma dessas anormalidades de posição. Os quatro parâmetros são
    - Luxação
    - Angulação
    - Encurtamento
    - Rotação
- A **luxação** descreve **o quanto o fragmento distal está deslocado**, de frente para trás e de um lado para outro, do fragmento proximal. Costuma ser descrita em termos de **porcentagem** (p. ex., "*o fragmento distal está luxado em 50% da largura da diáfise*") ou por **frações** ("*o fragmento distal está luxado em ½ da largura da diáfise do fragmento proximal*") (Figura 24.8A)

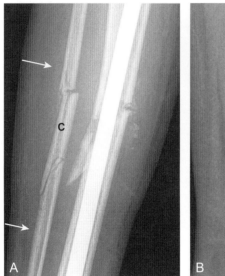
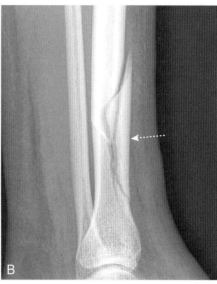

Figura 24.6 Fratura segmentar e fratura em borboleta. **A**. Há uma **fratura segmentar** em que uma parte da diáfise forma um fragmento isolado. Observe como a fíbula tem um segmento central (*C*) e dois fragmentos adicionais, um de cada lado (*setas brancas*). **B**. Um **fragmento em borboleta** é uma fratura cominutiva em que o fragmento central tem um formato triangular (*seta branca tracejada*).

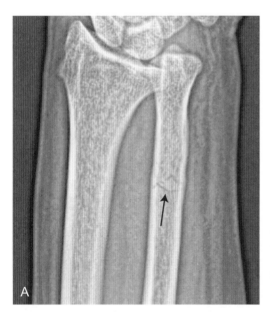
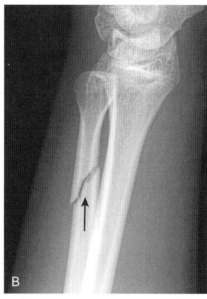
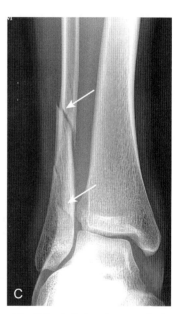

Figura 24.7 Linhas de fratura transversal, diagonal e em espiral. **A**. Em uma **fratura transversal** (*seta preta*), a linha de fratura é perpendicular ao eixo longo do osso. **B**. **Fraturas diagonais** ou **oblíquas** (*seta preta*) são diagonais na orientação em relação ao eixo normal do osso. **C**. **Fraturas em espiral** (*setas brancas*) geralmente são causadas por lesões por torção ou torque.

Tabela 24.4 Direção da linha de fratura e mecanismo de lesão.

Direção da linha de fratura	Mecanismo
Transversal	Força aplicada perpendicularmente ao eixo longo do osso; a fratura ocorre no ponto de impacto
Diagonal (também conhecida como oblíqua)	Força aplicada na mesma direção do eixo longo do osso; a fratura ocorre em algum ponto da diáfise
Espiral	Lesão por torção ou torque

- A **angulação** descreve o **ângulo entre os fragmentos distal e proximal** em função do grau em que o fragmento distal está desviado da posição que teria assumido se estivesse em sua posição normal. A angulação é descrita em graus e por posição. ("*o fragmento distal está angulado em 15° anteriormente em relação ao fragmento proximal*") (Figura 24.8B)
- O **encurtamento** descreve o quanto há, se houver, de **sobreposição** das **extremidades dos fragmentos da fratura**, o que se traduz em quão mais curto está o comprimento do osso fraturado em relação ao seu estado normal (não fraturado) (Figura 24.8C)
  - O termo oposto a encurtamento é **distração**, que se refere à **distância entre os fragmentos ósseos** (Figura 24.8D)

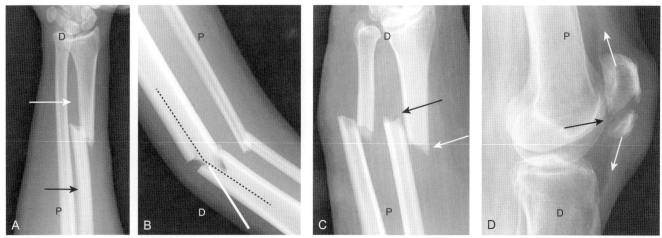

Figura 24.8 Parâmetros de orientação da fratura. **A.** A **luxação** descreve a quantidade que o fragmento distal (*seta branca*) está deslocado, de frente para trás e de um lado para outro, do fragmento proximal (*seta preta*). **B.** A **angulação** descreve o ângulo entre os fragmentos distal e proximal (*linha preta tracejada*) em função do grau que o fragmento distal está desviado de sua posição normal (*linha branca contínua*). **C.** O **encurtamento** descreve o quanto há, se houver, de sobreposição nas extremidades dos fragmentos de fratura (*setas brancas e pretas*). **D.** O termo oposto a encurtamento é **distração**, que se refere à distância entre os fragmentos ósseos (*as duas setas brancas* mostram a tração de tendões sobre fragmentos de fratura da patela; a *seta preta* aponta para a distração da fratura). *D*, distal; *P*, proximal.

- O encurtamento (sobreposição) e a distração (alongamento) geralmente são descritos em centímetros ("*há um encurtamento de 2 cm dos fragmentos de fratura*")
- A **rotação** é uma anormalidade incomum no posicionamento da fratura, quase sempre envolvendo **ossos longos**, como o fêmur ou o úmero. Ela descreve a orientação da articulação em uma extremidade do osso fraturado em relação à orientação da articulação na outra extremidade do mesmo osso
  - Em geral, quando, por exemplo, a articulação do quadril está apontando para a frente, a articulação do joelho também está apontando para a frente. Se houver **rotação** em torno de uma fratura da diáfise do fêmur, a articulação do quadril pode passar a apontar para frente enquanto a articulação do joelho fica orientada para outra direção (Figura 24.9). Para avaliar a rotação, devem ser visualizadas tanto a articulação acima quanto a abaixo da fratura, preferencialmente na mesma radiografia.

Como descrever as fraturas – pela relação da fratura com o meio externo

- Uma **fratura fechada** é o tipo **mais comum** de fratura, no qual **não há comunicação** entre os fragmentos da fratura e o ar/meio externo
- Em uma **fratura aberta ou exposta**, há **comunicação entre a fratura e o meio externo** (p. ex., um fragmento de fratura penetra a pele) (Figura 24.10). As fraturas expostas têm implicações na maneira como são tratadas para evitar as complicações da **osteomielite**. A melhor maneira de determinar se uma fratura é exposta ou não é **clinicamente**.

FRATURAS POR AVULSÃO

- A avulsão é um **mecanismo comum** de produção de fratura, na qual o fragmento de fratura (denominado **fragmento avulsionado**) é tracionado de seu osso original pela **retração de um tendão** ou **ligamento**

- Embora as fraturas por avulsão possam ocorrer e ocorram em qualquer idade, são **particularmente comuns em indivíduos mais jovens** praticantes de atividades esportivas; na verdade, muitos de seus nomes derivam do **tipo** de atividade

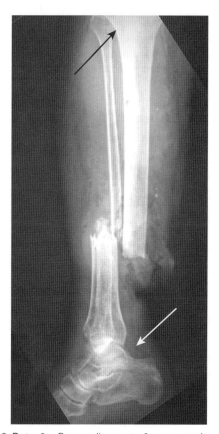

Figura 24.9 Rotação. Para avaliar a rotação, que geralmente ocorre na fratura de ossos longos, devem ser visualizadas tanto a articulação acima quanto a abaixo da fratura, preferencialmente na mesma radiografia. Neste paciente, a tíbia proximal (*seta preta*) está orientada no plano frontal, enquanto a tíbia distal e o tornozelo (*seta branca*) estão rodados e orientados lateralmente.

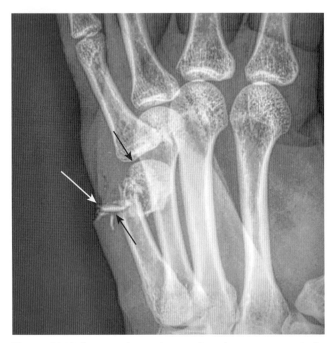

Figura 24.10 Fratura aberta (exposta): quinto metacarpal. As fraturas abertas ou expostas (*setas pretas*) têm uma ferida aberta ou fissura na pele que faz com que o osso se comunique com o meio externo (*seta branca*). A melhor maneira de determinar se uma fratura é exposta ou não é clinicamente.

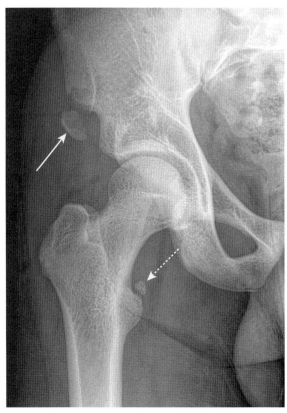

Figura 24.11 Fraturas por avulsão: espinha ilíaca anterossuperior e trocânter menor. Há uma avulsão da **espinha ilíaca anterossuperior** (*seta branca contínua*), que é o local da inserção do músculo sartório. Há também avulsão de uma porção do trocânter menor, no qual se insere o músculo iliopsoas (*seta branca tracejada*). Este paciente havia participado de provas de atletismo 1 semana antes dessas lesões.

atlética que os produz (p. ex., **fratura do dançarino, fratura do esquiador e fratura do velocista**)
- **Ocorrem em locais anatomicamente previsíveis,** pois os tendões se inserem nos ossos em um local conhecido (Tabela 24.5), e o fragmento avulsionado **em geral é pequeno** (Figura 24.11)
- Às vezes, **consolidam-se com a formação de um calo exuberante**, que pode ser confundido com um tumor ósseo (Figura 24.12).

FRATURAS DE SALTER-HARRIS: FRATURAS DE PLACA EPIFISÁRIA EM CRIANÇAS

- As fraturas de Salter-Harris são discutidas no **Capítulo 28** sobre pediatria.

MAUS-TRATOS INFANTIS

- Os maus-tratos infantis são discutidos no **Capítulo 28** sobre pediatria.

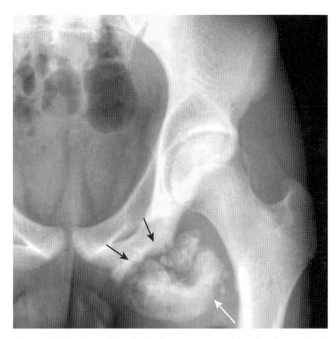

Figura 24.12 Consolidação da fratura por avulsão da tuberosidade isquiática. Há uma fratura em processo de consolidação (*setas pretas*) na tuberosidade isquiática que foi causada por uma forte contração dos músculos posteriores da coxa. Há uma grande quantidade de calo externo, chamado de **calo exuberante** (*seta branca*).

Tabela 24.5 Fraturas por avulsão ao redor da pelve.	
Fragmento avulsionado	Músculo que se insere nesse fragmento
Espinha ilíaca anterossuperior	Músculo sartório
Espinha ilíaca anteroinferior	Músculo reto femoral
Tuberosidade isquiática	Músculos posteriores da coxa
Trocânter menor do fêmur	Músculo iliopsoas

FRATURAS POR ESTRESSE

- As fraturas por estresse **ocorrem como resultado de múltiplas microfraturas** nas quais o osso é submetido a esforços repetidos de estiramento e compressão

> **Pontos importantes**
>
> - Embora as **radiografias convencionais sejam no geral o primeiro exame realizado,** elas podem **inicialmente parecer normais em até 85%** das fraturas por estresse; portanto, é comum um paciente queixar-se de dor, mas a princípio apresentar uma radiografia de aparência normal
> - A **fratura pode não ser diagnosticada** até que ocorra a formação de osso novo periosteal ou, no caso de uma fratura por estresse de um osso esponjoso em **consolidação, o aparecimento de uma zona densa e fina de esclerose através da cavidade medular** (Figura 24.13)

- A **cintilografia óssea** com radionuclídeos **geralmente será positiva** muito antes das radiografias convencionais: **dentro de 6 a 72 horas** após a lesão
- Alguns locais comuns para fraturas por estresse são as **diáfises dos ossos longos**, como o fêmur proximal ou a tíbia proximal, bem como o calcâneo e o segundo e terceiro metatarsais (sendo a última chamada de **fratura de marcha**).

EPÔNIMOS DE FRATURA COMUNS

- Existem quase tantos epônimos de fratura quanto tipos de fratura. Se você deseja dar nome a uma fratura algum dia, provavelmente é tarde demais. Aqui serão analisados seis dos epônimos mais usados
- A **fratura de Colles** é uma **fratura do rádio distal, com angulação dorsal** do fragmento distal causada por uma queda sobre a mão estendida (às vezes abreviada como FOOSH, do inglês *fall on the outstretched hand*). Frequentemente há uma fratura associada do processo estiloide da ulna (Figura 24.14)
- A **fratura de Smith** é uma fratura do rádio distal com angulação palmar do fragmento de fratura distal (na verdade, é uma fratura de Colles **invertida**). É causada por queda sobre o dorso da mão flexionada (Figura 24.15)
- A **fratura de Jones** é uma fratura transversal do quinto metatarsal a cerca de 1 a 2 cm de sua base, causada pela flexão plantar do pé e pela inversão do tornozelo. Pode levar mais tempo para se consolidar do que a, mais comum, fratura por avulsão da base do quinto metatarsal (Figura 24.16)
- A **fratura do boxeador** é uma fratura do colo do quinto metacarpal (dedo mínimo) com angulação palmar do fragmento distal da fratura. Às vezes, o quarto metacarpal pode estar envolvido. Costuma ser o resultado de um soco em uma pessoa ou na parede (Figura 24.17)
- A **fratura de marcha** é um tipo de **fratura por estresse** causada por microfraturas repetidas no pé por traumatismo (como ao marchar), afetando com mais frequência as **diáfises do segundo e do terceiro metatarsais** (ver Figura 24.13)
- As **fraturas-luxações de Lisfranc** são relativamente incomuns e, na maior parte das vezes, resultam de lesões desportivas ou de acidentes automobilísticos/industriais. Elas podem ser óbvias, como no exemplo mostrado (Figura 24.18), ou inaparentes nas radiografias convencionais. Pode ser necessária uma tomografia computadorizada ou uma ressonância magnética para evidenciar a lesão.

ALGUMAS FRATURAS OU LUXAÇÕES SUTIS

- Analise estas áreas cuidadosamente ao avaliar uma possível fratura; em seguida, olhe mais uma ou duas vezes
- **Fraturas do escafoide**

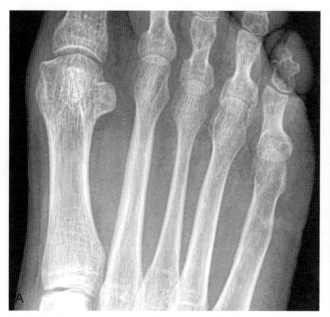
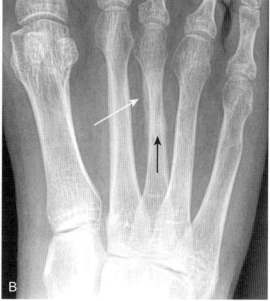

Figura 24.13 Fratura por estresse ("de marcha"); duas incidências frontais realizadas com 3 semanas de intervalo. **A**. Embora as radiografias convencionais sejam a primeira opção de exame, podem a princípio parecer normais, como neste paciente 1 dia depois do início da dor. **B**. A fratura pode não ser diagnosticada até depois da formação de osso novo periosteal (*seta branca*) ou depois do aparecimento de uma fina zona densa de esclerose através da cavidade medular (*seta preta*). Esta radiografia foi realizada 3 semanas após a primeira.

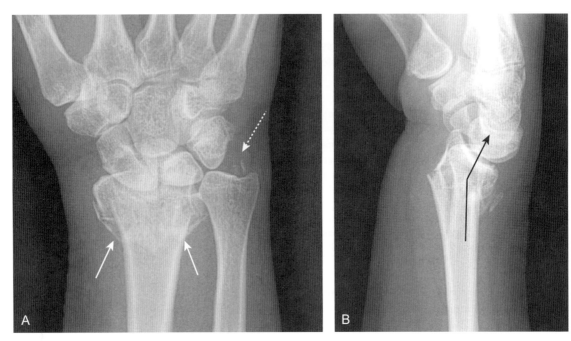

Figura 24.14 Fratura de Colles: incidências AP (**A**) e perfil (**B**). A fratura de Colles é uma fratura do rádio distal (*setas brancas contínuas*) com angulação dorsal do fragmento de fratura distal (*seta preta angulada*) causada por uma queda sobre a mão estendida. Frequentemente há uma fratura associada do processo estiloide da ulna (*seta branca tracejada*).

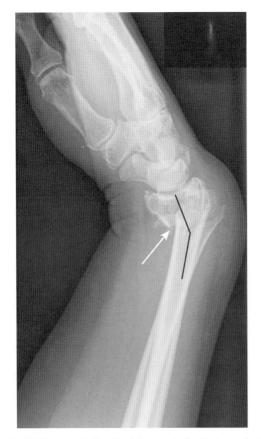

Figura 24.15 Fratura de Smith. A fratura de Smith é uma fratura do rádio distal (*seta branca*), com angulação palmar do fragmento distal (*linha preta angulada*), o inverso de uma fratura de Colles. É causada por uma queda sobre o dorso da mão flexionada.

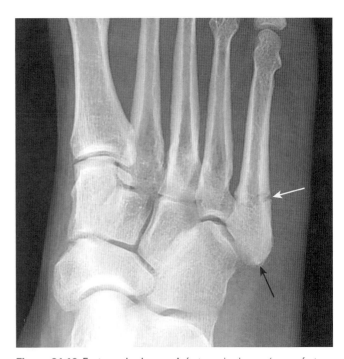

Figura 24.16 Fratura de Jones. A fratura de Jones é uma fratura transversal da base do quinto metatarsal (*seta branca*) que ocorre cerca de 1 a 2 cm da tuberosidade do quinto metatarsal (*seta preta*). É causada pela flexão plantar do pé e pela inversão do tornozelo.

CAPÍTULO 24 Como Reconhecer Traumatismos nos Ossos

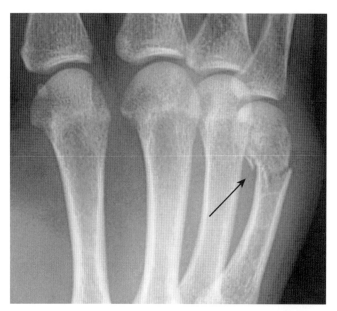

Figura 24.17 Fratura do boxeador. A fratura do boxeador é uma fratura do colo do quinto metacarpal com angulação palmar do fragmento distal da fratura (*seta preta*). Apesar do nome, **não** costuma acontecer com boxeadores profissionais, cujos segundo e terceiro metacarpais e rádio suportam o impacto da força.

- As fraturas do escafoide são lesões comuns, suspeitadas clinicamente se houver sensibilidade na **tabaqueira anatômica** depois de uma queda sobre a mão. Procure **radiolucências da espessura de um fio de cabelo** em incidências especialmente anguladas do escafoide (Figura 24.19). Fraturas na **cintura** do escafoide podem levar à **necrose avascular do polo proximal** desse osso
  - Por causa de peculiaridades da vascularização, uma fratura na porção média (**cintura**) do escafoide interrompe o suprimento sanguíneo para o polo proximal, enquanto o restante dos ossos do punho continua passando pelo processo de remodelação óssea. O resultado é um aparente **aumento relativo na densidade** da **parte desvascularizada em comparação** com o **restante do osso** (Figura 24.20)
- **Fraturas compactadas do rádio e/ou da ulna em crianças**
  - São fraturas comuns em crianças. Procure por **angulação aguda e súbita da cortical**, especialmente próximo ao punho (ver Figura 24.1B). Trata-se de fraturas compactadas, que em geral se consolidam com rapidez, sem deformidades
- **Fratura da cabeça do rádio**
  - A fratura da cabeça do rádio é a **fratura mais comum do cotovelo em um adulto.** Procure por uma radiolucência crescente da gordura ao longo do aspecto posterior do úmero distal, produzida pela **gordura extrassinovial intracapsular** normalmente invisível que é levantada do osso pelo inchaço da cápsula articular em decorrência de **hemartrose traumática – o sinal positivo do coxim adiposo posterior** (Figura 24.21)
- **Fratura supracondilar do úmero distal em crianças**
  - Esta é a **fratura mais comum do cotovelo em crianças**. A maior parte dessas fraturas produz **luxação posterior** do úmero distal e pode ser bastante sutil (Figura 24.22)
- **Luxação posterior do ombro (lesão rara)**
  - Em uma luxação posterior, a cabeça do úmero permanece fixa em rotação interna e parece com uma "lâmpada" em todas as incidências do ombro. Analise uma incidência como a **axilar** ou em "Y" para verificar se a cabeça do úmero ainda está no interior da cavidade glenoidal. Na incidência em "Y" (uma incidência oblíqua do ombro), a cabeça estará **lateral à cavidade glenoidal** em uma luxação posterior (Figura 24.23)

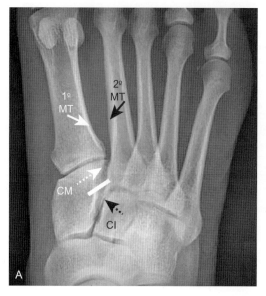 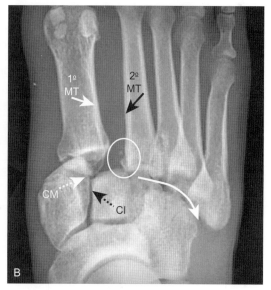

Figura 24.18 Fratura-luxação de Lisfranc. **A.** Imagem detalhada de um pé direito **normal**. Observe como a borda lateral do **primeiro metatarsal** (1º MT) (*seta branca contínua*) se alinha com a borda lateral (*seta branca tracejada*) do **cuneiforme medial** (*CM*) e como a borda medial do **2º MT** (*seta preta contínua*) se alinha com a borda medial do **cuneiforme intermédio** (*CI*) (*seta preta tracejada*). Os ligamentos cuneometatarsais interósseos são representados pela *barra branca* que une o **CM** à base do **2º MT**. **B.** Esta é uma fratura-luxação de Lisfranc. A borda lateral do **1º MT** (*seta branca contínua*) não se alinha mais com a borda lateral do **CM** (*seta branca tracejada*), e a borda medial do **2o MT** (*seta preta contínua*) não se alinha mais com o **CI** (*seta preta tracejada*). Há uma fratura na base do **2º MT** (*círculo branco*). Todos os metatarsais estão deslocados lateralmente (*seta curva*), chamado de luxação **homolateral**. *C*, cuneiforme; *MT*, metatarsal.

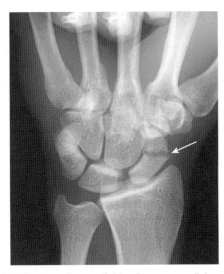

Figura 24.19 Fratura do escafoide. Procure por linhas de fratura lineares em incidências especialmente anguladas do escafoide (*seta branca*). Fraturas na cintura do escafoide podem levar à necrose avascular do polo proximal desse osso.

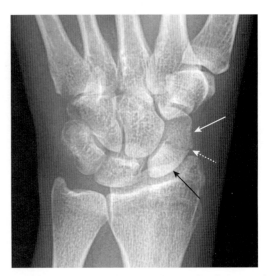

Figura 24.20 Necrose avascular do polo proximal do escafoide. Uma incidência frontal ampliada do punho mostra que o polo proximal do escafoide (*seta preta*) está mais denso do que o polo distal (*seta branca contínua*). Há uma fratura na cintura do escafoide (*seta branca tracejada*).

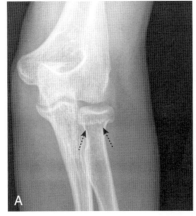
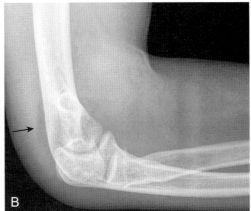

Figura 24.21 Fratura da cabeça do rádio com derrame articular: incidências AP (**A**) e perfil (**B**). **A**. As fraturas da cabeça do rádio (*setas pretas tracejadas*) são as fraturas mais comuns do cotovelo em um adulto. **B**. Há uma radiolucência crescente ao longo do aspecto dorsal do úmero distal (*seta preta contínua*) – o **sinal positivo do coxim adiposo posterior**. Praticamente todos os protocolos de estudo de ossos incluirão pelo menos duas incidências anguladas a 90° entre si, chamadas de **incidências ortogonais**. Muitos protocolos exigem duas incidências oblíquas adicionais, que possibilitam que se visualize melhor a cortical em perfil.

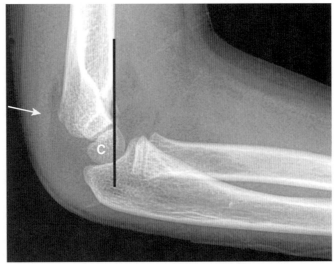

Figura 24.22 Fratura supracondilar. Em uma incidência de perfil verdadeira, a **linha umeral anterior** (uma linha traçada tangencialmente à cortical umeral anterior e mostrada aqui em *preto*) deve dividir o terço médio do centro de ossificação do capítulo (*C*). Quando há uma fratura supracondilar, essa linha vai passar mais anteriormente, como o faz aqui. Há um **sinal do coxim adiposo posterior** positivo (*seta branca*).

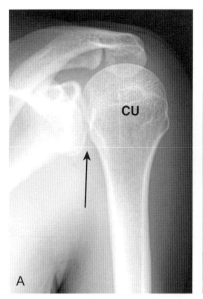 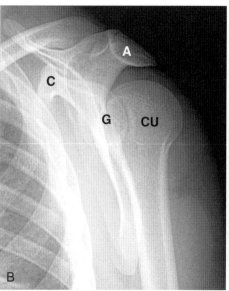 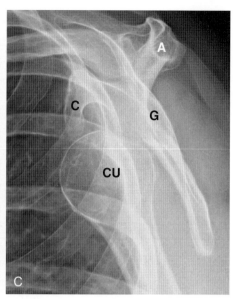

Figura 24.23 Luxação posterior; luxação anterior. **A.** Em uma luxação posterior, procure por uma cabeça do úmero (*CU*) persistentemente fixa em rotação interna e que se assemelha a uma **lâmpada**, não importando como o paciente gira o antebraço. Há também um aumento na distância entre a cabeça e a cavidade glenoidal (*G*) (*seta preta*). **B.** Na incidência angulada em "Y" do ombro em uma luxação posterior, a cabeça do úmero, (*CU*) ficará sob o acrômio (*A*), uma estrutura posterior da escápula. **C.** Em uma incidência em "Y" de uma **luxação anterior**, a cabeça do úmero (*CU*) encontra-se sob o processo coracoide (*C*) anterior da escápula.

- **Fraturas de quadril em idosos**
  - As fraturas de quadril são comuns e frequentemente relacionadas com a osteoporose. Se possível, devem ser realizadas radiografias convencionais do colo do fêmur com a coxa do paciente em rotação interna de modo a exibir o colo femoral de perfil. Verifique se há **angulação do córtex** ou zonas **de densidade aumentada indicando impactação** (Figura 24.24)
  - Às vezes, as fraturas de quadril podem ser muito sutis e requerem uma ressonância magnética ou uma cintilografia óssea com radionuclídeos para o diagnóstico
- Procure também por **sinais indiretos** que indiquem a possibilidade de uma fratura subjacente (Tabela 24.6).

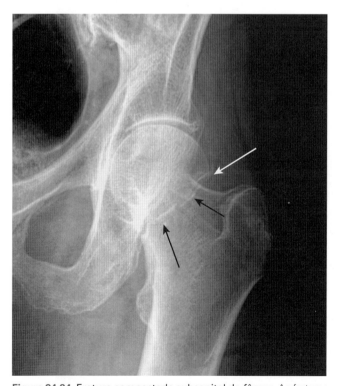

Figura 24.24 Fratura compactada subcapital do fêmur. As fraturas subcapitais do fêmur ocorrem na junção entre a cabeça e o colo do fêmur. A maior parte das fraturas no quadril em idosos (90%) ocorre como resultado de uma queda, frequentemente uma queda leve, como a partir da posição ortostática. Procure por um degrau na cortical (*seta branca*) e por zonas de densidade aumentada (*setas pretas*) indicando impactação ou fragmentos ósseos sobrejacentes.

Tabela 24.6 Sinais indiretos de uma possível fratura.	
Sinal	Observações
Edema de tecidos moles	Costuma acompanhar uma fratura, mas, se presente, não significa necessariamente que haja uma fratura
Desaparecimento de faixas de gordura normais	A **faixa de gordura do pronador quadrado** no aspecto palmar do punho, por exemplo, pode ser deslocada em caso de uma fratura do rádio distal (Figura 24.25)
Derrame articular	O **sinal do coxim adiposo posterior positivo** visto no aspecto dorsal do úmero distal por um derrame articular traumático é um exemplo (ver Figura 24.21B).
Reação periosteal	Às vezes, a consolidação da fratura será a primeira manifestação de que havia uma fratura, especialmente no caso das fraturas por estresse do pé

CONSOLIDAÇÃO DA FRATURA

- A consolidação da fratura é determinada por muitos fatores, incluindo **a idade do paciente, o local da fratura, a posição dos fragmentos, o grau de imobilização e o suprimento sanguíneo** para o local (Tabela 24.7)
- Imediatamente depois de uma fratura, há hemorragia no local

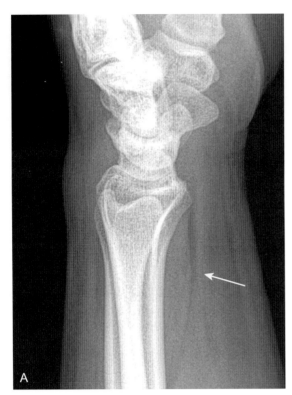
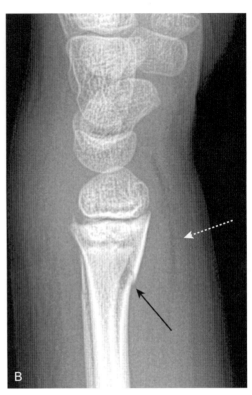

Figura 24.25 Plano adiposo do pronador quadrado normal e anormal. A. Este é um exemplo de um plano fascial normal produzido pelo pronador quadrado (a *seta branca* aponta para a radiolucência) no aspecto palmar do punho, em comparação com o plano fascial saliente (*seta branca tracejada*) em **B**, que ocorreu por causa do edema de tecidos moles que acompanha uma fratura do rádio distal (*seta preta*).

- Nas semanas seguintes, os osteoclastos atuam removendo o osso enfermo. A linha de fratura pode se **alargar minimamente** nesse momento
- Então, ao longo de mais algumas semanas, um **novo osso (calo)** começa a preencher a lacuna da fratura (Figura 24.26)

> **Pontos importantes**
> - A **consolidação endosteal interna** se manifesta pela **indistinção da linha de fratura**, levando à eventual obliteração da linha de fratura, na maior parte dos casos
> - A **consolidação periosteal externa** se manifesta pela formação de calo externo, que pode levar à **formação de uma ponte no local da fratura**.

- A **remodelação** do osso **começa cerca de 8 a 12 semanas** após a fratura, pois as forças mecânicas, em parte, começam a ajustar o osso à sua forma original

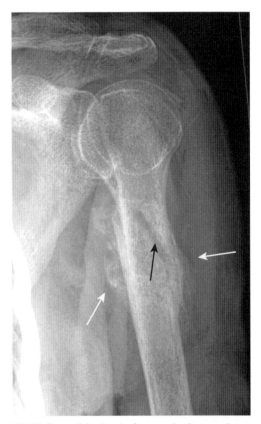

Tabela 24.7 Fatores que afetam a consolidação da fratura.

Aceleram a consolidação da fratura	Atrasam a consolidação da fratura
Juventude	Idade avançada
Imobilização precoce	Imobilização tardia
Duração adequada da imobilização	Duração muito curta da imobilização
Bom suprimento sanguíneo	Suprimento sanguíneo insuficiente
Atividade física depois de imobilização adequada	Esteroides
Mineralização adequada	Osteoporose, osteomalacia

Figura 24.26 Consolidação de fratura do úmero. A consolidação endosteal interna ocorre várias semanas após uma fratura e se manifesta pela indistinção da linha de fratura (*seta preta*), levando, por fim, à obliteração dessa linha de fratura. A consolidação periosteal externa se manifesta pela formação de calo externo (*setas brancas*), que leva à formação de uma ponte no local da fratura.

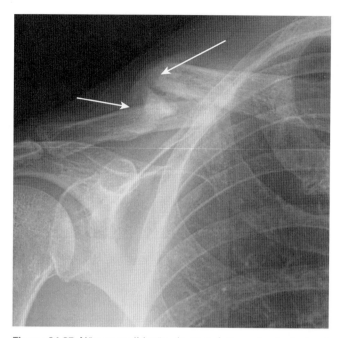

Figura 24.27 Não consolidação de uma fratura de clavícula. A pseudoartrose é um diagnóstico radiológico que implica que a consolidação da fratura não é provável, pois os processos que levam ao reparo do osso cessaram. É caracterizada por margens de fratura regulares e escleróticas, com distração dos fragmentos de fratura (*setas brancas*). Uma **pseudoartrose** completa com revestimento sinovial pode se formar no local da fratura.

- Em **crianças, isso ocorre de forma muito mais rápida** e no geral leva a um osso que acabará parecendo normal. Já em **adultos, esse processo pode levar anos** e a fratura consolidada pode nunca assumir uma forma completamente normal
- **Complicações do processo de consolidação**
    - **Consolidação tardia.** A fratura não se consolida no **tempo esperado** para uma fratura naquele local específico (p. ex., mais de 6 ou 8 semanas para uma fratura da diáfise do rádio). A **maior parte** dos casos de **consolidação tardia** acaba **progredindo** para a **consolidação completa** com imobilização adicional
    - **Consolidação viciosa.** A consolidação dos fragmentos da fratura ocorre em uma **posição mecânica ou esteticamente inaceitável**
    - **Não consolidação.** Isso implica que a **consolidação da fratura nunca ocorrerá**. É caracterizada por **margens de fratura regulares e escleróticas**, com distração de seus fragmentos (Figura 24.27). Uma **pseudoartrose** completa com revestimento sinovial, pode se formar no local da fratura
        - **O movimento no local da fratura** pode ser demonstrado sob manipulação fluoroscópica ou em incidências sob estresse.

TRAUMATISMO NA COLUNA VERTEBRAL

- As fraturas da coluna vertebral são raras, em comparação com outras partes do esqueleto. Porém, quando ocorrem, têm particular importância em razão das implicações decorrentes das lesões medulares associadas

- A **TC**, com sua capacidade de reformatar imagens em diferentes planos e fornecer informações adicionais sobre tecidos moles, agora complementa e, em muitos casos, **substitui a radiografia convencional na avaliação do traumatismo da coluna vertebral.** Assim, utiliza-se a TC para determinar **a extensão da lesão** em qualquer paciente no qual uma lesão traumática da coluna vertebral já tenha sido demonstrada por radiografias convencionais
- A TC também é utilizada para **detectar lesões ósseas não visíveis nas radiografias convencionais** e para **avaliar anormalidades em tecidos moles** em pacientes que não possam ser submetidos a um exame de ressonância magnética
- A maior parte das fraturas da coluna vertebral ocorre nas **partes torácica** e **lombar**. As fraturas da parte cervical da coluna são responsáveis pelas demais fraturas da coluna vertebral. **As vértebras mais comumente fraturadas são L1, L2 e T12**, sendo responsáveis por mais da metade de todas as fraturas da coluna toracolombar. As **fraturas por compressão** são o tipo mais comum de fratura da coluna vertebral
- **As três linhas cervicais** (Figura 24.28)
    - Muitos protocolos de traumatismo incluem uma **incidência em perfil *cross-table*** da coluna cervical (o pescoço do paciente é imobilizado, o paciente permanece na maca ou mesa de exame e o feixe de raios X é direcionado **horizontalmente** para que a **cabeça dele não se mova**)

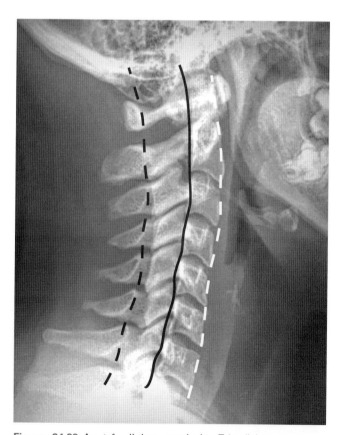

Figura 24.28 As três linhas cervicais. Três linhas arqueadas paralelas devem unir facilmente as **linhas brancas espinolaminares**. A primeira linha é traçada na junção entre as lâminas e os processos espinhosos (*linha preta tracejada*); a segunda linha deve unir todos os **aspectos posteriores dos corpos vertebrais** (*linha preta contínua*); e a terceira linha deve unir todos os **aspectos anteriores dos corpos vertebrais** (*linha branca tracejada*).

- Essa incidência possibilita uma **avaliação rápida à procura de fratura/subluxação da coluna** antes da realização de outros exames que possam envolver o movimento do pescoço do paciente
- Deve ser possível visualizar três linhas arqueadas paralelas na radiografia em incidência em perfil da coluna. O desvio da curvatura paralela normal dessas linhas deve sugerir um corpo vertebral subluxado e/ou fraturado.

Pontos importantes

- Algumas das fraturas da coluna vertebral mais comuns são
  - Fraturas por compressão, discutidas no Capítulo 23
  - Fratura de Jefferson
  - Fratura do enforcado
  - Fratura por explosão
  - Fratura de Chance.

Fratura de Jefferson

- A fratura de Jefferson é uma **fratura de C1,** geralmente envolvendo tanto o arco anterior quanto o posterior. Em sua apresentação clássica, há **fraturas bilaterais dos arcos anterior e posterior de C1,** produzindo quatro fraturas ao todo
- É **causada por uma lesão de carga axial** (p. ex., mergulhar em uma piscina e bater com a cabeça no fundo)

Pontos importantes

- Nas **radiografias convencionais,** a característica típica de uma fratura de Jefferson é o **deslocamento lateral bilateral das massas laterais de C1 em relação a C2,** como visto na *incidência de boca aberta* (incidência atlantoaxial) da coluna cervical. A fratura é **confirmada utilizando-se uma TC** (Figura 24.29).

- A fratura de Jefferson é uma fratura **autodescompressiva,** em que o canal vertebral no nível da fratura geralmente é largo o suficiente para acomodar qualquer inchaço da medula. Em geral, **não há déficit neurológico** associado a esse tipo de fratura.

Fratura do enforcado

- A fratura do enforcado é uma **fratura dos elementos posteriores de C2, resultado de uma lesão em hiperextensão-compressão** que normalmente ocorre em um ocupante sem cinto de segurança envolvido em um acidente automobilístico que golpeia sua testa contra o para-brisa com o pescoço estendido
- As fraturas do enforcado são **mais bem avaliadas na incidência em perfil** da coluna cervical na radiografia convencional e na **incidência sagital** na TC

Pontos importantes

- A fratura efetivamente **separa** o **aspecto posterior** do corpo vertebral de **C2** do aspecto **anterior** de **C2,** possibilitando que o aspecto anterior de C2 **luxe para frente** sobre o corpo de C3 (Figura 24.30).

- Algumas fraturas do enforcado têm tão pouco desvio que pode ser necessária uma TC para sua detecção
- Como as fraturas do enforcado levam ao **alargamento** geral do **canal medular,** em geral **não estão associadas a déficits neurológicos,** o que contradiz a lesão que dá nome a elas. A fratura sofrida durante um **enforcamento por condenação judicial** em que havia **hiperextensão** levava a uma fratura de C2 e a uma **distração acentuada** de C2 de C3, com distração da **medula espinal** propriamente dita.

Fraturas por explosão

- As fraturas por explosão são mais comuns nas **partes cervical, torácica e lombar superior da coluna**
- São **lesões de carga axial** de alta energia, em geral secundárias a acidentes automobilísticos ou quedas, nas quais o disco acima é direcionado contra o corpo vertebral abaixo e, com isso, o corpo vertebral estoura. Isso, por sua vez, leva à invasão do **canal medular** por fragmentos ósseos direcionados **posteriormente (fragmentos retropulsionados),** enquanto a parte anterior do corpo vertebral é deslocada **para a frente**
- Como essas fraturas envolvem incursão no canal vertebral, a **maior parte das fraturas por explosão** está **associada** a um **déficit neurológico.**

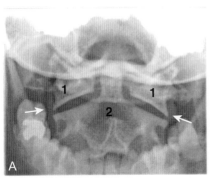
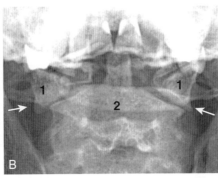
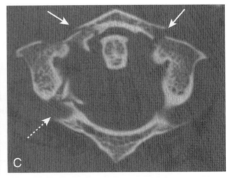

Figura 24.29 Incidência de boca aberta normal; fratura de Jefferson, incidência de boca aberta e tomografia computadorizada. **A**. Esta incidência de "boca aberta" normal de C1 e C2 mostra que as margens laterais de C1 (*1*) se alinham com as margens laterais de C2 (*2*) (*setas brancas contínuas*). **B**. A característica típica de uma fratura de Jefferson é o deslocamento lateral bilateral das massas laterais de C1 (*1*) (*setas brancas contínuas*) em relação a C2 (*2*). **C**. A fratura é confirmada pela TC, que mostra fraturas dos arcos anteriores direito e esquerdo (*setas brancas contínuas*) e do arco posterior direito de C1 (*seta branca tracejada*). *1, massas laterais de C1; 2, C2*.

Fratura de Chance

- As fraturas de Chance (em homenagem a George Q. Chance, o radiologista britânico que as descreveu pela primeira vez) são **fraturas transversais** através de **todo o corpo vertebral, pedículos e processo espinhoso**. Em grande parte das vezes são resultado de uma queda ou de acidentes automobilísticos em que o ocupante está usando apenas um cinto de segurança de dois pontos. Costumam ocorrer nas **partes lombar superior e torácica inferior da coluna** e estão associadas a uma **incidência relativamente elevada de lesões de vísceras intra-abdominais**, em especial do duodeno, do pâncreas e do mesentério.

> **Pontos importantes**
>
> - Os achados radiológicos incluem uma **fratura horizontal** que cisalha o corpo vertebral, pedículos e processo espinhoso. O componente do corpo vertebral pode não estar tão visível quanto as fraturas dos elementos posteriores (Vídeo 24.1).

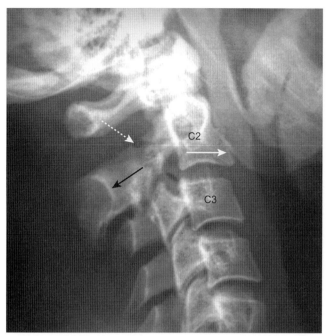

Figura 24.30 Fratura do enforcado. A fratura (*seta branca tracejada*) efetivamente separa o aspecto posterior do corpo vertebral de C2 do aspecto anterior de C2, possibilitando que o aspecto anterior subluxe para frente sobre o corpo de C3 (*seta branca contínua*). Observe que a linha espinolaminar de C2 (*seta preta contínua*) encontra-se anormalmente posterior às linhas espinolaminares dos outros corpos vertebrais.

Facetas bloqueadas

- O bloqueio bilateral das facetas na coluna cervical pode ocorrer como resultado de uma **lesão em hiperflexão** em que as **facetas inferiores** de um **corpo vertebral escorregam sobre e para a frente das facetas superiores do corpo vertebral de baixo**. Nessa posição, as facetas deslizadas não são capazes de retornar à sua posição normal sem intervenção médica; por isso o termo "**bloqueadas**"
- As facetas bloqueadas ocorrem com o **deslizamento para a frente** do corpo vertebral afetado sobre o corpo de baixo em **pelo menos 50% do seu diâmetro anteroposterior**
- Essa lesão quase **sempre resulta em comprometimento neurológico**.

> **Pontos importantes**
>
> - Os achados das fraturas por explosão incluem **uma fratura cominutiva por compressão** do **corpo vertebral** em que o **aspecto posterior** do **corpo** está **curvado para trás em direção** ao **canal medular**. A **TC** é a **melhor modalidade de imagem** para a identificação de **fragmentos ósseos** no canal medular (Figura 24.31).

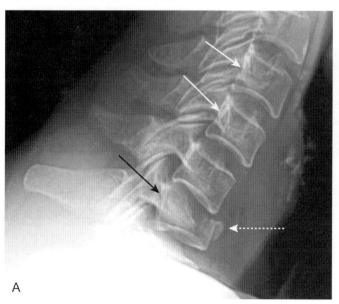
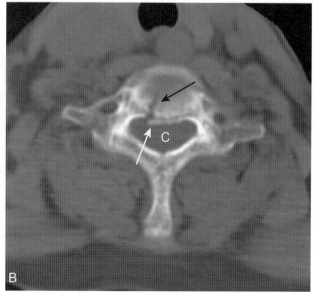

Figura 24.31 Fratura por explosão: radiografia e tomografia computadorizada. **A.** Os achados incluem uma fratura por compressão cominutiva do corpo vertebral em que a parte anterior do corpo vertebral é deslocada para a frente (*seta branca tracejada*), enquanto o aspecto posterior do corpo é impulsionado dorsalmente em direção ao canal medular (*seta preta*). Observe como os aspectos posteriores dos corpos vertebrais normais são côncavos para dentro (*setas brancas contínuas*). **B.** Esta TC axial da coluna vertebral mostra uma fratura do corpo vertebral (*seta preta*) e o fragmento retropulsionado (*seta branca*) projetando-se no canal medular (*C*).

Pontos importantes

- Na **imagem lateral (sagital)** da coluna cervical, as **facetas articulares inferiores estarão à frente das facetas articulares superiores** do corpo vertebral de baixo, o que é o **inverso** da relação anatômica **normal** entre facetas adjacentes (Figura 24.32)
    - Como a faceta articular superior não está mais "coberta" pela faceta inferior acima dela, essa aparência foi descrita na TC como o **sinal da faceta nua**.

FRATURAS PATOLÓGICAS

- Fraturas patológicas são aquelas que ocorrem no **osso com uma anormalidade preexistente.** Tendem a ocorrer por **traumatismo mínimo** ou **sem traumatismo**.
    - As **fraturas por insuficiência** são um tipo de fratura patológica (Boxe 24.2)
- As doenças que produzem **aumento** ou **diminuição** na densidade óssea tendem a **enfraquecer a arquitetura normal** do osso, predispondo a fraturas patológicas
- As doenças que predispõem a fraturas patológicas podem ser **locais** (p. ex., metástases) ou **difusas** (p. ex., osteoporose).

Boxe 24.2 Fraturas por insuficiência.

- As fraturas por insuficiência são um tipo de fratura patológica na qual o osso mecanicamente enfraquecido fratura em razão de um estresse normal ou fisiológico
- São mais comuns em mulheres pós-menopáusicas, secundariamente à osteoporose
- Os locais comuns incluem a pelve, a coluna torácica, o sacro, a tíbia e o calcâneo
- Ao contrário de outras fraturas que se manifestam por uma radiolucência no osso, a maior parte das fraturas por insuficiência exibe uma faixa esclerótica (representando a consolidação) nas radiografias convencionais
- A TC, a ressonância magnética ou cintilografias ósseas são mais sensíveis que as radiografias convencionais na detecção de fraturas por insuficiência (Figura 24.33).

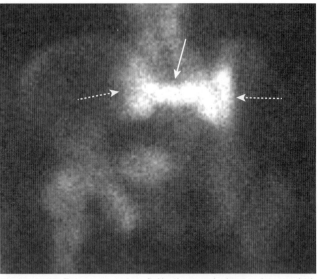

Figura 24.33 Fraturas por insuficiência sacral observadas na cintigrafia óssea. Há captação aumentada do radiomarcador nas fraturas verticais através da asa do sacro (*setas brancas tracejadas*) e uma fratura horizontal através do corpo do sacro (*seta branca contínua*). Isso foi chamado de **sinal do Honda**, pois se assemelha à insígnia da montadora. O sacro é um local comum para essas fraturas por osteoporose.

Em geral, as fraturas patológicas ocorrem com mais frequência nas **costelas, na coluna vertebral e no esqueleto apendicular proximal** (especialmente úmero e fêmur)

- **Como reconhecer fraturas patológicas** (Figura 24.34)
    - Primeiro, deve haver uma fratura presente
    - O osso ao redor da fratura demonstrará densidade ou arquitetura anormal
    - A **consolidação tardia** é **comum** nas fraturas patológicas
- As tentativas de prever fraturas "iminentes" no osso doente têm, em geral, provado não ser confiáveis
- O tratamento de uma fratura patológica depende, em parte, do tratamento bem-sucedido da condição subjacente que a produziu.

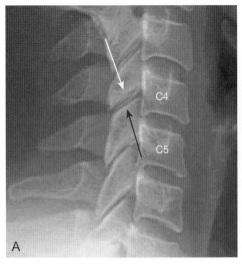
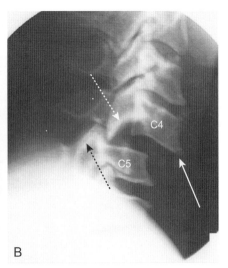

Figura 24.32 Facetas normais e bilateralmente bloqueadas. **A**. Normalmente, a faceta articular inferior do corpo vertebral de cima (neste caso C4 – *seta branca*) cobre e fica **posterior** à faceta articular superior do corpo vertebral de baixo (neste caso C5 – *seta preta*). **B**. A faceta articular inferior de C4 (*seta branca tracejada*) encontra-se **anterior** à faceta articular superior de C5 (*seta preta tracejada*), o inverso do normal. O travamento das facetas na coluna cervical pode ocorrer como resultado de uma lesão em hiperflexão, que resulta no deslizamento para a frente do corpo vertebral afetado sobre o corpo vertebral abaixo dele em pelo menos 50% de seu diâmetro anteroposterior (*seta branca contínua*).

CAPÍTULO 24 Como Reconhecer Traumatismos nos Ossos

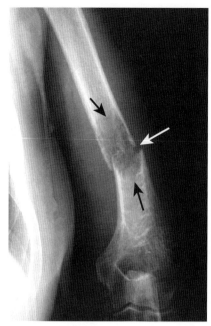

Figura 24.34 Fratura patológica. Neste paciente com carcinoma de células renais metastático para o úmero, há uma lesão lítica geográfica vista no úmero distal (*setas pretas*), através do qual ocorreu uma fratura patológica transversal (*seta branca*).

Pontos a serem lembrados

- A **fratura** é descrita como uma interrupção na continuidade de toda ou de parte da cortical de um osso
- **Fraturas completas** envolvem toda a cortical, são mais comuns e geralmente ocorrem em adultos; **fraturas incompletas** envolvem apenas uma parte da cortical e costumam ocorrer em ossos mais moles, como os de crianças; as **fraturas em tórus** e **em galho verde** são fraturas incompletas
- As **linhas de fratura** tendem a ser mais escuras, com ângulos mais agudos e mais acidentadas do que outras radiolucências dos ossos, como canais nutrícios ou placas epifisárias
- Ossos sesamoides, ossículos acessórios e fraturas não consolidadas podem mimetizar fraturas agudas, mas terão margens regulares e corticadas
- Há uma **luxação** quando dois ossos que originalmente formavam uma articulação não estão mais em contato um com o outro; há uma **subluxação** quando dois ossos que originalmente formavam uma articulação estão em contato parcial um com o outro
- As fraturas são descritas de várias maneiras, incluindo a quantidade de fragmentos, a direção da linha de fratura, a relação dos fragmentos entre si e se eles se comunicam ou não com o meio externo
- As **fraturas simples** apresentam dois fragmentos; as **fraturas cominutivas** apresentam mais de dois fragmentos; as fraturas segmentares e em borboleta descrevem dois tipos de fratura cominutiva
- A direção das linhas de fratura é descrita como **transversal, diagonal ou em espiral**
- As relações entre os fragmentos de uma fratura são descritas por quatro parâmetros: **luxação, angulação, encurtamento e rotação**
- As **fraturas fechadas** são aquelas em que não há comunicação entre a fratura e o meio externo; são muito mais comuns do que as **fraturas abertas ou expostas**, nas quais há comunicação com o meio externo
- As **fraturas por avulsão** são produzidas pela tração forçada de um tendão ou ligamento; podem ocorrer em qualquer idade, mas são particularmente comuns em indivíduos mais jovens e atléticos
- As **fraturas por estresse**, como as fraturas de marcha nos metatarsais, ocorrem como resultado de múltiplas microfraturas e não costumam ser visíveis em radiografias convencionais feitas quando a dor começa; depois de algum tempo, a formação de calo ósseo e/ou de uma densa zona de esclerose torna-se visível
- Algumas fraturas comuns com epônimos incluem a **fratura de Colles** (do rádio), a **fratura de Smith** (do rádio), a **fratura de Jones** (da base do quinto metatarsal), a **fratura do boxeador** (da cabeça do quinto metacarpal), a **fratura de marcha** e a **fratura-luxação de Lisfranc** do pé
- Algumas fraturas são mais difíceis de detectar do que outras; as **fraturas mais sutis** incluem as fraturas do escafoide; as fraturas em tórus do rádio e da ulna; as fraturas da cabeça do rádio; as fraturas supracondilares; as luxações posteriores do ombro (que são raras); e as fraturas de quadril
- Edema de tecidos moles, desaparecimento de faixas de gordura e planos fasciais normais, derrames articulares e reação periosteal são **sinais indiretos** que devem alertar para a possibilidade de uma fratura subjacente
- As **fraturas se consolidam** com uma combinação de calo endosteal, reconhecido por uma indistinção progressiva da linha de fratura, e calo externo, que faz uma ponte sobre o local da fratura; muitos fatores afetam a consolidação da fratura, incluindo a idade do paciente, o grau de mobilidade da fratura e seu suprimento sanguíneo
- A **consolidação tardia** se refere a uma fratura que está demorando mais para se consolidar do que o normalmente necessário para aquele local; a **consolidação viciosa** significa que a fratura está consolidando, mas de forma mecânica ou esteticamente inaceitável; a **não consolidação** é um diagnóstico radiológico que implica que há pouca ou nenhuma probabilidade de consolidação da fratura
- As **fraturas de coluna** são menos comuns do que as do esqueleto apendicular, mas têm implicações importantes em razão da possibilidade de lesão da medula espinal. A TC substituiu a radiografia convencional como modalidade de imagem em muitos casos de traumatismo da coluna vertebral
- Discutem-se os achados de uma fratura de Jefferson, fratura do enforcado, fratura por explosão, fratura de Chance e facetas bloqueadas; as duas primeiras são lesões autodescompressivas geralmente não associadas a déficit neurológico
- As **fraturas patológicas** são aquelas que ocorrem com traumatismos mínimos ou sem traumatismo em ossos que apresentavam uma anormalidade preexistente.

Como Reconhecer os Achados de Imagem de Traumatismos Torácicos

- O traumatismo é a principal causa de morte, hospitalização e incapacidade em norte-americanos de 1 ano a 45 anos de idade. Os principais achados de imagem do traumatismo torácico serão discutidos neste capítulo. A Tabela 25.1 resume algumas das lesões traumáticas discutidas em outros capítulos
- As lesões relacionadas com o traumatismo podem ser divididas entre os dois principais mecanismos que as produzem
  - O **traumatismo contuso** é geralmente decorrente de acidentes automobilísticos e o mais comum dos dois
  - O **traumatismo penetrante** é geralmente decorrente de esfaqueamentos acidentais ou criminosos e ferimentos por arma de fogo
  - A Tabela 25.2 mostra uma visão geral da investigação inicial por imagem feita para lesões penetrantes em várias partes do corpo
- Neste capítulo, discutem-se várias manifestações do traumatismo torácico, começando na periferia (parede torácica) e progredindo para o centro (aorta).

Tabela 25.1 Outras manifestações do traumatismo.

Lesão	Discutido no
Derrame pleural/hemotórax	Capítulo 8
Aspiração	Capítulo 9
Fraturas e luxações	Capítulo 24
Traumatismo raquimedular	Capítulo 24
Traumatismo abdominal e pélvico	Capítulo 26
Traumatismo cranioencefálico	Capítulo 27

Tabela 25.2 Avaliação inicial por imagem do traumatismo penetrante.

Parte do corpo	Modalidade de escolha
Cabeça	Tomografia computadorizada da cabeça sem e, então, possivelmente com contraste
Pescoço	Geralmente é realizada a TC primeiro (radiografias simples usadas com menos frequência), seguida por angiotomografia, se houver suspeita de danos aos vasos do pescoço
Tórax	Realizam-se primeiro radiografias de tórax; em seguida, uma tomografia computadorizada de tórax como acompanhamento em quase todos os pacientes, exceto naqueles hemodinamicamente instáveis
Abdome	A TC de abdome é o exame de escolha para identificar e avaliar a gravidade da lesão de órgãos viscerais

TRAUMATISMO TORÁCICO

- As lesões torácicas em pacientes traumatizados são **muito comuns** e responsáveis por uma em cada quatro mortes relacionadas com um traumatismo. A esmagadora maioria dos traumatismos torácicos resulta de acidentes automobilísticos.

TRAUMATISMO À PAREDE TORÁCICA

Fraturas de costelas

- As **fraturas de costelas são sequelas comuns** do traumatismo torácico contuso. A morbidade e a mortalidade associadas a esse traumatismo aumentam proporcionalmente à **quantidade** de costelas fraturadas. A gravidade da lesão visceral subjacente em geral é mais importante do que as fraturas em si, mas sua presença pode fornecer pistas para uma patologia insuspeita

> **Pontos importantes**
>
> - As fraturas das **três primeiras costelas** são relativamente incomuns e, se ocorrerem depois de um traumatismo contuso, **indicam uma quantidade de força suficiente** para produzir outras lesões internas (Figura 25.1).

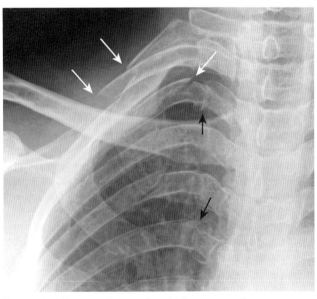

Figura 25.1 Fraturas de costelas. As fraturas manifestam-se como radiolucências lineares nas costelas e são mais fáceis de detectar quando suas extremidades estão deslocadas (*setas brancas*). Não confunda as junções costovertebrais normais (*setas pretas*) perto da coluna vertebral com fraturas.

- As fraturas das **costelas 4 a 9 são comuns** e especialmente importantes se estiverem deslocadas (podem produzir pneumotórax) ou se houver duas fraturas em três ou mais costelas contíguas (**tórax instável**)
  - O **tórax instável** quase sempre é acompanhado por uma contusão pulmonar (ver mais adiante neste capítulo). Em razão da gravidade das lesões às quais geralmente está associado, tem mortalidade significativa (Figura 25.2)
- As fraturas das **costelas 10 a 12** podem indicar a presença de **traumatismo subjacente ao fígado** (lado direito) ou ao **baço** (lado esquerdo), especialmente se estiverem deslocadas (Vídeo 25.1)
- Em caso de traumatismo leve, **não é incomum que as fraturas de costela sejam indetectáveis no exame inicial**, tornando-se visíveis apenas várias semanas depois do início da formação do calo.

Enfisema subcutâneo

- O **ar** pode se **estender aos tecidos moles do pescoço, do tórax e das paredes abdominais** a partir do mediastino ou pode dissecar os tecidos subcutâneos a partir de um dreno de toracotomia ou de uma lesão penetrante na parede torácica
- **A dissecção do ar ao longo dos feixes musculares** produz uma **aparência estriada semelhante a um pente** que se sobrepõe ao pulmão subjacente, muitas vezes dificultando a avaliação dos pulmões por radiografia convencional (Figura 25.3)

- Embora possa apresentar uma aparência de imagem marcante, **o enfisema subcutâneo por si só geralmente não produz efeitos clínicos graves**
- Dependendo do volume de ar subcutâneo presente, pode levar de **vários dias** a **1 semana** ou mais para que o ar seja reabsorvido.

ANORMALIDADES PLEURAIS: PNEUMOTÓRAX

Causas de pneumotórax

- **Espontâneo**
  - O pneumotórax espontâneo é comum e costuma se desenvolver a partir da ruptura de uma **vesícula** ou **de uma bolha apical** subpleural. Caracteristicamente ocorre em **homens altos e magros entre 20 e 40 anos de idade**. O traumatismo não é um pré-requisito para um pneumotórax espontâneo
- **Traumático**
  - O traumatismo é a **causa mais comum** de **pneumotórax, seja acidental ou iatrogênico**. Ele pode se dar:
    - Através da parede torácica (p. ex., ferimento por arma branca)
    - Interno (p. ex., ruptura de um brônquio em um acidente automobilístico)
    - Iatrogênico (p. ex., depois de uma tentativa de inserção de cateter venoso central)
- **Doenças que diminuem a complacência pulmonar**
  - Doença fibrótica crônica (p. ex., granuloma eosinofílico ou enfermidades como a doença da membrana hialina em lactentes)
- **Ruptura de um alvéolo ou bronquíolo** (p. ex., asma brônquica).

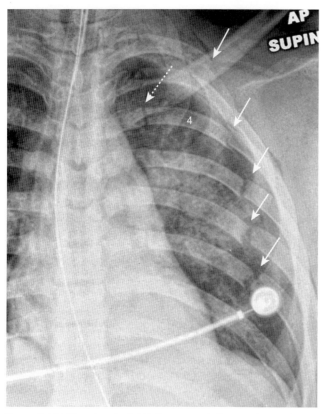

Figura 25.2 Tórax instável. Há duas ou mais fraturas (a *seta branca tracejada* mostra a segunda fratura na costela 4) presentes em mais de três costelas contíguas (*setas brancas contínuas*) neste paciente atropelado por um automóvel. A doença alveolar no pulmão esquerdo é uma contusão pulmonar subjacente, que quase sempre acompanha um tórax instável.

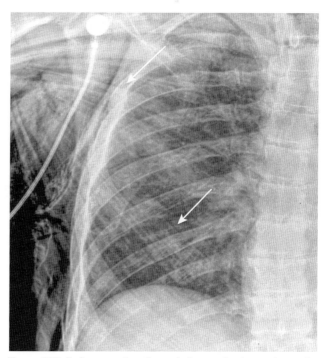

Figura 25.3 Enfisema subcutâneo. A dissecação do ar ao longo dos feixes musculares produz esta aparência estriada característica (*setas brancas*). Embora marcante radiograficamente, o enfisema subcutâneo por si só em geral não produz efeitos clínicos graves.

Tipos de pneumotórax

- O pneumotórax pode ser classificado como **primário** (*i. e.*, que ocorre no que parece ser um pulmão normal [o **pneumotórax espontâneo** é um exemplo]) ou **secundário** (*i. e.*, aquele que ocorre em um pulmão doente [como no **enfisema pulmonar**])
- O pneumotórax também foi classificado com base na presença ou ausência de um **"desvio" das estruturas móveis do mediastino, como o coração e a traqueia**
    - **Pneumotórax simples**: geralmente **sem desvio das estruturas mediastinais** (Figura 25.4)
    - **Pneumotórax hipertensivo**: há **desvio das estruturas mediastinais afastando-se do lado do pneumotórax**, frequentemente associado a um comprometimento cardiopulmonar (Figura 25.5).

Pneumotórax hipertensivo

- A perda progressiva do ar no espaço pleural por meio de um mecanismo de válvula unilateral pode causar um desvio das estruturas cardíacas e mediastinais **para longe** do lado do pneumotórax. O ar pode estar entrando por uma fenda na pleura parietal ou na pleura visceral ou pela árvore traqueobrônquica
- O aumento contínuo **da pressão intratorácica pode levar ao comprometimento cardiopulmonar** ao **prejudicar o retorno venoso ao coração**
- Além de um desvio das estruturas móveis do mediastino **para longe** do lado do pneumotórax, pode haver **inversão do hemidiafragma** (especialmente no lado esquerdo) e **achatamento do contorno do coração no lado sob tensão**

- **Nunca** deve haver um desvio das estruturas cardíacas ou mediastinais **em direção** ao lado de um pneumotórax
- A pergunta "**Qual é o tamanho do pneumotórax?**" é muito comum, mas o problema real é "Este paciente precisa de um dreno de tórax para drenar o pneumotórax?". O Boxe 25.1 resume a resposta.

MODALIDADES DE IMAGEM USADAS PARA DIAGNOSTICAR PNEUMOTÓRAX

Pneumotórax: radiografias convencionais

- Um **pneumotórax ocorre quando o ar entra no espaço pleural**
    - A pressão negativa normalmente presente no espaço pleural aumenta mais do que a pressão intra-alveolar, e o pulmão entra em colapso

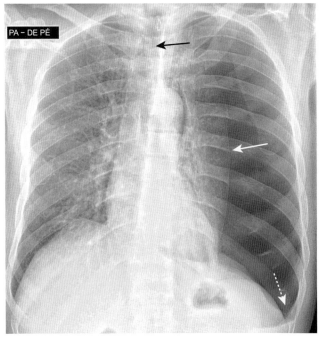

Figura 25.5 Grande pneumotórax hipertensivo no lado esquerdo. Neste paciente com pneumotórax espontâneo, o pulmão esquerdo está quase totalmente colapsado (*seta branca contínua*) e há um desvio da traqueia (*seta preta contínua*) e do coração para o lado direito. O hemidiafragma esquerdo está deprimido por causa da pressão intratorácica esquerda elevada (*seta branca tracejada*).

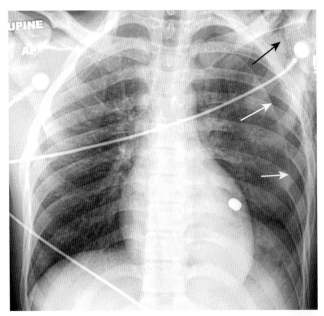

Figura 25.4 Pneumotórax simples sem desvio. Há um grande pneumotórax do lado esquerdo (*setas brancas*), sem desvio do coração ou da traqueia para o lado direito. Há enfisema subcutâneo na região do ombro esquerdo (*seta preta*). É possível determinar por que o paciente teve todos esses achados? Sim, há um projétil de arma de fogo sobreposto ao coração (contudo, na TC pode-se observar que ele estava posterior ao coração, no lobo inferior esquerdo).

Boxe 25.1 Qual é o tamanho do pneumotórax?

- As medidas de tamanho do pneumotórax nas radiografias convencionais têm fraca correlação com seu tamanho real mostrado pelas tomografias computadorizadas
- Existe fraca correlação entre o tamanho do pneumotórax e o grau de comprometimento clínico
- **A regra dos 2 cm**: se a distância entre a margem do pulmão e a parede torácica no ápice for < 2 cm, geralmente não é necessário um dreno de tórax; já uma distância > 2 cm geralmente requer um dreno de tórax
- A avaliação da condição clínica do paciente é o mais importante para determinar se é necessário um dreno de tórax.

- A pleura parietal permanece na superfície interna da parede torácica, mas a pleura visceral se retrai em direção ao hilo anexo ao pulmão em colapso
  - A **pleura visceral se torna visível como uma linha branca fina** delineada por ar em ambos os lados, marcando a borda externa do pulmão e indicando a presença do pneumotórax. A pleura visceral visível é chamada de **linha branca pleural visceral**, ou simplesmente **linha pleural visceral**

> **Pontos importantes**
>
> - Deve-se ser capaz de **identificar a linha pleural visceral** (Figura 25.6) para **fazer o diagnóstico definitivo de um pneumotórax**.

- Mesmo quando o pulmão colapsa, ele tende a manter sua forma usual de lua cheia, de modo que a curvatura da **linha pleural visceral fica paralela à curvatura da parede torácica**; ou seja, a linha pleural visceral é **convexa para fora em direção à parede torácica** (Figura 25.7)
  - A maior parte das outras densidades lineares que **mimetizam** um pneumotórax não demonstra essa relação espacial com a parede torácica
- Em geral, mas nem sempre, há **ausência de traumatismo pulmonar periférico à linha pleural visceral**

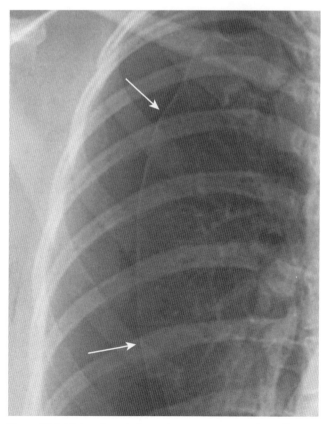

Figura 25.6 Linha pleural visceral em um pneumotórax. Deve-se visualizar a linha pleural visceral para se dar um diagnóstico definitivo de pneumotórax (*setas brancas*). As pleuras visceral e parietal não costumam ser visíveis, estando ambas normalmente adjacentes à parede torácica.

> **! Armadilhas no diagnóstico**
>
> - As **aderências pleurais** podem manter parte, mas não toda, da pleura visceral aderida à pleura parietal, mesmo na presença de um pneumotórax. Nas radiografias convencionais, pode ser possível visualizar uma trama pulmonar na frente ou atrás do pneumotórax e negligenciar a presença de um pneumotórax porque a trama pulmonar parece se estender até a parede torácica (Figura 25.8)
>   - A **ausência** de traumatismo pulmonar por **si só não é suficiente** para o **diagnóstico de pneumotórax, tampouco a presença de traumatismo pulmonar** distal à **linha pleural visceral é suficiente para eliminar a possibilidade de um pneumotórax**.

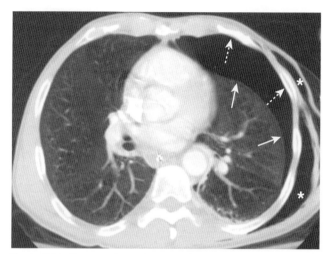

Figura 25.7 Pneumotórax visto na TC. Conforme o pulmão colapsa, ele tende a manter sua forma usual, de modo que a curvatura da linha pleural visceral (*setas brancas contínuas*) fica paralela à curvatura da parede torácica (*setas brancas tracejadas*). Este paciente também tem **enfisema subcutâneo** – ar nos tecidos moles – na parede lateral esquerda do tórax (*asteriscos brancos*). Ele foi esfaqueado por um ex-amigo.

- A **presença de uma interface hidroaérea no espaço pleural** é, por definição, uma indicação de que existe um pneumotórax (ver Figura 8.16)
  - Para obter mais informações sobre como reconhecer um **hidropneumotórax**, consultar **Capítulo 8**
- Em decúbito dorsal, o ar em um pneumotórax relativamente grande pode se acumular anterior e inferiormente no tórax e se manifestar **deslocando o seio costofrênico inferiormente** enquanto, ao mesmo tempo, produz **aumento na radiolucência desse seio costofrênico**. Isso é chamado de **sinal do seio profundo** e é uma evidência presuntiva da presença de um pneumotórax em uma radiografia de tórax em decúbito dorsal (Figura 25.9)
- Os principais sinais para o reconhecimento de um pneumotórax estão resumidos no Boxe 25.2.

Armadilhas para o diagnóstico incorreto de pneumotórax

- Várias armadilhas podem levar ao diagnóstico equivocado de pneumotórax.

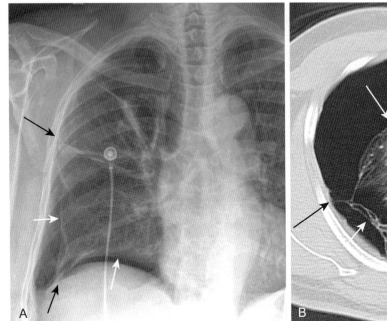
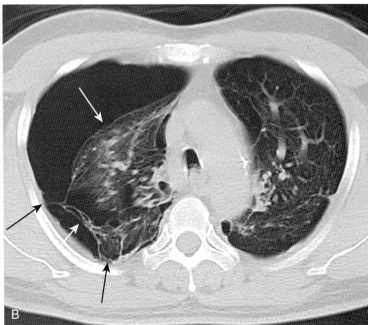

Figura 25.8 Pneumotórax com aderências pleurais. A. Há um pneumotórax (*setas brancas*) impedido o pulmão de colapsar pelas aderências pleurais (*setas pretas*). **B.** Em uma TC, as aderências pleurais (*setas pretas*) são vistas prendendo o pulmão parcialmente colapsado (*setas brancas*) à pleura parietal. As aderências costumam resultar de infecção prévia ou sangue no espaço pleural.

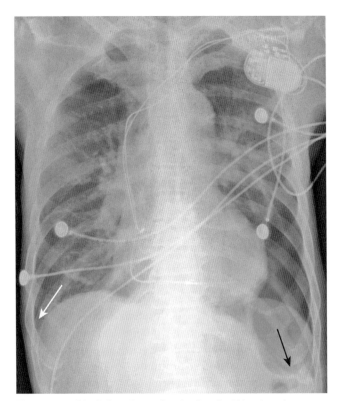

Figura 25.9 Sinal do seio profundo. Em decúbito dorsal, o ar em um pneumotórax relativamente grande pode se acumular anterior e inferiormente no tórax, produzindo aumento da radiolucência do seio costofrênico lateral (*seta preta*). Isso é chamado de **sinal do seio profundo** e é um sinal de pneumotórax em uma radiografia em decúbito dorsal. Observe o quanto o seio costofrênico esquerdo aparece muito mais abaixo do que o seio direito (*seta branca*).

Boxe 25.2 Como reconhecer um pneumotórax: sinais a serem observados.

- Visualização da **linha pleural visceral** – obrigatória para o diagnóstico
- Curva convexa da linha pleural visceral paralela ao contorno da parede torácica
- Ausência de trama pulmonar distal à linha pleural visceral (na maior parte das vezes)
- **Sinal do seio profundo** de um seio costofrênico desviado inferiormente visto no tórax em decúbito dorsal
- Presença de uma interface hidroaérea no espaço pleural.

! Armadilhas no diagnóstico

- **Armadilha 1: ausência de trama pulmonar confundida com um pneumotórax**
  - A simples ausência de trama pulmonar não é suficiente para justificar o diagnóstico de pneumotórax, pois há outras doenças que produzem esse achado
  - Essas doenças incluem
    - **Doença bolhosa do pulmão** (Figura 25.10)
    - **Grandes cistos no pulmão**
    - **Embolia pulmonar**, que pode levar à falta de perfusão e, portanto, a uma diminuição na quantidade de vasos visíveis em uma parte específica do pulmão (**sinal de Westermark de oligoemia**)
  - Em nenhuma dessas doenças o tratamento costuma incluir a inserção de um dreno de tórax; na verdade, a inserção de um dreno de tórax em uma bolha pode efetivamente **produzir** um pneumotórax intratável
  - **Solução**: observar o contorno da estrutura que se acredita ser a linha pleural visceral. Ao contrário da margem de uma bolha, a **linha pleural visceral** será **convexa para fora** em direção à parede torácica e **ficará paralela à curva da parede torácica** (Figura 25.11). Em caso de dúvida, considerar realizar uma TC do tórax

(*continua*)

CAPÍTULO 25 Como Reconhecer os Achados de Imagem de Traumatismos Torácicos

> **!** **Armadilhas no diagnóstico (*continuação*)**
>
> - **Armadilha 2: confundir uma dobra de pele com um pneumotórax**
>   - Quando o paciente se deita diretamente sobre o cassete radiográfico (como para uma radiografia portátil em decúbito dorsal), uma **prega de pele** pode ficar presa entre suas costas e a superfície do cassete. Isso é chamado de **dobra cutânea**
>   - Uma dobra cutânea pode produzir uma **borda** na posição esperada para a linha pleural visceral que **pode, de fato, estar paralela à parede torácica**, exatamente como seria esperado para a linha pleural visceral em um pneumotórax (Figura 25.12)
>   - **Solução**: ao contrário da linha branca fina da pleura visceral, as **dobras cutâneas produzem uma faixa branca relativamente espessa de densidade**
> - **Armadilha 3: confundir a borda medial da escápula com um pneumotórax**
>   - Normalmente, o paciente é colocado em **posição ortostática** para a radiografia de tórax em PA, de modo que as escápulas ficam retraídas lateralmente à margem externa da caixa torácica; isso evita que a margem medial da escápula se sobreponha aos campos pulmonares
>   - A maior parte dos pacientes traumatizados é submetida a radiografias de tórax em decúbito dorsal. Nas radiografias em **decúbito dorsal**, a **borda medial das escápulas pode se sobrepor aos lobos superiores** e **mimetizar a linha pleural visceral** de um pneumotórax (Figura 25.13)
>   - **Solução**: antes de diagnosticar um pneumotórax, certificar-se de **traçar os contornos da escápula** no lado em questão e identificar sua borda medial como sendo distinta do pneumotórax em suspeição.

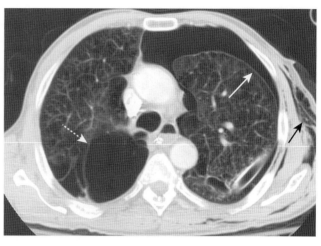

Figura 25.11 Doença bolhosa à direita; pneumotórax à esquerda. Este corte axial de uma TC de tórax mostra as diferentes aparências de uma doença bolhosa, vista à direita como uma radiolucência cística arredondada (*seta branca tracejada*), e à esquerda um pneumotórax com sua borda convexa, paralela à parede torácica (*seta branca contínua*). Este paciente também apresenta enfisema subcutâneo à esquerda (*seta preta contínua*).

Pneumotórax: TC de tórax

- Na atualidade, a TC de tórax essencialmente substituiu a radiografia convencional isolada em casos de forte suspeita clínica de pneumotórax não evidenciado em radiografias convencionais. A **TC é capaz de detectar volumes muito pequenos de ar no espaço pleural** (Figura 25.14).

Pneumotórax: outras técnicas de imagem

- **Ultrassonografia** (ver Capítulo 20)
- **Radiografias de tórax em decúbito**
  - Como o ar sobe até o ponto mais alto do corpo, as radiografias em decúbito lateral do tórax com o lado afetado "para cima" e o feixe de raios X direcionados horizontalmente (paralelos ao chão) são capazes de detectar um pequeno pneumotórax não visto em decúbito dorsal. Esse método pode ser útil na demonstração de um pneumotórax em um lactente
- Algumas vezes são realizadas **radiografias tardias** cerca de **6 horas após uma lesão penetrante** no tórax em pacientes nos quais nenhum pneumotórax é visível no exame inicial em razão do aparecimento ocasional de um pneumotórax traumático tardio.

ANOMALIAS DO PARÊNQUIMA PULMONAR RELACIONADAS A UM TRAUMATISMO

Contusões pulmonares

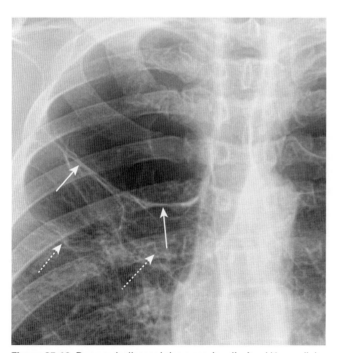

Figura 25.10 Doença bolhosa: lobo superior direito. Há uma linha branca fina visível nesta imagem aproximada do lobo superior direito (*setas brancas contínuas*) e pouca trama pulmonar periférica a ela. Ao contrário da linha pleural visceral de um pneumotórax, essa linha branca é convexa **em relação** à parede torácica, e não paralela à curvatura da parede torácica. Esta é a aparência clássica de uma **bolha** em um paciente com enfisema pulmonar. As paredes de várias outras bolhas são visíveis neste paciente (*setas brancas tracejadas*). Em raras ocasiões, as bolhas podem crescer a ponto de tornar o hemitórax aparentemente desprovido de tecido pulmonar visível (**síndrome do desaparecimento do pulmão**).

- As contusões pulmonares são as complicações parenquimatosas **mais frequentes** do **traumatismo torácico contuso**. Elas representam uma **hemorragia no pulmão**, geralmente no ponto de impacto

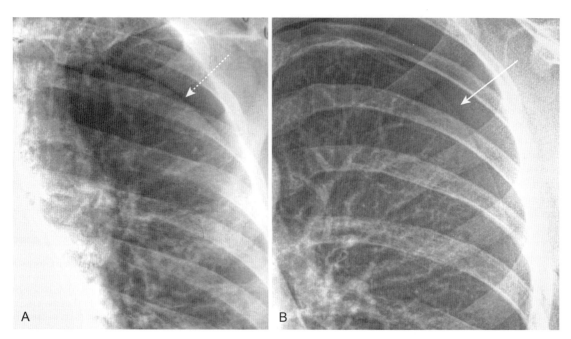

Figura 25.12 Dobra de pele mimetizando um pneumotórax e um pneumotórax verdadeiro. **A.** Quando os pacientes se deitam diretamente no cassete radiográfico como fariam para uma radiografia portátil em decúbito dorsal, uma dobra de pele pode produzir uma **borda** (*seta branca tracejada*) na posição esperada para um pneumotórax; essa borda pode, de fato, estar paralela à parede torácica, produzindo exatamente a aparência esperada para um pneumotórax. **B.** Enquanto as dobras cutâneas produzem bandas de densidade branca relativamente espessas, este outro paciente apresenta a linha branca fina da pleura visceral (*seta branca contínua*). Uma dobra de pele produz uma **borda**, enquanto a pleura visceral produz uma **linha**.

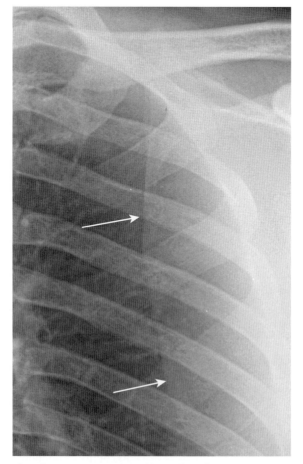

Figura 25.13 Borda da escápula mimetizando um pneumotórax. Nas radiografias em decúbito dorsal, a borda medial da escápula (*setas brancas*) frequentemente se sobrepõe ao campo pulmonar superior, podendo mimetizar a linha pleural visceral de um pneumotórax. Antes de diagnosticar um pneumotórax, certifique-se de ser possível identificar a borda medial da escápula como sendo distinta do pneumotórax em suspeição.

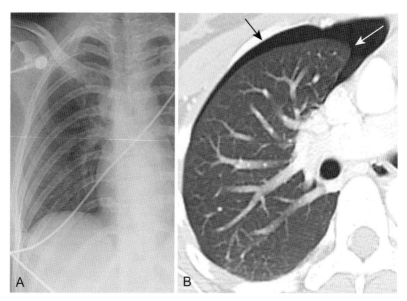

Figura 25.14 Pneumotórax observado apenas na TC. **A.** Esta imagem aproximada do pulmão direito não mostra evidências de pneumotórax. **B.** A TC realizada no mesmo paciente mostra ar no espaço pleural (*seta preta*), com o pulmão e a pleura visceral retraídos da parede torácica (*seta branca*) por um pequeno pneumotórax. Em grande parte das vezes é impossível realizar uma radiografia de tórax em posição ortostática em um paciente traumatizado. O pneumotórax menor pode ser visível apenas em uma TC de tórax.

> **Pontos importantes**
>
> - **Como reconhecer uma contusão pulmonar:**
>   - **O histórico de traumatismo** é de **suma importância**, já que as contusões se manifestam como uma **doença alveolar indistinguível de outras doenças alveolares**, como uma pneumonia ou aspiração
>   - A contusão tende a se **localizar perifericamente** e no geral **ocorre no ponto de impacto máximo**. Não costuma haver **broncograma aéreo**, pois o sangue preenche os brônquios e os espaços aéreos (Figura 25.15).

- Classicamente, as contusões **aparecem dentro de 6 horas após o traumatismo** e, como o sangue nos espaços aéreos tende a ser reabsorvido rapidamente, **desaparecem dentro de 72 horas**, muitas vezes mais cedo

- A doença alveolar que **persiste por mais de 72 horas** deve **levantar a suspeita** de outro processo, como **aspiração, pneumonia ou laceração pulmonar**.

Lacerações pulmonares (hematoma pulmonar ou pneumatocele traumática)

- Os hematomas pulmonares resultam de uma **laceração do parênquima pulmonar** e, como tal, podem acompanhar um **traumatismo contuso** mais grave ou um **traumatismo torácico penetrante**
- Uma laceração pulmonar também é chamada de **pneumatocele traumática** ou **hematoma**
- Às vezes, são mascarados pela doença alveolar de uma contusão pulmonar circundante, pelo menos nos primeiros dias até a contusão ser resolvida

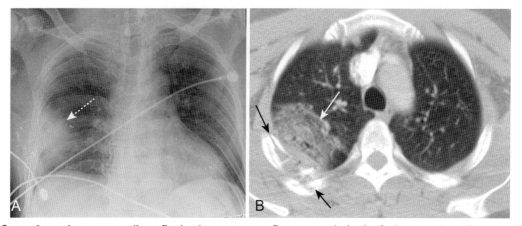

Figura 25.15 Contusões pulmonares, radiografia de tórax e tomografia computadorizada. **A.** As contusões pulmonares tendem a estar localizadas perifericamente e no geral ocorrem no ponto de impacto máximo (*seta branca tracejada*). Não costumam conter broncograma aéreo. **B.** Este outro paciente, um passageiro sem cinto de segurança envolvido em um acidente automobilístico, também apresenta uma grande contusão (*seta branca contínua*), associada a múltiplas fraturas de costelas (*setas pretas contínuas*).

Pontos importantes

- **Como reconhecer uma laceração pulmonar**
  - Sua **aparência** dependerá de **conter ou não sangue** e, se contiver, a **quantidade de sangue** que preenche a laceração
    - Se estiver **completamente cheia de sangue**, a aparência será de **massa** contínua, geralmente **ovoide**
    - Se estiver **parcialmente cheia de sangue e parcialmente cheia de ar**, pode conter um **nível hidroaéreo** ou apresentar um **sinal de meia-lua** quando o sangue começar a formar um coágulo e se separar da parede da laceração
    - Se estiver **completamente cheia de ar**, parecerá como uma **estrutura cística contendo ar** no pulmão (Figura 25.16).

- Ao contrário das contusões pulmonares, que desaparecem rapidamente, as **lacerações pulmonares**, em especial se estiverem cheias de sangue, **podem levar semanas ou meses para desaparecerem por completo.**

Enfisema pulmonar intersticial

- Quando a pressão ou o volume no alvéolo se torna suficientemente elevado, o **alvéolo pode se romper**, causando extravasamento extra-alveolar de ar
- Esse ar extra-alveolar pode seguir dois caminhos principais:
  - Se o alvéolo estiver próximo de uma superfície pleural, o **ar pode extravasar para fora do espaço pleural e criar um pneumotórax**
  - Ou o ar pode **seguir retrogradamente ao longo dos feixes broncovasculares no pulmão até o mediastino,** depois para o pescoço e para fora dos tecidos subcutâneos do tórax e da parede abdominal. Pode acontecer de o ar descer para o abdome e para o retroperitônio
  - Também é possível que o ar seja, ao mesmo tempo, dissecado **no espaço pleural** e retrogradamente ao longo das **bainhas broncovasculares**
- O ar que segue retrogradamente em direção ao hilo o faz ao longo **do tecido conjuntivo perivascular do pulmão,** formando **pequenas coleções císticas** de ar extra-alveolar que **dissecam retrogradamente ao longo das bainhas broncovasculares** até os hilos. Quando o ar extra-alveolar está restrito à rede intersticial do pulmão, é denominado **enfisema pulmonar intersticial** ou **enfisema intersticial perivascular**
- Presumivelmente por causa do tecido conjuntivo frouxo nos pulmões de crianças e adultos jovens, o enfisema pulmonar intersticial tem **maior probabilidade de ocorrer** em indivíduos **com menos de 40 anos**
- **A ventilação mecânica aumenta o risco** de desenvolvimento de enfisema pulmonar intersticial. Sua formação **anuncia um risco significativo para o aparecimento iminente de um pneumotórax,** frequentemente em questão de algumas horas ou dias
- Outras causas de aumento da pressão intra-alveolar e ruptura incluem a asma brônquica e o barotraumatismo
- **O enfisema pulmonar intersticial pode não ser reconhecível** nas radiografias convencionais, porque as **coleções de ar são pequenas** e geralmente há uma **quantidade considerável de doença coexistente** no pulmão que o obscurece. Pode, entretanto, ser mais visível nas TC de tórax (Figura 25.17).

Pneumomediastino

- **Cerca de um em cada três pacientes** com **enfisema pulmonar intersticial desenvolverá pneumomediastino** (mais de três em cada quatro desenvolvem pneumotórax). O pneumomediastino pode ocorrer no traumatismo porque o ar segue retrogradamente ao longo dos feixes broncovasculares até entrar no mediastino

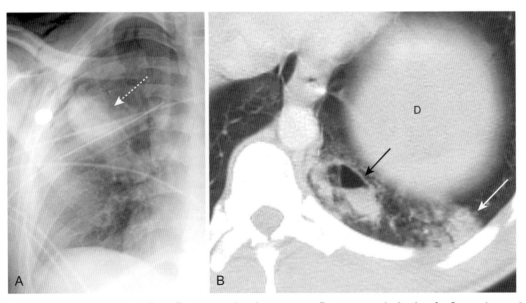

Figura 25.16 Lacerações pulmonares: radiografia convencional e tomografia computadorizada. **A**. Se as lacerações estiverem completamente cheias de sangue, assumirão a aparência de massa ovoide (seta branca tracejada). **B**. Se estiverem parcialmente cheias de sangue e parcialmente cheias de ar, podem conter um nível hidroaéreo visível (seta preta). Ao contrário da contusão pulmonar vizinha (seta branca contínua), as lacerações pulmonares podem levar semanas ou meses para desaparecerem por completo, em especial se estiverem cheias de sangue. Observa-se nesta imagem o topo do hemidiafragma esquerdo (D).

CAPÍTULO 25 Como Reconhecer os Achados de Imagem de Traumatismos Torácicos

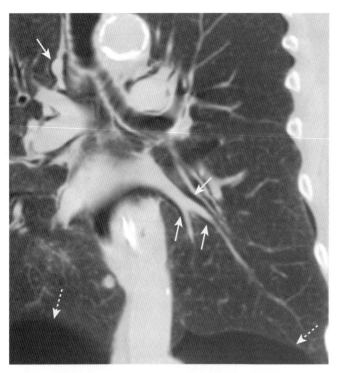

Figura 25.17 Enfisema pulmonar intersticial. Esta TC coronal reformatada do tórax mostra ar (*setas brancas contínuas*) ao redor das artérias pulmonares (estruturas ramificadas brancas) no pulmão. Esse ar surgiu de um alvéolo rompido em um paciente com asma brônquica e está voltando para o hilo, onde também produziu pneumomediastino e enfisema subcutâneo. Este paciente também tem um pneumotórax basilar bilateral (*setas brancas tracejadas*).

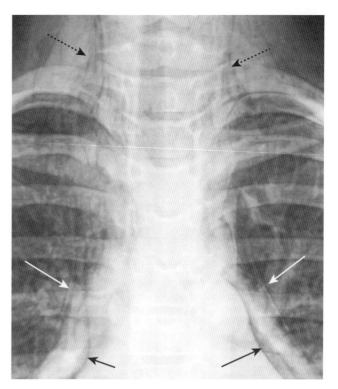

Figura 25.18 Pneumomediastino, pneumopericárdio e enfisema subcutâneo. Este paciente com asma brônquica desenvolveu pneumomediastino espontâneo, provavelmente por ruptura de um alvéolo seguida pela formação de um enfisema pulmonar intersticial. O ar retornou ao hilo e depois ao mediastino, onde produziu densidades lineares brancas com listras (*setas brancas contínuas*) que se estendem até o pescoço. No pescoço, há um enfisema subcutâneo (*setas pretas tracejadas*). Em adultos, o ar em geral não entra no pericárdio, exceto por penetração direta; portanto, é um tanto incomum que este paciente também tenha desenvolvido pneumopericárdio (*setas pretas contínuas*).

- Também pode haver desenvolvimento de pneumomediastino **quando há perfuração de uma víscera contendo ar que se encontra no interior do mediastino,** como o esôfago ou a árvore traqueobrônquica
    - Com o aumento da pressão intraesofágica por vômito ou ânsia de vômito na **síndrome de Boerhaave,** pode ocorrer **ruptura do esôfago distal,** geralmente a parede posterolateral esquerda
    - A **ruptura da árvore traqueobrônquica** é mais frequentemente **secundária a um traumatismo significativo,** seja **iatrogênico,** como durante uma **intubação** traumática, ou **acidental,** como em um ferimento penetrante ou traumatismo contuso grave.

 Pontos importantes

- Achados radiográficos no pneumomediastino:
    - **Radiolucência em faixa linear,** associada a uma **linha branca fina paralela à borda esquerda do coração**
    - **Faixa de ar delineando os grandes vasos** (aorta, veia cava superior, artérias carótidas)
    - Faixas lineares de ar **paralelas à coluna vertebral** no tórax superior que se estendem até pescoço e contornam o esôfago e a traqueia (Figura 25.18)
    - **Sinal do diafragma contínuo**: no pneumomediastino, o ar pode contornar a porção central do diafragma abaixo do coração, produzindo uma superfície superior contínua do diafragma, a qual se estende de uma parede lateral do tórax até a outra (Figura 25.19)

Pneumopericárdio

- **O pneumopericárdio geralmente ocorre em razão de lesões penetrantes diretas** no pericárdio, causadas de **maneira iatrogênica** (durante uma cirurgia cardíaca) **ou acidental** (por traumatismo penetrante). Ele é **mais comum em pacientes pediátricos** do que em adultos e pode se desenvolver em neonatos com doença da membrana hialina
- É **raro que o ar do espaço pleural entre no pericárdio**, exceto naqueles que têm um defeito pericárdico, como uma "janela" cirúrgica incisada no pericárdio, que possibilita a livre troca entre os espaços pleural e pericárdico

 Pontos importantes

- O pneumopericárdio produz uma faixa **contínua radiolucente que circunda o coração,** delimitado pela camada parietal pericárdica, a qual **se estende não mais alto do que a raiz dos grandes vasos** (correspondendo ao nível da artéria pulmonar principal) (Figura 25.20)
    - O **pneumomediastino**, por sua vez, **estende-se** acima da raiz dos grandes vasos até a porção mais superior do tórax.

- Geralmente é necessária uma TC para evidenciar os achados de um pneumopericárdio.

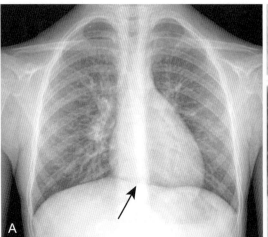
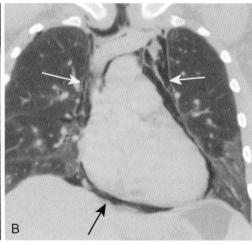

Figura 25.19 Sinal do diafragma contínuo no pneumomediastino. **A**. A porção central do diafragma em geral não é visível, porque é obscurecida pelo coração, que tem a mesma densidade de partes moles do diafragma nas radiografias. Quando há entrada de ar no mediastino, todo o diafragma sob o coração pode se tornar visível (seta preta). Isso é chamado de **sinal do diafragma contínuo**. **B**. Neste outro paciente, uma TC coronal reformatada de tórax mostra o pneumomediastino delineando a porção central do diafragma (seta preta) e o restante do pneumomediastino estendendo-se superiormente aos grandes vasos (setas brancas).

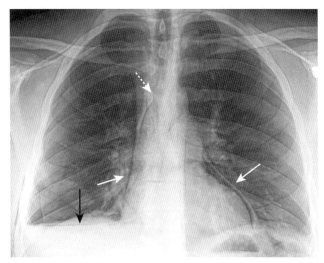

Figura 25.20 Pneumopericárdio. Este paciente teve um traumatismo torácico penetrante. Há um pneumopericárdio, evidenciado pelo pericárdio parietal visível (setas brancas contínuas), delineando o ar ao redor do coração no espaço pericárdico. Observe como o ar não se estende acima da reflexão da aorta e da artéria pulmonar principal (seta branca tracejada), como aconteceria em um pneumomediastino. Há também um hemopneumotórax do lado direito, conforme evidenciado pelo nível hidroaéreo no hemitórax direito (seta preta contínua).

TRAUMATISMO DA AORTA

- O traumatismo da aorta costuma ser decorrente de **lesões em desaceleração em acidentes automobilísticos.** Embora as taxas de sobrevida estejam melhorando, a **maior parte dos pacientes** com ruptura da aorta torácica **morre antes de chegar ao hospital**, e, entre aqueles que sobrevivem a uma lesão aórtica, a probabilidade de morte aumenta proporcionalmente ao tempo que a anormalidade permanece sem tratamento. Apenas aqueles com lacerações **incompletas** em que a **camada adventícia evita a exsanguinação** (produzindo um **pseudoaneurisma**) sobrevivem para serem submetidos a exames de imagem

> **▶ Pontos importantes**
>
> - O local mais comum de lesão é o **istmo da aorta**, que é a porção da **aorta imediatamente distal à origem da artéria subclávia esquerda.** As lesões por cinto de segurança podem envolver a aorta abdominal, mas elas são muito menos comuns do que as lesões por desaceleração na aorta torácica.

- Apenas uma cirurgia de emergência evitará que aproximadamente 50% dos pacientes com lesões contusas da aorta morram nas primeiras 24 horas se não forem tratados.

Como reconhecer um traumatismo da aorta

- Os **achados observados nas radiografias convencionais de tórax** são os mesmos discutidos na seção **Dissecção da aorta no Capítulo 12. Uma radiografia de tórax normal tem um valor preditivo negativo** relativamente **alto** para lesão aórtica; contudo, se a **radiografia de tórax tiver qualquer achado anormal,** as anormalidades costumam ser tão inespecíficas que a identificação de lesões aórticas requer exames de imagem adicionais
    - Pode haver **perda da sombra normal do botão aórtico, uma capa pleural apical esquerda de líquido ou sangue, um derrame pleural à esquerda ou um desvio da traqueia ou do esôfago para o lado direito** (Figura 25.21)
    - Na maioria das circunstâncias, as suspeitas de lesão aórtica são agora estudadas com TC, que possibilita a aquisição rápida de imagens em uma apneia e a aplicação de contraste oportuna na aorta (**angiotomografia**). Grande parte dos especialistas concorda que uma angiotomografia negativa elimina a necessidade da angiografia por cateter. Os achados da lesão aórtica **costumam ser sutis** e requerem experiência para serem reconhecidos, pois os pacientes com os achados mais óbvios podem não ter sobrevivido para realizar exames de imagem

CAPÍTULO 25 Como Reconhecer os Achados de Imagem de Traumatismos Torácicos

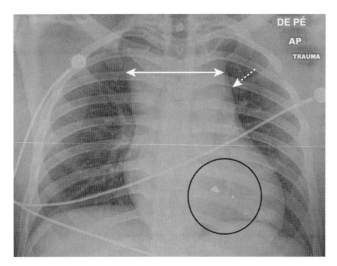

Figura 25.21 Hematoma mediastinal. Há "alargamento do mediastino" (*seta branca dupla*), um achado inexato na radiografia anteroposterior portátil de tórax em decúbito dorsal. É muito importante notar que a sombra do botão aórtico é obscurecida por algo de densidade de tecidos moles (*seta branca tracejada*). Como o paciente havia levado um tiro (fragmentos de projétil no *círculo preto*), esses achados levaram à solicitação de uma angiotomografia, que evidenciou um grande hematoma mediastinal.

- **Achados na TC de tórax com contraste** (Figura 25.22):
    - **Retalho da túnica íntima da aorta**. Defeito radiolucente na coluna de contraste da aorta decorrente de **laceração** nas túnicas íntima e média
    - **Anormalidades no contorno ou calibre**. Mudança abrupta no contorno regular ou no tamanho da aorta no local da lesão
    - **Hematoma periaórtico**. Delineamento de uma **coleção preenchida por contraste fora dos limites normais da aorta**, representando um pseudoaneurisma ou extravasamento
    - **Hematoma mediastinal**. Aumento da atenuação no mediastino em razão de mistura de sangue e gordura normal. Pode estar presente na ausência de lesão aórtica, provavelmente decorrente do traumatismo de pequenos vasos
    - **Hemopericárdio**. A presença de líquido de alta atenuação (*i. e.*, sangue) no saco pericárdico indica uma lesão grave na aorta ou no próprio coração
- Pacientes com achados de TC **duvidosos** podem precisar de um exame com cateter da aorta (**aortografia**).

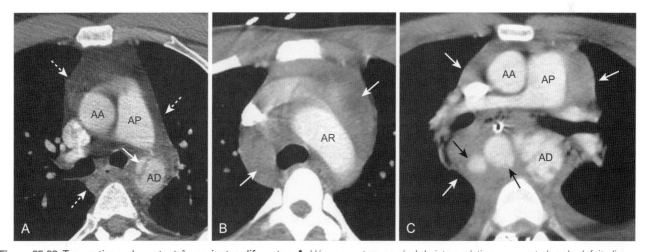

Figura 25.22 Traumatismo da aorta: três pacientes diferentes. **A**. Há uma ruptura no nível do istmo aórtico representada pelo defeito linear na parede da aorta descendente (*seta branca contínua*). Observa-se também um hematoma mediastinal (*setas brancas tracejadas*). **B**. Há um grande hematoma mediastinal (*setas brancas contínuas*). **C**. Existem hematomas periaórticos com sangue extravasado (*setas pretas*) e um grande hematoma mediastinal (*setas brancas contínuas*). AA, aorta ascendente; AR, arco da aorta; AD, aorta descendente; AP, artéria pulmonar.

Pontos a serem lembrados

- O traumatismo geralmente é dividido em **contuso** e **penetrante**. A maior parte das lesões traumáticas se deve a um traumatismo contuso, a maioria por acidentes automobilísticos
- As **fraturas de costelas** podem indicar lesões internas mais graves, como lacerações do fígado, do baço ou pneumotórax. A maior parte ocorre nas costelas 4 a 9
- Um **tórax instável** é definido como aquele em que há pelo menos duas fraturas em três costelas contíguas. Está associado a morbidade e mortalidade significativas
- O **enfisema subcutâneo** pode produzir achados marcantes, mas amplamente insignificantes do ponto de vista clínico. Ele anuncia a presença de uma anormalidade subjacente, mas em geral não requer tratamento
- Normalmente não há ar no espaço pleural; quando há, é denominado **pneumotórax**. Deve-se identificar a linha branca pleural visceral para diagnosticar um pneumotórax
- Deve-se atentar para as armadilhas que lembram um pneumotórax: **bolhas, dobras cutâneas** e a borda medial da **escápula**
- **Pneumotórax simples** é aquele sem desvio do coração ou de estruturas mediastinais móveis; a maior parte é simples
- O **pneumotórax hipertensivo** (geralmente associado a um comprometimento cardiorrespiratório) produz um desvio das estruturas cardíacas e mediastinais **para longe** do pneumotórax em virtude de um mecanismo de válvula unidirecional que possibilita que o ar entre no espaço pleural, mas não saia
- A maior parte dos casos de pneumotórax tem etiologia **traumática**, seja acidental ou iatrogênica
- As radiografias convencionais de tórax são ruins para estimar o tamanho de um pneumotórax; a TC é melhor. A avaliação mais importante a ser feita é a do estado clínico do paciente
- Além da radiografia de tórax convencional, outras maneiras de diagnosticar um pneumotórax incluem ultrassonografia, incidências em decúbito e imagens tardias. A TC continua sendo a base para a detecção de um pequeno pneumotórax
- As **contusões pulmonares** são a manifestação mais comum do traumatismo torácico contuso e representam uma hemorragia no pulmão, em geral no ponto de impacto. Elas classicamente desaparecem em poucos dias
- As **lacerações pulmonares** são lacerações no parênquima pulmonar que podem conter líquido ou ar. Sua presença pode passar despercebida em razão de uma contusão circundante, e normalmente levam mais tempo para desaparecer do que uma contusão
- O **enfisema pulmonar intersticial** resulta de um aumento na pressão intra-alveolar que, por sua vez, leva à ruptura de um alvéolo e à dissecção do ar retrogradamente para os hilos ao longo dos feixes broncovasculares; costuma ser difícil de visualizar
- O **pneumomediastino** pode ocorrer quando o ar retorna para o mediastino a partir de um alvéolo rompido ou da perfuração de uma víscera contendo ar, como o esôfago ou a traqueia; pode produzir o **sinal do diafragma contínuo** em uma radiografia de tórax em PA
- Para que ocorra um **pneumopericárdio**, geralmente é necessário que haja penetração direta do pericárdio, em vez da dissecção do ar por um pneumomediastino; pode ser difícil diferenciá-lo de um pneumomediastino, mas a chave é que o pneumopericárdio não se estende acima das raízes dos grandes vasos, enquanto o pneumomediastino se estende
- As **lesões aórticas** geralmente ocorrem no istmo, requerem reconhecimento rápido para melhor sobrevida e podem aparecer na TC com contraste como retalhos da túnica íntima, anormalidades de contorno ou hematomas.

Como Reconhecer os Achados de Imagem de Traumatismos Abdominais e Pélvicos

TRAUMATISMO DE ABDOME

- O papel das técnicas de imagem avançadas merece menção especial no traumatismo abdominal. A radiologia teve um impacto significativo na vida de pacientes traumatizados ao distinguir aqueles que poderiam ser tratados de maneira conservadora daqueles que precisariam de intervenções cirúrgicas ou de outros tratamentos, além de ajudar a direcionar a intervenção mais apropriada para aqueles que dela precisavam

Pontos importantes

- **A TC é o exame de escolha no traumatismo abdominal**
    - **O contraste intravenoso é sempre usado** (a menos que contraindicado) para identificar áreas desvascularizadas, hematomas ou extravasamento ativo de sangue ou urina extraluminal (depois de o contraste passar pelos rins) (Boxe 26.1)
        - Se também **for necessária uma TC de crânio**, ela deve ser **realizada antes** da injeção de contraste para o abdome
    - O **contraste oral** não costuma ser administrado. Já **contraste retal** é administrado ocasionalmente em traumatismos penetrantes em busca de lacerações intestinais
    - É sempre melhor consultar o radiologista para definir o exame que melhor atende às necessidades do paciente.

- Em alguns contextos emergenciais, usa-se uma ultrassonografia abdominal rápida em pacientes com traumatismo instável para avaliar se há hemoperitônio (exame FAST: consulte o Capítulo 20)
- Os órgãos sólidos mais comumente afetados no traumatismo abdominal **contuso** são (em ordem decrescente de frequência) o **baço, o fígado, o rim e a bexiga**. As lesões traumáticas a cada um desses órgãos serão discutidas a seguir.

Fígado

- O fígado é discutido primeiro porque, na verdade, é o órgão lesionado **com mais frequência ao considerar traumatismos penetrantes e contusos** juntos. Ele é o maior órgão intra-abdominal e tem uma posição fixa, o que o torna especialmente suscetível a lesões. As lesões no fígado são responsáveis pela **maior parte das mortes por traumatismo abdominal**
- O aspecto posterior do lobo direito é lesionado com maior frequência. A maior parte das lesões hepáticas está associada a sangue na cavidade peritoneal (**hemoperitônio**)
- **A TC com contraste é o exame de escolha.** Assim, devido a sua capacidade de demonstrar a natureza e a extensão do traumatismo, a maioria dos pacientes com traumatismo hepático agora é tratada de maneira conservadora e não requer cirurgia.

Boxe 26.1 Reações ao contraste e insuficiência renal.

- Os materiais de contraste intravenosos disponíveis na atualidade são soluções não iônicas de baixa osmolaridade que contêm alta concentração de iodo que circula pela corrente sanguínea, opacificam os tecidos e órgãos com alto fluxo sanguíneo, são absorvidos por raios X (e, portanto, aparecem "mais brancos" nas imagens) e, por fim, são excretados na urina pelos rins
- Em alguns pacientes (p. ex., aqueles com diabetes, desidratação, mieloma múltiplo) com função renal comprometida evidenciada por creatinina > 1,5, o contraste iodado pode produzir um efeito nefrotóxico, resultando em **necrose tubular aguda**. Embora geralmente reversível, em uma pequena parcela de pacientes com insuficiência renal subjacente, a disfunção renal pode piorar de modo permanente. Esse efeito está relacionado com a dose
- Os agentes de contraste iodados às vezes podem produzir efeitos colaterais leves, incluindo sensação de calor, náuseas, vômitos, irritação local no ponto de injeção, prurido e urticária, que no geral não requerem tratamento. As reações idiossincráticas e alérgicas ocasionais incluem prurido, urticária e irritação laríngea
- Pacientes com asma brônquica e aqueles com história de alergias graves ou reações anteriores ao contraste IV têm maior probabilidade de reações ao contraste (mas ainda assim muito baixa) e podem se beneficiar de esteroides, difenidramina e cimetidina administrados antes e/ou depois da injeção. A alergia prévia a mariscos não tem absolutamente **nenhuma** relação com as reações ao contraste iodado
- Em cerca de 0,01 a 0,04% de todos os pacientes, podem ocorrer reações graves e idiossincráticas ao contraste, que podem produzir broncospasmo intenso, edema laríngeo, colapso circulatório e, muito raramente, morte (1 em 200 mil a 300 mil casos).

Pontos importantes

- **Achados da TC no traumatismo hepático**
    - **Hematoma subcapsular.** Coleções de líquido de formato lenticular que tomam a forma do contorno externo do fígado, mas que achatam com frequência o parênquima hepático adjacente. A maior parte ocorre anterolateralmente sobre o lobo hepático direito (Figura 26.1A)
    - **Lacerações.** Achado mais comum. Defeitos irregularmente marginados, de baixa atenuação, lineares ou ramificados, em geral na periferia. "Fratura" é um termo que tem sido usado para descrever uma laceração que avulsiona uma seção do fígado (Figura 26.1B)
    - **Hematomas intra-hepáticos.** Lesões focais de alta atenuação causadas inicialmente por sangue; os hematomas podem evoluir para lesões de baixa atenuação, semelhantes a massas, cheias de líquido seroso (Figura 26.1C)
    - **Defeitos em forma de cunha.** Seções desvascularizadas de parênquima hepático que não realçam com contraste
    - **Contusões.** Um termo usado para descrever uma área de hemorragia parenquimatosa mínima; têm menor atenuação do que o fígado circundante e margens indistintas
    - **Pseudoaneurismas e hemorragias agudas.** Coleções irregulares de contraste extravasado de alta atenuação que frequentemente requerem uma angiografia com embolização e/ou cirurgia.

Figura 26.1 Traumatismo hepático: três pacientes diferentes. **A**. Há uma coleção de líquido de formato lenticular envolvendo a porção lateral do lobo direito do fígado, representando um **hematoma subcapsular** (*seta preta contínua*). Há também uma **laceração** do lobo direito (*seta preta tracejada*). **B**. Há múltiplas **lacerações** do lobo direito do fígado (*círculo preto*). **C**. Há **extravasamento** ativo de sangue com contraste (*seta preta contínua*) de uma grande laceração intra-hepática com **hematoma** (*seta preta tracejada*) e sangue **subcapsular** e hemoperitônio (*seta branca contínua*).

Baço

- O traumatismo esplênico geralmente é causado por **lesões em desaceleração** em passageiros sem cinto de segurança envolvidos em acidentes automobilísticos, em uma queda de um lugar alto ou no pedestre atropelado por um veículo motorizado
- Como o **baço é o órgão mais vascularizado do corpo, a hemorragia** representa a complicação mais grave do traumatismo esplênico. Apesar de sua natureza vascularizada e da apresentação tardia de muitas lesões esplênicas, **a maior parte dos traumatismos esplênicos é tratada de maneira conservadora** (não cirúrgica).

  Pontos importantes

- **A TC é o exame de escolha para avaliar o traumatismo esplênico.** Os achados incluem
  - **Hematoma subcapsular.** Coleção de líquido de baixa atenuação em forma de meia-lua no espaço subcapsular que frequentemente comprime o parênquima esplênico normal (Figura 26.2A)
  - **Laceração.** Defeito irregular de baixa atenuação que normalmente corta o baço (Figura 26.2B)
  - **Hematoma intraparenquimatoso.** Lacerações cheias de sangue; são áreas intraesplênicas arredondadas de baixa atenuação que podem ter um efeito de massa e aumentar o baço (Figura 26.2C)
  - **Contusão.** Alterações na aparência homogênea normal do baço, incluindo áreas mosqueadas de baixa atenuação (Figura 26.3)
  - **Líquido ou sangue intraperitoneal.** O hemoperitônio ocorre em quase todas as lesões esplênicas, levando também a pequenas quantidades de sangue na pelve. Sua presença não necessariamente indica que há hemorragia ativa.

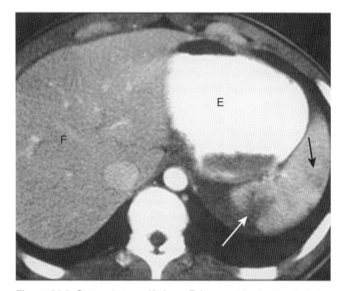

Figura 26.3 Contusões esplênicas. Existem várias lesões de baixa atenuação no baço (*setas brancas e pretas*) neste paciente que caiu de uma escada. O tratamento das contusões esplênicas geralmente é conservador. *F*, fígado; *E*, estômago (contendo contraste oral).

Rins

- Nos EUA, acidentes automobilísticos são a causa mais comum de traumatismo abdominal contuso nos rins. Quase todos os pacientes com traumatismo renal terão **hematúria**
- **A TC com contraste é a primeira opção de exame** e substituiu quase completamente a urografia intravenosa e a cistografia convencional.

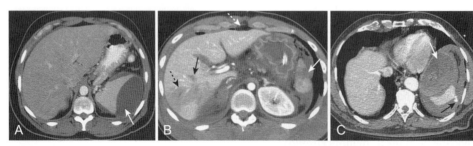

Figura 26.2 Traumatismo esplênico: três pacientes diferentes. **A**. Há uma coleção de líquido em forma de meia-lua no espaço subcapsular que comprime o parênquima esplênico normal, representando um **hematoma subcapsular** (*seta branca contínua*). **B**. Este paciente tem uma **laceração** esplênica (*seta branca contínua*) e hepática (*seta preta contínua*) e uma grande **contusão hepática** (*seta preta tracejada*). Também há pneumoperitônio (*seta branca tracejada*). **C**. Este paciente tem **extravasamento** ativo de sangue realçado pelo contraste (*seta preta contínua*) e um grande **hematoma intraesplênico** (*seta branca contínua*).

> **Pontos importantes**
>
> - **Achados na TC no traumatismo renal:**
>   - **Contusão.** Áreas de baixa atenuação irregulares e mal definidas no rim realçado por contraste
>   - **Hematoma subcapsular.** Densidades em forma de meia-lua ou elipse que comprimem o parênquima renal subjacente mais denso (Figura 26.4A)
>   - **Hematoma perinéfrico.** Coleção de líquido mal definida em torno do rim, restrita pela fáscia renal (Figura 26.4B)
>   - **Laceração.** Defeitos lineares ou ramificados de baixa atenuação no parênquima renal. Lacerações mais graves podem se estender através do hilo renal até o sistema coletor, a artéria renal ou a veia renal. "Fratura" é um termo que pode ser usado quando a laceração conecta o hilo ao córtex (ver Figura 26.4B)
>   - **Lesões vasculares.** Se forem arteriais, pode não haver fluxo para o rim e, portanto, nenhum realce ao contraste. Podem também produzir defeitos em forma de cunha nos rins
>   - **Lesões no sistema coletor.** Contraste extraluminal proveniente da pelve renal ou do ureter (Figura 26.5).

Choque intestinal

- O **choque intestinal** geralmente ocorre no **traumatismo abdominal contuso**, no qual há **hipovolemia** grave e **hipotensão** profunda, com reversibilidade completa desses achados após a reanimação
- **Como reconhecer um choque intestinal na TC**
  - Espessamento difuso da parede do intestino delgado, com realce ao contraste
  - **Alças** intestinais **dilatadas** e cheias de líquido (Figura 26.6A)
- Outros achados incluem **veia cava inferior** (< 1 cm) **e aorta** (< 6 mm) de tamanho pequeno e diminuição da perfusão do **baço** (Figura 26.6B).

TRAUMATISMO PÉLVICO

Ruptura da bexiga

- Cerca de **70% das rupturas da bexiga** ocorrem associadas a **fraturas pélvicas,** e cerca de 10% dos pacientes com fraturas pélvicas têm ruptura da bexiga associada

- Essas rupturas são mais bem demonstradas por **cistografia por TC,** em que o contraste é infundido sob gravidade na bexiga por meio de um cateter de Foley. Também podem ser bem demonstradas pelo enchimento anterógrado da bexiga a partir da excreção renal de contraste injetado por via intravenosa.

> **Pontos importantes**
>
> - Existem **dois tipos principais** de ruptura vesical (Figura 26.7):
>   - A ruptura **extraperitoneal** da bexiga é a mais comum (80%) e **em geral resulta de uma fratura pélvica** com **punção direta** da bexiga. O contraste extraluminal **permanece em torno da bexiga**, especialmente no espaço retropúbico
>   - A ruptura **intraperitoneal** da bexiga é a menos comum e em geral **resulta da aplicação de um golpe com força sobre a pelve com a bexiga distendida,** especialmente em crianças. A ruptura costuma ocorrer na **cúpula** da bexiga, adjacente à cavidade peritoneal. O contraste corre livremente pela **cavidade peritoneal, envolve o intestino e se estende até as incisuras paracólicas** (Figura 26.8).

Lesões uretrais

- As lesões uretrais estão associadas a traumatismo pélvico grave em **homens** e ocorrem com mais frequência no **traumatismo contuso**
- Devem ser investigadas quando há **fratura dos quatro ramos púbicos** da pelve ou **lesões perfurantes** na região da **uretra**. Hematúria, sangue no meato uretral e incapacidade de urinar são achados clínicos sugestivos
- Os exames de imagem costumam utilizar uma **uretrografia retrógrada (UGR),** nas qual o contraste é instilado retrogradamente no meato uretral e há enchimento retrógrado da uretra. Isso é feito antes da inserção de uma sonda de Foley na bexiga
  - A **lesão mais comum** é a ruptura da **uretra posterior** através do diafragma urogenital para uretra bulbosa proximal. O contraste extraluminal pode ser visto do lado externo da uretra na pelve e no períneo (Figura 26.9).

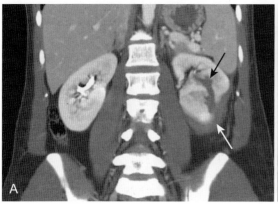
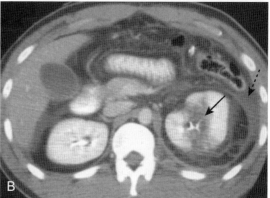

Figura 26.4 Traumatismo renal: dois pacientes diferentes. **A**. Esta TC coronal reformatada com contraste mostra um defeito linear de baixa atenuação representando uma **laceração renal** (seta preta) e um **hematoma subcapsular** (seta branca). **B**. A TC axial de outro paciente também mostra uma laceração renal (seta preta contínua) e um **hematoma perinéfrico** (seta preta tracejada).

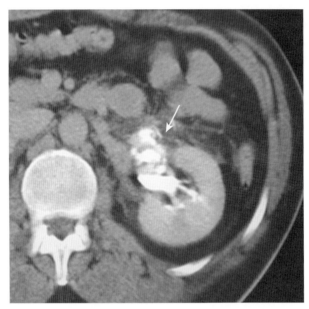

Figura 26.5 Laceração do ureter proximal. Há uma laceração do ureter no nível da junção ureteropélvica esquerda, demonstrada pelo contraste extraluminal (*seta branca*), representando a urina com contraste que está vazando do sistema coletor. O paciente era um motorista sem cinto de segurança envolvido em um acidente automobilístico.

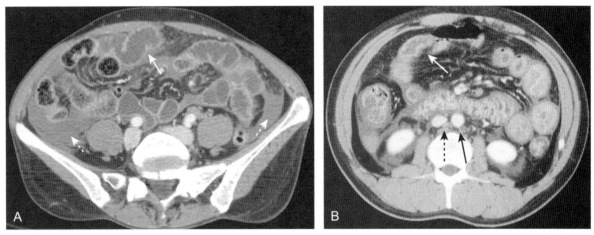

Figura 26.6 Choque intestinal. A. Observa-se um acentuado realce da parede intestinal, com múltiplas alças dilatadas e preenchidas com líquido (*seta branca contínua*). Também há presença de líquido peritoneal (*setas brancas tracejadas*). **B.** Nesse outro paciente com choque intestinal, a aorta (*seta preta contínua*) e a veia cava inferior (*seta preta tracejada*) estão diminuídas em tamanho. A parede intestinal está realçada (*seta branca contínua*). O choque intestinal geralmente ocorre na hipovolemia grave e na hipotensão profunda.

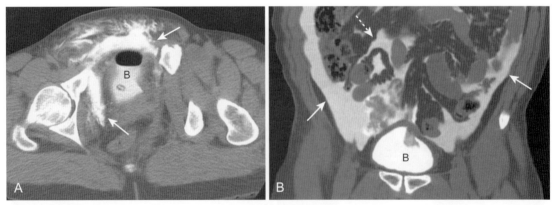

Figura 26.7 Ruptura da bexiga: extraperitoneal e intraperitoneal. A. Nesta imagem, a urina contendo contraste (*setas brancas*) vazou para os espaços **extraperitoneais** a partir de uma bexiga perfurada depois de fraturas pélvicas. Observam-se contraste iodado, a ponta de um cateter de Foley e ar dentro da bexiga (*B*) parcialmente preenchida. **B.** As rupturas **intraperitoneais** da bexiga são menos comuns e podem ocorrer em traumatismos contusos. O contraste flui livremente da bexiga (*B*) até as incisuras paracólicas (*setas brancas contínuas*) e delineia as alças do intestino (*seta branca tracejada*).

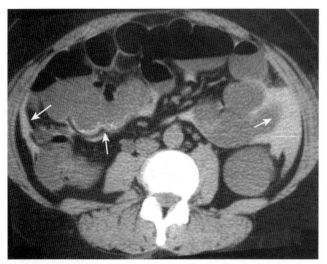

Figura 26.8 Ruptura da bexiga: intraperitoneal. Depois de uma cistografia, o contraste iodado flui livremente através de uma fenda na cúpula da bexiga (não mostrada) para a cavidade peritoneal, delineando o exterior do intestino (*setas brancas*).

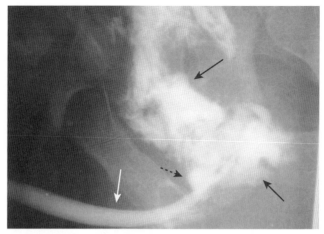

Figura 26.9 Traumatismo uretral. O contraste que foi instilado retrogradamente através da uretra peniana (*seta branca*) é visto vazando da uretra posterior em razão de uma perfuração (*seta preta tracejada*) e acumulando-se fora do sistema urinário no períneo e nos espaços extraperitoneais da bexiga (*setas pretas contínuas*). Este paciente teve uma fratura pélvica secundária a uma queda.

LESÕES ABDOMINAIS MENOS COMUNS

Diafragma

- Estima-se que as lesões diafragmáticas ocorram em até 5% dos pacientes traumatizados. O **hemidiafragma esquerdo** é envolvido mais frequentemente do que o direito, e a porção posterolateral do diafragma é afetada com mais frequência
- É mais fácil visualizar defeitos no diafragma à esquerda do que à direita. Pode haver **herniação** do conteúdo abdominal para o tórax. O conteúdo intra-abdominal pode sofrer **constrição** no ponto em que passa pela fenda diafragmática, produzindo o **sinal do colar** (Figura 26.10)
- Pode haver **apresentação tardia** de um diafragma rompido, seja por **ruptura tardia** do diafragma ou por **detecção tardia** de uma ruptura diafragmática.

Pâncreas

- A lesão pancreática é relativamente rara, mas ocorre com mais frequência em **traumatismos penetrantes** do que em contusos. É quase sempre acompanhada por lesões em outros órgãos, não importa qual seja a causa
- A TC é o exame de imagem de escolha. Seus achados podem ser sutis, incluindo **líquido peripancreático** e **aumento** difuso do pâncreas. O achado mais óbvio é uma **fratura** do pâncreas (Figura 26.11). Pode-se realizar uma colangiopancreatografia por ressonância magnética (CPRM) para visualizar o ducto pancreático
- As complicações podem incluir pseudocistos, pancreatite recorrente ou formação de fístula.

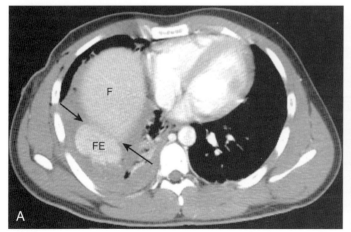
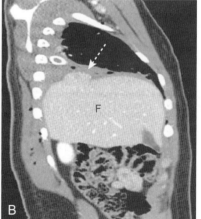

Figura 26.10 Diafragma rompido. A. Há um sulco no hemidiafragma direito que possibilita que uma parte do fígado (*FE*) seja extrudada através da ruptura. No ponto em que o órgão passa pela ruptura, observa-se uma zona com constrição (*setas pretas*), chamada de **sinal do colar**. **B.** Esta incidência sagital mostra a porção herniada do fígado (*seta branca tracejada*). *FE*, porção herniada do fígado; *F*, fígado.

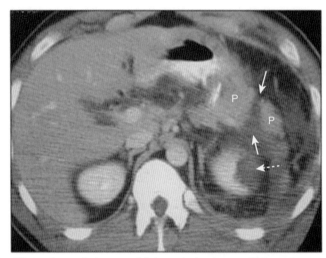

Figura 26.11 Laceração pancreática. Há uma laceração (transecção) da cauda do pâncreas (*P*) (*setas brancas contínuas*), com lesão renal esquerda associada (*seta branca tracejada*). Há uma alta probabilidade de dano ao ducto pancreático nessas lesões, um achado que aumentaria a morbidade e a mortalidade. Este paciente foi apunhalado no abdome.

Pontos a serem lembrados

- A TC tem um impacto profundo em pacientes traumatizados ao distinguir aqueles que podem ser tratados de maneira conservadora daqueles que precisam de intervenções cirúrgicas ou de outros tratamentos
- Os órgãos sólidos mais comumente afetados no traumatismo abdominal **contuso** (em ordem decrescente de frequência) são o baço, o fígado, o rim e a bexiga
- O **fígado** é comumente lesionado em **traumatismos contusos e penetrantes** e seus ferimentos são responsáveis pela maior parte das mortes por traumatismo abdominal. Ele pode apresentar lacerações, hematomas, defeitos em forma de cunha, pseudoaneurismas e hemorragia aguda
- Como o **baço** é altamente vascularizado, a hemorragia é a sequela mais grave do traumatismo esplênico, cujos achados também incluem hematomas, lacerações e contusões
- Pacientes que tiveram **traumatismo renal** quase sempre têm hematúria e podem apresentar contusões, lacerações, hematomas ou lesões do pedículo vascular na TC. Também podem demonstrar contraste extraluminal que vazou por uma lesão na pelve renal ou no ureter

- O **choque intestinal** é uma consequência da hipotensão profunda e mostra espessamento difuso da parede do intestino delgado, com realce das alças dilatadas e cheias de líquido na TC
- As **rupturas da bexiga** podem ser extraperitoneais (mais comum) ou intraperitoneais. A primeira demonstra contraste extraluminal ao redor da bexiga, enquanto a última mostra contraste que flui livremente na cavidade peritoneal
- As **lesões uretrais** ocorrem quase exclusivamente em homens, estão associadas com frequência a fraturas pélvicas e costumam envolver a uretra posterior, local em que o contraste extraluminal pode ser observado no períneo ou extraperitonealmente na pelve
- A **ruptura diafragmática** geralmente ocorre no lado esquerdo e requer um traumatismo contuso forte. Quase sempre está associada a outras lesões traumáticas
- As **lesões pancreáticas** são relativamente incomuns, quase sempre estão associadas a outros traumatismos abdominais e podem ter morbidade e mortalidade significativas.

Como Reconhecer Algumas Causas Comuns de Patologia Intracraniana

- Os avanços na neuroimagem tiveram um impacto notável no diagnóstico e no tratamento de doenças neurológicas, da detecção precoce e do tratamento do acidente vascular encefálico a um diagnóstico mais oportuno da demência; da detecção rápida e do tratamento de aneurismas cerebrais à capacidade de diagnosticar a esclerose múltipla depois de um único surto
- Utilizam-se tanto a tomografia computadorizada (TC) quanto a ressonância magnética (RM) para estudar o encéfalo e a medula espinal; contudo, a RM é a primeira opção de exame na maior parte dos contextos clínicos (Tabela 27.1). A radiografia convencional não exerce um papel significativo nos exames de imagem de anormalidades intracranianas.

ANATOMIA NORMAL (FIGURA 27.1)

- Será analisada a anatomia normal do encéfalo usando a TC
- Na fossa posterior, o **quarto ventrículo** aparece como uma estrutura em forma de U invertido. Como todas as estruturas que contêm líquido cerebrospinal, na TC o quarto ventrículo em geral aparece em preto. Posteriormente ao quarto ventrículo, estão os **hemisférios cerebelares**; e anteriormente, encontram-se a **ponte** e o **bulbo**. O **tentório do cerebelo** separa os componentes **infratentoriais** da fossa posterior (cerebelo e quarto ventrículo) do compartimento supratentorial
- A **cisterna interpeduncular** fica no mesencéfalo e separa o par de **pedúnculos cerebrais** (que emergem da superfície superior da ponte). A **cisterna quiasmática** encontra-se anterior à cisterna interpeduncular e em geral tem uma aparência de estrela de cinco ou seis pontas
- Os **sulcos laterais do cérebro** são um par de estruturas bilateralmente simétricas que contêm líquido cerebrospinal (LCS). Eles separam os lobos temporais dos lobos frontal e parietal
- O **núcleo lentiforme** é composto pelo **putame** (lateralmente) e pelo **globo pálido** (medialmente). O **terceiro ventrículo** tem forma de fenda e encontra-se na linha média. Na face posterior do terceiro ventrículo está a **glândula pineal**. Mais posteriormente, encontra-se a **cisterna colicular**
- O **corpo caloso** conecta os hemisférios cerebrais direito e esquerdo e forma o teto do ventrículo lateral. A extremidade anterior é chamada de **joelho do corpo caloso** e a posterior é chamada de **esplênio do corpo caloso**

Tabela 27.1 Exames de imagem do encéfalo para anormalidades específicas.

Anormalidade	Primeira opção de exame	Outros exames
Acidente vascular encefálico agudo	TC ponderada em difusão (**ver Tabela 27.8**) para acidente vascular encefálico agudo ou pequeno, se disponível	A TC sem contraste pode diferenciar um infarto hemorrágico de um isquêmico
Cefaleia aguda e grave	TC sem contraste para detectar hemorragia subaracnóidea	Angiografia por RM (ARM) ou angiotomografia (ATC), se for encontrada hemorragia subaracnóidea, para detectar aneurismas
Cefaleia crônica	RM, com e sem contraste	Pode-se substituir por uma TC, com e sem contraste
Convulsões	RM, com e sem contraste. Adicionar imagens de seção fina do hipocampo em pacientes com histórico de convulsões na infância	Pode-se substituir por uma TC, com e sem contraste, se a RM não estiver disponível
Sangue	TC sem contraste	Ultrassonografia para lactentes
Traumatismo cranioencefálico	A TC sem contraste está prontamente disponível	A RM é melhor na detecção de lesão axonal difusa, mas requer mais tempo e nem sempre está disponível
Doença extracraniana da carótida	Ultrassonografia com Doppler	A ARM é um excelente exame; a TC é melhor para a avaliação da estenose pré-operatória
Hidrocefalia	RM como exame inicial	TC para acompanhamento
Vertigem e tontura	RM com contraste	ARM se necessário e/ou imagens de seção fina do meato acústico interno, conforme necessidade
Massas	RM, com e sem contraste	TC com contraste, caso não haja RM disponível
Alteração no estado mental	RM, com ou sem contraste	TC sem contraste

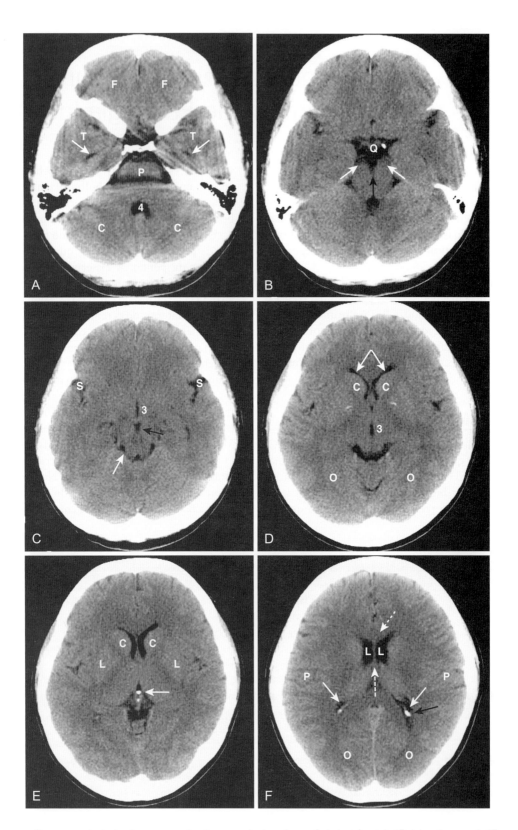

Figura 27.1 Tomografias computadorizadas sem contraste normais da cabeça. **A.** Lobos frontais (*F*); lobos temporais (*T*); cornos temporais (*setas brancas*); quarto ventrículo (*4*); cerebelo (*C*); ponte (*P*). **B.** Cisterna quiasmática (*Q*); pedúnculos cerebrais (*setas brancas*); cisterna interpeduncular (*seta preta*). **C.** Sulco lateral do cérebro (*S*); terceiro ventrículo (*3*); cisterna interpeduncular (*seta preta contínua*); cisterna colicular (*setas brancas*). **D.** Cornos frontais dos ventrículos laterais (*seta branca*); núcleos caudados (*c*); terceiro ventrículo (*3*); lobos occipitais (*O*). **E.** Núcleos caudados (*C*); núcleos lentiformes (*L*); glândula pineal calcificada (*seta branca*). **F.** Joelho do corpo caloso (*seta branca tracejada*); ventrículos laterais (*L*); septo pelúcido (*seta branca tracejada*); lobos parietais (*P*); corno occipital (*seta preta*); plexo coroide calcificado (*setas brancas contínuas*); lobos occipitais (*O*).

- Os **núcleos da base** são representados pelo **núcleo subtalâmico** e pela **substância negra, pelo globo pálido, pelo putame e pelo núcleo caudado**. O putame e o núcleo caudado são chamados de **estriados**
- Os **cornos frontais** dos **ventrículos laterais** abraçam a cabeça do **núcleo caudado**. Os dois cornos frontais são separados pelo **septo pelúcido** da linha média. Os **cornos temporais**, que normalmente são muito pequenos, são mais inferiores e contidos nos **lobos temporais**. Os **cornos occipitais** do ventrículo lateral ficam nos lobos occipitais. A porção mais superior do sistema ventricular são os **corpos** dos ventrículos laterais.
- A **foice do cérebro** encontra-se na **fissura inter-hemisférica**, que separa os dois **hemisférios cerebrais**, e frequentemente está calcificada em adultos
- A superfície ou o **córtex** do encéfalo é composta por circunvoluções de **substância cinzenta** feitas de **sulcos** (ranhuras) e **giros** (elevações). A **substância branca** medular encontra-se abaixo do córtex

Pontos importantes

- Em uma TC do encéfalo sem contraste, qualquer coisa que pareça "branca" geralmente será densidade **óssea (cálcio)** ou **sangue**, na ausência de um corpo estranho metálico (Tabela 27.2).

- **Calcificações que podem ser vistas na TC do encéfalo que não são patológicas**
    - Glândula pineal (Figura 27.2A)
    - Núcleos da base (Figura 27.2A)
    - Plexo coroide (ver Figura 27.1F)
    - Foice e tentório (Figura 27.2B)
- **Estruturas normais que podem realçar** depois da administração de contraste **intravenoso iodado**
    - Seios venosos
    - Plexo coroide
    - Hipófise e pedúnculo hipofisário
- **Densidades metálicas** na cabeça podem causar artefatos na TC. Obturações dentárias, clipes de aneurisma e projéteis de arma de fogo podem causar **artefatos lineares.**

RM E ENCÉFALO

Pontos importantes

- Em geral, a **RM é o exame de escolha** para detectar e estadiar anormalidades intracranianas e da medula espinal. Ela costuma ser mais sensível do que a TC em razão do **melhor contraste** e **resolução dos tecidos moles**. É, no entanto, **menos sensível** do que a TC na detecção de calcificação em lesões ou na avaliação do **osso cortical**, que aparecem como vazios de sinal na RM. Não pode ser realizada na maior parte dos pacientes com marca-passos.

Tabela 27.2 Densidades da TC.

Hipodenso (escuro) (também conhecido como hipointenso)	Isodenso	Hiperdenso (claro) (também conhecido como hiperintenso)
Gordura (geralmente não presente na cabeça)	Encéfalo normal	Metal (p. ex., clipes de aneurisma ou projéteis de arma de fogo)
Ar (p. ex., seios da face)	Algumas formas de proteína (p. ex., hematomas subdurais subagudos)	Iodo (depois da administração de contraste)
Água (p. ex., LCS)		Cálcio
Hematomas subdurais crônicos/higromas		Hemorragia (alto teor de proteína)

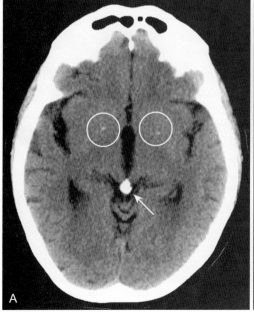 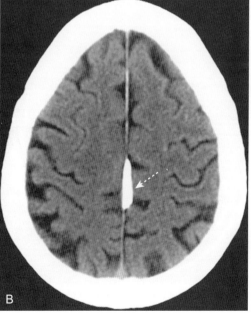

Figura 27.2 Calcificações fisiológicas. **A.** Há pequenas calcificações puntiformes nos núcleos da base (*círculos brancos*) e calcificações na glândula pineal (*seta branca*). **B.** Há calcificação da foice do cérebro (*seta branca tracejada*). As calcificações fisiológicas tendem a aumentar em incidência proporcionalmente à idade.

- A RM é mais difícil de interpretar porque a mesma estrutura ou anormalidade aparecerá de maneira diferente dependendo da sequência de pulso, dos parâmetros de exame e do fato de a RM ser mais variável do que a TC na representação das diferenças que ocorrem ao longo do **tempo em algumas anormalidades** (p. ex., hemorragia)
- **A avaliação inicial de uma RM do encéfalo** pode começar com uma sequência sagital ponderada em T1 do encéfalo. Nessa sequência, o encéfalo se parece mais com as amostras anatômicas ou com os diagramas que se está acostumado a ver (Figura 27.3). Lembre-se de que muitas estruturas do encéfalo ocorrem aos **pares**; então não se esqueça de comparar um lado com o outro nas imagens axiais do encéfalo (Figura 27.4)
- A Tabela 27.3 resume as características do sinal de vários tecidos vistos na RM.

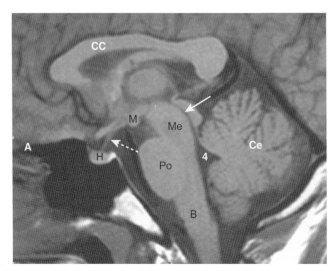

Figura 27.3 Ressonância magnética normal da linha média. A imagem sagital aproximada ponderada em T1 mostra as estruturas da linha média do encéfalo. Para fins de orientação, a parte anterior está à sua esquerda (A). O corpo caloso (CC) está localizado superiormente. A hipófise (H) fica na sela turca e se conecta ao hipotálamo por meio do infundíbulo (seta branca tracejada). Os corpos mamilares (M) estão localizados anteriormente ao tronco encefálico. O aqueduto cerebral (seta branca contínua) encontra-se superior ao mesencéfalo. O tronco encefálico é composto pelo mesencéfalo (Me), pela ponte (Po) e pelo bulbo (B). O quarto ventrículo (4) se comunica com o aqueduto cerebral e fica entre o cerebelo (Ce) e o tronco encefálico.

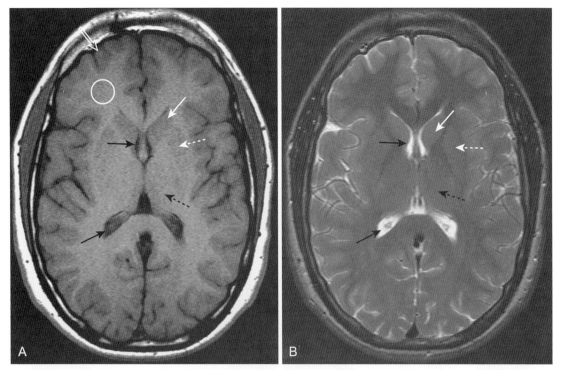

Figura 27.4 Ressonância magnética normal do encéfalo: T1 e T2. Imagens axiais ponderadas em T1 (**A**) e em T2 (**B**) do encéfalo mostram o LCS nos ventrículos laterais como escuro em T1 e claro em T2 (setas pretas contínuas). A substância cinzenta, que contém os corpos celulares neuronais, é efetivamente cinza nas imagens ponderadas em T1 (seta branca vazada); e a substância branca, que contém os tratos dos axônios mielinizados, é mais branca (círculo branco). Os núcleos caudados (setas brancas contínuas) e o núcleo lentiforme (setas brancas tracejadas) formam juntos os núcleos da base. O tálamo (setas pretas tracejadas) está localizado posteriormente aos núcleos da base.

CAPÍTULO 27 Como Reconhecer Algumas Causas Comuns de Patologia Intracraniana

Tabela 27.3 Características de sinal de vários tecidos nos exames de RM ponderada em T1 e em T2.

Claro em T1	Escuro em T1	Claro em T2	Escuro em T2
Gordura	Calcificação	Água (edema, LCS)	Gordura
Gadolínio	Ar	Hemorragia hiperaguda	Calcificação
Tecidos ricos em proteína	Hemorragia crônica	Hemorragia subaguda tardia	Ar
Hemorragia subaguda	A hemorragia aguda é de isointensa a hipointensa em T1		Hemorragia subaguda precoce
Melanina	Água (edema, LCS)		Hemorragia crônica
			Hemorragia aguda
			Tecidos ricos em proteína

TRAUMATISMO CRANIOENCEFÁLICO

- O **traumatismo cranioencefálico** representa um custo enorme para o paciente e para a sociedade, não apenas como resultado das lesões agudas, mas também pelas incapacidades a longo prazo que produz. Nos EUA, os acidentes automobilísticos são responsáveis por quase metade dos traumatismos cranioencefálicos
- **A TC sem contraste é o exame de escolha no traumatismo cranioencefálico agudo.** O principal objetivo ao realizar o exame é determinar se há uma lesão com risco à vida, mas tratável.

Pontos importantes

- **A avaliação inicial por TC do encéfalo** no contexto emergencial enfoca se há (1) **efeito de massa** e (2) **sangue**
  - Para determinar se há **efeito de massa**, procurar **desvio ou compressão** de estruturas-chave em relação a suas posições normais, analisando a localização e a aparência dos **ventrículos, das cisternas basais** e **dos sulcos**
  - O **sangue** geralmente será hiperatenuante (claro) e pode se acumular nas **cisternas basais; nos sulcos laterais do cérebro e nas fissuras inter-hemisféricas; nos ventrículos; nos espaços subdurais ou epidurais; ou no parênquima cerebral (intracerebral)**.

Fraturas de crânio

- As fraturas de crânio em geral são produzidas por **impacto direto** no crânio e ocorrem com mais frequência no ponto de impacto. São importantes principalmente porque sua presença implica uma **força substancial suficiente para causar lesões intracranianas**
- Para visualizar as fraturas de crânio, deve-se analisar a TC usando as configurações de "janela para o osso", que otimizam a visualização das estruturas ósseas (Figura 27.5)
- As fraturas do crânio podem ser descritas como **lineares, com afundamento ou basilares**.

Fraturas lineares de crânio

- As **fraturas lineares de crânio** são as mais comuns e têm pouca importância, exceto pelas anormalidades intracranianas que podem ter ocorrido no momento da fratura, como um hematoma epidural. As fraturas da abóbada craniana são mais prováveis de ocorrer nos **ossos temporal** e **parietal** (ver Figura 27.5B).

Fraturas com afundamento de crânio

- As **fraturas com afundamento de crânio** têm maior probabilidade de estar associadas a uma **lesão cerebral subjacente**.

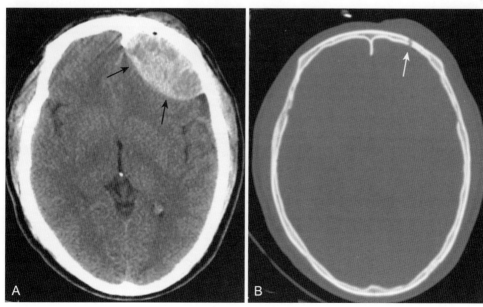

Figura 27.5 Tomografia computadorizada da cabeça: janelas para o "encéfalo" e o "osso". Para visualizar fraturas de crânio, deve-se analisar uma TC usando uma janela "óssea". **A.** Usando a "janela para o encéfalo", observa-se uma lesão hiperintensa de formato lenticular na região frontal esquerda, que mostra a aparência típica de um hematoma epidural (*setas pretas*). **B.** A visualização do mesmo exame na configuração "janela para o osso" mostra uma fratura (*seta branca*) do osso frontal esquerdo no local do hematoma epidural.

Elas resultam de um golpe de alta energia em uma pequena área do crânio (p. ex., por um golpe de martelo), mais frequentemente na **região frontoparietal**, e **em geral são cominutivas**. Podem requerer a **elevação cirúrgica** do fragmento deprimido quando este está mais fundo do que a camada interna do osso adjacente à fratura (Figura 27.6A).

Fraturas basilares do crânio

 Pontos importantes

- As **fraturas basilares do crânio** são as **mais graves** e consistem em uma fratura linear na base do crânio. Podem estar associadas a **rupturas na dura-máter**, com subsequente **vazamento de LCS**, o que pode causar rinorreia e otorreia do LCS. Pode haver suspeitas dessas fraturas se houver ar no encéfalo (**pneumocefalia traumática**), **líquido nas células aéreas da mastoide** ou um **nível hidroaéreo** no **seio esfenoidal** (Figura 27.6B).

Fraturas faciais

- A **TC é o exame de imagem de escolha** para avaliar **fraturas faciais**. Os aparelhos *multislice* possibilitam a reconstrução das imagens nos planos sagital e coronal, para que o paciente não precise ser reposicionado no aparelho

! Armadilhas no diagnóstico

- Deve-se ter cuidado ao diagnosticar fraturas faciais com base na visualização do que parece ser uma fratura em apenas uma imagem, porque as tomografias, por sua natureza, produzem seções tão finas que podem não mostrar todo o contorno do osso em questão. Procurar por uma fratura que apareça em várias imagens contíguas.

- A **fratura orbital** mais comum é a **fratura por explosão**, que é produzida por um **impacto direto na órbita** (p. ex., uma bola golpeando o olho). Causa um aumento súbito da pressão intraorbital, que leva a uma **fratura do assoalho orbital** inferior (no seio maxilar) ou da **parede medial da órbita** (no seio etmoidal). Às vezes, o **músculo reto inferior** pode ficar preso na fratura, causando **restrição em olhar para cima** e **diplopia**
- Como reconhecer uma fratura explosiva da órbita (Figura 27.7A)
    - **Enfisema orbital**. Ar na órbita proveniente da comunicação com um dos seios adjacentes contendo ar, seja o seio etmoidal ou o maxilar
    - **Fratura** da parede medial ou do assoalho da órbita
    - **Aprisionamento de gordura e/ou músculo extraocular**, que se projeta para baixo como massa de tecidos moles no topo do seio maxilar
    - **Líquido (sangue)** no seio maxilar
- Uma **fratura em tripé**, em geral resultado de uma força contusa na bochecha, é outra fratura facial relativamente comum. Ela envolve a **separação do zigoma** do restante dos ossos faciais pela **separação da sutura frontozigomática**, pela **fratura do assoalho da órbita** e pela **fratura da parede lateral do seio maxilar ipsilateral** (Figura 27.7B).

HEMORRAGIA INTRACRANIANA

- As fraturas de crânio podem estar associadas a uma **hemorragia intracraniana** e/ou a uma **lesão axonal difusa**
- Existem **quatro tipos de hemorragias intracranianas** que podem estar **associadas ao traumatismo cranioencefálico**

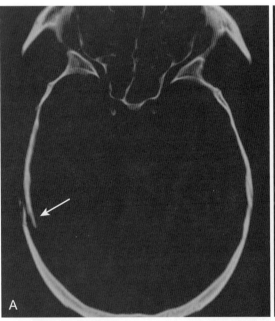
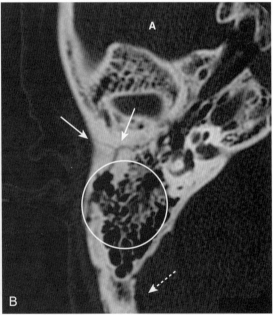

Figura 27.6 Fraturas de crânio. A. Há uma fratura com afundamento do osso parietal direito, com o fragmento mais profundo do que a camada interna do osso adjacente (*seta branca*). As fraturas de crânio com afundamento ocorrem mais frequentemente na região frontoparietal. **B.** Há uma fratura cominutiva do osso temporal direito (*setas brancas contínuas*), líquido nas células aéreas da mastoide (*círculo*) e ar no encéfalo (**pneumocefalia**) (*seta branca tracejada*). As fraturas basilares do crânio podem estar associadas a lesões na dura-máter, com subsequente vazamento de LCS. *A,* Anterior.

CAPÍTULO 27 Como Reconhecer Algumas Causas Comuns de Patologia Intracraniana

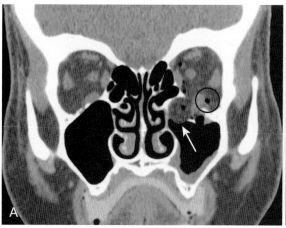
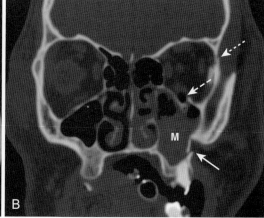

Figura 27.7 Fraturas dos ossos da face. **A. Fratura por explosão**. Há ar na órbita esquerda, representando um enfisema orbital (*círculo preto*). Há uma fratura no assoalho da órbita, e os tecidos moles (neste caso, tecido adiposo) se estendem inferiormente até o topo do seio maxilar (*seta branca*). **B. Fratura em tripé**. Há diástase da sutura frontozigomática à esquerda (*seta branca pontilhada*), uma fratura do assoalho da órbita com enfisema orbital (*seta branca tracejada*) e uma fratura (*seta branca contínua*) da parede lateral do seio maxilar (*M*), que está cheio de sangue.

- Hematoma epidural
- Hematoma subdural
- Hemorragia intracerebral
- Hemorragia subaracnóidea (discutida com os aneurismas).

Hematoma epidural (hematoma extradural)

- Os hematomas epidurais representam uma **hemorragia** no espaço potencial **entre a dura-máter** e a **camada interna do crânio** (Tabela 27.4)
- A maior parte dos casos se deve a uma lesão da **artéria ou da veia meníngea média** por traumatismo cranioencefálico, geralmente devido a um acidente automobilístico
- **Quase todos os hematomas epidurais (95%) estão associados a uma fratura de crânio, frequentemente no osso temporal.** Também podem ser causados pela ruptura dos seios venosos durais adjacentes a uma fratura do crânio.

> **Pontos importantes**
>
> - **Como reconhecer um hematoma epidural:**
>   - Ele aparece como "**massa**" em forma de lente, extra-axial, **biconvexa, de alta densidade**, mais frequentemente encontrada na **região temporoparietal do encéfalo** (Figura 27.8)
>   - Como a dura-máter normalmente está fundida à calvária nas margens das suturas, é **impossível que um hematoma epidural cruze as linhas de sutura (hematomas subdurais podem cruzar as suturas)**
>   - Os hematomas epidurais podem cruzar o tentório, mas os hematomas subdurais, não.

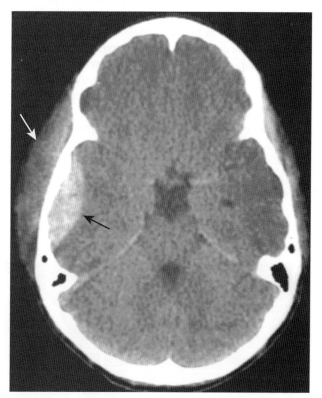

Figura 27.8 Hematoma epidural. Os achados de um hematoma epidural incluem uma lesão de alta densidade, extra-axial, biconvexa, em forma de lente, frequentemente encontrada na região parietotemporal do encéfalo (*seta preta*). Também há um hematoma no couro cabeludo (*seta branca*). Este paciente teve uma fratura do osso temporal do crânio, vista nas janelas para o osso.

Tabela 27.4 Meninges.

Camada	Comentários
Dura-máter	Composta por duas camadas: uma **camada periosteal externa**, que não pode ser separada do crânio, e uma **camada meníngea interna**; a camada meníngea interna se dobra para formar o tentório e a foice do cerebelo
Aracnoide-máter	A camada média avascular é separada da dura-máter por um espaço potencial conhecido como **espaço subdural**
Pia-máter	Estreitamente ligada ao encéfalo e à medula espinal, a pia-máter carrega vasos sanguíneos que irrigam ambos; separando a aracnoide da pia-máter, está o **espaço subaracnóideo**; juntas, a **pia-máter e a aracnoide-máter** são chamadas de **leptomeninges**

Hematoma subdural (HSD)

- **Os hematomas subdurais são mais comuns** do que os hematomas epidurais e em geral **não estão associados a uma fratura de crânio**. Costumam ser o resultado de **lesões por desaceleração** em acidentes automobilísticos ou de motocicletas (pacientes mais jovens) ou **secundárias a quedas** (pacientes idosos)
- Os hematomas subdurais geralmente são produzidos por **danos às veias em ponte** que cruzam do córtex cerebral para os seios venosos do encéfalo. A HSD representa a hemorragia no espaço potencial **entre a dura-máter e a aracnoide**

 Pontos importantes

- **Hematomas subdurais agudos** frequentemente anunciam a presença de lesão cerebral parenquimatosa mais grave e o aumento da pressão intracraniana; estão associados a uma **taxa de mortalidade mais alta**.

- **Como reconhecer um hematoma subdural agudo**
    - Na TC, os hematomas subdurais agudos são **bandas extracerebrais em forma de meia-lua de alta atenuação** que podem **cruzar as linhas de sutura** e entrar na fissura inter-hemisférica. Eles **não cruzam a linha média**
    - Normalmente, um HSD é **côncavo para dentro** em direção ao encéfalo (os hematomas epidurais são convexos para dentro) (Figura 27.9A)
    - Conforme o tempo passa e eles se tornam subagudos, ou se o sangue subdural estiver misturado com LCS de atenuação inferior, podem parecer **isoatenuantes (isodensos)** em relação ao restante do encéfalo; nesse caso, deve-se procurar por **sulcos comprimidos ou ausentes** ou **sulcos desviados da camada interna** como sinais de HSD (Figura 27.9B)

- As coleções subdurais podem mostrar um **nível líquido-líquido** depois de 1 semana, à medida que as células se acomodam sob o soro
- **Hematoma subdural crônico**
    - Hematomas subdurais crônicos são aqueles presentes por **mais de 3 semanas após a lesão**
    - Geralmente são de **baixa densidade** em comparação com o restante do encéfalo (Figura 27.9C).

Hematoma intracerebral (hemorragia intracerebral)

- O traumatismo é apenas um dos mecanismos que podem causar hemorragia intracerebral. Os hematomas intracerebrais também podem ocorrer a partir de rupturas de **aneurismas, doença ateromatosa em pequenos vasos, vasculite, malformações vasculares** (p. ex., cavernoma, malformações arteriovenosas, fístulas arteriovenosas) e **amiloidose**. A trombose venosa também pode causar hemorragia parenquimatosa
- As lesões que ocorrem no **ponto de impacto** (chamadas de **lesões em golpe**) e as lesões que ocorrem no **ponto oposto ao ponto de impacto** (chamadas de **lesões em contragolpe**) são mais comuns depois de um traumatismo. As lesões em **golpe** costumam ser decorrentes do **cisalhamento** de pequenos vasos intracerebrais. As lesões em contragolpe são **lesões em aceleração/desaceleração** que ocorrem quando o encéfalo é impulsionado na direção oposta, atingindo a superfície interna do crânio
- Qualquer um desses mecanismos pode produzir uma **contusão cerebral. As contusões hemorrágicas** são **hemorragias** com **edema associado**, geralmente encontradas nos **lobos frontais inferiores e nos lobos temporais anteriores**

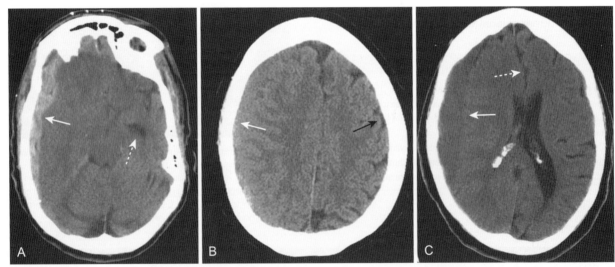

Figura 27.9 Hematoma subdural agudo, isodenso e crônico. **A.** Há uma faixa em forma de meia-lua de sangue de alta densidade, côncava para dentro em direção ao encéfalo (*seta branca contínua*). Há efeito de massa com herniação do encéfalo, conforme indicado pelo corno temporal contralateral dilatado (*seta branca tracejada*). **B.** À medida que se tornam subagudos, os hematomas subdurais tornam-se menos densos e podem ter a mesma densidade (isodenso) do tecido cerebral normal (*seta branca*). Pode-se reconhecer um hematoma subdural isodenso pela ausência ou pelo desvio unilateral dos sulcos da camada interna do crânio em comparação com o lado oposto normal (*seta preta*). **C.** Os hematomas subdurais crônicos (> 3 semanas de idade) geralmente são de baixa densidade (*seta branca contínua*) em comparação com o restante do encéfalo. Ainda há efeito de massa, demonstrado pelo desvio da fissura inter-hemisférica (*seta branca tracejada*) e compressão do ventrículo lateral.

CAPÍTULO 27 Como Reconhecer Algumas Causas Comuns de Patologia Intracraniana

na superfície do encéfalo ou próximo a ela. O traumatismo também pode produzir contusões não hemorrágicas
- **Os achados na TC da hemorragia intracerebral mudam com o tempo e podem não ser imediatamente evidentes no exame inicial.** A RM em geral mostra as lesões desde que ocorrem, mas pode não estar disponível em um contexto emergencial.

▶ Pontos importantes

- **Como reconhecer uma hemorragia intracerebral traumática na TC:**
  - As contusões cerebrais hemorrágicas podem aparecer como múltiplas áreas pequenas e bem demarcadas de **alta atenuação** no interior do parênquima cerebral (Figura 27.10A)
  - Podem ser circundadas por uma **borda hipodensa** de **edema** (Figura 27.10B)
  - Pode haver **sangue intraventricular** (Figura 27.11)
  - **O efeito de massa é comum.** Pode produzir **compressão** dos **ventrículos** e **deslocamento do terceiro ventrículo** e do **septo pelúcido** para o **lado oposto**. Esses deslocamentos podem produzir danos cerebrais ou vasculares graves
  - Esses deslocamentos são chamados de **herniações**. Pacientes com efeito de massa suficiente estão em risco de **herniação cerebral transtentorial e subfalcina** e morte (ver Figura 27.10B)
  - **Os tipos de herniação cerebral são descritos na Tabela 27.5.**

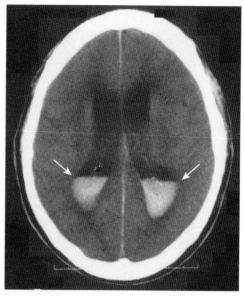

Figura 27.11 Hemorragia intraventricular. A hemorragia intraventricular (setas brancas) é comum em lactentes pré-termo, mas menos comum em adultos. Em geral resulta da hemorragia irruptiva por uma hemorragia hipertensiva dos núcleos da base, uma contusão cerebral ou uma hemorragia subaracnóidea e requer uma quantidade considerável de força para ser produzida. Portanto, está tipicamente associada a danos cerebrais graves, resulta em hidrocefalia comunicante e tem um prognóstico ruim.

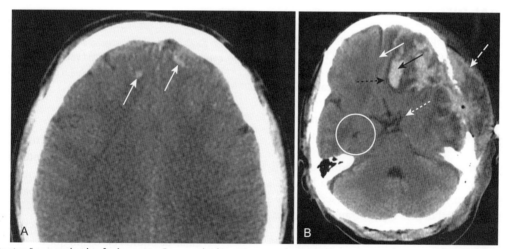

Figura 27.10 Contusões cerebrais. **A.** As contusões cerebrais costumam decorrer de um traumatismo e podem se manifestar com várias áreas de hemorragia de alta atenuação (setas brancas) no interior do parênquima cerebral na TC. **B.** As contusões (seta preta contínua) são frequentemente circundadas por uma borda de hipoatenuação que representa o edema (seta preta tracejada); o efeito de massa é comum, como demonstrado aqui pela amputação das cisternas basilares ipsilaterais (seta branca pontilhada), pelo desvio da linha média (seta branca contínua) representando uma **herniação subfalcina** e pela dilatação do corno temporal contralateral (círculo). Uma parte do lado esquerdo do crânio foi removida cirurgicamente e há um grande hematoma no couro cabeludo (seta branca tracejada).

Tabela 27.5 Tipos de herniação cerebral.

Tipo	Observações
Herniação subfalcina	O encéfalo supratentorial, juntamente com o ventrículo lateral e o septo pelúcido, hernia abaixo da foice e cruza a linha média em direção ao lado oposto (Figura 27.12A)
Herniação transtentorial	Os hemisférios cerebrais geralmente são deslocados para baixo através da incisura abaixo do tentório do cerebelo, comprimindo o corno temporal ipsilateral e causando a dilatação do corno temporal contralateral (Figura 27.12B)
Herniação via forame magno/tonsilar	O encéfalo infratentorial é deslocado para baixo através do forame magno
Herniação esfenoidal	O encéfalo supratentorial desliza ao longo do osso esfenoide, tanto anteriormente (no caso do lobo temporal) quanto posteriormente (para o lobo frontal)
Herniação extracraniana	Deslocamento do encéfalo devido a um defeito no crânio

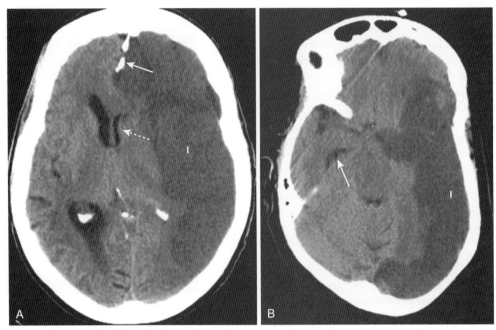

Figura 27.12 Herniações cerebrais. **A.** A **herniação subfalcina** ocorre quando o encéfalo supratentorial, junto com o ventrículo lateral e o septo pelúcido, hernia abaixo da foice (*seta branca contínua*) e se desloca além da linha média em direção ao lado oposto (*seta branca tracejada*). **B.** A **herniação transtentorial** geralmente ocorre quando os hemisférios cerebrais são desviados para baixo através da incisura abaixo do tentório, comprimindo o corno temporal ipsilateral e causando dilatação do corno temporal contralateral (*seta branca*). Ambos os pacientes tiveram grandes infartos cerebrais (*I*) com edema citotóxico.

LESÃO AXONAL DIFUSA

- A lesão axonal difusa é **responsável pelo coma prolongado depois do traumatismo cranioencefálico** e é a lesão na cabeça com pior prognóstico
- As forças de aceleração/desaceleração **prejudicam difusamente os axônios profundos ao córtex,** produzindo inconsciência a partir do momento da lesão. Isso ocorre na maior parte das vezes como resultado de um acidente automobilístico
- O **corpo caloso é o mais comumente afetado,** e a TC inicial pode ser normal ou subestimar o grau da lesão. Os achados da TC podem ser semelhantes aos descritos para a hemorragia intracerebral depois de um traumatismo cranioencefálico.

> **Pontos importantes**
>
> - **A RM é o exame de escolha na identificação da lesão axonal difusa**
>   - As **hemorragias petequiais pequenas** podem aparecer **claras** nas **imagens ponderadas em T1**
>   - São comuns **múltiplas áreas claras nas imagens ponderadas em T2** na **junção cervicobulbar temporal ou parietal** ou no corpo caloso
>   - As sequências de RM ponderadas em suscetibilidade têm a maior sensibilidade para detectar hemorragias petequiais, que aparecerão **como áreas escuras puntiformes** (Figura 27.13).

PRESSÃO INTRACRANIANA AUMENTADA

- Alguns dos sinais clínicos de **pressão intracraniana elevada são papiledema, cefaleia e diplopia.**

> **Pontos importantes**
>
> - Em geral, o aumento da pressão intracraniana é causado por **edema cerebral**, que leva ao aumento do **volume do encéfalo**, ou à **hidrocefalia**, que é o **aumento do tamanho dos ventrículos.**

Edema cerebral

- Em adultos, o **traumatismo**, a **hipertensão** (associada a **sangramentos intracerebrais** e ao **acidente vascular encefálico**) e as **massas** são as causas mais comuns de edema cerebral
  - Ele é dividido em dois tipos principais: vasogênico e citotóxico.
    - O **edema vasogênico** representa o acúmulo extracelular de líquido e é o tipo que está associado à **malignidade** e à **infecção**. É decorrente da **permeabilidade anormal da barreira hematencefálica.** Afeta predominantemente a **substância branca** (Figura 27.14A)
    - O **edema citotóxico** representa o edema celular e está associado à **isquemia cerebral**. É decorrente da **morte celular. Afeta tanto a substância cinzenta quanto a branca** (Figura 27.14B)
- O aumento da pressão intracraniana secundário ao aumento no tamanho dos ventrículos é discutido em Hidrocefalia.

> **Pontos importantes**
>
> - **Como reconhecer um edema cerebral**
>   - Há **perda na diferenciação normal entre as substâncias cinzenta e branca** no edema citotóxico, diferenciação que é mantida no edema vasogênico

CAPÍTULO 27 Como Reconhecer Algumas Causas Comuns de Patologia Intracraniana

Pontos importantes (continuação)

- Pode haver **velamento** (compressão ou obliteração) dos **sulcos** normais
- Os **ventrículos** podem ser **comprimidos** (Figura 27.15)
- A **herniação** do encéfalo pode se manifestar, em parte, pelo **velamento das cisternas basais** (ver Figura 27.10B).

ACIDENTE VASCULAR ENCEFÁLICO

Considerações gerais

- Acidente vascular encefálico é um termo inespecífico que geralmente denota **perda aguda da função neurológica** que ocorre quando o suprimento sanguíneo para uma área do encéfalo é perdido ou comprometido

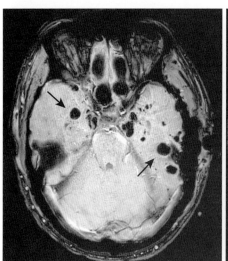
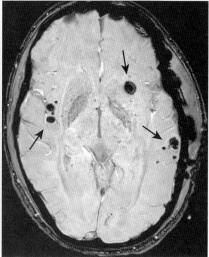

Figura 27.13 Lesão axonal difusa: ressonância magnética. Estas imagens foram obtidas por meio de uma sequência de pulso extremamente sensível ao sangramento na junção entre as substâncias cinzenta/branca, facilitando a visualização de lesões muito pequenas. É bastante útil para a avaliação das pequenas hemorragias presentes na lesão axonal difusa, não visíveis rotineiramente na TC ou nas sequências de imagem de RM convencionais. Ambas são imagens axiais que mostram inúmeros focos de sinal anormalmente diminuído (setas pretas) em um paciente com lesão axonal difusa.

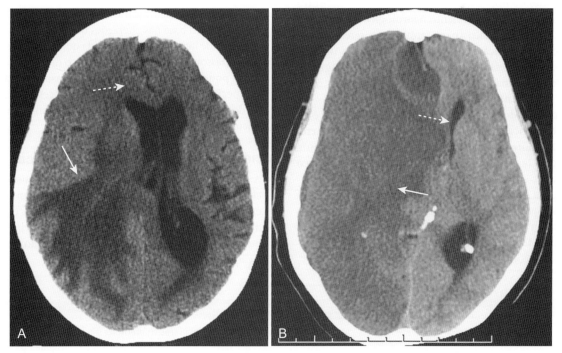

Figura 27.14 Edema vasogênico e citotóxico. **A.** O **edema vasogênico** (seta branca contínua) é o tipo que ocorre na infecção e na malignidade, como neste exame sem contraste de um paciente com glioma. Afeta predominantemente a substância branca. **B.** O **edema citotóxico** (seta branca contínua) afeta tanto a substância cinzenta quanto a branca. O edema citotóxico está associado à isquemia cerebral, como neste paciente com um infarto isquêmico muito grande à direita. Em ambos os pacientes, há aumento da pressão intracraniana, manifestado pela herniação do cérebro para o lado contralateral (setas brancas tracejadas).

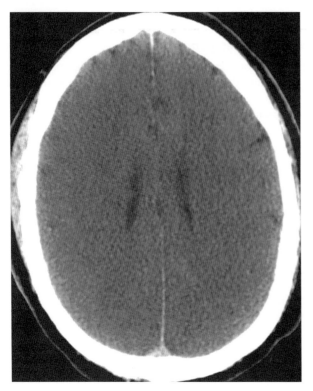

Figura 27.15 Edema cerebral difuso: tomografia computadorizada. O edema cerebral produz perda da diferenciação normal entre as substâncias cinzenta e branca; velamento (estreitamento ou obliteração) dos sulcos normais; e compressão ventricular, todos visíveis neste paciente com encefalopatia anóxica.

 Intervenção guiada por imagem

Esta é a angiografia cerebral de uma mulher de 61 anos que desenvolveu perda repentina do movimento em seu braço esquerdo 2 horas antes. A *seta* aponta para algo que está faltando! Como um procedimento guiado por imagem pode ser benéfico nesse caso? Veja a resposta no Capítulo 29.

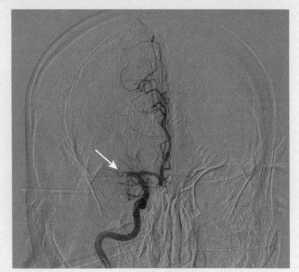

- O diagnóstico costuma ser feito clinicamente. Os pacientes com suspeita de acidente vascular encefálico são submetidos a exames de imagem para (**1**) determinar se há **outra causa para o comprometimento neurológico** além do acidente vascular encefálico (p. ex., um tumor cerebral); (**2**) **identificar a presença de sangue**, a fim distinguir um acidente vascular encefálico **isquêmico** de um **hemorrágico**, o que pode determinar se será ou não instituída terapia trombolítica; e (**3**) **identificar o infarto** e **caracterizá-lo**
- **A maior parte dos acidentes vasculares encefálicos é de origem embólica**, com os êmbolos originando-se da **artéria carótida** interna ou da bifurcação da carótida comum. Os êmbolos também podem surgir **no coração e no arco da aorta**
- Outra causa comum de acidente vascular encefálico é a **trombose**, que representa a **oclusão** *in situ* das circulações carotídea, vertebrobasilar ou intracerebral por **lesões ateromatosas**. A trombose da **artéria cerebral média** é particularmente comum

- A maior parte dos **acidentes vasculares encefálicos agudos** é **inicialmente analisada** com uma **TC sem contraste do encéfalo** (realizada dentro de 24 horas do início dos sintomas), em especial por causa de sua disponibilidade. Os achados tomográficos podem estar presentes logo após um acidente vascular encefálico hemorrágico e horas depois do início dos sintomas de um acidente vascular encefálico isquêmico
- Na RM, pode-se identificar o estadiamento temporal da hemorragia com base nas alterações químicas que ocorrem na molécula de hemoglobina à medida que a hemorragia evolui
- A RM passou a ser a mais usada para o diagnóstico precoce. A **RM ponderada em difusão** é mais sensível e relativamente específica para detectar infartos precoces, com capacidade de detectar alterações em 20 ou 30 minutos depois do início do evento (Figura 27.16).

Acidente vascular encefálico isquêmico

- A **doença tromboembólica** como consequência da **aterosclerose** é a causa **mais comum de um acidente vascular encefálico isquêmico.** A origem dos êmbolos pode ser de detritos ateromatosos, estenose e oclusão arterial ou de êmbolos originados do lado esquerdo do coração (p. ex., fibrilação atrial)

 Pontos importantes

- Os acidentes vasculares encefálicos são divididos em dois grandes grupos: **isquêmicos ou hemorrágicos**, sendo o primeiro grupo muito **mais comum**. A classificação é importante porque o tratamento rápido do acidente vascular encefálico isquêmico com **ativador do plasminogênio tecidual (tPA)** ou outra técnica de recanalização intra-arterial pode melhorar substancialmente o prognóstico.

Pontos importantes

- As **áreas vasculares fronteiriças** são os territórios arteriais distais que representam as **junções entre áreas irrigadas pelos principais vasos intracerebrais,** como a região entre a área irrigada pela artéria cerebral anterior e a irrigada pela artéria cerebral média. A **redução no fluxo sanguíneo**, por qualquer motivo, **afeta mais essas áreas fronteiriças sensíveis e suscetíveis**.

CAPÍTULO 27 Como Reconhecer Algumas Causas Comuns de Patologia Intracraniana

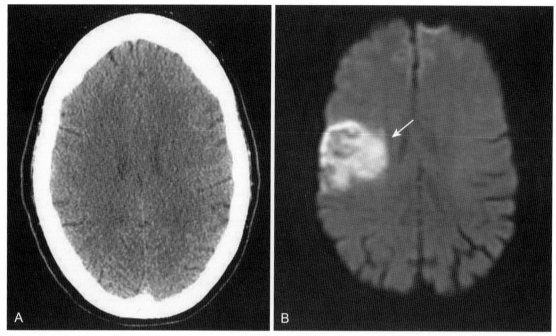

Figura 27.16 Tomografia computadorizada e ressonância magnética ponderada em difusão no acidente vascular encefálico agudo. **A.** A TC é normal neste paciente que apresentava sintomas 2 horas antes do exame. **B.** Um exame de RM ponderada em difusão no mesmo paciente alguns minutos depois mostra uma área de intensidade de sinal anormalmente clara na região frontoparietal direita (*seta branca*). A imagem ponderada em difusão é uma sequência de RM que pode ser adquirida com rapidez e que é extremamente sensível à detecção de anormalidades no movimento normal da água no encéfalo, sendo possível identificar um acidente vascular encefálico dentro de 20 ou 30 minutos depois do evento.

- O achado mais comum de um acidente vascular encefálico agudo não hemorrágico é uma TC normal (< 24 horas). Se múltiplas distribuições vasculares estiverem envolvidas, êmbolos ou **vasculite** devem ser considerados como a causa. Se o acidente vascular encefálico **cruzar ou ocorrer entre territórios vasculares,** deve-se considerar a hipoperfusão decorrente da hipotensão (**infartos de áreas fronteiriças**)
- A **Tabela 27.6** resume os quatro principais padrões de distribuição vascular do acidente vascular encefálico e alguns dos sintomas associados a cada um.

> **Pontos importantes**
>
> - **Como reconhecer um acidente vascular encefálico isquêmico**
>   - Na TC, os achados dependerão do tempo decorrido desde o evento de origem
>   - **12 a 24 horas:** área indistinta de baixa atenuação correspondente ao território de distribuição vascular
>   - **> 24 horas:** lesão mais bem circunscrita com efeito de massa que alcança seu pico em 3 ou 5 dias e geralmente desaparece em 2 ou 4 semanas (Figura 27.17A)
>   - **72 horas:** embora seja raro usar contraste em casos de acidente vascular encefálico agudo, normalmente ocorre realce pelo contraste quando o efeito de massa estiver diminuindo ou tiver desaparecido
>   - **> 4 semanas:** o efeito de massa desaparece; há agora uma lesão de baixa atenuação bem circunscrita, não realçada pelo contraste (Figura 27.17B).

Acidente vascular encefálico hemorrágico

- Há hemorragia **em cerca de 15%** dos acidentes vasculares encefálicos. Ela está **associada a maiores morbidade e mortalidade** do que o acidente vascular encefálico isquêmico. A hemorragia causada pelo acidente vascular encefálico pode ocorrer no parênquima cerebral ou no espaço subaracnóideo
- Na maior parte dos casos, há **hipertensão associada. Cerca de 60% das hemorragias hipertensivas ocorrem nos núcleos da base.** Outras áreas comumente envolvidas são o tálamo, a ponte e o cerebelo (Figura 27.18)
- A decisão de utilizar **trombolítico** ou outra **terapia de recanalização intra-arterial** é baseada em algoritmos formulados pelos achados iniciais na TC sem contraste. Quanto **mais rápido for iniciado o tratamento** (geralmente < 4 ou 5 h depois do início dos sintomas), **maior será o potencial benefício**

> **Pontos importantes**
>
> - **Como reconhecer uma hemorragia intracerebral (em geral)**
>   - O sangue total recém-extravasado com um hematócrito normal será visível como uma **densidade aumentada** na TC sem contraste do encéfalo logo após o evento (Figura 27.18), o que é atribuído às proteínas no sangue (principalmente a hemoglobina)
>   - Pode ocorrer **dissecção** do sangue para o **sistema ventricular** na hemorragia intracerebral hipertensiva (ver Figura 27.11)
>   - Conforme o coágulo começa a se formar, o **sangue fica mais denso por cerca de 3 dias** em razão da desidratação do coágulo
>   - **Depois do terceiro dia,** o **coágulo diminui de densidade** e se torna invisível nas semanas seguintes. Ele perde densidade **de fora para dentro** e parece estar encolhendo
>   - **Depois de aproximadamente 2 meses,** pode permanecer apenas uma pequena hipodensidade (Figura 27.19; Boxe 27.1).

Tabela 27.6 Territórios de distribuição vascular do acidente vascular encefálico.		
Circulação	Anatomia afetada	Sinais e sintomas
Artéria cerebral anterior (raro)	Irriga os lobos frontais e parietais (superfícies mediais), os quatro quintos anteriores do corpo caloso, o córtex cerebral frontobasal e o diencéfalo anterior	Pode resultar em desinibição com preservação da fala; produz reflexos primitivos (p. ex., preensão ou sucção), estado mental alterado, julgamento prejudicado, fraqueza contralateral (maior nas pernas do que nos braços)
Artéria cerebral média (comum)	Irriga quase toda a superfície convexa do encéfalo, incluindo os lobos frontal, parietal e temporal (lateralmente), bem como a ínsula, o claustro e a cápsula extrema. Os ramos lenticuloestriados irrigam os núcleos da base, incluindo a cabeça do núcleo caudado e o putame (incluindo as partes laterais das cápsulas interna e externa)	Produz hemiparesia ou hipoestesia contralateral, hemianopsia ipsilateral e preferência do olhar em direção ao lado da lesão; a agnosia é comum; pode resultar em afasia receptiva ou expressiva se a lesão ocorrer no hemisfério dominante; a fraqueza do braço e do rosto geralmente é pior do que a do membro inferior
Artéria cerebral posterior	Irriga partes do mesencéfalo, núcleo subtalâmico, núcleo da base, tálamo, lobo temporal inferior mesial e córtices occipital e occipitoparietal	As oclusões afetam a visão, produzindo hemianopsia homônima contralateral, cegueira cortical, agnosia visual, estado mental alterado e memória prejudicada
Sistema vertebrobasilar	Irriga o bulbo, o cerebelo, a ponte, o mesencéfalo, o tálamo e o córtex occipital	A oclusão de grandes vasos neste sistema geralmente causa grande incapacidade ou morte; lesões pequenas costumam ter um prognóstico benigno; pode causar uma ampla variedade de déficits em nervos cranianos, cerebelo e tronco encefálico; uma característica marcante do acidente vascular encefálico que afeta a circulação posterior são os achados cruzados: déficits de nervos cranianos ipsilaterais e déficits motores contralaterais (em contraste com um acidente vascular encefálico que afete a circulação anterior)

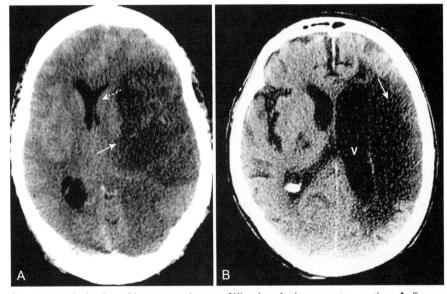

Figura 27.17 Tomografia computadorizada, acidente vascular encefálico isquêmico recente e antigo. **A.** Em cerca de 24 horas, a lesão torna-se relativamente bem circunscrita (*seta branca contínua*), com efeito de massa evidenciado por um desvio dos ventrículos (*seta branca tracejada*) que alcançará um pico em 3 ou 5 dias e desaparecerá em cerca de 2 a 4 semanas. **B.** À medida que o acidente vascular encefálico se torna mais antigo, perde o seu efeito de massa, tende a se tornar uma lesão de baixa atenuação com margens ainda mais nítidas (*seta branca contínua*) e pode estar associado a alargamento do ventrículo (*V*) adjacente, decorrente da perda de substância encefálica na área infartada.

- Na RM, as mudanças na aparência da hemorragia ao longo do tempo são mais marcantes. Ela é sensível aos efeitos cambiantes nas porções de **ferro e proteína** da molécula de hemoglobina nos dias e nas semanas seguintes a uma hemorragia aguda. A Tabela 27.7 resume essas mudanças.

ANEURISMAS ROMPIDOS

- O aneurisma do sistema nervoso central mais frequente é o **aneurisma em cereja** (sacular), que se desenvolve a partir de um **enfraquecimento congênito na parede arterial**, geralmente nos locais de ramificação de vasos no **círculo arterial do cérebro** na base do encéfalo. Pode ser de origem familiar (cerca de 10% dos casos) ou estar associado a doenças do tecido conjuntivo
- A **hipertensão arterial** e o **envelhecimento** atuam no crescimento dos aneurismas. **Os aneurismas maiores sangram com mais frequência** do que os menores
- O objetivo é descobrir e tratar o aneurisma **antes** que ocorra um grande sangramento. Em alguns estudos, **verificou-se que 10 mm era o tamanho crítico para a ruptura**
- A história clássica descrita por um paciente que teve um aneurisma rompido inclui "a pior cefaleia da minha vida"

CAPÍTULO 27 Como Reconhecer Algumas Causas Comuns de Patologia Intracraniana

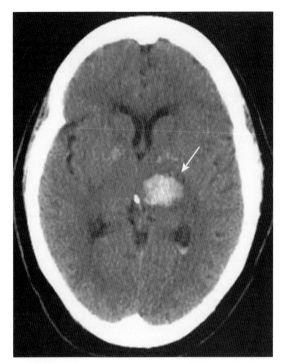

Figura 27.18 Hemorragia intracerebral aguda. O sangue total recém-extravasado, como neste sangramento para o tálamo (*seta branca*), será visível como um aumento na densidade na TC sem contraste do encéfalo, decorrente principalmente das proteínas no sangue (em especial a hemoglobina). O coágulo em geral se tornará invisível ao longo das semanas seguintes.

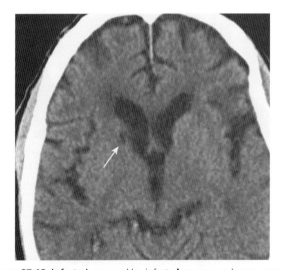

Figura 27.19 Infarto lacunar. Um infarto **lacunar**, ou lacuna, consiste em um pequeno infarto cerebral produzido pela oclusão de uma artéria terminal. O termo **infarto lacunar crônico** é reservado às lesões císticas de baixa densidade, de 5 a 15 mm de tamanho (*seta branca*).

Boxe 27.1 Infartos lacunares.

- Pequenos infartos cerebrais produzidos pela oclusão de pequenas artérias terminais; representam até 20% de todos os infartos cerebrais
- Têm predileção pelos núcleos da base, pela cápsula interna e pela ponte; ocorrem em associação à hipertensão, à aterosclerose e ao diabetes
- O termo infarto lacunar crônico é reservado a lesões císticas de baixa densidade, com tamanho aproximado de 5 a 15 mm.

Tabela 27.7 Alterações na aparência do sangue ao longo do tempo na ressonância magnética.

Fase	Momento	T1	T2
Hiperaguda	< 24 h	Isointenso	Claro
Aguda	1 a 3 dias	Isointenso	Escuro
Subaguda inicial	3 a 7 dias	Claro	Escuro
Subaguda tardia	7 a 14 dias	Claro	Claro
Crônica	> 14 dias	Escuro	Escuro

- Quando o aneurisma se rompe, o **sangue geralmente entra no espaço subaracnóideo**. A ruptura de um aneurisma é a **causa não traumática mais comum de uma hemorragia subaracnóidea** (80%), mas não a única. A amiloidose, as malformações arteriovenosas ou a progressão de uma hemorragia intraparenquimatosa também podem produzir hemorragia subaracnóidea
- Na atualidade, a maior parte dos aneurismas é detectada por **uma angiotomografia computadorizada (ATC) ou por uma angiografia por RM (ARM)**. A ATC é realizada utilizando-se uma bomba injetora para administrar um *bolus* rápido de contraste iodado por via intravenosa; um aparelho de TC capaz de realizar a aquisição rápida de dados; e algoritmos de computador especiais e técnicas de pós-processamento que podem realçar os vasos e, se desejado, exibi-los tridimensionalmente (Figura 27.20)
- A **ARM** costuma ser feita sem contraste, usando uma técnica *time-of-flight* (tempo de voo), que mostra em branco o sangue fluindo nas artérias. O pós-processamento computadorizado das imagens produz reconstruções tridimensionais

> **Pontos importantes**
>
> - Como reconhecer uma hemorragia subaracnóidea (decorrente de um aneurisma rompido)
>   - Na **TC**, o **sangue recém-extravasado** é **hiperdenso** e pode ser visualizado **nos sulcos e nas cisternas basais** (Figura 27.21 A e B)
>   - A região da **foice pode tornar-se hiperdensa**, ampliada e com margens de formato irregular (Figura 27.21C)
>   - Em geral, a **maior concentração de sangue indica a localização mais provável do aneurisma rompido**.

- Outras causas de hemorragia intracerebral, além dos aneurismas, incluem malformações arteriovenosas, tumores, aneurismas micóticos e angiopatia amiloide (Boxe 27.2).

HIDROCEFALIA

- **A hidrocefalia é definida como uma expansão do sistema ventricular** com base no aumento do volume de LCS contido nele (Boxe 27.3)

> **Pontos importantes**
>
> - A hidrocefalia pode ser causada por vários fatores
>   - **Subabsorção de LCS (hidrocefalia comunicante)**
>   - **Restrição do fluxo de saída de LCS dos ventrículos (hidrocefalia não comunicante)**
>   - **Produção excessiva de líquido cerebrospinal** (raro).

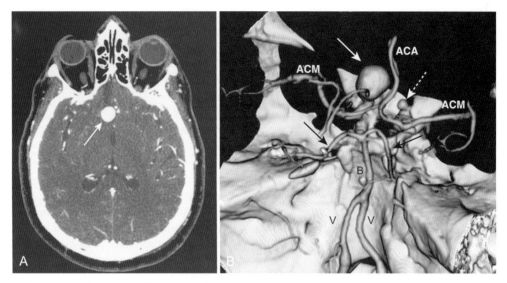

Figura 27.20 Aneurisma em cereja: tomografia computadorizada (TC) axial e reconstrução tridimensional. **A.** Há uma evaginação focal de contraste de 2 cm na região da artéria carótida interna (*ACI*) direita nesta TC com contraste do encéfalo (*seta branca*), o que é consistente com um aneurisma. **B.** Esta reconstrução tridimensional do círculo arterial do cérebro por uma angiotomografia mostra um aneurisma (*seta branca contínua*) do segmento supraclinóideo da ACI direita e outro aneurisma menor (*seta branca tracejada*) surgindo do segmento supraclinóideo da ACI esquerda. *Setas pretas* apontam para as artérias cerebrais posteriores. *ACA*, artérias cerebrais anteriores; *B*, artéria basilar; *ACM*, artérias cerebrais médias; *V*, artéria vertebral.

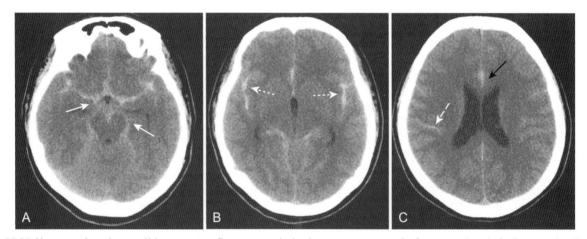

Figura 27.21 Hemorragia subaracnóidea: tomografia computadorizada sem contraste. **A.** O sangue é mais facilmente visualizado nas cisternas basais (*setas brancas* contínuas), nas fissuras (**B**) (*setas brancas tracejadas*) e interdigitado nos espaços subaracnóideos dos sulcos (**C**) (*seta branca tracejada*). A região da foice pode se tornar hiperdensa, alargada e com margens irregulares (*seta preta contínua*).

Boxe 27.2 Angiopatia amiloide.

- O depósito amiloide consiste em material proteico que pode ser depositado com o aumento da idade nas túnicas média e adventícia de vasos intracranianos de pequeno e médio calibres, a maior parte envolvendo os lobos frontal e parietal
- Esse depósito produz perda na elasticidade dos vasos e aumenta a sua fragilidade
- As placas da angiopatia amiloide podem ser visíveis em uma sequência especial de RM ponderada em gradiente. Elas são muito pequenas para serem vistas na TC de rotina ou na maior parte das sequências de RM
- As hemorragias decorrentes da angiopatia amiloide costumam ser grandes, envolvendo todo um lobo; podem ser múltiplas; e ocorrem em várias áreas simultaneamente. Também podem se manifestar como hemorragia subaracnóidea
- Não há nenhuma associação com a hipertensão arterial, e a angiopatia amiloide não está associada a depósitos amiloides em outros locais do corpo.

Boxe 27.3 Fluxo normal do líquido cerebrospinal.

- A maior parte do líquido cerebrospinal é produzida pelos plexos coroides nos ventrículos, principalmente os ventrículos laterais e o quarto ventrículo
- A direção do fluxo é dos ventrículos laterais através do forame interventricular para o terceiro ventrículo; em seguida através do aqueduto do mesencéfalo para o quarto ventrículo; e depois para as cisternas subaracnóideas através das duas aberturas laterais do quarto ventrículo e da abertura mediana do quarto ventrículo
- O LCS pode então tomar um entre dois caminhos. Ele pode ascender ao longo das convexidades para ser reabsorvido pela corrente sanguínea nas granulações aracnóideas
- Alternativamente, pode descer até o espaço subaracnóideo espinal, onde é reabsorvido diretamente ou sobe de volta ao encéfalo até as granulações aracnóideas.

- Na hidrocefalia, os **ventrículos** em geral estão **desproporcionalmente dilatados** em comparação com os **sulcos**, enquanto **os ventrículos e os sulcos estão proporcionalmente aumentados na atrofia cerebral**
- Os **cornos temporais são particularmente sensíveis** a aumentos na pressão do LCS. Na ausência de hidrocefalia, **os cornos temporais são pouco visíveis;** porém, **na hidrocefalia,** eles podem ter mais de 2 mm de tamanho (Figura 27.22).

Hidrocefalia obstrutiva

- A hidrocefalia obstrutiva é dividida em duas categorias principais: **comunicante (obstrução extraventricular)** e **não comunicante (obstrução intraventricular)**

- A **hidrocefalia comunicante** se deve a anormalidades que **inibem a reabsorção de LCS,** mais frequentemente no nível das granulações aracnóideas (Figura 27.23)
  - O **fluxo de LCS** ao longo dos **ventrículos** e **sobre as convexidades** normalmente ocorre **sem obstáculos**. A reabsorção pelas granulações aracnóideas pode ficar restrita por eventos como **hemorragia subaracnóidea** ou **meningite**

> **Pontos importantes**
> - Classicamente, o quarto ventrículo está **dilatado** na **hidrocefalia comunicante** e tem tamanho **normal** na **hidrocefalia não comunicante**.

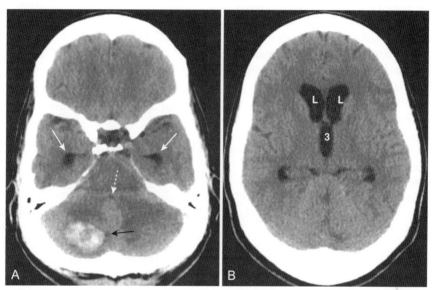

Figura 27.22 Hidrocefalia não comunicante. **A.** Há dilatação dos cornos temporais (*setas brancas contínuas*), e o quarto ventrículo está comprimido e quase invisível (*seta branca tracejada*). Uma lesão metastática hemorrágica (*seta preta*) está obstruindo o quarto ventrículo. **B.** Os cornos frontais dos ventrículos laterais (*L*) e do terceiro ventrículo (*3*) estão dilatados, mas observe que os sulcos não estão dilatados. Esta forma de hidrocefalia é decorrente da obstrução do fluxo de líquido cerebrospinal a partir dos ventrículos.

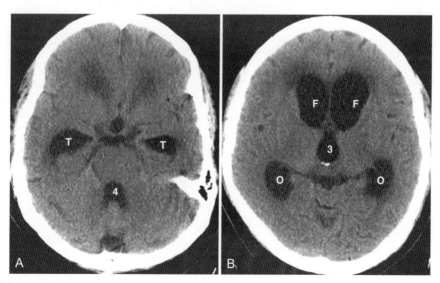

Figura 27.23 Hidrocefalia comunicante. A hidrocefalia comunicante é causada por anormalidades que inibem a reabsorção do líquido cerebrospinal, ocorrendo com mais frequência no nível das granulações aracnóideas. **A.** Classicamente, o quarto ventrículo (*4*) está dilatado na hidrocefalia comunicante, mas tem tamanho normal na hidrocefalia não comunicante. Os cornos temporais (*T*) são bem sensíveis a aumentos no volume ou na pressão intraventricular e estão dilatados aqui. **B.** Os cornos frontais (*F*), os cornos occipitais (*O*) e o terceiro ventrículo (*3*) estão marcadamente dilatados. Há uma dilatação desproporcional dos ventrículos em comparação com os sulcos (que são de normais a pequenos aqui). A hidrocefalia comunicante costuma ser tratada com uma derivação ventricular.

- A hidrocefalia comunicante **geralmente é tratada com uma derivação ventricular**
- A **hidrocefalia não comunicante** ocorre como resultado de **tumores, cistos** ou outras lesões fisicamente obstrutivas **que não permitem que o LCS saia dos ventrículos**
    - A hidrocefalia congênita costuma ser produzida por um bloqueio entre o terceiro e o quarto ventrículos no nível do **aqueduto do mesencéfalo (obstrução do aqueduto)**
    - Quando a obstrução é causada por um tumor ou cisto, a hidrocefalia não comunicante **geralmente é tratada com remoção cirúrgica** da lesão obstrutiva (Figura 27.24)
- A **hidrocefalia não obstrutiva** por superprodução de LCS é rara e pode ocorrer em caso de **papiloma do plexo coroide**.

HIDROCEFALIA DE PRESSÃO NORMAL (NPH)

- A hidrocefalia de pressão normal é uma forma de **hidrocefalia comunicante** caracterizada por uma **tríade clássica de sintomas clínicos,** incluindo **anormalidades da marcha, demência** e **incontinência urinária.** A idade de início geralmente está entre 60 e 70 anos

> **Pontos importantes**
>
> - Seu reconhecimento é importante porque geralmente é passível de tratamento com uma **derivação ventriculoperitoneal** unilateral, que possibilita que o LCS saia dos ventrículos e drene para a cavidade peritoneal, onde é reabsorvido.

- Os achados de imagem são semelhantes a outros tipos de hidrocefalia comunicante e incluem **ventrículos aumentados,** particularmente os cornos temporais, com **sulcos normais ou achatados** (Figura 27.25).

ATROFIA CEREBRAL

- Os distúrbios associados à **atrofia cerebral macroscópica** também são associados à **demência, sendo a doença de Alzheimer** uma das mais comuns. A atrofia implica perda das substâncias cinzenta e branca
    - Um achado importante em pacientes com doença de Alzheimer (embora não específico) é a **atrofia cortical difusa,** especialmente nos **lobos temporais**

> **Pontos importantes**
>
> - Como na hidrocefalia, os **ventrículos estão dilatados** na atrofia cerebral, mas isso ocorre porque a perda de tecido cerebral normal produz um espaço vazio que é preenchido passivamente com LCS. **Ao contrário da hidrocefalia,** a **dinâmica** de produção e absorção **de LCS** é **normal na atrofia.**

- Em geral, a atrofia cerebral leva a um **alargamento proporcional** de **ventrículos** e **sulcos** (Figura 27.26).

TUMORES ENCEFÁLICOS

Gliomas do encéfalo

- Os **gliomas** consistem em **massa intra-axial supratentorial primária comum em um adulto.** Representam **30% de todos os tumores cerebrais** e 80% de todos os tumores cerebrais malignos **primários** (as **metástases** para o encéfalo a partir de outros órgãos são os tumores cerebrais **malignos** mais comuns **no geral**)
- O **glioblastoma multiforme** é responsável por mais da metade de todos os gliomas, enquanto os astrocitomas

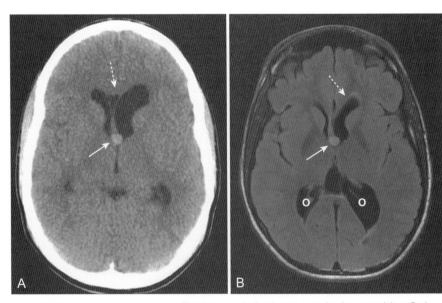

Figura 27.24 Cisto coloide do terceiro ventrículo: tomografia computadorizada e ressonância magnética. O cisto coloide é uma lesão rara e benigna do terceiro ventrículo que pode causar hidrocefalia obstrutiva. **A.** Há massa hiperdensa na face anterior do terceiro ventrículo (*seta branca contínua*) causando obstrução assimétrica do forame interventricular esquerdo em comparação com o direito (*seta branca tracejada*). **B.** Nesta sequência T2 FLAIR, a lesão tem intensidade de sinal aumentado (*seta branca contínua*) e está causando dilatação dos cornos frontal (*seta branca tracejada*) e occipital (*O*) do ventrículo lateral.

CAPÍTULO 27 Como Reconhecer Algumas Causas Comuns de Patologia Intracraniana

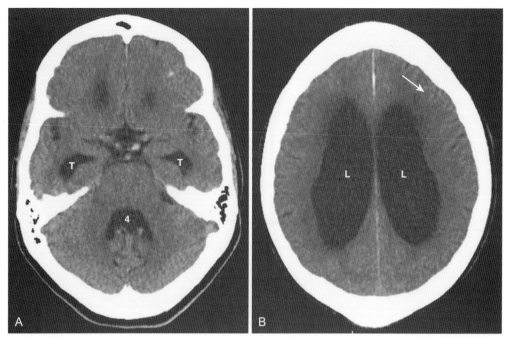

Figura 27.25 Hidrocefalia de pressão normal. **A.** Os ventrículos estão aumentados, em especial os cornos temporais (*T*), bem como o quarto ventrículo (*4*). **B.** Os corpos dos ventrículos laterais (*L*) também estão acentuadamente aumentados, mas os sulcos estão normais ou achatados (*seta branca*). Este paciente apresentava distúrbios da marcha.

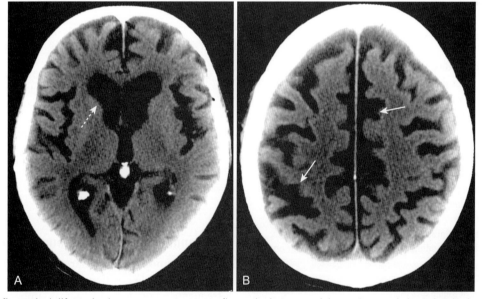

Figura 27.26 Atrofia cortical difusa. As doenças que causam atrofia cerebral grave também estão associadas à demência, sendo a doença de Alzheimer uma das mais comuns. **A.** Os ventrículos laterais (*seta branca tracejada*) estão aumentados. **B.** Ao contrário do que ocorre na hidrocefalia, os sulcos também estão aumentados (*setas brancas contínuas*).

correspondem a cerca de 20%, com o restante dividido entre **ependimomas, oligodendrogliomas e gliomas mistos** (p. ex., oligoastrocitoma)
- O **glioblastoma multiforme** ocorre **mais comumente em homens** entre 65 e 75 anos de idade, em especial nos **lobos frontal e temporal**, e tem o **pior prognóstico** de todos os gliomas
- Ele se **infiltra** em áreas adjacentes do encéfalo ao longo dos **tratos de substância branca**, o que dificulta sua ressecção; contudo, como a maior parte dos tumores cerebrais, **não produz metástases extracerebrais**.

> **Pontos importantes**
>
> - **Como reconhecer um glioblastoma multiforme**
>   - Em razão de seu crescimento agressivo, o glioblastoma multiforme frequentemente apresenta **necrose** no interior do tumor
>   - O tumor se **infiltra** no tecido cerebral circundante, frequentemente **cruzando** os tratos de substância branca do **corpo caloso** até o hemisfério cerebral **oposto**, produzindo um padrão chamado de **glioma em borboleta**
>   - Ele tende a produzir **edema vasogênico** e considerável **efeito de massa, realçando-se com o contraste**, ao menos parcialmente (Figura 27.27).

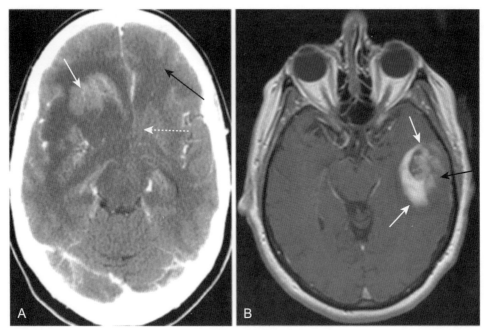

Figura 27.27 Glioblastoma multiforme: tomografia computadorizada e ressonância magnética, dois pacientes diferentes. **A.** Nesta TC com contraste, o tumor realça (*seta branca contínua*), produz edema vasogênico considerável (*seta branca tracejada*) e se infiltra no tecido cerebral circundante. O edema ou o tumor cruzou para o lobo frontal esquerdo (*seta preta contínua*). **B.** Neste outro paciente, a imagem axial ponderada em T1, pós-administração de gadolínio, mostra massa realçada no lobo temporal esquerdo (*setas brancas*). O realce interno da massa é um tanto heterogêneo (*seta preta contínua*), o que implica necrose intratumoral ou alteração cística.

Metástases

* Cerca de **40% de todas as neoplasias intracranianas** são metástases. **Tumores de pulmão, mama e melanoma** são as doenças malignas primárias que mais comumente produzem metástases cerebrais.

 Pontos importantes

* **Como reconhecer metástases para o encéfalo**
    * As metástases para o encéfalo frequentemente são **massas redondas, bem definidas, próximas da junção entre as substâncias cinzenta e branca**
    * **Costumam ser múltiplas, mas podem ser solitárias**
    * **Normalmente são hipodensas ou isodensas na TC sem contraste**
    * Elas **realçam** com contraste intravenoso, às vezes com um **padrão de realce anelar** (Figura 27.28A)
    * A maior parte evoca algum **edema vasogênico**, muitas vezes desproporcional ao tamanho da massa (Figura 27.28B).

Meningioma

* Os meningiomas são os **tumores cerebrais primários mais comuns (benigno e maligno) e a massa extra-axial mais comum**, geralmente ocorrendo em mulheres de meia-idade. Suas localizações mais frequentes são **parassagital**, ao longo das **convexidades**, na **asa do esfenoide** e na **cisterna pontocerebelar**, em ordem decrescente de frequência
* Tendem a ter **crescimento lento**, com um **excelente prognóstico** se extirpados cirurgicamente
* Quando **múltiplos**, podem ter associação com a **neurofibromatose tipo 2**.

 Pontos importantes

* **Como reconhecer um meningioma na TC do encéfalo**
    * Na **TC sem contraste**, mais da **metade dos meningiomas** é hiperdensa em relação ao encéfalo normal e cerca de **20% contêm calcificações** (Figura 27.29)
    * Em exames contrastados, os **meningiomas realçam acentuadamente**
    * Eles **podem induzir um edema vasogênico no parênquima cerebral adjacente**.

Schwannoma vestibular (neuroma acústico)

* Os **schwannomas vestibulares** são os schwannomas mais comuns de todos os nervos cranianos. Seu sintoma mais frequente é a **perda auditiva**, mas também produzem **zumbido** e distúrbios de **equilíbrio**
* Geralmente ocorrem ao longo do **curso do oitavo nervo craniano**, dentro do **meato acústico interno**, no **ângulo pontocerebelar** (Figura 27.30)
* Como os meningiomas, quando múltiplos (i. e., **bilaterais**), costumam estar associados à **neurofibromatose tipo 2**.

Pontos importantes

* A **RM com contraste** é o exame de imagem **mais sensível** para a detecção de schwannomas vestibulares, os quais **quase sempre realçam**, em geral **homogeneamente**. Eles também podem ser vistos em certas sequências de RM através do meato acústico interno.

CAPÍTULO 27 Como Reconhecer Algumas Causas Comuns de Patologia Intracraniana   317

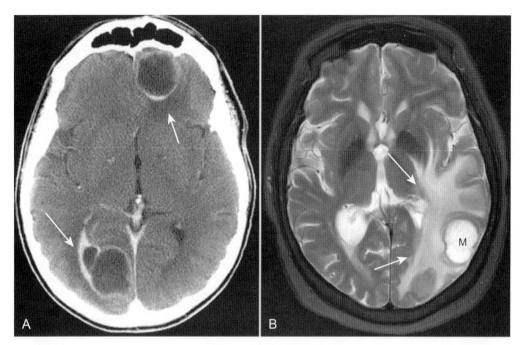

Figura 27.28 Metástases: tomografia computadorizada e ressonância magnética com contraste. A. Com a administração de contraste intravenoso, as metástases podem mostrar realce em anel (setas brancas). Tumores de pulmão, mama e melanoma são as doenças malignas primárias que mais comumente produzem metástases cerebrais. B. Neste outro paciente, a RM mostra o padrão característico do edema vasogênico (setas brancas) em torno de uma grande lesão metastática (M). Ambos os pacientes tinham câncer de pulmão.

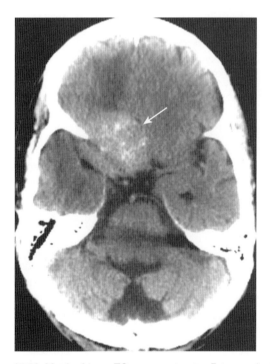

Figura 27.29 Meningioma: TC sem contraste. Este meningioma origina-se da asa esfenoidal direita, um local de origem relativamente comum. Na TC sem contraste, mais da metade é hiperdensa ao encéfalo normal e cerca de 20% contêm calcificação, assim como essa lesão, que aparece como massa densa (seta branca). Em exames com contraste, os meningiomas realçam significativamente.

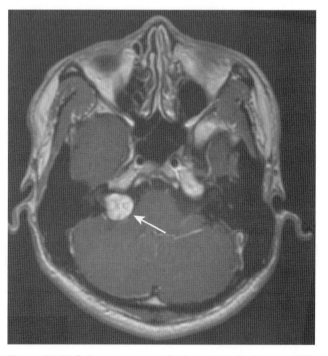

Figura 27.30 Schwannoma vestibular: ressonância magnética ponderada em T1 com contraste. Observa-se massa de tecidos moles com realce homogêneo no ângulo pontocerebelar direito (seta branca), clássica de um schwannoma vestibular. Esses tumores ocorrem mais comumente ao longo do trajeto do oitavo nervo craniano. A perda auditiva é o sintoma mais encontrado.

OUTRAS DOENÇAS

Esclerose múltipla (EM)

- A esclerose múltipla é considerada de origem **autoimune** e é a **doença desmielinizante mais comum**. Qualquer função neurológica pode ser afetada pela doença, com alguns pacientes apresentando principalmente alterações cognitivas, enquanto outros apresentam ataxia, paresia ou sintomas visuais
- Caracterizada por um **curso recidivante e remitente**, existem critérios clínicos específicos que devem ser atendidos para estabelecer esse diagnóstico; contudo, os exames de RM, em conjunto com exames auxiliares, agora possibilitam que o diagnóstico seja feito depois de um único episódio clínico
- A EM caracteristicamente afeta os **tratos mielinizados (substância branca)**, com lesões conhecidas como **placas**. As lesões da EM têm predileção pela **área periventricular, pelo corpo caloso e pelos nervos ópticos.**

> **Pontos importantes**
>
> - A **RM é o exame de imagem de escolha** na esclerose múltipla, por causa da sua maior sensibilidade em relação à TC em demonstrar placas, tanto no encéfalo quanto na medula espinal
>   - As lesões produzem **focos globulares discretos de alta intensidade de sinal (brancos) nas imagens ponderadas em T2**
>   - Nas imagens sem contraste ponderadas em T1, elas são isointensas a hipointensas, mas, na **EM aguda, realçam com gadolínio nas imagens ponderadas em T1**
>   - Tendem a ser orientadas com seus eixos longitudinais perpendiculares às paredes ventriculares (Figura 27.31).

TERMINOLOGIA

- A Tabela 27.8 define alguns dos termos usados neste capítulo.

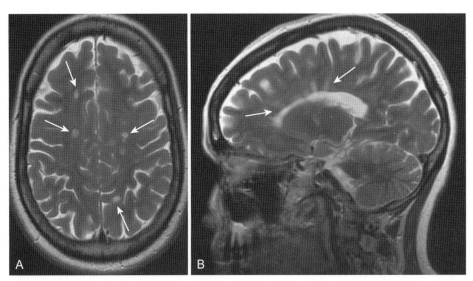

Figura 27.31 Esclerose múltipla: ressonância magnética axial e sagital. As lesões da esclerose múltipla têm predileção pela área periventricular, pelo corpo caloso e pelos nervos ópticos (*setas brancas*). **A.** As lesões produzem focos globulares discretos de alta intensidade de sinal (brancas) nas imagens ponderadas em T2. **B.** Lesões ovoides com seu longo eixo perpendicular à superfície ventricular vistas na esclerose múltipla são chamadas de **dedo de Dawson** (*setas brancas*). A RM é o exame de imagem de escolha na esclerose múltipla, por causa da sua maior sensibilidade em relação à TC em demonstrar placas, tanto no encéfalo quanto na medula espinal.

Tabela 27.8 Terminologia.	
Intra-axial/extra-axial	As lesões intra-axiais se originam no parênquima cerebral; as lesões extra-axiais se originam fora do encéfalo (*i. e.*, nas meninges, intraventriculares)
Infratentorial	Abaixo do tentório do cerebelo, região que inclui o cerebelo, o tronco encefálico, o quarto ventrículo e os ângulos pontocerebelares
Supratentorial	Acima do tentório do cerebelo, região que inclui os hemisférios cerebrais (lobos frontal, parietal, occipital e temporal) e a sela turca
Ataque isquêmico transitório (AIT)	Perda neurológica súbita que persiste durante um curto período e desaparece dentro de 24 h
Acidente vascular encefálico completo	Déficit neurológico que perdura por > 21 dias
Traumatismo cranioencefálico aberto *versus* contuso	*Aberto*: comunicação do material intracraniano com o meio externo ao crânio. *Contuso*: ausência de comunicação externa
Atenuação aumentada/hiperatenuação/hiperdenso/hiperintenso	Na TC, o tecido que tem atenuação aumentada, hiperatenuação ou é hiperdenso é **mais branco** do que os tecidos circundantes. Hiperintenso corresponde ao **aumento na intensidade do sinal** na imagem de RM
Atenuação diminuída/hipoatenuação/hipodenso/hipointenso	Na TC, o tecido que tem atenuação diminuída, hipoatenuação ou é hipodenso é **mais escuro** do que os tecidos circundantes. Hipointenso corresponde à **diminuição** na intensidade do sinal na imagem de RM

(*continua*)

CAPÍTULO 27 Como Reconhecer Algumas Causas Comuns de Patologia Intracraniana

Tabela 27.8 Terminologia. (continuação)

Imagem ponderada em difusão (DWI)	Uma sequência de ressonância magnética que pode ser captada com rapidez e que é extremamente sensível a alterações no movimento de água normal no encéfalo, de modo que pode identificar um acidente vascular encefálico dentro de 20 ou 30 min após o evento. A DWI também ajuda a diferenciar um infarto agudo de um infarto mais crônico

Pontos a serem lembrados

- A anatomia do encéfalo pode ser evidenciada com tomografias ou ressonâncias magnéticas, embora a RM geralmente seja o exame de escolha para detectar e estadiar anormalidades intracranianas e da medula espinal por causa de seus melhores contraste e resolução dos tecidos moles
- A TC sem contraste costuma ser a primeira opção de exame no traumatismo cranioencefálico agudo. A busca por achados deve inicialmente se concentrar em encontrar efeitos de massa ou sangue
- As **fraturas lineares do crânio** são importantes principalmente pelas anormalidades intracranianas que podem ter ocorrido no momento da fratura; as **fraturas com afundamento do crânio** podem estar associadas a uma lesão cerebral subjacente e exigir elevação do fragmento; as **fraturas basilares do crânio** são as mais graves e podem estar associadas a vazamentos de LCS
- As **fraturas por explosão** da órbita resultam de um impacto direto e podem se manifestar com enfisema orbital, fratura do assoalho ou da parede medial da órbita e aprisionamento de gordura e/ou músculos extraoculares na fratura
- Existem quatro tipos de hemorragia intracraniana que podem estar associados ao traumatismo: hematoma epidural, hematoma subdural, hemorragia intracerebral e hemorragia subaracnóidea
- Os **hematomas epidurais** representam uma hemorragia no espaço potencial entre a dura-máter e a camada interna do crânio e geralmente são decorrentes de lesões na artéria ou na veia meníngea média por traumatismo cranioencefálico contuso; quase todos (95%) têm uma fratura de crânio associada. Quando agudos, aparecem como coleções hiperintensas de sangue, que costumam ter formato lenticular
- Os **hematomas subdurais** mais comumente resultam de lesões em desaceleração ou quedas; os hematomas subdurais agudos pressagiam a presença de lesão cerebral mais grave. Consistem em faixas de sangue em forma de meia-lua que podem cruzar as linhas de sutura e entrar na fissura inter-hemisférica, embora não cruzem a linha média
- Os **hematomas intracerebrais** traumáticos decorrem com frequência de lesões por cisalhamento e se manifestam como hemorragias petequiais ou maiores nos lobos frontais ou temporais; podem estar associados a um aumento da pressão intracraniana e à herniação cerebral
- As **herniações cerebrais** incluem as herniações subfalcinas, transtentoriais, via forame magno/tonsilar, esfenoidais e extracranianas
- A **lesão axonal difusa** é uma consequência grave do traumatismo em que o corpo caloso é o mais comumente afetado; os achados tomográficos são semelhantes aos da hemorragia intracerebral depois de um traumatismo cranioencefálico; a RM é o exame de escolha na identificação de uma lesão axonal difusa
- Em geral, o **aumento da pressão intracraniana** se deve ao aumento do volume do encéfalo (edema cerebral) ou ao aumento do tamanho dos ventrículos (hidrocefalia)
- Existem duas categorias principais de **edema cerebral**: vasogênico e citotóxico
- O **edema vasogênico** representa o acúmulo extracelular de líquido e é o tipo que ocorre com malignidade e infecção e afeta mais a substância branca
- O **edema citotóxico** representa o edema celular, é decorrente da morte celular e afeta tanto a substância cinzenta quanto a branca; está associado à isquemia cerebral

- O **acidente vascular encefálico** denota perda aguda da função neurológica, que ocorre quando o suprimento sanguíneo a uma área do encéfalo é perdido ou comprometido. A RM é mais sensível nesse diagnóstico do que a TC
- Os acidentes vasculares encefálicos em geral são decorrentes de eventos **embólicos** (mais comuns) ou **trombóticos** e costumam ser divididos nas variedades **isquêmica** (mais comum) e **hemorrágica** (pior prognóstico); frequentemente há hipertensão associada
- A **hemorragia intracerebral** exibirá densidade aumentada nas tomografias computadorizadas sem contraste do encéfalo; depois de cerca de 2 meses, pode restar apenas uma pequena hipodensidade
- Os **aneurismas em cereja** em geral são formados por enfraquecimento congênito da parede arterial; quando se rompem, o sangue normalmente entra no espaço subaracnóideo, apresentando-se nas cisternas basilares e nos sulcos. O aneurisma em si pode ser detectado na ATC ou na ARM
- A **hidrocefalia** representa um volume aumentado de LCS no sistema ventricular e pode ser decorrente da superprodução de LCS (raro), da subabsorção de LCS no nível das granulações aracnóideas (**comunicante**) ou da obstrução do fluxo de saída de LCS dos ventrículos (**não comunicante**)
- A **hidrocefalia de pressão normal** é um tipo de hidrocefalia comunicante caracterizado por uma tríade clássica de sintomas que inclui anormalidades da marcha, demência e incontinência urinária, que podem ser reduzidas pela inserção de uma derivação ventricular
- A **atrofia cerebral** consiste na perda das substâncias cinzenta e branca, o que pode se assemelhar à hidrocefalia, exceto pelo fato de a dinâmica do LCS ser normal na atrofia e, em geral, a atrofia cerebral produzir um aumento proporcional dos ventrículos e dos sulcos
- O **glioblastoma multiforme** é um glioma altamente maligno que ocorre com mais frequência nos lobos frontal e temporal, produzindo massa infiltrante muito agressiva, às vezes necrótica, que realça parcialmente. Essa massa pode cruzar o corpo caloso até o hemisfério cerebral oposto
- As **metástases para o encéfalo** frequentemente são massas redondas bem definidas próximas à junção entre as substâncias cinzenta e branca. Em geral são múltiplas, normalmente hipodensas ou isodensas na TC sem contraste, mas que realçam com contraste; podem provocar edema vasogênico desproporcional ao tamanho da massa. Tumores de pulmão, mama e melanoma são as fontes mais frequentes de metástases cerebrais
- Os **meningiomas** costumam ocorrer em mulheres de meia-idade, em uma localização parassagital; tendem a ter crescimento lento, com um excelente prognóstico se extirpados cirurgicamente; na TC, eles podem ser densos sem contraste, por causa da calcificação no interior do tumor, e podem realçar de forma drástica
- Os **schwannomas vestibulares** ocorrem mais comumente ao longo do curso do oitavo nervo craniano no interior do meato acústico interno, no ângulo pontocerebelar, e são mais bem identificados na RM, realçando de maneira homogênea
- A **esclerose múltipla** é a doença desmielinizante mais comum, caracterizada por curso recidivante e remitente e por predileção pela área periventricular, pelo corpo caloso e pelos nervos ópticos; é mais bem visualizada na RM e produz focos globulares discretos de alta intensidade de sinal (brancos) nas imagens ponderadas em T2.

28 Como Reconhecer Doenças Pediátricas

- As crianças diferem fisiologicamente dos adultos e são suscetíveis a anormalidades no desenvolvimento e na maturação não observadas em adultos. Sua anatomia é diferente (p. ex., o timo) e são mais suscetíveis aos efeitos prejudiciais da radiação ionizante. Este capítulo destaca algumas das doenças pediátricas mais comuns, associadas a seus achados de imagem.

DOENÇAS ABORDADAS NESTE CAPÍTULO

- **Desconforto respiratório do recém-nascido**
  - Taquipneia transitória do recém-nascido
  - Síndrome do desconforto respiratório do recém-nascido (doença da membrana hialina)
  - Síndrome de aspiração de mecônio
  - Displasia broncopulmonar
- **Doença pulmonar infantil**
  - Doença reativa das vias respiratórias/bronquiolite
  - Asma brônquica
  - Pneumonia
- **Tecidos moles do pescoço**
  - Tonsilas e adenoides aumentadas
  - Epiglotite
  - Crupe (laringotraqueobronquite)
  - Corpos estranhos ingeridos
- **Outras doenças**
  - Cardiomegalia em crianças
  - Fraturas de Salter-Harris da placa epifisária
  - Maus-tratos infantis
  - Enterocolite necrosante
  - Atresia esofágica com/sem fístula traqueoesofágica.

DESCONFORTO RESPIRATÓRIO DO RECÉM-NASCIDO

- O desconforto respiratório é o distúrbio de apresentação **mais comumente** manifestado por **recém-nascidos**. As pistas sobre sua etiologia incluem a **idade gestacional** do lactente, a gravidade e a progressão dos sintomas e a aparência na radiografia de tórax. Ele tem muitas etiologias, incluindo aquelas produzidas por causas cardíacas, metabólicas, hematológicas e anatômicas. Aqui são discutidas quatro causas pulmonares.

Taquipneia transitória do recém-nascido (TTRN)

- Quer ocorra em lactentes nascidos **a termo** ou em lactentes maiores pré-termo tardios, a **taquipneia transitória do recém-nascido** é a **causa mais comum de dificuldade respiratória no recém-nascido.** Acredita-se que seja decorrente do atraso na reabsorção do líquido pulmonar fetal. A TTRN é mais comum em caso de trabalho de parto encurtado, em parto cesáreo e em mães com diabetes ou asma brônquica
- Clinicamente, a TTRN é marcada pelo **início imediato** de taquipneia e dificuldade respiratória leve. Os lactentes no geral **melhoram ao longo de algumas horas** com oxigênio e terapia de suporte e se recuperam por completo em 48 horas.

 Pontos importantes

- **Achados de imagem da TTRN**
  - Os pulmões geralmente estão **hiperinsuflados**. Pode haver **densidades lineares peri-hilares entremeadas**. Pode haver **líquido nas cissuras** e/ou **derrames pleurais laminares** (Figura 28.1).

Síndrome do desconforto respiratório do recém-nascido (doença da membrana hialina)

- A **síndrome do desconforto respiratório do recém-nascido (SDRRN)** é uma doença que ocorre em **lactentes pré-termo**, em geral com menos de 34 semanas de gestação. A incidência e a gravidade da doença pioram proporcionalmente à maior prematuridade. Existem vários fatores de risco, incluindo asfixia e hipoxia perinatal e diabetes materno
- A principal causa desse distúrbio é a **deficiência de surfactante**. Sem surfactante, os sacos alveolares têm maior tendência a colapsar, levando à atelectasia generalizada

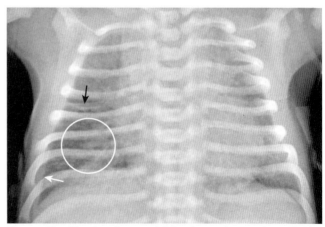

Figura 28.1 Taquipneia transitória do recém-nascido (TTRN). Nessa doença, pode haver densidades lineares peri-hilares entremeadas (*círculo*). Pode haver líquido nas cissuras (*seta preta*) e/ou derrame pleural laminar (*seta branca*). Os pulmões geralmente estão hiperinsuflados.

- Normalmente, esses lactentes pré-termo apresentam **dificuldade respiratória grave depois do nascimento**, o que **piora progressivamente**. Os achados clínicos incluem cianose, grunhidos, batimento de asa de nariz, retrações intercostais e subcostais e taquipneia

> **Pontos importantes**
>
> - **Achados de imagem na SDRRN** (Figura 28.2)
>   - Em geral há uma aparência de **vidro fosco** difusa ou **finamente granular** nos pulmões, em uma distribuição **bilateral e simétrica**. A granularidade observada nos pulmões é a interação de bronquíolos e ductos distendidos pelo ar com um fundo de atelectasia nos alvéolos
>   - **Broncogramas aéreos são comuns**, em especial estendendo-se à periferia
>   - Observa-se **hipoaeração** em pulmões não ventilados. A **hiperinsuflação** (em pulmões não ventilados) **exclui a SDRRN**.

- **A necessidade de oxigênio aumenta progressivamente** nas primeiras horas depois do nascimento. O tratamento da SDRRN em geral inclui **ventilação com pressão positiva** e pode incluir **reposição de surfactante intratraqueal**
- O lactente pré-termo extremo (23 a 28 semanas de gestação) pode precisar de suporte respiratório com pressão positiva por várias semanas. Ele apresenta risco aumentado de desenvolver **displasia broncopulmonar** (também conhecida como **insuficiência respiratória crônica do prematuro; ver mais adiante**). O canal pode não fechar, levando à **persistência do canal arterial**, e pode ocorrer **hemorragia pulmonar**
- A piora súbita dos sintomas sugere a possibilidade de **vazamento de ar** – uma complicação da ventilação com pressão positiva em pulmões relativamente não complacentes. Existem quatro manifestações do vazamento de ar (Tabela 28.1)
- A **taxa de mortalidade** por SDRRN no recém-nascido varia de acordo com o país e depende, em parte, da taxa de partos pré-termo e da disponibilidade de intervenções de tratamento adequadas para aqueles que desenvolvem a doença. Nos EUA, a taxa de mortalidade diminuiu drasticamente nas últimas décadas.

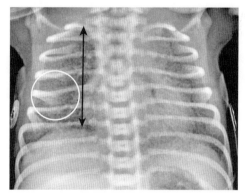

Figura 28.2 Síndrome do desconforto respiratório (SDRRN) do recém-nascido (doença da membrana hialina – DMH). Observa-se um aspecto de **vidro fosco** difuso ou finamente granular (*círculo branco*), com distribuição bilateral e simétrica. Há hipoaeração em pulmões não ventilados (*seta preta dupla*).

Síndrome de aspiração de mecônio

- A síndrome de aspiração de mecônio é a **causa mais comum de dificuldade respiratória neonatal em lactentes pós-termo**
- Encontra-se mecônio no líquido amniótico em aproximadamente 15 ou 20% das gestações. Como consequência, a **aspiração de mecônio** é considerada um **evento relativamente comum**. Os produtos do mecônio produzem obstrução brônquica, aprisionamento de ar e pneumonite química
- Há **dificuldade respiratória grave quase imediatamente**, diferenciando-a da SDRRN, cujo início é um pouco mais tarde. No entanto, embora muitos lactentes tenham o início dos sintomas ao nascer, alguns têm um período assintomático de algumas horas e, então, pioram com o tempo
- Clinicamente, pode haver taquipneia, hipoxia e hipercapnia. A obstrução das vias respiratórias de pequeno calibre pode produzir um efeito de "válvula esférica" (*ball-valve*), levando ao **aprisionamento de ar, à hiperdistensão e ao vazamento de ar**

> **Pontos importantes**
>
> - **Achados de imagem na aspiração de mecônio** (Figura 28.3)
>   - Os pulmões estão hiperinsuflados, com **densidades "confluentes" difusas** (semelhantes em aparência, mas não em momento de ocorrência, à displasia broncopulmonar). Pode haver áreas irregulares de **atelectasia** e **enfisema** por aprisionamento de ar. **Pneumotórax** e **pneumomediastino** espontâneos ocorrem em 25% dos casos (Figura 28.4). Pode haver uma **pneumonia** associada, geralmente sem broncograma aéreo. Pode haver pequenos **derrames pleurais** em 20% dos recém-nascidos.

Tabela 28.1 Complicações do tratamento: barotraumatismo (vazamentos de ar).

Ventilação mecânica com alto pico de pressão inspiratória e com pressões expiratórias finais positivas pode causar hiperdistensão e ruptura dos alvéolos

Complicação	Observações
Enfisema intersticial	A ruptura de um alvéolo com dissecção do ar ao longo do interstício broncovascular e perilinfático pode produzir várias pequenas bolsas de ar no pulmão, chamadas de enfisema intersticial (Figura 28.6)
Pneumotórax	A ruptura de um alvéolo adjacente à superfície pleural visceral do pulmão pode dissecar para fora no espaço pleural, produzindo pneumotórax (Figura 28.7)
Pneumomediastino	O vazamento de ar ao longo dos feixes broncovasculares do pulmão eventualmente alcança o mediastino e pode produzir pneumomediastino (Figura 28.8)
Pneumopericárdio	Em lactentes, pode haver conexões entre o mediastino e o saco pericárdico. O ar que envolve o coração, mas não se estende acima do nível dos grandes vasos, pode ser um sinal de pneumopericárdio (Figura 28.9)

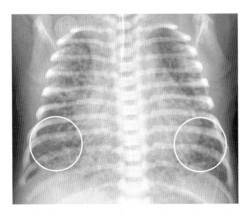

Figura 28.3 Síndrome de aspiração de mecônio. Os pulmões estão hiperinsuflados com densidades "confluentes" difusas (*círculos brancos*). O padrão irregular é um mosaico de áreas de atelectasia, juntamente com enfisema por aprisionamento de ar. Este é um lactente com mais de 40 semanas de gestação com presença de mecônio nos pulmões.

- O tratamento é de **suporte**, consistindo em **antibióticos** e **oxigênio**, óxido nítrico inalado ou oxigenação por membrana extracorpórea (ECMO), se necessário.

Displasia broncopulmonar (DBP) (insuficiência respiratória crônica do prematuro)

- A DBP é uma **consequência da doença pulmonar aguda precoce**, frequentemente a **síndrome do desconforto respiratório do recém-nascido**. É um diagnóstico clínico e foi definida como a **dependência de oxigênio aos 28 dias de vida para manter a tensão arterial de oxigênio acima de 50 mmHg**, acompanhada por **radiografias de tórax anormais**. O uso prévio de oxigênio, administrado sob pressão positiva, está associado à maior parte dos casos de DBP
- A DBP também pode complicar a síndrome de aspiração de mecônio e a pneumonia neonatal

- Clinicamente, lactentes com DBP apresentam **dependência de oxigênio**, hipercapnia e alcalose metabólica compensatória. Eles podem desenvolver hipertensão arterial pulmonar e insuficiência cardíaca direita. Na atualidade, a DBP se manifesta mais frequentemente de maneira mais branda do que com as manifestações graves da doença de sua primeira descrição.

> **Pontos importantes**
>
> - **Achados de imagem da DBP** (Figura 28.5)
>   - Pode ser impossível distinguir os estágios iniciais da displasia broncopulmonar dos estágios posteriores da SDRRN. Os pulmões em geral estão **hiperaerados** e podem conter **densidades lineares grosseiras e irregulares em forma de corda** que representam uma **atelectasia** ou, posteriormente, **fibrose**. Essas áreas de atelectasia podem estar misturadas a focos **radiolucentes em forma de cisto**, representando áreas hiperexpandidas de **aprisionamento do ar**. Juntos, esses processos dão aos pulmões uma **aparência de esponja**.

- Lactentes com DBP podem precisar de ventilação mecânica por meses. As alterações da DBP voltam ao normal na radiografia de tórax na maior parte dos pacientes depois dos 2 anos de idade, embora as anormalidades possam permanecer visíveis na tomografia computadorizada (TC) de tórax.

DOENÇAS PULMONARES DA INFÂNCIA

Doença reativa das vias respiratórias/bronquiolite

- Doença reativa das vias respiratórias é um termo geral para um grupo de doenças na população pediátrica caracterizado por **sibilos, falta de ar e tosse**. Os episódios iniciais são

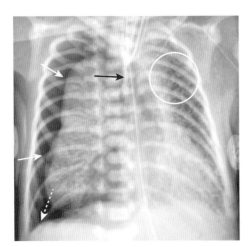

Figura 28.4 Síndrome de aspiração de mecônio com pneumotórax. Pneumotórax e pneumomediastino espontâneos ocorrem em 25% dos lactentes com síndrome de aspiração de mecônio. Os pulmões apresentam um padrão intersticial grosseiro (*círculo branco*). Há um grande pneumotórax à direita (*setas brancas contínuas*). Observa-se também um "sinal de seio profundo" (ver Capítulo 25) (*seta branca tracejada*). O pneumotórax é do tipo hipertensivo, pois o coração e a traqueia (*seta preta*) estão empurrados para a esquerda.

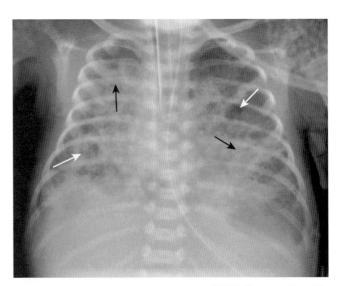

Figura 28.5 Displasia broncopulmonar (DBP). Nesta radiografia, os pulmões têm uma aparência típica de "esponja". Eles contêm densidades lineares grosseiras que representam atelectasias (*setas pretas*), misturadas com focos semelhantes a cistos claros de áreas de aprisionamento de ar (*setas brancas*). A DBP também é chamada de **insuficiência respiratória crônica do prematuro**.

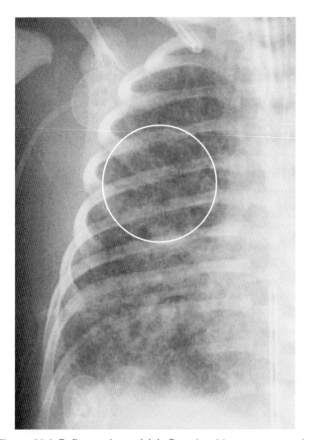

Figura 28.6 Enfisema intersticial. Quando várias pequenas coleções de ar (*círculo branco*) são vistas nos tecidos intersticiais do pulmão, isso é chamado de enfisema intersticial. É mais provável que seja decorrente de uma ruptura do alvéolo e do retorno do ar ao longo dos feixes broncovasculares do pulmão. Este lactente tem síndrome do desconforto respiratório subjacente.

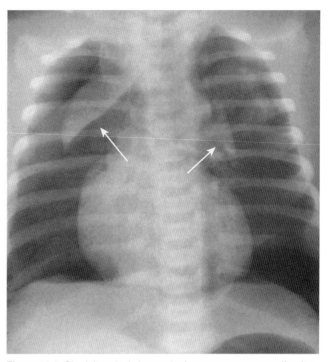

Figura 28.8 Sinal da vela de barco do timo por pneumomediastino. Vazamentos de ar podem produzir um pneumomediastino. Os lobos direito e esquerdo do timo normalmente repousam na base do coração. Quando o pneumomediastino força os lobos do timo para cima e para fora, eles podem formar uma aparência característica, mostrada aqui, que foi comparada à **vela de um barco** (*setas brancas*).

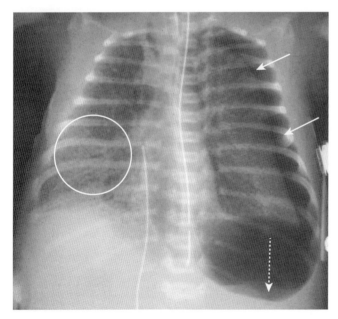

Figura 28.7 Síndrome do desconforto respiratório do recém-nascido com pneumotórax. A ruptura de um alvéolo adjacente à superfície pleural visceral do pulmão pode dissecar para fora no espaço pleural, produzindo um pneumotórax. Os pulmões têm uma aparência de vidro fosco (*círculo*). Há um pneumotórax do lado esquerdo (*setas brancas contínuas*). Há um **sinal do seio profundo** decorrente de um pneumotórax à esquerda (*seta branca tracejada*).

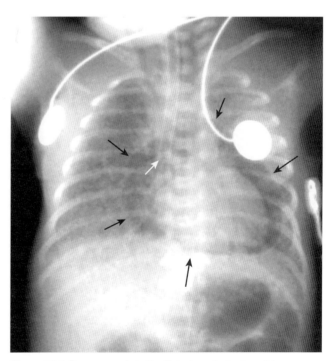

Figura 28.9 Pneumopericárdio. Este é um lactente pré-termo com síndrome do desconforto respiratório subjacente que está em ventilação mecânica. Há uma radiolucência em torno do coração (*setas pretas*), representando o ar no espaço pericárdico. Observe como o ar não se estende acima da reflexão da aorta e da artéria pulmonar principal. A ponta do tubo endotraqueal se estende muito além e encontra-se no brônquio principal direito (*seta branca*).

frequentemente chamados de **bronquiolite**. Ao contrário da asma brônquica, que é crônica, a doença reativa das vias respiratórias em geral é **transitória**, embora possa progredir com o tempo para asma brônquica
- Os **achados clínicos** da doença reativa das vias respiratórias/bronquiolite são taquipneia, retrações respiratórias, tosse, febre e rinorreia

> **Pontos importantes**
> - Achados de imagem da doença reativa das vias respiratórias (Figura 28.10)
>   - **O espessamento peribrônquico**, que envolve principalmente os brônquios lobares ou segmentares, manifesta-se **pela visualização das paredes dos brônquios nas radiografias convencionais**
>   - Os brônquios vistos na extremidade aparecem como **pequenas densidades em forma de rosquinha**
>   - O espessamento peribrônquico também pode produzir **densidades lineares em trilho de bonde** nos pulmões pelas paredes brônquicas espessadas visualizadas de perfil
>   - Pode haver **hiperinsuflação** dos pulmões e **atelectasia** por obstrução por muco.

- O **tratamento** inclui broncodilatadores, esteroides e oxigênio.

Asma brônquica

- A asma brônquica é um diagnóstico clínico, não radiológico. As radiografias de tórax podem ajudar a determinar a **causa** ou as **complicações** de um episódio asmático

- Os eventos desencadeantes incluem a **pneumonia**, geralmente acompanhada por febre, que fornece uma pista de sua presença. As complicações incluem **atelectasia** secundária à obstrução por muco (ver Figura 7.2), **pneumotórax** e **pneumomediastino** (Figura 28.11)
- Durante ou depois de uma crise aguda, os pulmões podem estar **hiperaerados**, com **achatamento do diafragma**. Pode haver **espessamento peribrônquico**, como é observado na doença reativa das vias respiratórias.

Pneumonia

- A idade é um fator determinante na etiologia e nas manifestações clínicas da pneumonia infantil
- Em **neonatos**, o estreptococo beta-hemolítico do grupo B é a causa mais comum de pneumonia. Sua aparência nos exames de imagem pode mimetizar a síndrome do desconforto respiratório do recém-nascido
- Em **lactentes mais velhos**, as causas mais comuns são o **vírus sincicial respiratório (VSR)**, os **vírus respiratórios** (parainfluenza, influenza e adenovírus) **e o** *Mycoplasma pneumoniae* em crianças com **mais de 5 anos**
- Clinicamente, os neonatos podem apresentar apenas febre. Em lactentes mais velhos e em crianças, a pneumonia **bacteriana** tende a produzir **febre, calafrios, taquipneia, tosse, dor torácica pleurítica e falta de ar**. A pneumonia viral está mais frequentemente associada à tosse, à respiração ruidosa e ao estridor do que à febre
- O **tratamento** é de suporte com antibióticos, conforme necessário.

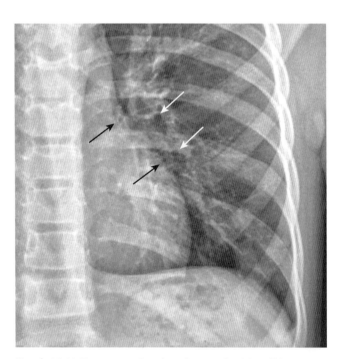

Figura 28.10 Doença reativa das vias respiratórias. Há espessamento peribrônquico, envolvendo principalmente os brônquios lobares e segmentares, que se manifesta pela visualização das paredes dos brônquios nas radiografias convencionais. Aqui, elas são vistas como pequenos círculos ou rosquinhas perto do hilo em uma criança (*setas brancas e pretas*). Em condições normais, os adultos podem apresentar brônquios nas regiões hilares, mas as crianças geralmente não.

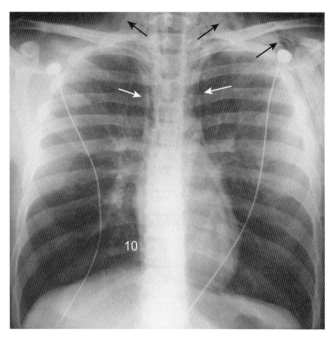

Figura 28.11 Asma brônquica com pneumomediastino. As bordas do mediastino são visíveis como linhas brancas (*setas brancas*), porque agora há ar no mediastino. Também há enfisema subcutâneo (*setas pretas*) neste paciente que estava tendo uma crise de asma brônquica. Ele tem mais de 10 costelas posteriores visíveis, neste caso por um esforço inspiratório patológico.

CAPÍTULO 28 Como Reconhecer Doenças Pediátricas

> **Pontos importantes**
>
> - **Achados de imagem da pneumonia**
>   - **Pneumonia bacteriana**
>   - Caracteristicamente, produz **consolidação lobar** ou **pneumonia redonda**, com **derrame pleural** em 10 a 30% dos casos (ver Figura 9.6)
>   - **Pneumonia viral**
>   - Caracteristicamente, mostra **infiltrados intersticiais** ou **áreas irregulares** de consolidação sugestivas de broncopneumonia.

PARTES MOLES DO PESCOÇO

Tonsilas palatinas e adenoides aumentadas

- **Recém-nascidos não têm adenoides visíveis,** embora elas estejam presentes ao nascimento. Em geral não são visíveis radiograficamente **até 3 a 6 meses de idade**. As adenoides podem crescer até cerca dos 6 anos de idade e então involuem até a idade adulta. **Os adultos em geral não têm adenoides visíveis** (Figura 28.12)
- As **tonsilas palatinas e adenoides** frequentemente aumentam ao mesmo tempo. Assim como acontece com as adenoides aumentadas, a importância das tonsilas palatinas aumentadas é mais bem avaliada considerando-se os sintomas clínicos e a compressão das vias respiratórias
- Os **achados clínicos** de tonsilas palatinas e adenoides aumentadas incluem congestão nasal, respiração bucal, otite média crônica ou recorrente em razão da sua proximidade com as tubas auditivas, dor ao engolir e apneia do sono.

> **Pontos importantes**
>
> - **Achados de imagem das adenoides aumentadas** (Figura 28.13)
>   - A radiografia de perfil do pescoço é o principal exame de imagem; o pescoço deve estar sempre estendido no momento da exposição
>   - As **medições das adenoides não são confiáveis**. O tamanho das adenoides é menos importante do que o grau em que elas interferem ou não na via respiratória nasofaríngea. **Procure por estreitamento ou obliteração acentuados da via respiratória nasofaríngea.**

Epiglotite

- A epiglotite bacteriana aguda pode ser uma **emergência médica com risco à vida** que leva à obstrução das vias respiratórias em razão da infecção com edema da epiglote e das pregas ariepiglóticas
- O organismo causador mais frequente costumava ser o *Haemophilus influenzae* tipo B, mas a introdução da vacina em 1985 levou a uma diminuição acentuada na quantidade de casos de epiglotite. O **H. influenzae ainda é a causa mais comum**, embora a epiglotite também possa ser causada por pneumococos, estreptococos do grupo A, infecções virais como herpes simples 1, parainfluenza, lesão por calor ou ede-

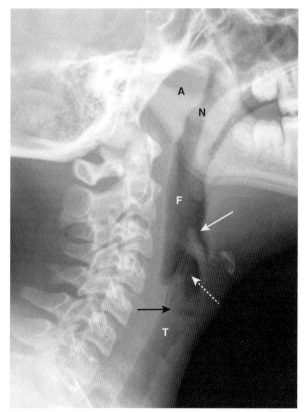

Figura 28.12 Radiografia em perfil do pescoço para partes moles normal, 4 anos de idade. As adenoides (*A*) são vistas na base do crânio e são adjacentes à via respiratória nasofaríngea (*N*). Mais distalmente está a faringe (*F*). A epiglote (*seta branca contínua*) é delimitada superiormente por ar na valécula. As pregas ariepiglóticas são estruturas pareadas finas (*seta branca tracejada*). O ventrículo laríngeo de tamanho normal (*seta preta*) separa as pregas vocais falsas acima das pregas verdadeiras abaixo. A traqueia (*T*) começa abaixo das pregas vocais verdadeiras.

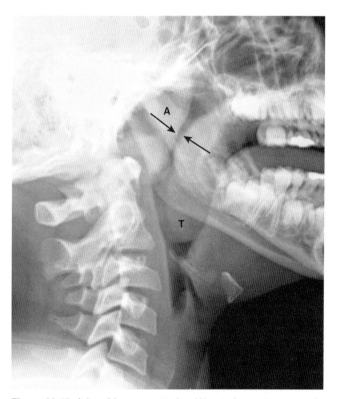

Figura 28.13 Adenoides aumentadas. Há estreitamento acentuado da nasofaringe (*setas pretas*) pelas adenoides aumentadas (*A*). As tonsilas palatinas (*T*) também estão aumentadas. As tonsilas palatinas e as adenoides costumam aumentar ao mesmo tempo.

ma angioneurótico. Também foi relatada irritação química pela ingestão de cápsulas de sabão para lavagem de roupas
- A epiglotite geralmente tem um **pico de incidência por volta dos 3 a 6 anos de idade**
- **Clinicamente**, assemelha-se ao **crupe**, mas o médico deve pensar em epiglotite se a criança não conseguir respirar a menos que esteja **sentada**, se o que parece ser "crupe" parece estar **piorando** ou se a criança não conseguir engolir saliva e tiver **sialorreia**. A presença de tosse é rara
- A tríade clássica de epiglotite é composta por **sialorreia, disfagia grave e dificuldade respiratória com estridor inspiratório**
- O paciente deve ser acompanhado em todos os lugares por alguém com experiência em intubação endotraqueal. Nem sempre são necessários exames de imagem para o diagnóstico; inclusive eles podem ser falsamente negativos nos estágios iniciais
- O exame de imagem de escolha é a **radiografia de perfil do pescoço**, que deve ser realizada **apenas na posição ortostática**, pois o decúbito dorsal pode fechar as vias respiratórias

- O **tratamento** inclui a proteção das vias respiratórias, o que pode exigir uma intubação ou uma traqueostomia de emergência; alguns protocolos de tratamento requerem a administração de esteroides intravenosos e o início de antibioticoterapia empírica.

Crupe (laringotraqueobronquite)

- O crupe costuma ter **etiologia viral**, sendo as causas mais comuns os vírus da parainfluenza (tipos 1, 2 e 3). Vírus sincicial respiratório, influenza e micoplasma são outras causas comuns. Em geral ocorre dos **6 meses aos 3 anos**, que é uma faixa etária mais jovem do que a da epiglotite. **Frequentemente segue um resfriado comum**
- O diagnóstico de crupe em geral é feito com base nos **achados clínicos**. Pode ser difícil distinguir do abscesso retrofaríngeo em sua fase inicial, podendo o diagnóstico diferencial ser auxiliado por exames de imagem. Caracteristicamente, há uma **tosse forte** descrita como um **"latido" ou "barulhenta"**, associada à rouquidão, ao estridor inspiratório, à febre baixa e à dificuldade respiratória

> **Pontos importantes**
> - **Achados de imagem da epiglotite**
>   - **Aumento da epiglote**. A epiglote não deve ser "maior do que o polegar", não importa o tamanho do polegar. Há **espessamento das pregas ariepiglóticas** (que é um importante componente da obstrução das vias respiratórias e a verdadeira causa do estridor) e, às vezes, **estreitamento circunferencial da porção subglótica da traqueia** durante a inspiração (Figura 28.14).

> **Pontos importantes**
> - **Achados de imagem no crupe** (Figura 28.15)
>   - Os **três achados principais**, vistos na radiografia de perfil de partes moles do pescoço, são **distensão da hipofaringe, distensão do ventrículo laríngeo** e nebulosidade e/ou **estreitamento da traqueia subglótica**. O **sinal da torre**, que pode ser visto na radiografia AP do pescoço, é, por si só, um sinal **não confiável** de crupe.

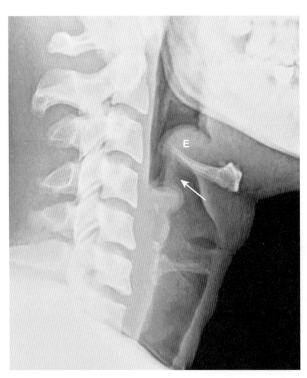

Figura 28.14 Epiglotite. A epiglote (*E*) não deve ter uma aparência de polegar. Está muito ampliada neste caso. Há espessamento das pregas ariepiglóticas (*seta branca*). Deve-se ter cuidado para proteger as vias respiratórias do fechamento completo em todo paciente com epiglotite.

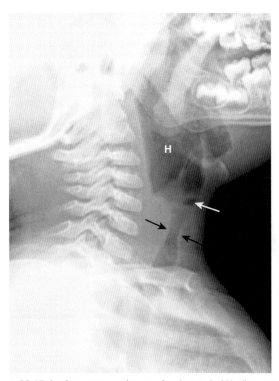

Figura 28.15 Laringotraqueobronquite (crupe). Há distensão da hipofaringe (*H*), distensão do ventrículo laríngeo (*seta branca*) e nebulosidade com estreitamento do espaço subglótico (i. e., traqueia proximal) (*setas pretas*). Este era um lactente de 11 meses com tosse em latido característica.

- O **tratamento** pode consistir em esteroides, epinefrina em aerossol e umidificação.

CORPOS ESTRANHOS INGERIDOS

- A maior parte das ingestões de corpos estranhos ocorre **entre 6 meses e 6 anos de idade** e mais de **80% passam espontaneamente**. A ingestão de alimentos ou de corpos estranhos verdadeiros inclui moedas, brinquedos, ossos de frango (radiopacos) e espinhas de peixes (não radiopacos)
- Na maior parte das vezes, o corpo estranho impacta em locais de estreitamento natural do esôfago – **logo abaixo** da **cricofaringe** no nível C5-C6 (70%), no nível da **entrada torácica**, no **arco da aorta** (20%) ou no nível da **junção esofagogástrica** (10%). Depois de passar pelo esôfago, a maior parte dos corpos estranhos passa pelo trato gastrintestinal (GI)
- As **principais complicações** de corpos estranhos ingeridos são perfuração, obstrução ou formação de estenose
- **Pilhas moeda** e **ímãs** apresentam **riscos específicos**. As pilhas moeda devem ser emergencialmente removidas do esôfago em razão da sua capacidade de produzir perfuração (Figura 28.16). Vários pequenos ímãs também apresentam um risco de perfuração ao juntar alças de intestino, devendo ser removidos, se possível
- Os **achados clínicos** de um corpo estranho esofágico preso incluem **disfagia** e **odinofagia**, mais comumente. Mesmo depois que o corpo estranho passa, muitos se queixam de dor no esôfago cervical, independentemente do local real da impactação
- Uma moeda pode ter uma aparência diferente nas radiografias convencionais, dependendo se estiver presa no **esôfago** ou na **traqueia** (Figura 28.17)

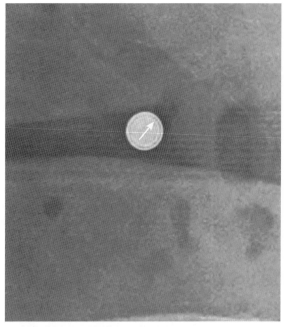

Figura 28.16 Pilha moeda ingerida, vista no colo intestinal. Esta é uma imagem com bastante aproximação do quadrante inferior direito, sendo possível observar o contorno de um corpo estranho metálico redondo. O objeto estava aproximadamente no colo direito. A faixa escura (*seta branca*) no interior da borda mais branca e o tamanho e a forma do objeto o identificam como uma pilha moeda.

> **Pontos importantes**
>
> - **Achados de imagem de um corpo estranho impactado**
>   - Os achados de imagem dependerão se o corpo estranho é radiopaco ou não. Geralmente realizam-se **primeiro radiografias convencionais** do **pescoço** e do **tórax**. Se nenhum corpo estranho for visualizado, o abdome também pode ser radiografado.

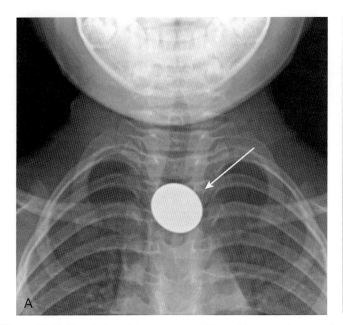
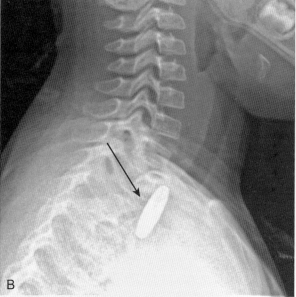

Figura 28.17 Moeda ingerida presa no esôfago. Uma moeda agarrada no esôfago geralmente aparecerá redonda na incidência AP (**A**, *seta branca*) e plana na incidência de perfil (**B**, *seta preta*) em razão da sua orientação no esôfago. Uma moeda na traqueia tem maior probabilidade de aparecer em pé na incidência frontal e redonda na incidência lateral em razão do formato da traqueia. Esta era uma moeda norte-americana de 1 centavo que passou sem intercorrências 1 dia depois.

- Se as radiografias convencionais forem negativas e ainda houver uma suspeita muito alta da presença de um corpo estranho não radiopaco ingerido, então pode-se considerar a realização de uma esofagografia com contraste ou uma TC
- Como as crianças que ingerem corpos estranhos também podem estar predispostas a ingerir **outros materiais estranhos (pica)**, como tinta, **sempre procurar por** linhas densas nas metáfises de ossos visíveis em qualquer exame feito para procurar por um corpo estranho, um sinal de **envenenamento por chumbo**
- Tratamento
  - Na maioria das circunstâncias, a **espera vigilante** resultará na eliminação do corpo estranho. Porém, caso a remoção seja considerada clinicamente necessária, realiza-se endoscopia (p. ex., objetos pontiagudos, pilhas moedas, ímãs).

OUTRAS DOENÇAS

Como reconhecer cardiomegalia em lactentes

- Em recém-**nascidos e lactentes**, é importante lembrar que o **coração normalmente parecerá maior** em relação ao tamanho do tórax do que em adultos. Enquanto um índice cardiotorácico maior que 50% é considerado anormal em adultos, **ele pode chegar a 65% em lactentes e ainda ser normal.** Isso ocorre porque os recém-nascidos não conseguem realizar uma inspiração tão profunda quanto os adultos e as proporções relativas no tamanho de seu abdome em relação ao tórax não são iguais às de adultos (Figura 28.18)
- Qualquer avaliação do aumento cardíaco em um lactente deve levar em consideração outros fatores, como a aparência da **vasculatura pulmonar** e quaisquer **sinais ou sintomas clínicos associados** (p. ex., sopro, taquicardia ou cianose).

> **! Armadilhas no diagnóstico**
>
> - Em uma criança, o **timo** pode se sobrepor a partes do coração e, às vezes, mimetizar uma cardiomegalia. O timo **normal** pode ser visto em radiografias de tórax convencionais na criança de até 3 anos de idade e às vezes mais tarde. Ele tem uma aparência um tanto **lobulada**, especialmente onde é endentado pelas costelas (Figura 28.19).

FRATURAS DE SALTER-HARRIS: FRATURAS DA PLACA EPIFISÁRIA EM CRIANÇAS

- No osso em crescimento, a **zona hipertrófica** da **placa de crescimento (placa epifisária ou fise)** é mais vulnerável a lesões por cisalhamento. As fraturas da placa epifisária são **comuns** e representam até 30% das fraturas na infância. Por definição, por serem todas fraturas de uma placa epifisária **aberta, podem ocorrer apenas em** indivíduos **esqueleticamente imaturos**
- A **classificação de Salter-Harris de lesões da placa epifisária** é um método comumente usado para descrever tais lesões, ajudando a identificar o tipo de tratamento necessário e predizer a probabilidade de complicações com base no tipo de fratura (Figura 28.20) (Tabela 28.2)

> **▶ Pontos importantes**
>
> - Os tipos I e II se **consolidam bem**
> - O tipo III pode desenvolver **alterações artríticas** ou **fusão assimétrica da placa de crescimento**
> - Os tipos IV e V têm maior probabilidade de desenvolver **fusão precoce** da placa de crescimento, com **deformidades angulares** e/ou **encurtamento** desse osso.

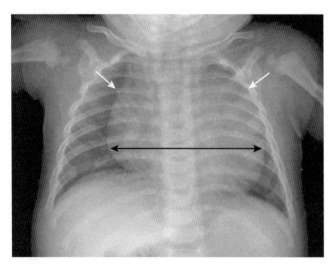

Figura 28.18 Tórax infantil normal. Em lactentes normais, a proporção cardiotorácica pode chegar a 65% (em comparação com 50% em adultos). Aqui, o coração parece aumentado (*seta preta dupla*), mas é normal para um recém-nascido. A glândula timo (*setas brancas*) é responsável por parte da cardiomegalia aparente.

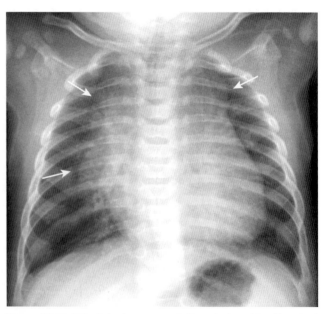

Figura 28.19 Glândula timo normal. Uma ajuda na identificação da glândula timo é que ela costuma ter uma aparência lobulada (*setas brancas*). Embora geralmente involua com a idade, ainda pode ser visível nas radiografias convencionais em condições normais em crianças de até 3 anos de idade.

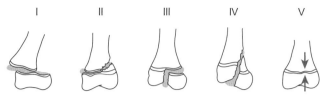

Figura 28.20 Classificação de Salter-Harris das fraturas da placa epifisária. Todas estas fraturas envolvem a placa epifisária (placa de crescimento). O **tipo I** engloba fraturas apenas da placa epifisária. As fraturas do **tipo II**, as mais comuns, envolvem a placa epifisária e a metáfise. Esses dois primeiros tipos têm um prognóstico favorável. O **tipo III** abrange fraturas da placa epifisária e da epífise, que têm prognóstico menos favorável. O **tipo IV** é uma fratura da placa epifisária, da epífise e da metáfise, sendo seu prognóstico ainda menos favorável. O **tipo V** é uma lesão por esmagamento da placa epifisária e tem o pior prognóstico.

Tabela 28.2 Classificação de Salter-Harris das fraturas da placa epifisária.

Tipo	O que é fraturado	Observações
I	Placa epifisária	Vista nas falanges, no rádio distal, no EEPF; bom prognóstico
II	Placa epifisária e metáfise	É a mais comum de todas as fraturas de Salter-Harris; frequentemente rádio distal; exibe o **sinal de canto**; bom prognóstico
III	Placa epifisária e epífise	Fratura intra-articular; especialmente da tíbia distal; prognóstico menos favorável
IV	Placa epifisária, epífise e metáfise	Vista no úmero distal e na tíbia distal; mau prognóstico
V	Lesão por esmagamento da placa epifisária	Pior prognóstico; difícil de diagnosticar até que comece a consolidação

EEPF, escorregamento epifisário proximal do fêmur

- **Tipo I: fraturas apenas da placa epifisária**
  - As fraturas de Salter-Harris tipo I costumam ser **difíceis de detectar sem o lado oposto para comparação.** Felizmente, essas fraturas têm um **prognóstico favorável**
  - O **escorregamento epifisário proximal do fêmur (EEPF)** é manifestação de uma lesão de Salter-Harris tipo I
    - O escorregamento epifisário proximal do fêmur ocorre com mais frequência em **adolescentes do sexo masculino mais altos e/ou mais pesados.** Pode ocorrer durante períodos de rápido crescimento por traumatismo, osteodistrofia renal e distúrbios endócrinos, como hipotireoidismo
    - A epífise proximal (capital) do fêmur desliza para **baixo, medial e posteriormente** em relação ao colo do fêmur (Figura 28.21)
    - É **bilateral em cerca de 25% dos casos** e, em até 15% dos casos, pode resultar em **necrose avascular** da cabeça do fêmur escorregada em razão da interrupção do suprimento sanguíneo
- **Tipo II: fratura da placa epifisária e da metáfise**
  - É o tipo **mais comum de fratura de Salter-Harris (75%)**, sendo observada em especial no rádio distal. A consolidação costuma ser rápida e o crescimento raramente é perturbado, exceto no fêmur distal e na tíbia proximal, onde pode ocorrer uma deformidade residual
  - O **pequeno fragmento da fratura metafisária** de uma fratura de Salter-Harris tipo II produz o chamado **sinal de canto** (Figura 28.22)
- **Tipo III: fratura da placa epifisária e da epífise**
  - Há uma **fratura longitudinal através da epífise propriamente dita,** o que significa que a fratura invariavelmente adentra o espaço articular e fratura a cartilagem articular

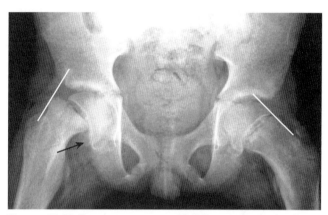

Figura 28.21 Escorregamento epifisário proximal do fêmur (EEPF). O EEPF produz deslizamento inferior, medial e posterior da epífise proximal do fêmur em relação ao colo do fêmur (*seta preta*). Uma linha traçada paralela ao colo do fêmur, chamada de linha de Klein (*linhas brancas*), deve cruzar a porção lateral da cabeça do fêmur. Isso ocorre no lado esquerdo normal, mas não no lado direito, porque a epífise deslizou.

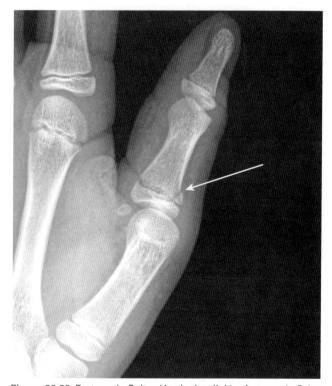

Figura 28.22 Fratura de Salter-Harris tipo II. Nas fraturas de Salter tipo II, há uma fratura da placa epifisária e uma fratura da metáfise. O pequeno fragmento da fratura metafisária (*seta branca*) produz o chamado **sinal do canto**.

- Esse tipo de lesão pode ter implicações a longo prazo para o desenvolvimento de **osteoartrite secundária** e resultar na **fusão assimétrica** e **prematura da placa de crescimento,** com subsequente deformidade do osso (Figura 28.23). Seu tratamento requer reconhecimento precoce para a redução adequada
- **Tipo IV: fratura da placa epifisária, da metáfise e da epífise**
  - As fraturas do tipo IV têm um **prognóstico pior** do que outras fraturas de Salter-Harris (*i. e.*, **fechamento** prematuro e, possivelmente, assimétrico **da placa epifisária**), em especial nos ossos do membro inferior, nos quais podem levar a diferenças no comprimento das pernas, a deformidades angulares e à osteoartrite secundária (Figura 28.24)
  - Se a fratura for desviada, geralmente são realizadas redução aberta e fixação interna, embora deformidades de crescimento possam ocorrer mesmo com uma redução perfeita
- **Tipo V: fratura por esmagamento da placa epifisária**
  - As fraturas de Salter-Harris do tipo V são lesões **raras** do tipo esmagamento da placa epifisária. Estão **associadas à lesão vascular** e quase sempre **resultam em comprometimento do crescimento** por meio da fusão focal precoce da placa de crescimento
  - São **mais comuns no fêmur distal, na tíbia proximal e na tíbia distal.** São **difíceis de diagnosticar** em radiografias convencionais até mais tarde em seu curso, quando ocorrem complicações (Figura 28.25)

MAUS-TRATOS INFANTIS

- As fraturas de Salter-Harris são exemplos de lesões **acidentais** em crianças. Certas fraturas em outros locais ou fraturas de outros tipos podem ser altamente sugestivas de lesões **não acidentais**, produzidas por maus-tratos. **Avaliações radiológicas são fundamentais no diagnóstico de maus-tratos infantis.**

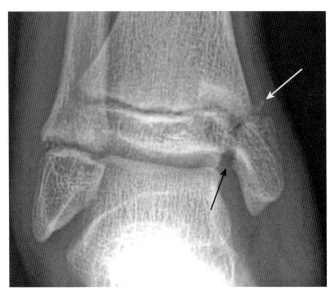

Figura 28.24 Fratura de Salter-Harris tipo IV. Nas fraturas do tipo IV, ocorrem fraturas da placa epifisária, da metáfise (*seta branca*) e da epífise (*seta preta*). Esse tipo tem uma probabilidade aumentada de fechamento prematuro e possivelmente assimétrico da placa epifisária.

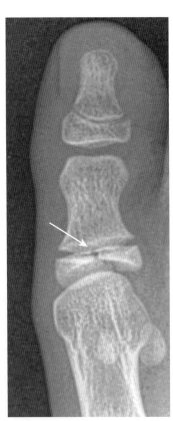

Figura 28.23 Fratura de Salter-Harris tipo III. Nas fraturas de Salter tipo III, há uma fratura da placa epifisária e uma fratura longitudinal na própria epífise (*seta branca*). Essa fratura tem um prognóstico pior do que os tipos I e II.

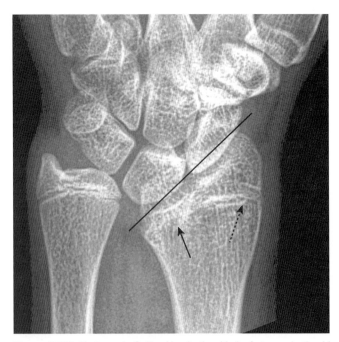

Figura 28.25 Fratura de Salter-Harris tipo V. As fraturas do tipo V são por esmagamento da placa epifisária. Nesta criança, a porção medial da placa epifisária do rádio distal se fundiu (*seta preta contínua*), enquanto a porção lateral permanece aberta (*seta preta tracejada*). Essa fusão prematura da placa de crescimento medial resultou em uma deformidade angular do rádio distal (*linha preta*).

Pontos importantes

- Existem vários locais de fratura e as características devem levantar a suspeita de maus-tratos infantis (Tabela 28.3)
  - **Fraturas de canto metafisário**. Pequenas fraturas por avulsão das metáfises decorrentes da rápida rotação das inserções ligamentares, as fraturas de canto são consideradas **diagnósticas de agressão física**. São paralelas à metáfise e podem ter uma **aparência de alça de balde** (Figura 28.26A)
  - **Fraturas de costelas**, em especial as fraturas múltiplas e/ou das costelas posteriores (que raramente fraturam por causa de traumatismo acidental) (Figura 28.26B)
  - O **traumatismo cranioencefálico** é a causa mais comum de morte por maus-tratos infantis em menores de 2 anos de idade. Os achados incluem **hemorragia subdural e subaracnóidea e contusões cerebrais**. As **fraturas de crânio** tendem a ser cominutivas e bilaterais e podem cruzar as linhas de sutura.

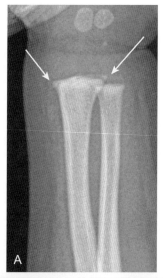
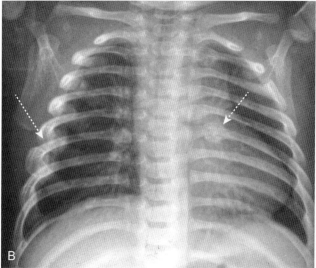

Tabela 28.3 Traumatismos esqueléticos sugestivos de maus-tratos infantis.

Local(is)	Observações
Fêmur distal, úmero distal, punho, tornozelo	Fraturas de canto metafisário
Múltiplos locais	Fraturas em diferentes estágios de consolidação
Fêmur, úmero, tíbia	Fraturas espirais em crianças < 1 ano de idade
Costelas posteriores, processos espinhosos avulsionados	Essas fraturas raramente são de "ocorrência natural" em crianças < 5 anos de idade
Fraturas de crânio múltiplas	Fraturas múltiplas do osso occipital devem sugerir maus-tratos infantis
Fraturas com formação de calo abundante	Implica traumatismo repetido e sem imobilização
Fraturas metacarpais e metatarsais Fraturas esternais e escapulares Fraturas e subluxações de corpo vertebral	Essas fraturas raramente são de "ocorrência natural" em crianças < 5 anos de idade

Figura 28.26 Maus-tratos infantis. **A**. Há **fraturas de canto** metafisário (*setas brancas contínuas*), pequenas fraturas por avulsão do rádio distal, um achado característico de maus-tratos infantis. **B**. Existem várias fraturas de costela em consolidação (*setas brancas tracejadas*), conforme evidenciado pela formação de calo ósseo, incluindo um que envolve a sexta costela posterior esquerda. Fraturas de costelas posteriores devem levantar suspeitas de maus-tratos infantis.

ENTEROCOLITE NECROSANTE

- A enterocolite necrosante é a **emergência** médica e/ou cirúrgica **gastrintestinal mais comum** em **neonatos**. Sua etiologia permanece desconhecida, embora a isquemia e/ou a lesão de reperfusão tenham sido implicadas junto com a motilidade intestinal mal desenvolvida com estase resultante
- É **mais comum em lactentes pré-termo**, mas também pode ser observada em lactentes nascidos a termo. Seu **início** geralmente se dá na **primeira semana** de vida. Lactentes a termo têm maior risco de contrair a doença se manifestarem cardiopatia congênita ou se houver histórico de uso de cocaína pela mãe
- Os **achados clínicos** podem ser sutis e incluir intolerância alimentar, esvaziamento gástrico retardado, distensão e/ou sensibilidade abdominal e diminuição dos ruídos intestinais
- O Boxe 28.1 descreve os achados de imagem de um **abdome infantil normal**

Boxe 28.1 Abdome normal do lactente: radiografias convencionais.

- Quase todos os lactentes apresentarão gás no estômago 15 min depois do nascimento e ar no reto com 24 h de idade
- É virtualmente impossível diferenciar o intestino delgado do grosso em crianças, porque as haustrações não se desenvolvem no colo até cerca de 6 meses de idade
- A maioria dos lactentes engole um grande volume de ar; portanto, espere ver muitas alças intestinais cheias de ar, de formato poligonal, com paredes que se opõem estreitamente entre si (Figura 28.27).

Pontos importantes

- **Achados de imagem na enterocolite necrosante**
  - As **radiografias convencionais** do abdome continuam sendo a modalidade pela qual a doença é diagnosticada com mais frequência. A doença aguda **mais comumente afeta o íleo terminal**
  - Os primeiros achados podem ser algumas **alças intestinais distendidas**. Uma alça **persistentemente dilatada** que permanece com aparência **inalterada** é um marcador de doença avançada, embora possa ser observada mais cedo no curso da doença
  - O **espessamento das paredes intestinais** é manifestado pela **separação das alças intestinais**
  - A **pneumatose intestinal** é patognomônica da enterocolite necrosante no recém-nascido. Uma **radiolucência linear** no interior da parede intestinal paralela ao lúmen intestinal representa o ar **subseroso** que entrou do lúmen (Figura 28.28A).
  - As coleções císticas de ar têm localização submucosa, mas também são um sinal de pneumatose
  - O **ar livre** abdominal é um achado ameaçador que geralmente requer intervenção cirúrgica de emergência
  - O **gás no sistema venoso portal**, que se acreditava ser ameaçador, agora é considerado menos ameaçador. Ele aparece como áreas ramificadas lineares de densidade menor ao longo da periferia do fígado e representa o ar no sistema venoso porta (Figura 28.28B).

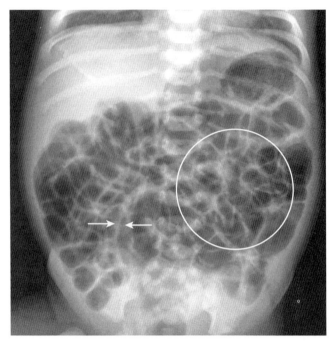

Figura 28.27 Abdome infantil normal. Como a maior parte dos lactentes engole um grande volume de ar, há muitas alças de intestino em forma poligonal cheias de ar (*círculo*), com paredes próximas umas das outras (*setas brancas*).

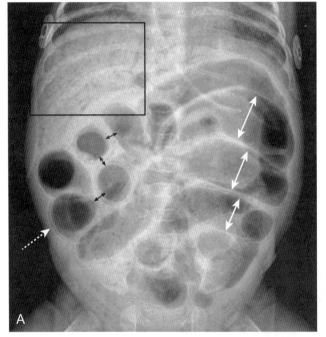

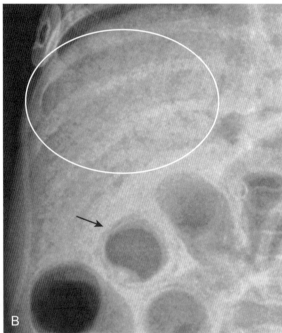

Figura 28.28 Enterocolite necrosante: gás venoso portal. Este paciente é um lactente de 1 semana de idade. **A.** O intestino está dilatado (*setas duplas brancas*). Há uma radiolucência linear paralela à parede do intestino, representando o ar na parede do intestino (*seta branca tracejada*) e separação anormal das alças do intestino pelo espessamento da parede (*setas duplas pretas*). São vistos múltiplos vasos contendo ar, pequenos e localizados perifericamente, no fígado (ver imagem ampliada em **B**, representando o gás venoso portal. **B.** A imagem aproximada do fígado mostra múltiplas radiolucências tubulares representando o ar no sistema venoso portal (*elipse branca*). Há ar na parede intestinal (*seta preta*).

CAPÍTULO 28 Como Reconhecer Doenças Pediátricas

- **Complicações**
  - Dos que sobrevivem, 50% desenvolvem uma complicação a longo prazo. As duas complicações mais comuns são a **estenose intestinal** e a **síndrome do intestino curto**. As taxas de mortalidade variam de 10 a 44% em lactentes com peso inferior a 1,5 g.

ATRESIA ESOFÁGICA COM/SEM FÍSTULA TRAQUEOESOFÁGICA (FTE)

- A etiologia da atresia esofágica não é completamente compreendida. De longe, a forma mais comum é um **esôfago com terminação cega (atresia esofágica)**, com uma **conexão fistulosa entre a traqueia** e o **esôfago distal remanescente**
- A atresia esofágica está comumente associada a **outras anormalidades do trato gastrintestinal,** incluindo ânus imperfurado; atresia ou estenose duodenal; em 25% dos casos, há 13 ou mais pares de costelas ou seis ou mais corpos vertebrais lombares. Lactentes com atresia esofágica isolada têm uma incidência aumentada de trissomia do 21 e atresia duodenal
- Em até 50% dos casos de atresia esofágica com/sem FTE, pode haver **anormalidades congênitas associadas.** VACTERL é um acrônimo para ajudar a se lembrar de uma constelação de anomalias congênitas que podem ocorrer juntas; indica anomalias **v**ertebrais, atresia **a**nal, anomalias **c**ardíacas, fístula **TE** e/ou atresia esofágica, agenesia ou displasia **r**enal e defeitos nos membros (em inglês, **l**imb)

- Os **achados clínicos** geralmente ocorrem no início da vida e incluem asfixia, sialorreia, dificuldade em lidar com as secreções, regurgitação, aspiração e dificuldade respiratória

> **Pontos importantes**
> - Os **achados de imagem** dependerão da geometria da atresia e da fístula
>   - Na **atresia esofágica sem fístula**, **nenhum ar** entra no trato gastrintestinal; portanto, o **abdome fica sem ar**. Em condições normais, deve haver ar no estômago 15 minutos depois do nascimento
>   - Na **fístula distal** entre o esôfago e a traqueia (o tipo mais comum), há **gás no intestino**, que entrou pela traqueia, e uma **bolsa dilatada e com terminação cega** radiolucente **do esôfago superior** pode ser observada na radiografia de tórax, representando o esôfago com atresia. Em geral, não são necessários exames de imagem adicionais, mas a introdução de um cateter macio na bolsa com terminação cega confirmará o diagnóstico (Figura 28.29)
>   - Pode haver **pneumonia por aspiração**, a qual geralmente envolve o lobo superior direito quando há atresia esofágica
>   - A ultrassonografia pré-natal pode sugerir o diagnóstico logo com 24 semanas de gestação por causa do polidrâmnio.

- **Tratamento**
  - Geralmente faz-se uma anastomose primária do esôfago proximal e distal quando o lactente tem alguns meses de idade. Pode-se usar uma interposição colônica se a anastomose primária for impossível.

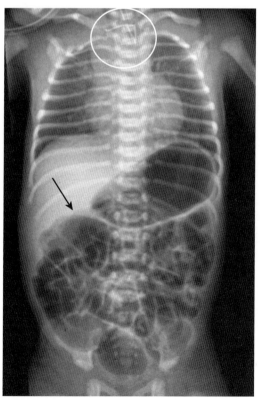

Figura 28.29 Atresia esofágica com fístula traqueoesofágica. A ponta de uma sonda orogástrica está dobrada em uma bolsa cega na parte superior do esôfago e não é capaz de passar além no esôfago com atresia (*círculo*). O ar que está em todo o intestino (*seta preta*) chega por meio de uma fístula que conecta a traqueia à extremidade distal do esôfago (não visível em radiografias simples).

Pontos a serem lembrados

- A **taquipneia transitória do recém-nascido** é a causa mais comum de dificuldade respiratória no recém-nascido, ocorrendo em lactentes **a termo** ou em lactentes maiores pré-termo tardios. Os pulmões geralmente estão hiperinsuflados, com densidades lineares peri-hilares entremeadas, líquido nas cissuras e/ou derrames pleurais laminares
- A **síndrome do desconforto respiratório do recém-nascido** é uma doença de lactentes pré-termo. Em geral, há uma aparência difusa em "vidro fosco" ou finamente granular em uma distribuição bilateral e simétrica, com broncograma aéreo. Os pulmões frequentemente estão hipoaerados
- A **síndrome de aspiração de mecônio** é a causa mais comum de dificuldade respiratória do recém-nascido em lactentes nascidos a termo/pós-termo. Os pulmões estão hiperinsuflados, com densidades "confluentes" difusas. Pode haver áreas irregulares de atelectasia, juntamente com enfisema por aprisionamento de ar
- A **displasia broncopulmonar (DBP)** é uma consequência da doença pulmonar aguda precoce, frequentemente a síndrome do desconforto respiratório do recém-nascido. Lactentes com DBP dependem de suplementação de oxigênio. Os pulmões em geral são hiperaerados e de aparência "esponjosa", contendo densidades lineares grosseiras da atelectasia misturadas com focos radiolucentes de áreas hiperexpandidas de aprisionamento de ar
- As complicações do tratamento da dificuldade respiratória no recém-nascido geralmente são causadas por **barotraumatismo (vazamentos de ar)** e incluem enfisema intersticial, pneumomediastino, pneumotórax e pneumopericárdio
- **Doença reativa das vias respiratórias/bronquiolite** é um termo geral para um grupo de doenças da população pediátrica caracterizado por sibilos, falta de ar e tosse. Pode haver espessamento peribrônquico e hiperaeração
- A **asma brônquica** é um diagnóstico clínico. As radiografias de tórax podem ajudar a determinar a causa ou as complicações de um episódio asmático. A pneumonia é uma das causas, e o pneumotórax e a atelectasia estão entre as complicações de uma crise de asma
- Clinicamente, os neonatos com **pneumonia** podem apresentar apenas febre. A pneumonia bacteriana produz, de forma característica, consolidação lobar ou pneumonia redonda, com derrame pleural em alguns casos. Já pneumonia viral apresenta infiltrados intersticiais ou áreas irregulares de consolidação sugestivas de broncopneumonia
- As **adenoides** podem crescer até os 6 anos de idade e involuir até a idade adulta. O principal achado de imagem nas adenoides aumentadas é o estreitamento marcado ou a obliteração da via respiratória nasofaríngea em uma radiografia de perfil de partes moles do pescoço. As tonsilas palatinas e as adenoides frequentemente aumentam juntas
- A **epiglotite** bacteriana aguda pode ser uma emergência médica com risco à vida. A epiglote normalmente não deve ter o tamanho ou a aparência do polegar. Ela ocorre em uma idade mais avançada (3 a 6 anos) do que o crupe (6 meses a 3 anos)
- O **crupe** em geral tem etiologia viral e o diagnóstico é mais frequentemente feito com base nos achados clínicos. Os três principais achados de imagem, vistos na radiografia de perfil de partes moles do pescoço, são a distensão da hipofaringe, a distensão do ventrículo laríngeo e a nebulosidade e/ou o estreitamento da traqueia subglótica
- A maior parte das **ingestões de corpos estranhos** ocorre entre 6 meses e 6 anos de idade, com grande parte se resolvendo espontaneamente. Os corpos estranhos impactam em vários pontos diferentes, em locais de estreitamento natural do esôfago. Pilhas moedas e ímãs apresentam riscos específicos e em geral precisam ser removidos
- O **índice cardiotorácico** pode alcançar até 65% em lactentes e ainda ser normal. Em uma criança, o timo pode se sobrepor a partes do coração e, às vezes, mimetizar uma cardiomegalia
- As **fraturas da placa epifisária** são comuns na infância. A classificação de Salter-Harris das lesões da placa epifisária é um método comumente usado para descrever essas lesões
- Certos tipos de fratura podem ser altamente sugestivos de lesões não acidentais produzidas por **maus-tratos infantis**. Entre as lesões que apontam para maus-tratos infantis estão as fraturas de canto metafisárias, as fraturas de costelas e os traumatismos cranioencefálicos. Avaliações radiológicas são fundamentais no diagnóstico de maus-tratos infantis
- A **enterocolite necrosante** é a emergência médica e/ou cirúrgica gastrintestinal mais comum em neonatos, especialmente em lactentes pré-termo. Pode haver alças intestinais dilatadas, paredes intestinais espessadas, pneumatose intestinal e gás venoso portal
- A **atresia esofágica** pode ocorrer com ou sem uma fístula traqueoesofágica (FTE). A forma mais comum é um esôfago com terminação cega, com uma conexão fistulosa entre a traqueia e o esôfago distal remanescente
- A FTE pode estar associada a outras anomalias congênitas representadas pelo acrônimo VACTERL, que indica anomalias **v**ertebrais, **a**tresia anal, anormalidades **c**ardíacas, F**TE** e/ou atresia esofágica, agenesia ou displasia **r**enal e defeitos nos membros (do inglês, *l*imb).

Como Usar Intervenções Guiadas por Imagem no Diagnóstico e no Tratamento: Radiologia Intervencionista

Jeffrey L. Weinstein, MD e Trevor Lewis, MD

- A **radiologia intervencionista (RI)**, também conhecida como **radiologia vascular e intervencionista (RVI)**, é uma especialidade médica que utiliza orientação por imagem (*i. e.*, imagens por fluoroscopia, ultrassonografia, tomografia computadorizada [TC] ou ressonância magnética [RM]) para realizar **procedimentos diagnósticos ou terapêuticos minimamente invasivos**
- Os radiologistas intervencionistas realizam uma ampla variedade de procedimentos, que podem ser caracterizados como **vasculares** ou **não vasculares** e são subdivididos pela distribuição vascular ou pelo sistema de órgãos para o qual o procedimento está sendo realizado
- Com exemplos específicos de casos clínicos descritos nos capítulos anteriores, este capítulo discutirá as **indicações, as técnicas e os benefícios** de intervenções guiadas por imagem que cobrem uma ampla gama de procedimentos intervencionistas.

ACESSO ARTERIAL E ARTERIOGRAFIA

- O **acesso arterial e a arteriografia** são fundamentos da radiologia intervencionista, possibilitando a avaliação diagnóstica de uma miríade de doenças arteriais (p. ex., fístula arteriovenosa, aneurisma, oclusão vascular ou estenose vascular).

> **Pontos importantes**
>
> - A **técnica de Seldinger** é a base para o acesso vascular moderno, arterial e venoso. Esse método, descrito pela primeira vez pelo Dr. Sven Seldinger (um radiologista sueco), usa uma agulha oca para adentrar um vaso sanguíneo. Passa-se então um fio por essa agulha, que é removida e trocada por um cateter colocado sobre o fio. Essa troca é a base para as etapas iniciais da **maioria** dos **procedimentos de radiologia intervencionista endovascular** (Figura 29.1).

Indicações para o acesso arterial

- Utiliza-se o acesso arterial para facilitar **intervenções arteriais guiadas por imagem** (p. ex., **embolização** para sangramento ativo, **angioplastia** para estenose arterial e **escleroterapia** para malformação arteriovenosa).

Procedimento para acesso arterial

- O acesso arterial é mais comumente realizado a partir de **uma abordagem da artéria femoral ou radial,** embora outras artérias possam ser utilizadas. A escolha da artéria depende de uma variedade de parâmetros, incluindo o tipo de intervenção, a orientação anatômica da vasculatura, a presença de coagulopatia, entre outros
- O acesso arterial é tradicionalmente realizado sobre um **marco ósseo**, o que auxilia na **compressão** da artéria para obter hemostasia **depois** da conclusão do procedimento. No caso do acesso à artéria femoral, almeja-se o segmento da artéria **sobre a cabeça femoral** com orientação palpatória, fluoroscópica e/ou ultrassonográfica
- Utilizando a técnica de Seldinger, a agulha de acesso é, por fim, trocada sobre um fio por uma bainha vascular (Tabela 29.1)

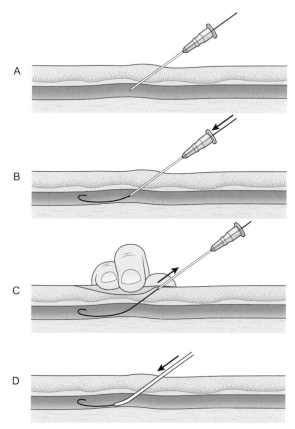

Figura 29.1 Técnica de Seldinger. **A.** Punção percutânea de um vaso sanguíneo com agulha oca. **B.** Introdução de um fio-guia atraumático através da agulha no lúmen do vaso sanguíneo. **C.** A agulha é removida enquanto o fio-guia permanece no lugar. A compressão sobre a punção protege o fio-guia e evita sangramento. **D.** O cateter angiográfico é avançado para dentro do vaso sobre o fio-guia. (Extraída de: Kadir S. *Diagnostic Angiography*. Philadelphia: WB Saunders, 1986:186. Também consta com autorização em Kaufman JA, Lee, Michael J. *The Requisites: Vascular and Interventional Radiology*, 2nd ed. Philadelphia: Saunder, 2014:26.)

Tabela 29.1 Breve glossário das ferramentas intervencionistas.

Dispositivo	Descrição
Agulha de acesso	A agulha de entrada usada no local da punção para procedimentos percutâneos. Esse tipo de agulha tem um canal central para a introdução de um fio-guia
Fios-guia	Fios finos com comprimento, composição e flexibilidade variados, que são alimentados por meio do canal da agulha de acesso, sobre a qual outros dispositivos contendo um canal oco podem ser alimentados
Cateteres	Estruturas tubulares geralmente feitas de algum tipo de plástico com comprimentos, diâmetros, formas e revestimentos variados, por meio das quais substâncias podem ser retiradas ou introduzidas no corpo
Bainha	Tubo oco de acesso vascular, geralmente de plástico, que possibilita a troca de cateteres durante um determinado procedimento, mantendo o acesso vascular pelo mesmo local de punção
Dilatador	Cateteres curtos e cônicos usados para aumentar o diâmetro do orifício do acesso percutâneo a um órgão, espaço ou vaso, a fim de facilitar a passagem de um cateter, de uma bainha ou de outro dispositivo; às vezes usado em série do menor para o maior

- A **orientação por ultrassonografia** durante a punção arterial pode, às vezes, facilitar o acesso vascular, em especial em casos de pulsos fracamente palpáveis ou de anatomia desafiadora
- O acesso à artéria radial ou à artéria braquial é semelhante à abordagem via artéria femoral. No caso do acesso via artéria braquial, deve-se ter o cuidado de escolher um local de acesso que possibilite a **compressão** para a obtenção de **hemostasia depois do procedimento**
- Uma vez obtido o acesso arterial e colocado um cateter ou uma bainha, pode-se realizar a injeção de contraste iodado para a **arteriografia** no local desejado.

Benefícios e riscos potenciais do acesso arterial

- O acesso arterial e a arteriografia possibilitam a **avaliação diagnóstica** e a **localização** de anormalidades, bem como fornecem uma via para o **tratamento** endovascular por meios minimamente invasivos
- Os **riscos** do acesso arterial incluem sangramento e lesão de tecidos e órgãos adjacentes aos vasos enquanto são feitas as tentativas de acesso, como um **pseudoaneurisma** no local de acesso na virilha pela punção e pelo extravasamento arterial (ver Figura 20.6)
- O acesso arterial acarreta o risco adicional de **dissecção, sangramento** ou **trombose** do vaso acessado. Existe o risco de **infecção** e **lesão** das estruturas circundantes no local de acesso. Uma técnica meticulosa e a experiência podem ajudar a mitigar muitas dessas complicações.

ACESSO VENOSO CENTRAL: ACESSO VENOSO GUIADO POR IMAGEM

> **Pontos importantes**
>
> - O **acesso venoso central**, uma técnica fundamental usada em toda a medicina, possibilita a entrada no sistema venoso para **intervenção** (p. ex., trombólise ou implante de *stent*) ou para a **colocação** de um cateter para tratamento farmacológico ou hemodiálise/**aférese** (*i. e.*, procedimentos em que o sangue é filtrado, separado e devolvido ao paciente, como na **plasmaférese**).

Indicações do acesso venoso central

- Tenta-se um acesso venoso central quando há indicação de uma **intervenção venosa** para uma doença específica (p. ex., trombólise para trombo veno-oclusivo ou colocação de filtro na veia cava inferior para a prevenção de embolia pulmonar)
- Além disso, indica-se a colocação de um cateter venoso central quando o tratamento clínico necessita de **farmacoterapia** (*i. e.*, colocação de porta para terapia oncológica) ou hemodiálise (Figura 29.2).

Procedimento para o acesso venoso central

- Para o acesso venoso, utiliza-se a **orientação ultrassonográfica** para **localizar** e **adentrar as veias centrais** sem lesionar tecidos/órgãos adjacentes. Podem ser usados pontos de referência anatômicos próximos ou a relação com uma artéria conhecida em vez da ultrassonografia
- O local de escolha do acesso venoso depende do tipo de procedimento realizado
  - Para a colocação do cateter **venoso central**, as veias jugular interna, femoral e subclávia são comumente usadas como pontos de acesso
  - **Cateteres venosos centrais são inseridos perifericamente (CVCIP)** nas veias do membro superior, acima do cotovelo, com a ponta do cateter geralmente localizada na veia cava superior (ver Figura 10.8)
  - Mais comumente, insere-se uma agulha na veia específica com subsequente troca por um cateter por meio de um fio, usando a técnica de Seldinger.

> **Pontos importantes**
>
> - Os cateteres venosos centrais podem ser **tunelizados**, o que requer um procedimento adicional no qual um segmento do cateter é colocado (tunelizado) **sob os tecidos moles adjacentes**. Esses cateteres podem ter um segmento no trato subcutâneo envolto em material que estimula o crescimento celular interno, a fim de prender o cateter, o que é conhecido como **manguito**
>   - Cateteres venosos centrais **tunelizados** são considerados mais **resistentes** a **infecções de cateter central** em comparação com cateteres venosos centrais não tunelizados. São usados para hemodiálise ou farmacoterapia a longo prazo (p. ex., quimioterapia ou nutrição parenteral) (ver Figura 29.2B).

Benefícios e riscos potenciais do acesso venoso central

- A colocação do cateter venoso central possibilita acesso venoso, intervenção e farmacoterapia. O acesso venoso

CAPÍTULO 29 Como Usar Intervenções Guiadas por Imagem... 337

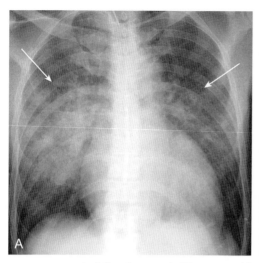
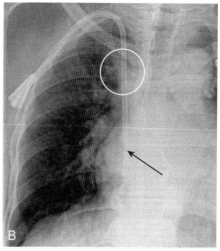

Figura 29.2 Acesso venoso central. Este homem de 55 anos com histórico conhecido de insuficiência renal apresentou falta de ar decorrente de edema pulmonar. **A.** A radiografia de tórax mostra cardiomegalia e edema pulmonar (*setas brancas*). **B.** Colocou-se uma linha de hemodiálise tunelizada (destacada em um *círculo*) a partir de uma intervenção guiada por imagem no departamento de radiologia, possibilitando que os médicos realizassem a diálise e facilitando a remoção de líquidos do paciente. A ponta do cateter de hemodiálise (*seta preta*) fica no átrio direito.

central tunelizado ou subcutâneo pode evitar a necessidade de procedimentos de acesso central repetidos, se forem necessários vários tratamentos
- Os riscos do acesso venoso incluem **sangramento** e **lesão** de tecidos e órgãos adjacentes aos vasos enquanto são feitas as tentativas de acesso. O acesso pelo pescoço pode ser complicado por pneumotórax, hemotórax e punção subclávia e carotídea inadvertida. A formação de uma fístula arteriovenosa é uma complicação rara, mas relatada.

EMBOLIA PULMONAR: TROMBÓLISE

- A **embolia pulmonar (EP) maciça** é definida como **a EP com hipotensão sustentada**. É independente da **carga** radiológica **do coágulo** na árvore arterial pulmonar. A "carga do coágulo" em geral se refere à avaliação qualitativa do trombo nas artérias pulmonares. Existem métodos de pontuação quantitativa, mas raramente são usados.

 Pontos importantes

- O **tratamento de primeira linha** para a EP maciça, na ausência de uma contraindicação conhecida, é a **trombólise intravenosa**. Nesse procedimento, administra-se um medicamento, como o **ativador do plasminogênio tecidual (tPA)**, em grandes doses para dissolver o coágulo (a Figura 29.3 mostra resultados semelhantes usando a trombectomia).

Indicações para a trombólise guiada por cateter na embolia pulmonar

- Pacientes com EP maciça e que tenham alto risco de desenvolver complicações hemorrágicas se receberem **medicação trombolítica intravenosa sistêmica**
- Aqueles que apresentem sangramento ativo, estejam em pré-operatório de cirurgias de grande porte ou tenham m câncer metastático conhecido no encéfalo, por exemplo, correm alto risco ao receber terapia trombolítica sistêmica.

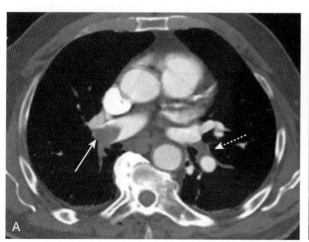
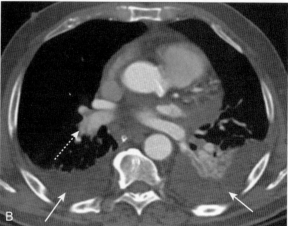

Figura 29.3 Embolia pulmonar com trombectomia. Este é o exame de uma mulher de 56 anos com dor torácica e hemoptise. **A.** A angiotomografia de tórax mostra um trombo no tronco da artéria pulmonar direita (*seta branca contínua*) e um êmbolo menor à esquerda (*seta branca tracejada*). **B.** Na mesma paciente, desta vez pós-trombectomia mecânica percutânea da artéria pulmonar direita, este vaso agora opacifica-se com contraste por estar livre de trombo (*seta branca tracejada*). Houve um aumento nos derrames pleurais bilaterais nesse intervalo de tempo (*setas brancas contínuas*).

Eles podem ser candidatos a uma **intervenção por cateter** mais focal, como fragmentação do coágulo por cateter, aspiração do coágulo ou colocação de cateter de lise
- A **embolia pulmonar submaciça** é definida como o **EP sem instabilidade hemodinâmica.** Há um amplo espectro de doenças nessa categoria, desde uma EP subsegmentar clinicamente assintomática que foi observada fortuitamente na TC de tórax até um coágulo com carga grande em um paciente que está taquicárdico e pode estar com dispneia
    - Embora o tratamento tradicional para a EP submaciça seja a anticoagulação intravenosa, estão sendo feitas pesquisas e há um movimento clínico para a realização de **terapias por cateter** para o subgrupo com características de alto risco de **progressão para EP maciça**
        - Entre outras, essas características incluem **biomarcadores elevados** (troponina e peptídio natriurético encefálico) e evidências de **esforço do coração direito** nos exames de imagem.

Procedimento para a trombólise dirigida por cateter

- Sob orientação fluoroscópica, insere-se um cateter flexível na **veia femoral comum** ou **veia jugular interna,** que passa pelo **coração** até acessar as **artérias pulmonares**
- Vários tipos de cateteres, com orifícios diversos, podem ser colocados no **coágulo** para administrar medicamentos (**medicação trombolítica**) que podem ser infundidos ao longo do tempo para dissolver o coágulo. Também estão em uso clínico outros cateteres que usam tecnologias, como a ultrassonografia, para acelerar a lise do coágulo. Podem ser introduzidos ainda outros dispositivos para fragmentar ou aspirar o trombo.

Benefícios e riscos potenciais da trombólise dirigida por cateter

- A **trombólise ou remoção do trombo por cateter** pode **diminuir a pressão cardíaca direita** rapidamente e evitar que o paciente desenvolva comprometimento hemodinâmico adicional em comparação com a anticoagulação isolada
- No caso da embolia pulmonar maciça, as terapias por cateter podem **salvar vidas** quando a trombólise sistêmica é contraindicada ou é utilizada, mas não é capaz de melhorar a condição clínica do paciente
- Os riscos da lise por cateter incluem **sangramento** em **locais distantes** da infusão lítica pela circulação sistêmica do medicamento depois de passar pelos pulmões de volta ao coração esquerdo
- Os riscos adicionais incluem **arritmias** ao passar cateteres e fios pelo coração e, raramente, **lesões na artéria pulmonar, nas valvas cardíacas ou no próprio coração.**

EMBOLIA PULMONAR: COLOCAÇÃO DE FILTRO DE VEIA CAVA INFERIOR (VCI)

Indicações para a colocação de filtro de VCI

- A colocação de filtro de VCI é um tema controverso, mas geralmente aceito para as seguintes indicações aprovadas pela US Food and Drug Administration:

- **Tromboembolismo pulmonar** quando **a anticoagulação** é **contraindicada**
- **Progressão de doença tromboembólica venosa** apesar do uso de anticoagulação
- **Depois de uma EP maciça,** quando os benefícios previstos para a terapia convencional são reduzidos
- **EP crônica recorrente** quando a terapia anticoagulante falhou
- Muitos filtros de veia cava podem ser empregados "fora do uso convencional" para outras indicações, segundo uma análise caso a caso, como imobilidade prolongada no leito depois de um traumatismo; antes de alguns tipos de cirurgia em que o risco pós-operatório de EP é considerado alto; e como proteção para trombose venosa profunda da veia ilíaca proximal ou VCI
- As contraindicações à colocação do filtro incluem a **incapacidade de acessar a VCI** (p. ex., em razão de uma trombose ou anomalias anatômicas) ou um tamanho de veia cava **muito grande** ou **muito pequeno** para que um filtro seja implantado corretamente
- Os filtros de VCI são mais comumente colocados na **VCI infrarrenal**, próximo ao influxo da veia renal. Acredita-se que isso promova a **lise do coágulo** capturado no **filtro e evite a trombose do filtro**. Às vezes, coloca-se um **filtro de suprarrenal** acima das veias renais, se necessário, durante a **gestação,** quando **não há espaço suficiente** abaixo das veias renais para acomodar um filtro e nos casos em que há uma veia renal com variação anatômica (Figura 29.4).

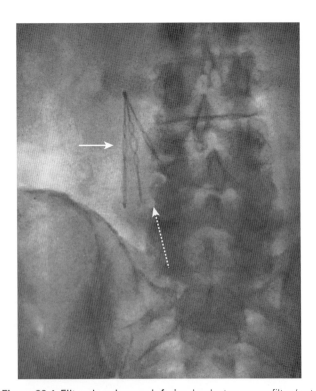

Figura 29.4 Filtro de veia cava inferior. Implantou-se um filtro (*seta branca contínua*) na veia cava inferior (VCI), como visto nesta imagem aproximada de uma radiografia convencional do abdome inferior. Os ganchos do filtro são projetados para ancorá-lo na veia cava para evitar sua migração. A *seta branca tracejada* indica a direção do fluxo sanguíneo na VCI.

Procedimento para a colocação do filtro de VCI

- Obtém-se um acesso venoso central via veia jugular ou femoral. Prefere-se a veia jugular direita ou femoral direita em razão da rigidez típica do sistema de introdução de VCI, mas a veia femoral comum esquerda é comumente usada. Também foi descrita a colocação via veias de membro superior
- A **venografia da VCI** é **realizada primeiro** com um cateter diagnóstico para possibilitar:
  - A visualização da **anatomia venosa**, incluindo a localização das veias renais, e para ver se há alguma variante venosa
  - A determinação do **tamanho da VCI**, que pode afetar o tipo de filtro
  - A determinação da **permeabilidade da VCI**
- Depois de determinar a anatomia da VCI e a localização desejada para o filtro, troca-se o cateter por uma **bainha de colocação do filtro de VCI**. O filtro é implantado de dentro da bainha, que então é retirada
- Às vezes, realizam-se venografias pós-colocação para confirmar o posicionamento apropriado. Removem-se o cateter e o fio. Aplica-se então pressão no local de acesso até que seja alcançada a hemostasia.

Benefícios e riscos potenciais da colocação do filtro de VCI

- O benefício pretendido é diminuir a incidência de novos êmbolos clinicamente significativos nos pulmões. Os filtros de VCI **não evitam** a formação de novos trombos venosos profundos nem diminuem a quantidade de carga dos trombos já presentes. O real benefício clínico ainda está em investigação e é motivo de debate
- Os potenciais **riscos** incluem a **migração do filtro, a fratura do filtro ou a penetração do elemento do filtro através da parede da VCI**. A trombose das veias cava e renal é outra complicação rara, mas importante. Alguns dos riscos podem ser mitigados por filtros recuperáveis, se removidos imediatamente quando a filtração da veia cava não for mais necessária
- Embora contraintuitivo, os filtros de VCI foram associados a um risco aumentado de trombose venosa profunda nos membros inferiores.

NÓDULO PULMONAR: BIOPSIA GUIADA POR IMAGEM

- A **biopsia guiada por imagem** é um meio de obter com precisão uma amostra de tecido de uma lesão para a análise diagnóstica
- A biopsia de uma lesão pode determinar suas características (benignas ou malignas) ou fornecer informações adicionais sobre uma lesão conhecida (citogenética).

Indicações para a biopsia guiada por imagem

- A lesão a ser biopsiada deve ser visualizada de maneira confiável por pelo menos uma modalidade de imagem.

> **Pontos importantes**
>
> - Indica-se a realização de uma biopsia guiada por imagem para a **amostragem muito pouco invasiva** de uma lesão previamente identificada em um exame de imagem ou quando a **patologia da lesão estiver sendo questionada**, a fim de auxiliar na determinação de um diagnóstico definitivo.

Procedimento para a biopsia guiada por imagem

- Deve-se usar para a biopsia a modalidade que, se possível, exibir de forma mais confiável a lesão; se a lesão foi mais bem visualizada na TC, provavelmente será usada a localização tomográfica para a biopsia
- Deve-se determinar uma trajetória do ponto de entrada na pele ao longo de um trato percutâneo até a lesão. Às vezes, pode-se usar um curso através de um orifício natural
- É necessária uma compreensão detalhada da anatomia para evitar lesões de estruturas (p. ex., vasos sanguíneos ou nervos) que possam levar ao aumento da morbidade
- No caso de uma **biopsia de nódulo pulmonar**, geralmente é escolhido um trajeto que limite a quantidade de superfícies pleurais atravessadas pela agulha de biopsia e evite grandes vasos sanguíneos
- Sob a orientação de imagem (TC, ultrassonografia, fluoroscopia ou RM), avança-se uma agulha até a lesão, com confirmação visual de que a ponta da agulha esteja na lesão
- Podem ser obtidas amostras para citopatologia por meio da **aspiração** ou usando um **dispositivo de biopsia** para retirar pedaços de tecido do tamanho de uma agulha (Figura 29.5)
- Podem ser coletadas amostras para análise ao mesmo tempo, se clinicamente indicado
- Se houver necessidade de coletar **várias amostras** em um local desafiador, frequentemente usa-se um sistema coaxial, que envolve a colocação de uma **agulha maior** na lesão (chamada de agulha de acesso) e a realização da biopsia usando **agulhas/dispositivos menores** ao longo da agulha de acesso maior.

Benefícios e riscos potenciais da biopsia guiada por imagem

- A biopsia guiada por imagem fornece um meio minimamente invasivo de amostragem de tecido que pode **evitar a necessidade de uma biopsia cirúrgica** em muitos casos
- Os **riscos** incluem sangramento, infecção, lesão de órgãos e estruturas circundantes e resultado falso-negativo de biopsia
- No caso de biopsias de nódulo pulmonar, os riscos também incluem pneumotórax, hemotórax, hemorragia pulmonar, hematoma da parede torácica, lesão do nervo intercostal e até mesmo, mas muito raramente, acidente vascular encefálico por embolia aérea.

> **Pontos importantes**
>
> - Para o pneumotórax **pequeno** e **estável** em exames de imagem repetidos, o **tratamento é conservador**, com observação
> - Indica-se a **inserção de um dreno de tórax** para um pneumotórax **grande ou sintomático** ou que esteja **aumentando** em exames de imagem repetidos.

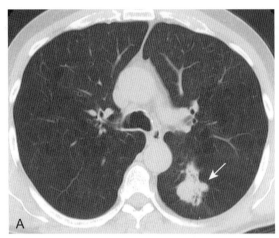 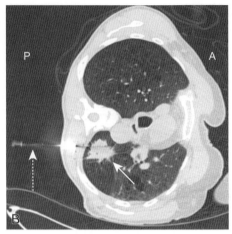

Figura 29.5 Biopsia de nódulo pulmonar. Este homem de 68 anos com doença pulmonar extensa e longo histórico de tabagismo apresentou piora da tosse com hemoptise. **A.** Esta TC de tórax mostra um nódulo pulmonar solitário na face posterior do lobo superior esquerdo (*seta branca*), o que é compatível com malignidade. **B.** Foi solicitada biopsia percutânea da lesão para diagnóstico tecidual. A agulha de biopsia (*seta tracejada*) atravessa o nódulo (*seta branca contínua*) a partir de uma abordagem posterior. O paciente está deitado em decúbito lateral direito para possibilitar que a agulha de biopsia passe pelo trajeto mais curto até alcançar a lesão, reduzindo potencialmente o risco de pneumotórax. *A*, anterior; *P*, posterior.

TUMOR HEPÁTICO/RENAL/PULMONAR: ABLAÇÃO TÉRMICA

- **Ablação térmica** é um termo genérico para a destruição de tecidos usando calor ou frio extremos. As formas comuns de ablação térmica incluem a **ablação por radiofrequência** e por **micro-ondas**, que utilizam o aquecimento tecidual, e a **crioablação**, que tem um efeito citotóxico por meio do resfriamento do tecido. Alguns centros utilizam outras modalidades de ablação térmica, como o *laser* e o ultrassom focalizado de alta intensidade
- As técnicas de **ablação não térmica** incluem a **ablação química** (p. ex., usando ácido acético ou etanol) e tecnologias mais novas, como a **eletroporação** irreversível, um processo que aumenta a permeabilidade das membranas celulares, causando a morte celular.

Indicações para a ablação térmica

- Indica-se a **ablação de um tumor pulmonar** para o **câncer de pulmão em estágio inicial** (geralmente o câncer de pulmão de células não pequenas) em pacientes que **não sejam candidatos à ressecção** ou que **recusem** uma ressecção cirúrgica. A ablação térmica usando radiofrequência ou micro-ondas é a mais comumente usada
    - Em um câncer controlado, pode-se considerar a ablação de tumor pulmonar para a **doença metastática** na doença pequena e limitada aos pulmões
- A **ablação de tumor hepático** foi realizada pela primeira vez com ablação química, mas os meios térmicos, que usam predominantemente calor na forma de ablação por radiofrequência e ablação por micro-ondas, são agora mais usados. O uso de micro-ondas é mais recente, tendo aumentado em razão da sua capacidade de produzir uma zona de ablação de tamanho semelhante à radiofrequência, mas em menos tempo (Figura 29.6)
    - A ablação de tumor hepático é mais eficaz em **carcinomas hepatocelulares pequenos em estágio inicial** (≤ 3 cm), doença oligometastática em pacientes que não sejam candidatos à cirurgia ou como ponte para o transplante em pacientes com carcinoma hepatocelular. O câncer **oligometastático** é definido como um estado dos tumores metastáticos altamente localizados e limitados para os quais a terapia ablativa local pode ser curativa
- A **ablação de tumor renal** geralmente é realizada com radiofrequência ou **crioablação**, sendo a última usada com mais frequência em razão da capacidade de monitorar a zona de ablação ativa apropriada para tratar o tumor, poupando o máximo possível de parênquima renal normal
    - A ablação de tumor renal é indicada para **pequenas massas renais** em pacientes que: apresentem **comorbidades** que impeçam a cirurgia; tenham uma condição que requeira preservação do parênquima renal (p. ex., um **único rim**); ou **recusem a remoção cirúrgica** e desejem um tratamento minimamente invasivo.

Procedimento para a ablação térmica

- As sondas de ablação podem ser colocadas usando ultrassonografia, TC ou ressonância magnética
- Dependendo da modalidade de ablação utilizada, do tipo de tumor a ser ablacionado (*i. e.*, pulmonar, hepático ou renal) e de sua morfologia, **podem ser usadas múltiplas sondas ou múltiplas ablações sobrepostas** para realizar a ablação de todo o tumor com eficácia
- São feitos exames de imagem antes e durante o procedimento para garantir que as sondas estejam corretamente colocadas para um tratamento eficaz e para monitorar a margem de ablação, dependendo da modalidade usada (Figura 29.7)
- Os ajustes nas configurações e no tempo de ablação baseiam-se nos exames de imagem realizados durante o procedimento
- Geralmente realizam-se exames de imagem pós-ablação para avaliar complicações do procedimento (p. ex., sangramento ou pneumotórax) e a adequação da ablação.

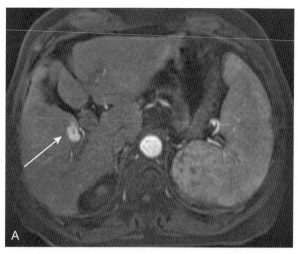 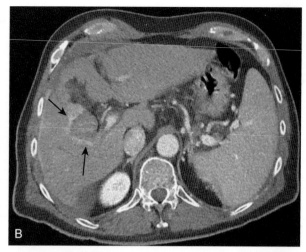

Figura 29.6 Pré-ablação e pós-ablação de um carcinoma hepatocelular (CHC). A. Este homem de 62 anos com histórico de hepatite C apresentou dor abdominal, e foi encontrada massa no fígado, consistente com um carcinoma hepatocelular, conforme mostrado nesta imagem de ressonância magnética ponderada em T1 pós-contraste. A lesão no lobo direito do fígado realça-se na fase arterial (*seta branca*). **B.** A imagem de TC imediatamente depois da ablação por micro-ondas do tumor mostra uma área geográfica de hipoatenuação com uma borda de realce periférico (*setas pretas*), representando as alterações pós-ablação esperadas.

> **Pontos importantes**
>
> - Recomenda-se manter margem adequada além do tecido visivelmente envolvido para reduzir a chance de ablação incompleta ou de tumor residual. No caso de carcinomas hepatocelulares, em geral recomenda-se margem de 1 cm ou mais.

Benefícios e riscos potenciais da ablação térmica

- A ablação térmica fornece uma abordagem minimamente invasiva para o tratamento de tumores primários ou metastáticos. No contexto apropriado, a ablação pode **evitar a necessidade de cirurgia** e reduzir a morbidade em pacientes que não sejam candidatos ao tratamento cirúrgico

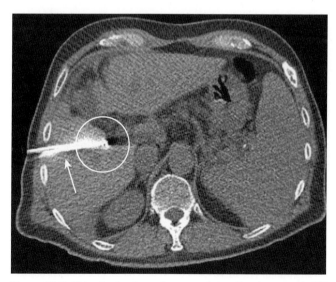

Figura 29.7 Ablação de câncer hepatocelular. Esta imagem de TC foi obtida para confirmar a localização durante a ablação por microondas do lobo hepático direito no paciente com CHC mostrado na Figura 29.6. A sonda de ablação (*seta branca*) foi implantada no interior do tumor (*círculo*).

- Os **riscos** da ablação térmica incluem infecções, sangramento e lesão de tecidos adjacentes ou de órgãos contínuos por lesão térmica não intencional ou lesões causadas pela sonda em si (incluindo pneumotórax). Embora controverso, existe um potencial risco de disseminação do tumor (conhecido como **disseminação**), mas certas técnicas de ablação podem mitigar tal ocorrência.

HIPERTENSÃO PORTAL: DERIVAÇÃO PORTOSSISTÊMICA INTRA-HEPÁTICA TRANSJUGULAR (TIPS)

> **Pontos importantes**
>
> - A colocação da **TIPS** (em geral abreviada para apenas "TIPS") é um procedimento minimamente invasivo para **reduzir a pressão portal** por descompressão por meio da criação de uma **derivação venosa porto-hepática**. Essa derivação possibilita que o sangue **desvie** do **parênquima do fígado** para retornar ao **coração**. Ao fazer isso, a derivação **diminui** a pressão no sistema venoso portal e pode ajudar a controlar as sequelas da hipertensão portal sinusoidal ou pós-sinusoidal, em especial as **varizes**. A TIPS também pode atuar como um canal para a trombectomia/trombólise da veia porta, esplênica ou mesentérica superior.

Indicações para a TIPS

- As principais indicações para a TIPS são o controle do **sangramento varicoso recorrente** refratário ao tratamento endoscópico e conservador e o **controle da ascite abdominal e/ou hidrotórax hepático** que não responda ao tratamento conservador (Figura 29.8). Outras indicações incluem o tratamento da congestão hepática da síndrome de Budd-Chiari e como meio de acesso para uma trombectomia/trombólise portomesentérica.

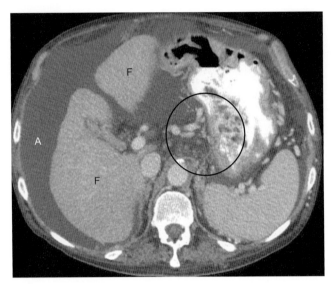

Figura 29.8 Cirrose com varizes: pré-TIPS. Esta mulher de 48 anos com cirrose apresentou ascite refratária e um histórico de sangramento recorrente de varizes. Há grande volume de ascite (*A*), contorno nodular do fígado (*F*) e varizes (*círculo*), todas sequelas da hipertensão portal. O contraste oral opacifica o estômago.

Procedimento para a TIPS

- Em geral, obtém-se acesso venoso jugular interno do lado direito com subsequente cateterização de uma veia hepática, classicamente a veia hepática direita
- Coloca-se uma agulha longa por meio de uma cânula curva na veia hepática para direcionar a agulha **através do parênquima hepático em direção à veia porta**. A partir da veia hepática direita, a veia porta direita encontra-se anatomicamente anterior e inferior
- Realiza-se uma leve aspiração, com retirada lenta da agulha ou do cateter; o retorno do sangue indica que a agulha ou o cateter está em um vaso sanguíneo. Em seguida injeta-se contraste para **confirmar o acesso venoso portal**
- Passa-se um fio a partir do cateter/agulha da veia hepática para a veia porta, sobre a qual um *stent* é passado e **implantado através do trato da veia porta de volta à junção veia hepática-VCI**. Existe um *stent* especializado para TIPS, que é parcialmente recoberto por um material que atua como barreira para o crescimento interno de tecido e reveste o trato parenquimatoso
- Obtêm-se medidas de pressão da veia porta e do átrio direito antes e depois da colocação da TIPS para avaliar se há diminuição do gradiente entre o sistema porta e o sistema venoso sistêmico
    - Recomenda-se a **diminuição** no gradiente de pressão abaixo de 12 mmHg para reduzir a chance de sangramento de varizes
- Pode-se realizar a **embolização** de **varizes** esofágicas e gástricas antes ou depois da colocação de um *stent* TIPS, de acordo com a preferência do operador
- Repete-se a venografia para avaliar o fluxo ao longo da TIPS, o qual deve demonstrar fluxo preferencial **ao longo da TIPS** em vez de ao longo das varizes. Verificam-se novamente as pressões com a expectativa de encontrar uma redução no gradiente entre a pressão portal e a pressão do átrio direito (Figura 29.9)

Benefícios e riscos potenciais da colocação da TIPS

- A **TIPS** pode fornecer alívio da hipertensão portal e geralmente reduz ou elimina os sintomas de sangramento de varizes ou de ascite recorrente
- Os riscos da TIPS costumam ser divididos em **complicações/riscos do procedimento e complicações/riscos pós-procedimento**
    - Os riscos do procedimento incluem lesão/infarto hepático, hemoperitônio, pneumotórax, lesão da pele por radiação (por exposição prolongada à radiação), hemobilia e lesão do sistema biliar ou de órgãos adjacentes.

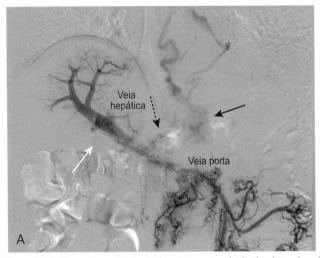
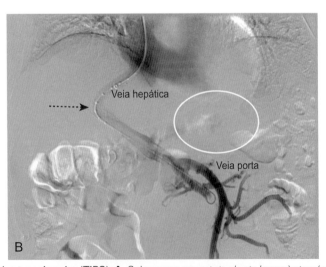

Figura 29.9 Procedimento de derivação portossistêmica intra-hepática transjugular (TIPS). **A.** Colocou-se um cateter (*seta branca*) através do trato da TIPS, conectando a veia hepática, através do parênquima hepático, à veia porta. A opacificação da veia gástrica esquerda (*seta preta tracejada*) e das varizes gástricas (*seta preta contínua*) é secundária à pressão venosa portal elevada, promovendo fluxo através das varizes. **B.** Agora colocou-se um *stent* (*seta preta tracejada*) através do trato parenquimatoso, conectando os sistemas venosos porta e hepático. As varizes não são mais preenchidas com contraste (*elipse branca*), ilustrando a alteração fisiológica desejada no gradiente de pressão por meio do sistema venoso portal.

Pontos importantes

- A **encefalopatia hepática** é uma **complicação comum pós-procedimento**, pois o fluxo sanguíneo depois da TIPS é desviado para o fígado sem ser destoxificado. Embora a causa exata não seja bem conhecida, acredita-se que haja influência de níveis elevados de amônia no sangue e outros subprodutos. A encefalopatia hepática geralmente pode ser **tratada com medicamentos**
- Outras complicações pós-procedimento incluem **sangramento recorrente das varizes ou ascite,** bem como disfunção da derivação, incluindo trombose da TIPS
- A insuficiência cardíaca decorrente do aumento do volume sanguíneo que retorna ao coração direito e a insuficiência hepática progressiva decorrente da diminuição da perfusão também são complicações conhecidas.

Pontos importantes

- Em geral, qualquer coleção de líquidos complexa diagnosticada como abscesso ou sugestiva de abscesso nos exames de imagem que inclua algum componente que possa ser drenado (*i. e.*, **tenha caráter líquido**) é candidata à aspiração guiada por imagem e à possível colocação de dreno.

ABSCESSO: ASPIRAÇÃO PERCUTÂNEA DE ABSCESSO E COLOCAÇÃO DE DRENO

- A **aspiração de abscesso e a colocação de dreno** podem fornecer um diagnóstico definitivo e ajudar a trazer alívio curativo para coleções infectadas acessíveis com orientação por imagem
- Pode-se abordar o abscesso ou a coleção de líquido para **biopsia** por aspiração se o diagnóstico não estiver claro, ou pode-se colocar um dreno através do trato percutâneo usado para acessar o abscesso, a fim de possibilitar a **drenagem**
- As regiões comuns para drenagem de abscesso incluem o mediastino, o abdome (intraperitoneal e retroperitoneal), a pelve, a região glútea e os órgãos contínuos, como o fígado, o rim e o baço.

Indicações para aspiração de abscesso e colocação de dreno

- As modalidades de imagem usadas para a aspiração e a colocação de dreno incluem a ultrassonografia, a fluoroscopia e/ou a TC.

Procedimento para aspiração de abscesso e colocação de dreno

- Revisam-se as imagens pré-procedimento para determinar se há **líquido suficiente** para instalar uma agulha e um cateter na coleção para uma aspiração e drenagem seguras
- Anestesiam-se a pele e o trato subcutâneo e, sob orientação de imagem, passa-se uma agulha pelo trato até a coleção
- Confirma-se a localização do alvo por imagem e realiza-se a aspiração, momento em que o aspirado pode ser enviado ao laboratório para análise, se desejado
- Uma vez determinado que um dreno será deixado no lugar, coloca-se um fio na cavidade do abscesso através da agulha que foi usada para acessá-lo
- Coloca-se o **cateter de drenagem** na cavidade do abscesso sobre o fio, que então é removido, com a subsequente criação de uma **alça de retenção** para manter o cateter de drenagem posicionado no interior da cavidade (Figura 29.10). Outra técnica utiliza um **trocarte** colocado diretamente na coleção, que atua como a agulha de acesso a partir da qual o dreno é alimentado
- Em seguida **ancora-se** o cateter de drenagem no lugar com suturas subcutâneas, conectando o cateter a uma bolsa de drenagem
- O dreno é mantido no local **até que a infecção tenha desaparecido**, conforme demonstrado por fatores clínicos (p. ex., os sintomas melhoram ou o paciente está afebril); os valores laboratoriais se normalizem; e não haja drenagem significativa (p. ex., < 10 mℓ/dia) (Figura 29.11)
- Os parâmetros precisos para a remoção do dreno são determinados por uma avaliação clínica do paciente, caso a caso.

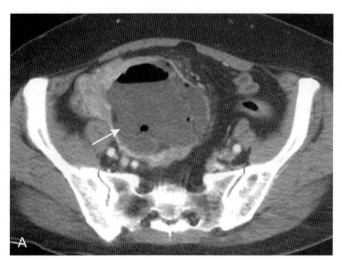
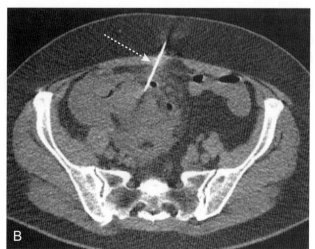

Figura 29.10 Abscesso periapendicular com dreno. **A.** TC do abdome/pelve mostra um grande abscesso (*seta branca*) em uma paciente de 34 anos com forte dor no quadrante inferior direito. Este abscesso era secundário à apendicite perfurada. **B.** A paciente foi então submetida à colocação de dreno percutâneo (*seta branca tracejada*), que foi deixado no local para possibilitar a resolução do abscesso enquanto ela simultaneamente recebia antibioticoterapia.

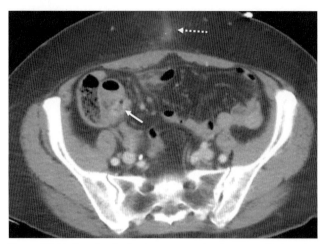

Figura 29.11 Resolução de drenagem pós-abscesso. O abscesso mostrado previamente (ver Figura 29.10A) de um apêndice perfurado está quase resolvido (*seta branca contínua*). Observe o trato subcutâneo remanescente do dreno de abscesso (que foi removido), tornado visível por cicatrizes e alterações inflamatórias ao longo do trajeto do dreno (*seta branca tracejada*).

Em alguns centros, o tubo é injetado sob orientação fluoroscópica para confirmar a permeabilidade do dreno e excluir a presença de qualquer coleção residual ou fístula nas estruturas adjacentes antes da remoção.

Benefícios e riscos potenciais da aspiração de abscesso e da colocação de dreno

- A **aspiração e a drenagem de um abscesso** fornecem informações diagnósticas e de tratamento curativo para o paciente afetado. Em muitos casos, a drenagem percutânea pode evitar a necessidade de cirurgia
- **Dependendo da localização, os riscos incluem**
    - **Disseminação da infecção**, incluindo choque séptico, peritonite ou mediastinite
    - **Sangramento**, hematoma, hemoperitônio ou hemotórax
    - **Formação de fístula** devido à formação de um trato em estruturas adjacentes ou nos tecidos moles subcutâneos, criando uma fístula cutânea.

HEMORRAGIA GASTRINTESTINAL (GI): ARTERIOGRAFIA E EMBOLIZAÇÃO

- A **hemorragia GI** de uma fonte GI alta ou baixa pode causar anemia sintomática ou instabilidade hemodinâmica e resultar em morte, se não tratada
- Os sintomas podem variar de hematêmese, melena ou sangue vermelho vivo pelo reto (hematoquezia)
- O **exame de imagem inicial de escolha** para uma **hemorragia digestiva baixa (HDB)** é a **angiotomografia** (ver Figura 18.17) ou, possivelmente, uma cintigrafia com hemácias marcadas com radionuclídeos para avaliar a localização e a presença de sangramento ativo
- Frequentemente, a **avaliação endoscópica** é a primeira manobra diagnóstica/terapêutica em pacientes com **hemorragia digestiva alta (HDA)** (proximal ao ligamento de Treitz) para identificar a fonte de sangramento, a qual, se localizada, pode ser tratada pelo endoscopista.

Indicações para a arteriografia e a embolização gastrintestinal

 Pontos importantes

- **Exame para pesquisa de sangramento positivo** (angiotomografia abdominal ou cintigrafia com hemácias marcadas demonstrando hemorragia digestiva baixa ativa [Figura 29.12])
- **Hemorragia digestiva alta ativa**, demonstrada na endoscopia, com incapacidade de tratar satisfatoriamente o sangramento com uma abordagem endoscópica
- A **hemorragia GI maciça** com **instabilidade hemodinâmica** geralmente exige tratamento imediato por radiologia intervencionista e consulta cirúrgica, podendo dispensar exames de imagem diagnósticos não invasivos
- A angiografia pode ser valiosa para aqueles que apresentam **anemia** sintomática contínua com **melena**, necessitando de **transfusões de sangue frequentes**, apesar de exames de imagem negativos ou duvidosos.

Procedimento para a arteriografia e a embolização gastrintestinal

- Depois da angiotomografia pré-procedimento, revisa-se a cintigrafia com hemácias marcadas ou a endoscopia para auxiliar na localização do sangramento; obtém-se um acesso arterial; e realiza-se uma arteriografia nos ramos arteriais que irrigam a área de interesse
- Se a **arteriografia inicial for negativa**, pode-se realizar uma abordagem em etapas para investigar os vasos do ramo principal da anatomia arterial alta e baixa (p. ex., a artéria gastroduodenal na HDA e a artéria cólica direita na HDB)
- No caso da **HDA**, pode-se realizar a **embolização profilática** do vaso sanguíneo que irriga a área anatômica do sangramento relatado por causa do **rico suprimento sanguíneo colateral** para os órgãos do abdome superior e da baixa incidência de visualização de sangramento ativo na angiografia, apesar de sangramento ativo em curso
- No caso da **HDB, realiza-se uma embolização somente se a origem do sangramento ativo for identificada**. Isso se deve ao aumento do risco de isquemia em comparação com o trato gastrintestinal alto (Figura 29.13)
- O tipo de material embólico usado (p. ex., bobina metálica, cola de cianoacrilato ou Gelfoam®) depende da localização do sangramento, da condição hemodinâmica e de comorbidades do paciente, bem como da preferência do operador
- Finalizada a embolização do sangramento, realiza-se uma **arteriografia pós-embolização** para garantir que o sangramento tenha parado.

Benefícios e riscos potenciais da arteriografia e da embolização gastrintestinal

- Os **riscos** da arteriografia e da embolização gastrintestinal são os riscos convencionais da arteriografia, incluindo dissecção do vaso por manipulação com fios-guia, sangramento e/ou hematoma no local de acesso
- Pode ocorrer **embolização inadvertida**, que se refere à colocação de material embólico em um vaso não almejado em razão do mau posicionamento do cateter ou de um problema técnico na implantação do agente embólico

CAPÍTULO 29 Como Usar Intervenções Guiadas por Imagem... 345

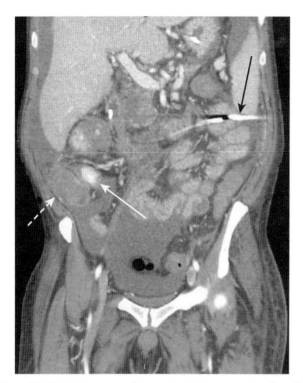

Figura 29.12 Angiotomografia mostrando hemorragia digestiva baixa. Este homem de 36 anos deu entrada no pronto-socorro com perda de sangue vermelho vivo pelo reto. A angiotomografia de abdome e pelve mostra extravasamento focal ativo de contraste no íleo terminal (*seta branca contínua*). O ceco está distendido, com conteúdo denso representando fezes e hemoderivados (*seta branca tracejada*). Observa-se parcialmente um tubo de jejunostomia percutânea (*seta preta*) no abdome superior esquerdo, usado para suporte nutricional.

- Pode ocorrer **isquemia** depois da embolização, o que pode resultar em infarto intestinal, podendo levar à perfuração e exigir uma ressecção cirúrgica. Isso é mais comum depois da embolização de uma HDB, em que o suprimento de sangue colateral é menos robusto em comparação com o trato gastrintestinal alto.

> **Pontos importantes**
>
> - A **arteriografia e a embolização GI** podem fornecer confirmação diagnóstica da localização e, em seguida, possibilitar uma intervenção que pode levar ao alívio sintomático e salvar vidas em casos graves de hemorragia gastrintestinal.

UROPATIA OBSTRUTIVA: NEFROSTOMIA PERCUTÂNEA (PCN)/ NEFROURETEROSTOMIA (PCNU)

- A **uropatia obstrutiva**, ou obstrução do sistema coletor renal, pode causar sintomas de cólica renal e dor irradiada no flanco, bem como insuficiência renal ou urossepse, se não for reconhecida e tratada prontamente
- A **obstrução renal** pode ser secundária a **cálculos renais** que se alojam no ureter (Figura 29.14), à **malignidade** no abdome ou na pelve (incluindo tumores vesicais ou uroteliais do ureter) ou a **alterações inflamatórias ureterais** (p. ex., doença de Crohn, diverticulite ou fibrose retroperitoneal). A obstrução renal demonstrará graus variados de hidronefrose nas imagens.

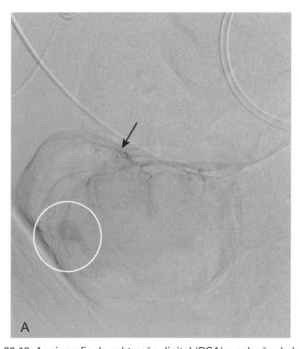
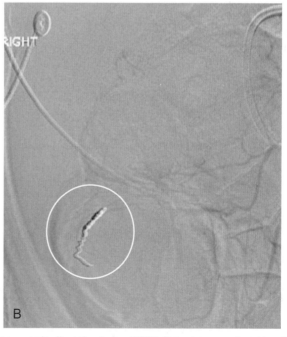

Figura 29.13 Angiografia de subtração digital (DSA) e oclusão de hemorragia digestiva baixa (HDB). Estas imagens de subtração digital são produzidas pelo exame de imagem de uma área antes da administração de contraste e, em seguida, usando essa imagem para mascarar eletronicamente tudo, exceto o contraste nas imagens subsequentes. **A.** Imagem de DSA tardia da artéria ileocólica (*seta preta*) mostra um rubor focal de contraste (*círculo branco*) na região do ceco e do íleo terminal, o que corresponde à região de extravasamento ativo na ATC anterior (ver Figura 29.12), originando-se de um ramo da artéria ileocólica. **B.** O estado pós-inserção de uma bobina para embolização do vaso sangrante (*círculo branco*) mostra ausência de extravasamento adicional.

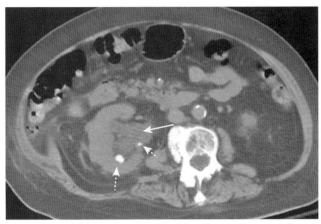

Figura 29.14 Hidronefrose e cálculos. Esta mulher de 75 anos apresentou forte dor abdominal e nos flancos, além de hematúria. A TC sem contraste do abdome mostra hidronefrose moderada (*seta branca contínua*) e múltiplos cálculos renais (*setas brancas tracejadas*). Ela também tinha cálculos ureterais com um cálculo obstrutivo na junção ureteropélvica, o que causou a hidronefrose (não mostrado).

Indicações para nefrostomia/ nefroureterostomia percutânea

- **Hidronefrose**, com ou sem sinais de **insuficiência renal**, infecção ou secundária a cálculos renais/ureterais, à malignidade ou à inflamação
- **Desvio urinário** que não seja passível de intervenção urológica em casos de ruptura ureteral, vazamento ou formação de fístula entre o ureter e os órgãos adjacentes
- **Acesso pré-operatório** ao sistema coletor urinário antes da ureteroplastia (dilatação do ureter) ou da nefrolitotomia (remoção de cálculo)

Procedimento para nefrostomia/ nefroureterostomia percutânea

- Revisam-se os exames de imagem pré-procedimento para determinar a melhor abordagem de acesso percutâneo ao cálice renal desejado
- Utilizam-se **orientação por ultrassonografia e/ou fluoroscopia** para ajudar a determinar a melhor abordagem ao alvo, a fim de administrar anestésico superficial e subcutâneo ao longo da via de abordagem

- Utiliza-se então uma **agulha de acesso** para percorrer o trato anestesiado sob orientação de imagem até que a ponta esteja no interior do **cálice renal**, o que é confirmado por aspiração de urina e, frequentemente, uma injeção de contraste
- Insere-se então um fio-guia através da agulha na pelve renal, com subsequente **dilatação** do trato de acesso antes da colocação do cateter
- Se for desejada a colocação de **nefrostomia percutânea**, insere-se o cateter de nefrostomia sobre o fio com uma **alça de travamento** formada dentro da pelve renal (Figura 29.15)
- Para a **nefroureterostomia percutânea (PCNU)**, manobra-se uma série de cateteres e fios-guia de modo a **cruzar** o estreitamento/estenose/obstrução até que seja obtido o acesso à bexiga, quando a PCNU é avançada até a bexiga e são formadas alças na bexiga e na pelve renal
- Em ambos os casos, o cateter é preso à pele e **conectado a uma bolsa de drenagem** para a coleta de urina. Alternativamente, pode-se colocar uma **tampa** na parte externa para **promover a drenagem interna**, através da bexiga e da uretra, desde que haja drenagem anterógrada.

Benefícios e riscos potenciais de nefrostomia/ nefroureterostomia percutânea

> **Pontos importantes**
>
> - A colocação da PCN e da PCNU pode fornecer alívio sintomático da **uropatia obstrutiva**, possibilitar um **desvio urinário**, descomprimir um sistema coletor obstruído e infectado ou fornecer acesso pré-procedimento de maneira minimamente invasiva.

- Os **riscos** da colocação da PCN e da PCNU incluem sangramento, bacteriemia por disseminação da infecção durante a colocação, peritonite e pneumotórax nos casos em que a abordagem é alta o suficiente para cruzar a pleura
- Hemorragia renal, formação de pseudoaneurisma ou formação de fístula arteriovenosa renal podem causar sintomas graves; em casos raros, podem exigir intervenção por radiologia intervencionista ou cirúrgica adicional (p. ex., embolização de um vaso sangrante).

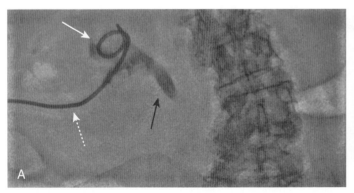
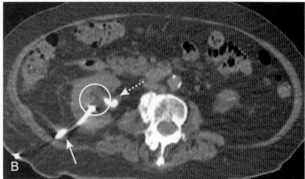

Figura 29.15 Nefrostomia percutânea (PCN). **A.** A imagem da colocação guiada por fluoroscopia mostra um tubo de PCN direito (*seta branca tracejada*) enrolado (*seta branca contínua*), com contraste injetado através do tubo mostrando o ureter proximal (*seta preta contínua*) na mesma paciente da Figura 29.14. **B.** A PCN do lado direito (*seta branca contínua*) permanece em uso nesta imagem de TC de acompanhamento sem contraste. A hidronefrose (*círculo*) não é mais observada. Os cálculos renais permanecem (*seta branca tracejada*).

ANEURISMA DA AORTA: REPARO ENDOVASCULAR DE ANEURISMA (REVA)

- Um **aneurisma da aorta** consiste em um aumento focal ou segmentar da aorta resultante do enfraquecimento das três camadas da parede da artéria
- Os **aneurismas verdadeiros da aorta** são definidos por um aumento maior > 1,5 a 2 vezes o tamanho normal e podem ocorrer em qualquer lugar ao longo do curso da aorta, embora sejam mais comuns na aorta abdominal.

Pontos importantes

- Em geral, aneurismas pequenos da aorta são submetidos a exames de imagem periodicamente em razão do risco crescente de ruptura caso aumentem. A **intervenção** costuma ocorrer se o paciente for sintomático ou quando o aneurisma da aorta abdominal alcançar **5,5 cm de diâmetro** ou o aneurisma **crescer** em um **curto período**
- O **reparo do aneurisma** pode ser realizado tanto com **correção cirúrgica aberta** quanto por **via endovascular** com colocação de *stent* recoberto (**endoprótese**), que forma um **canal endoluminal** pelo qual o sangue flui com o objetivo de **excluir o fluxo** pelo saco aneurismático em si. Os *stents* **recobertos** geralmente são de metal envoltos em um tecido ou material de enxerto projetado para **inibir** o eventual crescimento de tecido que possa ocluir o *stent* e impedir o fluxo sanguíneo ao longo de seus interstícios.

Indicações para REVA

- Aneurisma torácico ou abdominal **assintomático** e com ≥ **5,5 cm** ou com uma taxa de crescimento > 1 cm/ano ou > 0,5 cm em 6 meses
- Aneurisma torácico ou abdominal **sintomático**, independentemente do tamanho
- Aneurisma torácico ou abdominal com **ruptura conhecida ou iminente**.

Procedimento para REVA

- Em geral, as imagens pré-procedimento envolvem a angiografia por TC ou RM para caracterizar completamente o aneurisma aórtico e melhor determinar o local ideal para colocar a endoprótese endovascular
- Obtém-se **acesso à artéria femoral** comum unilateral ou bilateral utilizando a técnica de Seldinger, **percutaneamente** ou por **incisão** cirúrgica (abertura cirúrgica do tecido subcutâneo para expor as artérias)
- Avança-se um **cateter de marcação** na aorta e realiza-se uma **aortografia**, o que também possibilita a medição do comprimento da endoprótese necessário para a cobertura adequada do aneurisma
- Implanta-se a endoprótese sobre fios-guia rígidos para possibilitar o máximo controle durante a colocação (Figura 29.16)
- O posicionamento ideal garante que **nenhum vaso de ramo aórtico vital seja ocluído** durante a colocação (p. ex., artéria mesentérica superior ou artérias renais) ou que uma endoprótese fenestrada seja implantada para possibilitar a desobstrução das artérias principais (p. ex., artérias renais). A artéria mesentérica inferior geralmente é coberta pelo enxerto
- Realiza-se uma **aortografia de conclusão** para garantir que **não haja vazamento** ao redor ou através da nova endoprótese
- Exames de imagem de vigilância procurarão por qualquer fluxo residual na parte excluída do aneurisma, conhecida

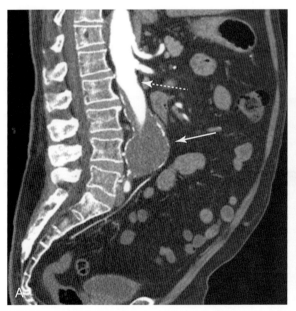 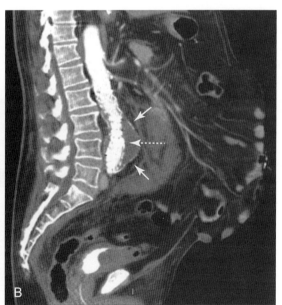

Figura 29.16 Reparo endovascular de aneurisma (REVA). Paciente do sexo masculino, 80 anos, com histórico de aneurisma de aorta abdominal (AAA) apresentando massa abdominal pulsátil e dor. **A.** A angiotomografia sagital do abdome e da pelve mostrou crescimento no intervalo de um AAA fusiforme infrarrenal (*seta branca contínua*) que media cerca de 6 cm na dimensão máxima (anterior para posterior). O aneurisma não está preenchido por contraste porque contém uma placa/trombo. O calibre e a aparência normais da aorta são vistos no nível das artérias celíaca e mesentérica superior (*seta branca tracejada*). **B.** Angiotomografia no mesmo paciente depois da correção do aneurisma endovascular. Um *stent* (*seta branca tracejada*) que se estende acima e abaixo do saco aneurismático (*setas brancas contínuas*) foi colocado no aneurisma para interromper seu fluxo sanguíneo.

como **saco aneurismático**. O **fluxo** continuado para a **porção excluída** do aneurisma é chamado de **endovazamento**
- Ocasionalmente, os vasos sanguíneos que foram excluídos pela endoprótese podem continuar levando sangue **para o saco aneurismático**. Isso costuma ser visto com as artérias lombar e mesentérica inferior em endopróteses abdominais.

Riscos e benefícios do REVA

- A colocação do REVA fornece uma opção minimamente invasiva para o reparo de aneurismas da aorta torácica e abdominal, possibilitando que os pacientes experimentem menos perda de sangue intraprocedimento e períodos de internação mais curtos, todos com resultados comparáveis ao reparo aberto em pacientes selecionados
- Os riscos da colocação do REVA geralmente são divididos em duas categorias: **baseados no procedimento e relacionados com o dispositivo**
    - Os **riscos baseados no procedimento** incluem perfuração de aneurisma, isquemia de órgão e hematoma na virilha e/ou retroperitoneal
    - Os **riscos relacionados com o dispositivo** incluem migração do *stent*-enxerto, fratura do *stent*, trombose e/ou estenose do *stent* e endovazamento.

MIOMAS UTERINOS: EMBOLIZAÇÃO DE MIOMAS UTERINOS (EMU)

- Os **miomas uterinos (leiomiomas)** são tumores uterinos benignos. Eles podem ser altamente sintomáticos e responsáveis por sangramento menstrual intenso (menorragia ou menometrorragia), distensão abdominal e/ou pélvica, sensação de peso ou desconforto, bem como sintomas urinários e dispareunia. Também podem causar infertilidade
- Podem ser tratados com **terapia hormonal**, excisados individualmente por meio de cirurgia (**miomectomia**), removidos por meio de uma **histerectomia** ou tratados com **embolização de miomas uterinos**.

Indicações para EMU

 Pontos importantes

- A EMU é indicada para mulheres com miomas uterinos documentados que causem sintomas de sangramento menstrual intenso, dor/pressão/desconforto abdominal/pélvico, aumento da frequência urinária ou retenção urinária, dispareunia ou qualquer combinação destes.

- A EMU **não é indicada** para gestantes. Embora a fertilidade seja menos afetada do que nas pacientes submetidas à histerectomia, a EMU geralmente é **desencorajada** em pacientes que **planejam engravidar em um futuro próximo**. Esta é uma área de controvérsia e o impacto sobre a fertilidade ainda está sendo estudado
- Além disso, a EMU não deve ser realizada se houver suspeita de **leiomiossarcoma** uterino ou em pacientes que possam ter sangramento uterino por **outras causas** (p. ex., câncer endometrial)
- Pode ser realizada em pacientes com adenomiose; no entanto, as informações atuais mostram que é menos eficaz do que no tratamento de miomas.

Procedimento para EMU

- A avaliação pré-procedimento inclui uma revisão dos exames de imagem, que na maior parte dos casos deve incluir uma RM da pelve com gadolínio para melhor caracterizar os miomas uterinos e confirmar sua viabilidade
- Obtém-se acesso arterial e realiza-se uma arteriografia uterina bilateralmente para estabelecer a distribuição arterial que irriga os miomas. As **artérias uterinas** em geral são um ramo da divisão anterior das **artérias ilíacas internas** (Figura 29.17)
- A EMU é realizada injetando-se **material embólico** nas artérias uterinas bilateralmente para **diminuir** o fluxo arterial. **Microesferas de gelatina trisacrílica (não absorvíveis)** são um produto comumente usado para esse propósito;

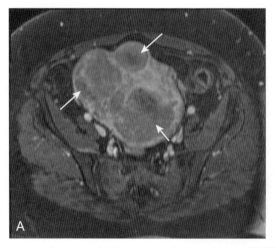
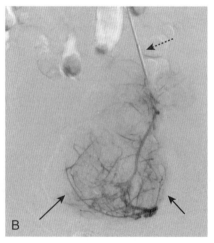

Figura 29.17 Miomas uterinos e embolização de miomas uterinos (EMU). **A.** Esta mulher de 44 anos, que apresentou dor abdominal e menometrorragia, tinha múltiplas massas uterinas com hiporrealce consistentes com miomas uterinos (*setas brancas*) em uma RM ponderada em T1 pós-contraste da pelve. **B.** A angiografia da artéria uterina esquerda mostra enchimento arterial significativo do maior mioma uterino (*setas pretas contínuas*) quando correlacionada com a RM pré-procedimento. No aspecto superior da imagem, o cateter (*seta preta tracejada*) atravessa as artérias ilíaca comum e ilíaca interna, terminando na artéria uterina.

contudo, outros materiais, como o álcool polivinílico, foram descritos. As microesferas são injetadas até a estase dentro da artéria, usando a angiografia como guia

> **Pontos importantes**
>
> - O **controle da dor** é uma parte intra e pós-procedimento importante. **Cólicas** moderadas a graves são comuns nas primeiras 8 a 24 horas e podem ser tratadas com medicamentos anti-inflamatórios e opioides para a dor. Pode ser usada analgesia controlada pela paciente, e alguns radiologistas intervencionistas realizam um **bloqueio do nervo hipogástrico** como parte do procedimento de EMU.

- As pacientes podem ser submetidas a uma RM da pelve de acompanhamento e a uma avaliação clínica para documentar alterações no tamanho e no caráter do mioma e a mudança dos sintomas no intervalo (Figura 29.18).

Riscos e benefícios da EMU

- A EMU fornece uma abordagem minimamente invasiva para o tratamento de miomas uterinos em pacientes que apresentam sintomas de sangramento menstrual intenso, dor abdominal e/ou desconforto, bem como sintomas urinários
- Os **riscos** gerais da EMU são muito semelhantes aos de outras intervenções arteriais, incluindo sangramento, infecção e lesão vascular, existentes na embolização da artéria uterina
- Endometrite, isquemia uterina e necrose também são complicações **raras**, mas relatadas, que podem exigir intervenção cirúrgica ou histerectomia e ser fatais, especialmente em caso de infecção
- Descreveram-se **amenorreia/menopausa precoce** como complicações, que tendem a se tornar mais comuns à medida que a mulher se aproxima da menopausa, o que pode ser causado pela embolização ovariana inadvertida
- Pode ocorrer **migração do mioma** em mulheres que tenham **miomas intracavitários (cavidade endometrial) ou**

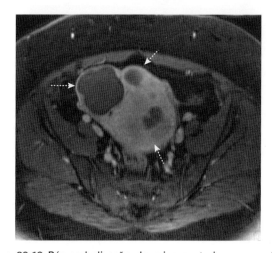

Figura 29.18 Pós-embolização de mioma uterino: ressonância magnética. A mesma paciente vista na Figura 29.17, depois da embolização de miomas uterinos para tratamento de seus miomas. Uma RM de acompanhamento da pelve realizada 4 meses depois da embolização mostra que os miomas são menores em tamanho (*setas brancas tracejadas*) e agora não realçam, um resultado desejado consistente com miomas que experimentaram necrose.

submucosos, pois as alterações isquêmicas causam a descamação do mioma. Isso pode exigir a avaliação de um ginecologista para facilitar a remoção. Da mesma maneira, os **miomas subserosos pedunculados** podem se desprender do útero e migrar para a pelve, com infarto do pedúnculo.

ACIDENTE VASCULAR ENCEFÁLICO ISQUÊMICO AGUDO: TROMBECTOMIA MECÂNICA

- O **acidente vascular encefálico** é decorrente da morte do tecido encefálico por um insulto hemorrágico ou isquêmico. Pode resultar em déficits neurológicos permanentes ou em morte.

> **Pontos importantes**
>
> - O **acidente vascular encefálico isquêmico**, se reconhecido precocemente, pode ser tratado com trombolíticos intravenosos, sendo mais comum **o ativador do plasminogênio tecidual (tPA)** ou uma **trombectomia mecânica** para auxiliar na revascularização do encéfalo afetado antes que o infarto aumente ou sofra transformação hemorrágica, pois os neurônios morrem rápido de isquemia.

Indicações para a trombectomia no acidente vascular encefálico

- O tratamento para o acidente vascular encefálico isquêmico agudo é um assunto amplamente debatido e tema de muitas pesquisas
- Os dados atuais sugerem que a **trombectomia mecânica**, com um **recuperador de stent** (ver a seguir) ou uma **aspiração de trombo**, pode ser realizada
  - Em pacientes que tinham um **bom** *status* funcional **pré-acidente vascular encefálico**
  - Quando há **oclusão de grandes vasos** (carótida interna, cerebral média ou primeiro ramo das artérias cerebrais médias)
  - Quando o início dos sintomas ocorreu < 6 horas antes ou o paciente não respondeu à infusão intravenosa de trombolíticos (que são administrados no acidente vascular encefálico isquêmico em pacientes com início dos sintomas dentro de 4,5 horas da apresentação). Em acidentes vasculares encefálicos da circulação posterior e, possivelmente, anterior, a janela de intervenção pode ser consideravelmente mais longa. Com novos estudos, esses intervalos podem mudar
  - Quando há **déficit neurológico significativo sem** um **centro de infarto** extenso ou **hemorragia** nos exames de imagem da cabeça. O **centro do infarto** é a porção do infarto que provavelmente não melhorará com a reperfusão.

Procedimento para a trombectomia mecânica no acidente vascular encefálico

- Os exames de imagem pré-procedimento são **essenciais para direcionar o tratamento** no acidente vascular encefálico agudo e podem envolver TC sem contraste, angiotomografia

ou cintigrafia de perfusão por TC ou RM para identificar o trombo agressor a ser abordado com a trombectomia mecânica
- Obtém-se um acesso arterial e avança-se um cateter na artéria carótida interna do lado afetado. Realiza-se uma angiografia. O trombo é percorrido usando um microcateter e um microfio; passa-se um dispositivo recuperador de *stent* (ver a seguir) através do microcateter, desembainhado sobre o coágulo. O *stent* pode permanecer por um período e, em seguida, ser retirado por meio de um cateter-guia maior. Também existem sistemas de aspiração que usam sucção para remover o trombo (Figura 29.19)
- Um **recuperador de *stent*** consiste em um pequeno *stent* permanentemente fundido a um fio longo. O *stent* pode ser implantado sobre um trombo, incorporá-lo em seus interstícios e então ser removido enquanto aberto para **puxar o coágulo** com ele. A maior parte dos dispositivos pode ser usada três vezes (três retiradas) para remover um coágulo

- Realiza-se **arteriografia pós-procedimento** para demonstrar a **revascularização** e faz-se uma TC de acompanhamento para avaliar os efeitos no parênquima cerebral depois da recuperação do coágulo (p. ex., hemorragia).

Riscos e benefícios da trombectomia mecânica no acidente vascular encefálico

- A trombectomia mecânica é um tratamento crítico para pacientes elegíveis destinado a prevenir déficits neurológicos adicionais e salvar a parte do encéfalo em risco de morrer, mas que ainda não está morta. A seleção dos pacientes é fundamental para obter desfechos clínicos satisfatórios
- Os **riscos** da trombectomia mecânica são **significativos** e incluem hemorragia intracraniana, dissecção ou perfuração arterial durante a trombectomia, embolização de fragmentos de coágulo, hemorragia de reperfusão e hematoma na virilha.

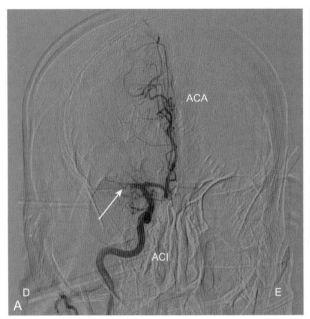 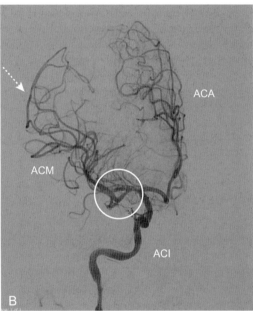

Figura 29.19 Acidente vascular encefálico embólico tratado com trombectomia. Um paciente que apresentou sintomas de acidente vascular encefálico agudo foi encaminhado para uma angiografia para avaliação. **A.** Este é um cateterismo seletivo da artéria carótida interna direita (*ACI*) que mostra interrupção abrupta (*seta branca contínua*) da artéria cerebral média direita (*ACM*), sem fluxo para a maior parte da distribuição da ACM. Isso se correlaciona com um êmbolo oclusivo nesse segmento, que era um alvo potencial para intervenção. Observe que a artéria cerebral anterior (*ACA*) e seus ramos estão opacificados. Por ser um cateterismo seletivo da ACI direita, os vasos do lado esquerdo não estão visíveis. **B.** No mesmo paciente depois da trombectomia mecânica, a repetição da arteriografia da ACI direita mostra a perfusão de toda a distribuição da ACM direita (*seta branca tracejada*) além do ponto previamente ocluído (*círculo*), o que indica uma intervenção tecnicamente bem-sucedida.

CAPÍTULO 29 Como Usar Intervenções Guiadas por Imagem...

Pontos a serem lembrados

- Descrevem-se as indicações, os procedimentos e os riscos/benefícios de uma variedade de procedimentos que fazem parte da **radiologia intervencionista**, uma especialidade médica que usa a orientação por imagem para realizar procedimentos diagnósticos e terapêuticos minimamente invasivos
- Cada procedimento escolhido destaca uma faceta diferente da especialidade: acesso arterial, acesso venoso central, trombólise, biopsia guiada por imagem, ablação de tumor, colocação de *shunt*, drenagem percutânea, embolização, reparos endovasculares e trombectomia
- Inclui-se um **glossário** de termos aplicados a algumas das ferramentas mais amplamente utilizadas na radiologia intervencionista
- O **acesso arterial** facilita muitas outras intervenções arteriais guiadas por imagem (p. ex., embolização para sangramento ativo e angioplastia para estenose arterial)
- O **acesso venoso central** é usado para intervenções venosas, farmacoterapia ou hemodiálise. Cateteres tunelizados são usados para hemodiálise ou farmacoterapia a longo prazo (p. ex., quimioterapia ou nutrição parenteral)
- Pacientes com embolia pulmonar maciça com risco à vida e alto risco de desenvolver complicações hemorrágicas caso recebam medicação trombolítica intravenosa sistêmica podem se beneficiar da **trombectomia/trombólise dirigida por cateter**
- Podem ser colocados **filtros de veia cava inferior** em pacientes com embolia pulmonar quando a anticoagulação for contraindicada, ou quando houver progressão da doença tromboembólica apesar do uso de anticoagulação, ou na EP crônica recorrente quando a terapia anticoagulante tiver falhado
- Indica-se a **biopsia guiada por imagem** para a amostragem muito pouco invasiva de uma lesão previamente identificada em um exame de imagem ou quando forem necessárias informações sobre a patologia de uma lesão
- As formas comuns de **ablação guiada por imagem** incluem a ablação por radiofrequência e micro-ondas (por meio de aquecimento do tecido), a crioablação (resfriamento) e a ablação química. Os tumores pulmonares, hepáticos e renais são os alvos mais frequentes
- A colocação de uma **derivação portossistêmica intra-hepática transjugular (TIPS)** é um procedimento minimamente invasivo para reduzir a pressão portal por meio da criação de uma derivação venosa porto-hepática.

É usada com mais frequência para controlar o sangramento varicoso recorrente refratário ao tratamento endoscópico e clínico e para controlar a ascite abdominal secundária à cirrose
- A **aspiração de abscesso e a colocação de dreno** podem fornecer diagnósticos definitivos e oferecer alívio curativo para coleções infectadas em locais acessíveis por orientação de imagem
- A **hemorragia digestiva**, tanto de fontes altas quanto baixas, pode causar anemia sintomática ou possível instabilidade hemodinâmica e resultar em morte se não for tratada. No caso da hemorragia digestiva baixa, pode-se realizar uma **embolização**, se a origem do sangramento ativo for identificada
- A **nefrostomia (PCN)/nefroureterostomia (PCNU) percutânea** pode aliviar a hidronefrose secundária a cálculos renais/ureterais, malignidade ou inflamação. Também pode ser usada para desvio urinário e acesso pré-operatório ao sistema coletor urinário
- Um **aneurisma pode ser reparado** via reparo cirúrgico aberto ou via abordagem endovascular, com a colocação de um *stent* coberto (endoprótese), que forma um novo canal endoluminal através do qual o sangue flui, com o objetivo de excluir o fluxo do próprio aneurisma
- A **embolização de miomas uterinos** pode ser útil em mulheres com miomas uterinos documentados que causem sintomas de sangramento menstrual intenso; dor abdominal ou pélvica; pressão; desconforto; aumento da frequência urinária ou retenção urinária; dispareunia; ou qualquer combinação desses sintomas
- A intervenção guiada por imagem é usada em pacientes com **acidente vascular encefálico**. Pode-se realizar uma trombectomia mecânica em pacientes com bom *status* funcional pré-acidente vascular encefálico, oclusão de grandes vasos e naqueles que atendam a certos requisitos temporais desde o início dos sintomas
- Cada procedimento descrito vem com seus respectivos **benefícios** e certos **riscos potenciais**, incluindo – mas não se limitando a – sangramento, infecção, lesão de vasos ou outros órgãos, pneumotórax e, raramente, superexposição à radiação. Em todos os casos, os potenciais benefícios devem superar os potenciais riscos de um procedimento a ser realizado.

30

Como Reconhecer os Achados de Exames de Imagem da Mama

Debra Copit, MD

- Os exames de imagem da mama são uma área da radiologia dedicada à detecção e ao tratamento de anomalias da mama, especialmente o câncer de mama
- O **câncer de mama é o segundo tipo mais** encontrado em **mulheres,** ficando atrás apenas do **câncer de pele.** Além disso, é a **segunda principal causa de morte por câncer em mulheres,** superado apenas pelo câncer de pulmão
- A medicina depende cada vez mais de avaliações da eficácia no diagnóstico e no tratamento de doenças. Para esse fim, um dos parâmetros-chave no diagnóstico e no tratamento das doenças da mama é a avaliação do **risco de câncer de mama ao longo da vida,** que é definido como a probabilidade de a mulher desenvolver câncer ao longo de 80 anos. Por exemplo, a mulher **sem fatores de risco conhecidos** tem **aproximadamente 12%** de chance de desenvolver câncer de mama ao longo da vida
- Os **fatores de risco** para câncer de mama incluem **menarca precoce, menopausa tardia** e outros fatores, alguns dos quais são mostrados na Tabela 30.1. Certos **achados histopatológicos** também aumentam o risco.

Tabela 30.1 Categorias de risco de câncer de mama ao longo da vida.

Categoria	Porcentagem de risco	Fatores que afetam o risco
Médio	< 15%	Nenhum fator de risco conhecido
Intermediário	15 a 25%	Forte histórico familiar de câncer de mama, mas sem mutação *BRCA*; mulheres com mutação em *CHEK2* (Boxe 30.1); aquelas na categoria de densidade mamográfica mais alta; e aquelas com histórico pregresso de carcinoma lobular *in situ* ou hiperplasia atípica
Alto	> 20%	Pacientes com a mutação *BRCA* e suas parentes de primeiro grau não testadas, como uma irmã, mãe ou filha; mulheres com histórico de radioterapia no tórax entre 10 e 30 anos de idade; histórico pessoal de câncer de mama invasivo ou carcinoma ductal *in situ* (CDIS)

MODALIDADES DE IMAGEM DA MAMA: VISÃO GERAL

Mamografia

- O exame mais amplamente estudado e utilizado de imagem da mama é a **mamografia,** que é um tipo de exame que utiliza **raios X em baixas doses** desenvolvido para avaliar anormalidades da mama, principalmente para diagnosticar o câncer de mama (Figura 30.1)
- As mamografias são realizadas em unidades radiográficas especializadas que produzem **raios X de baixa energia.** Utiliza-se um aparelho que aplica **compressão** na mama para melhorar a qualidade da imagem, reduzindo a **espessura** do tecido que os raios X devem penetrar, diminuindo a **dispersão** da radiação, reduzindo a **dose** de radiação necessária e **mantendo** a mama no lugar. Na atualidade, as imagens em geral são capturadas **digitalmente,** em vez de em filme
- Os exames de mamografia são divididos em **mamografia de rastreamento** e **mamografia diagnóstica.** Eles são diferentes, mas relacionados
  - O objetivo da **mamografia de rastreamento** é tentar detectar o câncer de mama em pacientes **assintomáticas**
  - A **mamografia diagnóstica** é usada para pacientes com **sintomas mamários** (p. ex., dor, caroços, secreção mamilar) ou para aquelas que são submetidas a um exame

Boxe 30.1 Genes *BRCA1* e *BRCA2*.

- A causa mais comum do câncer de mama hereditário é a *mutação* hereditária nos genes **BRCA1** ou **BRCA2**, que são genes humanos supressores de tumor. *BRCA* é uma abreviatura de *BReast CAncer* (câncer de mama)
- Mutações nesses genes estão relacionadas com um risco aumentado de câncer de mama. Se o *BRCA1* ou o *BRCA2* estiver danificado por mutação, o DNA danificado não será adequadamente reparado
- As mulheres com um gene *BRCA1* ou *BRCA2* anormal têm 80% de risco de desenvolver câncer de mama até os 90 anos. O risco aumentado de desenvolver câncer de ovário é de cerca de 55% para mulheres com mutações no *BRCA1* e cerca de 25% para mulheres com mutações no *BRCA2*
- **CHEK2** (*Checkpoint kinase 2*) é um gene supressor de tumor que codifica a proteína CHK2. Mutações herdadas no gene *CHEK2* foram associadas a alguns casos de câncer de mama.

mais detalhado à procura de **possíveis anormalidades detectadas** no momento da **mamografia de rastreamento.** Mamografias diagnósticas também são frequentemente realizadas em mulheres com **histórico de câncer de mama** e naquelas com **implantes mamários**
- A **tomossíntese digital da mama (DBT)** (às vezes chamada de "mamografia 3D") é um tipo de mamografia em que as imagens são obtidas em vários ângulos diferentes de modo a criar **cortes finos** na mama. Foi demonstrado que reduz

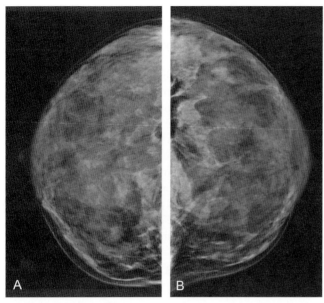

Figura 30.1 Mamografia. A mamografia, como todas as radiografias, utiliza a absorção diferencial dos raios X pela gordura, pelos tecidos moles e pelas calcificações para produzir imagens diagnósticas da mama, mas com uma dose muito baixa de radiação. Neste exemplo de uma incidência craniocaudal direita (à esquerda) e esquerda (à direita) de ambas as mamas, o tecido mamário é denso, o que tem implicações diagnósticas discutidas neste capítulo.

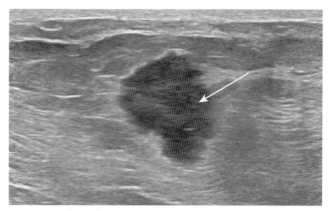

Figura 30.2 Ultrassonografia da mama. Por causa, em parte, da natureza relativamente superficial das lesões mamárias e da ausência de radiação ionizante da ultrassonografia, essa é a modalidade ideal para estudar a mama. Esta paciente exibe uma massa consistente com câncer de mama (*seta branca*), o que é discutido posteriormente neste capítulo (ver Figura 30.14B).

os diagnósticos falso-positivos enquanto aumenta a detecção de câncer invasivo
- Serão discutidas as diferenças entre exames de rastreamento e diagnósticos posteriormente neste capítulo.

Ultrassonografia (US)

- A **ultrassonografia da mama** é mais comumente usada em conjunto com a **mamografia diagnóstica**, mas também pode ser realizada como um **método de rastreamento adicional**
- A ultrassonografia é o exame inicial realizado em **pacientes sintomáticas de risco médio com menos de 30 anos de idade**
- O principal uso da US é para distinguir massas mamárias **císticas** de **sólidas**. É também uma ferramenta extremamente importante de **resolução de problemas** para pacientes **chamadas de volta** para exames adicionais de mama e em **pacientes sintomáticas** (Figura 30.2)
- Estudos mostraram que o rastreamento ultrassonográfico de **pacientes de alto risco** e pacientes com **mamas densas aumenta a detecção do câncer de mama** em comparação com a realização apenas de mamografias.

Imagem de ressonância magnética (RM)

- A ressonância magnética da mama é usada para o rastreamento de certas **pacientes de alto risco** e para avaliar pacientes que receberam **implantes mamários** (Figura 30.3). Outras indicações para a RM incluem a avaliação da resposta à **quimioterapia neoadjuvante** ou em pacientes com linfonodos positivos e um **local primário desconhecido**

- A *quimioterapia neoadjuvante* se refere ao tratamento administrado para reduzir o tamanho de um tumor antes de um tratamento mais definitivo, como uma cirurgia
- A RM de mama é a **mais sensível** de todas as modalidades de imagem da mama, mas também a mais cara. Algumas pacientes não toleram a RM por causa da sensação de **claustrofobia** do aparelho ou porque têm certos **dispositivos médicos**, como marca-passos ou corpos estranhos ferromagnéticos, como clipes cirúrgicos
- A RM é o **padrão-ouro para** avaliar a **integridade estrutural** dos **implantes mamários de silicone**, o que será discutido posteriormente neste capítulo
- Outras modalidades sob a égide dos exames de imagem da mama incluem a mamografia com contraste, **a imagem molecular da mama, a tomografia por emissão de pósitrons (PET)** e, até mesmo, a **TC**
- Neste capítulo foca-se na **mamografia**, na **US** e na **RM**, os exames mais usados atualmente.

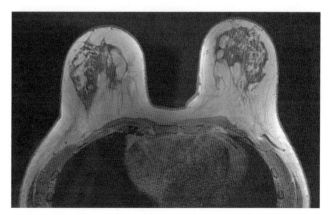

Figura 30.3 Ressonância magnética da mama. Para uma RM da mama, a paciente fica em decúbito ventral sobre uma maca com duas lacunas para as mamas, que são circundadas por uma bobina magnética especial dedicada a esse tipo de exame. Ambas as mamas são examinadas simultaneamente. As imagens de RM podem ser reconstruídas por computador para serem visualizadas em qualquer plano. Quase todos os exames usam realce com gadolínio como parte do protocolo.

MAMOGRAFIA: DE RASTREAMENTO *VERSUS* DIAGNÓSTICA

Mamografia de rastreamento

- A **sensibilidade da mamografia** na detecção de uma anormalidade mamária depende da densidade mamária: conforme a **densidade aumenta** (o tecido se torna mais branco), a **sensibilidade diminui**. Como em todas as radiografias convencionais, a **gordura aparece em cinza** na mamografia, enquanto os **sinais** de imagem **do câncer de mama são mais brancos**. É por isso que, quanto mais denso ("mais branco") o tecido mamário subjacente de uma paciente, mais difícil é de detectar um câncer entre o tecido normal. Encontrar um câncer na mama densa é comparado a procurar um urso-polar em uma tempestade de neve
- A densidade mamária é dividida em várias categorias, variando de quase totalmente gordurosa a muito densa (ver Figura 30.1)
- Toda mamografia de rastreamento consiste em duas incidências de cada mama, a **incidência craniocaudal (CC)** e a **incidência mediolateral oblíqua (MLO)** (Figura 30.4). Como em todo estudo de raios X, essas incidências são nomeadas de acordo com a direção em que o feixe de raios X passa pelo tecido da **fonte** ao **detector**. Assim, para a incidência craniocaudal, a radiografia passa **da** fonte acima da mama (crânio) **até** o detector que fica abaixo da mama (caudal). Como acontece com quase todas as imagens em radiologia, elas são visualizadas com a direita da paciente à sua esquerda e a esquerda à sua direita.

Recomendações de rastreamento

- Vários **ensaios clínicos randomizados (ECR)** mostraram uma **redução de 22% na mortalidade por câncer de mama** em mulheres submetidas a mamografias de rastreamento em comparação com aquelas que não o fazem. **Estudos observacionais mais recentes e em maior escala** relatam uma **redução de 38% na mortalidade** por câncer de mama entre as mulheres examinadas
- O American College of Radiology (ACR) recomenda o **rastreamento mamográfico anual a partir dos 40 anos para mulheres com risco médio e intermediário**, como mulheres com antecedentes pessoais de câncer de mama (Tabela 30.2). Outras organizações também têm suas diretrizes[a]
- Algumas organizações apontam para os "riscos" ou "malefícios" da mamografia. Isso inclui mamografias que são interpretadas como anormais, mas acabam sendo normais, ou recomendações de biopsia que revelam doença benigna (falso-positivo), bem como a questão do "sobrediagnóstico", que significa a detecção de cânceres que podem não ser letais. A ACR afirma que o sobrediagnóstico não deve ser considerado ao decidir quando iniciar o rastreamento ou o intervalo entre os exames

- A ACR recomenda que as mulheres sejam auxiliadas a compreender os riscos do rastreamento, mas que elas mesmas devem pesar os riscos e benefícios do rastreamento ao decidir se realizarão o exame
- Para **mulheres com risco intermediário,** como mulheres com histórico de câncer de mama, pode-se usar a RM como um exame auxiliar, bem como considerar a realização de uma US
- Com que idade a realização de mamografias deve ser interrompida? Os ensaios clínicos randomizados que comprovaram haver uma redução na mortalidade com o rastreamento foram interrompidos aos 74 anos, mas vários estudos mostraram benefícios continuados para mulheres com mais de 74 anos. A ACR recomenda que o rastreamento seja interrompido com base no estado de saúde da mulher, não em sua idade.

Mamografia diagnóstica

- **Mamografias diagnósticas** são realizadas em **pacientes sintomáticas** (aquelas com caroços, dor, secreção mamilar), mulheres **chamadas de volta** para **exames de imagem**

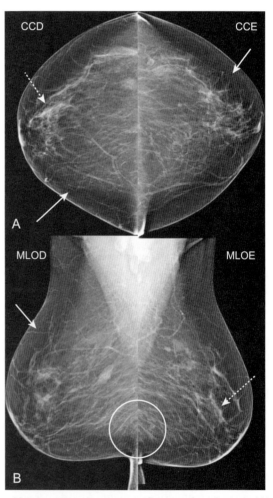

Figura 30.4 Imagens de mamografia de rotina. **A**. As incidências craniocaudais (*CC*) são exibidas com o lado direito (*CCD*) à sua esquerda e o esquerdo (*CCE*) à sua direita, assim como a maior parte das imagens em radiologia. **B**. Incidências mediolaterais oblíquas (*MLO*) direita e esquerda. As estruturas normais incluem áreas de gordura (*setas brancas contínuas*), tecido fibroglandular (*setas brancas tracejadas*) e os ligamentos suspensores da mama (*círculo branco*).

---

[a] A United States Preventive Services Task Force (USPSTF) recomenda o rastreamento bienal de 50 a 74 anos; a American Cancer Society (ACS) recomenda o rastreamento anual de 45 a 54 anos, depois bienalmente de 55 a 79 anos. A redução na mortalidade para as recomendações variadas seria de: 39,6% para a ACR; 30,8% para a ACS; e 23,2% para a USPSTF.

CAPÍTULO 30 Como Reconhecer os Achados de Exames de Imagem da Mama

Tabela 30.2 Recomendações para exames de mamografia – American College of Radiology.

Fatores de risco	Início do rastreamento	Frequência
Média	40 anos	Rastreamento anual
Mulheres com certas mutações no *BRCA1* ou *BRCA2* ou que não tenham sido testadas, mas tenham parentes de primeiro grau (mães, irmãs ou filhas) que comprovadamente portem mutações no *BRCA*	30 anos	Rastreamento anual
Mulheres com histórico de radioterapia em células do manto (geralmente para doença de Hodgkin) recebida entre 10 e 30 anos de idade	Começar 8 anos depois da radioterapia, mas não antes dos 25 anos	Rastreamento anual
Mulheres com risco ≥ 20% de câncer de mama ao longo da vida com base no histórico familiar (tanto materno quanto paterno)	Começar até os 30 anos (mas não antes dos 25), ou 10 anos antes da idade de diagnóstico do parente afetado mais jovem, o que vier depois	Rastreamento anual
Mulheres com mães ou irmãs com câncer de mama na pré-menopausa	Começar até os 30 anos (mas não antes dos 25), ou 10 anos antes da idade de diagnóstico do parente afetado mais jovem, o que vier depois	Rastreamento anual
Mulheres com neoplasia lobular comprovada por biopsia (carcinoma lobular *in situ* e hiperplasia lobular atípica), hiperplasia ductal atípica (HDA), carcinoma ductal *in situ* (CDIS), câncer de mama invasivo ou câncer de ovário	A partir do momento do diagnóstico, independentemente da idade	Rastreamento anual

adicionais por causa de mamografia de rastreamento anormal e, frequentemente, mulheres com **histórico de câncer de mama** ou com **implantes**

- Toda paciente com **sintomas de mama** que tenha **30 anos de idade ou mais** é primeiro avaliada com **incidências mamográficas de rotina**, conforme descrito na seção prévia sobre mamografia
- Pacientes **chamadas de volta** em razão de achados na mamografia de rastreamento prévia podem ser avaliadas usando uma variedade de **incidências mamográficas complementares.** Algumas dessas incidências complementares incluem o uso da compressão localizada, incidências que associam ampliação e compressão localizada; incidências laterais verdadeiras ou laterais de 90°; incidências pós-manobra rotacional; incidências exageradas; incidências *cleavage*; bem como ultrassonografias

- Pacientes com **menos de 30 anos de idade** com um histórico apropriado (p. ex., sintomas de mama) que chegam para um exame diagnóstico por imagem são submetidas a uma **US** antes da avaliação por mamografia. Nessa faixa etária, ocasionalmente realiza-se a mamografia depois da US se os achados ultrassonográficos forem suspeitos
- Se a paciente tiver um **sintoma focal** (p. ex., dor pontual), o técnico o identifica com um **marcador de metal radiopaco** colocado na superfície da mama antes da imagem. Isso ajuda o radiologista a interpretar as imagens para identificar a área de queixa. Se a mamografia revelar algo **diferente** de um achado definitivamente benigno, as pacientes com um sintoma **focal** serão submetidas à ultrassonografia da mama. Aquelas com **sintomas generalizados**, como dor não focal, não precisam de exames de imagem adicionais depois da mamografia
- Embora a maior parte dos cânceres de mama **sintomáticos exiba** anormalidade na mamografia, na US ou em ambas, alguns cânceres não terão uma imagem que se correlacione e com um achado **clinicamente** palpável ou um sintoma relatado. Por exemplo, os carcinomas lobulares invasivos costumam ser difíceis de detectar em exames de imagem e podem ser sutis clinicamente (Tabela 30.3). Portanto, qualquer coisa que seja clinicamente palpável, mas tenha uma investigação de imagem negativa, deve ser avaliada **clinicamente**, em geral por um cirurgião de mama. O médico pode então decidir se fará exames de acompanhamento ou uma biopsia
- Pacientes submetidas a mamografia diagnóstica geralmente recebem seus resultados na conclusão do(s) exame(s) para que entendam o que fazer em seguida e tenham a oportunidade de fazer perguntas.

ACHADOS FUNDAMENTAIS DA MAMOGRAFIA

- Não há **aparência "típica" da mama em nenhuma faixa etária.** Todas as mamas são compostas por gordura, tecido fibroglandular e tecido conjuntivo (ligamentos suspensores da mama) (ver Figura 30.4). Dependendo da quantidade de tecido adiposo e fibroglandular, a mama parecerá **menos densa (mais gordura), mais densa (menos gordura) ou uma combinação de ambos**
- Há uma tendência de as mamas se tornarem menos densas com a idade, mas há uma grande quantidade de mulheres mais jovens com seios gordurosos e uma grande parcela de mulheres idosas com seios densos
- **Quatro sinais básicos de doenças da mama** podem ser vistos na mamografia
  - **Massas**
  - **Assimetria**
  - **Distorção arquitetônica**
  - **Calcificações**
  - Outros achados importantes são **alterações cutâneas** e **linfonodos anormais** (Figura 30.5)
- Existe uma grande sobreposição entre o aparecimento de condições benignas e malignas. A ACR usa um sistema padronizado chamado **BI-RADS**, que significa *Breast Imaging Reporting and Data System*, para ajudar a descrever os achados, padronizar os relatórios e fornecer maior clareza às interpretações de imagens da mama. As categorias finais de avaliação do BI-RADS ajudam a orientar as recomendações para biopsia ou acompanhamento.

Tabela 30.3 Tipos de câncer de mama.

Pré-invasivo	Carcinoma ductal *in situ* (CDIS)	Carcinoma lobular *in situ* (CLIS)[a]
25%	80%	20%
Limitado à membrana basal	Dissemina-se pelos ductos 1% progride para câncer invasivo por ano Geralmente unilateral Geralmente não produz massa palpável	Não distorce a arquitetura da mama; não visível mamograficamente 1% de progresso por ano Pode ser bilateral Achado tipicamente incidental na biopsia e quase nunca palpável
Invasivo	**Carcinoma ductal invasivo (CDI)**	**Carcinoma lobular invasivo (CLI)**
75%	79%	10%
Estende-se além da membrana basal	Normalmente origina-se do CDIS ou do precursor do CLIS Causa reação fibrosa que leva a massa palpável Metástase via vasos linfáticos e corrente sanguínea	Geralmente surge de um CLIS precursor Resposta fibrosa mínima; menos frequentemente produz massa palpável Pode produzir metástases para o trato gastrintestinal, os ovários, o útero

Câncer de mama inflamatório
Tipo incomum de carcinoma invasivo (1 a 3%), visto mais frequentemente em mulheres mais jovens e de ascendência africana
Pode se assemelhar à mastite nos estágios iniciais
Mais agressivo; metástases em linfonodos são comuns; pode ser bilateral em 30 a 55% dos casos.

Câncer de mama medular
Tipo raro de carcinoma invasivo (3%) associado a anormalidades no gene *BRCA*; mais comum em mulheres japonesas
Tende a afetar mulheres < 50 anos de idade
Produz massa palpável; geralmente unilateral
Apesar de sua aparência patológica, tem um bom prognóstico

Carcinoma tubular
Representa cerca de 1 a 4% de todos os cânceres invasivos
Geralmente afeta mulheres com mais de 50 anos
Massa espiculada menor na mamografia
Prognóstico muito favorável

Outros tipos de câncer
Carcinoma mucinoso, papilar e medular sem outra especificação (NOS)

[a]Também conhecido como **neoplasia lobular**. Acredita-se que o **carcinoma lobular *in situ*** não represente um câncer, mas atue como um precursor do câncer de mama. Entre 20 e 40% das mulheres com essa condição desenvolverão um câncer de mama invasivo distinto nos próximos 15 anos (CDI ou CLI). O uso dos medicamentos tamoxifeno e raloxifeno demonstrou reduzir o risco de desenvolvimento de câncer de mama invasivo nessas pacientes.

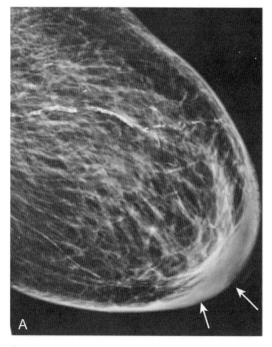 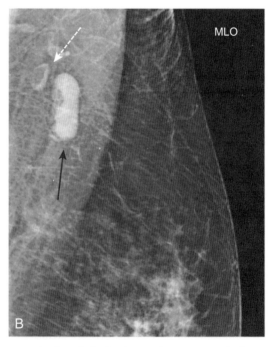

Figura 30.5 Espessamento da pele e linfonodos anormais. A. Espessamento da pele (*setas brancas*) em uma paciente com câncer de mama. Compare a pele aqui com a espessura normal da pele na Figura 30.4. **B.** Linfonodo axilar anormal (*seta preta contínua*) adjacente a um linfonodo normal (*seta branca tracejada*). Observa-se o interior gorduroso (hilo) do linfonodo normal.

Massas

- **Massa** é uma lesão que ocupa espaço visualizada em pelo menos duas incidências radiográficas diferentes. As massas são descritas por sua **forma** (p. ex., oval), suas **margens** (p. ex., espiculadas) e sua **densidade** (p. ex., contendo gordura). Essas aparências ajudam os radiologistas a decidirem o quão maligna parece ser a massa (Tabela 30.4)
- Em geral, a massa que é **irregular, espiculada e de alta densidade** tem maior probabilidade de ser **maligna** (Figura 30.6), enquanto a **massa oval, circunscrita e de baixa densidade** tem mais probabilidade de ser **benigna** (Figura 30.7). **Qualquer massa que contenha gordura é tipicamente benigna** (Figura 30.8).

Tabela 30.4 Como as massas são descritas.

Formato	Oval, redondo, irregular
Margens	Circunscritas, obscurecidas, microlobuladaas, indistintas, espiculadas
Densidade	Alta densidade, densidade igual, baixa densidade, contendo gordura

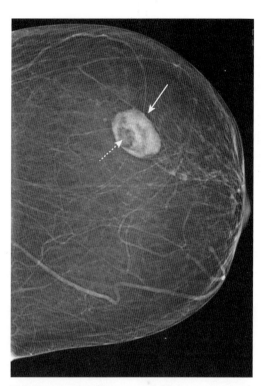

Figura 30.6 Massa espiculada: carcinoma ductal invasivo. Existe massa densa com margens espiculadas (*seta branca*). Massa espiculada é o principal achado no carcinoma ductal invasivo, a malignidade mamária mais frequentemente encontrada, mais comum em mulheres de 50 a 60 anos.

Figura 30.8 Hamartoma. Essa massa (*seta branca contínua*) contém gordura (*seta branca tracejada*), um achado que normalmente indica benignidade. Os hamartomas são compostos de tecido mamário displásico benigno, que geralmente contém gordura e pode conter calcificações.

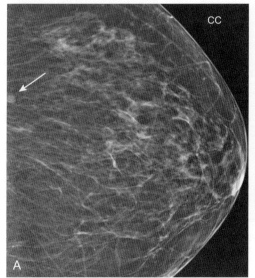
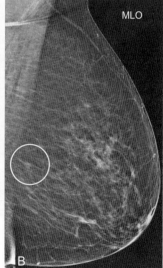

Figura 30.7 Cisto: mamografia. As incidências craniocaudal (*CC*) e mediolateral oblíqua (*MLO*) da mama esquerda mostram uma pequena massa oval de baixa densidade (*seta branca* em **A** e *círculo branco* em **B**). Os cistos são benignos, podem ser únicos ou múltiplos e mudar de tamanho com o tempo. São mais comuns em mulheres na pré-menopausa na faixa dos 30 ou 40 anos.

Assimetria

- A **assimetria** consiste em um depósito **unilateral** de **tecido fibroglandular** que não atende à definição de massa. As assimetrias na mamografia aparecem como uma área de tecido que **não** tem um padrão de aparência semelhante correspondente na **mama oposta**. Podem ser descritas como **globais, focais, em desenvolvimento** ou, simplesmente, **assimétricas**. A maior parte das assimetrias é **benigna**, mas **pode ser um sinal de câncer de mama** (Figura 30.9).

Distorção arquitetônica

- A **distorção arquitetônica** descreve uma alteração na arquitetura esperada na mama **sem massa discernível** visível. É um dos sinais mais sutis do câncer de mama. Pode-se descrevê-la como uma espiculação sem massa ou um tecido "com amarras" (Figura 30.10). A **tomossíntese digital da mama** demonstrou ser particularmente útil na identificação de distorções arquitetônicas (Figura 30.11).

Calcificações

- As **calcificações** de mama se enquadram em duas categorias principais: aquelas que parecem **tipicamente benignas** (p. ex., semelhantes a bastonetes) e aquelas que são **suspeitas de malignidade** (p. ex., pleomórficas). Elas também são descritas por sua disposição ou **distribuição** na mama:

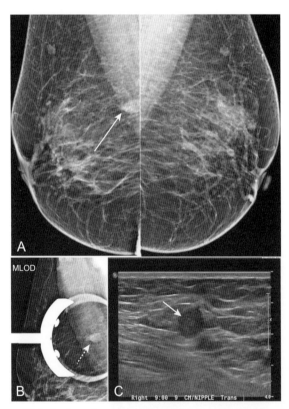

Figura 30.9 Assimetria como um sinal de câncer. **A**. A mamografia bilateral revela assimetria focal na mama direita (*seta branca contínua*). **B**. Uma incidência especial chamada de incidência de compressão localizada sobre a área de assimetria (*seta branca tracejada*) novamente mostra e confirma o achado. **C**. Uma imagem de ultrassonografia mostra massa suspeita correspondente (*seta branca contínua*).

calcificações difusas por toda a mama são menos prováveis de serem associadas à malignidade do que calcificações **agrupadas** ou **conglomeradas** (Tabela 30.5; Figura 30.12).

ULTRASSONOGRAFIA

- A US é muito importante na avaliação dos nódulos mamários e desempenha um papel fundamental na diferenciação entre massas mamárias **císticas** e **sólidas**. É necessário um transdutor especial de alta frequência para a US das mamas, em razão da natureza superficial dos achados mamários
- Para que um **cisto** atenda à definição de **benigno** pela US, deve atender aos seguintes critérios: **anecoico** (sem eco), **realçado por transmissão** e com uma **parede posterior fina** (Figura 30.13). Se a US **não** demonstrar esses critérios ou mostrar **massa sólida**, a lesão ainda pode ser benigna ou maligna (Figura 30.14)
- A ultrassonografia também pode revelar uma "crista" proeminente de tecido fibroglandular que explica um caroço (Figura 30.15). Contudo, essas pacientes também devem ser avaliadas por um médico, como um cirurgião de mama, para garantir que os achados clínicos se correlacionem com os resultados de imagem
- Uma lesão que possa ser vista na US e que requeira uma biopsia é mais bem biopsiada sob orientação ultrassonográfica (Figura 30.16). Coloca-se um clipe para documentar o local da biopsia. Há uma variedade de dispositivos de biopsia e tamanhos de agulha disponíveis para fazer esses procedimentos.

IMAGEM DE RESSONÂNCIA MAGNÉTICA

- Quando a RM da mama é usada para diagnosticar o câncer de mama, administra-se contraste intravenoso à base de gadolínio, e as imagens são adquiridas durante um período de vários minutos (ver Figura 30.3)
- O câncer de mama **costuma realçar nos primeiros dois minutos** após a injeção (Figura 30.17). Semelhantemente à mamografia, uma avaliação da morfologia da massa é importante para o diagnóstico. Além disso, a rapidez com que a massa absorve o agente de contraste e quanto tempo o contraste permanece na massa são fatores importantes a serem avaliados. Os cânceres em geral apresentam **realce precoce** e o contraste **"desbota" rapidamente**.

TRATAMENTO DAS ANORMALIDADES MAMÁRIAS

- Em geral, as anormalidades mamárias são tratadas com **procedimentos percutâneos**, como aspiração de cisto, biopsia guiada por ultrassonografia e biopsia estereotáxica, antes de qualquer procedimento cirúrgico.

Aspiração de cisto

- **Deve-se aspirar qualquer cisto que não atenda a critérios estritos para cisto** (ver a **seção Ultrassonografia** anteriormente). Os cistos também podem ser aspirados para aliviar sintomas, como dor

CAPÍTULO 30 Como Reconhecer os Achados de Exames de Imagem da Mama

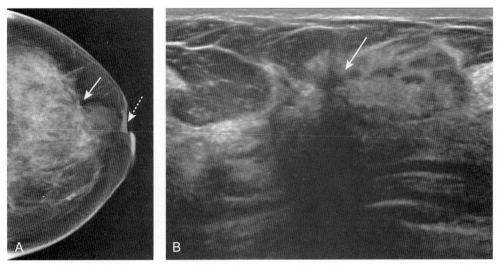

Figura 30.10 Distorção da arquitetura como um sinal de câncer. A distorção da arquitetura pode ser um sinal de câncer de mama. É causada por uma reação desmoplásica – um crescimento de tecido fibroso ou conjuntivo, presumivelmente em resposta à neoplasia. **A.** Esta incidência craniocaudal mostra tal distorção (*seta branca contínua*), descrita como "tendo amarras", e uma retração associada da aréola (*seta branca tracejada*). **B.** A ultrassonografia mostra a distorção correspondente (*seta branca contínua*).

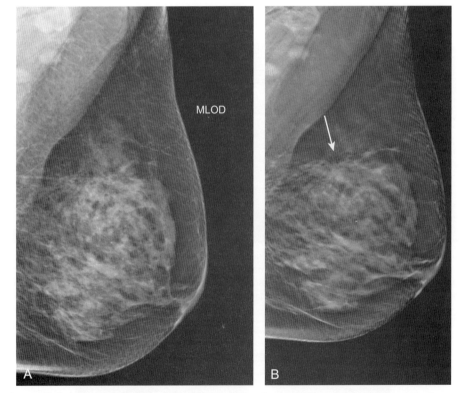

Figura 30.11 Tomossíntese digital da mama (DBT) revelando uma distorção. Na DBT, obtêm-se várias incidências enquanto a fonte de raios X desloca-se em arco, na maior parte dos casos abrangendo aproximadamente ≤ 60°. As incidências adquiridas são reconstruídas de modo a fornecer várias "seções/cortes" da mama, que podem ser tão finas quanto 1 mm. **A.** A incidência mediolateral oblíqua bidimensional da mamografia mostra tecido fibroglandular denso, mas nenhuma anormalidade. **B.** Um único corte de tomossíntese revela uma área de distorção (*seta branca contínua*) que provou ser um carcinoma invasivo.

Tabela 30.5 Tipos de calcificações mamárias.

Classificação	Morfologia	Distribuição
Tipicamente benigna	Pele, vascular, grosseira ou "em pipoca", grande em forma de bastonete, redonda, borda, distrófica, leite de cálcio, sutura	Difusa Regional
Suspeita	Amorfa, grosseiramente heterogênea, pleomórfica fina, linear fina ou linear fina ramificada	Agrupada, linear, segmentar

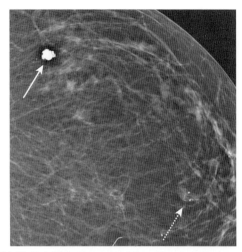

Figura 30.12 Calcificações mamárias. Esta imagem mostra dois exemplos de calcificações em fibroadenomas em degeneração na mesma mama. Um tem calcificações mais grosseiras (*seta branca contínua*) do que o outro (*seta branca tracejada*). Fibroadenomas são tumores benignos comuns que se formam durante a adolescência, podem aumentar durante a gestação e a lactação e regredir – frequentemente com calcificação – depois da menopausa.

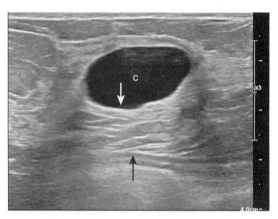

Figura 30.13 Cisto benigno: ultrassonografia. O cisto (*C*) em si é anecoico (não contém ecos), tem uma parede posterior nítida (*seta branca contínua*) e realçou por transmissão, conforme demonstrado pelos fortes ecos posteriores ao cisto (*seta preta contínua*). Os cistos são a causa mais comum de nódulos mamários em mulheres entre 35 e 55 anos.

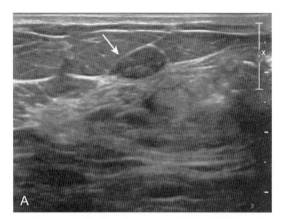
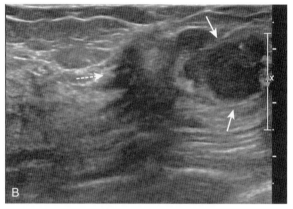

Figura 30.14 Ultrassonografias de massas sólidas. A. As margens da massa são bem circunscritas (*seta branca contínua*). Isto representa um **fibroadenoma**. **B.** Nesta outra paciente, há duas massas **malignas** adjacentes com margens circunscritas (*setas brancas contínuas*) e espiculadas (*seta branca tracejada*). Lesões malignas na ultrassonografia comumente são lesões hipoecoicas, com bordas mal definidas. Normalmente, uma lesão maligna tem margens espiculadas e pode apresentar microcalcificações. Compare essas lesões com a aparência do cisto na Figura 30.13.

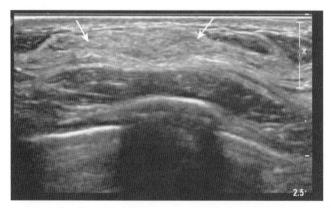

Figura 30.15 Crista fibroglandular. As alterações fibroglandulares na mama podem produzir caroços e cristas que podem ser preocupantes para a paciente. Esta ultrassonografia mostra uma crista de tecido fibroglandular normal (*setas brancas contínuas*) que representa o nódulo da paciente.

CAPÍTULO 30 Como Reconhecer os Achados de Exames de Imagem da Mama 361

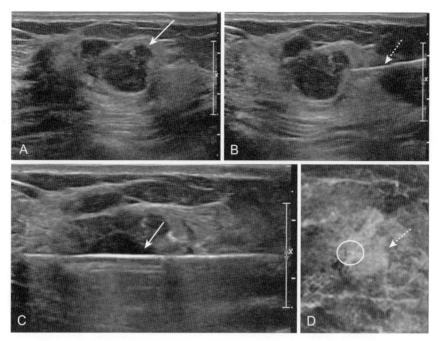

Figura 30.16 Biopsia guiada por ultrassonografia. **A.** A ultrassonografia mostra massa suspeita com contorno irregular e ecos internos (*seta branca contínua*). **B.** A área é anestesiada antes da biopsia (*seta branca tracejada*). **C.** A agulha de biopsia (*seta branca contínua*) passa pela massa. **D.** A mamografia pós-biopsia mostra um clipe (*círculo branco*) dentro da massa (*seta branca tracejada*).

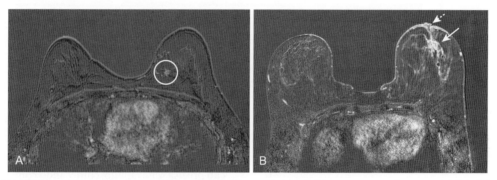

Figura 30.17 Câncer de mama: ressonância magnética. **A.** Esta imagem axial mostra massa que realça com gadolínio (*círculo branco*). Esta paciente tinha histórico de mutação no *BRCA1*. Este era um câncer de mama. **B.** Esta outra paciente apresenta massa maior (*seta branca contínua*) que se estende anteriormente, envolvendo o mamilo (*seta branca tracejada*). A maior parte dos cânceres de mama mostra um aumento de 90% na intensidade do sinal 90 s depois da injeção de gadolínio. Usa-se uma técnica chamada de supressão de gordura para reduzir o sinal de qualquer tecido adiposo da mama e melhorar a capacidade de visualizar massas (**ver Capítulo 21**).

- A aspiração é realizada sob orientação ultrassonográfica depois da limpeza da pele e do uso de um anestésico para a pele (Figura 30.18). A cor do líquido do cisto varia: pode ser azul, verde ou amarelo. O sangue puro é enviado para citologia, presumindo-se que o procedimento não tenha sido traumático (*i. e.*, rompimento de um vaso sanguíneo); caso contrário, o líquido não precisa ser enviado para avaliação citológica
- Depois de um **procedimento guiado por ultrassonografia**, normalmente realiza-se primeiro a **mamografia pós-procedimento** para garantir que o cisto aspirado corresponda ao achado mamográfico original e, em segundo lugar, que o clipe marcador colocado sob orientação ultrassonográfica tenha sido implantado e corresponda ao local da lesão mamográfica.

Biopsias estereotáxicas

- As **biopsias estereotáxicas** são realizadas **predominantemente em calcificações,** porque a maior parte das anormalidades de tecidos moles pode ser observada e biopsiada via US. São usados raios X para obter imagens da lesão em ângulos separados por 30°. Um computador determina o quanto a lesão "muda" nessas imagens, possibilitando que sejam determinadas a **localização** e a **profundidade** da lesão (Figura 30.19)
- Depois de uma biopsia percutânea guiada por imagem, o radiologista determina se a patologia é **concordante** ou discordante. Se for concordante (*i. e.*, o radiologista achou que a lesão parecia um fibroadenoma e os resultados revelaram um fibroadenoma), a paciente pode retornar ao protocolo

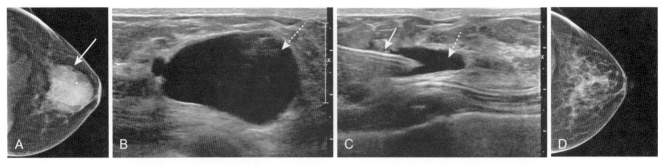

Figura 30.18 Aspiração de cisto. Esta paciente apresentou um nódulo sensível na mama esquerda. **A.** A incidência craniocaudal da mama esquerda mostra massa redonda (*seta branca contínua*). **B.** A ultrassonografia revelou um cisto (*seta branca tracejada*). **C.** Outra imagem durante uma aspiração guiada por ultrassonografia do cisto mostra a agulha (*seta branca contínua*) entrando no cisto (*seta branca tracejada*). **D.** A mamografia pós-aspiração mostra a resolução da massa.

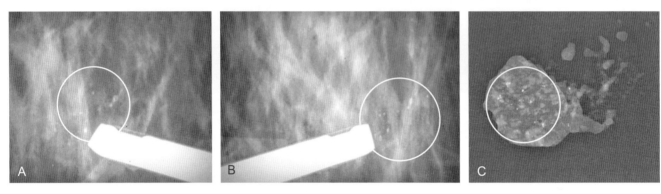

Figura 30.19 Biopsia estereotáxica de calcificações. A e B. Um par de imagens aproximadas pré-biopsia realizadas em um ângulo de 30° uma da outra mostra a ponta da agulha adjacente a múltiplas calcificações (*círculos brancos*). **C.** Uma radiografia do espécime excisado confirma que foi coletado tecido com múltiplas calcificações (*círculo branco*). Os resultados da biopsia mostraram carcinoma ductal *in situ*. A biopsia estereotáxica da mama é usada especialmente para microcalcificações ou lesões não palpáveis visíveis apenas na mamografia.

de rastreamento de rotina. Por outro lado, se o resultado for **discordante** (*i. e.*, o radiologista estava esperando um carcinoma e os resultados mostraram alterações fibrocísticas), realiza-se uma nova biopsia ou uma biopsia excisional.

Excisão cirúrgica

- Certas lesões (Boxe 30.2) requerem a localização por agulha seguida por excisão cirúrgica (Figura 30.20). Outras lesões, como **lesões papilares** e **cicatrizes radiais**, também podem precisar de excisão
- O objetivo da localização por agulha é guiar o cirurgião até a anormalidade não palpável para que ela possa ser excisada com sucesso. As regras gerais da localização por agulha incluem a escolha da **distância mais curta** da pele à lesão e a realização, depois da cirurgia, de uma **radiografia da amostra coletada** para garantir que a lesão tenha sido removida.

> **Boxe 30.2** Lesões de mama que requerem excisão cirúrgica.
> - Carcinoma invasivo
> - Carcinoma ductal *in situ* (CDIS)
> - Hiperplasia ductal atípica
> - Atipia epitelial plana
> - Fibroadenomas celulares
> - Lesões fibroepiteliais

CONSIDERAÇÕES ESPECIAIS

Massas durante a gestação

- Qualquer **nódulo mamário encontrado durante a gestação** precisa ser avaliado, começando com a **mamografia,** se a paciente tiver **30 anos ou mais,** ou com a **US,** se **tiver menos de 30 anos.** O diagnóstico diferencial inclui etiologias benignas, como tecido mamário normal, cistos, fibroadenomas (que são sensíveis a hormônios e, portanto, podem crescer com a gestação), **galactoceles** (Figura 30.21) e carcinomas.

Descarga mamilar

- A maior parte das descargas mamilares resulta de etiologias **benignas.** Considerações clínicas importantes incluem se a secreção é espontânea, unilateral ou bilateral; se emana de um único ducto ou de vários; e qual é a sua cor
- Em geral, a descarga patológica é **espontânea, unilateral** e **clara/serosa ou com sangue.** A causa mais comum de secreção mamilar com sangue é um **papiloma solitário.** Como no caso de outros sintomas da mama, os exames de imagem começam com a mamografia, se a paciente tiver 30 anos ou mais, e geralmente incluem uma US direcionada à mama subareolar
- A **ductografia** é um exame que envolve a injeção de uma pequena quantidade de contraste iodado no ducto a fim de

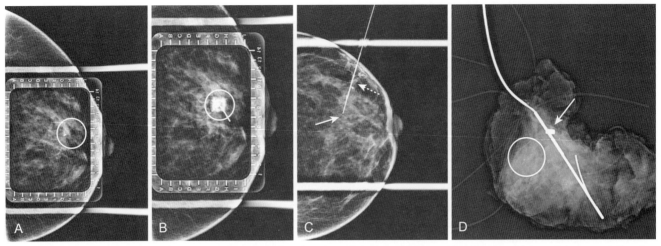

Figura 30.20 Localização por agulha para excisão cirúrgica. A paciente foi submetida a uma biopsia estereotáxica prévia para calcificações que revelaram se tratar de um carcinoma ductal *in situ*. **A.** A imagem com um gabarito alfanumérico especial mostra o clipe do marcador de biopsia prévia (*círculo branco*). **B.** Depois da colocação da agulha, observa-se o centro da agulha (*círculo branco*). **C.** A incidência ortogonal (90°) mostra a agulha (*seta branca tracejada*) passando adjacente ao clipe e a ponta do fio-gancho engatada (*seta branca contínua*). O gancho no fio o mantém no lugar sem se mover e orienta o cirurgião na remoção do tecido correto. **D.** Uma radiografia da amostra exibe o gancho no tecido removido com o clipe marcador cirúrgico (*seta branca contínua*) e várias calcificações (*círculo branco*).

ordenhar a secreção e, posteriormente, obter imagens mamográficas em busca de defeito(s) de preenchimento ou áreas de estreitamento ou irregularidade do ducto.

Mastite e abscesso mamário

- A **mastite** é a inflamação da mama e pode ser infecciosa ou não infecciosa. A **causa mais comum de mastite infecciosa é o *Staphylococcus aureus***. Mastite e abscessos mamários são definidos como **puerperais (relacionados com o parto)** ou **não puerperais**. Os fatores de risco para infecções não puerperais incluem tabagismo, diabetes e obesidade
- A mastite costuma ser **tratada antes de qualquer exame de imagem**. Ela pode parecer idêntica ao **carcinoma inflamatório** da mama, tanto clinicamente quanto na mamografia;

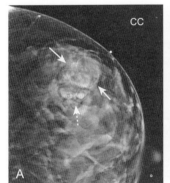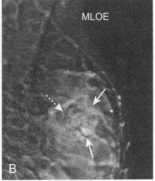

Figura 30.21 Galactocele. Esta paciente estava amamentando e sentiu um caroço na mama esquerda. As galactoceles geralmente ocorrem durante a amamentação, mas também podem ser vistas durante a gestação. Elas conterão gordura na mamografia, visto que representam a retenção de gordura em áreas de dilatação ductal cística. As incidências craniocaudal (**A**) e mediolateral (**B**) oblíqua mostram massa (*setas brancas contínuas*) contendo gordura (*setas brancas tracejadas*).

assim, quando a paciente não responde completamente aos antibióticos, realiza-se a mamografia. Em geral, a US é útil para tentar distinguir entre os dois
- Da mesma maneira, pode ser difícil diferenciar um **abscesso** de um **carcinoma invasivo** nos exames de imagem, pois ambos se manifestam como massas. Normalmente, o **câncer de mama é não dolorido**, ao passo que um **abscesso quase sempre é dolorido** (Figura 30.22).

Traumatismos à mama

- Os traumatismos à mama podem resultar em **hematomas** e/ou **necrose gordurosa**. Os achados de imagem iniciais da necrose gordurosa podem ser sutis, mas frequentemente evoluem para **cistos de gordura** clássicos (coleções de parede fibrosa pela necrose gordurosa focal), com ou sem calcificações
- Uma **lesão por cinto de segurança** cria um padrão específico de traumatismo na parte interna da mama ao longo do local do cinto de segurança, com a motorista ferindo a parte superior interna da mama esquerda e a parte inferior interna da mama direita (Figura 30.23). Na mamografia, é possível observar uma assimetria em forma de faixa e/ou um hematoma e, posteriormente, muitas vezes há vários **cistos de gordura** ao longo do trajeto de impacto do cinto de segurança (Figura 30.24). Os **cistos de gordura** são a manifestação da cura da **necrose gordurosa** da mama, que pode ocorrer por traumatismo.

Mamas densas

- **Mamas densas (heterogeneamente densas ou extremamente densas),** que ocorrem em cerca de 50% da população, produzem desafios para o diagnóstico do câncer de mama. Embora a preocupação com as dificuldades de obter imagens do tecido mamário denso tenha sido citada como uma razão para não fazer o rastreamento mamográfico em mulheres jovens, muitas destas **não têm** seios densos. O uso da **tomossíntese digital da mama** demonstrou ser **útil** para mulheres com seios densos e **pode ser realizada como parte do rastreamento de rotina ou da mamografia diagnóstica**. Outros exames, como RM e ultrassonografia da mama, podem ser úteis, mas em geral não são recomendados para pacientes de risco médio.

Mama no pós-operatório

- A mama no pós-operatório inclui a mama em pacientes com histórico de mamoplastia redutora, aumento da mama, nodulectomia ou terapia conservadora da mama e biopsias benignas da mama
- As **reduções** geralmente apresentam achados típicos na mamografia relacionados com a cirurgia, bem como sinais de necrose gordurosa (Figura 30.25)

- Os **implantes mamários** são mais comumente de **soro fisiológico** ou de **silicone** e podem ser colocados atrás do músculo peitoral (**subpeitoral**) ou na frente do músculo peitoral (**subglandular**)
- Os **implantes salinos** podem estar intactos (normais) ou vazios; os **implantes de silicone** se rompem com o vazamento de silicone dentro da **cápsula fibrosa** que normalmente se forma ao redor do implante (**ruptura intracapsular**) ou pelo vazamento de silicone para fora da cápsula (**ruptura extracapsular**)
- Os sinais mamográficos de uma **ruptura extracapsular** mostrarão silicone ao longo do aspecto externo da cápsula,

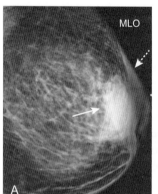
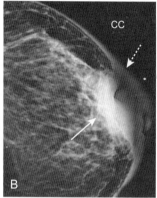

Figura 30.22 Abscesso mamário. Abscessos quase sempre são uma complicação da mastite, geralmente não lactacional. Eles se desenvolvem em mulheres cuja mastite ou celulite não responde ao tratamento com antibióticos. As incidências mediolateral oblíqua (**A**) e craniocaudal (**B**) mostram massa (*setas brancas contínuas*) com espessamento cutâneo associado (*setas brancas tracejadas*).

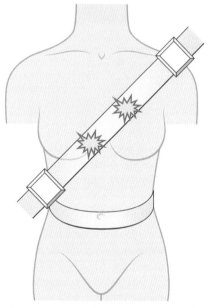

Figura 30.23 Lesão por cinto de segurança. Essas lesões ocorrem em razão de um cinto de segurança de três pontos durante um acidente automobilístico. Podem produzir necrose gordurosa crônica dolorosa na mama em um padrão característico em todas as áreas que o cinto de segurança cruza, geralmente o quadrante superior interno de uma das mamas e o quadrante inferior interno da mama oposta.

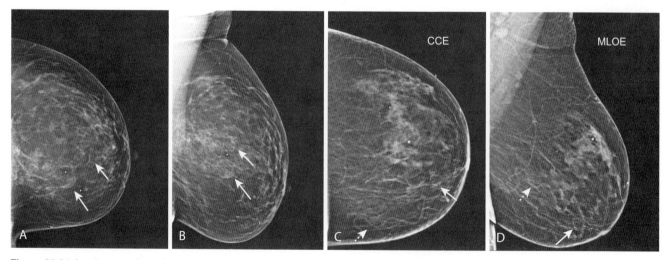

Figura 30.24 Lesões por cinto de segurança: mamografias. As incidências craniocaudal (**A**) e mediolateral oblíqua (**B**) mostram um padrão típico de múltiplos cistos gordurosos de paredes finas (*setas brancas contínuas*) em uma paciente com queixa de nódulos na mama depois de um acidente automobilístico. Em outra paciente, as incidências craniocaudal (**C**) e mediolateral oblíqua (**D**) mostram um padrão semelhante de cistos gordurosos calcificados (*setas brancas contínuas*) e não calcificados (*setas brancas tracejadas*) ao longo da parte interna da mama.

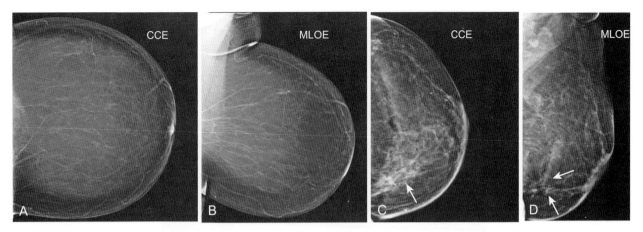

Figura 30.25 Mamoplastia redutora; antes e depois. **A** e **B**. Mama gordurosa pré-redução. **C** e **D**. Após a redução, a mesma mama com menor tamanho e alterações pós-cirúrgicas (*setas brancas contínuas*). Observam-se distorção pós-cirúrgica e necrose gordurosa nas mamoplastias pós-operatórias, principalmente na parte inferior da mama.

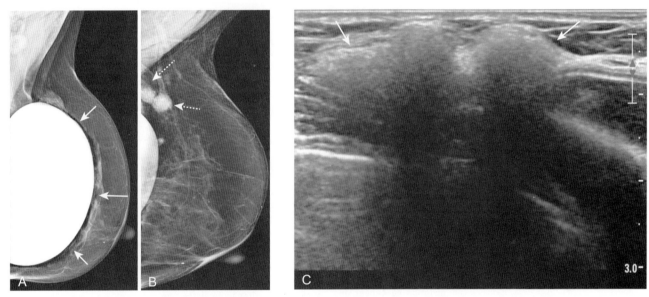

Figura 30.26 Ruptura extracapsular de implante de silicone. **A**. Incidência mediolateral oblíqua com implante mostra um implante subglandular de silicone (*setas brancas contínuas*). **B**. Uma incidência especial desviada para visualização do implante ajuda a revelar mais tecido mamário e, neste caso, mostra material branco denso (*setas brancas tracejadas*), indicando silicone livre. **C**. A imagem de ultrassonografia mostra o que é chamado de sinal da **tempestade de neve**, áreas marcadamente ecogênicas com margens anteriores agudas e margens posteriores indistintas formadas pelo silicone livre (*setas brancas contínuas*).

no interior do tecido mamário (Figura 30.26) e/ou dentro dos linfonodos axilares, que parecerão mais densos do que o normal
- Os achados na **ruptura intracapsular** podem ser sutis, como mudança no contorno do implante. O **conteúdo** do implante pode ser contido pela cápsula fibrosa, enquanto a **cápsula** do implante em si pode colapsar para dentro (Figura 30.27)
- **A RM é o padrão-ouro para avaliar a integridade dos implantes mamários de silicone.** Não se utiliza contraste nesses exames. Quanto mais antigo for o implante, maior será a probabilidade de ele se romper ou vazar

- Pacientes com histórico de **biopsia cirúrgica** ou **nodulectomia** podem apresentar distorções, assimetrias e calcificações. Esses achados tendem a ser mais pronunciados em pacientes com câncer de mama por causa da adição de **radiação** à mama tratada. Às vezes, também pode haver um seroma ou um hematoma no local da cirurgia
- É necessário acompanhamento cuidadoso dessas pacientes para garantir que os achados pós-operatórios se estabilizem em 2 anos. Achados que pioram ou mudam depois de 2 anos em pacientes com histórico de tratamento conservador da mama devem ser exaustivamente investigados.

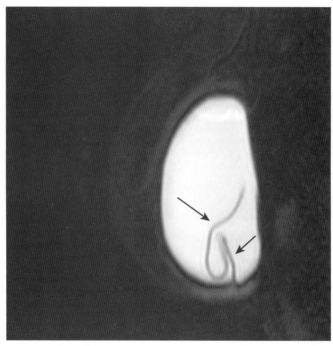

Figura 30.27 Ruptura intracapsular de implante mamário: ressonância magnética. Uma imagem sagital de um implante (o tecido mamário ao redor do implante está escuro nesta imagem de RM) mostra uma linha ondulada hipointensa no interior do implante (*setas pretas*), que é um pedaço do invólucro do implante colapsado e flutuante. Isso é chamado de **sinal do linguine**. Parece apropriado que a última imagem no corpo deste livro tenha o nome de um alimento, pois assim pode-se comemorar com uma guloseima saborosa o fato de você ter terminado o livro.

Pontos a serem lembrados

- Os exames de imagem da mama utilizam principalmente a mamografia, a ultrassonografia e a ressonância magnética para a avaliação de vários sintomas mamários e para a detecção do câncer de mama
- Os exames de mamografia são divididos em duas categorias diferentes: os de **rastreamento**, feitos principalmente em **mulheres assintomáticas**, e a **mamografia diagnóstica**, feita em **mulheres** com **sintomas de mama**, pacientes que foram **chamadas de volta** para um exame mais detalhado e, com frequência, naquelas com **histórico de câncer de mama** ou com **implantes de mama**
- Mamas densas produzem desafios à avaliação por imagem porque podem mascarar um carcinoma. A tomossíntese digital da mama e a ressonância magnética da mama podem ser úteis
- A **ultrassonografia da mama** é o exame inicial realizado em pacientes sintomáticas de risco médio com menos de 30 anos de idade. É mais comumente usada em conjunto com a mamografia diagnóstica, sendo útil para distinguir massas mamárias císticas de sólidas e como uma ferramenta de resolução de problemas
- A **ressonância magnética da mama**, a mais sensível de todas as modalidades de imagem da mama, é realizada com contraste por gadolínio para o rastreamento de certas pacientes de alto risco, para avaliação de pacientes que receberam implantes mamários ou para quimioterapia adjuvante
- As **mamografias de rastreamento** consistem em duas incidências de cada mama: a **incidência craniocaudal (CC)** e a **incidência mediolateral oblíqua (MLO)**
- São apresentadas as recomendações do **American College of Radiology (ACR)** para a mamografia
- As **mamografias diagnósticas** podem envolver uma variedade de incidências mamográficas adicionais àquelas usadas em um protocolo de rastreamento padrão, como incidências localizadas e com compressão, bem como o uso da ultrassonografia

- São descritos e ilustrados os **quatro sinais básicos** da doença mamária na mamografia, que são: as massas, a assimetria, a distorção arquitetônica e as calcificações
- Descrevem-se várias características dos cânceres de mama pré-invasivos e invasivos
- A **ultrassonografia** desempenha um papel fundamental na diferenciação entre massas mamárias císticas e sólidas
- Usa-se a **aspiração de cistos** para aliviar sintomas, como a dor, e para estudar qualquer cisto presumido que não preencha os critérios estritos para um cisto benigno
- Lesões como CDIS e carcinoma invasivo requerem **excisão cirúrgica**, com a localização da lesão por agulha ajudando a orientar o cirurgião até a anormalidade
- **Galactoceles** são uma das anomalias que podem ocorrer durante a lactação (ou gestação). Elas caracteristicamente contêm gordura, vista na mamografia
- A maior parte das **descargas mamilares** é consequência de uma etiologia benigna. Os papilomas solitários podem causar secreção mamilar com sangue
- A **mastite** é uma inflamação da mama geralmente causada por *Staphylococcus aureus*. **Abscessos mamários** tendem a se formar a partir da mastite. Ambos podem parecer clinicamente semelhantes ao carcinoma inflamatório da mama
- Os **traumatismos à mama** podem causar hematomas e necrose gordurosa. A contenção do ombro pelo cinto de segurança pode produzir um padrão característico de lesão em um acidente automobilístico
- A ressonância magnética é o padrão-ouro para avaliar **implantes mamários de silicone**. As rupturas de implante são divididas em intracapsulares ou extracapsulares.

Bibliografia

TEXTOS

Arnold W, DeLegge M, Schwaitzberg S. *Enteral Access: The Foundation of Feeding*. 1st ed. Dubuque, Iowa: Kendall Hunt Publishing; 2002.

Fraser RS, Pare P, Fraser R, Pare PD. *Synopsis of Diseases of the Chest*. 2nd ed. Philadelphia: W.B. Saunders; 1994.

Goodman LR. *Principles of Chest Roentgenology*. 3rd ed. Philadelphia: Saunders Elsevier; 2007.

Greenspan A. *Orthopedic Radiology: A Practical Approach*. 3rd ed. Philadelphia: Lippincott Williams and Wilkins; 2000.

Grossman RL, Yousem DM. *Neuroradiology: The Requisites*. St. Louis: Mosby; 1994.

Guyton AC, Hall J. *Textbook of Medical Physiology*. 11th ed. Philadelphia: W.B. Saunders; 2005.

Harris JH, Harris WH. *The Radiology of Emergency Medicine*. 4th ed. Philadelphia: Lippincott Williams and Wilkins; 2000.

Juhl JH, Crummy AB. *Essentials of Radiologic Imaging*. 6th ed. Philadelphia: Lippincott; 1993.

Love M. *An Introduction to Diagnostic Ultrasound*. 1st ed. Springfield: Charles C. Thomas; 1980.

Manaster BJ, Disler DG, May DA. *Musculoskeletal Imaging: The Requisites*. 2nd ed. St. Louis: Mosby; 2002.

McCloud T. *Thoracic Radiology: The Requisites*. 1st ed. St. Louis: Mosby; 1998.

Mettler F, Guiberteau M. *Essentials of Nuclear Medicine Imaging E-Book*. 6th ed. Saunders; 2012.

Meyers MA. *Dynamic Radiology of the Abdomen: Normal and Pathological Anatomy*. 2nd ed. New York: Springer-Verlag; 1982.

Nutritional Considerations in the Intensive Care Unit: Science, Rationale, and Practice. American Society for Parental and Enteral Nutrition. April, 2002.

Resnick D. *Diagnosis of Bone and Joint Disorders*. 2nd ed. Philadelphia: W.B. Saunders; 1981.

Resnick D. *Diagnosis of Bone and Joint Disorders*. 4th ed. Philadelphia: W.B. Saunders; 2002.

Rumack C, Wilson S, Charboneau WJ. *Diagnostic Ultrasound*. 2nd ed. St. Louis: Mosby; 1998.

Schultz RJ. *The Language of Fractures*. Huntington, NY: Robert E. Krieger; 1972.

Swischuk L. *Imaging of the Newborn, Infant, and Young Child*. 5th ed. Lippincott Williams & Wilkins; 2003.

Webb WR, Brant WE, Helms CA. *Fundamentals of Body CT*. Philadelphia: W.B. Saunders; 1991.

Weissleder R, Wittenberg J, Harisinghani MG. *Primer of Diagnostic Imaging*. 3rd ed. St. Louis: Mosby; 2003.

ARTIGOS CIENTÍFICOS

Aberle DR, Wiener-Kronish JP, Webb WR, Matthay MA. Hydrostatic versus increased permeability pulmonary edema: diagnosis based on radiographic data in critically ill patients. *Radiology*. 1988;168:73–79.

Almeida A, Roberts I. Bone involvement in sickle cell disease. *Br J Haematol*. 2005;129:482–490.

Amjadi K, Alvarez GG, Vanderhelst E, Velkeniers B, Lam M, Noppen M. The prevalence of blebs or bullae among young healthy adults: a thoracoscopic investigation. *Chest*. 2007;132(4):1140–1145.

Baskin KM, Jimenez RM, Cahill AM, et al. Cavoatrial junction and central venous anatomy: implications for central venous access tip position. *J Vasc Interv Radiol*. 2008;19(3):359–365.

Bates D, Ruggieri P. Imaging modalities for evaluation of the spine. *Radiol Clin North Am*. 1991;29(4):675–690.

Boudiaf M, Soyer P, Terem C, Pelage J, Maissiat E, Rymer R. CT Evaluation of small bowel obstruction. *Radiographics*. 2001;21:613–624.

Boyse TD, et al. US of soft-tissue foreign bodies and associated complications with surgical correlation. *Radiographics*. 2001;21:1251–1256.

Burney K, Burchard F, Papouchado M, Wilde P. Cardiac pacing systems and implantable cardiac defibrillators (ICDs): a radiological perspective of equipment, anatomy, and complications. *Clin Radiol*. 2004;59(8):699–708.

Clinical translational oncology. *Springer*. 2008;10(12):777–785.

Cohen SM, Kurtz AB. Biliary sonography. *Clin Radiol*. 1991;29(6):1171-1198.

Connolly B, Mawson JB, MacDonald CE, Chait P, Mikailian H. Fluoroscopic landmark for SVC-RA junction for central venous catheter placement in children. *Pediatr Radiol*. 2000;(10):692–695.

Cury RC. Coronary CT angiography versus standard of care for assessment of chest pain in the emergency department. *J Cardiovasc Comput Tomogr*. 2013;7(2):79–82.

Dalinka MK, Reginato AJ, Golden DA. Calcium deposition disease. *Semin Roentgenol*. 1982;17(1):39–47.

de Jong EM, Felix JF, de Klein A, Tibboel D. Etiology of esophageal atresia and tracheoesophageal fistula: "Mind the gap". *Curr Gastroenterol Rep*. 2010;12(3):215–222.

Doubilet PM, Benson CB, Bourne T, Blaivas M. Diagnostic criteria for nonviable pregnancy early in the first trimester. *N Engl J Med*. 2013;369:15, for the Society of Radiologists in Ultrasound Multispecialty Panel on Early First Trimester Diagnosis of Miscarriage and Exclusion of a Viable Intrauterine Pregnancy.

Dyer DS, Moore EE, Mestek MF, et al. Can chest CT be used to exclude aortic injury? *Radiology*. 1999;213:195–202.

Edeiken J. Radiologic approach to arthritis. *Semin Roentgenol*. 1982;17(1):8–15.

Edwards MO, Kotecha SJ, Kotecha S. Respiratory distress of the term newborn infant. *Paediatr Respir Rev*. 2013;14(1):29–37.

Ellis K, Austin J, Jaretzki A. Radiologic detection of thymoma in patients with myasthenia gravis. *AJR Am J Roentgenol*. 1988;151:873–881.

Epelman M, et al. Necrotizing enterocolitis: review of state-of-the-art imaging findings with pathologic correlation. *Radiographics*. 2007;27:285–305.

Garcia MJ. Could cardiac CT revolutionize the practice of cardiology? *Cleve Clin J Med*. 2005;72(2):88–89.

Gaskill MF, Lukin R, Wiot JG. Lumbar disc disease and stenosis. *Radiol Clin North Am*. 1991;29(4):75–764.

Gluecker T, Patrizio C, Schnyder P, et al. Clinical and radiologic features of pulmonary edema. *Radiographics*. 1999;19:1507–1531.

Goodman A, Perera P, Mailhot T, Mandavia D. The role of bedside ultrasound in the diagnosis of pericardial effusion and cardiac tamponade. *J Emerg Trauma Shock*. 2012;5(1):72–75.

Gould MK, Tang T, Liu IL, et al. Recent trends in the identification of incidental pulmonary nodules. *Am J Respir Crit Care Med*. 2015;192(10):1208–1214.

Haus BM, Stark P, Shofer SL, Kuschner WG. Massive pulmonary pseudotumor. *Chest*. 2003;124(2):758–760.

Hendrix RW, Rogers LF. Diagnostic imaging of fracture complications. *Radiol Clin North Am*. 1989;27(5):1023–1033.

Henschke CI, Yankelevitz DF, Wand A, Davis SD, Shiau M. Accuracy and efficacy of chest radiography in the intensive care unit. *Radiol Clin North Am*. 1996;34(1):21–31.

Henry M, Arnold T, Harvey J. British Thoracic Society's guidelines for the management of spontaneous pneumothorax. *Thorax*. 2003;58(suppl 2):39–52.

Henry-Tillman RS, Klimberg VS. In situ breast cancer. *Curr Treat Options Oncol*. 2000;1:199–209.

Herold CJ. Management of solid and sub-solid lung nodules. *Cancer Imaging*. 2014;14(suppl 1).

Horrow MM. Ultrasound of the extrahepatic bile duct: issues of size. *Ultrasound Q*. 2010;26(2):67–74.

Husain LF, Hagopian L, Wayman D, Baker WE, Carmody KA. Sonographic diagnosis of pneumothorax. *J Emerg Trauma Shock*. 2012;5(1):76–81.

Indrajit IK, Shreeram MN, d'Souza JD, Multislice CT. A quantum leap in whole body imaging. *Indian J Radiol Imaging*. 2004;14(2):209–216.

Ingram MD, Watson SG, Skippage PL, Patel U. Urethral injuries after pelvic trauma: evaluation with urethrography. *Radiographics*. 2008;28:1631–1643.

Iqbal J, Narod SA. Choices for young women at intermediate risk of breast cancer. *Curr Oncol*. 2012;19(3):e112–e114.

Johnson JL. Pleural effusions in cardiovascular disease. *Postgrad Med*. 2000;107(4):95–101.

Karlo CA, Leschka S, Stolzmann P, Glaser-Gallion N, Wildermuth S, Alkadhi H. A systematic approach for analysis, interpretation, and reporting of coronary CTA studies. *Insights Imaging*. 2012;3(3):215–228.

Kim H, Min Park C, Koh JM, Lee SM, Goo JM. Pulmonary subsolid nodules: what radiologists need to know about the imaging features and management strategy. *Diagn Interv Radiol*. 2014;20(1):47–57.

King JB. Calcification of the costal cartilages. *Br J Radiol*. 1939;12(133):2–12.

Kundel HL, Wright DJ. The influence of prior knowledge on visual search strategies during the viewing of chest radiographs. *Radiology*. 1969;93:315–320.

Lingawi SS. The naked facet sign. *Radiology*. 2001;219:366–367.

Management of ingested foreign bodies and food impactions, position paper. American Society for Gastrointestinal Endoscopy. *Gastrointest Endosc*. 2011;73(6):1085–1091.

National Clinical Practice Guidelines in Oncology. National Comprehensive Cancer Network 4(9): 516–525. Sep 2007.

Neu J, Walker WA. Necrotizing enterocolitis. *N Engl J Med*. 2011;364:255–264.

Old JL, Calvert M. Vertebral compression fractures in the elderly. *Am Fam Physician*. 2004;69(1):111–116.

Pathria MN, Petersilge CA. Spinal trauma. *Radiol Clin North Am*. 1991;29(4):847–865.

Riddervold HO. Easily missed fractures. *Radiol Clin North Am*. 1992;30(2):475–494.

Shifrin RY, Choplin RH. Aspiration in patients in critical care units. *Radiol Clin North Am*. 1996;34(1):83–95.

Sik B, Kim M, Li BT, et al. Diagnosis of gastrointestinal bleeding: a practical guide for clinicians. *World J Gastrointest Pathophysiol*. 2014;5(4):467–478.

Smith-Bindman R, Miglioretti DL, Larson EB. Rising use of diagnostic medical imaging in a large integrated health system. *Health Aff (Millwood)*. 2008;27(6):1491–1502.

Steenburg SD, Ravenel JG. Acute traumatic thoracic aortic injuries: experience with 64-MDCT. *AJR Am J Roentgenol*. 2008;191:1564–1569.

Thomas EL, Lansdown EL. Visual search patterns of radiologists in training. *Radiology*. 1963;81:288–292.

Tie MLH. Basic head CT for intensivists. *Crit Care Res*. 2001;3:35–44.

Tocino I, Westcott JL. Barotrauma. *Radiol Clin North Am*. 1996;34(1):59–81.

Veltman CE, de Graaf FR, Schuijf JD, et al. Prognostic value of coronary vessel dominance in relation to significant coronary artery disease determined with non-invasive computed tomography coronary angiography. *Eur Heart J*. 2012;33:1367–1377.

Yu S, Haughton VM, Rosenbaum AE. Magnetic resonance imaging and anatomy of the spine. *Radiol Clin North Am*. 1991;29(4):675–690.

Yuh W, Quets J, Lee H, et al. Anatomic distribution of metastases in the vertebral body and modes of hematogenous spread. *Spine*. 1996;21(19):2243–2250.

Respostas dos Casos Clínicos do Capítulo 1

Estas são as respostas para os casos clínicos do Capítulo 1. Se você veio diretamente às respostas, mostra notáveis curiosidade e interesse. Se esperou terminar de ler o livro todo, você é uma pessoa que mostra grande autodisciplina e sede de conhecimento. Em todo caso, aí vão as respostas.

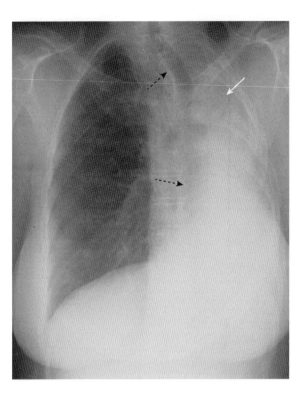

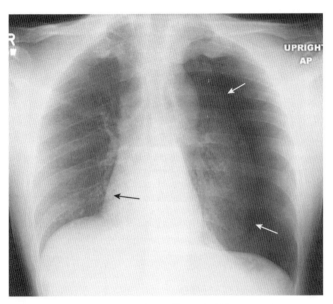

Resposta para a Figura 1.2 Caso clínico 1. Há um grande pneumotórax hipertensivo do lado esquerdo (*setas brancas*). O pulmão esquerdo colapsou parcialmente conforme o espaço pleural se encheu de ar. O coração foi desviado para a direita de sua posição normal (*seta preta*), o que significa que o pneumotórax é hipertensivo. Trata-se de uma emergência médica. Inseriu-se rapidamente um dreno de tórax no hemitórax esquerdo para liberar a pressão e reexpandir o pulmão (**ver Capítulo 25**).

Resposta para a Figura 1.3 Caso clínico 2: O "caso do coração desaparecido". Esta paciente havia sido submetida previamente a uma **pneumectomia à esquerda**, que consiste na remoção de todo o pulmão esquerdo por causa de um tumor. A quinta costela esquerda foi excisada cirurgicamente (*seta branca*) como parte do procedimento. Na ausência de um pulmão esquerdo cheio de ar, uma combinação de líquido e tecido fibroso preencheu o hemitórax "vazio", mas a perda geral de volume produziu um desvio das estruturas normais da linha média para o lado esquerdo (*seta preta tracejada*). Em geral, o coração pode ser visto nas radiografias de tórax por causa da diferença de densidade entre o coração e o pulmão cheio de ar ao seu redor. Porém, como nesta paciente o coração é circundado por tecidos moles, tornou-se "invisível" na radiografia convencional. Este é um exemplo de **sinal da silhueta** (**ver Capítulo 5**).

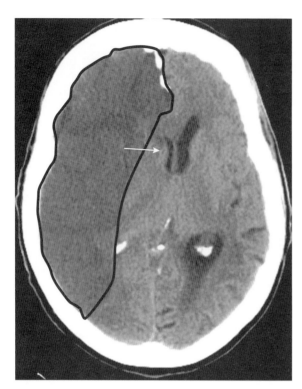

Resposta para a Figura 1.6 Caso clínico 3. Há uma grande região de baixa atenuação (*destacada em preto*) na área de distribuição do fluxo da artéria cerebral média direita. Há um deslocamento das estruturas normais da linha média do encéfalo para a esquerda (*seta branca*), pelo efeito de massa. Esse paciente teve um **acidente vascular não hemorrágico** do encéfalo (**ver Capítulo 27**).

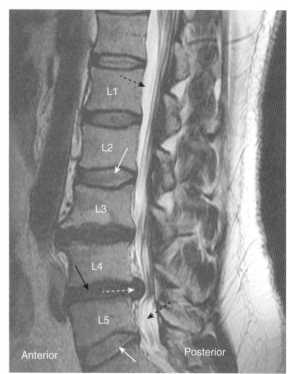

Resposta para a Figura 1.8 Caso clínico 5. A causa mais provável da dor deste paciente é uma grande **hérnia de disco** no nível L4-L5 (*seta branca tracejada*). O disco se estende posteriormente até o canal medular e comprime os nervos da cauda equina (*setas pretas tracejadas*). Os discos normais contêm mais água e são mais claros (*setas brancas contínuas*) do que os anormais (*seta preta contínua*) (**ver Capítulo 21**).

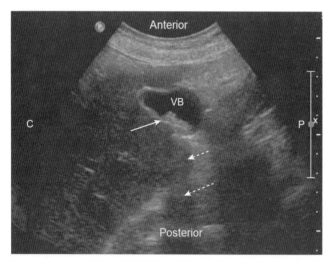

Resposta para a Figura 1.7 Caso clínico 4. Este paciente tem **cálculos biliares** (*seta branca sólida*) que se encontram ao longo da superfície dependente (posterior) da vesícula biliar (*VB*). A vesícula biliar não tem ecos, porque contém líquido (bile), mas os cálculos são hiperecoicos. Eles absorvem a maior parte do ultrassom, produzindo uma escassez de sombra além dos cálculos, chamada de **sombra acústica** (*setas tracejadas*). *P*, pés; *C*, cabeça (**ver Capítulo 19**).

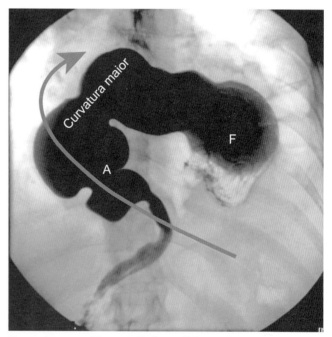

Resposta para a Figura 1.10 Caso clínico 6: O "caso do estômago invertido". Este paciente tem uma condição incomum em que o estômago girou para cima e em direção a seu lado direito ao longo de um eixo entre o fundo (*F*) e o antro (*A*), conforme mostrado pela *seta*, provavelmente para dentro de uma grande hérnia de hiato no tórax. A curvatura maior do estômago passa a situar-se superiormente, em vez de em sua posição inferior normal. Isso é chamado de **vólvulo organoaxial do estômago,** o que produz essa aparência "de cabeça para baixo" na anatomia normal. Pacientes com essa anormalidade podem apresentar dor ou vômito.

Índice Alfabético

A

Abdome, 122
- agudo, incidências, 125
- - em decúbito
- - - dorsal, 125
- - - ventral, 126
- - ortostática
- - - do abdome, 127
- - - do tórax, 128
- normal, 122, 124
- - ar extraluminal, 128
- - calcificações, 128
- - do lactente, 331
- - na tomografia computadorizada, 133
- - organomegalia, 129
Ablação térmica, 340
Abscesso, 343
- mamário, 363
Absorciometria de duplo feixe de raios X (DEXA), 233
Acesso
- arterial, 335
- venoso
- - central, 336
- - guiado por imagem, 336
Acetábulo, 211
Acidente vascular encefálico, 307
- agudo, 297
- completo, 318
- hemorrágico, 309
- isquêmico, 308
- - agudo, 349
Adenocarcinoma(s), 98
- pancreático, 176
- produtores de mucina, 164
Adenoides aumentadas, 325
Adenomiomatose da vesícula biliar, 181
Adenomiose, 196
Adenopatia, 184
- hilar, 99
- mediastinal, 99
Aderências pós-cirúrgicas, 143
Aerofagia, 123
Agulha de acesso, 336
Alças sentinela, 141
Alteração no estado mental, 297
Ampliação, 8, 10
Anatomia
- e fisiologia
- - normal do espaço pleural, 59
- - ovariana normal na ultrassonografia, 196
- normal
- - articular, 228

- - cardíaca, 24
- - da vesícula biliar na ultrassonografia, 189
- - do coração na ressonância magnética, 32
- - do coração na tomografia computadorizada, 26
- - do ducto biliar na ultrassonografia, 190
- - do rim na ultrassonografia, 191
- - do tórax na tomografia computadorizada, 20
- - dos pulmões na tomografia computadorizada, 20
-- pulmonar, 14
- - uterina na ultrassonografia, 194
Anel de Schatzki, 167
Anencefalia, 201
Aneurisma(s)
- da aorta, 118, 121, 159, 160, 347
- - abdominal, 193
- - torácica, 118
- rompidos, 310
Angiografia
- coronariana por tomografia computadorizada, 30
- por cateter, 174
- pulmonar por tomografia computadorizada, 101
Angiopatia amiloide, 312
Angiotomografia, 174, 288
Angulação, 8, 11, 264
- excessiva, 11
Anomalias do parênquima pulmonar relacionadas a um traumatismo, 283
Anormalidades
- do trato urinário, 166
- fetais, 201
- gastrintestinais, 166
- hepatobiliares, 166, 177
- não traumáticas
- - da coluna vertebral, 248
- - do esqueleto apendicular, 227
- pleurais, 279
Anquilose óssea, 241
Aorta ascendente, 24
Aparelhos mecânicos ou elétricos, 224
Aparência
- de pista de esqui, 62
- normal da coluna vertebral na RM, 250
Apendicite, 174, 202
Apendicólito, 174
Ar, 2
- extraluminal, 128
- livre intraperitoneal, 155
- retroperitoneal, 155
- sob o diafragma, 151
Aracnoide-máter, 303
Arco da aorta, 27
Artéria(s)

- carótidas, 208
- cerebral
- - anterior, 310
- - média, 310
- - posterior, 310
- coronária, 31
- - direita, 31
- - esquerda, 31
- periféricas, 208
- pulmonar
- - direita, 27
- - esquerda, 27
- - principal, 27
Arteriografia, 335, 344
Articulação(ões)
- facetárias, 252
- neuropática, 242
- uncovertebrais, 252
Artrite, 227, 238
- classificação da, 238
- degenerativa secundária, 240
- erosiva, 239, 243
- hipertrófica, 239
- infecciosa, 239, 246
- piogênica, 246
- psoriática, 245
- reumatoide, 60, 244
Artropatia
- de Charcot, 242
- por pirofosfato, 242
Ascite, 179, 203
Asma brônquica, 46, 324
Aspiração, 37, 72
- de cisto, 358
- percutânea de abscesso, 343
Assimetria das mamas, 358
Ataque isquêmico transitório, 318
Atelectasia, 51
- compressiva, 54, 56
- de qualquer lobo inferior, 56
- de um pulmão inteiro, 46, 57
- do lobo
- - médio, 57
- - superior direito, 56
- - superior esquerdo, 56
- obstrutiva, 46, 47, 55, 56, 58
- por tampões mucosos, 46
- redonda, 55
- secundária, 99
- subsegmentar, 54, 56
- tipos de, 54
Atenuação
- aumentada/hiperatenuação/hiperdenso/hiperintenso, 318
- diminuída/hipoatenuação/hipodenso/hipointenso, 319
Atresia esofágica com/sem fístula traqueoesofágica, 333
Átrio
- direito, 27, 29
- esquerdo, 25, 27

Atrofia cerebral, 314
Aumento na densidade óssea, 229
Avaliação
- da adequação técnica de uma radiografia de tórax, 8
- do coração
- - na tomografia computadorizada, 25
- - nas radiografias de tórax, 24
- ultrassonográfica focada no paciente com traumatismo (FAST), 213

B

Baço, 129, 137, 292
- aumentado, 129
Bainha(s), 336
- broncovasculares, 286
Balão intra-aórtico, 84, 86, 88
Bexiga, 130, 138, 160, 184, 192
- aumentada, 130
Biopsia(s)
- de nódulo pulmonar, 339
- estereotáxicas, 361
- guiada por imagem, 339
Bobinas, 219
Bócio subesternal, 90
Bolhas, 102
Broncoaspiração, 166
Broncograma aéreo, 36
Broncopneumonia, 71
- prototípica, 71
Bronquiectasia, 44, 103
Brônquio(s), 20
- intermediário, 27
Bronquiolite, 322
Bronquíolos, 20
Bronquite crônica, 101
Bulbo, 297

C

Calcificação(ões)
- abdominais, 128
- anormais, 159
- das cartilagens costais, 128
- em camadas concêntricas, 161
- em halo, 159
- em nuvem, amorfa ou em pipoca, 162
- em pipoca, 96
- lamelar ou laminar, 160
- linear ou em trilho de trem, 160, 161
- localização da, 164
- na mama, 358
Cálcio, 2
Cálculos
- biliares, 143, 161, 181, 189
- nos ductos biliares, 181
- vesicais, 161
Caliectasia, 192
Câmera gama, 6

Câncer de pulmão apical, 99
Carcinoma(s)
- broncogênico, 42, 47, 97-99
- de células
- - escamosas, 98, 106
- - grandes, 98
- - renais, 183
- de colo, 172
- de pequenas células, 98, 106
- de pulmão, 98
- esofágico, 166
- gástrico, 168, 169
- hepatocelular, 180
- intestinal, 147
- linfangítico, 41
- *"oat cell"*, 98
- secundário, 47
Carcinomatose linfangítica, 100
Cardiomegalia, 25
- em lactentes, 328
- na radiografia de tórax
- - de perfil, 108
- - em AP, 108
Cardiomiopatia(s), 116, 121
- dilatada, 116
- hipertrófica, 116
- restritiva, 117
Cardioversor-desfibrilador implantável, 84, 85, 88
Carina, 27
Caso clínico, 1
Cateteres, 336
- centrais inseridos perifericamente, 81
- de artéria pulmonar, 81, 82
- de hemodiálise, 82
- de múltiplos lumens, 82
- de Quinton, 82
- de Swan-Ganz, 81, 82
- intravasculares, 79
- venosos centrais, 79, 80
Cauda equina, 249
Causas de ar
- na parede intestinal, 156
- no sistema biliar, 157
Causas extracardíacas do aumento cardíaco aparente, 107
Cavidades, 102, 103
Cavitação, 72, 104
Cefaleia
- aguda e grave, 297
- crônica, 297
Cefalização, 115
Centro radiolucente, 128
Choque intestinal, 293
Cinco densidades básicas, 2
Cintilografia(s)
- com ácido hepatoiminodiacético, 190
- para detecção de hemorragia, 175
Cirrose, 178
Cissura(s), 17, 20

- horizontal do pulmão direito, 20
- oblíqua, 20
Cisterna
- colicular, 297
- quiasmática, 297
Cisto(s), 102, 103, 159
- de colédoco, 181
- de corpo-lúteo, 197
- de gordura, 363
- dermoides, 197
- esplênicos, 160
- folicular, 197
- hepáticos, 181
- ovarianos, 196
- renais, 160, 182
Claustrofobia, 223
Coarctação da aorta, 25
Colangiopancreatografia por ressonância magnética, 181
Colangite piogênica formadora de gás, 158
Colecistite
- aguda, 189
- alitiásica, 189
Coledocolitíase, 181
Colite, 172
Colocação de dreno, 343
Colonoscopia, 174
Coluna
- torácica, 18
- vertebral normal, 248
Computador, 219
Cone medular, 249
Consolidação da fratura, 271
- tardia, 273
- viciosa, 273
Contornos cardíacos normais, 24
Contraste
- intravenoso na tomografia computadorizada, 133
- oral na tomografia computadorizada, 133
Contusões, 291, 293
- pulmonares, 283
Convulsões, 297
Corcova de Hampton, 100
Corpo(s)
- do pâncreas, 162
- estranhos ingeridos, 327
- vertebral, 248
Costelas anteriores e posteriores, 9
Crupe, 326

D

Defeitos em forma de cunha, 291
Deformidade em asa de gaivota, 241
Densidade óssea, 228
Derivação portossistêmica intra-hepática transjugular, 341
Derrame(s)
- laminares, 66
- loculados, 65
- parapneumônico, 60

- pericárdico, 107, 214
- pleural(is), 19, 59, 60, 99, 111, 179, 214
- - aparências dos, 60
- - bilaterais, 60
- - causas do, 59
- - maciço, 47
- - subpulmonares, 60, 61
- - na tuberculose pós-primária, 44
- - tipos de, 59
Descarga mamilar, 362
Desconforto respiratório do recém-nascido, 320
"Desvio"
- na atelectasia/pneumectomia, 47
- na pneumonia, 48
- no derrame pleural, 48
Diafragma, 18, 295
Dilatação, 122
- ductal, 181
- pós-estenótica, 116
Dilatador, 336
Diminuição(ões) na densidade óssea, 233
- focais, 234
Discite/osteomielite da coluna vertebral, 256
Discos intervertebrais, 248
Displasia
- broncopulmonar, 322
- congênita de quadril, 210
Dispositivos cardíacos, 84
Dissecção aórtica, 32
- torácica, 118
Disseminação
- hematogênica, 99
- linfangítica, 42
- - de carcinoma, 100
- transbrônquica, 44
Distensão, 122
Distorção arquitetônica, 358
Distração, 264
Diverticulite, 147, 171
Divertículos do colo, 170
Diverticulose, 170, 171, 174
Doença(s)
- alveolar, 36, 37
- - periférica em forma de cunha, 100
- arterial coronariana, 32, 120, 121
- articulares, 238
- cardíacas
- - comuns, 109
- - em adultos, 107
- cardiovascular hipertensiva, 114, 117
- cavitária, 44
- comuns em pacientes em estado crítico, 77
- da membrana hialina, 320
- de Crohn, 170, 171
- de Hirschsprung, 157
- de Paget, 233
- degenerativa discal, 252
- do espaço aéreo, 37

- do parênquima pulmonar, 36
- do tórax, 89
- extracraniana da carótida, 297
- hepática gordurosa não alcoólica, 177
- inflamatória
- - intestinal, 143
- - pélvica, 199
- intersticial(is)
- - mista reticular e nodular, 43
- - nodular, 39
- - predominantemente nodulares, 42
- - reticular, 39
- - reticulonodular, 39
- intestinal isquêmica, 156
- metastática
- - osteoblástica, 230
- - osteolítica, 234
- mista alveolar e intersticial, 43
- pediátricas, 320
- por deposição de pirofosfato de cálcio, 242
- pulmonar(es)
- - alveolar de intersticial, 36
- - da infância, 322
- - infiltrativa, 39
- - intersticial(is), 39, 40
- - - predominantemente reticulares, 40
- - obstrutiva crônica, 101
- que afetam a densidade óssea, 228
- que aumentam a densidade óssea, 229
- que reduzem a densidade óssea, 233
- reativa das vias respiratórias, 322
- renal, 192
- reticulonodular, 43
- tromboembólica pulmonar, 32
Doppler, 188
- em cores, 206
- espectral, 206
Dor
- escrotal aguda, 193
- nas costas, 250
Ductos biliares intra-hepáticos, 191
Duodeno, 168
Dura-máter, 303

E

Ecogenicidade, 187
Ectopia cardíaca, 201
Edema
- cerebral, 306
- pulmonar
- - alveolar, 37, 112
- - intersticial, 40, 109, 112, 121
- - não cardiogênico, 113
Efeito Doppler, 188
Embolia pulmonar, 100, 209, 337, 338
Embolização, 344
- de miomas uterinos, 348
Encurtamento, 264

Índice Alfabético

Endometriomas, 198
Endometriose, 198
Enfisema
- centroacinar (centrolobular), 101
- intersticial, 321
- - perivascular, 286
- orbital, 302
- pan-acinar, 101
- parasseptal, 101
- pulmonar intersticial, 286
- subcutâneo, 279
Enterocolite necrosante, 156, 211, 331
Epiglotite, 325
Epônimos de fratura comuns, 267
Escore de cálcio, 29
Esôfago, 26, 166
- de Barrett, 166
Espaço livre retroesternal, 16
Espessamento
- dos septos interlobares, 109
- peribrônquico, 110
Esplênio do corpo caloso, 297
Espondilite anquilosante, 256
Estenose(s)
- aórtica, 25
- arterial, 208
- biliares ou ductais, 181
- da valva atrioventricular esquerda, 115
- da valva da aorta, 116, 121
- medular, 254
- pilórica, 157
- - hipertrófica, 212
- pulmonar, 25
Estômago, 124, 168
Estrangulamento intestinal, 145
Exame(s)
- contrastado do trato gastrintestinal, 166
- de imagem da mama, 352
- FAST, 213
Excisão cirúrgica, 362
Excreção vicária de contraste, 138
Exsudatos, 59

F

Facetas bloqueadas, 275
Fendas de Luschka, 252
Ferramentas intervencionistas, 336
Fibras de Sharpey, 248
Fibrose
- intersticial inespecífica, 41
- nefrogênica sistêmica, 225
- pulmonar idiopática, 41
Fígado, 129, 136, 177, 291
- aumentado, 129
Filtro de veia cava inferior, 338
Fios-guia, 336
Fisiologia óssea na anatomia óssea, 228
Fístula broncopleural, 67

Flebólitos, 128
Fluorodeoxiglicose, 96
Fluorodesoxiglicose, 7
Fluoroscopia, 5, 7
Fluxo normal do líquido cerebrospinal, 312
Fontanelas abertas, 210
Fragmento em borboleta, 263
Fratura(s), 262
- aguda, 260
- basilares do crânio, 302
- com afundamento de crânio, 301
- cominutiva, 262
- compactadas do rádio e/ou da ulna em crianças, 269
- da cabeça do rádio, 269
- da placa epifisária em crianças, 328
- de Chance, 275
- de Colles, 267
- de costelas, 278
- de crânio, 301
- de Jefferson, 274
- de Jones, 267
- de marcha, 267
- de placa epifisária em crianças, 266
- de quadril em idosos, 271
- de Salter-Harris, 266
- - em crianças, 328, 330
- de Smith, 267
- diagonal ou oblíqua, 263
- direção da linha de fratura, 263
- do assoalho orbital inferior, 302
- do boxeador, 267
- do enforcado, 274
- do escafoide, 267
- em espiral, 263
- em tripé, 302
- faciais, 302
- lineares de crânio, 301
- luxações de Lisfranc, 267
- orbital, 302
- patológicas, 276
- por avulsão, 265
- por compressão, 18, 255
- - da coluna vertebral, 254
- por estresse, 267
- por explosão, 274, 302
- por insuficiência, 276
- quantidade de fragmentos da, 262
- relação da, com o meio externo, 265
- relação entre os fragmentos de, 263
- segmentar, 263
- supracondilar do úmero distal em crianças, 269
- sutis, 267
- transversal, 263
Frequência, 187
Função cardíaca, 215

G

Gadolínio, 225
Ganglioneuromas, 93

Gastrografina, 133
Gestantes, 224
Glândula pineal, 297
Glioblastoma multiforme, 315
Gliomas do encéfalo, 314
Gordura, 2
Gota, 245
Granulomas, 96
Gravidez, 200
- ectópica, 200
- molar, 202

H

Hamartomas, 96
Hardware que compõe o aparelho de ressonância
    magnética, 218
Hemangiomas cavernosos, 180
Hematoma(s)
- epidural, 303
- extradural, 303
- intra-hepáticos, 291
- intracerebral, 304
- mediastinal, 289
- periaórtico, 289
- perinéfrico, 293
- pulmonar, 285
- subcapsular, 291, 293
- subdural, 304
- - crônico, 304
Hemidiafragma, 52
- aparente, 61
- direito, 18
- esquerdo, 18
Hemisférios cerebelares, 297
Hemitórax opaco, 46, 65
Hemopericárdio, 289
Hemorragia(s)
- agudas, 291
- da matriz germinativa, 210
- digestiva baixa, 174
- gastrintestinal, 344
- intracerebral, 3-4
- intracraniana, 302
- - neonatal, 210
Hepatoma, 180
Hérnia(s)
- abdominais, 202
- de disco, 251
- - persistente ou recorrente da formação de cicatriz, 251
- de hiato, 166
- intestinal, 143, 147
Herniação
- esfenoidal, 305
- extracraniana, 305
- subfalcina, 305
- transtentorial, 305
- via forame magno/tonsilar, 305
Hidrocefalia, 297, 311

- de pressão normal, 314
- obstrutiva, 313
Hidronefrose, 192
Hidropneumotórax, 67
Hiperinsuflação, 56
- dos lobos ipsilaterais não afetados ou do pulmão
    contralateral, 53
Hipernefroma, 183
Hiperostose esquelética idiopática difusa, 252
Hiperparatireoidismo, 234
Hiperpenetração, 8
Hipertensão
- arterial pulmonar, 115
- essencial, 114
- portal, 341
- sistêmica, 25
- venosa pulmonar, 115
Hipertrofia assimétrica do septo ventricular, 117
Histerossonografia, 195
Hormônio gonadotrofina coriônica humana sérica, 201

I

Íleo paralítico, 140
- adinâmico generalizado, 142
- funcional, 140, 142
- - localizado, 141
- por cálculo biliar, 158
Ímã principal, 218
Imagem
- ponderada em
- - difusão, 319
- - T1 ou T2, 220
- por ressonância magnética, 218
Impedância acústica, 186
Incidência(s)
- de eixo
- - curto, 33
- - longo
- - - horizontal, 32
- - - vertical, 33
- de três câmaras, 33
- em decúbito
- - dorsal, 125
- - lateral do tórax, 64
- - ventral, 126
- ortostática
- - do abdome, 127
- - do tórax, 128
- posteroanterior, 10
Índice cardiotorácico, 121
Infarto agudo do miocárdio, 29
Infiltração gordurosa, 177
Infratentorial, 318
Inspiração, 8, 9
- insuficiente, 9
- máxima, 24
Insuficiência
- cardíaca congestiva, 47, 60, 109, 117
- respiratória crônica do prematuro, 322

Índice Alfabético

Intestino
- delgado, 124, 138, 168, 170
- grosso, 124, 138, 168, 170
Intra-axial/extra-axial, 318
Intussuscepção, 143, 147
- do quadril, 212

J

Janela(s)
- aortopulmonar, 20, 27
- mediastinais, 20
- ósseas, 20
- pulmonares, 20
Janelamento do tórax, 3
Joelho do corpo caloso, 297

L

Lacerações, 291, 293
- pulmonares, 285
Lama
- biliar, 189
- tumefata, 189
Laringotraqueobronquite, 326
Leiomiomas do útero, 162, 168, 195
Leis do intestino, 140
Leitura molhada, 1
Lesão(ões)
- abdominais menos comuns, 295
- axonal difusa, 306
- diafragmáticas, 295
- em mordida de maçã, 172
- endobrônquica obstrutiva, 99
- hepáticas ocupadoras de espaço, 179
- no sistema coletor, 293
- ocupadoras de espaço, 182
- pancreática, 295
- pulmonares, 104
- uretrais, 293
- vasculares, 293
Ligamento(s)
- da coluna vertebral, 250
- espinais, 249
- falciforme, 154
Linfadenopatia mediastinal
- anterior, 90
- no linfoma de Hodgkin, 90
Linfoma, 90, 91
- de Hodgkin, 90
- não Hodgkin gastrintestinal, 184
- vesical, 184
Linfonodos aumentados, 27
Linha(s)
- A de Kerley, 110
- B de Kerley, 109, 110
- pleural visceral, 282
Líquido, 2
- nas cissuras, 110

Luxação(ões), 262, 263
- de ombro, 263
- do quadril, 210, 263
- franca da cabeça femoral, 211
- posterior do ombro, 269
- sutis, 267

M

Malignidade envolvendo a coluna vertebral, 254
Mama(s)
- densas, 363
- no pós-operatório, 364
Mamografia, 352
- achados fundamentais da, 355
- de rastreamento, 354
- diagnóstica, 354
Manobra de Valsalva, 202
Marca-passo, 84
Massa(s), 297, 357
- durante a gestação, 362
- mediastinais, 89
- - médias, 92
- - posteriores, 93
- no pulmão, 94
- tímicas, 92
- tireoidianas, 90
Mastite, 363
Maus-tratos infantis, 266, 330
Mediastino anterior, 89
Medicina nuclear, 6, 7
Medula espinal, 249
Meios de contraste, 2
Meninges, 303
Meningiomas, 164, 316
Metal, 2
Metástases, 179
- ósseas, 231
- para a pleura, 47
- para o encéfalo, 316
- para o pulmão, 42
- para os ossos, 99
Mieloma, 236
Miomas uterinos, 195, 348
Modalidades de imagem, 1
- da mama, 352
- usadas para diagnosticar pneumotórax, 280
Modo
- A, 188
- B, 188
- M, 188
Movimento sistólico anterior, 117
Músculos psoas, 131
Mycobacterium tuberculosis, 43

N

Não consolidação da fratura, 273
Necrose

- avascular do osso, 231
- gordurosa, 363
- tubular aguda, 133, 291
Nefrostomia percutânea, 345
Nefroureterostomia, 345
Neoplasia(s)
- intestinal, 143
- metastáticas no pulmão, 99
Nervos espinais, 249
Neuroblastomas, 93
Neurofibromas, 93, 94
Neuroma acústico, 316
Nível
- cardíaco
- - alto, 27
- - baixo, 29
- da artéria pulmonar principal, 27
- da janela aortopulmonar, 27
- do arco da aorta, 26
- dos cinco vasos, 26
Nódulo(s) pulmonar(es), 339
- múltiplos, 99
- solitário(s), 94, 106
- - benigno *versus* um maligno, 96
- - causas benignas de, 96
Núcleo lentiforme, 297

0

Objetos ferromagnéticos, 224
Obstrução
- brônquica, 98
- de alça fechada, 145
- do intestino, 140
- - delgado, 143
- - grosso, 147
- mecânica, 140, 143, 147
- - do intestino grosso, 147
Organomegalia, 129
Órgãos
- pélvicos femininos, 194
- saculares, 160
Ossificação do ligamento longitudinal posterior, 253
Osso, 228
Osteoartrite
- das articulações facetárias, 252
- erosiva, 241
- primária, 239
- secundária, 240
Osteófitos, 18
Osteomielite, 237
Osteoporose, 233

P

Padrão(ões)
- de calcificação, 159
- de colapso na atelectasia lobar, 55
- de distribuição da tuberculose pós-primária, 44

- de gases anormais, 140
- de pneumonia, 70
- em asa de morcego ou borboleta, 112
- normal de gases intestinais, 122
Pâncreas, 137, 175, 295
- bífido, 181
Pancreatite, 175
- crônica, 176
Parede intestinal, 153
Partes moles do pescoço, 325
Patologia intracraniana, 297
Pediatria, 210
Pelve, 122, 184
- normal na tomografia computadorizada, 133
Penetração, 8
Pia-máter, 303
Pielectasia, 192
Plano(s)
- axial, 3
- coronal, 3
- das imagens, 187
- sagital, 3
Plasmocitoma solitário, 236
Pleura, 15
- visceral, 281
Pneumatocele traumática, 285
Pneumatose cistoide intestinal, 156
Pneumomediastino, 155, 286, 321
Pneumonia, 37, 69, 324
- cavitária, 72
- de um pulmão inteiro, 48
- intersticial, 41, 70, 71
- - usual, 41
- lobar, 70
- localização, 73
- pneumocócica causada por *Streptococcus pneumoniae*, 70
- por *Mycoplasma pneumoniae*, 71
- por *Pneumocystis carinii* (*jirovecii*), 71
- redonda, 72
- resolução, 73
- segmentar, 71
- viral, 71
Pneumonite obstrutiva e atelectasia, 98
Pneumopericárdio, 287, 321
Pneumotórax, 47, 214, 279, 321
- espontâneo, 279
- hipertensivo, 280
- outras técnicas de imagem, 283
- radiografias convencionais, 280
- TC de tórax, 283
- tipos de, 280
Poda vascular, 115
Pólipos colônicos, 172
Ponte, 297
Pós-processamento, 3
Pós-pneumectomia, 48
Posicionamento correto de fios e de tubos, 77
Presença de gás extraluminal no abdome, 151

Pressão
- intracraniana aumentada, 306
- venosa central, 215
Procedimento
- para a ablação térmica, 340
- para a arteriografia e a embolização gastrintestinal, 344
- para a biopsia guiada por imagem, 339
- para a colocação do filtro de filtro de veia cava inferior, 339
- para a derivação portossistêmica intra-hepática transjugular, 342
- para a trombectomia mecânica no acidente vascular encefálico, 349
- para a trombólise dirigida por cateter, 338
- para acesso arterial, 335
- para aspiração de abscesso e colocação de dreno, 343
- para embolização de miomas uterinos, 348
- para nefrostomia/nefroureterostomia percutânea, 346
- para o acesso venoso central, 336
- para reparo endovascular de aneurisma, 347
Pseudo-obstrução intestinal, 149
Pseudoaneurisma, 209, 291
Pseudotumores cissurais, 66
Pulmão em favo de mel, 41
Putame, 297

Q

Quarto ventrículo, 297

R

Radiação ionizante, 2, 7
Radiofármacos, 6
Radiografia
- convencional, 2, 7
- de tórax
- - avaliação do coração nas, 24
- - tecnicamente adequada, 8
- digital, 1
- em PA do tórax normal, 14
- em perfil de tórax, 15, 16
- panorâmica, 125
- simples, 2, 7
Radiologia
- intervencionista, 6, 335
- na terapia intensiva, 77
Raiz da aorta, 27
Ramo(s)
- do cone arterial, 31
- do nó sinoatrial, 31
- interventricular(es)
- - posterior, 31
- - septais, 31
- marginal direito, 31
Reações ao contraste, 133
Recuperador de stent, 350
Refluxo gastresofágico, 41, 166, 167
Região hilar, 17

Relaxamento
- T1, 219
- T2, 219
Reparo endovascular de aneurisma, 347
Resistência vascular pulmonar, 115
Resolução, 187
Ressonância magnética, 5, 7
- aplicações diagnósticas, 225
- com contraste, 223
- da mama, 353, 358
- do coração, 32
- e encéfalo, 299
- efeitos, 224
- funcional, 221
- na doença metastática da coluna vertebral, 256
- questões de segurança, 223
Rim(ns), 130, 138, 182, 292
- dilatado, 130
Rotação, 8, 10, 265
Ruptura
- da bexiga, 293
- do esôfago distal, 287
- extracapsular, 364
- intracapsular, 365

S

Sacroileíte, 258
Sangue, 297
Sarcoidose, 43, 91
Schwannoma, 93
- vestibular, 316
Seios costofrênicos posteriores, 18, 19
Separação das alças do intestino, 170
Septo interventricular, 29
Sequências de pulso, 219
Silhueta cardíaca ampliada, 107
Sinal(is)
- da atelectasia, 51, 54
- da coluna, 74
- da parábola, 63
- da silhueta, 71, 73
- de ar
- - extraperitoneal, 155
- - intraperitoneal livre, 151
- - na parede do intestino, 155, 156
- - no sistema biliar, 157
- de Chilaiditi, 152
- de fezes no intestino delgado, 145
- de Westermark, 100
- do anel de sinete, 104
- do cão escocês, 248
- do dedo de luva, 174
- do nó dos dedos, 100
- do pedículo, 237
- do redemoinho, 193
- do seio profundo, 282
Síndrome
- da dor da falha da cirurgia de coluna, 251

- de aspiração de mecônio, 321
- de Boerhaave, 287
- de Dressler, 60
- de Kartagener, 103
- de Meigs, 60, 199
- de Ogilvie, 149
- de Stein-Leventhal, 197
- de Swyer-James, 104
- do desconforto respiratório
- - do adulto, 121
- - do recém-nascido, 320
- do lobo médio, 44
- do pulmão desaparecido, 102
- dolorosa pós-laminectomia, 251
- pós-pericardiotomia/pós-infarto agudo do miocárdio, 60
Sistema
- biliar, 181, 188
- musculoesquelético, 204
- PACS, 1
- vertebrobasilar, 310
Spot films, 6
Streptococcus pneumoniae, 37, 70
Subluxação(ões), 262
- do quadril, 210
Subpenetração, 8
Sulco interventricular anterior, 31
Sulfato de bário, 133
Supratentorial, 318

T

Taquipneia transitória do recém-nascido, 320
Tecidos moles, 2
Tecnécio-99m, 190
Tentório do cerebelo, 297
Teratoma, 92
Territórios de distribuição vascular do acidente vascular encefálico, 310
Teste
- de Barlow, 210, 211
- de Ortolani, 210, 211
Tomografia
- computadorizada, 3, 7, 134
- - abdominal, 133
- - anatomia normal
- - - do tórax na, 20
- - - dos pulmões na, 20
- - contraste
- - - intravenoso na, 133
- - - oral na, 133
- - do abdome, 136
- - por órgão, 136
- - do coração, 25
- - pélvica, 133
- por emissão de pósitrons, 6, 96
Tomógrafos *multislice*, 4
Tonsilas palatinas, 325
Tontura, 297
Torção

- ovariana, 199
- testicular, 193
Traqueia, 20, 26
Tratamento das anormalidades mamárias, 358
Trato urinário, 182, 191
Traumatismo(s)
- à mama, 363
- à parede torácica, 278
- abdominais, 291
- contuso, 278
- cranioencefálico, 297, 301
- - aberto *versus* contuso, 318
- da aorta, 288
- esqueléticos sugestivos de maus-tratos infantis, 331
- na coluna vertebral, 273
- nos ossos, 260
- pélvicos, 291, 293
- penetrante, 278
- torácicos, 278
Trombectomia mecânica, 349
Trombólise, 337
Trombose venosa profunda, 209
Tuberculomas, 44
Tuberculose, 43, 60
- miliar, 45
- pós-primária, 43
- pulmonar primária, 43
Tubo(s)
- de alimentação, 87
- de Dobbhoff, 87
- de drenagem pleural, 83, 88
- de Levin, 86
- de toracotomia, 83
- de traqueostomia, 78, 79, 88
- endotraqueal(is), 77, 88
- - muito baixo, 57
- nasogástricos, 86
- torácicos, 83
Tumor(es)
- ávidos por FDG, 7
- da bainha nervosa, 93
- de Pancoast, 99
- encefálicos, 314
- fantasmas, 66
- hepático, 340
- intestinal, 147
- neurogênicos, 93
- ovarianos, 198
- pulmonar, 340
- renal, 340
- vesicais, 184

U

Úlcera(s)
- duodenal(is), 168
- - aguda, 169
- - perfurada, 169
- gástricas, 168

- péptica perfurada, 155
Ultrassom, 188
Ultrassonografia, 4, 7, 358
- anatomia normal
- - da vesícula biliar, 189
- - do ducto biliar, 190
- - do rim, 191
- - ovariana, 196
- - uterina, 194
- com contraste, 204
- com Doppler espectral, 206
- da mama, 353
- de emergência (*point of care*), 206, 213
- do abdome e da pelve, 186
- duplex, 188
- efeitos adversos, 188
- escrotal, 193
- ocular, 216
- pediátrica, 206
- questões de segurança, 188
- tipos de, 188
- usos médicos da, 188
- vascular, 206
Unidades Hounsfield, 3
Uropatia obstrutiva, 345

Usos da tomografia computadorizada cardíaca, 29
Útero, 131
- aumentado, 131

V

Valvas
- estenóticas, 25
- regurgitantes, 25
Vasculatura pulmonar normal, 15
Veia
- ázigo, 27
- cava superior, 27
- esplênica, 206
Velamento dos seios costofrênicos, 19, 62
Ventrículo direito, 25, 27
Vertigem, 297
Vesícula biliar, 160
- em porcelana, 160
Vólvulo
- do colo intestinal, 149
- intestinal, 145, 147

Z

Zona de edema, 169